Chirurgie

ENKE REIHE ZUR AO[Ä]

CHIRURGIE

Herausgegeben von

Volker Schumpelick
Niels M. Bleese
Ulrich Mommsen

1770 Einzeldarstellungen

2., neu bearbeitete Auflage

Ferdinand Enke Verlag Stuttgart

Herausgeber

Prof. Dr. med. Volker Schumpelick
Direktor der Chirurgischen Klinik
des Klinikums der RWTH Aachen

Prof. Dr. med. Niels M. Bleese
Kerckhoff-Klinik, Leiter der Abteilung für Herzchirurgie, Bad Nauheim

Prof. Dr. med. Ulrich Mommsen
Chefarzt der Abteilung für Unfallchirurgie
Städtische Klinik Osnabrück

CIP-Kurztitelaufnahme der Deutschen Bibliothek

Chirurgie / hrsg. von Volker Schumpelick ... [Zeichn.: Gisela
Tambour ; Ingrid von Marchtaler]. – 2., neu bearb. Aufl. –
Stuttgart : Enke, 1989
   (Enke-Reihe zur AO, (Ä))
   ISBN 3-432-94512-4
NE: Schumpelick, Volker [Hrsg.]

Wichtiger Hinweis

Medizin als Wissenschaft ist ständig im Fluß. Forschung und klinische Erfahrung erweitern unsere Kenntnisse, insbesondere was Behandlung und medikamentöse Therapie anbelangt. Soweit in diesem Werk eine Dosierung oder eine Applikation erwähnt wird, darf der Leser zwar darauf vertrauen, daß Autoren, Herausgeber und Verlag größte Mühe darauf verwandt haben, daß diese Angabe genau dem Wissensstand bei Fertigstellung des Werkes entspricht. Dennoch ist jeder Benutzer aufgefordert, die Beipackzettel der verwendeten Präparate zu prüfen, um in eigener Verantwortung festzustellen, ob die dort gegebene Empfehlung für Dosierungen oder die Beachtung von Kontraindikationen gegenüber der Angabe in diesem Buch abweicht. Eine solche Prüfung ist besonders wichtig bei selten verwendeten Präparaten oder solchen, die neu auf den Markt gebracht worden sind.

Geschützte Warennamen (Warenzeichen) werden nicht besonders kenntlich gemacht. Aus dem Fehlen eines solchen Hinweises kann also nicht geschlossen werden, daß es sich um einen freien Warennamen handelt.

Das Werk, einschließlich aller seiner Teile, ist urheberrechtlich geschützt. Jede Verwertung außerhalb der engen Grenzen des Urheberrechtsgesetzes ist ohne Zustimmung des Verlages unzulässig und strafbar. Das gilt insbesondere für Vervielfältigungen, Übersetzungen, Mikroverfilmungen und die Einspeicherung und Verarbeitung in elektronischen Systemen.

© 1986, 1989 Ferdinand Enke Verlag, P.O. Box 101254, D-7000 Stuttgart 10 –
Printed in Germany
Satz und Druck: Druckerei Maisch + Queck, D-7016 Gerlingen
Schrift: 9/10 Punkt Times, System 4 Linotype
Zeichnungen: Gisela Tambour, Göttingen
            Ingrid von Marchtaler, Hamburg

Geleitwort zur 1. Auflage

Dieses Lehrbuch vermittelt die an der Hamburger Chirurgischen Universitätsklinik gelehrte praktische Chirurgie. Über Gebiets- und Teilgebietsgrenzen hinweg haben hier klinisch aktive Oberärzte und Assistenten das niedergeschrieben, was sie in gemeinsamer Arbeit erfahren, in täglicher Lehre vertreten und wissenschaftlich kompetent bearbeitet haben. So reflektiert dieses Werk Beständigkeit im Wandel durch Wahrung der Idee der chirurgischen Einheit in einer zeitgerechten realistischen Struktur.

Das Buch spiegelt die gesetzlich vorgegebene Prüfungsordnung und damit eine existentielle Aufgabe studentischer Wirklichkeit.

In der Vermittlung von Therapie folgt die Disposition früheren Beispielen der Berliner und Heidelberger Universitätskliniken.

Wir möchten dieses wirklich zeitgemäße und gescheite Buch dem Studenten zum Studium und dem Chirurgen, der immer ein Lernender ist, zum Lesen empfehlen.

Hamburg im Dezember 1985

K. H. Jungbluth
G. Rodewald
H. W. Schreiber

Vorwort zur ersten Auflage

„Zu Papier gebrachte Gedanken sind nichts weiter als die Spuren eines Fußgängers im Sande; man sieht wohl den Weg, welchen er genommen hat, aber um zu wissen, was er auf dem Wege gesehen, muß man seine eigenen Augen gebrauchen."
A. Schopenhauer aus: *„Über Lesen und Bücher"* aus *Parerga und Paralipomena*

Lehrbücher für Chirurgie gibt es viele, gute und beliebte. In dieser Situation ein neues, also ein weiteres Lehrbuch herauszugeben, mag an Vermessenheit grenzen. Und so hatten wir zunächst verständliche Bedenken, als Frau Dr. *M. Kuhlmann* vom Ferdinand Enke Verlag an uns die Bitte herantrug, eine „Chirurgie" für die Enke Reihe zur AO[Ä] herauszugeben. Erst die weitere Beschäftigung mit diesem Ansinnen ließ den Funken überspringen. Bot sich hier doch erstmals die Gelegenheit, im engen personalen Verbund eines Klinikums ein solches Buch gemeinsam zu gestalten. Dabei konnte auf Mitarbeiter zurückgegriffen werden, die über eine langjährige Erfahrung im studentischen Unterricht verfügen. Nicht die wissenschaftliche Spezialisierung in einem Fachgebiet, sondern der klinische Schwerpunkt und die Umsetzung im Rahmen von bedside teaching und Vorlesung waren für uns das Auswahlkriterium. Ein Oberarzt-Lehrbuch also, gegründet in der Praxis des chirurgischen Alltags und Studentenunterrichts. Der vorgegebene Rahmen war der Gegenstandskatalog 2–4, die Gewichtung erfolgte aufgrund der praktischen Erfahrungen. Um Wichtiges noch deutlicher zu machen, wurde auf notorische Vollständigkeit – auch im Kleingedruckten – bewußt verzichtet.

Wir haben uns bemüht, im Interesse größerer Praxisnähe wichtige Zusammenhänge in bewußt vereinfachender Form als Merksätze herauszuheben. Es ging uns auch darum, jene Lücke zwischen überwertiger Theorie und unterbewerteter Praxis schließen zu helfen, die das Praktische Jahr kaum überbrückt oder sogar erst aufzeigt. Dabei waren die Vorschläge zahlreicher Studenten im Praktischen Jahr überaus hilfreich. Ganz besonders danken wir unseren beiden studentischen Redakteuren, Frau cand. med. *B. Riechert* und Herrn cand. med. *M. Stachow,* die die einzelnen Kapitel auf studentengerechte Darstellung hin durchgearbeitet haben. Wir hoffen, daß unser Buch dazu beiträgt, für den Studenten die Kluft zwischen Theorie und Praxis am Krankenbett zu verringern. Möge es jungen Ärzten und PJ-Studenten den Einstieg in die Chirurgie erleichtern sowie Nicht-Chirurgen unser Fach verständlich, überschaubar und nachvollziehbar machen. Dieses Lehrbuch sollte dazu beitragen, die Einheit des Faches Chirurgie und die chirurgische Gemeinsamkeit ihrer Spezialgebiete erneut zu unterstreichen.

Unser Dank gilt allen, die an der Entstehung des Buches beteiligt waren: Frau *I. v. Marchthaler* und Frau *G. Tambour* für die geduldige graphische Beratung und sorgfältige Ausführung der Zeichnungen, Frau *I. Pape* und Frau *A. Much* für die mühsamen Schreibarbeiten, Frau *H. Ruge* und Frau *R. Zimmermann* für die Anfertigung der fotografischen Reproduktionen, Herrn Dr. *K. Mertlich* für die gewissenhaften Korrekturen. Frau Dr. *M. Kuhlmann* und Herrn Dr. *Hauff* vom Enke Verlag sind wir zu großem Dank für die Anregung zu diesem Buch wie auch die gute Zusammenarbeit bei seiner Drucklegung verpflichtet. Ganz besonders möchten wir unseren verehrten Chefs und chirurgischen Lehrern Herrn Prof. Dr. *K. H. Jungbluth,* Herrn Prof. Dr. *G. Rodewald* und Herrn Prof. Dr. *H. W. Schreiber* danken, uns die Voraussetzungen und den Rahmen für dieses Lehrbuch erst geschaffen zu haben.

Im Oktober 1985
V. Schumpelick, N. Bleese, U. Mommsen

Vorwort zur zweiten Auflage

„Es ist ein höchst erfreuliches Zeichen des rapiden Fortschritts unserer Zeit, daß unsere besten Lehrbücher rasch veralten.
Th. Billroth, 1876
in „Über das Lehren und Lernen an den Deutschen Universitäten"

Die überwältigende Akzeptanz unseres Lehrbuches macht trotz mehrfacher Nachdrucke eine zweite Auflage bereits jetzt erforderlich. Wir sind froh darüber, daß unser Konzept aufgegangen ist und möchten an dieser Stelle allen denen danken, die dazu beitrugen oder uns mit Wohlwollen und auch kritischen Kommentaren unterstützten. Ganz besonders fühlen wir uns den Studenten verbunden, die mit großem Fleiß und gleichsam chirurgischer Akribie unser Buch auf Fehler hin durchgelesen und korrigiert haben.

Die „Chirurgie" in zweiter Auflage ist kein eigentliches Oberarzt-Lehrbuch mehr. Die Entwicklung mußte zwangsläufig darüber hinausgehen. Dennoch sehen sich die Herausgeber verpflichtet, den Gedanken des „von Lernenden lernen" fortzusetzen. Sämtliche Kapitel wurden redigiert und um Neuerungen erweitert. Weitere Mitarbeiter konnten gewonnen werden mit Beiträgen zur Bluttransfusion, Schmerztherapie, Sonographie, plastischen Chirurgie. Ergänzt um zahlreiche Abbildungen legen wir somit eine leicht veränderte durchgesehene zweite Auflage vor und hoffen auf das Wohlwollen der Leser.

Im August 1988
V. Schumpelick, Aachen
N. Bleese, Bad Nauheim
U. Mommsen, Osnabrück

Inhalt

Teil 1 Allgemeine Chirurgie

1	**Voraussetzungen des operativen Eingriffes**	3
1.1	Indikation, Aufklärung und Vorbereitung (N. Bleese und J. Darup)	3
1.2	Präoperative Diagnostik (G. Klose)	6
1.3	Anästhesie (M. Doehn und H. Bause)	12
1.3.1	Regionalanästhesie	12
1.3.2	Allgemeinanästhesie	17
1.4	Wunde, Wundheilung und Wundbehandlung (V. Schumpelick)	26
1.5	Nicht-operative chirurgische Technik (D. Grossner)	35
1.5.1	Punktionen	35
1.5.2	Katheter	40
1.5.3	Sonden	45
1.6	Asepsis, Antisepsis, Hospitalismus (P. Kalmár)	49
2	**Operativer Eingriff**	55
2.1	Grundbegriffe (V. Schumpelick)	55
2.2	Operationssaal (H.-P. Eichfuß)	57
2.3	Instrumente (H.-P. Eichfuß)	61
2.4	Chirurgische Naht (H.-P. Eichfuß)	65
2.5	Operationstechnik (H.-P. Eichfuß)	69
2.6	Bluttransfusion (B. von Eisenhart-Rothe und W. R. Mayr)	72
2.6.1	Indikationen und Präparate	72
2.6.2	Blutgruppen-Serologie	74
2.6.3	Bluttransfusion	75
2.6.4	Kreuzprobe	77
2.6.5	AB0-Identitätstest	78
3	**Postoperative Therapie**	82
3.1	Allgemeine postoperative Störungen (V. Schumpelick)	82
3.2	Postoperative Krankheit (N. Bleese, H. Pokar und W. Rödiger)	86
3.3	Postoperativer Schmerz (W. Tolksdorf)	89
3.4	Postoperative Komplikationen (N. Bleese, H. Pokar und W. Rödiger)	94
3.5	Wasser-, Elektrolyt- und Säure-Basenhaushalt (N. Bleese)	100
3.6	Ernährung und Infusion (N. Bleese)	106
3.7	Blutgerinnung (V. Tilsner)	112
4	**Chirurgischer Notfall** (E. Jungck)	126
4.1.1.	Definition	126
4.1.2	Notfall-Diagnostik	126
4.2	Sofortmaßnahmen	127
4.3	Außerklinische Versorgung	139

4.4	Erstversorgung in der Klinik	145
4.5	Vergiftungen	145

5 Polytrauma (E. Jungck, U. Mommsen und V. Schumpelick) ... 149

5.1.1	Definition	149
5.2	Vorgehen am Unfallort	149
5.3	Vorgehen in der Klinik	150
5.4	Vorgehen bei mehreren Verletzten, Massenunfällen, Katastrophen	152

6 Verbrennungstrauma (B. Kremer) ... 154

6.1.1	Pathophysiologie	154
6.1.2	Pathologische Anatomie	155
6.1.3	Klinik	156
6.2	Therapie	158

7 Chirurgische Infektionen (M. Pfeiffer) ... 162

7.1.1	Allgemeines	162
7.2	Spezielle Infektionen	164
7.3	Spezifische Infekte	166
7.4	Parasitäre Erkrankungen	170
7.5	Prophylaxe chirurgischer Infektionen	171
7.6	Antibiotische Therapie	171

8 Chirurgische Onkologie (R. Winkler) ... 174

8.1.1	Allgemeines	174
8.1.2	Krebsfrüherkennung	177
8.1.3	Tumorklassifikationen	179
8.2	Operative Geschwulstbehandlung	180
8.3	Kombinierte Geschwulstbehandlung	182
8.4	Prognose, Nachbetreuung	185

9 Transplantation (H. Huland und R. Arndt) ... 186

9.1.1	Definition der Organtransplantation	186
9.1.2	Transplantationsimmunologie	186
9.1.3	Rechtliche Situation bei der Organspende	187
9.2	Nierentransplantation	188
9.3	Transplantation anderer Organe	193

10 Plastische Chirurgie (R. Babayan, R. Hettich und V. Schumpelick) .. 194

10.1.1	Allgemeine Prinzipien	194
10.1.2	Schnittführung an der Haut	194
10.1.3	Spezielle Verfahren	195
10.2	Hauttransplantationen	199
10.3	Ästhetisch-plastische Operationen	201

11 Chirurgische Endoskopie (N. Soehendra) ... 204

11.1	Allgemeines	204
11.2	Spezielle Verfahren	204
11.2.1	Fremdkörperextraktion	204

11.2.2	Polypektomie	206
11.2.3	Endoskopische Blutstillung	207
11.2.4	Endoskopische Ösophagusbehandlung	208
11.2.5	Endoskopische Papillotomie (EPT)	213
11.2.6	Einführung von Intestinalsonden	215
12	**Chirurgische Sonographie** (N. Truong und G. Arlt)	217
12.1.	Sonographie in chirurgischen Notfällen	217
12.1.1	Akutes Abdomen	217
12.1.2	Stumpfes Bauchtrauma	221
12.2	Sonographie zur präoperativen Diagnostik	222
12.3	Intraoperative Sonographie	223
12.4	Postoperative Überwachung bei Intensivpatienten	224
12.5	Sonographie zur postoperativen Nachsorge	225
12.6	Interventionelle Sonographie	225
13	**Verbandlehre** (H. Schöntag)	227
13.1	Wundauflagen	227
13.2	Pflasterverbände	227
13.3	Druck- und Kompressionsverbände	227
13.4	Ruhigstellende Verbände	228
14	**Krankengymnastik, physikalische Therapie und Rehabilitation** (H. Schöntag)	241
14.1	Krankengymnastik	241
14.2	Physikalische Therapie	242
14.3	Rehabilitation	244
15	**Versicherungswesen und Begutachtung** (U. Mommsen)	245
15.1	Versicherungswesen	245
15.2	Begutachtung	247

Teil 2 Spezielle Chirurgie

16	**Gehirn, Rückenmark, periphere Nerven** (G. Grubel)	251
16.1	Gehirn	251
16.1.1	Raumfordernde intrakranielle Prozesse	251
16.1.2	Gefäßerkrankungen	258
16.1.3	Schädel-Hirn-Trauma	262
16.2	Rückenmark	268
16.2.1	Raumfordernde spinale Prozesse	268
16.2.2	Degenerative Prozesse	270
16.2.3	Spinale Spaltbildungen	274
16.2.4	Wirbelsäulen- und Rückenmarksverletzungen	275
16.3	Periphere Nerven	275
16.3.1	Tumoren	275
16.3.2	Periphere Nervenläsionen	275

17	**Gesicht, Kiefer, Mundhöhle** (R. Maerker)	279
17.1	Entzündungen	279
17.2	Spezifische Infektionen	283
17.3	Zysten	284
17.4	Verletzungen	286
17.5	Tumoren	293
17.6	Erkrankungen der Kopfspeicheldrüsen	298
17.7	Lippen-Kiefer-Gaumen-Spalten	310
17.8	Kieferanomalien	304
17.9	Anhang: Regionale plastisch-rekonstruktive Chirurgie	305
18	**Hals** (K. de Heer)	306
18.1.1	Fehlbildungen	306
18.1.2	Verletzungen	307
18.1.3	Nervenerkrankungen	307
18.1.4	Entzündungen	307
18.1.5	Tumoren	307
18.2	Schilddrüse	308
18.3	Nebenschilddrüsen	322
19	**Brustdrüse** (R. Babayan und V. Schumpelick)	326
19.1.1	Anatomie	326
19.1.2	Diagnostik	327
19.2	Fehlbildungen	328
19.3	Entzündungen	328
19.4	Tumoren	329
19.4.1	Gutartige Tumoren	329
19.4.2	Präkanzerosen der Mamma	330
19.4.3	Mammakarzinom	330
20	**Thorax** (M.-J. Polonius und N. Bleese)	337
20.1.1	Anatomie	337
20.1.2	Pathophysiologie der Atmung	339
20.2	Präoperative Untersuchungsmethoden	343
20.2.1	Endoskopische Untersuchungen	343
20.2.2	Lungenbiopsie	345
20.3	Verletzungen und spezielle Erkrankungen	345
20.3.1	Thoraxverletzungen	345
20.3.2	Erkrankungen der Thoraxwand und Pleura	352
20.3.3	Erkrankungen des Mediastinums	355
20.3.4	Erkrankungen des Tracheobronchialsystems	357
20.4	Operationsverfahren	361
21	**Herz** (N. Bleese und M.-J. Polonius)	364
21.1	Operationsverfahren	364
21.2	Kongenitale Herz- und thorakale Gefäßfehler	369
21.3	Erworbene Herz- und thorakale Gefäßfehler	382
21.3.1	Aorten- und Mitralklappenfehler	382
21.3.2	Koronare Herzerkrankung	386
21.4	Erkrankungen des Reizleitungssystems	388

21.5	Erkrankungen der Perikards	390
21.6	Tumoren	391
21.7	Herztransplantation	391

22 Speiseröhre (H.-P. Eichfuß) . . . 393

22.1.1	Topographische Anatomie	393
22.1.2	Funktionelle Anatomie	394
22.1.3	Diagnostik	395
22.2	Mißbildungen	396
22.3	Entzündungen	397
22.4	Funktionelle Erkrankungen	398
22.5	Divertikel	400
22.6	Verletzungen	402
22.7	Tumoren	403

23 Zwerchfell (V. Schumpelick) . . . 410

23.1.1	Anatomie	410
23.1.2	Diagnostik	411
23.2	Hernien	411
23.3	Refluxkrankheit der Speiseröhre	414
23.4	Zwerchfellruptur	417
23.5	Tumoren	419

24 Magen und Duodenum (V. Schumpelick) . . . 420

24.1.1	Typographische Anatomie	420
24.1.2	Physiologie und Pathophysiologie	422
24.1.3	Diagnostik	424
24.2	Fehlbildungen	426
24.3	Verletzungen	427
24.4	Gastritis	428
24.5	Ulkuskrankheit	429
24.6	Krankheiten des operierten Magens	439
24.7	Tumoren	443

25 Dünndarm (M. Pfeiffer) . . . 450

25.1.1	Anatomie	450
25.1.2	Physiologie	450
25.1.3	Diagnostik	450
25.2	Mißbildungen und Anomalien	451
25.3	Verletzungen, Fremdkörper, Parasiten	453
25.4	Entzündliche und lokale Erkrankungen	454
25.5	Dünndarmtumoren	458
25.6	Sonstige chirurgische Dünndarm- und Mesenterialerkrankungen	460

26 Kolon und Rektum (R. Winkler) . . . 464

26.1.1	Anatomie	464
26.1.2	Physiologie	464
26.1.3	Allgemeine Klinik	465
26.1.4	Allgemeine Diagnostik	465
26.2	Allgemeine Probleme der Dickdarmchirurgie	467

26.3	Spezielle Chirurgie von Kolon und Rektum	471
26.3.0	Mißbildungen	471
26.3.1	Verletzungen	471
26.3.2	Entzündliche Erkrankungen	472
26.3.3	Tumoren	483
27	**Anus** (R. Winkler)	494
27.1.1	Anatomie und Physiologie	494
27.1.2	Proktologische Diagnostik	494
27.2	Analerkrankungen	495
28	**Akutes Abdomen** (G.-A. Schlosser und K. Hrynyschyn)	505
28.1	Allgemeines	505
28.2	Peritonitis	508
28.3	Ileus	510
29	**Bauchfell und Netz** (G.-A. Schlosser)	517
29.1.1	Bauchfell	517
29.1.2	Netz	517
29.2	Erkrankungen des Bauchfells und des großen Netzes	518
29.3	Das Netz als operatives Hilfsmittel	519
30	**Bauchtrauma** (D. Grossner)	521
31	**Gastrointestinale Blutung** (V. Schumpelick)	529
32	**Gallenblase und Gallenwege** (V. Schumpelick)	535
32.1.1	Anatomie	535
32.1.2	Physiologie und Pathophysiologie	536
32.1.3	Diagnostik	538
32.2	Spezielle Erkrankungen	541
32.3	Gallensteinleiden	542
32.4	Tumoren	549
32.5	Operationsverfahren	550
33	**Leber** (E. Kraas)	554
33.1.1	Anatomie	554
33.1.2	Pathophysiologie	554
33.1.3	Diagnostik	555
33.2	Verletzungen und spezielle Erkrankungen	556
33.3	Tumoren	559
33.4	Operationsverfahren	560
33.5	Lebertransplantation (B. Kremer)	562
33.6	Arterielle Leberperfusion	563
34	**Portale Hypertension** (E. Kraas)	565
34.1.1	Anatomie	565
34.1.2	Physiologie und Pathophysiologie	565
34.1.3	Diagnostik	566
34.1.4	Portosystemische Enzephalopathie	568

34.2	Chirurgie der portalen Hypertension	569
34.3	Chirurgie des Aszites	574

35 Milz (E. Kraas) ... 575

35.1.1	Anatomie	575
35.1.2	Pathophysiologie	575
35.1.3	Diagnostik	576
35.2	Verletzungen und Erkrankungen	576
35.3	Splenektomie	578

36 Pankreas (H.-P. Eichfuß) ... 581

36.1.1	Anatomie	581
36.1.2	Pathophysiologie	582
36.2	Mißbildungen	582
36.3	Entzündliche Erkrankungen	583
36.4	Zysten und Pseudozysten	588
36.5	Tumoren	589

37 Nebenniere (V. Schumpelick) ... 596

37.1.1	Anatomie	596
37.1.2	Nebennierenrinde	596
37.1.3	Nebennierenmark	597
37.2	Spezielle Krankheitsbilder	597
37.3	Operationsverfahren	602

38 Retroperitoneum (V. Schumpelick) ... 603

39 Hernien (V. Schumpelick) ... 607

39.1.1	Definitionen	607
39.1.2	Ätiologie	608
39.1.3	Diagnostik	608
39.1.4	Komplikationen	609
39.1.5	Hernienreposition	611
39.2	Spezielle Hernien	612

40 Männliches Genitale (C. Marzi und V. Schumpelick) ... 619

40.1	Hoden	619
40.1.1	Maligne Hodentumore	619
40.1.2	Benigne Hodentumore	619
40.1.2.1	Hydrozele	619
40.1.2.2	Varikozele	619
40.1.2.3	Spermatozele	620
40.1.2.4	Hodentorsion	620
40.1.2.5	Hodeninfektion	620
40.2	Penis	620
40.2.1	Penistumore	620
40.2.2	Phimose	620
40.2.3	Paraphimose	621
40.2.4	Priapismus	621

41	**Gefäße** (M.-J. Polonius und N. Bleese)	622
41.1.1	Allgemeines	622
41.1.2	Anatomie	622
41.2	Chirurgie der Arterien	622
41.2.1	Angiologisches Untersuchungsschema	622
41.2.2	Arterienverletzung	624
41.2.3	Arterielle Verschlußkrankheit	627
41.2.4	Aneurysma	633
41.2.5	Arterio-venöse Fistel	636
41.2.6	Operationsverfahren	636
41.3	Chirurgie der Venen	638
41.3.1	Akute Venenerkrankungen	638
41.3.2	Varizen	640
41.4	Chirurgie der Lymphgefäße	643
41.4.1	Akute Lymphangitis und Lymphadenitis	643
41.4.2	Lymphödem	643
42	**Haut** (V. Schumpelick)	644
42.1	Entzündungen	644
42.2	Tumore	644
42.3	Hautanhänge (Nägel)	647
43	**Weichteiltumoren** (G. Thoma)	649
44	**Knochentumoren** (G. Thoma)	655
44.1	Allgemeines	655
44.2	Gutartige Tumoren	658
44.3	Bösartige Tumoren	660
45	**Sehnen, Sehnengleitgewebe, Schleimbeutel und Muskulatur** (U. Mommsen)	666
46	**Allgemeine Traumatologie** (U. Mommsen, D. Holzrichter und V. Schumpelick)	669
46.1	Spezielle Verletzungen der einzelnen Körperregionen	669
46.2	Untersuchungstechniken bei Verletzungen des Bewegungsapparates	669
46.2.1	Allgemeine Prinzipien	669
46.2.2	Spezielle Untersuchung der Extremitäten und der Wirbelsäule	671
46.3	Verletzungsformen des Bewegungsapparates	679
46.3.1	Einteilung der Formen	679
46.3.2	Gelenkverletzungen	680
46.3.3	Frakturen	684
46.3.4	Muskel-, Faszien- und Sehnenverletzungen	706
47	**Schultergürtel und obere Extremität** (U. Mommsen und D. Holzrichter)	708
47.1	Schultergürtel	708
47.2	Schultergelenk	710
47.3	Oberarm	714

47.4	Ellenbogengelenk	717
47.5	Unterarm	720

48 Wirbelsäule (U. Mommsen) 726

48.1.1	Allgemeines	726
48.2	Spezielle Verletzungen	727
48.2.1	Halswirbelsäule	727
48.2.2	Brust- und Lendenwirbelsäule	730
48.2.3	Wirbelsäulenverletzung beim Kind	731

49 Becken und untere Extremität
(U. Mommsen, M. Dallek und D. Holzrichter) 732

49.1	Becken	732
49.2	Hüftgelenk	734
49.3	Oberschenkel	740
49.4	Kniegelenk	744
49.5	Unterschenkel	752
49.6	Sprunggelenk	757
49.7	Mittelfuß und Zehen	765

50 Knochen- und Gelenkinfekte (H. Schöntag und U. Mommsen) 766

50.1	Knocheninfektion (Osteomyelitis)	766
50.2	Gelenkinfektionen	770

51 Chirurgie der Hand (H.-U. Langendorff) 772

51.1	Allgemeine Prinzipien	772
51.2	Spezielle Handchirurgie	775
51.2.1	Verletzungen	775
51.2.2	Infektionen	789
51.2.3	Erkrankungen der Sehnen und Sehnenscheiden	793
51.2.4	Tumoren	793
51.2.5	Erkrankungen der Nerven	795

52 Kinderchirurgie (W. Lambrecht) 796

52.1	Erkrankungen des Halses	796
52.2	Erkrankungen des Thorax	796
52.3	Erkrankungen des Ösophagus	800
52.4	Erkrankungen der Bauchwand	803
52.5	Erkrankungen des Gastrointestinaltraktes	808
52.6	Erkrankungen der Leber und der Gallenwege	820
52.7	Maligne Tumoren im Kindesalter	821

Literatur 825

Sachregister (F. A. Pieper, U. Klinge und C. Marzi) 827

Umrechnung von Wärme- und Druckeinheiten 881

Mitarbeiterverzeichnis

(soweit nur Abteilungen angegeben sind, handelt es sich um Mitarbeiter der Chirurgischen Klinik im Universitäts-Krankenhaus Hamburg-Eppendorf)

Dr. med. Georg Arlt
Chirurgische Klinik der RWTH Aachen

Priv.-Doz. Dr. Rüdiger Arndt
Urologische Universitätsklinik Hamburg

Priv.-Doz. Dr. med. Ruben Babayan
ehem. Abteilung für Allgemeinchirurgie

Dr. med. Hanswerner Bause
Abteilung für Anästhesiologie

Prof. Dr. med. Niels Bleese
Kerckhoff Klinik, Abteilung für Herzchirurgie Bad Nauheim

Dr. med. Manfred Dallek
Abteilung für Unfallchirurgie

Dr. med. Joachim Darup
Abteilung für Herz- und Gefäßchirurgie

Prof. Dr. med. Manfred Doehn
Chefarzt für Anästhesie
Städt. Krankenhaus Köln-Merheim

Prof. Dr. med. Hans-Peter Eichfuß
Chefarzt Chir. Klinik der
Städtischen Krankenanstalten Salzgitter

Dr. med. Bolko von Eisenhart-Rothe
Abteilung für Transfusionsmedizin

Priv.-Doz. Dr. med. Dietrich Grossner
Abteilung für Unfallchirurgie

Prof. Dr. med. Gerwin Grubel
Neurochirurgische Universitäts-Klinik Hamburg

Prof. Dr. med. Kofi de Heer
Abteilung für Allgemeinchirurgie

Prof. Dr. med. Rolf Hettich
Direktor der Klinik für Verbrennungs- und plastische Wiederherstellungschirurgie des Klinikums der RWTH Aachen

Dr. med. Dieter Holzrichter
ehem. Abteilung für Unfallchirurgie

Dr. med. Klaus Hrynyschyn
Chefarzt der Abteilung für Hand- und plastische Chirurgie,
Städt. Krankenhaus Gütersloh

Prof. Dr. med. Hartwig Huland
Direktor der Urologischen Universitätsklinik, Klinikum Steglitz, Berlin

Dr. med. Eckhard Jungck
Chefarzt der Abteilung für Anästhesiologie, Krankenhaus Gummersbach

Prof. Dr. med. Peter Kalmár
Direktor der Abteilung für Herz- und Gefäßchirurgie

Dr. med. Uwe Klinge
Chirurgische Klinik der RWTH Aachen

Prof. Dr. med. Gerald Klose
Chefarzt der Medizinischen Klinik am Zentralkrankenhaus „Links der Weser", Bremen

Prof. Dr. med. Ernst Kraas
Chefarzt der Chir. Klinik Berlin Moabit

Prof. Dr. med. Bernd Kremer
Abteilung für Allgemeinchirurgie

Priv.-Doz. Dr. med. Wolfgang Lambrecht
Abteilung für Allgemeinchirurgie, Schwerpunkt Kinderchirurgie

Dr. med. Hans-Ulrich Langendorff
Abteilung für Unfallchirurgie

Prof. Dr. med. Reinhard Maerker
Klinik für Zahn-, Mund- und Kieferkrankheiten der Universität Hamburg

Dr. med. Christiane Marzi
Chirurgische Klinik der RWTH Aachen

Prof. Dr. med. Wolfgang Mayr
Direktor des Instituts für Transfusionsmedizin des Klinikums der RWTH Aachen

Prof. Dr. med. Ulrich Mommsen
Chefarzt der Städt. Klinik Osnabrück, Abteilung für Unfallchirurgie

Priv.-Doz. Dr. med. Martin Pfeiffer
Bayer AG, Geschäftsbereich Pharma

Dr. med. Fritz August Pieper
Abteilung für Allgemeinchirurgie

Prof. Dr. med. Helmut Pokar
Abteilung für Anästhesiologie

Prof. Dr. med. Michael-Jürgen Polonius
Klinik für Thorax-, Herz- und
Gefäßchirurgie der Städt. Kliniken
Dortmund

Prof. Dr. med. Wilfried Rödiger
Abteilung für Herz- und Gefäßchirurgie

Prof. Dr. med. Gustav-Adolf Schlosser
Abteilung für Allgemeinchirurgie

Dr. med. Hermann Schöntag
Abteilung für Unfallchirurgie

Prof. Dr. med. Volker Schumpelick
Direktor der Chirurgischen Klinik
der RWTH Aachen

Prof. Dr. med. Nib Soehendra
Abteilung für Allgemeinchirurgie

Dr. med. Gert Thoma
Chefarzt der Chirurgischen Klinik
des AK Hamburg-Bergedorf

Prof. Dr. med. Volkmar Tilsner
Direktor der Abteilung für Blutgerinnungsstörungen

Prof. Dr. med. Werner Tolksdorf
Ltd. Oberarzt der Klinik für Anästhesie
der RWTH Aachen

Dr. med. Ngoc Truong
Chirurgische Klinik der RWTH Aachen

Prof. Dr. med. Rainer Winkler
Chefarzt der Abteilung für
Allgemeinchirurgie,
Martin-Luther-Krankenhaus Schleswig

Verzeichnis der Zeichnungen

Die Zeichnungen für die Kapitel 1., 2.2., 2.3., 2.4., 2.5., 4., 6.1.2., 7., 9., 10., 13., 17., 18., 19., 20., 21.7., 22.1., 22.4., 22.5., 22.7., 23., 24., Abb. 26-12, 30., 32.3. Abb. 32-12, 33., 34., 35., 36.3., 36.4., 36.5. Abb. 36-15, 36-16, 36-18, 36-19, 37., 38., 39., 40., 41., 42., 43., 44., 45., 46., 47., 48., 49., 50., 51., 52. wurden von Frau Gisela Tambour, Göttingen, angefertigt.

Die Zeichnungen für die Kapitel 2.6., 6.1.3., 8., 11., 16., 21.1., 21.2., 21.3., 22.1., 22.4., 22.5., 22.7., 25., 26., 27., 28., 29., 31., 32.1., 32.2., 32.3. Abb. 32-11, 32-16, 32-17, 32-18, 32-19, 32.4., 32.5., 36.1., 36.2., 36.5. Abb. 36-12, 36-17 wurden von Frau Ingrid von Marchtaler, Hamburg, angefertigt.

Dem Patienten und
seinem künftigen Arzt,
dem Studenten.

„*Der Student kann doch nirgends so viel lernen
wie aus dem Buch der persönlichen Erfahrungen;
je dicker es wird, um so besser.*"

Th. Billroth, 1876
in „Über das Lehren und Lernen an den
Deutschen Universitäten"

Teil 1
Allgemeine Chirurgie

1 Voraussetzungen des operativen Eingriffes

1.1 Indikation, Aufklärung und Vorbereitung (GK 3: 2)

> Indikation: schwierigste chirurgische Kunst (v. Langenbeck 1882)

Einleitung (GK 3: 2.1; 2.2.1)

Grundsätzlich ist *jeder* operative Eingriff mit Risiken verbunden. Mit dem Begriff Risiko meint man diejenigen intra- und postoperativen Komplikationen, die zu Morbidität und Letalität führen. Das Ausmaß des Risikos ist von der Größe des Eingriffes sowie von der Grundkrankheit, den Begleiterkrankungen und dem biologischen Alter des Patienten abhängig – andererseits aber auch von der Qualität der chirurgischen und anästhesiologischen Versorgung bzw. der apparativen und personellen Ausstattung des Krankenhauses.

> **Potentielle Komplikationen: Preis jeder Operation**

Indikation: Stets sollte das mögliche Risiko eines operativen Eingriffes mit demjenigen des nicht-operativen Vorgehens verglichen werden. Der Chirurg ist daher verpflichtet, über ausreichende Kenntnisse alternativer konservativer Therapieverfahren zu verfügen.
Jedes operative Vorgehen ist nur dann legitim, wenn zu erwarten ist, daß es unter den gegebenen Umständen das überlegene Therapieprinzip darstellt. Dabei muß das Operationsrisiko in einem vertretbaren Verhältnis zum erwarteten Gewinn an Lebensqualität unter Berücksichtigung der Grunderkrankung, der Prognose und des Alters stehen. Der operative Eingriff sollte möglichst *nicht* als Alternativverfahren verstanden werden, sondern nur Patienten vorbehalten bleiben, für die tatsächlich kein anderes therapeutisches Vorgehen in Frage kommt. Somit kommen sowohl der *Indikationsstellung* als auch der *Patientenaufklärung* überragende Bedeutung zu; sie zählen zu den wichtigsten und zugleich schwierigsten Aufgaben des Chirurgen!

Indikationsformen (GK 2.2.2)

1. Indikation nach Dringlichkeit

a) *Indikation zur sofortigen Operation* (Notoperation)
Die Indikation zur sofortigen (Not-)Operation ergibt sich bei unmittelbar lebensbedrohlichen Krankheiten (z. B.: Schlagaderverletzungen, Spannungspneumothorax, Pneumothorax, Milz-Leberruptur, epidurales Hämatom). Aber auch nicht direkt lebensbedrohende Krankheiten können zu Notoperationen zwingen z. B. bei akuten peripheren arteriellen Gefäßverschlüssen zum Erhalt der Extremität oder beim akuten Bandscheibenprolaps (zur Vermeidung eines Querschnittsyndroms).
Unter diesen Bedingungen darf bzw. muß auf zeitraubende präoperative diagnostische Maßnahmen sowie auch auf eine umfangreiche Aufklärung (soweit überhaupt möglich) weitgehend verzichtet werden (s. Kap. 1.2).

b) *Indikation zur dringlichen Operation*
Dringliche Operationen sind solche, die unmittelbar im Anschluß an eine angemessene präoperative Vorbereitung durchgeführt werden müssen (spätestens jedoch 6 Std. nach der letzten Mahlzeit). Dazu zählen z. B. die akute Appendizitis, offene Frakturen, mechanischer Ileus, Abszesse. Es handelt sich also um Operationen, die zur Beseitigung einer unmittelbaren Lebensgefahr bzw. zur Abwendung irreversibler Schäden an Organen und Strukturen zwingend erforderlich sind und deren Durchführung höchstens um wenige Stunden hinausgezögert werden darf.
Sowohl die „sofortigen" als auch die „dringlichen" Indikationen zählen zu den sog. „absoluten" Operationsindikationen (s. u.).

c) *Indikation zur elektiven Operation:*
Hier handelt es sich um *geplante* Operationen, die unter optimalen Voraussetzungen durchgeführt werden können (z. B.: Cholezystektomie, Hernienreparation, Nierentransplantation bei Lebendspendern).

2. Indikation nach therapeutischen Möglichkeiten

a) *Absolute Indikation*
Sie ist naturgemäß bei allen „sofortigen" bzw. „dringlichen" Operationen gegeben. Weiterhin umfaßt dieser Begriff auch jene elektiven Operationen, die eine vitale Gefährdung bzw. irreversible Organschäden verhindern können oder solche, zu denen es keine alternative konservative Behandlungsmöglichkeit gibt (z. B. Akutes Abdomen, arterielle Aneurysmen, Herzklappenfehler, Patellaquerfraktur, mechanischer Ileus).

b) *Relative Indikation*
Darunter fallen diejenigen Operationen, zu denen es eine oder mehrere alternative Behandlungsmöglichkeiten gibt. Durch die Entwicklung immer wirkungsvollerer Pharmaka und besserer endoskopischer bzw. anderer nicht-operativer Techniken wächst die Anzahl alternativer Behandlungsformen (z. B. Katheterdilatation, Pigtail-Drainage u. ä. m.) ständig. Deshalb muß auch bei der Mehrzahl aller durchgeführten Operationen die Indikationsstellung im Interesse des Patienten – aber auch im Interesse des behandelnden Arztes – sehr sorgfältig unter Berücksichtigung aller Faktoren analysiert werden.
Beispiele: Chronische Magen-Duodenal-Ulzera, Cholelithiasis, Frakturen, AVK etc.

Eine Sondergruppe der relativen Indikationsstellungen umfaßt die

c) *Soziale bzw. psychische Indikation*
Aus sozialen bzw. beruflichen Gründen können operative Eingriffe anderen möglichen therapeutischen Prinzipien vorgezogen werden, z. B. die Nierentransplantation der Hämodialyse bei einem Handlungsreisenden, die Interruptio in besonders gelagerten Fällen, u. ä. m.
Wirken sich körperliche Entstellungen auf den Patienten so negativ aus, daß seine Lebensqualität erheblich beeinträchtigt wird, so können sich Operationsindikationen auch aus psychischer Sicht ergeben. Hierzu zählen z. B. Trichterbrustkorrektur bzw. eine Reihe von plastisch-chirurgischen Eingriffen, die früher als kosmetische Operationen bezeichnet wurden.

d) *Prophylaktische Indikation*
Vorbeugende Maßnahme zur Vermeidung des Eintritts einer zu erwartenden Komplikation (z. B. Operation der asymptomatischen A. carotis-Stenose).

Die Entscheidung, einem Patienten eine Operation anzuraten, erfolgt nach sorgfältiger Abwägung der therapeutischen Ziele und der individuellen Risiken. Hierbei werden berücksichtigt eigene Erfahrung, Ergebnisse anderer Operateure, die zu erwartende Verbesserung oder Einschränkung der Lebensqualität (Anus praeter), die Lebenserwartung (ein 80jähriger verfügt noch über eine statistische Lebenserwartung von 8 Jahren!), die Art der Grunderkrankung, die individuelle Belastbarkeit im Verhältnis zum Ausmaß der geplanten Operation. Die letzte Entscheidung über die Durchführung der operativen Maßnahmen liegt – nach Aufklärung über Risiken und Alternativmethoden – stets beim Patienten.

3. *Kontraindikation*

Die Gegenanzeige zu einer Operation kann absolut oder relativ sein. Z. B. können Begleiterkrankungen (frischer Myokardinfarkt, Niereninsuffizienz) oder hohes Alter eine absolute Kontraindikation zur Elektiv-Operation darstellen. Im Notfall kann in diesen Fällen entsprechend einer Risikoabwägung aus einer absoluten eine relative Gegenanzeige werden, d. h. der Eingriff ist trotz erheblichen Risikos zur Abwendung größerer Gefährdung unvermeidlich.

4. *Inoperabilität*

Liegen absolute Kontraindikationen vor bzw. handelt es sich um einen technisch nicht angehbaren Tumor, so ist der Patient inoperabel. Daraus resultiert für den behandelnden Arzt eine besondere Verantwortung. Gerade diese Patienten, denen oft genug die letzte Hoffnung genommen wird, benötigen menschlichen Zuspruch. Dabei sollte unbedingt der Eindruck der hoffnungslosen Situation vermieden werden. Neben dem evtl. Einsatz einer palliativen Strahlen- oder Chemotherapie sollte speziell eine Verbesserung der verbliebenen Lebensqualität (Analgetika, s. Kap. 1.3) angestrebt werden. Der Einsatz aller medizinisch-technischen Möglichkeiten darf allerdings einem würdevollen Sterben nicht im Wege stehen.

Präoperative Aufklärung
(GK 3: 2.1)

Die präoperative Aufklärung des Patienten muß vom verantwortlichen Operateur durchgeführt werden. Sie zählt zu den wichtigsten Aufgaben und Pflichten des Chirurgen und ist sowohl für den Patienten, als auch für den behandelnden Arzt von entscheidender Bedeutung. Das Aufklärungsgespräch sollte ohne Zeitdruck, in ausreichendem zeitlichen Abstand zur Operation und in angemessener Umgebung mit dem Patienten und – wenn möglich – mit seinen nächsten Angehörigen erfolgen. Es ist die Grundlage des so wichtigen Vertrauensverhältnisses zwischen Patienten bzw. Angehörigen und den behandelnden Ärzten. Vorrangiges Ziel des Gespräches sollte dabei nicht allein die juristisch geforderte Einholung der Einverständniserklärung zur Operation sein, sondern das Bemühen, Patient und Angehörige von unnötigen Ängsten und Sorgen wegen der bevorstehenden Operation zu befreien. Nur durch offene und ehrliche Aufklärung können Patienten und Angehörige adäquat auf die unter Umständen schwierige postoperative Zeit vorbereitet und zur Mitarbeit motiviert werden. In diesem Zusammenhang muß auf die Bedeutung sprachlicher und intellektueller Verständigungsprobleme hingewiesen werden, die nur durch geduldige und verständnisvolle Rücksichtnahme überbrückt werden können.

Es hat sich bewährt, den Patienten zunächst über Art und Bedeutung seiner Krankheit, sowie die Prognose beim Spontanverlauf bzw. unter konservativer Therapie zu unterrichten. Der aufklärende Arzt hat davon auszugehen, daß viele Patienten völlig unzureichend über ihre eigene Krankheit informiert sind.

Erst danach kann über Art und Bedeutung der Operation sowie über alternative Behandlungsverfahren geredet werden. Besonders wichtig ist die Aufklärung hinsichtlich des zu erwartenden Risikos, worunter nicht nur das Ausmaß der vitalen Gefährdung (operationsbedingte Letalität) verstanden wird, sondern auch die operationsbedingte Morbidität. Dabei ist die Benennung sog. „typischer Operationskomplikationen" erforderlich, auch wenn diese nur sehr selten (nach BGH-Urteil Grenze schon bei 0,5‰) zu erwarten sind (z. B.: N. recurrens-Parese bei Schilddrüsenoperationen).

Die Aufklärung stellt die Voraussetzung zur Einwilligung dar, was im Zweifelsfall vom Arzt bewiesen werden muß. Inhalt der Aufklärung und Einwilligung sollten daher sorgfältig dokumentiert werden. Nur so kann die Rechtswidrigkeit vermieden werden, die entsteht, wenn ohne Aufklärung bzw. ohne Einverständnis operiert wird. Aus juristischer Sicht gilt nämlich, daß jede Operation tatbestandsmäßig eine Körperverletzung darstellt. Fehlt die Einwilligung für einen konkreten Eingriff und verwirklicht sich das Risiko, so besteht ein Anspruch auf Schadensersatz ohne Rücksicht darauf, ob ein Behandlungsfehler vorliegt.

Nur bei bewußtlosen oder nicht geschäftsfähigen Patienten kann im Falle eines Noteingriffes zur Abwendung größerer Gefahr ohne Einwilligung des Patienten operiert werden. Juristisch gilt dieses Vorgehen als „Geschäftsführung ohne Auftrag". Verweigert der Patient trotz vitaler Gefährdung die Einwilligung zur Operation, so kann gegen seinen Willen nur bei Entmündigung durch den Amtsrichter vorgegangen werden. Voraussetzung hierfür ist die Feststellung der Geschäftsunfähigkeit durch einen unabhängigen Psychiater. Die Durchführung ärztlicher Maßnahmen gegen den erklärten Willen eines bewußtseinsklaren, geschäftsfähigen Patienten ist auch dann strafbar, wenn diese aus ärztlicher Sicht lebensrettend sind (z. B. Bluttransfusion bei Zeugen Jehovas).

Ohne Aufklärung, Einwilligung und Sorgfalt wird jeder Eingriff zur strafbaren Körperverletzung

Allgemeine Operationsvorbereitungen

Unabhängig von der Größe und Lokalisation des Eingriffes sollte vor jeder geplanten (elektiven) Operation auf sorgfältige Diagnostik nicht verzichtet werden (s. Kap. 1.2).

Wichtige allgemeine Maßnahmen bei elektiven Eingriffen am Tage vor der Operation bzw. am Op.-Tag sind:
- Nüchternheit, d. h. keine Kost oder Getränke am Op.-Tag oder zumindest 6 h vor Operation
- Entleerung des Darmes mit Hilfe unterschiedlicher Maßnahmen (z. B. Bitterwasser, Laxantien, Klysma, Einlauf, Darmspülung)
- allgemeine Körperhygiene (Reinigungsbad)
- Rasur im OP-Bereich möglichst am Op.-Tag (wegen der akuten Hautverletzung jedoch problematisch, es werden zunehmend Enthaarungs-Cremes verwendet)
- leichtes Abendessen und Verbleiben in einem frischbezogenen Bett
- individuell bemessene Prämedikation, die ein Durchschlafen garantiert (s. Kap. 1.3)

Von besonderer Bedeutung ist die präoperative Handhabung der Medikamente, auf die die Patienten schon seit längerer Zeit eingestellt sind. Es hat sich bewährt, Digitalispräparate, Antiarrhythmika, Betarezeptorenblocker, Antihypertensiva, orale Antidiabetika und Antidepressiva zumindest bis zum Abend vor der Operation zu verabreichen. So kann z. B. das vorzeitige Absetzen von Antihypertensiva oder Betarezeptorenblockern zu lebensbedrohlichen hypertonen Krisen führen. Problematisch ist auch die präoperative „Normalisierung" des Quick-Wertes bei marcumarisierten Patienten, die zur unerwünschten Hyperkoagulabilität und damit zu thrombembolischen Komplikationen Anlaß geben kann. Eine Anhebung des Quick-Wertes auf über 30% sollte daher nicht ohne den Schutz einer überlappenden Heparinisierung erfolgen, die wegen ihrer antithrombotischen Wirksamkeit und ihrer guten Steuerbarkeit dann auch während der Operation und in der unmittelbaren postoperativen Phase fortgesetzt werden kann (s. Kap. 3.6). Orale Antidiabetika sind wegen der besseren Steuerbarkeit auf Alt-Insulin umzustellen. Dagegen sind Thrombozytenaggregationshemmer 5 Tage präoperativ abzusetzen und durch Heparin-Schutz zu ersetzen.

Kein Absetzen differenter Medikamente vor der Operation

1.2 Präoperative Diagnostik
(GK 3: 5.1)

Allgemeines

Jeder diagnostische oder therapeutische Eingriff impliziert eine sorgfältige Nutzen-Risiko-Abwägung. Sie ist eine wesentliche Voraussetzung für den Erfolg einer operativen Maßnahme. Durch die präoperative Diagnostik werden Kriterien gewonnen, die die Operationsindikation und die Verfahrenswahl nachhaltig beeinflussen. Auch dient die präoperative Diagnostik der Erfassung und Behandlung von Risikofaktoren mit dem Ziel, potentielle Komplikationen bei Anästhesie und Operation abschätzen und nach Möglichkeit verhindern zu können.

Die Sorgfaltspflicht des Chirurgen erstreckt sich auch auf die präoperative Diagnostik

Beeinflussung der Indikation
(GK 3: 2.3; 2.4; 5.1.2)

Eine internistische Konsiliaruntersuchung kann den Anästhesisten und Chirurgen die Risikoentscheidung nicht abnehmen. Sie soll lediglich durch genaue Befunderhebung und Behandlungsvorschläge Entscheidungskriterien liefern. Die konsiliarische präoperative Diagnostik setzt voraus, daß die chirurgische Indikation zur Operation an sich gegeben ist. Diese stützt sich auf Klinik und Befunde, die durch organbezogene spezielle Diagnostik erhoben wurden (z. B. Magenkarzinom, Unterschenkelfraktur, Cholezystolithiasis).

Im individuellen Fall bedeutet die richtige Indikation darüber hinaus, daß die Operation im Vergleich zum natürlichen Verlauf des Leidens oder auch zur konservativen Therapie die besseren Voraussetzungen zur Heilung oder Besserung verspricht. Hierbei gilt es, folgende Gesichtspunkte zu berücksichtigen:
- Prognose begleitender Erkrankungen (z. B. metastasierende Tumoren, irreversible vaskuläre Komplikationen mit Beeinträchtigung zentralnervöser Funktionen)
- Neigung zu Komplikationen
- Möglichkeit zur Milderung der Folgen eines unheilbaren Leidens (palliativer Eingriff)

Die zugrunde liegende Erkrankung bestimmt den Zeitpunkt der Operation und damit die Indikation zur Notfall- oder zur Elektivoperation. Die Dringlichkeit der Operation hat zwar Einfluß auf das Ausmaß der präoperativen Diagnostik, begrenzt aber häufig mehr den zeitlichen Rahmen, in dem diese Maßnahmen abgeschlossen sein müssen. Gerade die Prognose von Notfalloperationen kann durch rechtzeitige Erkennung und Behandlung von Risikofaktoren verbessert werden.

Erfassung und Behandlung von Risikofaktoren (GK 3: 5.1.1)

Das Risiko der Anästhesie und Operation wird wesentlich von begleitenden organbezogenen oder systemischen Erkrankungen bestimmt (Tab. 1-1). Während kardiovaskuläre Erkrankungen einen besonderen Stellenwert für das Narkoserisiko haben, gefährden Krankheitszustände mit hohem Infektionsrisiko (z. B. respiratorische Insuffizienz, Niereninsuffizienz, Leberinsuffizienz) vor allem den postoperativen Verlauf. Die Beeinträchtigung mehrerer Organsysteme geht mit einer dramatischen Verschlechte-

Tab. 1-1 Bestimmende Faktoren für das Narkose- und Operationsrisiko

Lebensalter
Kardiovaskuläre Erkrankungen
Pulmonale Erkrankungen
Störungen der Nierenfunktion
Störungen der Leberfunktion
Infektionen
Störungen im Säure-, Basen-, Wasser- und Elektrolythaushalt
Anämie, sowie Zustand nach Polytransfusionen
Morbide Adipositas
Malnutrition

Tab. 1-2 Skalierung kardialer Risikofaktoren (nach *Goldmann, Caldera, Nussbaum* et al.)

Kriterien	Punkte
Anamnese	
Alter über 70 Jahre	5
Myokardinfarkt innerhalb der letzten 6 Monate	10
Klinischer Befund	
Galopp-Rhythmus, Jugularvenenstauung	11
erhebliche valvuläre Aortenstenose	3
EKG	
Supraventrikuläre Extrasystolen oder Abweichungen vom Sinusrhythmus	7
mehr als 5 ventrikuläre Extrasystolen pro Minute	3
Allgemeiner medizinischer Status	3
$pO_2 < 60$ mm Hg oder $pCO_2 > 50$ mm Hg (< 8 kPa; > 7 kPa)	
$K < 3$ mmol/l oder $HCO_3 < 20$ mmol/l	
Harnstoff-N > 50 mg/100 ml oder Kreatinin > 3 mg/100 ml (> 8 mmol/l; > 265 µmol/l)	
erhöhte Transaminasen oder Zeichen chron. Lebererkrankungen	
Bettlägerigkeit aus nicht kardialer Ursache	
Art der Operation	
Intraperitoneale, intrathorakale oder Aortenoperation	3
Notfalloperation	4

Weist die Aufsummierung bis zu 26 Punkte auf, muß man mit lebensbedrohlichen Komplikationen (11%) und erhöhter kardialer Mortalität (bis 2%) rechnen, kommen aber mehr als 26 von 49 möglichen Punkten zusammen, steigt die Anzahl kardial bedingter Todesfälle auf über 50%.

rung der Prognose einher. So reduziert beispielsweise die gleichzeitig renale und respiratorische Insuffizienz die Überlebenschance nach chirurgischen Eingriffen auf 1:50.
Mit dem Alter der Patienten nimmt die Wahrscheinlichkeit multipler Organerkrankungen zu. Chirurgische Eingriffe am alten Menschen sind somit regelhaft Risikoeingriffe. Dank subtiler Narkose- und Operationstechnik ist ein Großteil der chirurgischen Eingriffe auch beim über 70jährigen vertretbar. Voraussetzung ist allerdings hier in besonderem Maße die präoperative Abklärung und Behandlung der Risikofaktoren.
Inhalationsnarkotika bedingen eine Einschränkung der myokardialen Funktion. Manipulationen wie Laryngoskopie, endotracheale Intubation sowie chirurgische Maßnahmen (z. B. Inzisionen, Sternotomie u.ä.m.) produzieren autonome Reaktionen mit weiterer Kreislaufbelastung. Dies beinhaltet adrenerge und cholinerge Reaktionen. Häufig erfolgt eine Katecholaminfreisetzung mit reaktiver Tachykardie, Anstieg des peripheren Widerstandes und erhöhtem myokardialen Sauerstoffbedarf. Es ist naheliegend, daß sich diese Effekte auf ein vorgeschädigtes Herz deletär auswirken können. Naturgemäß nimmt die Wahrscheinlichkeit einer kardialen Vorschädigung mit dem Alter zu. Allerdings können auch jüngeren Patienten mit verkanntem Vitium, Myokarditis u.ä.m. Gefahren drohen. Somit hat die präoperative Diagnostik kardialen Risikofaktoren in allen Altersgruppen Rechnung zu tragen. Durch wenig aufwendige Untersuchungen lassen sich im allgemeinen Zustände erfassen, die als charakteristische Risikofaktoren gesichert sind. Die multifaktorielle Analyse dieser Charakteristika erlaubt eine Skalierung des kardiovaskulären Risikos (Tab. 1-2).

Beeinflussung der Verfahrenswahl

Die Ergebnisse der präoperativen Diagnostik gehen in die Wahl des Anästhesieverfahrens ein (s. Kap. 1.3). Im Einzelfall (z. B. Hernienoperation, Frakturversorgung) wird die Entscheidung zwischen Allgemein- oder Regionalanästhesie durch den präoperativ erhobenen kardiovaskulären Befund erheblich beeinflußt. Gleiches gilt für die chirurgische Verfahrenswahl. Durch gewissenhafte Befunderhebung ist es möglich, die Belastbarkeit des Patienten präoperativ zu evaluieren. Derart lassen sich Kriterien für die Ein- oder Mehrzeitigkeit eines operativen Eingriffes gewinnen (z. B. Dickdarmkarzinom, s. Kap. 26).

Präoperative Diagnostik bei Notfalloperationen

Die Indikation zur Notfalloperation bedeutet, daß zum schnellstmöglichen Termin ohne Zeitverlust operiert werden muß. Für eine umfangreiche präoperative Diagnostik und die Behandlung der etwaig festgestellten Funktionsstörungen ist in einer derartigen Situation keine Zeit. Dies gilt beispielsweise für Verletzung der parenchymatösen Organe, Gefäßrupturen, Ulkusblutungen, Ulkusperforationen u.ä.m. In den meisten Fällen kann die Zeit bis zur Narkoseeinleitung und zum Operationsbeginn jedoch noch für die Durchführung eines Minimal- und Notfallprogramms genutzt werden. Dies umfaßt folgende Schritte (Tab. 1-3):

Tab. 1-3 Notfallprogramm präoperativer Diagnostik

Anamnese (Rücksprache mit vorbehandelndem Arzt!)
Klinischer Befund
EKG, Rö.-Thorax
(Zentralvenöser Druck = ZVD)
Blutgasanalyse, Leukozyten, Hb, Hämatokrit, Natrium, Kalium, Chlorid, Harnstoff-N, Kreatinin, SGOT, SGPT, CK, Gesamteiweiß, Blutzucker, Quick, PTT, Blutgruppe

---

Anamnese

Die Anamnese, ggf. die Fremdanamnese oder die Rücksprache mit dem vorbehandelnden Arzt, muß Auskunft geben über:
- kardiale, pulmonale, renale, hepatische oder metabolische Funktionsstörungen, die die akute Erkrankung begleiten,
- die bestehende Medikation (kreislaufwirksame Pharmaka, Antidiabetika, Steroide),

- eine hämorrhagische Diathese,
- eine allergische Diathese.

> Der am meisten gefährdete Patient ist der unbekannte, der schlecht vorbereitete und der sog. „Routinefall"

Klinischer Befund

Die klinische Untersuchung sollte folgende Gesichtspunkte berücksichtigen:
- Bewußtseinslage,
- Blutdruck, Puls,
- Temperatur,
- Respiration,
- Füllungszustand der Halsvenen,
- Beschaffenheit der sichtbaren Schleimhäute,
- extravasale Flüssigkeitseinlagerungen.

Apparative Diagnostik

- *EKG:* Die Extremitäten- und Brustwandableitungen geben Hinweis auf therapiebedürftige Überleitungsstörungen, Ersatzrhythmen sowie Erregungsbildungsstörungen. Abweichungen vom Sinusrhythmus oder Erregungsrückbildungsstörungen zeigen myokardiale Schädigungen an.
- *Röntgen-Thorax:* A.p.-Aufnahme zur Beurteilung von Herzgröße, Minderbelüftung bei Infiltrationen, Ergüssen oder Atelektasen sowie raumfordernden Prozessen.
- *Zentraler Venendruck:* Der zentrale Venendruck repräsentiert den Blutrückfluß zum Herzen. In ihn gehen 5 meßbare, unabhängige Kräfte ein: das Blutvolumen, Wandeigenschaften von rechter Herzkammer und zentralen Venen sowie der intrathorakale und intraperikardiale Druck.

Labordiagnostik (GK 3: 5.1.2; 5.1.3; GK 4: 2.3)

Folgende Laboruntersuchungen geben Aufschluß über ggf. intraoperativ beeinflußbare Funktionsstörungen oder weisen auf drohende Komplikationen von Erkrankungen lebenswichtiger Organe hin:
- Blutbild, Hämatokrit, PTT, Quick,
- Blutgase, pH, Standard-Bikarbonat,
- Natrium, Kalium, Chlorid, Glukose, Harnstoff-N, Kreatinin,
- SGOT, SGPT, CK, CK-MB (CK über 100 U/l),
- Gesamteiweiß.

Präoperative Diagnostik bei elektiven Eingriffen

1. Allgemeine präoperative Diagnostik

a) *Umfang*

Der Umfang der präoperativen Diagnostik bei elektiven Eingriffen wird durch folgende Gesichtspunkte bestimmt:
- Lebensalter des Patienten,
- voraussichtliche Dauer der Operation,
- Vorerkrankungen mit nachfolgenden persistierenden Funktionsstörungen.

b) *Anamnese*

Die aktuelle Vorgeschichte ist durch gezieltes Befragen nach kardiopulmonalen Erkrankungen, Beeinträchtigung der Leber- und Nierenfunktion sowie endokrinen und metabolischen Störungen (Diabetes mellitus, Schilddrüse, Nebenniere) zu ergänzen. Obligat ist die Medikamentenanamnese. Aus ihr ergeben sich wichtige Hinweise auf häufig vom Patienten nicht mitgeteilte Störungen (kreislaufwirksame Pharmaka, Antikoagulantien, Antidiabetika, Steroide, Immunsupressiva). Sie muß ggf. durch Nachfrage vom vorbehandelnden Arzt vervollständigt werden.

> **Hausarzt: Wichtigster Partner bei präoperativer Diagnostik und postoperativer Nachbehandlung**

c) *Physikalische Untersuchung*

Vitalfunktionen (Puls, Blutdruck, Atemfrequenz, Körpertemperatur), Einschätzung des Allgemein- und Ernährungszustandes und der Schwere der Erkrankung. Beurteilung sichtbarer Krankheitszeichen (Farbe und Beschaffenheit von Haut und sichtbaren Schleimhäuten, Auge, Nase, Ohren, Hals, Gelenke), Untersuchung auf tastbare Veränderungen (Tumoren, Lymphome, Resistenzen, Deformationen, Druckschmerzhaftigkeit, Abwehrspannung, Pulsationen bzw. fehlende Pulse). Beobachtung und Auskultation von Atemstörungen (Obstruktion, Hyperventilation, Rasselgeräusche). Auskultation (zusätzlich Herztöne, pathologische Geräusche, Reiben, Darmgeräusche), Prüfung auf neurologische Ausfälle. Technische Untersuchungen sollten auch bei jüngeren Patienten und vor „kleineren" Operationen regelmäßig und standardisiert (Tab. 1–4) erfolgen.

Tab. 1-4 Standardprogramm technischer Untersuchungen vor elektiven Eingriffen

EKG
Rö.-Thorax
Labor: kleines Blutbild, Hk, Quick, PTT, Na., K, Glukose, Harnstoff-N, Kreatinin, Gesamteiweiß, SGOT, SGPT, CK, Blutgruppe

2. Spezielle präoperative Diagnostik

Erweiterungen des angeführten Standardprogramms können sich aus der Diagnose manifester Organ- oder Systemerkrankungen sowie aus der Art der vorgesehenen Operationen ergeben. Wichtigster Partner des klinischen Chirurgen ist auch hier der Hausarzt.

> Enger Kontakt zum Hausarzt verhindert zeitaufwendige und kostentreibende Doppelbestimmungen

a) Kardiale Erkrankungen

Ätiologische Klassifikation in entzündliche, valvuläre, ischämische und degenerative Herzerkrankungen. Klinische Manifestation durch Leistungsminderung, Rhythmusstörungen, Dyspnoe, Ödemneigung und Angina pectoris. Symptome bedingt durch Verminderung des *cardiac output*, Arrhythmien, Lungengefäßstauung und Pleuraergüsse, Zunahme des extrazellulären Volumens sowie inadäquate myokardiale Blutversorgung.

BESONDERHEITEN DER PRÄOPERATIVEN DIAGNOSTIK:
- Belastungs-EKG (Objektivierung einer koronaren Herzkrankheit),
- Echokardiogramm (Klappenfunktion, Perikarderguß),
- Langzeit-EKG (Rhythmusstörungen),
- Karotissinusdruck (kranker Sinusknoten, Synkope),
- Schwemmkatheter (Abschätzung des links-atrialen und links-ventrikulären Füllungsdrucks),
- Blutgasanalyse.

b) Lungenerkrankungen

Pathogenetische Klassifikation in Störungen der Atemmechanik und Störungen des Gasaustausches.

RESTRIKTIVE VENTILATIONSSTÖRUNGEN bedeuten Verminderung der totalen Lungenkapazität. Ihnen können eine eingeschränkte Dehnungsfähigkeit der Lungen (z. B. diffuse pulmonale Infiltrationen, Lungenstauung), Kompression gesunder Lungenanteile durch raumfordernde Prozesse (Tumoren, Ergüsse, Pneumothorax), muskuläre Schwäche (neurologische Erkrankungen) oder nicht ventilierbares Parenchym in der Lunge (Atelektase, Pneumonie) zugrunde liegen.

OBSTRUKTIVE VENTILATIONSSTÖRUNGEN sind durch eine verzögerte Gasabgabe der Lunge charakterisiert (Asthma, chronische Bronchitis).

BESONDERHEITEN DER PRÄOPERATIVEN DIAGNOSTIK:
- Blutgasanalyse,
- Lungenfunktionsprüfung (Objektivierung und Abschätzung obstruktiver und/oder restriktiver Ventilationsstörungen),
- Tomographie, Bronchoskopie,
- zytologische und bakteriologische Sputum-Diagnostik,
- transbronchiale oder perkutane Lungenbiopsie.

c) Störungen des Säure-Basen-Haushaltes
(s. a. Kap. 3.5)

Klassifikation in metabolische und respiratorische Azidose bzw. Alkalose.

METABOLISCHE AZIDOSE: Vermehrte H-Ionen-Bildung (Niereninsuffizienz, Diab. mell., Schock) oder eingeschränkte H-Ionen-Abgabe (Niereninsuffizienz) oder erhöhter Bikarbonatverlust (Diarrhoen, Ureterosigmoidostomie oder biliäre und pankreatische Fisteln).

RESPIRATORISCHE AZIDOSE: Einschränkung

des alveolären Gasaustausches (Hypoventilation) (s. a. Kap. 19).
METABOLISCHE ALKALOSE: Chronisches Erbrechen (hypochlorämische Alkalose), Diuretika, Hyperaldosteronismus, Alkali-Gabe (Antacida!).
RESPIRATORISCHE ALKALOSE: Hyperventilation, Leber- und ZNS-Erkrankungen.
BESONDERHEITEN DER PRÄOPERATIVEN DIAGNOSTIK:
- Blutgasanalyse,
- Berücksichtigung der vielfältigen Ätiologie (s. a. Kap. 3.1–3.5)

d) Störungen im Wasser- und Elektrolythaushalt (s. a. Kap. 3.5)

Pathogenetische Klassifikation in *isotone, hypertone* und *hypotone Dehydratation* sowie *Flüssigkeitsexpansion.*
Ätiologisch (in der Reihenfolge der angegebenen Befunde) Flüssigkeitsverlust, Natriumverarmung, vermehrte Flüssigkeitsaufnahme, Herzinsuffizienz, Nephrose, Überwässerung und erhöhte NaCl-Zufuhr.
BESONDERHEITEN DER PRÄOPERATIVEN DIAGNOSTIK:
- ZVD, Körpergewicht (z. B. Ödeme, Exsikkose),
- Serumosmolalität, Elektrolyte,
- Osmolalität im Urin.

e) Diabetes mellitus

Diabetische Stoffwechselstörungen sind Schrittmacher chirurgisch zu behandelnder Komplikationen (z. B. Infektionen, Abszesse, Angiopathien). Operative Eingriffe können die Stoffwechsellage nachhaltig stören, da mit dem operativen Streß im sog. Postaggressionsstoffwechsel ein höherer Insulinbedarf resultiert. Andererseits können längere Nahrungspausen das Risiko für Hypoglykämien erhöhen.
Diabetiker sind präoperativ auf Altinsulin einzustellen, um eine bessere Steuerbarkeit des Blutzuckers zu gewährleisten.
BESONDERHEITEN DER PRÄOPERATIVEN DIAGNOSTIK:
- chemische Urinuntersuchung (Glukose, Protein, Aceton),
- Blutgasanalyse,
- häufigere Blutzucker- und Elektrolytkontrollen.

f) Niereninsuffizienz

Ätiologische Klassifikation in prärenale (z. B. Hypovolämie, Schock, Flüssigkeitsverluste), renale (z. B. nephrotoxische Substanzen, Traumen, parenchymatöse Nierenerkrankung) und postrenale Ursachen (z. B. Steine, Tumoren im kleinen Becken, Bestrahlungsfolgen, Prostataadenom).
BESONDERHEITEN DER PRÄOPERATIVEN DIAGNOSTIK:
- Clearance-Untersuchungen,
- Sonographie,
- i. v. Urographie (cave beim ANV),
- ggf. Nierenpunktion.

g) Leberfunktionsstörungen und Aszites

Ätiologisch können kardio-vaskuläre (z. B. Stauungsleber), entzündliche (z. B. Virushepatitis, pyogene Abszesse, Amöbenabszesse, Sarkoidose, Brucellose), infiltrative (z. B. Amyloidose, Hämochromatose), toxische (Alkohol, Medikamente, Halothan) und biliäre (z. B. Gallenwegskonkremente, Pankreatitis) Ursachen zugrunde liegen. Klinische Manifestation in Form von Müdigkeit bis zur hepatischen Enzephalopathie, Ikterus, Zeichen der portalen Hypertension (Aszites, Ösophagusvarizen).
BESONDERHEITEN DER PRÄOPERATIVEN DIAGNOSTIK:
- Hepatitis-Serologie, Untersuchung auf hepatotrope Viren,
- Sonographie,
- Leberbiopsie,
- Computertomographie, ERCP[*], PTC[**]),
- alkalische Phosphatase, LDH, ChE, Ammoniak, Eiweiß-Elektrophorese,
- Blutungszeit und Gerinnungszeit, Gerinnungsfaktorenanalyse (II, V, VII, IX, X).

h) Fieber

Ätiologisch kommen vor allem Infektionen, Neoplasien und nicht-infektiös-entzündliche

---

[*] ERCP = ERC + ERP (endoskopische retrograde Cholangiographie + endoskopische retrograde Pankreatographie) (s. Kap. 11 u. 31).
[**] PTC = Perkutane transhepatische Cholangiographie.

Erkrankungen (Kollagenosen, chronisch-entzündliche Darm-Erkrankungen) in Betracht.

BESONDERHEITEN DER PRÄOPERATIVEN DIAGNOSTIK:
- bakteriologische Sekret- und Körperflüssigkeitsuntersuchungen,
- Autoantikörper,
- Diagnostik nach Maßgabe der vielfältigen Ätiologie,
- Blutkultur (3×).

i) Anämie

Ätiologische Klassifikation in Blutbildungsstörungen, Blutungsanämien und hämolytische Anämien.
Substitution und Gefährdung abhängig vom Vorliegen akuter oder chronischer Anämie.

BESONDERHEITEN DER PRÄOPERATIVEN DIAGNOSTIK:
- Serum-Eisen, Ferritin, Transferrin,
- radiologische und endoskopische Fahndung nach Blutungsquelle,
- Retikulozyten, LDH, *Coombs*-Test,
- Knochenmarkspunktion.

j) Ernährungsstörungen

Manifestation als *Untergewicht* oder *Übergewicht*. Ätiologie komplex und z. T. noch ungeklärt (Malabsorption, Maldigestion, Anorexie, Diarrhoen, gastro-intestinale Erkrankungen mit Passagebehinderungen, endokrine Störungen, konsumierende Erkrankungen, Tumorkachexie).

BESONDERHEITEN DER PRÄOPERATIVEN DIAGNOSTIK:
- Resorptions- und Pankreasfunktionstests,
- radiologische und endoskopische gastroenterologische Diagnostik,
- endokrine Diagnostik (Schilddrüsenhormone, Kortisol),
- Berücksichtigung der vielfältigen Ätiologie.

k) Besonderheiten der präoperativen Diagnostik in Abhängigkeit von der Art der Operation

Sie sind in den jeweiligen speziellen Abschnitten berücksichtigt. Hervorzuheben ist die Notwendigkeit einer ausgiebigen Diagnostik vor langen, mit hohen Kreislaufbelastungen einhergehenden Eingriffen. Dazu zählen kardio-chirurgische Operationen, für die zur präoperativen Diagnostik der Ausschluß chronisch-entzündlicher Erkrankungen, infektiöser Foci, Allergie-Testung und eine neurologische Untersuchung gehören.

Keine Operation ohne vorhergehende Diagnostik!

1.3 Anästhesie

1.3.1 Regionalanästhesie
(GK 4: 6.1.4)

Allgemeines

Die Regionalanästhesie (auch Lokalanästhesie genannt, s. u.) erlebt derzeit eine Renaissance. Sie hat gegenüber der Allgemeinanästhesie den Vorteil, den Stoffwechsel, den Säure-Basen-Haushalt sowie die Lungen- und Hirnfunktion in geringerem Maße zu beeinträchtigen. Damit kann sie auch dann durchgeführt werden, wenn eine Allgemeinanästhesie unerwünscht ist. Diese ist in vielen Fällen durch die Regionalanästhesie zu ersetzen, zu ergänzen oder auch mit ihr zu kombinieren.

Die zur Regionalanästhesie verwendeten Pharmaka blockieren die Erregungsleitung in den Nervengeweben *reversibel* und sind in den hierzu erforderlichen Konzentrationen für den übrigen Organismus weitgehend unschädlich. Es gilt heute als gesichert, daß sie an der Zellmembran angreifen. Sie stabilisieren das Membranpotential und verhindern eine Depolarisation und somit die Auslösung eines Aktionspotentials.

Alle Lokalanästhetika haben eine ähnliche chemische Grundstruktur. Je nach Art ihrer Zwischenkette werden *esterartige Lokalanästhetika* (z. B. *Procain*) von *säureamidartigen* (z. B. *Lidocain*) unterschieden. Wegen der kürzeren Wirkdauer und der höheren Allergierate spielen die esterartigen Lokalanästhetika keine wichtige Rolle mehr. Die heute meist verwendeten Präparate vom Säureamidtyp sind:

- *Lidocain* (Xylocain®)
  - Konzentration: 1–2%
  - Wirkdauer: 1–2 Stunden
  - höchste Dosis: 200 mg
- *Mepivacain* (Scandicain®)
  - Konzentration: 1–4%
  - Wirkdauer: 1–2 Stunden
  - höchste Dosis: 300 mg
- *Bupivacain* (Carbostesin®)
  - Konzentration: 0,25–0,75%
  - Wirkdauer: 5–7 Stunden
  - höchste Dosis: 200 mg
- *Etidocain* (Duranest®)
  - Konzentration: 0,5–1%
  - Wirkdauer: 4–6 Stunden
  - höchste Dosis: 300 mg

Um die Wirkdauer der Lokalanästhetika zu verlängern, ist in besonderen Fällen der Zusatz von Vasokonstringentien (z. B. Adrenalin) erlaubt. Sie verbietet sich wegen der Nekrosegefahr bei Anwendung an den Akren.

In der Praxis wird die Regionalanästhesie meist vom Chirurgen selbst als Infiltrationsanästhesie (= *Lokalanästhesie*) oder regionale Nervenblockade (z. B. *Oberst*, Brachialis-Block) direkt ohne große Vorbereitungen durchgeführt. Bei Risikopatienten und ausgedehnten Formen der Regionalanästhesie sollte ein Anästhesist zu Rate gezogen werden. In diesem Falle sind folgende *Grundregeln* bei der Durchführung einer Regionalanästhesie zu beachten:
1. Intravenöse Infusion über eine Kunststoff-Verweilkanüle anlegen.
2. EKG-Monitoring und Blutdrucküberwachung des Patienten.
3. Instrumentarium für die kardio-pulmonale Reanimation bereitlegen.
4. Sterile Arbeitsweise.
5. Vor Injektion des Lokalanästhetikums aspirieren, um festzustellen, daß weder ein Gefäß noch der Subduralraum punktiert wurde.
6. Durch Prämedikation mit *Diazepam* (Valium®) kann das Risiko systemischer Nebenwirkungen von Lokalanästhetika vermindert werden.

Kontraindikationen

1. Überempfindlichkeit gegen Lokalanästhetika (Cave anaphylaktischer Schock!)
2. Störungen der Blutgerinnung
3. Nicht kooperative Patienten und Kinder, soweit mit ihrer Mitarbeit nicht gerechnet werden kann

Keine Lokalanästhesie ohne vorherige Frage nach Allergien

Spezielle Kontraindikation: Peridural- bzw. Subduralanästhesie beim Schädel-Hirntrauma (Einklemmung der Medulla oblongata). Die Technik der Regionalanästhesien orientiert sich an der Anatomie des peripheren Nervensystems und des Rückenmarks.

Voraussetzung der Regionalanästhesie: exakte anatomische Kenntnisse

Formen der Regionalanästhesie

Die Unterbrechung der Reizleitung wird in folgenden „Etagen" durchgeführt (Abb. 1-1):

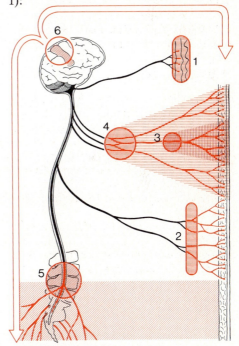

Abb. 1-1 Formen der Anästhesie.
1 Schleimhautanästhesie (kleines Areal)
2 Infiltrationsanästhesie (größere Fläche)
3 Leitungsanästhesie (Teil einer Extremität)
4 Plexusanästhesie (Extremität)
5 Lumbalanästhesie (distaler Abschnitt)
6 Totale zentrale Anästhesie.

A – Nervenendaufzweigungen in der Subkutis = *Oberflächen- und Infiltrations-Anästhesie*
B – Große periphere Nerven sowie Nervengeflechte = *Leitungs-Anästhesie*
C – Nervenwurzel (Periduralraum), Spinalanästhesie (Subduralraum) = *rückenmarksnahe Anästhesie*

A. Nervenendigungen

Die Ausschaltung der sensiblen *Nervenendigungen* im Bereich der Subkutis gewährleistet eine für operative Eingriffe ausreichende Analgesie (Schmerzfreiheit), beeinflußt jedoch nicht die Motorik.
Man unterscheidet folgende Formen:

1. *Oberflächenanästhesie:* dient zur Betäubung von Bindehaut, Hornhaut und Schleimhäuten (Mund, Nase, Rachen, Ösophagus, Kehlkopf und Trachea).
Technik: Meist als Spray (auch mit Wattetupfer möglich).

2. *Infiltrationsanästhesie* (= Lokalanästhesie): Hierbei wird die Lokalanästhesielösung fächerförmig in oder um den zu anästhesierenden Bezirk injiziert *(Field-Block)* (Abb. 1-2).

3. *Intravenöse Regionalanästhesie* (Sonderform der subkutanen Analgesie): Hierbei wird das Lokalanästhetikum ohne Vasokonstriktiva (systemische Auswirkung!) in eine Vene einer Extremität nach Herstellung einer proximalen Blutleere injiziert (Abb. 1-3). Der Wirkungsmechanismus ist nicht mit Sicherheit geklärt, es kommt aber zu einer Anästhesie der Extremität distal der Blutsperre. Die Analgesiedauer entspricht dabei der Dauer der Blutleere (höchstens 1¾ Stunden). Nebenwirkungen entstehen durch den akzidentellen vorzeitigen Einstrom des Lokalanästhetikums in die Blutbahn.

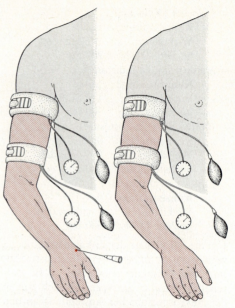

Abb. 1-3 Intravenöse Anästhesie nach *Bier*. Injektion bei proximaler Blutsperre, Operation bei distaler Blutsperre.

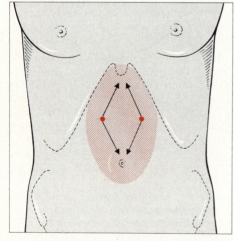

Abb. 1-2 Infiltrationsanästhesie (= Lokalanästhesie). Injektionsorte (Punkte) und Infiltrationsrichtung (Pfeile).

B. Nervenblockade

1. *Periphere Nervenblockade:* Hierbei wird das Lokalanästhetikum direkt an den Nervenstamm (bzw. Plexus) oder in dessen Nähe injiziert. Durch diese infiltrative Block-Analgesie wird die sensible Leitungsfähigkeit für ein neuroanatomisch abgegrenztes distales Nervenversorgungsgebiet unterbrochen. Die dickeren motorischen Nervenfasern werden erst bei stärkerer Konzentration oder längerer Einwirkung des Lokalanästhetikums blockiert. Typische Anwendungen finden sich in der kleinen und großen Chirurgie als:

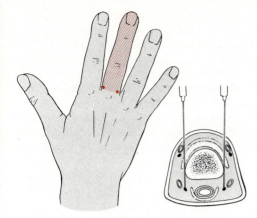

Abb. 1-4 Leitungsanästhesie nach *Oberst*. Injektionsrichtung von dorsal nach ventral, perineurales Anästhetikum-Depot (ca. 2 ml) in den 4 Quadranten.

- *Oberst*-Anästhesie (Abb. 1-4) (Operationen an Fingern oder Zehen)
- Blockade des N. medianus, N. radialis, N. ulnaris (obere Extremität) oder des
- N. femoralis, N. ischiadicus, N. cutaneus femoris lateralis und N. obturatorius (untere Extremität).

Die Leitungsanästhesie nach *Oberst* bietet die beste und einfachste Möglichkeit der Schmerzausschaltung an Finger und Zeh durch Blockade der zwei volaren und zwei dorsalen sensiblen Nervenäste in Höhe des Grundgelenks. Bei dieser Technik dürfen keine Vasokonstriktiva verwendet werden (Nekrosegefahr!).
Blockaden der o. g. einzelnen Nerven werden nur selten durchgeführt, da operative Eingriffe meist nicht auf das Innervationsgebiet eines einzelnen Nerven beschränkt sind.

2. *Blockade des Plexus brachialis:*
Für Operationen an der oberen Extremität, die ihre sensible Versorgung aus den Spinalnerven C_4-Th_1 erhält, wird häufig der Plexus brachialis blockiert. Folgende Lokalisationen für die Ausschaltung des Plexus brachialis werden benutzt:
- die Austrittsstelle im Paravertebralraum (interskalenärer Zugang nach *Winnie*)
- die Durchtrittsstelle des Plexus brachialis durch die Skalenuslücke oberhalb der ersten Rippe
  (Technik nach *Winnie* und *Kulenkampff*)

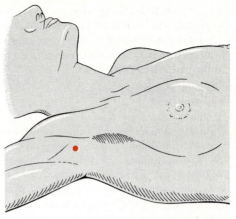
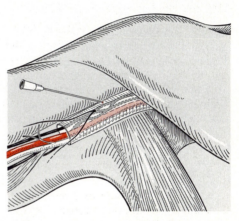

Abb. 1-5 Axilläre Plexusanästhesie.

- der gemeinsame Gefäß-Nerven-Verlauf im Bereich der Achselhöhle (axillärer Zugang) – (Abb. 1-5).

Die Wahl des Punktionsortes bestimmt die Ausbreitung der Anästhesie.
Der Plexusanästhesie ist immer dann der Vorzug zu geben, wenn der Eingriff im endgültigen Ausmaß vom Operateur nicht mit Sicherheit zu überschauen und muskuläre Entspannung erwünscht ist. Durch Anwendung von Kathetertechniken (kontinuierliche Applikation) sind praktisch unbegrenzte Operationszeiten möglich.

C. Nervenwurzel – Rückenmark

Als *rückenmarksnahe Anästhesieverfahren* werden die Spinal- und Periduralanästhesie bezeichnet. Sie werden angewandt für Eingriffe an der unteren Extremität, im Dammbereich, im Unterbauch und bei der Geburtshilfe. Die Vorteile liegen in der vollständigen Analgesie beim wachen, kooperativen Patienten. Nachteile können in den Nebenwirkungen liegen (s. u.).

1. Spinalanästhesie

Zur Spinalanästhesie wird ein Lokalanästhetikum mit *hoher Konzentration* (4%ig) und *kleinem Volumen* (2–3 ml) in den unteren spinalen Subduralraum = Subarachnoidalraum unterhalb des Conus medullaris injiziert (beim Erwachsenen unterhalb des 2. Lendenwirbels) (Abb. 1-6). Die Anästhesie der Nervenwurzeln hängt von der Verteilung des injizierten Anästhetikums im Liquor ab. Die Höhe der Ausbreitung (analgetischer Bereich) ist abhängig vom Injektionsort, vom spezifischen Gewicht, Volumen und der Konzentration der injizierten Lösung sowie von der *Lagerung* des Patienten. Die Spinalanästhesie wird in der Regel als Einzelinjektion durch eine Spinalnadel („single shot") am *sitzenden Patienten* durchgeführt. Unterschieden werden die *hohe Spinalanästhesie* (bis Th 11), die *tiefe Spinalanästhesie* (unter LWK II) und der *Sattelblock* (unter LWK V) (Abb. 1-6).

Der Spinalblock bildet sich in einer bestimmten Reihenfolge aus: Zunächst werden die autonomen Nerven ausgeschaltet, dann die Fasern, die Kälte, Wärme, Schmerz und Berührung übertragen; erst danach werden die Fasern für die motorischen Funktionen blockiert. Die Restitution der Nervenfunktion erfolgt in umgekehrter Reihenfolge und beträgt in Abhängigkeit von der Wahl des Anästhetikums 1½ bis 3 Stunden.

NEBENWIRKUNGEN dieses Verfahrens sind:
- FRÜHREAKTIONEN (hohe oder totale Spinalanästhesie) mit Sympathikusblockaden und Lähmung der Atemmuskulatur sowie
- SPÄTFOLGEN wie z. B. Postpunktions-Kopfschmerz oder Blasenfunktionsstörungen.

2. Periduralanästhesie (PDA)

Einer der Vorteile der Periduralanästhesie im Vergleich zur Spinalanästhesie liegt darin, daß eine Regionalanästhesie erzielt wird, ohne dabei die Dura punktieren zu müssen (Abb. 1-7). Deshalb kommt es hierbei nicht zum Postpunktionskopfschmerz. Bei der PDA wird ein *niedrig konzentriertes* Anästhetikum (0,5%ig) mit *größerem Volumen*

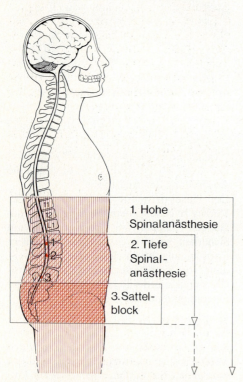

Abb. 1-6 Formen der Spinalanästhesie.

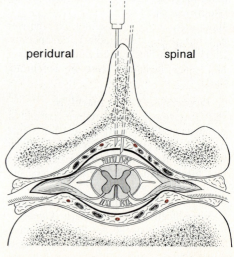

Abb. 1-7 Injektionsorte bei Spinal- (rechts) und Peridural-Anästhesie.

(20–25 ml) in der Regel ebenfalls am sitzenden Patienten in den Periduralraum injiziert. Dies ist theoretisch im gesamten Bereich der Wirbelsäule möglich. In der Praxis ist jedoch der Zugang im Bereich der Lendenwirbelsäule vorzuziehen, weil er bedeutend weniger Komplikationsmöglichkeiten bietet. Das Prinzip dabei ist, die sensiblen Wurzeln „*extradural*" auszuschalten. Ein weiterer Vorteil der PDA liegt darin, daß man diese Anästhesie über einen Katheter, der durch eine sogenannte *Touhy*-Nadel in den Periduralraum eingelegt wird, kontinuierlich anwenden kann. Dies gilt z. B. für die Behandlung des chronisch paralytischen Ileus mit einem PD-Katheter (s. a. Kap. 28.3). Ausdehnung und Wirkdauer der Anästhesie werden von den gleichen Faktoren wie bei der Spinalanästhesie beeinflußt, nur ist ein größeres Volumen des Anästhetikums erforderlich.

Nebenwirkungen dieses Verfahrens sind ähnlich wie bei der Spinalanästhesie (abgesehen vom Postpunktionskopfschmerz).

1.3.2 Allgemeinanästhesie

Die Aufgaben der Allgemeinanästhesie umfassen Prämedikation, Einleitung und Durchführung der *Narkose* sowie die unmittelbare postoperative Diagnostik, Überwachung und Therapie des narkotisierten Patienten.

Prämedikation

Die Prämedikation ist unverzichtbarer Bestandteil jeder Narkose und bezweckt weit mehr als nur das Verordnen einer Schlaftablette. Da jede Allgemeinnarkose deutlich in die Funktions- und Stoffwechselabläufe des Organismus eingreift, sollten während der sog. „*Prämedikationsvisite*" folgende Punkte berücksichtigt werden:
1. Anamnese
2. Körperliche Untersuchung, Laboruntersuchungen
3. Aufklärung
4. Medikamentöse Prämedikation

Ad 1: Von besonderer Bedeutung in der *Anamnese* sind Informationen bezüglich

Herzinsuffizienz, Herzrhythmusstörungen oder *Angina pectoris.*
Cave: Alle Narkotika wirken negativ inotrop, können also eine Herzinsuffizienz manifest werden lassen.
Konsequenz: ggf. internistisches Konsil, spezielle kardiologische Vorbehandlung, erweitertes intraoperatives Monitoring notwendig (z. B. Pulmonaliskatheter) (s. Kap. 1.2).
In jedem Fall muß nach *Überempfindlichkeitsreaktionen* bzw. *Allergien* gefragt werden.
Cave: Viele Narkotika wirken Histamin-liberierend, können also eine allergisch-hyperergische Reaktion auslösen.
Konsequenz: ggf. dermatologisches Konsil, Haut-Allergie-Test, Austestung der zum Einsatz kommenden Medikamente, ggf. H_1-H_2-Receptor-antagonisten.

Ad 2: Die *körperliche Untersuchung* liefert wichtige Informationen, z. B. über anatomisch bedingte Intubationshindernisse. Sie wird durch das obligate EKG sowie einige Routine-Laboruntersuchungen ergänzt (Hämatokrit, Leukozyten, BZ, Serum-Elektrolyte, Bilirubin, Harnstoff-N). In speziellen Fällen ist die Blutgasanalytik sowie der Gerinnungsstatus erforderlich. Bei Patienten mit *respiratorischer Insuffizienz* ist eine postnarkotische Verschlechterung der Lungenfunktion zu erwarten.
Konsequenz: ggf. Lungenfunktionsdiagnostik, bronchiolytische und krankengymnastische Vorbehandlung, Vermeidung zentral dämpfender Narkotika.
Bei Patienten mit *eingeschränkter Nierenfunktion* ist die Elimination intravenöser Narkotika verzögert.
Cave: Vorsicht bei der Gabe von Muskelrelaxantien bei Niereninsuffizienz.
Konsequenz: ggf. eingehende Nierenfunktionsüberprüfung, evtl. sogar präoperative Dialyse-Behandlung.

Ad 3: Die *Aufklärung* muß sehr ernst genommen werden. In einem ausführlichen Gespräch sollte dem Patienten verständlich gemacht werden, was mit ihm geschehen wird, wie er überwacht und betreut wird und was ihn nach der Operation erwartet. Der Gesprächsinhalt wird schriftlich festgehalten

und vom Patienten, sowie dem behandelnden Arzt unterschrieben (s. Kap. 1.1).
Aus Anamnese und Untersuchung ergibt sich die präoperative *Risikoeinschätzung*. Sie entscheidet über die präoperative Vorbereitung, das Narkoseverfahren und die postoperative Nachsorge.

Ad 4: An die *medikamentöse Prämedikation* werden folgende Anforderungen gestellt: Sie soll den Patienten *sedieren* und *angstfrei* machen und – falls erforderlich – eine ausreichende analgetische Wirkung haben. Zusätzlich ist die Ausschaltung von Vagusreflexen, sowie eine *antiemetische* bzw. Antihistaminwirkung erwünscht. Beispielhaft seien folgende Medikamente angeführt:

Sedativa: Atosil® 1 mg/kg KG
Anxiolytika: Diazepam 0,2 mg/kg KG
Luminal® 0,1–0,2 mg/kg KG
Analgetika: Dolantin® 1 mg/kg KG
Thalamonal® 0,3 mg/kg KG
Vagolytika: Atropin 0,1 mg/10 kg KG

Die gestellten Anforderungen können mit keinem Medikament in idealer Weise erreicht werden! Ausdruck dessen sind die vielen unterschiedlich empfohlenen und praktizierten Prämedikationsschemata.

Immer ist davon auszugehen, daß bei Kombination verschiedener Medikamente unerwünschte Wechselwirkungen auftreten können. Z. B. Atemdepression durch Kombination von Morphin mit Barbituraten; Diazepam verstärkt die Muskelschwäche bei Myasthenia gravis. Deshalb verbietet sich jede starre Schematisierung der Prämedikation, die je nach Situation individuell angepaßt werden sollten.

Prämedikation individuell handhaben

Narkotika

In Abhängigkeit von der Dosierung können mit jedem Narkosemittel die drei wichtigsten Narkoseziele (≙ Narkosestufen) erreicht werden (Abb. 1-8a):
1. Bewußtlosigkeit (= *Schlaf*)
2. Schmerzlosigkeit (= *Analgesie*)
3. Muskelerschlaffung (= *Relaxation*)

Eine gute und häufig sinnvolle Ergänzung ist die zusätzliche vegetative Blockade (Neuroleptanalgesie, s. u.) (Abb. 1-8b).

Anhand des Verlaufes einer Äther-Inhalationsnarkose (erste Allgemeinnarkose von *Morton* 1846) teilte *Güdel* die Narkosestadien folgendermaßen ein (Abb. 1-9):

Stadium I
ist durch eine zunehmende *Analgesie* und *Amnesie* gekennzeichnet.

Stadium II
beginnt mit der Bewußtlosigkeit des Patienten. Gleichzeitig setzt aber eine motorische Unruhe (= *Exzitation*), eine unregelmäßige Atmung, eine Neigung zu Brechreiz und Bronchospasmus sowie eine Hypertonie und Tachykardie ein. Alle Symptome können durch äußere Reize gefährlich verstärkt

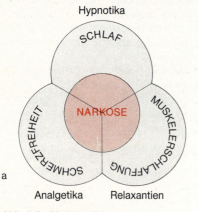
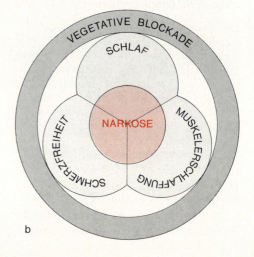

Abb. 1-8 Narkoseziele:
a) Allgemeinnarkose
b) Neuroleptanalgesie.

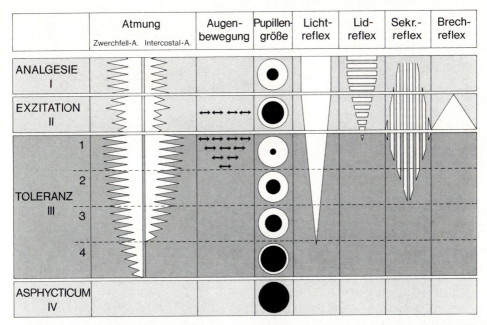

Abb. 1-9 Narkosestadien nach *Güdel* und ihre Beziehung zu Atmung, Augenbewegung, Pupillengröße und Reflexverhalten.

werden. Darum Abschirmung aller äußeren Reize in dieser Phase.

Narkoseeinleitung: Ruhe!

Narkose = Schlaf + Analgesie + Relaxation

Stadium III
Die Symptome der Exzitation kommen zur Ruhe, die Pupillen werden eng, die Atmung regelmäßig. Man spricht vom *Toleranz*-Stadium, d. h. dem Narkosestadium, in dem alle chirurgischen Eingriffe möglich sind. Die Erschlaffung der Skelett- und Abdominalmuskulatur bewirkt gleichzeitig eine Plegie der Atemmuskulatur mit konsekutiver Hypoventilation.

Stadium IV
Atemlähmung (= *Asphyktikum*) und schwerste Kreislaufdepression mit der Notwendigkeit zur sofortigen Reanimation.

Die Durchführung einer Narkose mit nur einem einzigen Narkosemittel bringt Nachteile mit sich. Z. B. liegt beim Äther die Dosierung für die vom Chirurgen erwünschte Muskelerschlaffung derart hoch, daß damit Atem- und Kreislaufdepressionen unvermeidlich verbunden sind. Inzwischen sind jedoch Narkosemittel entwickelt worden, die im Hinblick auf die jeweiligen Narkoseziele spezifisch wirksam sind, aber weniger unerwünschte Nebenwirkungen haben. Generell gilt, daß eine zeitgemäße Narkose am besten durch eine Kombination verschiedener Narkotika durchgeführt wird. Im einzelnen werden unterschieden: *Hypnotika*, *Analgetika* und *Muskelrelaxantien*.

Hypnotika

Intravenöse Hypnotika:

Etomidate (Hypnomidate®): Reines Hypnotikum der Nichtbarbituratreihe.
Vorteil: Geringe Herz-Kreislauf-Atemdepression, bei Risikopatienten Narkoseeinleitungsmittel der Wahl. Dosierung 0,3 mg/kg KG. Wirkungsdauer: 4–6 min.
Cave: Schmerzhafte Eingriffe sollten nur unter zusätzlicher Gabe eines Analgetikums (z. B. *Fentanyl*) vorgenommen werden.

Barbiturate: Sie spielen für die Narkoseeinleitung eine wichtige Rolle. Derzeit ge-

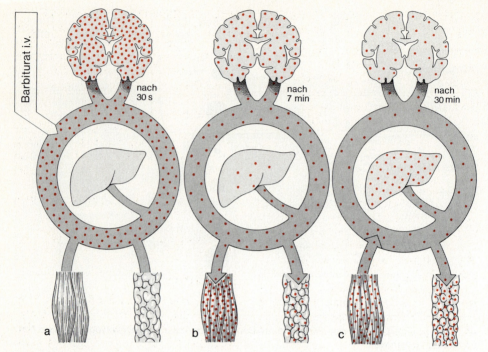

Abb. 1-10 Verteilungsmuster von Barbituraten im Kreislauf, Gehirn, Fett- und Muskelgewebe sowie in der Leber:
a) 30 Sekunden nach Injektion (maximale Hirnkonzentration)
b) 7 Minuten nach Injektion (abnehmende Hirnkonzentration, Einlagerung in Fett- und Muskelgewebe)
c) nach 30 Minuten, ggf. Nachschlaf durch Freisetzung aus dem Muskel, später auch aus dem Fettgewebe. Gleichzeitige Metabolisierung in der Leber.

bräuchlich sind N-methylierte (Brevimytal®) und thiobarbitursaure (Inactin®) Präparate. Vorteil: Angenehmes Einschlafen. Dosierung: Brevimytal → 1 mg/kg KG, Inactin → 7 mg/kg KG. Wirkungsdauer: Abhängig von der Verteilung im Muskel-/Fettgewebe (Abb. 1-10).
Cave: Herz-Kreislauf- und Atem-Depression, Bradykardie, Laryngo- und Bronchospasmus. Unerwünschter Nachschlaf durch Freisetzung aus dem Fettgewebe, das noch 30 min. nach der Injektion Barbiturat einlagert und erst Stunden später wieder freisetzt (Abb. 1-10).

Ketamin (Ketanest®): Kurzzeitnarkotikum mit dissoziierter Wirkung, d. h. komplette Analgesie bei nur sehr flachem Schlaf, Narkosedauer nach einmaliger Injektion ca. 10 min. Geeignet zur Einleitung und Kurznarkose. Nebenwirkungen sind Anstieg von Herzfrequenz und Blutdruck, Cave Patienten mit Koronarinsuffizienz. Häufig zur Sedierung mit *Diazepam* i. v. kombiniert. Dosierung 1–2 mg/kg KG, bei Kindern auch i. m. zu injizieren.

Inhalationshypnotika:

Halothan: Farblose, süßlich riechende Flüssigkeit, die aus halogeniertem Kohlenwasserstoff besteht und schon bei Zimmertemperatur verdampft (Siedepunkt 50,2°C). Mit Hilfe einer speziellen Verdampferapparatur (Vapor) wird es dem Frischgas in einer Konzentration von 0,7–1,0 Vol% beigemischt.
Cave: Negativ inotrop, Abfall des peripheren Widerstandes.

Enfluran: Entspricht weitgehend dem Halothan, hat ihm gegenüber jedoch den Vorteil einer schnelleren Elimination und besseren Muskelrelaxation.

Isofluran: Vorteil geringster Metabolisierung und damit geringster Lebertoxilität.

Lachgas (Distickstoffoxid – früher: Stickoxydul): Sicheres, weitgehend nebenwirkungsfreies Narkotikum, das häufig in der Einleitung gegeben wird. Zu vermeiden sind Rückdiffusions-Hypoxie (d. h. unter 21% O_2), daher O_2-Nachbeatmung bei der Ausleitung.

Analgetika

Intravenöse Analgetika:
Opiate: Wichtigstes synthetisches Morphin-Derivat ist das *Fentanyl*, das eine besonders hohe analgetische Potenz besitzt und in der Allgemeinnarkose additiv benutzt wird. Dosierung: 0,3–0,5 mg bei Erwachsenen zur Narkoseeinleitung, Erhaltungsdosis jeweils 0,05–0,1 mg. Wirkungsdauer: 30–60 min. Vorteil: Fehlende Histaminfreisetzung, geringe Auswirkungen auf das kardiovaskuläre System, gute Antagonisierbarkeit durch *Naloxon* (Narcanti®).
Cave: Zentrale Atemdepression während der Anästhesie und postoperativ, ggf. künstliche Beatmung notwendig (postoperative Überwachung – Aufwachraum). *Fentanyl* in Verbindung mit dem Neuroleptikum *Droperidol** ist Bestandteil der sog. *Neuroleptanalgesie* (NLA), die 1959 von *De Castro* inauguriert wurde.

Fentanyl + Droperidol = Neuroleptanalgesie

Die NLA gilt als besonders schonendes Anästhesieverfahren, das sich bei langdauernden Eingriffen und Risikopatienten bewährt hat.

Gasförmige Analgetika:
Neben dem Fentanyl wird Lachgas als starkes Analgetikum weltweit bei nahezu allen Allgemeinanästhesien angewandt. Lachgas (N_2O) (s. o.) ist ein anorganisches, inertes, nicht brennbares Gas, das im Blut nur schlecht löslich ist. Es wird üblicherweise in einer Konzentration von 66% in Kombination mit 33% Sauerstoff angewandt. Diese hohe Konzentration ist nötig, um bei der schlechten Blutlöslichkeit einen ausreichend hohen Wirkspiegel zu erzielen. Die schlechte Blutlöslichkeit hat jedoch auch den Vorteil, daß Lachgas nach Unterbrechung der Zufuhr schnell über die Alveolen abdiffundiert. Diese Eigenschaften begründen die gute Steuerbarkeit des Lachgases.
Neuerdings wird Nebenwirkungen wie der negativen Inotropie, dem erhöhten pulmonalarteriellen und peripheren Widerstand sowie der Hirndrucksteigerung bei frischem Schädelhirntrauma erhöhte Beachtung geschenkt!
Cave: Hypoxie unter Lachgas, Sauerstoffanteil immer über 21%.

Kein Lachgas ohne Sauerstoff

Muskelrelaxantien

Vorbemerkung: Beim Eintreffen einer Erregung an der Muskelendplatte wird Acetylcholin als Überträgersubstanz aus den Nervenenden freigesetzt. Es diffundiert durch den synaptischen Spalt und erreicht spezifische Rezeptoren an der postsynaptischen Membran. Dies führt zu einer Erhöhung der Ionenpermeabilität mit nachfolgender Depolarisation und damit zu einer Muskelkontraktion. Die Repolarisation wird durch Spaltung des Acetylcholins mit Hilfe der Cholinesterase enzymatisch innerhalb von Millisekunden ermöglicht.
Der Ablauf der neuromuskulären Reizübertragung an der Muskelendplatte kann durch zwei verschiedenartig wirkende Medikamentengruppen pharmakologisch gestört werden:
a) Medikamente mit depolarisierender Wirkung: Schwer spaltbare, in ihrer Wirkung dem Acetylcholin ähnliche Substanzen (z. B. *Succinylcholinchlorid**);
b) Medikamente mit kompetitiv hemmender Wirkung: Langwirkende, die Rezeptoren des Acetylcholins besetzende Substanzen (z. B. *Curare*).

Zu a): *Suxamethoniumchlorid* (z. B. Pantolax®): Dosierung 1 mg/kg KG, bewirkt innerhalb von 30 s eine vollständige Muskellähmung, die 3–5 min anhält. Mittel der Wahl

---

* Präparat: Dehydrobenzperidol®

*) identisch mit *Suxamethoniumchlorid*.

zur endotrachealen Intubation. Der Abbau des *Suxamethoniumchlorids* erfolgt enzymatisch durch die Pseudocholinesterase. Ein spezifisches Antidot gibt es nicht!
NEBENWIRKUNGEN: Hyperkaliämie (!), die bei Polytraumatisierten, Verbrennungs-Patienten und neuromuskulären Erkrankungen zum Herzstillstand führen kann und intrakranielle, intraokuläre und intragastrale Druckanstiege bewirkt.

Zu b): Medikamente mit kompetitiv hemmender Wirkung (z. B. d-*Tubocurarin, Pancuronium*) führen innerhalb von 2–4 min zur Muskellähmung, die 20–45 min anhält. Kompetitiv hemmende Muskelrelaxantien werden hauptsächlich für intraabdominelle Eingriffe benutzt, da sie hierbei eine gute Relaxation, d. h. Darstellung des Operationsfeldes ermöglichen.
ANTIDOT: Cholinesterasehemmer, z. B. *Neostigmin* (Prostigmin®).
NEBENWIRKUNGEN: Verlängerte Wirkung bei Niereninsuffizienz und Myasthenia gravis und mögliche Histaminliberation mit Blutdruckabfall.
Da alle Muskelrelaxantien selbstverständlich auch die Atemmuskulatur lähmen, müssen die Patienten künstlich beatmet werden.

Muskelrelaxation erzwingt künstliche Beatmung

Maligne Hyperthermie

Pathogenetisch ungeklärte Reaktionsform des Organismus auf unterschiedliche Narkotika, wobei Inhalationsnarkotika wie z. B. Halothan die häufigsten Triggersubstanzen sind. Die klinische Manifestation mit hochfebriler, hyperthermer Reaktion (über 42°C) erklärt sich aus der ausgeprägten Stoffwechselsteigerung. Therapie: Spezifisches Antidot: Dantrolen®.

Narkoseinstrumentarium

Die Zufuhr des Sauerstoff-Lachgas-Gemisches einschließlich der Inhalationsanästhetika (z. B. *Halothan, Enfluran*) erfolgt entweder über eine *Maske* oder über den *endotrachealen Tubus*.
Gesichtsmasken liegen in unterschiedlicher Größe vor, um stets den sicheren und luftdichten Abschluß über Mund und Nase zu gewährleisten. Gesichtsmasken sollten grundsätzlich mit der Hand gehalten werden, selbsthaltende Vorrichtungen (z. B. Gummibänder) sind abzulehnen!
Der *Endotrachealtubus* ist das sicherste Instrument zur künstlichen Freihaltung der Atemwege. Endotrachealtuben ermöglichen die Beatmung während langdauernden Operationen sowie die gezielte Bronchialtoilette. Die Endotrachealtuben sind regelhaft mit einer Blockermanschette (Cuff) zur Trachealabdichtung versehen (Abb. 1-11) (Ausnahme: Säuglinge).
Für die seitengetrennte Beatmung, z. B. bei der Lungenresektion, wird der *Carlens*-Tubus mit der Möglichkeit zur seitengetrennten Blockung von Trachea und linkem Hauptbronchus verwendet (Abb. 1-12).
Intubationsnarkose: Die endotracheale Intubation unter Sicht des Auges erfolgt mit einem Laryngoskop (Abb. 1-17). Am gebräuchlichsten ist das Laryngoskop nach *MacIntosh*. Es besteht aus einem Batteriegriff und einem abklappbaren L-förmigen Spatel mit einer Lichtquelle am vorderen Ende. Die Spatelgröße differiert jeweils für Erwachsene, Kinder und Säuglinge.
Narkoseapparat: Kernstück jedes Narkosegerätes ist das *Kreissystem* (Abb. 1-13). Beim Einatmen bekommt der Patient das Sauerstoff-Narkose-Gemisch über den Einatmungsschlauch zugeführt und atmet es über den Ausatemschlauch wieder aus. Die Gasströmungsrichtung wird mit 2 Ventilen so gesteuert, daß ein *Gas-Kreislauf* entsteht. Bei der Ausatmung gelangt ein Teil der Atemluft in ein dehnbares Reservoir, den sog. *Atembeutel*. Aus diesem entnimmt der Patient Luft für die Einatmung. Ohne weitere Zufuhr würde das Gasgemisch jedoch sowohl im Kreissystem als auch in der Lunge des Patienten

1. an Sauerstoff und Narkosemitteln verarmen sowie
2. mit Kohlendioxid angereichert werden.

Zu 1.: Die Zufuhr von Frischgas (Sauerstoff-Narkose-Gas) in das Kreissystem wird über den sog. *Rotameterblock* gesteuert (z. B. Sauerstoff 2 l/min, Lachgas 4 l/min). Die vom Patienten nicht verbrauchte Frisch-

1 Voraussetzungen des operativen Eingriffes | 23

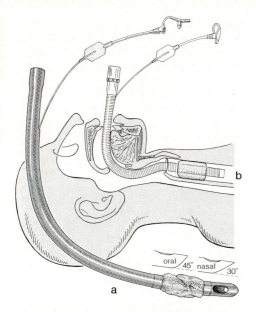

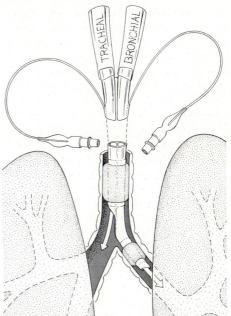

Abb. 1-11 Orotracheale Intubation:
a) Endotrachealtubus mit Blockermanschette und unterschiedlicher Anschrägung zur oralen oder nasalen Intubation
b) regelrechte Tubuslage.

Abb. 1-12 *Carlens*-Tubus zur seitengetrennten Blockung von Trachea und linkem Hauptbronchus.

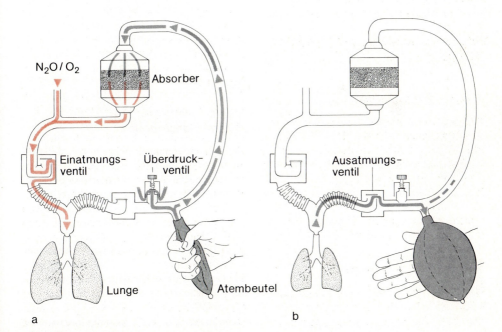

Abb. 1-13 Narkoseapparat mit Kreissystem:
a) Einatmungsphase
b) Ausatmungsphase.

gasmenge kann aus dem Kreissystem über ein Überdruckventil entweichen.

Zu 2.: Die Entfernung des vom Patienten produzierten Kohlendioxids aus dem Kreissystem muß gewährleistet sein, um eine Rückatmung von CO_2 zu verhindern. Diesem Zweck dient ein integrierter *CO_2-Absorber,* der mit *Atemkalk* gefüllt wird.

Über das dargestellte Kreissystem kann der Patient sowohl spontan atmen als auch mit intermittierendem Überdruck künstlich beatmet werden. Im Falle der Spontanatmung ist das Überdruckventil vollständig zu öffnen. Der Atembeutel wird dann in halbgefülltem Zustand die Reservoirfunktion für Ein- und Ausatembewegungen erfüllen. – Im Fall der Beatmung muß die Verstellschraube des Überdruckventils derart angezogen werden, daß während der manuellen Kompression des Atembeutels (Frequenz etwa 15/min) jeweils ein Teil des Atemgases in die Lunge gedrückt wird und ein anderer Teil über das Überdruckventil entweicht. Die Verstellschraube des Überdruckventils ist dabei so zu regulieren, daß der Atembeutel weder völlig leer noch prall gefüllt wird.

Für Säuglinge eignet sich das technisch wenig aufwendige *Kuhn*-Beatmungssystem. Ein hoher Frischgasstrom (Atemvolu-

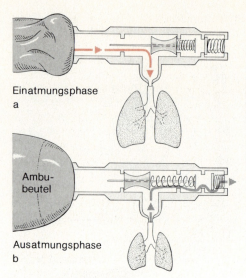

Abb. 1-15 Ambu-Beutel: Ventilmechanismus
a) in der Einatmungsphase
b) in der Ausatmungsphase.

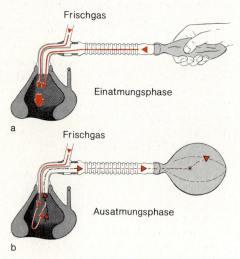

Abb. 1-14 *Kuhn*-System der Maskenbeatmung:
a) Einatmungsphase
b) Ausatmungsphase.

men × 3) verhindert die Rückatmung und erübrigt einen CO_2-Absorber. Überflüssiges Gas entweicht über ein Loch im Beatmungsbeutel, das bei Überdruckbeatmung mit dem Daumen verschlossen werden kann (Abb. 1-14).

Für kurzfristige manuelle Beatmung mit Außenluft dient der Ambu-Beutel als transportable Sofortmaßnahme (s. Kap. 4) (Abb. 1-15).

Durchführung der Allgemeinanästhesie

Zur Allgemeinanästhesie gehören die Prämedikation einschließlich der Risikoabschätzung, bei elektiven Eingriffen die mindestens 6-stündige Nahrungskarenz sowie die zur Reanimation notwendigen Geräte und Medikamente. Vor Narkoseeinleitung müssen Blutdruck und Pulsfrequenz gemessen werden. Das Anlegen einer intravenösen Verweilkanüle ist ebenfalls obligat, während ein EKG-Monitor mit Pulsanzeige als wünschenswert angesehen wird. Da es prinzipiell hinsichtlich der Gefahren keine kleinen, sondern nur kurz- oder langdauernde Allgemeinanästhesien gibt, sind die Vorbereitungen sowie die Sicherheitsvorkehrungen immer gleich anzusetzen!

Für kurzdauernde Eingriffe (ambulantes Operieren) werden häufig intravenös zu verabreichende Anästhetika (Hypnomidate®, Brevimytal®) verwandt. Man injiziert langsam, um die Wirkung abschätzen zu können. Dauert der Eingriff länger, besteht die Möglichkeit, die Anästhesie mit einem Sauerstoff-Lachgas-Halothan-Gemisch – appliziert über eine Maske – zu verlängern. Die Aufgaben des Anästhesisten bestehen dabei in der Überwachung und evtl. Therapie der Kreislauf- und Atemfunktion.

> **Intubation:** *Vorher:* **Spatel, Tubus, Cuff** *Nachher:* **seitengleiche Beatmung überprüfen!**

Ist es absehbar, daß der Eingriff länger als 30 min dauern wird, sollte eine *Intubationsnarkose* durchgeführt werden. Hierzu wird – nach sorgfältiger Überprüfung des notwendigen Instrumentariums (Spatel, Tubus, Cuff, Narkosegerät) – zunächst reiner Sauerstoff über eine Maske vorgeatmet (Abb. 1-16). Nach 3 min wird ein Hypnotikum (Hypnomidate®, Brevimytal®) langsam bis zum Erreichen des Narkosestadiums III injiziert. Zur Erleichterung der schonenden Intubation injiziert man dann *Succinylcholinchlorid*. 30 s später kann die endotracheale Intubation vorgenommen werden (Abb. 1-17). Der Kopf wird rekliniert, das mit der linken Hand gehaltene Laryngoskop rechts in den Mund eingeführt, um so die Zunge aus dem Sichtfeld nach links abdrängen zu können. Man führt den Spatel so weit vor, bis die Epiglottis sichtbar wird, plaziert den Spatel in die epiglottische Falte und kann dann durch Anheben der Glottis die Stimmbänder darstellen (Abb. 1-18). Nun kann man den Tubus unter direkter Sicht in die Trachea einführen, bis die Blocker-Manschette hinter den Stimmbändern verschwindet. 5–15 ml Luft sind nötig, um die Manschette soweit aufzublasen, daß während der Einatmung keine Nebengeräusche mehr hörbar sind (Blockung nach Gehör). Der Überprüfung der korrekten Lage dient die beidseitige Auskultation der Lungenoberfelder sowie die Inspektion der Thoraxexkursionen.

Gefahren bei der endotrachealen Intubation (Abb. 1-19):
1. Einseitige Intubation durch zu weit vorgeschobenen Tubus (zumeist rechts).
2. Nicht erkannte Fehlintubation in den Ösophagus.
3. Traumatisierung von Zähnen und Stimmapparat.

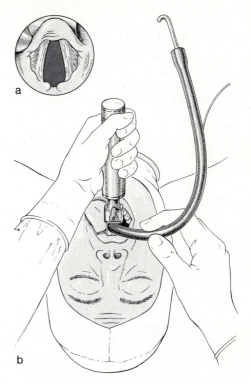

Abb. 1-17 Orotracheale Intubation:
a) Laryngoskopischer Aspekt der Stimmritze
b) Durchführung.

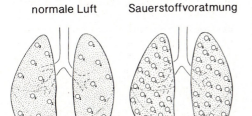

normale Luft   Sauerstoffvoratmung

$N_2 = 79\%$ $N_2 = 5\%$
$O_2 = 21\%$ $O_2 = 95\%$

Abb. 1-16 Wirkungsmechanismus der Sauerstoffvoratmung.

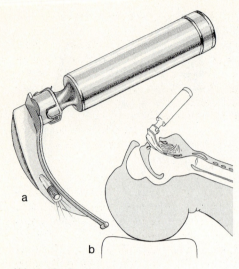

Abb. 1-18 Orotracheale Intubation:
a) Laryngoskop
b) Seitenansicht mit Plazierung des Laryngoskops in der epiglottischen Falte und Anhebung der Glottis.

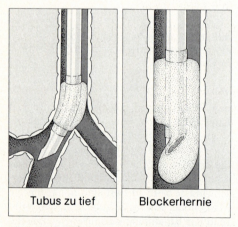

Abb. 1-19 Fehler bei der endotrachealen Intubation:
a) zu tiefe Tubuslage (meist rechts) mit Blockade eines Hauptbronchus
b) Blockerhernie durch Manschettenprolaps (meist links).

4. Verlegung des Tubuslumens (Fremdkörper, Abknickung, Manschettenprolaps = Blockerhernie).
5. Trachealverletzung.

Postnarkotisch sollte jeder Patient in einen speziell dafür vorgesehenen Aufwachraum verlegt werden. Dort werden die Vitalparameter überwacht und protokolliert. Dieses ist notwendig, da die normalen Reaktionsmechanismen des Patienten während der Aufwachphase beeinträchtigt sind und sein Sensorium getrübt ist. Jeder Patient bleibt so lange im Aufwachraum bis er das Bewußtsein und seine Reflexe vollständig wiedererlangt hat, die Wirkungen von Lokalanästhetika abgeklungen und alle Vitalparameter stabil sind. Der Zeitpunkt der Extubation ist abhängig von
– Art des Narkoseverfahrens,
– Dauer der Narkose,
– Abklingen der Muskelrelaxation,
– Qualität der Spontanatmung,
– Bewußtseinslage bzw. Kooperationsfähigkeit,
– Allgemeinzustand.
Nach der Extubation erhält der Patient in der Regel noch für einige Stunden Sauerstoff, z. B. über eine flexible Nasensonde zugeführt.

1.4 Wunde, Wundheilung und Wundbehandlung (GK 3: 6)

Wunde (GK 3: 6.1)

Definition: Eine Wunde ist die Gewebszerstörung durch äußere Einwirkung. Diese kann mechanischer, thermischer, chemischer oder aktinischer (strahlenbedingter) Natur sein. Dementsprechend werden unterschieden: mechanische, thermische, chemische und aktinische Wunden.

Mechanische Wunden

a) *Offene Wunden*
SCHNITTWUNDE:
Glatte Wundränder, häufig starke Blutung; Durchtrennung von Gefäßen, Sehnen und Nerven möglich (Spezialform: Operationswunde).

STICHWUNDE:
Kleiner Einstich (z. B. Nagel, Messer, Schraubenzieher), geringe Blutung. Gefahr der Verletzung tieferliegender Strukturen (Gefäße, Nerven, Sehnen, Pleura, Herzbeu-

tel, Abdominalraum etc.) und der Keimverschleppung (Infektionsgefahr!).

PLATZWUNDE:
Häufigste Wundform, durch stumpfe Scherkräfte entstanden (z. B. Kopfplatzwunde). Meist verschmutzte und unregelmäßige Wundränder, mäßige Blutung. Eine Sonderform ist die Quetschwunde, d. h. die Kombination von Scherkräften und lokaler Gewebekontusion.

RISSWUNDE:
Zerfetzte Wundränder mit Wundrandnekrosen (z. B. Stacheldrahtverletzung).

SCHÜRFWUNDE:
Überwiegend oberflächliche Abschürfung der Epidermis durch Schleiftrauma (z. B. Knie- oder Ellenbogenschürfung).

ABLEDERUNG (DÉCOLLEMENT):
Schichtweise Ablösung ausgedehnter Hautbezirke durch tangentiale Scherkräfte (z. B. Skalpierung, Unterschenkeldécollement).

BISSWUNDE:
Stich-Quetschwunde durch Einwirkung von Tier- oder Menschenzähnen. Hohe Infektionsgefahr durch bakterielle Kontamination (Zähne, Speichel). Übertragung spezifischer Infektionen (Tollwut, Malaria, Pest u. ä. m.). Bei Schlangen- und Insektenbiß zusätzlich Toxininjektion möglich.

SCHUSSWUNDE:
Durch Projektile oder deren Anteile verursachte Gewebeverletzung. Im Regelfall Geschoßkanal mit kleinem Einschuß (ggf. Pulverschmauch) und großem Ausschuß. Gefahr innerer Verletzungen im Verlauf des Geschoßkanals, der nicht zwangsläufig der geraden Verbindungslinie zwischen Ein- und Ausschuß entsprechen muß (Ablenkung entsprechend dem Gewebewiderstand). Explosionsverletzung benachbarter parenchymatöser Organe (Leber, Milz) durch Druckwelle! Besonders starke Zerreißungen bei sog. „Dum-Dum"-Geschossen mit Splitterwirkung, harmlosere Verletzungen bei Schrot- oder Luftgewehrmunition.

TRAUMATISCHE AMPUTATION:
Schwerste Form der mechanischen Verletzung mit partieller oder totaler Amputation einer Gliedmaße. Indikationsbereich der Replantation (s. Kap. 50).

b) *Geschlossene Wunden*
PRELLUNG:
Die Kontusion der Weichteile führt zu Blutergüssen, Ödemen und häufig schmerzhafter Bewegungseinschränkung. Klinisch bedeutsam ist das stumpfe Trauma im Bereich des Schädels (Contusio, Commotio, s. Kap. 16), des Thorax (Contusio cordis et pulmonis, s. Kap. 20) oder des Bauchraumes (stumpfes Bauchtrauma, s. Kap. 30).

QUETSCHUNG:
Der Verletzungsmechanismus des Quetschtraumas ist durch eine bilaterale Gewalteinwirkung gekennzeichnet. Dies kann durch zangenartige Kompression (Kneifzange) oder unelastisches Widerlager bei direkter Gewalteinwirkung (Türschloß, Hammerschlag, Überfahren) bedingt sein. Entsprechend der bilateralen Gewalteinwirkung ist der Schaden stets ausgedehnter und tiefgreifender als bei der einfachen Kontusion; Gewebsnekrosen sind die Regel.

Thermische Wunden

Gewebeschädigung durch Wärme- und/oder Kälteexposition (Mechanismus, Stadieneinteilung und Behandlung s. Kap. 6).

Chemische Wunden

Schädigung durch Säuren- oder Laugeneinwirkung. Die Verletzung kann von leichter Irritation mit Ödem (Stadium I) über Blasenbildung mit Abhebung der Epidermis (Stadium II) bis zur totalen Zerstörung der Haut und Hautanhangsgebilde (Stadium III) reichen.
Säureverätzungen führen zu Koagulationsnekrosen mit Schorfbildung. Laugenverätzungen verflüssigen das Gewebe (Kolliquationsnekrosen) und haben damit größere Tiefenwirkung.

Aktininische Wunden

Gewebeschädigung durch die Einwirkung ionisierender Strahlen (Röntgen, Strahlentherapie, nuklearer Unfall). Häufig schleichende Hautnekrose mit starker Neigung zur Ulzeration (Strahlenulkus). Nicht selten Beteiligung tiefer liegender Strukturen (Knochenmark, Darm etc.).

Wundheilung (GK 3: 6.2; 6.2.1)

Der gesunde Organismus besitzt die Fähigkeit zur Wundheilung. Hierbei wird der entstandene Defekt primär abgedichtet (Substratphase s. u.) und später das zerstörte Gewebe ersetzt (Proliferations-, Differenzierungsphase s. u.). Vollwertiger Ersatz ist nur bei Knochen-, Mukosa- und Bindegewebsdefekten möglich. Alle anderen Gewebsdefekte werden weitgehend durch straffes Bindegewebe (Narbe) substituiert.

Die Wundheilung kann *per primam intentionem* (p.p. = primär) oder *per secundam intentionem* (p.s. = sekundär) erfolgen.

0. Tag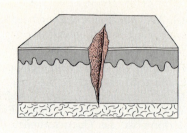

4. Tag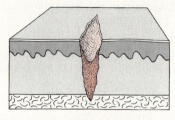

0. Tag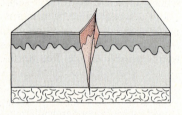

2. Woche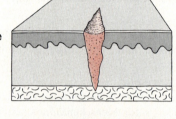

4. Tag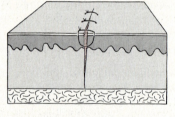

4. Woche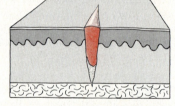

2. Woche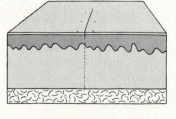

6. Woche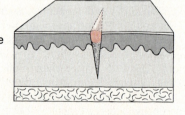

4. Woche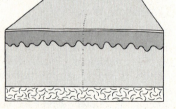

8. Woche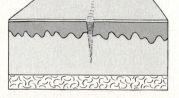

a

Abb. 1-20a Primäre Wundheilung.

b

Abb. 1-20b Sekundäre Wundheilung.

p.p.-Wundheilung bedeutet primäres Zusammenwachsen der Wundränder unter Ausbildung einer minimalen Bindegewebsbrücke (= Narbe) (Abb. 1-20a).

p.s.-Wundheilung bedeutet initiales Ausfüllen des Wunddefekts durch sichtbares Granulationsgewebe und sekundäres Zusammenwachsen der Wundränder unter Ausbildung einer unterschiedlich breiten Bindegewebsbrücke (= Narbe) (Abb. 1-20b).

Auch eine p.s.-Heilung führt zum Ziel, nur dauert sie länger

Die regelrechte Wundheilung verläuft in 3 Phasen (Abb. 1-21):

Substratphase (= exsudative Phase: 0. bis 4. Tag): Ausfüllung des Gewebsdefektes mit Blut und Lymphe. Thrombinbildung und Fibrinverklebung zur Blutstillung. Lokale Entzündung mit Einwanderung neutrophiler Granulozyten und klassischen Entzündungszeichen: Calor, Rubor, Dolor, Tumor in der Umgebung (ausführlicher in Kap. 7.1.1).
Im Wundbereich selbst Ischämie mit Gewebsazidose, katalytische Abbauvorgänge durch Freisetzung von Gewebsenzymen, Wundreinigung durch Leukozyten, Makrophagen und Histiozyten. Einsprossung von Kapillaren und Fibroblasten ab 3. Tag. Sie sind die Mediatoren der Wundheilung.

Jede Wundheilung: Entzündungsreaktion (auch ohne Infektion!) → Ruhigstellung

Kollagen- oder Proliferationsphase (5. bis 14. Tag): Weiteres Einsprossen von Kapillaren und Fibroblasten. Hierdurch Freisetzung von Tropokollagen (Vorstufe des Kollagens) und Mukopolysacchariden. Ausbildung eines gefäß- und zellreichen Granulationsgewebes (tiefroter Wundgrund), später Bildung von Kollagenfasern, hierunter zunehmende Wundfestigkeit. Gleichzeitig beginnende Wundrandkontraktion. Am Ende dieser Phase besteht bereits eine hohe Reißfestigkeit der Wunde. Bei p.p.-Wunden dürfen jetzt die Hautnähte entfernt werden. Die Reißfestigkeit korreliert mit dem Kollagengehalt der Wunde, die Kollagensynthese (Hydroxyprolin) wird katalysiert durch Vitamin C und ist abhängig von einem ausreichenden Eiweißangebot. Später setzt die Wundkontraktion durch Kollagenfasern ein. Bestehende Epitheldefekte können bis zu 80% verkleinert werden. Nur der Restdefekt wird durch Epithelisation von den Wundrändern geschlossen. „Wildes Fleisch" sind über das Hautniveau wuchernde Gra-

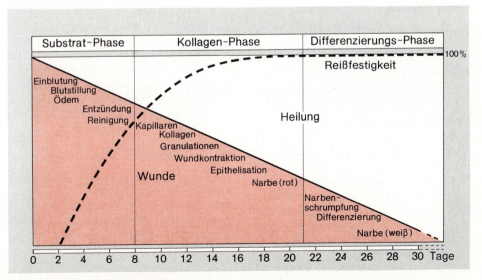

Abb. 1-21 Phasen der kutanen Wundheilung und Entwicklung der Reißfestigkeit. Ersatz der Wunde durch geheiltes Gewebe in Einzelschritten von der Einblutung bis zur Narbe.

nulationen. Sie müssen entfernt werden (Ätzung mit Silbernitrat = „Höllenstein", scharfer Löffel) um eine Epithelisation zu erleichtern.

> **Reißfestigkeit ≙ Kollagensynthese (Eiweiß und Vitamin C!)**

Differenzierungsphase (ab 3. Woche): Ersatz des Granulationsgewebes durch Kollagenbündel entsprechend der Hauptspannungsrichtung. Hierbei richtet sich die Wundheilung im wesentlichen nach den *Langer*-Hautspaltlinien (s. Kap. 2.4.). Wunden parallel dieser Linien neigen zur schmalen, kreuzende Wunden zur breiten Narbenbildung. Differenzierung der Gewebsnarben zu spezifischem Gewebe (Knochen, Mukosa, Bindegewebe) oder Ersatz durch belastungsstabiles Bindegewebe (Muskel, Hautnarben). Die Differenzierung einer Hautnarbe bleibt unvollständig, sie besteht stets nur aus einem einschichtigen Plattenepithel ohne Hautanhangsgebilde (Talgdrüsen, Haare) und ohne Pigmentierung.

Störung der Wundheilung
(GK 3: 6.2.2)

Lokale Faktoren

Freisetzung von Toxinen durch bakterielle Besiedlung; Folgen sind vermehrte Sekretion, Gewebsazidose, Thrombosierung und bakterielle Proteolyse.
Fremdkörper: Infektionsgefahr durch Kontamination und Gewebeunverträglichkeit.
Ödem: Störung der Durchblutung, Gewebsazidose, Infektionsgefährdung.
Hohlräume: Infektionsgefährdung durch Flüssigkeitsansammlung, sekundäre Besiedlung und mangelhafte Resorption.
Mangeldurchblutung: Schlecht versorgte Gewebsareale (Devaskularisation, ischämisierende Nähte etc.) begünstigen Wundnekrose und -infektion.
Fehlende Ruhigstellung: Störung der Wundheilung durch Behinderung der Kollagenbildung, Ödemneigung und Infektionsgefährdung.

Allgemeine Faktoren

Lebensalter: Mit zunehmendem Lebensalter schlechtere Wundheilung, u.a. als Folge verzögerter Kollagensynthese.
Eiweißmangel: Störung der Kollagensynthese.
Leukopenie: Durch mangelhafte Wundreinigung Förderung der Infektionsgefahr.
Vitamin C-Mangel: Verhinderung der Kollagenbildung.
Weitere Störfaktoren sind: Anämie, Diabetes, Kortison- oder Zytostatika-Medikation, Innervationsstörungen, Faktor-XIII-Mangel sowie generelle Bindegewebserkrankungen (Sklerodermie etc.).

Spezielle Wundheilungsstörungen

Wundinfekt (s.o. und Kap. 7).
Wunddehiszenz: Fehlende Narbenbildung der Wunde, z.B. bei gestörter Kollagensynthese. Die Dehiszenz kann oberflächlich (Epidermis) sein oder auch tiefere Schichten (z.B. Platzbauch) betreffen.
Keloid: Überschießende Kollagenbildung bei vermindertem Kollagenabbau. Hierdurch hypertrophe rote Narbenbildung, vor allem kosmetisch störend (s. Kap. 10).

Wundbehandlung (GK 3: 6.3)

Die Wundbehandlung dient der Abwendung der Infektionsgefahr und der Förderung des primären Wundschlusses. Angestrebt wird die primäre Wundheilung. Diesem Ziel dient die sog. primäre chirurgische Wundversorgung *(Friedrich)*, d.h. die Ausschneidung und Adaptation der Wundränder durch Nähte.

Primäre chirurgische Wundversorgung

Indikation: Alle frischen (6–8 Stunden), unkomplizierten Wunden.
Kontraindikation: tiefe Stichwunden, Bißwunden, stark verschmutzte, zerfetzte oder gekammerte Wunden sowie Wunden mit Fremdkörpern.

> **Keine primäre Naht bei Biß-, tiefen Stich- und verschmutzten Wunden**

Abb. 1-22 Chirurgische Wundversorgung *(Friedrich):*
a) Säuberung und Desinfektion der Wunde
b) Infiltrationsanästhesie
c) Wundausschneidung
d) Wundnaht
e) Wünschenswerte Wundrandadaptation
f) Vermeidung von Hohlräumen
g) Bei großen Hohlräumen und gekammerten Wunden: Drainage.

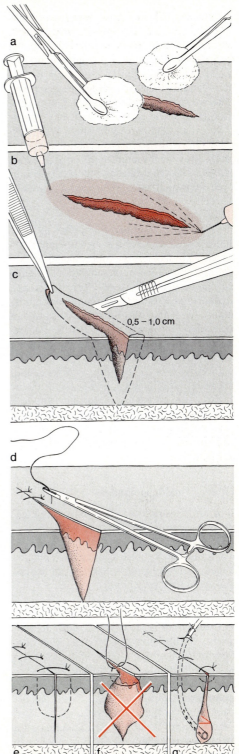

Derartige Wunden sollten wegen ihrer großen Infektionsgefahr stets offen (s. u.) behandelt werden. Nur in Ausnahmefällen kann unter kosmetischen Gesichtspunkten (Gesicht, Hand) eine primär adaptierende Naht unter strikter Ruhigstellung, Antibiotikaschutz und täglicher Wundkontrolle indiziert sein.

Technik (Abb. 1-22):
Die chirurgische Wundversorgung erfolgt unter streng aseptischen Bedingungen (sterile Handschuhe, Instrumente, Abdeckung). Säuberung, ggf. Rasur des Wundbereiches (keine Rasur der Augenbrauen, wachsen zu langsam nach!). Hautdesinfektion. Örtliche Betäubung unter fächerförmiger Umspritzung des Wundbereiches (Regionalanästhesie – s. Kap. 1.3.1) ohne Kontamination der Kanüle mit der Wunde. An Fingern immer Leitungsanästhesie.

**Wundversorgung:
Keine Naht ohne Exzision**

Exzision eines Gewebekraters parallel zum Wundrand. Starke Blutungen werden mit dünnem, resorbierbarem Nahtmaterial (3 bis 4/0 Catgut bzw. PGS*) versorgt. Sorgfältige Inspektion auf Fremdkörper sowie auf Verletzungen tieferliegender Strukturen wie Sehnen, Nerven, Gefäße oder Knochen. Diese werden entsprechend den speziellen Therapieprinzipien behandelt (s. Kap. 41, 45, 46 u. a.). Anschließend primäre Nahtvereinigung der Wundränder unter Vermeidung von Hohlräumen. Bei stark gekammerten Wunden Einlage einer Drainage. Substanzdefekte machen Entlastungsschnit-

---

*) PGS = Polyglykolsäure, s. Kap. 2.4)

te oder andere chirurgisch-plastische Maßnahmen (s. Kap. 10) erforderlich. Steriler Verband. Ruhigstellung soweit möglich, bei Gelenkbeteiligung im Schienenverband.

Keine oder nur sehr knappe Exzision bei Wunden des Gesichtsschädels und der Finger (sonst zu große Substanzdefekte). Die gute Hautdurchblutung ermöglicht eine primäre Wundheilung auch ohne Wundausschneidung. Daher nur mechanische Reinigung. Im Gesicht kann mit Gewebeklebern *(Histoacryl)* oder Klebestreifen ein kosmetisch einwandfreier Wundschluß erreicht werden.

Postoperativer Verlauf:
Jede versorgte Wunde sollte innerhalb 24 Std. kontrolliert werden. Es gilt Schonung, Ruhigstellung, Waschverbot, so lange die Fäden liegen. Fadenentfernung je nach Körperregion, Alter und Wundausdehnung unterschiedlich. Als Richtgröße kann am Hals der 3.–5., am Kopf der 6.–9., am Rumpf der 10.–12. und an den Extremitäten der 12.–15. Tag gelten. Bei eindeutigen Infektionszeichen (Rötung, Schwellung, Schmerz, Überhitzung, Fieber) sind unverzüglich die Fäden zu entfernen und die Wunde zu öffnen. Nur so kann eine subkutane Ausbreitung der Infektion verhindert werden. Die weitere Behandlung erfolgt offen (s. u.).

Offene Wundbehandlung

Infizierte, veraltete, fremdkörperhaltige, tiefgekammerte oder zerfetzte Wunden werden nach den Regeln der offenen Wundbehandlung versorgt. Sie können nach einigen Tagen, bei Vorliegen sauberer Granulationen, sekundär verschlossen werden.

Technik
In Lokal- oder Allgemeinanästhesie mechanische Wundreinigung oder Exzision. Feuchter Verband mit physiologischer Kochsalzlösung oder antibakteriellen Lösungen (Rivanol®, *Chlorina*, Betaisodona®, Chloramin®, *Oxoferin*® etc.). Nach Ausbildung von Granulationsgewebe (3.–5. Tag) Reinigung des Wundgrundes; Sekundärnaht möglich. Doch auch ohne diese schließt sich jede sekundär heilende Wunde durch Granulation, Epithelisierung und Wundschrumpfung nach Wochen oder Monaten (Abb. 1-23).

> **Die Zeit heilt alle Wunden – auch die sekundär heilenden**

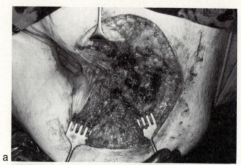
a
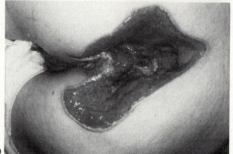
b
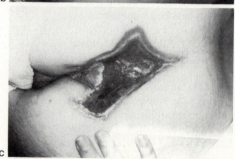
c

Abb. 1-23 Beispiel einer sekundären Wundheilung nach Exzision eines ausgedehnten Analfistelsystems:
a) Intraoperativer Befund
b) 19. Tag postoperativ: Ausfüllung des Wundgrundes durch Granulationsgewebe, Epithelisierungssaum am Wundrand
c) 40. Tag postoperativ: Fast vollständige Ausfüllung des Wundkraters durch Granulationsgewebe, breiter Epithelisierungssaum, Narbenkontraktion. Nach 3 weiteren Wochen war die Wunde geschlossen.

Spezielle Behandlung unterschiedlicher Wundformen

(die Empfehlung bezieht sich auf frische Wunden ohne besondere Komplikationen):

1. *Schnitt-, Platz-, Rißwunde:* Säuberung, chirurgische Wundversorgung, steriler Verband, Tetanusprophylaxe, Ruhigstellung.

2. *Schürfwunde:* Säuberung, ggf. Ausbürsten von Fremdkörperimprägnationen, offene Wundbehandlung, Tetanusprophylaxe.

3. *Stichwunde:* OBERFLÄCHLICH: Wenn möglich Exzision des gesamten Stichkanals, chirurgische Wundversorgung, steriler Verband, Tetanusprophylaxe, Ruhigstellung.
TIEF: Offene Wundbehandlung, Tetanusprophylaxe, Ruhigstellung, stets Röntgen (in 2 Ebenen!) zum Ausschluß von Fremdkörpern (z. B. Draht, Nähnadel etc.). Fremdkörperentfernung unter Röntgen-Bildwandlerkontrolle. Die Sondierung des Stichkanals ist gefährlich (Infektion, Fremdkörper-Verschleppung) und sollte vermieden werden.
THORAX-STICHVERLETZUNG: Röntgen-Thorax in 2 Ebenen (Pneumothorax? Fremdkörper?). Sagittal eingedrungene Fremdkörper (Messerklinge) sind nur im seitlichen Strahlengang erkennbar. Immer Bülaudrainage, chirurgische Wundversorgung, Tetanusprophylaxe. (Zu den speziellen Gesichtspunkten des Thoraxtraumas s. Kap. 20 und 46).
ABDOMINELLE STICHWUNDE: Immer diagnostische Laparotomie (Ausnahme ganz oberflächliche, sicher in der Bauchdecke begrenzte Stichwunden), chirurgische Wundversorgung des Stichkanals, Inspektion abdomineller Organe, Tetanusprophylaxe, Bettruhe (s. Kap. 30).

4. *Décollement:* Säuberung, Versuch der Replantation, steriler Verband, Tetanusprophylaxe, Antibiotika, bei devitaler Haut plastische Deckung (s. Kap. 10).

5. *Bißwunde:* Offene Wundbehandlung, Tetanusprophylaxe, Abklärung des Tollwutverdachtes, Ruhigstellung.

6. *Schußwunde:* In jedem Fall Röntgenuntersuchung zur Lokalisation des Projektils oder dessen Anteile und zum Ausschluß von Knochenverletzungen (Schußfraktur).

Schußwunde: Immer Röntgen → Projektil? Schußfraktur?

Je nach Befund Exzision mit Versuch der Entfernung des Projektils und offene Wundbehandlung. Ruhigstellung, Tetanusprophylaxe. Abklärung tiefer Verletzungen, ggf. Laparotomie bzw. Bülaudrainage oder Thorakotomie. Schrot- oder Luftgewehrmunition nur bei oberflächlicher Lage primär entfernen, bei Belassung *keine* Gefahr der Bleivergiftung. Ein späteres Infektionsrisiko besteht nur bei mechanischer Reizung (z. B. oberflächliche Lage).

7. *Traumatische Amputation:* Aufbewahrung der Gliedmaßen bei 4°C (nicht direkt auf Eis: Gefahr der Erfrierung!), Replantation (s. Kap. 2.1). Fingerkuppen, Nasenspitzen, Ohrläppchen, Lippen, Zungenspitzen können direkt ohne Gefäßnaht replantiert werden. Bei sonstigen Defekten gelten die Richtlinien der plastischen Chirurgie (s. Kap. 10).

8. *Prellung, Quetschung:* Säuberung, bei Epithelverletzung Tetanusprophylaxe, Exzision nekrotischer Hautareale. Das subunguale Hämatom wird durch Trepanation des Nagels mit einer sterilen 1er-Kanüle entlastet. Ruhigstellung, Heparinsalbenverband, Kühlung.

9. *Thermische Wunden* (s. Kap. 6).

10. *Chemische Wunden:* Chemisches Agens sofort entfernen. Hautsäuberung durch Spülung mit Wasser, Milch oder physiologischer Kochsalzlösung. Im Stadium III primäre Exzision der Defekte (s. Kap. 6).

Verätzung: sofort und ausgiebig mit Wasser spülen

11. *Aktinische Wunden:* Dekontamination der Wunden durch Spülung, bei ausgedehnten Defekten primäre Exzisionen (s. Kap. 6).

12. *Wunddehiszenz:* Offene Behandlung, ggf. Sekundärnaht bei Ausbildung von Granulationen. Dehiszenzen der Bauchdecken oder der Thoraxwand (Platzbauch, Platzthorax) werden zur Abwendung der Infektionsgefahr primär verschlossen. Nur bei chronischer Dehiszenz der Bauchdecken

(septischer Platzbauch) mit Abklebung der Darmschlingen gegenüber der freien Bauchhöhle wird offen behandelt.

Aufgeschobene Primärversorgung: Bei Patienten mit schwerem Polytrauma (s. Kap. 5) kann es aus vitalen Gründen angezeigt sein, auf die primäre chirurgische Wundversorgung zunächst zu verzichten. Dies betrifft vor allem Verletzungen tiefer liegender Strukturen (Sehnen, Nerven). Hier empfiehlt sich die offene Wundbehandlung und die Durchführung einer Sekundärnaht nach Stabilisation des Allgemeinzustandes.

TETANUSIMPFUNG		
Impfschutz	saubere Wunden	verschmutzte Wunden
nein	▥▥▥	▥⊠
letzte Impfung		
< 5 Jahre	—	▥
5–10 Jahre	▥	▥⊠
> 10 Jahre	▥⊠	▥⊠

▥ 0,5 ml Tetanol   ⊠ 250 I.E. Tetagam

▥ ▥ Wiederholungsimpfung m. Tetanol

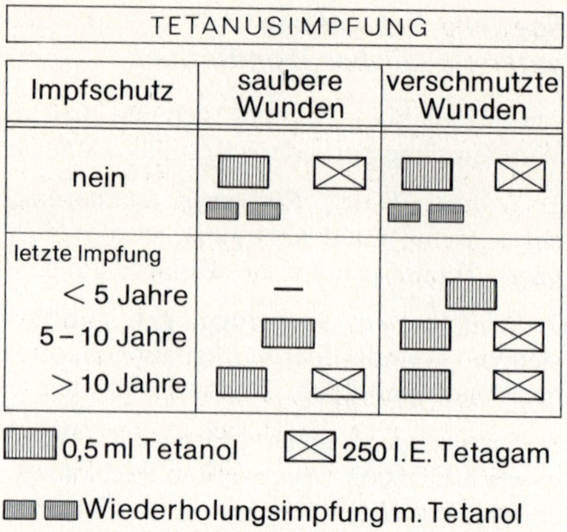

Abb. 1-24 Vorgehen zur Erreichung eines Tetanusimpfschutzes unter Einschluß der aktiven (0,5 ml Tetanol®) und passiven (250 I.E. Tetagam®) Immunisierung.

Tetanusprophylaxe

Jede Wunde: Tetanus-Impfschutz!

Prinzip: Zu unterscheiden sind *aktive* und *passive* Immunität.

Die *aktive* Immunität wird durch die Immunisierung mit 3 Injektionen Tetanus-Adsorbat-Impfstoff (0,5 ml Tetanol® i.m.) erreicht. Kinder unter 6 Jahren erhalten die halbe Dosis. Der zeitliche Abstand dieser Injektionen sollte mindestens 14 Tage betragen. Hiernach besteht aktive Immunität für 10 Jahre; sie sollte dann routinemäßig aufgefrischt werden. Bei Verletzung empfiehlt sich aus Sicherheitsgründen eine Auffrischungsimpfung bereits nach 5 Jahren.

Die *passive* Immunität wird durch Applikation des Tetanus-Hyperimmunglobulins erreicht (250 I.E. Tetagam® i.m.). Sie setzt sofort ein und hält für ca. 4 Wochen an.

Die Deutsche Gesellschaft für Chirurgie empfiehlt folgendes Vorgehen (Abb. 1-24):

Patienten ohne oder mit unvollständigem Impfschutz: Zum Zeitpunkt der Verletzung 0,5 ml Tetanol® + 250 I.E. Tetagam® i.m. = *Tetanus-Simultanimpfung.* Zur Vermeidung von Interaktionen sollten die Impfstoffe kontralateral angewandt werden (z. B. linker und rechter Oberarm). Wiederholung der aktiven Immunisierung mit 0,5 ml nach 14 Tagen und nach einem Jahr. Ausstellung eines Impfausweises.

Patienten mit vollständigem Impfschutz (Ausweis!)
a) Letzte Impfung vor weniger als 5 Jahren: keine erneute Impfung (nur bei sehr ausgedehnten, verschmutzten und zerfetzten Wunden und länger als ein Jahr zurückliegender Impfung 0,5 ml Tetanol®-Auffrischung).
b) Letzte Impfung vor 5–10 Jahren: Auffrischungsimpfung mit 0,5 ml Tetanol®, passive Immunisierung (250 I.E. Tetagam® i.m.) nur bei stark verschmutzten, zerfetzten und gekammerten Wunden.
c) Letzte Impfung vor mehr als 10 Jahren: Simultanimpfung.

Gasbrandprophylaxe: Die beste Maßnahme zur Gasbrandprophylaxe ist die sachgerecht ausgeführte chirurgische Wundversorgung. Nur durch Wundausschneidung, Nekrosenentfernung und ausreichende Säuberung gelingt es, die Absiedlung anaerober Keime zu verhindern. Gefährdete Wunden sind offen zu lassen und mit einer 3%igen H_2O_2-Lösung zu spülen.

Beste Infektionsprophylaxe: Chirurgische Wundversorgung!

Insektenstiche: Mücken, Bienen, Wespen, Hornissen und Skorpione können stark schmerzende Stiche zufügen. Die Reaktion

reicht von der einfachen Quaddel bis zum anaphylaktischen Schock.
Therapie: Stachelextraktion, Applikation von Ammoniaklösung (= Salmiakgeist) oder Acetylsalicylsäure, bei anaphylaktischem Schock u. a. Kortison (s. Kap. 4). Sekundär infizierte Stiche sind antibiotisch abzuschirmen, ggf. zu inzidieren.

Zeckenbiß: Biß der Waldzecke, die mit ihrem Saugwerkzeug meist unbemerkt in die Epidermis eindringt und sich durch Blutabsaugen prall füllt. Gefährlich als Überträger der Zeckenenzephalitis, die durch Arboviren hervorgerufen wird.
Therapie: Entfernen der Zecke durch Betupfen mit Öl oder mit einer glühenden Zigarettenspitze. Bei einfachem Abreißen verbleibt meist der Kopf in der Haut. – Schutzimpfung in Endemie-Gebieten (Flußniederungen in Süddeutschland).

1.5 Nicht-operative chirurgische Technik (GK 3: 4)

Alle nachfolgend dargestellten nicht-operativen invasiven chirurgischen Maßnahmen unterliegen den allgemeinen Kriterien jedes chirurgischen Eingriffes. Dies bedeutet, daß Indikation und Kontraindikation ebenso erwogen werden müssen wie die Technik, die Verfahrenswahl und die Komplikationsgefährdung. Auch unterliegen derartige Eingriffe der gleichen Aufklärungspflicht wie große chirurgische Operationen. In gleicher Weise ist die Frage der jeweiligen Anästhesieform (keine, regionale oder allgemeine) individuell abzuklären. Vor einer Punktion ist eine Gerinnungskontrolle anzuraten. Generell gilt, daß strengste Asepsis gewahrt werden muß. Hierzu rechnen: Säuberung der Haut (ggf. Rasur), Hautdesinfektion, steriles Abdecken, Händedesinfektion, sterile Handschuhe, sterile Instrumente, steriler Verband, möglichst atraumatisches Vorgehen. – Auch der kleinste Eingriff ist ein Eingriff.

Keine Behandlung zwischen Tür und Angel!

1.5.1 Punktionen (GK 3: 4.3.5)

1. Gelenkpunktionen

Indikationen: Gelenkergüsse (blutig, serös, entzündlich), Applikation von Medikamenten.

Technik: Immer unter sterilen Bedingungen in Betäubung (regionale oder allgemeine Anästhesie) mit adäquater Kanülenstärke und -länge. Bei dicken Kanülen zuvor Stichinzision zur Vermeidung der Epithelverschleppung. Ggf. Bildwandlerkontrolle.

Jede Gelenkpunktion unter sterilen Bedingungen!

Komplikation: Infektion (Empyem)!

Schultergelenk (Abb. 1-25 a):
Möglichst am sitzenden Patienten mit abduziertem Arm.
ZUGÄNGE: 1. Von hinten durch den M. deltoideus unterhalb des Akromion in Richtung auf den Processus coracoideus. 2. Von vorne senkrecht auf den Humeruskopf zu.

Ellenbogengelenk (Abb. 1-25 b):
Am liegenden oder sitzenden Patienten mit rechtwinklig gebeugtem Ellenbogengelenk.
ZUGÄNGE: 1. Seitlich hinter dem Epicondylus radialis oberhalb des Radiusköpfchens. 2. Direkt von hinten durch die Trizepssehne knapp oberhalb der Olekranonspitze.

Handgelenk (Abb. 1-25 c):
Unterarm auf fester Unterlage in Pronationsstellung.
ZUGANG: Streckseitig distal des Processus styloideus radii zwischen der Sehne des M. extensor indicis und des M. extensor pollicis longus.

Hüftgelenk (Abb. 1-25 d):
Am liegenden Patienten mit gestrecktem Hüftgelenk.
ZUGÄNGE: 1. Von der Seite distal des Trochantermassives, ventral des Femurs, parallel zum Schenkelhals. 2. Von vorn unterhalb des Leistenbandes, 2 QF lateral der A. femoralis senkrecht nach dorsal (Cave: femorale Nerven und Gefäße).

Kniegelenk (Abb. 1-25 e):
Am liegenden Patienten mit fast gestrecktem (160°) Knie.

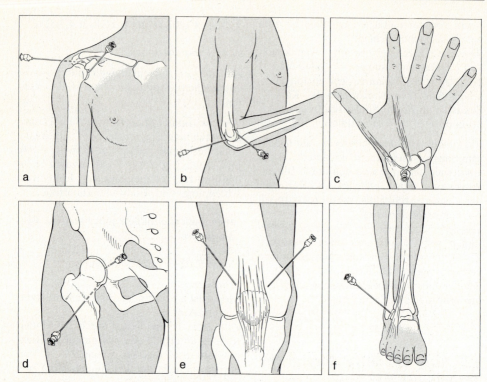

Abb. 1-25a–f Technik der Gelenkpunktionen:
a) Schultergelenk   c) Handgelenk   e) Kniegelenk
b) Ellenbogengelenk d) Hüftgelenk f) oberes Sprunggelenk.

ZUGANG: Punktion des oberen Recessus durch Eingehen im medialen oder lateralen oberen Quadranten, 1 QF oberhalb des Patellarandes. Die Stichrichtung ist schräg nach dorsal und distal parallel zur hinteren Patellarfläche. Bei dicker Kanüle vorherige Stichinzision der Haut.

Oberes Sprunggelenk (Abb. 1-25f):
Am liegenden Patienten mit Unterschenkel auf fester Auflage.
ZUGANG: 2 QF oberhalb der Außenknöchelspitze in Höhe des Gelenkspaltes zwischen dem Außenknöchel und der Sehne des M. extensor digitorum longus. Stichrichtung auf den medialen Fußrand.

2. Pleurapunktion (GK 3: 4.3.6)

Indikationen: Pleuraerguß (Hämato-, Sero-, Chylothorax), Pneumothorax, Medikamentenapplikation. Punktion in der Regel am sitzenden, bei schlechtem Allgemeinzustand auch am liegenden Patienten.

Zugang: 7. oder 8. Interkostalraum in der hinteren oder mittleren Axillarlinie (Abb. 1-26a–c). Vor jeder Punktion Festlegung der Zwerchfellgrenzen durch Perkussion und/oder Röntgenaufnahme bzw. Sonographie.

> **Pleurapunktion:**
> **Zu hoch → Punctio sicca.**
> **Zu tief → Intraabdominelle Verletzung.**
> **Einstich → Oberrand der Rippe!**

Technik: Unter sterilen Bedingungen (s. o.) örtliche Betäubung von Haut, Subkutis, Periost und Pleura. Dabei gleichzeitig Probeaspiration.
Einstechen einer lumenstarken Punktionskanüle, evtl. mit Einschleusen eines Plastikkatheters (Cava-Katheter-Set). Einstich am Oberrand der Rippe zur Schonung der am Unterrand gelegenen Interkostalgefäße. Bei Plastikkatheter geringere Verletzungsgefahr für die Lunge. Das Nadel- oder Katheterende ist mit einem Dreiwegesystem (Rotanda-

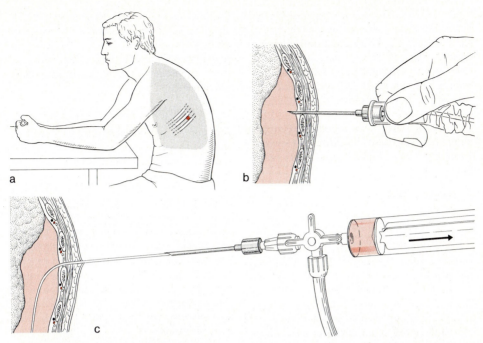

Abb. 1-26a–c Technik der Pleurapunktion:
a) Punktionsort am sitzenden Patienten
b) Schonung der Interkostalgefäße durch Eingehen am Oberrand der Rippe
c) Ableitung über ein Drainagesystem mit Dreiwegehahn, Aspiration mit Spritze in dieser Stellung, Entleerung der Spritze nach Umschaltung des Dreiwegehahns in die angeschlossene Ableitung.

spritze, Dreiwegehahn) verbunden, an das eine 50-ml-Spritze und eine Ableitung angeschlossen sind. Das Abziehen der Flüssigkeit oder Luft erfolgt in diesem Fall per Hand. Vielerorts finden auch Einmalbestecke mit Unterdruckflaschen (Blutentnahmebesteck) Verwendung. – Das System muß in jedem Fall in sich geschlossen sein, jedes Eindringen von Luft führt zu einem Pneumothorax. Nach Beendigung der Punktion steriler Verband sowie Röntgenaufnahme.
Komplikationen: Pneumothorax, Hämatothorax, Pleuraempyem, Thoraxwandhämatom.

Pleurapunktion: Luftdichtes System (Cave Pneumothorax)

3. Aszitespunktion

Indikationen: 1. DIAGNOSTISCH: Nachweis von Tumorzellen, Blut, Eiter u. ä. m.
2. THERAPEUTISCH: Aszites, bei Behinderung der Respiration.

Zugang: Am Übergang vom mittleren zum äußeren Drittel der Linie zwischen linker Spina iliaca anterior superior und Nabel (Abb. 1-27), wenn möglich unter sonographischer Kontrolle.

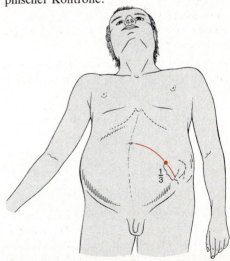

Abb. 1-27 Punktionsort bei Aszitespunktion.

Technik: Unter sterilen Bedingungen in örtlicher Betäubung Einstechen einer lumenstarken Nadel, ggf. Einschleusung eines Katheters. Ablauf erfolgt passiv über Infusionssystem aufgrund des erhöhten intraabdominellen Druckes. Cave: Kreislaufdepression durch veränderten Bauchinnendruck (Aszites langsam abfließen lassen!). Bakteriologische, zytologische Untersuchung des Punktates, spezifisches Gewicht.
Komplikationen: Blutung, Darmverletzung, Peritonitis.

4. Peritoneallavage

(s. Kap. 30)

5. Harnblasenpunktion

Indikationen: 1. Akute Harnverhaltung, falls Katheter nicht möglich (z. B. Striktur). 2. Urinkultur, 3. Dauerableitung durch suprapubischen Katheter (s. u.).
Zugang: 2 QF oberhalb der Symphyse in der Medianlinie bei sicher tastbarer oder perkutierbarer Harnblase (evtl. vorher reichlich trinken lassen und/oder Diuretika).
Technik (Abb. 1-28): Unter sterilen Bedingungen in örtlicher Betäubung Eingehen mit ca. 7 cm langer Kanüle und aufgesetzter Spritze, senkrecht zur Bauchdecke. Stichrichtung schräg nach kranial, Vorschieben unter Aspiration.
Komplikationen: Blutung, Verletzung intraabdomineller Organe, Infektion, Urinphlegmone.

6. Feinnadelpunktion

Indikation: Zytologische und bakteriologische Diagnostik von Schilddrüse, Lymphknoten, Prostata, Lunge, Leber, Pankreas, Niere u.ä.m.
Technik (Abb. 1-29): Punktion des fraglichen Bezirkes mit sehr dünner Kanüle, wenn möglich in mehreren Ebenen unter Sicht oder Palpation (intraoperativ). Sonographische oder computertomographische Lagekontrolle der Punktionskanüle möglich (z. B. Pankreas, Lebermetastase). Anfertigung von Ausstrichen für die zytologische Auswertung.
Komplikationen: Sehr selten (Organverletzung, Blutung).

7. Punktion der A. femoralis

Indikationen: 1. Blutgasanalyse. 2. Einbringen von Kathetern zur Angiographie, Herzkatheterismus, Dialyse, Druckmessung. 3. Intraarterielle Injektion von Medikamenten.
Technik: Gerinnungskontrolle. Unter sterilen Bedingungen Einstechen der Punktionskanüle senkrecht zur Körperachse zwischen den die A. femoralis palpierenden Fingern. Bei richtig liegender Kanüle pulssynchrones Austreten von hellrotem Blut. Nach Entfernung der Kanüle manuelle Kompression der Punktionsstelle für 5–10 Minuten, ggf. Sandsack oder Druckverband.
Komplikationen: Leistenhämatom, Aneurysma spurium, retroperitoneales Hämatom durch verkannte Verletzung der Hinterwand (ggf. operative Revision).

8. Intrakardiale Punktion*)

Indikationen: Applikation von Medikamenten bei Reanimation, wenn kein venöser Zugang möglich (s. Kap. 4, Abb. 4-12).

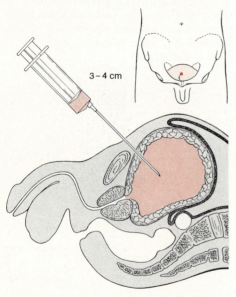

Abb. 1-28 Punktionsort bei suprapubischer Blasenpunktion, Voraussetzung ist eine gefüllte Blase.

---

*) Heute kaum noch angewandtes Verfahren und von der Medikamentenapplikation über Tubus (Atropin, Suprarenin, Xylocain) abgelöst.

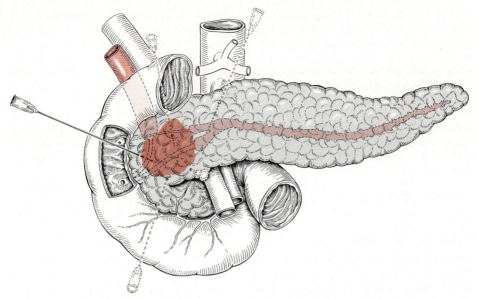

Abb. 1-29 Feinnadelpunktion des Pankreaskopfes bei Verdacht auf Tumor; perkutan unter sonographischer bzw. computertomographischer Kontrolle oder intraoperativ.

Zugang: Links parasternal 2.–4. ICR.
Technik: Senkrechtes Einstechen einer dünnen Punktionskanüle. Vorschieben unter Aspiration.
Komplikationen: Verletzung der Herzkranzgefäße!

9. Perikardpunktion

Indikationen: 1. Entlastung der Herzbeuteltamponade. 2. Diagnostische Punktion (selten).
Zugänge: 1. Epigastrischer Winkel links zwischen Xiphoid und linkem Rippenbogenrand. 2. Linke Medioklavikularlinie in Höhe des 4. oder 5. ICR.
Technik (Abb. 1-30): Unter sterilen Bedingungen in Regionalanästhesie bei Zugang 1 Vorschieben einer langen Punktionskanüle mit aufgesetzter Spritze vom Epigastrium aus im spitzen Winkel nach kranial (evtl. EKG-Monitoring über die Punktionskanüle, um Kontakt mit dem Herzmuskel sichtbar zu machen). Bei Zugang 2 ähnlich wie bei intrakardialer Punktion (s. o.).
Komplikationen: Herzkranzgefäß-Verletzungen, Infektion, Herzbeuteltamponade durch Punktion des rechten Ventrikels.

10. Lumbalpunktion

Indikationen: 1. Liquorentnahme zur Diagnostik von Erkrankungen des ZNS (s. Kap. 16). 2. Myelographie. 3. Medikamentenapplikation (z. B. intrathekale Instillation, Lumbalanästhesie).

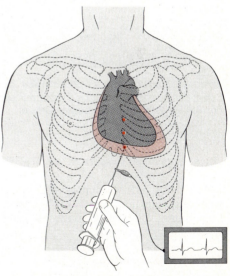

Abb. 1-30 Perikardpunktion, Markierung der 3 möglichen Punktionsorte. EKG-Kontrolle über Punktionskanüle.

Kontraindikationen: Hirndruck! (Gefahr der Einklemmung der Medulla oblongata). Cave: Gerinnungsstörungen.

Vor jeder Lumbalpunktion Kontrolle des Augenhintergrundes (Stauungspapille?)

Zugang: Zwischenwirbelraum L 3, L 4 (Schnittpunkt zwischen Wirbelsäule und Verbindungslinie beider Beckenkämme *(Abb. 1-31).* Unter sterilen Bedingungen in Lokalanästhesie am sitzenden oder seitlich liegenden Patienten mit kyphosierter Wirbelsäule („Katzenbuckel") vorschieben einer 8–10 cm langen Kanüle mit Mandrin in der Medianlinie schräg nach kranial. Abnahme des Widerstands beim Durchtritt der Nadel durch das Ligamentum flavum („loss of resistance"). Probeweise Entfernung des Mandrins. Bei richtiger Lage tropft Liquor ab.

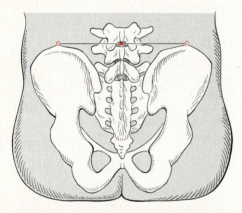

Abb. 1-31 Lumbalpunktion, Punktionsort am Schnittpunkt zwischen den Dornfortsätzen und der Verbindungslinie beider Beckenkämme.

Liquorentnahme: so sparsam wie möglich

Komplikationen: Einklemmung der Medulla oblongata, Infektion, intrathekale (= in den Liquorraum) Blutung, Nervenschädigung. Querschnittssymptomatik.

11. Subokzipitalpunktion

Indikationen: Sehr selten. Diagnostik spezieller Erkrankungen des Halsmarks (Wurzelläsionen) (s. Kap. 16).

Kontraindikationen und *vorbereitende Maßnahmen* wie bei der Lumbalpunktion.
Zugang: In der Mittellinie zwischen Protuberantia occipitalis externa der Hinterhauptschuppe und dem Dornfortsatz des 2. Halswirbels.
Technik: Unter sterilen Bedingungen in Regionalanästhesie Einstechen der Punktionskanüle durch die Membrana atlanto-occipitalis (Widerstand!). Nach Rückziehen des Mandrins tropft Liquor ab, bei Unterdruck muß aspiriert werden.
Komplikationen: Wie bei Lumbalpunktion, zusätzlich Gefahr der Verletzung der Medulla oblongata.

1.5.2 Katheter (GK 3: 4.2.1)

1. Harnblasenkatheter

Indikationen: 1. Akute Harnverhaltung (z. B. Prostataadenom). 2. Bilanzierung der Ausscheidung bei gefährdeten Patienten. 3. Diagnostik (Sediment, Urinkultur, Zystogramm). 4. Pflegerische Gesichtspunkte (Inkontinenz).

Harnblasenkatheter: Strengste Asepsis!

a) Transurethral
Übliche *Kathetertypen* (Abb. 1-32): *Nélaton, Tiemann, Mercier,* meistens als Ballonverweilkatheter oder als Einmalkatheter.
Material: Gummi oder Kunststoff, weich bis halbstarr. *Maßeinheit* für die Katheterstärke ist das Charrière (1 Ch. = ⅓ mm). *Länge:* Bei Frauen 8–25 cm, bei Männern 40 cm.

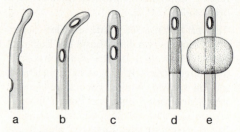

Abb. 1-32 a–e Unterschiedliche Formen der Spitzen von Blasenkathetern:
a) *Tiemann*   d) *Foley* entblockt
b) *Mercier*   e) *Foley* geblockt.
c) *Nélaton*

Das Einführen des Katheters ist bei Frauen meist unproblematisch, beim Mann erschwert durch die s-förmige Krümmung der Harnröhre und den Bulbus urethrae.

Technik (Abb. 1-33a–b): Unter sterilen Bedingungen am liegenden Patienten. Säuberung des Orificium urethrae. Einbringung des Gleitmittels in die Urethra und auf die Katheterspitze. Bei der Frau direktes Einführen unter Sicht nach Auffaltung der Labien. Beim Mann Einführen des Katheters unter Streckung und Anhebung des Gliedes. Beim Passieren des Sphinkter externus Senkung des gestreckten Gliedes. Hierdurch Überwinden des Sphinkters. Bei regelrechter Katheterlage entleert sich Urin nach 25 bis 30 cm. Dann Blockung des Ballonkatheters mit 5–10 ml Aqua, Ableitung über geschlossenes steriles System.

Komplikationen: 1. Aszendierende Infektion. 2. Verletzung der Urethra (via falsa!). 3. Druckulzera.

Transurethraler Katheter: So kurzfristig wie möglich

b) Suprapubisch
Länger liegende Verweilkatheter sollten suprapubisch und nicht transurethral plaziert werden.

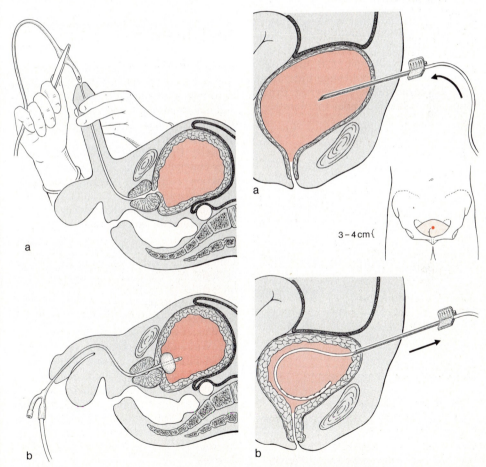

Abb. 1-33a, b Durchführung des Blasenkatherismus beim Mann:
a) Einführen des Katheters
b) Lage nach Blockung des Katheters.

Abb. 1-34a, b Durchführung der suprapubischen Blasenpunktion
a) Blasenpunktion durch Hohlkanüle
b) Einführung des Katheters und Zurückführen der Kanüle.

Vorteile der suprapubischen Lage sind die bessere subjektive Toleranz und das wegen größerer Weichteilabdeckung geringere Infektionsrisiko.
Technik (Abb. 1-34): Blasenpunktion nach Füllen der Blase mit 300–500 ml steriler Lösung. Evtl. sonographische Kontrolle. Nach Laparotomie häufig veränderte Anatomie! Einschleusen eines Plastikkatheters über die Punktionskanüle (Cystofix®). Sicherung des Katheters durch Pflaster oder Naht.
Komplikationen: Wie unter Blasenpunktion.

2. Venenkatheter

Der kurzzeitige peripher venöse Zugang ist in der Regel die Venenverweilkanüle. Punktionsorte sind die Armvenen (Abb. 1-35). Eine Venenverweilkanüle (z. B. Braunüle®) ist ungeeignet zur Applikation hyperosmolarer Lösungen (z. B. parenterale Ernährung) oder längerdauernder Infusionstherapien (über 3 Tage). In diesen Fällen wird die Venenverweilkanüle durch den *V. cava*-Katheter ersetzt.

Indikation:
1. Parenterale Ernährung mit hochkalorischen Lösungen.
2. Messung des zentral-venösen Druckes bei Risikopatienten.
3. Notfallzugang bei kollabierten peripheren Venen.
4. Langdauernde Infusionstherapie.

Mögliche Zugänge zur Vena cava sind die V. subclavia, die V. jugularis interna, die V. jugularis externa, die V. femoralis, die V. cubitalis.

Cava-Katheter: sorgfältige Indikation und Technik

Ernstere Komplikationen bei der Punktion sind in bis zu 4% zu beobachten. Die Häufigkeit der Kathetersepsis beträgt bis zu 3% und nimmt mit der Liegedauer zu (7% nach 10 Tagen), daher bei unklarem Fieber Katheterwechsel!

Technik: Einführen eines Plastikkatheters über eine lumenstarke Kanüle nach Venenpunktion. Nur selten ist eine Venae sectio (s. u.) erforderlich. Die Technik ist am Beispiel der beiden häufigsten Zugänge zur V. cava superior beschrieben:

a) V. subclavia-Katheter (Abb. 1-36a–d): Unter sterilen Bedingungen in Regionalanästhesie am liegenden Patienten. Einstich im Bereich des mittleren Drittels der Clavicula unterhalb der knöchernen Prominenz, Vorschieben der Nadel unter die Clavicula im Winkel von ca. 45 Grad in Richtung auf die Wirbelsäule (Übergang HWS/BWS). Die Aspiration von venösem Blut zeigt die richtige Lage. Dann Vorschieben des Plastikkatheters durch die Kanüle. Spitze des Katheters sollte in Höhe der V. cava superior liegen (Röntgen- oder Bildwandlerkontrolle). Entfernen der Punktionskanüle, Sicherung des Katheters durch Naht. Steriler Verband.

b) V. jugularis interna-Katheter (Abb. 1-37):
Unter sterilen Bedingungen in Lokalanästhesie am liegenden Patienten in leichter

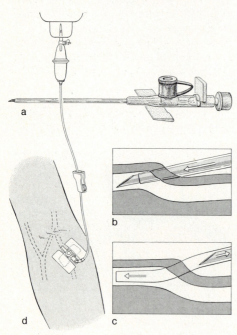

Abb. 1-35a–d Venenverweilkanüle, Technik der Einführung:
a) Kanüle
b) Punktion der Vene
c) Zurückführen des Mandrins
d) Fixation der Kanüle, Anschluß der Infusion.

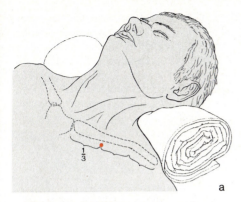

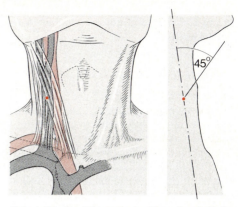

Abb. 1-37 Punktionsort der Vena jugularis interna.

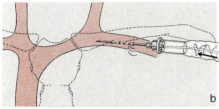

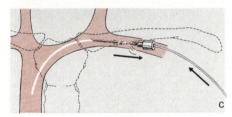

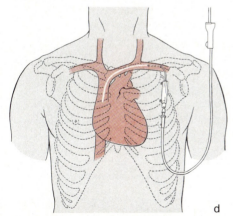

Abb. 1-36 a–d Vena subclavia-Katheter
a) Punktionsort
b) Einführung des Katheters durch Hohlkanüle
c) Zurückführen der Kanüle und Vorschieben des Katheters bis in Höhe der Vena cava superior
d) Regelrechte Lokalisation der Katheterspitze, Sicherung der Hohlkanüle durch Kunststoffschutzhülle, Fixation an der Haut.

Kopftieflage. Palpation der A. carotis communis mit Zeige- und Mittelfinger der linken Hand. Infiltration des Lokalanästhetikums in der Mitte des M. sternocleidomastoideus beginnend, auf die unmittelbar lateral neben der A. carotis communis liegende V. jugularis interna zu. Aspirationskontrolle! Einstechen der Punktionskanüle im Winkel von 45 Grad zur Körperachse lateral der palpierten Arterie. Venöses Blut zeigt richtige Lage an. Weiteres Vorgehen wie bei Subclaviapunktion.

Cava-Katheter: Röntgen-Thorax (Katheterlage? Pneumothorax?)

Hyperosmolare Lösung erst nach Röntgen-Kontrolle.
Bei *Katheterfehllage* Korrektur unter Bildwandlerkontrolle oder Neuanlage.
Katheterpflege: Täglich unter aseptischen Bedingungen Verbandswechsel, keine Kontamination der Anschlüsse, bei unklaren Fieberzuständen oder Infektion der Hauteinstichstelle Katheterneuanlage. Beim Entfernen des Katheters stets auf Vollständigkeit prüfen und die Katheterspitze bakteriologisch untersuchen.
Komplikationen: Cava-Thrombose, Embolie, Phlebitis, Sepsis, Pneumothorax – Hämatothorax, Arterienpunktion, Hämatome, Gefäßperforationen, Herzperforation, Luftembolie, Katheterembolie, Plexus-, N. rekurrensschädigung, Arrhythmien bei zu tiefer Lage im rechten Vorhof.

> **Cava-Katheter und unklares Fieber: Katheterwechsel!**

3. Venae sectio (GK 3: 4.3.1)

Die Venae sectio hat durch die perkutan zu plazierenden Cava-Katheter an Bedeutung verloren, doch gibt es auch heute noch Anzeigestellungen.
Indikationen: 1. Erfolglose Suche nach peripherem oder zentralvenösem Zugang durch Punktion. 2. Notwendigkeit eines großlumigen Zugangs (z. B. Volumenmangelschock.)
Zugang (Abb. 1-38): Periphere Venen, die rasch in großlumige Venen übergehen.
Technik (Abb. 1-39): Am liegenden Patienten nach sterilem Abdecken und Lokalanästhesie Hautschnitt. Aufsuchen der Vene und doppeltes Anschlingen. Einbringung des Katheters über einen Hauttunnel, der ca. 3–5 cm distal der endgültigen Einmündungsstelle liegt. Punktion der Vene zwischen den beiden Umschlingungen und Einführen des Katheters durch die Punktionsstelle. Gelingt die Punktion nicht, distale Ligatur der Vene, Einführen des Katheters über einen Froschmaulschnitt. Nach Positionierung des Katheters lockere proximale Ligatur der Vene über dem Katheter zur Fixation. Wundverschluß und steriler Verband.

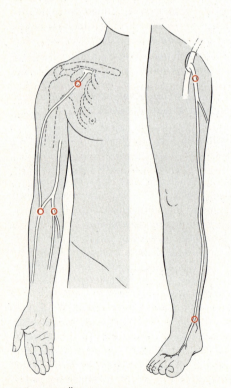

Abb. 1-38 Übliche Regionen zur Venae sectio.

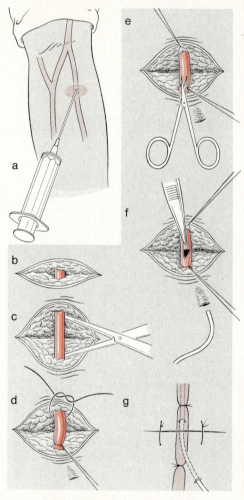

Abb. 1-39 a–g Durchführung der Venae sectio:
a) Infiltrationsanästhesie
b) Aufsuchen der Vene
c) Freilegen der Vene
d) Anschlingen der Vene nach proximal und Ligatur nach distal
e) Inzision der Vene
f) Einbringen eines Katheters nach subkutaner Tunnelierung
g) Fixation des Katheters durch lockere Ligatur der kranialen Anschlingung, Hautnähte.

1 Voraussetzungen des operativen Eingriffes | 45

Vorteil der Punktionstechnik ist, daß der Katheter weiter von Blut umspült werden kann, während bei der Froschmaultechnik durch die Ligatur eine Thrombosierung der Vene obligat ist.
Komplikationen: Thrombophlebitis, Sepsis, Wundinfektion, Fehllage des Katheters.

4. Arterielle Katheter

Indikationen: Blutige Druckmessung bei Risikopatienten, BGA.
Zugänge: 1. A. radialis, 2. A. femoralis, 3. A. temporalis, 4. A. dorsalis pedis.
Technik: Am liegenden Patienten unter sterilen Bedingungen Punktion der Arterie mit einer dünnen Venenverweilkanüle. Einführung eines Katheters über die Punktionskanüle. Ist die Punktion unmöglich, operative Freilegung (Venae sectio-Technik) und Kanülierung.

> **Kanülierung der A. radialis nur bei tastbarer A. ulnaris**

Katheterpflege (s. o.) A. temporalis-Katheter optimal für Langzeitmonitoring.
Komplikationen: Wie bei Venae sectio. Bei arteriosklerotisch veränderten Gefäßen Gefahr der Gangrän, die zur Amputation führen kann.

5. Periduralkatheter – Periduralanästhesie

Indikationen: Schmerzausschaltung in den entsprechenden Rückenmarkssegmenten intra- und postoperativ (s. Kap. 1.3.1), palliativ bei Tumorschmerzen, Darmstimulation bei paralytischem Ileus. Vorgehen wie bei Lumbalpunktion (s. o.).
Technik: Punktion des periduralen Raumes in Höhe des gewünschten Segmentes, Einschleusen des Katheters über die Kanüle. Bei richtiger Lage des Katheters sind wiederholte Gaben von Lokalanästhetika möglich. 20–30 ml des Anästhetikums schalten für 6–8 Std. die Schmerzen im Bereich der benachbarten 7–8 Segmente (2 proximal, 6 distal) aus.
Komplikationen: Wie bei Lumbalpunktion (s. o.). Hypotonie. Bei längerer Katheterlage erhöhtes Infektionsrisiko.

1.5.3 Sonden (GK 3: 4.2.1)

1. Magensonde

Indikationen: 1. Diagnostisch: Blutung, Sekretionsanalyse. 2. Entlastung von Luft und Flüssigkeit. 3. Verhinderung der Aspiration.
Klinisch häufige Indikationen sind: 1. Mechanischer Ileus, 2. paralytischer Ileus (z. B. Peritonitis). 3. Magendilatation (z. B. Magenausgangsstenose). 4. Postoperative Magen-Darm-Atonie. 5. Aspirationsprophylaxe bei bewußtseinsgestörten und beatmeten Patienten.
Zugänge: Nase, in Ausnahmefällen Mund (Würgereiz).
Technik: Überwiegend Verwendung einer doppellumigen (Entlüftung) Kunststoffsonde. Beim sitzenden oder liegenden Patienten transnasales Vorschieben in den Hypopharynx, Schlucken auf Kommando bei gebeugtem Kopf. Gleichzeitiges gewaltloses Vorschieben der Sonde in den Magen (ca. 45 cm). Bei Mißlingen gleichzeitiges Trinkenlassen von Flüssigkeit. Bei Fehllage im Bronchialsystem heftiger Hustenreiz oder atemsynchrone Zischlaute am Ende der Sonde (Ohr!). Erneuter Versuch nach Zurückziehen in den Hypopharynx. Grobe Lagekontrolle durch Einblasen von Luft über die Sonde, hörbar durch Aufsetzen des Stethoskops über dem Magen. Bei bewußtlosen Patienten Versuch, die Sonde blind vorzuschieben, sonst Einführen unter Sicht (Laryngoskop, *Magill*-Zange). Sicherung der Sonde an der Nase durch Pflaster, Aspiration mit Magenspritze von Hand oder durch Unterdruck (Heberprinzip). Ableitender Beutel.
Komplikationen: Stille Aspiration, Druckulzera der Schleimhäute, Perforation (Via falsa), Fehllage (Bronchialsystem).

2. Dünndarmsonden

Indikationen: 1. Entlastung des Dünndarmes bei akutem oder chronischem Ileus bzw. Subileus. 2. Intraoperative Dünndarmschienung (Druckentlastung des Darmes, Verhinderung eines mechanischen Ileus durch unkontrollierte Verwachsungen in der postoperativen Phase). Durch die Entlastung des Darmes Verbesserung der Sauer-

stoffversorgung der Darmwand, dadurch Aufbau einer normalen Wandspannung möglich.
Technik: Überwiegend finden dreilumige Dünndarmsonden aus Kunststoff *(Dennis)* mit einer Gesamtlänge von 2,5 m Verwendung (Abb. 1-40). Der Aufbau der Sonden ist wie folgt:
1. LUMEN: Magensonden – stark, zum Absaugen von Darminhalt, 2. LUMEN: Venenkatheter – stark, zum Anspülen des Darmes und zur Entlüftung der Sonde, d. h. der Verhinderung des Festsaugens, 3. LUMEN: Venenkatheter – stark, zum Aufblasen des an der Sondenspitze lokalisierten Ballons (10–20 ml).
Am sitzenden oder liegenden Patienten transnasale Einführung der Sonde (s. Magensonde) bis in den Magen. Vorschieben in den Dünndarm unter gastroskopischer oder röntgenologischer Kontrolle. Hier Transport der Sonde durch den aufgeblasenen Ballon mit Hilfe der Peristaltik in tiefere Darmabschnitte. Nachschieben der Sonde von Hand gelegentlich nötig. Radiologische Lagekontrolle während der ersten beiden Tage. Kritische Punkte der Sondenpassage sind der Pylorus, das untere Duodenalknie und das *Treitz*-Band. Gelegentlich ist die endoskopische Plazierung erforderlich. Gelingt intraoperativ die transnasale, transgastrale, transduodenale Plazierung der Sonde nicht (*Treitz*-Band!) kann die Dünndarmsonde über eine Jejunostomie transkutan eingelegt werden.
Bei richtiger Plazierung kann über die Sonde intermittierend abgesaugt und damit der Darm entlastet werden. In der Regel wird die Sonde für 5–10 Tage belassen, danach schrittweise Entfernung der Sonde über 12 bis 24 Stunden, nachdem der Ballon entblockt wurde.

Dünndarmsonde: Vor dem Zurückziehen Ballon entblocken!

Dünndarmsonden entlasten nicht den Magen. Bei Magenatonie ist eine zusätzliche Magensonde erforderlich! Eine Dünndarmsonde älterer Art ist die zweilumige *Miller-Abbott*-Sonde aus Gummi, sie hat keinen Entlüftungskanal und neigt daher dazu, sich festzusaugen.
Komplikationen: Druckulzera, Perforation, Blutung.

3. Kompressionssonden *(Sengstaken-Blakemore, Linton-Nachlas)*

Indikationen: Blutungen aus Ösophagusvarizen, *Mallory-Weiss*-Syndrom, Ösophagitis, Fundusvarizen (s. Kap. 22).
Sondenformen (Abb. 1-41): Doppelballonsonde nach *Sengstaken-Blakemore,* Einballonsonde nach *Linton-Nachlas.*
Am liegenden oder sitzenden Patienten transnasale (schlechter: transorale) Einfüh-

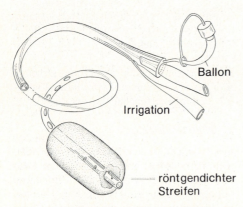

Abb. 1-40 Dünndarmsonde nach *Dennis* von 2,5 m Länge. 3-kanaliger Aufbau zur Blockung (Ballon), Spülung (Irrigation) und Absaugung. Markierung durch röntgendichten Streifen.

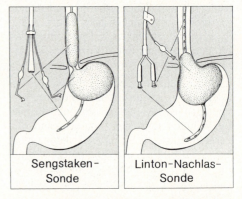

Abb. 1-41 Ösophageale Kompressionssonden nach *Sengstaken-Blakemore-* oder *Linton-Nachlas.* Jeweils dreikanaliger Aufbau zur getrennten Blockung oder Absaugung.

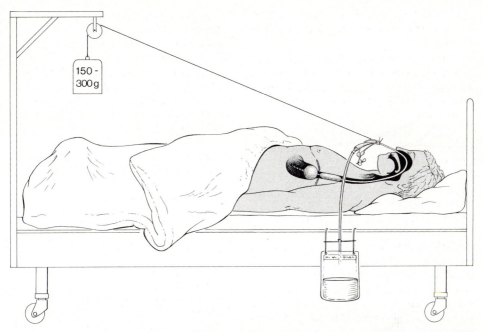

Abb. 1-42 Korrekte Sondenlage bei *Sengstaken-Blakemore*-Sonde unter leichtem Zug bei geblockten Magen- und Ösophagusballons. Ableitung des gastralen Inhalts in Ableitungsbeutel.

rung ggf. unter Verwendung der *Magill-Zange*.
Technik: Vorschieben der 1 m langen Sonde bis in den Magen. Blockung des distalen Magenballons mit Luft oder Kochsalz, Plazierung unter leichtem Zug in der Kardia (Abb. 1-42). Durch anhaltende Kompression des Kardiabereiches und des ösophagokardialen Überganges Unterbrechung des Zuflusses zu den Ösophagusvarizen.
Bei der *Linton-Nachlas*-Sonde ausreichende Kompression durch einen birnenförmigen Ballon, bei der *Sengstaken-Blakemore*-Sonde zweiter wurstförmiger Ösophagusballon notwendig. Beide Sonden dienen gleichzeitig als Magensonde (Spülung, Arzneimittelzufuhr). Maximale Verweildauer 24–48 (72) Stunden.
Entfernung der Sonde: Abbau des Zuges und Entblocken der Sonde mit Spritze. Patienten schluckweise trinken lassen (Lösung von Verklebungen zwischen Ballon- und Ösophaguswand). Kontrolle des Mageninhaltes auf Rezidivblutung über 6 Stunden unter Liegenlassen der entblockten Sonde, erst danach die Sonde entfernen.
Komplikationen: Druckgeschwür, Wandnekrose, Dislokation nach kranial mit Erstickung!

Kompressions-Sonden: Cave Dislokation bei zu starkem Zug, zu schwach geblähtem Magenballon oder großer Hiatushernie

4. Ernährungssonden

Indikationen: 1. Enterale Ernährung bei gestörtem Schluckakt. 2. Hyperalimentation (z. B. Schädelhirntrauma, Hirntumoren, OP-Vorbereitung bei Morbus Crohn, postoperative enterale Ernährung = „jejunal feeding").
Zugänge: 1. Transnasal oder transoral. 2. Gastro- oder Jejunostoma. 3. Endoskopische Gastrostomie
Technik: 1. Vorschieben des 1,5–5 mm dicken weichen Plastikschlauches wie bei Magensonde, evtl. unter Röntgenkontrolle oder gastroskopischer Führung. 2. Einführen der Ernährungssonde durch intraoperativ plazierte Kathetergastro- oder besser Jejunostomien. Hierzu Punktion der Darmwand mit einer speziellen Kanüle unter submuköser Kanülierung. Sicherung der Sonde

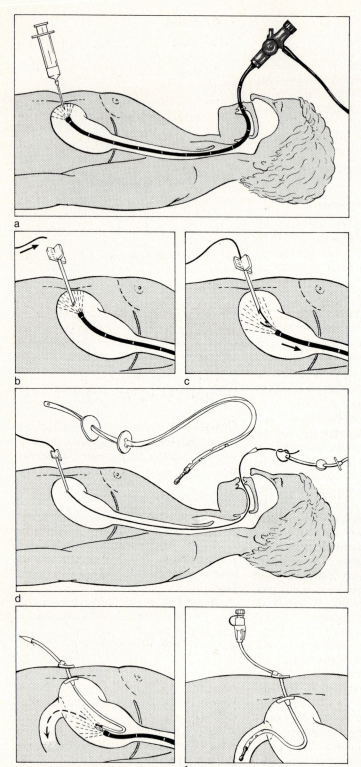

Abb. 1-43 Technik der endoskopischen Gastrostomie (mit Scheibe von innen, s. Text).

durch Tabaksbeutelnaht, Anheftung der Darmschlinge am parietalen Peritoneum.
Die sehr feinen und gewebeverträglichen Sonden vermeiden Druckschäden, auch bei extrem langer Liegedauer. Sie ermöglichen die frühzeitige postoperative enterale Ernährung. Die Sondennahrung ist meist voll bilanziert, ohne Enzymaufschlüsselung resorptionsfähig und führt zu keinen größeren Stuhlmengen (Pflegeerleichterung).
Komplikationen: Dislokation, osmotische Diarrhoe.

5. Endoskopische Gastrostomie

Die perorale endoskopische Gastrostomie (PEG) ist ein komplikationsarmes, sicheres und den Patienten wenig belastendes Verfahren. Es erfordert lediglich eine Lokalanästhesie.
Indikationen: Inoperable Tumorstenosen im Kardiabereich, Tumorkachexie, länger andauernde Schluckstörungen jeder Genese und Kontraindikationen gegen eine perorale Ernährungssonde (z. B. Ösophagitis).
Kontraindikationen: Gerinnungsstörung, fehlende Diaphanoskopie, Peritonitis, allgemeine Kontraindikationen gegen eine enterale Ernährung, Peritonealkarzinose.
Technik: Einführen des Gastroskops bis zum Magenkorpus. Unter Luftinsufflation wird der Magen entfaltet. Mit Hilfe der Diaphanoskopie wird die Einstichstelle auf der Bauchhaut festgelegt und diese mit Lokalanästhetika umspritzt (Abb. 1-43a). Danach perkutane Punktion des Magens (Abb. 1-43b). Dabei wird die Punktionsnadel mit aufgesetzter Kunststoffkanüle bis ins Magenlumen eingestochen. Nach Entfernung der Punktionsnadel Einführen eines Führungsfadens, welcher vom noch liegenden Gastroskop gefaßt und aus dem Mund herausgezogen wird (Abb. 1-43c), Fixierung des oralen Fadenendes mit dem PEG-Katheter (Abb. 1-43d). Durch Zug am distalen Fadenende wird der Katheter nun in den Magen und durch die Punktionsstelle gezogen, bis der angebrachte Widerhaken der Magenwand anliegt (Abb. 1-43d). Sicherung des Katheters durch eine Silikonscheibe vor einer Dislokation nach innen (s. Abb. 1-43e + f). Langsamer Aufbau der enteralen Ernährung.

6. Darmrohre

Indikationen: 1. Reinigungseinläufe prä- und postoperativ. 2. Kolonkontraströntgen. 3. Erleichterung des postoperativen Windabganges.
Technik: In Seitenlage, seltener in Rückenlage, Inspektion des Anus und digitale Austastung der Rektumampulle. Danach gewaltloses Einführen des mit Gleitmittel versehenen 40 cm langen Rohres in die Rektumampulle (15–20 cm). Das Vorschieben darf keinerlei Schmerzen erzeugen und muß ohne Widerstand gelingen. Bei Angabe heftiger Schmerzen oder Verschlechterung des Allgemeinzustandes ist eine Perforation auszuschließen (Abdomenübersicht im Stehen, Röntgen-Kolon mit Gastrografin! Klinische Überwachung).
Komplikation: Perforation.

Vor Einführen des Darmrohres: Digitale rektale Untersuchung!

1.6 Asepsis, Antisepsis, Hospitalismus (GK 3: 3)

Definitionen

- *Asepsis:* Verhütung von Wundinfektionen durch Fernhalten von Erregern.
- *Antisepsis:* Vernichtung von Krankheitserregern durch chemische und physikalische Desinfektion.
- *Sterilisation:* Abtöten bzw. das irreversible Inaktivieren aller vermehrungsfähigen Mikroorganismen.
- *Desinfektion:* Oberflächenbehandlung von totem oder lebendem Material, so daß es nicht mehr infizieren kann. Sporen bzw. hochresistente apathogene Keime können weiterhin vorhanden sein.

Asepsis, sonst Sepsis!

Methoden der Sterilisation (Tab. 1-5)

– *Heißluftsterilisation:* Für *thermostabile* Gegenstände.
– *Dampfsterilisation:* Die in der Klinik am häufigsten verwendete und sicherste Methode, bei der nach Evakuierung der Luft ge-

Tab. 1-5 Sterilisationsverfahren

Methoden	Anwendungsbereich	Einwirkungstemperatur	Einwirkungsdruck	Einwirkungszeit	Bemerkungen
Heißluft	Thermostabile Güter	180 °C	[1]	30 min	–
		160 °C	[1]	200 min	–
Dampf	Thermostabile und bedingt thermostabile Güter	134 °C	2,9 bar[2]	5 min	für chirurgische Instrumente
		134 °C	2,9 bar[2]	10 min	für Wäsche
		121 °C	1,9 bar[2]	25 min	für Gummi, Glas, Kunststoff usw.
Ethylenoxid-Gas	Thermolabile Güter	20 °C	[1]	45 min	Niederdruck (95% EO, 5% CO_2)
		55 °C	4,5 bar[2]	120 min	Hochdruck (15% EO, 85% CO_2)
Formaldehyd	Thermolabile Güter	60 °C	200 mbar	120 min	alternierendes Vorvakuum erforderlich
Kathodenstrahlung	Thermolabile Güter				

[1]) normaler atmosphärischer Druck (= 0 bar Überdruck)
[2]) im Sinne von Überdruck = atmosphärische Druckdifferenz p_e (nach DIN 1314)

sättigter Wasserdampf (138 °C) eingelassen wird (z. B. in einen Autoklaven).
– *Ethylenoxid-Gassterilisation:* Geeignet für *thermolabile* Gegenstände. Kunststoffe können Ethylenoxid und dessen toxische Abbauprodukte (Ethylenglykol, Ethylenchlorhydrin) aufnehmen. Deshalb ist eine ausreichend lange Entgasung entweder durch Lagerung über 7 Tage im klimatisierten Raum oder durch Verwendung von Sterilisationsgeräten mit fraktioniertem Vakuum erforderlich. Bei diesen ist nach 16stündigem Sterilisationsvorgang die Entgasung beendet.
Formaldehyd-Sterilisation: Ebenfalls für *thermolabile* Gegenstände geeignet. Formalindampf wird in speziellen Desinfektionsgeräten mit alternierenden Vorvakuumphasen bei 60 °C Temperatur an das zu sterilisierende Gut herangeführt. Neben einer Keimabtötung an der Oberfläche der Gegenstände kann mit diesem Verfahren auch eine ausreichend sichere Tiefenwirkung erzielt werden.
Die *Strahlensterilisation* mit Kathodenstrahlen (Beta- und Gamma-Strahlen) ist wegen des erforderlichen apparativen und technischen Aufwandes der Industrie vorbehalten.

Einsatzbereiche: Bestimmte Pharmazeutika, Einweg- und Nahtmaterialien.
Die *Dampfresistenz* von einigen Mikroorganismen zeigt Tabelle 1-6. Daraus ist ersichtlich, daß eine Sterilisation mit 100 °C heißem, d. h. kochendem Wasser für eine Reihe von Mikroorganismen nicht abtötend ist.

Auskochen läßt Sporen kalt!

Kontrollmethoden der Sterilisation:
Meßwertdiagramme, Chemoindikatoren (Sporen-Päckchen).

Desinfektion

Chemische Desinfektion: Chemische Desinfektion nur dort, wo physikalische Methoden nicht anwendbar sind. Normalerweise sollten nur Präparate benutzt werden, die gegen vegetative Bakterien*) der Dampfresistenzstufe I wirksam sind (Tab. 1-6). Bei Entseuchung müssen Präparate mit Wir-

---
*) d. s. Bakterien in der Proliferation (= Wachstumsphase) i. Ggs. zur ruhenden Form, z. B. Sporen.

Tab. 1-6 Dampfresistenzstufen der Mikroorganismen

Keime	Dampfresistenz*)		Resistenzstufe
Viren, Pilze, vegetative Bakterienformen	100 °C	s bis min	I
Milzbrandsporen	100 °C	15 min	II
Sporenerde, pathogene anaerobe Sporenbildner	100 °C 121 °C	10–50 Std. oder 10 min	III
Thermophile native Erdsporen	121 °C	Mehrere Std.	IV

*) Dampfresistenz = Dauer bis zum Absterben bei Exposition in ungespanntem Wasserdampf

kung gegen Mykobakterien zur Anwendung kommen.

Einsatzbereich der chemischen Desinfektionsmittel

a) FLÄCHENDESINFEKTION: Verwendet werden u. a. Aldehyde, Alkohole, Phenole, quartäre Ammoniumverbindungen.
Cave: Explosionsgefahr bei Alkoholen.
b) INSTRUMENTENDESINFEKTION: Zum Schutz des Personals bei infizierten Instrumenten sowie bei thermolabilen Zubehörteilen, die nicht mit dem Blut des Patienten in Berührung kommen bzw. bei denen physikalische Desinfektionsverfahren nicht angewandt werden können.
c) BETTEN-MATRATZENDESINFEKTION: Erfolgt nach thermischen Verfahren.
d) HÄNDEDESINFEKTION (s. u.)
e) HAUTDESINFEKTION: Diese dient zur Keimreduktion an der Haut von Patienten vor Operationen und anderen aseptischen Eingriffen einschließlich Injektionen, Blutentnahmen u. ä. Wesentliche Wirkstoffe sind: Alkohole, Jodtinktur[1], Jodophore, quartäre Ammoniumverbindungen u. a.
f) SCHLEIMHAUTDESINFEKTION: PVP-Jod.

Hospitalismus (GK 3: 3.3)

Definition: Innerhalb von Krankenhäusern entstehende und durch das dortige Milieu bedingte Schäden. Dazu zählt der infektiöse Hospitalismus, d. h. im Krankenhaus erworbene *(nosokomiale)* Infektionen. Formen der nosokomialen Infektionen sind:

Wundinfektion
Harnwegsinfekte
Bronchopulmonale Infekte
Bakteriämie/Sepsis
Andere

Übertragungsformen und -wege nosokomialer Infektionen

A. *Endogene Infektion:* Keimübertragung vom Patienten selbst.
- Relative Virulenzerhöhung der „mitgebrachten" Keime an der Haut, in den Atem- und ableitenden Harnwegen durch Resistenzschwächung.
- Schmierinfektion (z. B. Darminhalt in Leistenwunde).
- Durchwanderung (Darmkeime bei Ileus).
- Eröffnung von keimhaltigen Organen (Darm, Lunge).

B. *Exogene Infektion:* Keimübertragung von außen
- PERSONAL:
  – Hände
  – Nasen-Rachenraum
  – Kopfbehaarung
  – Kleidung

Hand: Wichtigster Infektionsüberträger!

- INSTRUMENTARIUM:
Unzureichend sterilisierte oder kontaminierte
– Instrumente
– Verweilkatheter
– Drainagen
– Intubationstuben
– Optische Instrumentarien
– Verbandmaterialien

---

[1] s. Fußnote in Kap. 18.2.

- LUFT:
  - PRIMÄRKEIME, die durch Klimaanlagen bei fehlerhafter Filterung oder durch Luftbewegung in die Behandlungseinheit eingebracht werden.
  - SEKUNDÄRKEIME: Durch ungünstige Luftströmung oder Personalbewegung von den Flächen aufgewirbelte Mikroorganismen.

Ursachen der Hospitalinfektionen:

- Kontamination mit virulenten pathogenen Erregern (Kreuzinfektion: Übertragung von Keimen von einem zum anderen Patienten)
- Abwehrschwäche
- Selektion von antibiotikaresistenten virulenten Erregern im Krankenhaus
- Erhöhte Infektionsdisposition gegen sonst apathogene Keime (z. B. Staphylococcus epidermidis) im Zusammenhang mit Fremdkörperimplantation (in der Traumatologie, Orthopädie, Kardiochirurgie – Schrittmacher oder Kunstklappenimplantation)
- Langzeitzugänge wie Cava-Katheter, Harnblasenkatheter, Wunddrainagen oder Intubationstuben, Trachealkanülen bei Langzeitbeatmeten
- Langzeitantibiotikatherapie: Gefahr der Züchtung von besonders therapieresistenten virulenten Stämmen.

Typische Hospitalkeime:

Grampositive Kokken: z. B. Staphylococcus aureus und epidermidis
Gramnegative Feuchtkeime:
  Pseudomonas aeruginosa,
  Bacterium proteus,
  Klebsiellen.
(Sie kommen in sog. Feuchtreservoiren – Atemluftbefeuchter, Narkose- und Atmungsgeräte, Luftbefeuchter – vor.)

Maßnahmen zur Vermeidung von Hospitalinfektionen

1. Am Patienten:

a) Resistenzerhöhung (Verminderung von Resistenzschwächung) durch:
- Adäquate Nahrungszufuhr
- Frühmobilisation
- Antibiotikaprophylaxe: a) Kurzzeitprophylaxe: Erste Gabe bei Narkoseeinleitung, Dauer der Therapie 12–24 Std. b) Ultrakurzzeitprophylaxe: Nur für die Operationsphase, in Abhängigkeit der Operationsdauer ein- bis zweimalige Verabreichung. Sinnvoll nur bei *gesicherter* Indikation.

b) Operationsvorbereitung des Patienten (s. auch Kap. 1.1)
- Ausschließen oder Behandeln von bestehenden Infektionen an der Haut, im Bereich der Atem- oder ableitenden Harnwege (z. B. Pilzinfektion, Pusteln, Erkrankung des Nasenrachenraumes u. a.).
- Darmentleerung
- Körperreinigung (auch Finger- und Fußnägel!)
- Enthaarung des Operationsgebietes (die Rasur wird zunehmend kontrovers diskutiert, besser sind Enthaarungscremes).

2. Am Personal:

- Prinzip der Nonkontamination = Arbeiten am Patienten mit Schutzkleidung und Handschuhen.
- Hygienische Händedesinfektion (s. u.).
- In Einheiten mit hoher Infektionsanfälligkeit der Patienten (OP, chirurgische Intensivpflege, Dialysestationen usw.) vor Betreten der Einheit:
  - Kleidungswechsel
  - Tragen von Kopfbedeckung, Schutzmasken, ggf. Schutzbrillen
  - Hygienische Händedesinfektionen.

Speziell unter dem Aspekt der Gefährdung des medizinischen Personals durch HIV-Infektion gilt es, sich strikt an die Grundregeln der Nonkontamination zu halten.

AIDS-Schutz des Mediziners: konsequente Nonkontamination

3. In den Räumen:

- Flächendesinfektion zur Abtötung der aus der Luft sedimentierten oder durch Kontamination an die Flächen gebrachten Keime.
- Wischdesinfektion: Optimales Verfahren mit formalinhaltigen*) Präparaten in ei-

---

*) s. Fußnote S. 31.

ner Konzentration von 0,5–1%. Wo keine Wischdesinfektion möglich → Sprühdesinfektion.
- Einrichtung von Schleusen für Personal, Patienten, Material.

4. Für Operationseinheiten:

Klimatisierung mit hoher Luftwechselrate und Verwendung von endständigen, d. h. im Bereich der Zulufteinlässe angebrachten kleinporigen Filtern. Keine Zugluft.

Verhalten in der Operationseinheit (s. auch Kap. 2.2)

Vor dem Betreten:
- Mechanische Händereinigung
- Hygienische Händedesinfektion
- Umkleiden (Schleuse).

Vor der Operation:
- Chirurgische Händedesinfektion
- Einkleiden in sterile Operationsbekleidung, inkl. Rückenbedeckung (Teil des Kittels oder sog. Rückenschürzen)
- Anziehenlassen von sterilen Handschuhen
- Hautdesinfektion beim Patienten
- Abdecken des Patienten mit sterilen Tüchern (möglichst flüssigkeitsundurchlässige, nicht stauberzeugende Einwegtücher)
- Abdecken des Operationsgebietes mit Operationsfolie, um die Mobilisierung von Keimen aus den tieferen Hornschichten zu vermeiden.

Während der Operation:
- Gewebeschonendes Operieren, da Nekrosen eine potentielle Infektionsgefahr darstellen
- Sorgfältige Blutstillung, da Hämatome optimale Nährböden sind
- Operationsgebiet vor dem Austrocknen bewahren
- Operationsdauer nicht unnötig verlängern, da diese die Gefahr der Kontamination mit Luftkeimen in Abhängigkeit von den hygienischen Verhältnissen in der Operationseinheit erhöht
- Wenig sprechen, da Schutzwirkung der Masken durch Sprechen u. ä. reduziert wird.

In den Operationspausen:
- Handschuhe ablegen, da diese infolge Porosität und Läsionen nur Pseudoschutz bieten
- Masken nicht „hängen" lassen, da Innenfläche immer kontaminiert und Schutzwirkung nach 3 Stunden nachläßt.

Strenge Asepsis = strenge Disziplin!

Bei der nächsten Operation:
- Chirurgische Händedesinfektion
- Neues Einkleiden.

FÜR DAS NICHTOPERIERENDE, IN DER OPERATIONSEINHEIT TÄTIGE PERSONAL GILT:
- Wiederholte hygienische Händedesinfektion
- Einhaltung des Prinzips der Nonkontamination.

Personalbewegung, Sprechen, Trockenwischen führen zur Keimaufwirbelung, d. h. zur Erhöhung der Zahl der Sekundärkeime in der Luft. Eine Luftkeimzahl von über 100 Keimen pro Kubikmeter Luft erhöht die Gefahr der Kontamination bei aseptischen Eingriffen. Das disziplinierte Einhalten der Regeln der Asepsis und Antisepsis ermöglicht eine Reduktion der Keimzahl im Operationsbereich auf unter 50 Keime pro Kubikmeter Luft. Optimierung der Luftführung in klimatisierten Räumen ist ein wichtiges Moment in der Keimzahlreduktion. In der *Reinraumtechnik* wird durch eine horizontale oder vertikale laminare Luftströmung eine partikelfreie Luftglocke über dem Operationsgebiet erzeugt. Bei vertikaler Strömungsrichtung ist dabei das Tragen von Operationshelmen eine unabdingbare Forderung.

Händedesinfektion

1. Hygienische Händedesinfektion:

Beseitigt die haut*fremden* Keime und reduziert die Zahl der haut*eigenen* Keime.

2. Chirurgische Händedesinfektion:

Weitgehende Eliminierung der hauteigenen Keime, die in der Hornhaut bis zum Stratum lucidum in abnehmender Zahl vorhanden sind. Schweiß- und Talgdrüsen sind normalerweise nahezu keimfrei.

Technik: Vorwaschung möglichst vor Betreten der Operationseinheit, dabei Bürsten auf die Nagelfalze beschränken. Wenn nötig, dann nur wenig Seife. Danach chemische Desinfektion über 5 min im Bereich der Hände und Unterarme.

3. Händedesinfektionsmittel:

ALKOHOLISCHE EINREIBEPRÄPARATE haben beste Wirksamkeit und Verträglichkeit und sind einfach anzuwenden. Ohne Wasserzusatz ausgezeichnete Sofort- und Remanenzwirkung.

POLYVIDONJODKOMPLEX-PRÄPARATE: Gute Hautverträglichkeit. In vielen Ländern seit Jahren routinemäßig eingesetzt; nach neueren Untersuchungen Lücken in der Wirksamkeit gegen bestimmte Staphylokokken.

4. *Händedesinfektionsmittel-Allergie:*

Insgesamt selten. Seifenvorwaschung mit anschließender Verwendung von alkoholischen Einreibepräparaten kann zur Dermatitis führen (keine Allergie).

2 Operativer Eingriff (GK 3: 4)

2.1 Grundbegriffe (GK 3: 4.1)

Amputation: Absetzen eines Körperteils, meist einer Gliedmaße.
Beispiele: Oberschenkelamputation
Fingeramputation
Penisamputation
Mammaamputation aber auch
Rektumamputation (besser -exstirpation)
Im Gegensatz zur Resektion (s. u.) bezeichnet die Amputation die vollständige Absetzung eines primär endständigen Körperteils ohne die Möglichkeit zur Wiederherstellung der Kontinuität.

Anastomose: Nahtvereinigung von Organlumina.
Beispiele: Gastroenterostomie
Portokavale Anastomose
Hepatiko-Jejunostomie
Gefäßanastomose
Unterschieden werden End-zu-End (termino-terminal), End-zu-Seit (termino-lateral), Seit-zu-Seit (latero-lateral) und Seit-zu-End (latero-terminale) Anastomosen.

Bypass:
1. Kurzschluß innerhalb eines Organsystems.
2. Umgehungsbahn im Gefäßsystem.
Beispiel: Zu 1.
Dünndarmbypass
Tumorbypass, z. B. Ileotransversostomie
Beispiel: Zu 2.
Aorto-koronarer Venen-Bypass (ACVB)
Aorto-iliakaler Prothesenbypass
Therapeutisch dient der Bypass der Umgehung eines Hindernisses (Gefäßbypass, Tumorbypass) oder der Ausschaltung eines Teils der Organfunktion (Dünndarmbypass).

Endoskopie: Untersuchung von Hohlorganen und Körperhöhlen durch optische Geräte.
Endoskope sind flexibel (*Glasfiberoptik:* Gastroskop, Duodenoskop, Koloskop, Zystoskop, Bronchoskop) oder starr *(beleuchtetes Hohlspekulum)* therapeutisches Ösophagoskop, Rektoskop, Proktoskop, Zystoskop, Laparoskop, Mediastinoskop, Arthroskop). Die Inspektion wird durch eingebrachtes Licht mit geringer Wärmeabstrahlung (Kaltlicht) sowie meist durch ein die betreffende Körperregion aufblähendes Medium (Luft, Wasser) ermöglicht. Ein wichtiges Anwendungsgebiet der Endoskopie in der Chirurgie ergibt sich auch von Seiten der Therapie (s. Kap. 11).

Enterostomie: Anlage einer äußeren Darmfistel.
Beispiele: Ileostoma
Kolostoma

Entero-Enterostomie: Anastomosierung zweier Darmabschnitte ohne (Bypass s. o.) oder mit zuvoriger Resektion des dazwischenliegenden Abschnitts (Anastomose). Die Verbindung wird nach den beteiligten Organen, z. B. als Gastro-Duodenostomie, Ileo-Transversostomie und Ösophago-Gastrostomie bezeichnet.

Enterotomie: Operative Eröffnung des Darmlumens.
Beispiele: Gastrotomie zur Exzision eines Tumors, Umstechung einer Blutung
Jejunotomie zur Entfernung eines Fremdkörpers
Kolotomie zur Abtragung eines Polypen

Enukleation: Ausschälung eines kapsulär- oder pseudokapsulär-begrenzten Gewebsanteils.
Beispiele: Gutartige Tumoren (Myome, Fibrome)
Palliativ bei bösartigen Tumoren (Sarkome)
Prostataadenom
Organzysten

Exkochleation: Abtragung mit dem scharfen Löffel.

Beispiele: Warzen
Kleine Hauttumoren
Fistelgänge
Nekrosehöhlen
Atherome

Exhairese: Kontinuitätsunterbrechung eines Nerven.
Beispiele: Phrenikusexhairese

Exstirpation: Komplette chirurgische Entfernung eines Organs oder eines lokalisierten Tumors. Der jeweilige Eingriff wird als -ektomie bezeichnet.
Beispiele: Gastrektomie
Cholezystektomie
Pneumonektomie
Rektumexstirpation

Exzision: Ausschneidung eines krankhaften Befundes ohne Bezug auf die Organgrenzen und Gewebsstrukturen.
Beispiele: Exzision von Hauttumoren
Ulkusexzision

Gefäßdesobliteration: Beseitigung des Verschlusses eines obliterierten, d. h. verschlossenen oder hochgradig stenosierten Gefäßes.
Beispiele: Embolektomie
Pneumatische Dilatation
Endarteriektomie

Implantation: Einpflanzung körperfremder Materialien.
Beispiele: Metallplatten
Schrauben
Herzklappen
Mammaprothesen
Schrittmacher
Gelenkprothesen
Peritoneo-venöser Shunt

Diese sog. alloplastischen Materialien können reizlos einheilen, soweit sie gewebsneutral und nicht infiziert sind.

Injektion: Parenterale Einbringung definierter Substanzen in den Organismus. Sie dient der Applikation von Medikamenten oder Nährlösungen. Die natürliche Barriere der Epidermis wird durch die Injektionskanüle überbrückt, die in der Haut (intra-, subkutan), in der Muskulatur (intramuskulär), in Gefäßen (intravenös, intraarteriell), in Gelenken (intraartikulär), in Körperhöhlen (intrapleural, intraperitoneal), im Spinalkanal (intraspinal), im Hirnventrikel (intrathekal) etc. liegen kann.

Inzision: Operative Eröffnung von Körperhöhlen (Laparotomie, Thorakotomie) oder durch pathologische Vorgänge entstandenen Hohlräumen (Abszeß).

Punktion: Flüssigkeitsentnahme aus einem definierten Hohlraum. Dieser Hohlraum kann eine Körperhöhle (Pleura, Aszites, Perikard), ein Hohlorgan (Ventrikel, Gefäße, Gallengänge etc.), ein Gelenk oder eine krankhafte Flüssigkeitsansammlung (Abszeß, Hämatom, Zyste) sein. Die Punktion dient der Diagnostik (venöse Blutentnahme, Aszitespunktion, Pleurapunktion), der Entlastung (Gelenkpunktion, Hydrozelenpunktion, Aszitespunktion etc.) und in Verbindung mit einer gleichzeitigen Injektion differenter Pharmaka – auch INSTILLATION genannt – der Therapie. Ein neues Anwendungsfeld ergibt sich in der Feinnadelpunktion, mit der unter sonographischer und computertomographischer Kontrolle auch parenchymatöse Organe (Leber, Pankreas, Niere, Schilddrüse etc.) weitgehend gefahrlos zur Gewinnung einer Gewebsprobe punktiert werden können (s. Kap. 1.5).

Rekonstruktion: Operative Wiederherstellung einer anatomisch vorgegebenen Struktur.
Beispiele: Mamma-Korrekturplastik
Sphinkterrekonstruktion
Pylorusrekonstruktion

Replantation: Wiederanfügen traumatisch abgetrennter Gliedmaßen oder deren Anteile (Finger, Zehen u. ä. m.). Sie erfolgt unter Anwendung mikrochirurgischer (Gefäße, Nerven und Knochen) Operationstechniken und setzt spezielle Erfahrungen voraus.

Resektion: Entfernung erkrankter Organabschnitte unter Belassung gesunder Organanteile. Die Resektion beinhaltet im Magen-Darm-Bereich die Wiederherstellung (einzeitig) oder zumindest die Möglichkeit zur Wiederherstellung der Kontinuität (mehrzeitig).
Beispiele: Dickdarmresektion
Rektumresektion
Schilddrüsenresektion
Femurresektion bei Osteosarkom etc.

Sklerosierung: Verödung von varikösen Gefäßen durch intra- und paravasale Injektion sklerosierender, d. h. die lokale Entzündungsreaktion fördernder Substanzen.
Beispiele: Endoskopische Varizenverödung (s. Kap. 11)
Hämorrhoiden (s. Kap. 27)

Transplantation: Gewebsverpflanzung (s. Kap. 9), Gewebsempfänger und Gewebsspender können sein:
Die gleiche Person
= *Autotransplantat* (z. B. Spalthaut)
Eineiige Zwillinge
= *Isotransplantat* (z. B. Niere)
Verschiedene Individuen
= *Homotransplantat* (z. B. Niere, Herz, Hornhaut, Leber)
Verschiedene Spezies
= *Xenotransplantat* (z. B. Schweinehaut zur vorläufigen Deckung von Verbrennungswunden)

2.2 Operationssaal

Im Operationsbereich arbeiten verschiedene Arbeitsgruppen eng zusammen. Es ist daher Pflicht, sich an bestimmte Regeln und Ordnungen zu halten. Dieses erfordert Disziplin. Das schulmäßig geübte Vorgehen hat sich als vorteilhaft erwiesen. In erster Linie gilt es, die hygienischen Bestimmungen sorgfältig zu beachten (s. Kap. 1.6). Gefahren und Komplikationen (Verbrennungen, Lagerungs- oder Narkoseschäden) können durch Schulung des Personals weitgehend vermieden werden.

Operationssaal: Sterilität, Ruhe, Disziplin!

Der Operationssaal ist von den Krankenstationen räumlich getrennt; er sollte im Nebenschluß liegen, um jeglichen Durchgangsverkehr zu vermeiden. In modernen Krankenhäusern sind die Operationseinheiten der einzelnen Disziplinen in einer zentralen Operationsabteilung zusammengefaßt. In jedem Operationsraum sollte nur *ein* Operationstisch stehen, um Unruhe und dadurch bedingte Keimaufwirbelung zu vermeiden.

Aseptischer und septischer Operationsraum werden im Gebäude streng getrennt. Der septische Operationsraum ist gewöhnlich in einer anderen Etage untergebracht und mit eigenem Instrumentarium, Wäsche und Personal ausgestattet (Abb. 2-1).
Die Operationseinheit (Operationssaal, Waschraum, Ein-/Ausleitung, Nebenräume) ist in der Regel durch Schleusensysteme für Patient, Personal und Material von der anderen Klinik abgetrennt und kann nur nach Wechseln der Kleidung betreten oder verlassen werden. Diese Barrieren haben die Aufgabe, das Einschleppen, aber auch das Hinaustragen von infektiösem Material – dies gilt besonders für den septischen Operationssaal – zu verhindern (s. Kap. 1.6).
Die Personalschleuse besteht aus einer 3-Raum-Schleuse. Im unreinen Raum wird die Kleidung bis auf die Unterwäsche abgelegt, im reinen Raum wird die meist farbig gekennzeichnete Operationskleidung (Hemd, Hose, Schuhe, Kopfschutz und Gesichtsmaske) angelegt. Das Verlassen der Operationseinheit geschieht über einen unreinen Raum. Die Patienten werden an einer Patienten- oder Umbettschleuse von dem im Operationsbereich arbeitenden Personal übernommen, entweder auf einen Wagen oder direkt auf eine fahrbare Operationsplatte (Lafette) gelagert. Die Material- und Geräteschleuse sollte getrennt für Ver- und Entsorgung angelegt sein. Die im Operationstrakt gebrauchten Geräte werden einer Flächendesinfektion (Spritzpistole, Spraydesinfektion) unterworfen (s. Kap. 1.6).
Der Operationssaal besitzt Wände und Fußböden, die abwaschbar und flächendesinfizierbar sind. Der Bodenbelag muß die statische Elektrizität ableiten können. Die Farbe der Wände sollte, um Reflexionen zu vermeiden, nicht zu hell sein. So finden sich grau, grau-blau oder blau gestrichene oder gekachelte Wände. In der Mitte des Raumes ist der Operationstisch installiert, der entweder als ganzes beweglich oder mit einem festen Sockel mit fahrbarer Lafette versehen ist. Entweder rein mechanisch oder elektromechanisch kann der auf dem Operationstisch gelagerte Patient in die gewünschte Position gebracht werden. Narkosegase (Sauerstoff, Lachgas), Preßluft und elektri-

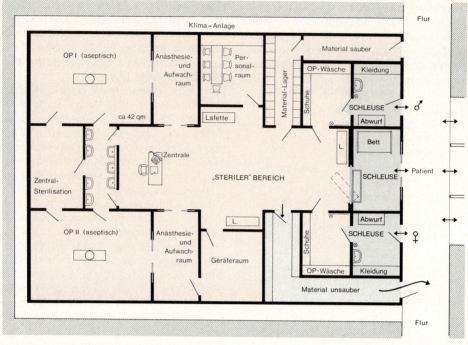

Abb. 2-1 Bau- und Funktionsplan einer Operationseinheit.

sche Anschlüsse werden aus einer Deckenampel entnommen.

Um einer Keimverschleppung zu begegnen, befindet sich im Operationstrakt eine Klimaanlage mit Hochleistungsfiltern, die für eine Raumtemperatur zwischen 20 und 22°C, bei Kindern bis 28°C, und eine Luftfeuchtigkeit von 60–65% sorgt. Die eingeführte Luft wird abgesaugt und im Gegensatz zu den üblichen Klimaanlagen nicht wieder in den Raum gebracht. Ein Druckgefälle von dem Gebiet der höchsten Ansprüche auf Asepsis (Operationsräume, Sterilgut) bis zu den Schleusen muß aufrecht erhalten werden. UV-Lampen über den Türen tragen zur Keimreduzierung bei (s. Kap. 1.6).

Die Ausleuchtung des Operationsfeldes wird durch eine oder mehrere schwenkbare, an der Decke installierte Operationsleuchten vorgenommen. Durch konzentrisches Zusammenwirken mehrerer Hohlspiegelreflektoren, wird eine schädliche Wärmewirkung vermieden. Um eine optimale Beleuchtung zu erzielen, muß die Umgebung dunkler sein. Dies wird durch Verwendung relativ dunkler Operationswäsche (dunkles grün oder blau-grün), reflexionsarme Wände und nicht reflektierende Instrumente erreicht.

Um unnötigen Luftzug und Staubaufwirbelung zu vermeiden, wird der Operationstrakt durch Schiebetüren zum Einschleusen der Patienten geöffnet und während der Operation geschlossen gehalten.

Gewöhnlich findet sich in der Operationsabteilung eine eigene Sterilisationsanlage (s. Abb. 2-1).

Die Voraussetzungen, um einen möglichst geringen Keimgehalt im Operationsbereich zu erlangen, sind (s. auch Kap. 1.6):
1. Organisation der Arbeitsabläufe,
2. mit den aseptischen und septischen Eingriffen vertrautes Personal mit fester Reglementierung,
3. regelmäßige Säuberung und Desinfektion von Räumen und Geräten,
4. Klimaanlage mit Druckdifferenz,
5. im Operationstrakt hat sich nur das dort notwendige Personal aufzuhalten,
6. Schleusensystem (Personal, Patient, Material und Geräte).

Vorbereitung zur Operation

Zur Vermeidung einer Keimeinschleppung wird der Patient auf der Station (bei Notfällen in der Aufnahme) durch Säuberung, Enthaarung des Operationsfeldes und Einkleidung in saubere Op.-Wäsche vorbereitet (s. Kap. 1.1). Enthaarung im Op. kontaminiert die Op.-Räume durch herumfliegende, stets infizierte Haare und ist unbedingt zu vermeiden. Vor längeren Operationen Urin-Katheter.

Keine Rasur im Op!

Wichtiger noch sind Maßnahmen zur Vermeidung nosokomialer Infektionen (s. Kap. 1.6).
Jeder im Operationssaal Tätige hat seine Hände als wichtigste Übertragungsquelle durch regelmäßige Säuberung und Desinfektion (non-infection) zu schützen. Beim Betreten der Schleuse werden die Hände schnelldesinfiziert. Operateur, Assistenten und Instrumentierpersonal desinfizieren ihre Hände im Waschraum (s. Kap. 1.6). Sie beginnt mit einer mechanischen Reinigung der Hände (Seife und Wasser, Bürste für die Fingernägel). Danach erfolgt die Händedesinfektion über 5 Minuten. Bei den heute gebräuchlichsten Desinfektionsmitteln ist eine Anwendungszeit von 5 min die Regel. Nach der Desinfektion werden die Operationskleidung (Kittel) angelegt und die Handschuhe so übergestreift, daß eine Berührung der Handschuhaußenseite mit den ungeschützten Händen vermieden wird (Abb. 2-2). Nachdem das Operationsteam steril angezogen ist, wird das Operationsfeld gereinigt, desinfiziert und abgedeckt.

Lagerung des Patienten

Die Lagerung des Patienten auf dem Operationstisch erfolgt nach Einleitung der Narkose. Wir unterscheiden verschiedene standardisierte Lagerungen (Abb. 2-3a–e). Am häufigsten ist die Rückenlagerung in leichter Lordosierung des Patienten. Je nach Lokalisation des Operationsfeldes kann der Tisch zusätzlich schräg gestellt werden. Durch Kopftieflagerung fallen die Darmschlingen entsprechend der Schwerkraft nach kranial (Eingriffe im kleinen Becken und Unterbauch) durch Fußtieflagerung ergibt sich der gegenteilige Effekt (Eingriffe im Oberbauch). Weitere Lagerungsformen sind Bauchlagerung (Eingriffe am Rücken und Gesäß), Steinschnittlagerung (Eingriffe am After und Darm) sowie Seitenlagerung (Eingriffe am Thorax und Retroperitoneum).
Die Lagerung muß sorgfältig von einer angelernten Pflegekraft durchgeführt werden. Falsche oder unzulängliche Lagerung kann zu bleibenden Schäden führen. Hierbei sind periphere Nervenschädigungen am Arm (Druckläsionen) und am Plexus (Überstreckungstrauma) die häufigsten Folgen.
Zur Lagerung gehört die Plazierung der indifferenten Elektrode der Diathermie. Sie ist die Voraussetzung für die Verwendung des elektrischen Messers (s. u.) während der Operation. Zu lockere Applikation, leitende Desinfektionsmittel im Bereich der Elektrode, Metallkontakt des Patienten am Operationstisch können zu schweren Hautverbrennungen führen. Regreßansprüche des Patienten sind in solchen Fällen berechtigt und erfolgreich.

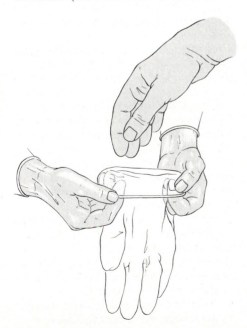

Abb. 2-2 Assistenz beim Anziehen der Operationshandschuhe.

Operationsassistenz

In der Regel führt der Operateur den Eingriff unter Inanspruchnahme eines oder mehrerer Assistenten aus. Wir unterscheiden den 1., 2. und 3. Assistenten (Abb. 2-4). Während der 1. Assistent sich aktiv assistierend beteiligt (s. u.) kommen dem 2. und 3. Assistenten im wesentlichen statische Funktionen (Aufsperren des Wundgebietes durch Haken) zu. Diese strikte Aufgabenverteilung ist notwendig, um Unübersichtlichkeit und Hektik im Operationsgebiet zu vermeiden.

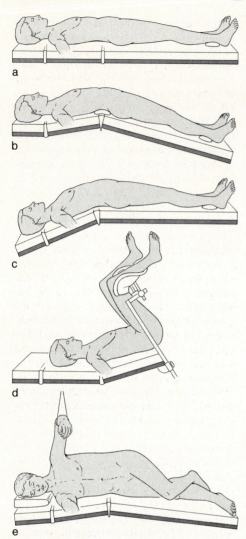

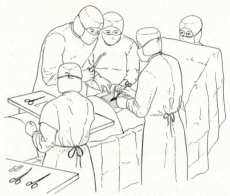

Abb. 2-4 Stellung des Operateurs, des 1. Assistenten (vis-à-vis vom Operateur), des 2. Assistenten (links vom Operateur), des Anästhesisten (Kopfende) und der Instrumentierschwester (Fußende).

Abb. 2-3a–e Operationslagerung:
a) Rückenlage
b) Fußtieflage
c) Kopftieflage
d) Steinschnittlage
e) Seitenlage.

Zur Vermeidung von Lagerungsschäden hat sich der Operateur vor Beginn der Operation von sachgemäßer Lagerung und Applikation der Diathermie-Elektrode eigenhändig zu überzeugen.

Lagerung: Bestandteil der Operation

Um gut assistieren zu können, müssen einige Voraussetzungen erfüllt sein. Vorbedingung sind die theoretischen Kenntnisse über den Eingriff, die möglicherweise auftretenden Komplikationen und deren Behandlung. Von dem Assistenten wird gefordert: ständige Aufmerksamkeit, Anpassungsfähigkeit, Disziplin und die Fähigkeit zu improvisieren. Ein Großteil der geforderten Geschicklichkeit kann durch Übung erworben werden. Das Sprechen sollte auf ein Mindestmaß reduziert werden. Dies gilt auch für den Operateur. Die Aufgaben der Assistenten im einzelnen sind:
1. Dafür zu sorgen, daß das Operationsgebiet für den Operateur möglichst optimal zugängig ist (Ordnen der eingesetzten Wundhaken).

2. Halten der Wundhaken.
3. Hilfeleistung bei der Blutstillung. Entfernen von Blut und Sekret mit Stieltupfern oder einem Sauger, damit die blutenden Gefäße deutlich zur Ansicht kommen und durch Kompression, Fassen mit Gefäßklemmen oder durch Elektrokoagulation verschlossen werden können. Beim Ligieren muß die Klemmenspitze angehoben werden, um das Gefäß anschlingen zu können. Auch muß die Klemme zum richtigen Zeitpunkt geöffnet und entfernt werden. Nach dem Knüpfen wird der Faden in richtiger Länge (PGS 3–4 mm, Seide 2–3 mm, Catgut 4–6 mm) abgeschnitten.
4. Fadenführen bei fortlaufender Naht aber auch bei einzelnen Nähten mit der dem Gewebe angepaßten Spannung und Zugrichtung, rechtzeitiges Loslassen und Wiederfassen des Fadens.
5. Adaptation der Wundränder bei Darm- und Hautnähten.
6. Nicht den Operateur behindern.

Assistere = beistehen!

Operationsablauf

Nachdem das Operationsteam steril angezogen ist und von der Operationsschwester die Instrumente nach festen Regeln auf dem Tisch geordnet sind, wird das Operationsgebiet desinfiziert, mit sterilen Tüchern abgedeckt und ein Sauger sowie eine Leitung für die Diathermie angebracht.

Die Stellung des 1. Assistenten ist gewöhnlich dem Operateur gegenüber. Der zweite Assistent steht links vom Operateur. Die instrumentierende Schwester (oder Pfleger) steht neben dem 1. Assistenten (Abb. 2-4). Im Operationsgebiet wird von den assistierenden Ärzten nur mit Instrumenten gearbeitet. Die Wunde wird von den Assistenten gespreizt und das Operationsfeld freigehalten. Sie darf nicht mit den Fingern berührt oder gar auseinandergehalten werden. Die Kontaminationsgefahr ist groß, da die Gummihandschuhe meist porös sind. Ein regelmäßiges Wechseln der Handschuhe nach 2 Stunden oder nach Verschluß einer Darmwunde ist obligat.

Die benutzten Instrumente werden der Operationsschwester zurückgegeben und von ihr auf dem Instrumententisch geordnet. Fehlt ein Instrument oder Textil (Bauchtuch, Streifen), wird dieses von der Schwester gemeldet und sofort gesucht. Vorschrift ist: Jedes verwendete Textil (Streifen, Bauchtuch, Kompresse) sollte mit einer Klemme gesichert sein. Außerdem ist die genaue Anzahl der verwendeten Textilien zu protokollieren und ihre Vollständigkeit am Ende der Operation zu überprüfen. Die Tücher sind zudem gewöhnlich noch zusätzlich mit einer eingewebten Metallfaser versehen, um so eine Identifizierung durch Röntgenaufnahmen zu ermöglichen. Zusätzlich benötigte saubere Instrumente werden von der assistierenden Schwester mit einer sterilen Kornzange entweder von den vorbereiteten Tischen oder von der in Bereitschaft stehenden unsterilen Schwester, dem „Springer", in einer sterilen Verpakkung entnommen und angereicht. Nach Beendigung des operativen Eingriffes wird die Wunde mit einem sterilen Verband bedeckt. Die Drainagen werden in sterile Plastikbehälter abgeleitet oder zum Auffangen des Sekretes mit einem auf der Haut haftenden Plastikbeutel überklebt.

2.3 Instrumente (GK 3: 4.2.1)

Die Vielfalt chirurgischer Instrumente läßt sich leichter überblicken, wenn eine Einteilung nach dem Verwendungszweck vorgenommen wird. Unterschieden werden Instrumente zur Gewebedurchtrennung, Blutstillung, Gewebevereinigung, Punktion und Instrumente für spezielle Eingriffe.

Gewebedurchtrennende und -fassende Instrumente

Zur Gewebedurchtrennung werden schneidende Instrumente (Skalpell, Scheren, CO_2-Laser, Sägen) benutzt. Um das zu schneidende Gewebe zu fassen, werden haltende (Pinzetten, Zangen) und um das umgebende Gewebe beiseite zu schieben, weghaltende Instrumente (stumpfe oder scharfe Haken, Wundsperrer) verwendet.

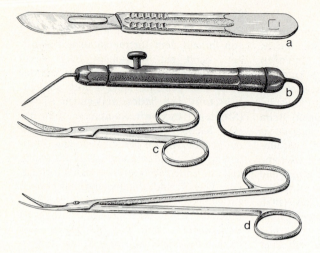

Abb. 2-5a–d
a) Skalpell
b) Diathermiemesser
c) Cooper-Schere
d) Präparier-Schere.

Glatte Hautschnitte werden mit dem Messer mit Einmalklinge vorgenommen. Subkutis, Faszie, Muskulatur oder parenchymatöses Gewebe können mit dem elektrischen Messer (Diathermie-Messer) durchtrennt werden (Abb. 2-5). Zur Entnahme von Hauttransplantaten wird ein flaches, großes Messer *(Thiersch)*, ein Elektrodermatom *(Mollowitz)* oder ein Druckluftdermatom verwendet (s. Abb. 10-8b).

Die Scheren sind je nach Anwendung spitz oder stumpf, mit gerader oder gebogener Fläche versehen. Kräftige Branchen besitzt die *Cooper*-Schere für derbes Gewebe, Fäden usw.; schmale Branchen werden zum Präparieren *(Mayo, Metzenbaum)* benutzt. Knochen werden mit Raspatorien, Meißeln, Zangen, Sägen (Stichsäge, oszillierende Säge, *Gigli*-Säge (Abb. 2-6) oder verschiedenen Bohrern bearbeitet.

An fassenden Instrumenten gibt es die chirurgischen Pinzetten mit einem Hakenmaul, um derbes Gewebe zu halten, und anatomische Pinzetten mit glatter oder geriffelter Endfläche für verletzliche Gewebe (Darm, Parenchym, Gefäße). Klemmen werden für Gefäße *(Satinsky-, Pott-, Péan-, Moskito-, Bulldog-Klemme)*, Darm *(Duval)* sowie Sehnen *(Crawford, Allis)* verwendet (Abb. 2-7).

Um das Gewebe auseinander zu halten, braucht man stumpfe oder scharfe Wundspreiz- oder gewebeschonende Haken *(Roux, Langenbeck)* bzw. Spatel (Abb. 2-8).

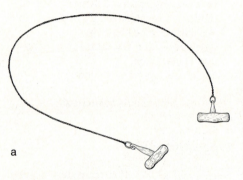

Abb. 2-6a, b Sägen:
a) Gigli-Säge
b) oszillierende Säge.

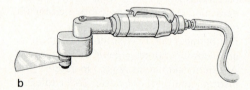

Zur Blutstillung werden ebenfalls Klemmen benutzt. Die definitive Blutstillung erfolgt durch Unterbindung, Naht oder Koagulation (Diathermie, Laser). Um das blutende Gefäß zu fassen, werden Klemmen nach *Péan, Overholt, Kocher* oder Pinzetten eingesetzt. Eine vorsorgliche Blutstillung erfolgt bei kleinen Gefäßen durch Koagulation (Abb. 2-9), bei großen durch Verschluß mit Klemmen und Umstechung oder Unterbindung mit Rinne und Deschamps.

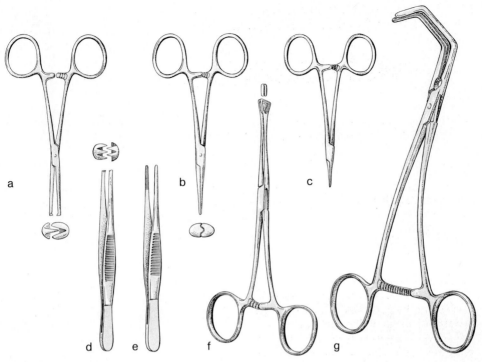

Abb. 2-7 a–g Fassende Instrumente:
a) *Kocher*-Klemme
b) *Péan*-Klemme
c) Moskito-Klemme
d) chirurgische Pinzette
e) anatomische Pinzette
f) *Duval*-Klemme
g) *Satinsky*-Klemme.

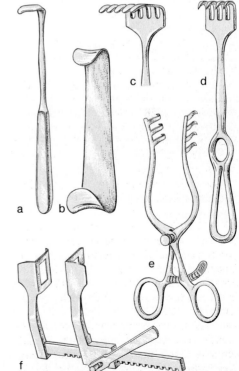

Abb. 2-8 Instrumente zum Aufsperren der Wunde:
a) *Langenbeck*-Haken
b) *Roux*-Haken
c) Muskelhaken
d) scharfer Haken
e) Wundsperrer
f) Rippensperrer.

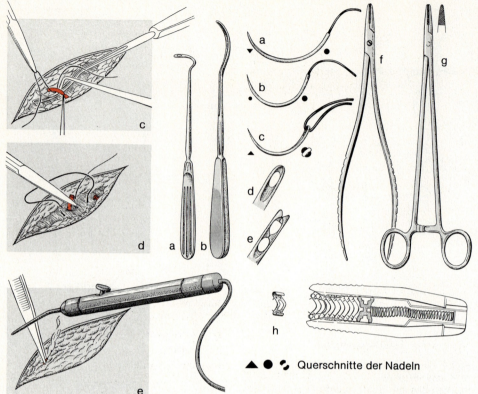

Abb. 2-9 Technik der Blutstillung:
a) Fadenführungsinstrument nach *Deschamps*
b) Kocherrinne
c) Ligatur eines Gefäßes durch Fadenunterführung mit dem *Deschamps* auf einer *Kocher*-rinne
d) Umstechungsligatur eines mit einer Klemme gefaßten Gefäßes
e) Elektrokoagulation eines mit einer Pinzette gefaßten kleinen Gefäßes.

Abb. 2-10 Gewebevereinigende Instrumente, Nadeln, Klammern und Nadelhalter:
a) Atraumatische, scharfe ⅓-Rundnadel
b) Atraumatische Halbrundnadel
c) Schneidende Halbrundnadel mit Öhr (Periostnadel)
d) Einfädelöhr
e) Patentnadelöhr
f) Offener Nadelhalter
g) Geschlossener Nadelhalter nach *Mayo*
h) Hautklammern mit Einmal-Klammergerät.

Gewebevereinigende Instrumente

Als Instrumente werden Nadeln, Nadelhalter, Klammern und Klebstoffe bzw. Klebestreifen verwendet.

Die Nadeln sind scharf oder rund, gerade oder gebogen und besitzen entweder ein Schnapp- (federndes Öhr, Patentöhr) oder ein Einfädelöhr (Abb. 2-10a–h). Für derbes Gewebe (Lederhaut) ist die Nadel geschliffen. Für eine atraumatische Arbeit gibt es eine Nadel-Faden-Kombination, bei der der Faden in dem aufgebohrten Nadelschaft versenkt ist (Abb. 2-10a+b). – Um die Nadeln durch das Gewebe zu führen, werden geschlossene oder offene Nadelhalter verwendet.

Zum Verschluß von Hautwunden, aber auch Parenchym (Milz, Leber, Niere), sind Klebstoffe geeignet. Zur Adaptation von Hautwunden können Metallklammern oder Klebestreifen Verwendung finden (Abb. 2-11).

Zu den Punktionsinstrumenten gehören unterschiedlich kalibrige Hohlnadeln, Troikars

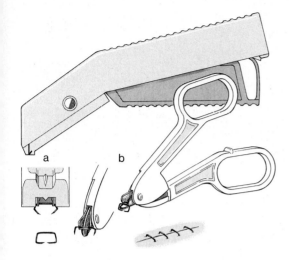

Abb. 2-11 Hautklammergerät:
a) Anwendung
b) Klammerentferner.

für die Pleura und Bauchhöhle (s. Kap. 20, 23–26, 29, 30 u. a.).

Spezielle Instrumente

Die Spezialisierung hat zur Entwicklung verschiedenster Instrumente geführt. So gibt es z. B. besondere Sortimente für Neurochirurgie, Bauchchirurgie, Unfallchirurgie, Urologie u.ä.m.

2.4 Chirurgische Naht
(GK 3: 4.2.2)

Nahtmaterial

Durchtrennte Gewebe (Haut, Faszie, Darm) werden durch Nähte, Klammern oder Klebstoffe adaptiert. Die Naht unterstützt die Heilung. Unterschieden wird zwischen nicht-resorbierbaren Fäden (Metall, Seide, Zwirn, synthetische Stoffe) und resorbierbarem Nahtmaterial (Catgut, Chromcatgut, Polyglykolsäure = PGS, Polydioxanon = PDS).
Die klinisch maßgeblichen Qualitäten sind Sterilität, Gewebsverträglichkeit, Reißfestigkeit, Knotenfestigkeit und Manipulierbarkeit. Die Fadenstärke ist in der europäischen Pharmakopoe festgelegt und mit X/0 bezeichnet. Hohe X/0-Werte (z. B. 7/0–10/0) bedeuten besonders dünne Fäden.
An Nahtmaterial steht zur Verfügung:

Metall: Chrom-Nickel-Eisenverbindung (V2A-Stahl).
Eigenschaft: Hohe Reißfestigkeit, Gewebeverträglichkeit, keine Dochtwirkung, bakteriostatische und bakterizide Wirkung.
Nachteil: Korrosion, Metallose.

Seide: Geflochtener Naturseidefaden.
Eigenschaft: Geringe Elastizität, Geschmeidigkeit und sehr gute Knüpfeigenschaften.
Nachteil: Ausgeprägte Fremdkörperreaktion, Dochtwirkung (Infektionsbegünstigung). Bei besonderer Imprägnierung des Fadens keine Dochtwirkung (NC-Seide = non capillary silk).

Catgut/Chromcatgut:
Material: Kollagen, hergestellt aus dem Dünndarm von Rind oder Schaf. Verzwirnter geschliffener Faden mit Resorptionszeit von 8–12 Tagen. Durch Gerbung mit Chromsalzen wird die Resorptionszeit verdoppelt (Chromcatgut).
Eigenschaften: Niedrige Knotenreißkraft, in kurzer Zeit resorbierbar, fermentative Spaltung mit heftiger Bindegewebsreaktion.

Resorbierbarer Kunststoff: Polymere der Glykolsäure (Dexon® = PGS), Copolymere aus Glykolyt und Laktid (Polyglaktin = Vicryl® = PGS), Polymere aus Dioxanon (Polydioxanon = PDS).

Eigenschaften: Spaltung im Gewebe durch Hydrolyse in Glykol und Milchsäure, die im intermediären Stoffwechsel abgebaut wird. Resorption 42 Tage, PDS ca. doppelt so lange. Geringe Fremdkörperreaktion.
Nachteil: Rauhe Oberfläche (PGS), nach Beschichtung besser.

Jede Nahtsubstanz erzeugt eine spezifische Fremdkörperreaktion. Das Ausmaß der Bindegewebsreaktion steigt in folgender Reihenfolge: Stahl, Polyester, PDS, PGS, Seide, Leinen, Zwirn, Catgut und Chromcatgut. Für die Anwendung der einzelnen Materialien ergibt sich daraus:
1. Hautnaht: Stahl- oder monofiler Kunststoffaden, Klebestreifen (Steristrips), Klammern.
2. Versenkte Naht: Resorbierbarer Kunststoffaden.
3. Schleimhautnaht: Catgut bei zweireihiger Nahttechnik, sonst PGS.
4. Gefäßnaht: Nichtresorbierbares, synthetisches Nahtmaterial*. Zur Ligatur von kleineren Gefäßen resorbierbarer Kunststoff.
5. Faszien und Aponeurosen: Resorbierbare oder nicht resorbierbare Kunststofffäden, Draht.
6. Infizierte Wunden: Resorbierbares synthetisches Nahtmaterial.

Nähapparate

Prinzip der Nähapparate: Klammern aus Edelstahl (V4A) werden ins Gewebe gedrückt und ihre Spitzen auf einer Andruckplatte umgebogen, d. h. die Klammern verschlossen. Diese Nähapparate haben sich vor allem in der Chirurgie des Magen-Darm-Traktes, der Lunge und der Haut bewährt. Es kommen zur Verwendung *gerade* Klammernahtgeräte nach *v. Petz, Friedrich* oder amerikanische Apparate (TA 30, 55 und 90) (Abb. 2-12a+b) zum Verschluß von Magen-Darm-Lumina oder Lungenparenchym, *doppelläufige* zur Herstellung von Seit-zu-Seit-Anastomosen (GIA) (Abb. 2-

---
* Es liegen mittlerweile auch positive Erfahrungsberichte über Gefäßnähte mit resorbierbaren Materialien vor.

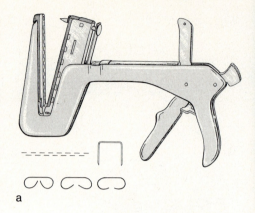

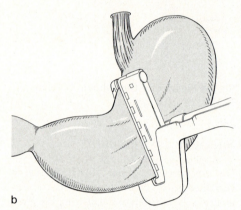

Abb. 2-12a, b Klammernahtgerät TA 90 (Autosuture Company):
a) im geöffneten Zustand, Muster der Nahtreihe und Klammernähte
b) während des Nähvorgangs, z. B. bei der Magenresektion.

13a+b) und schließlich *zirkuläre* zur Herstellung von End-zu-End-Anastomosen (EEA, z. B. Ösophagojejunostomie, tiefe Rektumresektion) (Abb. 2-14a+b). Einzelklammerapparate werden für Unterbindungen oder zum Hautverschluß (*Michel* u. a.) verwandt (Abb. 2-11a+b).

Klebstoffe

An Klebstoffen gibt es verschiedene Fibrinkleber und das *Butylcyanoacrylat (Histoacryl)*, das in Ampullen oder Spray zur Verfügung steht. Durch Polymerisation unter Mitwirkung der Luftfeuchtigkeit können

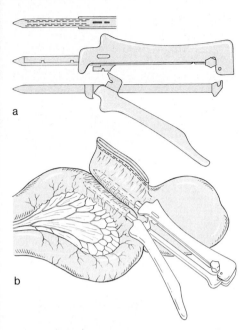

Abb. 2-13 Nahtgerät GIA (Autosuture Company):
a) Ansatz des Gerätes
b) beidseitige Klammernahtreihe.

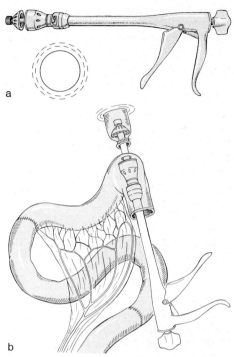

Abb. 2-14 zirkuläres Anastomosennahtgerät EEA (Autosuture Company):
a) im geöffneten Zustand, Muster der Nahtreihe
b) bei Anlage einer Ösophagojejunostomie im Rahmen der Ersatzmagenbildung durch Jejunuminterposition (s. Kapitel 24).

kleine Hautwunden im Gesicht oder Parenchymdefekte (Leber, Niere, Pankreas, Lunge) verschlossen werden.
Klebestreifen (Steristrip®) werden zum Hautverschluß und bei der Subkutannaht zur Wundrandadaptation verwendet, um ein möglichst gutes kosmetisches Ergebnis zu erzielen.

Nahttechnik (GK 3: 4.3.4)

Die Wundadaptation wird durch Einzel- (Knopf-) oder fortlaufende Nähte vorgenommen. Zur besseren Adaptation können die Einzelnähte als vertikale Rückstichnähte *(Donati, Allgöwer)* oder evertierende U-Nähte ausgeführt werden. An fortlaufenden Nähten können die *Kürschner*-Naht, die fortlaufende Rückstichnaht oder aus kosmetischen Gründen die intrakutane Naht durchgeführt werden (Abb. 2-15).
Als Hautnaht eignen sich sowohl Einzel- als auch fortlaufende Nähte. Zum Hautverschluß können außerdem Klammern sowie zum nahtlosen Verschluß Klebestreifen (Steristrips®) verwendet werden. Zum Verschluß von Darmwunden sind Nahttechniken mit schichtgerechter Adaptation oder evertierende Nähte geeignet (Abb. 2-16).
Faszien werden mit Einzelknopfnähten oder fortlaufend adaptiert. Bei Hernien erfolgt eine Fasziendoppelung.
Gefäßnaht: Hier kommt es auf eine exakte Adaptation der Intima an. Darum wird eine evertierende Naht als Einzel- oder auch fortlaufende Naht angelegt, die Knoten müssen extraluminär liegen.

Knoten

Das oberste Gebot beim Knoten ist: Ein Knoten muß zuverlässig sitzen, d. h. rutschfest sein. Richtiges Knoten ist nur durch Übung erlernbar! Welche Technik verwen-

Abb. 2-15 Hautnähte:
a) Einzelknopfnähte
b) Rückstichnähte nach *Donati*
c) fortlaufende Kürschner-Naht
d) fortlaufende Rückstichnaht
e) Rückstichnaht nach *Allgöwer*
f) Intrakutannaht, fortlaufend.

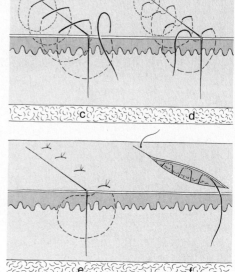

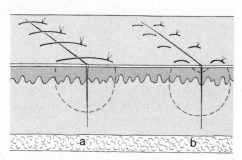

Abb. 2-16 Formen der Darmnähte
allgemein:
a) seromuskuläre Einzelknopfnaht
b) Einzelknopf-Allschichtennaht (= dreischichtig)
c) zweireihige Naht (1. Reihe Mukosa und Submukosa, 2. Reihe Seromuscularis)
d) Allschichtennaht mit zusätzlicher seromuskulärer invertierender Naht (von *Mikulicz-Lembert*).
speziell:
e) Allschichten-Einzelknopfnaht
f) Allschichten-Einzelknopfnaht unter Aussparung der Mukosa
g) Zweischichtige Einzelknopfnaht (Aussparung der Mukosa)
h) Variante von b und c
i) Zweireihige Naht (1. Reihe Mukosa und Submukosa, 2. Reihe Seromuscularis)
j) Allschichtennaht mit zusätzlicher seromuskulärer Deckung nach *Lembert*.

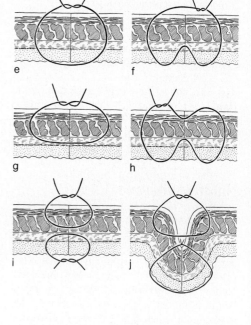

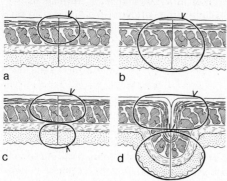

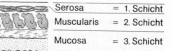

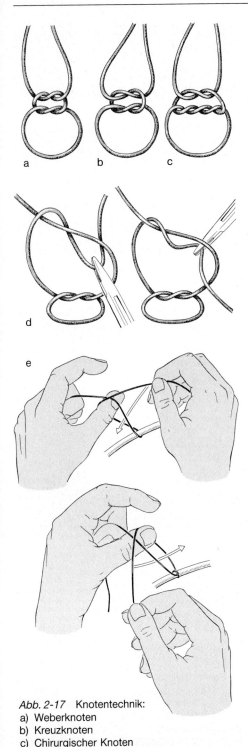

Abb. 2-17 Knotentechnik:
a) Weberknoten
b) Kreuzknoten
c) Chirurgischer Knoten
d) Knüpfen mit dem Nadelhalter
e) Knüpftechnik von Hand.

det wird, ist nicht wesentlich. Es kann rein manuell (Abb. 2-17e) oder mit Hilfe eines oder zweier Instrumente (Pinzette, Nadelhalter, Klemme) geknotet werden (Abb. 2-17d). Der erste Knoten sollte die Schlaufe in ihrer vorgesehenen Stellung fixieren und der gegenläufig angelegte zweite, wenn nötig dritte Knoten den ersten fixieren. Gewöhnlich werden 3 Knoten unterschieden (Abb. 2-17a–c): 1. Weber- (Abb. 2-17a), 2. Schiffer- (Abb. 2-17b), 3. chirurgischer Knoten (Abb. 2-17c) (s. Lesezeichen). Üblicherweise reichen 3 Knoten zur Sicherung der Verbindung. Bedingung sind allerdings eine ausreichende *Friktion* des Fadens (= Knotenfestigkeit durch Reibung) und das Anlegen mindestens eines gegenläufigen (2. oder 3.) Knotens. Bei dünnen und glatten (monfilen) Fäden sind mehr Knoten erforderlich, um eine ausreichende Friktion zu erzielen. Als Regel gilt: Zahl der erforderlichen Knoten = Fadenstärke + 1 (Beispiel Fadenstärke 3-0 = 4 Knoten).

2.5 Operationstechnik
(GK 3: 4.3)

Schnittführung (GK 3: 4.3.2)

Jede operativ gesetzte Wunde sollte so groß sein, daß eine Übersicht auch der tiefen Abschnitte besteht. Es ist darauf zu achten, daß der Schnitt in den Spaltlinien *(Langer)* (Abb. 2-18) der Haut verläuft. Dieses führt zu einer besseren Wundheilung und einem feineren kosmetischen Ergebnis. Bei Bauchdeckenschnitten sollte außerdem der Verlauf der Muskulatur, Gefäße und Nerven Berücksichtigung finden (Narbenhernie!). Querschnitte sind vorteilhafter als Längsinzisionen, da die Quote der Narbenbrüche geringer ist. In der Notfallchirurgie ist ein Schnitt so anzulegen, daß er ohne besondere Schwierigkeiten erweitert werden kann. Für septische Eingriffe (Abszeß, Fistel) muß grundsätzlich eine ausreichend große Inzision vorgenommen werden, damit sich die Hautwunde nicht vor der Ausheilung der Granulationshöhle schließt. Bei einer Laparotomie richtet sich die Schnittführung nach Lage des zu operierenden Organs.

Allgemeine Chirurgie

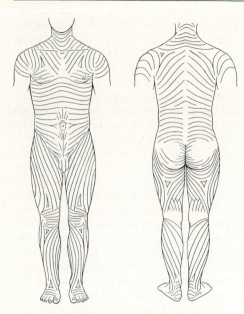

Abb. 2-18   Spaltlinien der Haut nach *Langer*.

Op.-Wunde: So klein wie möglich, so groß wie nötig

Schnittführung an den Bauchdecken
(s. Abb. 2-19)

Längsschnitte

Paramedian-, Transrektal-, Medianschnitt unterschiedlicher Ausdehnung.
Indikation: Nahezu alle intraabdominalen Eingriffe.
Vorteil: Gute Übersicht. Erweiterungsmöglichkeit nach rechts oder links (Kostoumbilikalschnitt).
Nachteil: Gefahr des Narbenbruchs (10%).

Querschnitte

Indikation: Eingriffe an Leber, Gallenblase, Pankreas, Milz, Nebenniere, Querkolon, rechtes Kolon, Wiederholungseingriffe.

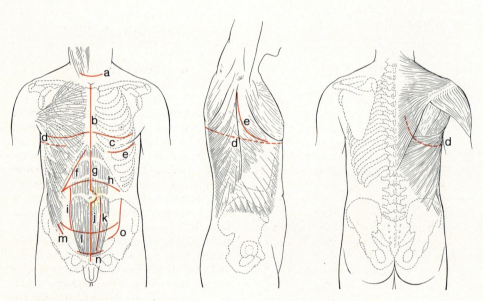

Abb. 2-19   Häufigste Schnittführungen
a) Kocher-Kragenschnitt
b) mediane Sternotomie
c) Thoraxquerschnitt
d) dorsolaterale Thorakotomie
e) anterolaterale Thorakotomie
f) Rippenbogenrandschnitt rechts
g) Oberbauchmedianschnitt   *links um Nabel wegen Lig. teres hepatis*
h) Oberbauchquerschnitt
i) Pararektalschnitt
j) Unterbauchmedianschnitt
k) Paramedianschnitt (Transrektalschnitt)
l) Unterbauchquerschnitt
m) Wechselschnitt
n) Pfannenstiel-Schnitt
o) Unterbauchschnitt zum extraperitonealen Zugang.

Vorteil: Geringe Platzbauchneigung, kosmetisch günstiger, physiologisch günstigster Bauchschnitt.
Nachteil: Erweiterung nur bedingt möglich.

Rippenbogenrandschnitt (rechts und links)

Indikation: Eingriffe an Gallenblase, Gallenwege, Leber, Duodenum, Nebenniere, Milz.
Vorteil: Gute Übersicht und Verschluß.
Nachteil: Evtl. Läsion der Innervation.

Wechselschnitt:

Indikation: Appendektomie
Vorteile: gutes kosmetisches Ergebnis, seltene Narbenbrüche.
Nachteil: Erweiterungsmöglichkeit zum Querschnitt.

Schnittführung am Thorax
(s. Abb. 2-19)

Gewöhnlich im Verlauf der Rippen bzw. Interkostalräume (antero- oder posterolaterale Thorakotomie) (s. Kap. 20).

Blutstillung (GK 3: 4.3.3)

Die Blutstillung erfolgt bei flächenhaften kapillären Blutungen durch Andrücken von feuchten und heißen Kompressen, mit blutstillendem Material (Fibrinschwamm, Muskelstückchen) oder durch Elektrokoagulation (Diathermie), Laser, Infrarot-Koagulator, Heißluft u.ä.m.
Die Blutstillung sichtbarer kleiner Gefäße erreicht man durch Anklemmen, ggf. Durchtrennung zwischen zwei Klemmen und anschließender Unterbindung der Gefäßstümpfe. Die Unterbindung kann auch mit Rinne und Deschamps erfolgen. Bei leicht zerbrechlichen Geweben (z. B. Nebenniere), ist die Verwendung von Metallclips zum Verschluß kleiner Gefäße besonders geeignet. – Auch ohne Blutung kann die Durchtrennung von Gefäßen im Rahmen der Präparation erforderlich sein. Sie richtet sich nach den allgemeinen Gesichtspunkten der funktionellen Anatomie. Insbesondere im Rahmen der Resektion von Organen oder Organteilen ist eine derartige Skelettierung notwendig (Magenresektion, Dickdarmresektion u. ä. m.). Hierbei finden gebogene Gefäßklemmen *(Overholt)*, Rinne und Deschamps oder neuerdings auch sog. Skelettierungs-Apparate Verwendung.
Bei Verletzung größerer Gefäße ist der Defekt nach den Regeln der Gefäßchirurgie zu versorgen (s. Kap. 41). Kleine Läsionen können durch direkte Naht behandelt werden. Bei größeren Defekten ist ein Venen- oder Kunststoffstück (Patch) in das Gefäß einzunähen.
Unkontrollierte flächenhafte Blutungen (z. B. septische Blutungen, Blutungen aus dem Retroperitoneum [s. Kap. 38]) können vielfach nur durch Streifentamponade (*Billroth*-Gaze, Jodoformstreifen) zum Stillstand gebracht werden. Um einer Infektion vorzubeugen, müssen derartige Tamponaden in den folgenden Tagen entfernt werden.

Drainagen (GK 3: 4.3.6)

Die Aufgabe der Drainagen ist die Ableitung von Sekret, Blut und Eiter aus Wund-, Körper- oder Abszeßhöhlen.

Im Zweifelsfall: Drainage

Große Wundflächen führen auch bei exakter Blutstillung in der postoperativen Phase zur Serom- und Hämatombildung; dies stellt eine Infektionsgefahr dar. Je größer die Wunde ist, desto eher soll eine Drainage für 48–72 Stunden eingebracht werden. Geeignet sind Saugdrainagen *(Redon)*. Der Drainageschlauch wird in eine mit einem Vakuum versehene Plastikflasche abgeleitet (Abb. 2-20).
In der Bauchhöhle werden Drains zur Ableitung von Sekret (Blut, Galle, Pankreassaft) und prophylaktisch für den Fall einer Insuffizienz bei gastroenteralen Anastomosen eingebracht. Als Material werden Latexgaze-Drains *(Penrose)*, weiches Paragummi oder Silikonröhren verwendet (Abb. 2-21). Spezielle Saug-Spüldrainagen finden nur selten Anwendung. Alle Saugdrainagen sind in der Bauchhöhle ungeeignet (Perforationsgefahr). In den gefährdeten Lagen des Abdomens (subphrenisch, parakolisch, Douglas) werden vorwiegend

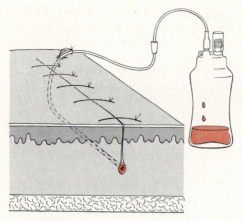

Abb. 2-20 Wunddrainage durch *Redon*-Drain mit Saugflasche.

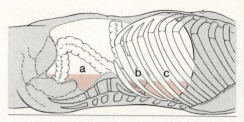

Abb. 2-22 Intraabdominelle Regionen mit Neigung zu Flüssigkeitsansammlungen
a) *Douglas*-Raum
b) parakolisch (links)
c) subphrenisch (links)
d) subhepathisch (rechts)

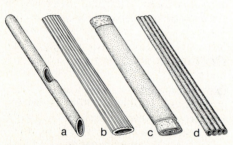

Abb. 2-21 Drainformen zur Peritonealdrainage
a) Rohr-Drain (Gummi, Silikon)
b) Silikonfolien-Drain
c) *Penrose*-Drain mit Gazestreifen
d) Multitubuläres Drain

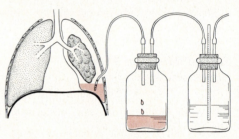

Abb. 2-23 *Bülau*-Drainage zur Behandlung eines Hydro- und Pneumothorax.

Ablaufdrainagen zur Ableitung gesammelten Sekrets plaziert (Abb. 2-22). Sie können allerdings durch Fibrinthromben oder Abknickung ggf. obturieren und trotz Sekretansammlung nicht fördern (= falsche Sicherheit).
Die Thoraxdrainage hat die Aufgabe, Eiter, Sekret, Blut oder Luft aus der Pleurahöhle abzusaugen. Verwendet werden Drains *(Bülau)*, die an Saugpumpen mit regulierbarem Sog (gewöhnlich 20 cm H_2O) angeschlossen werden. Das Thoraxdrain wird nach Hautinzision durch schräge Führung über die Rippe mit Hilfe eines Führungsmandrins in die Pleurahöhle gebracht (s. Kap. 1.5.1 und 20) (Abb. 2-23).

Drainage: Cave falsche Sicherheit!

2.6 Bluttransfusion

2.6.1 Indikationen und Präparate

a) Blutverlust

Innerhalb der Chirurgie ist die Therapie des akuten Blutverlustes die Hauptindikation zur Verabreichung von Blutkonserven. Bei diesem hämorrhagischen Schock hat die Erhaltung des Volumens absolute Priorität, wobei der Volumenersatz mit Hilfe von Elektrolytlösungen, Kolloiden (Dextran, Gelatine oder Hydroxyäthylstärke) oder Humanalbumin erfolgen kann (s. Kap. 3.6). Eine derartige Substitution ist bis zu einem Blutverlust von 1 Liter (< 20% des Blutvolumens) möglich. Bei größeren Blutverlusten (1–3,5 l oder Abfall des Hämatokrits unter 0,30) müssen Erythrozyten substituiert werden, und zwar 2 bis 3 Erythrozytenkonzentrate pro Liter verlorenem Blut. Bei noch größerem Defizit (> 3,5 l bzw. vorhergegangene Transfusion von 7 bis 10 Erythrozytenkonzentraten) ist Frischblut (eventuell Erythrozytenkonzentrat mit frisch gefrorenem Plasma) angezeigt.

Postoperativ ist die Normalisierung des Sauerstofftransports durch eine adäquate Erythrozytenzahl erforderlich. Hypoproteinämien sind nur dann mit Humanalbumin zu behandeln, wenn die Plasmaproteinkonzentration unter 45 g/l liegt; postoperative Thrombopenien führen zumeist zu keinen Spontanblutungen und vergehen in der Regel ohne Substitution. Auch die Verdünnung der Gerinnungsfaktoren korrigiert sich fast immer von selbst.

b) Blutersatz

Zur Substitution der Sauerstofftransportkapazität sollten vorwiegend leuko- und thrombocytenarme Erythrocytenkonzentrate verwendet werden. Diese Präparationen haben den Vorteil, daß sie bei einem relativ geringen Volumen die Erythrozytenzahl einer normalen Vollblutkonserve besitzen, aber nur eine geringe Zahl an Leuko- und Thrombozyten aufweisen; dadurch werden febrile Transfusionsreaktionen und eine Immunisierung gegen Leukozyten- und Thrombozytenerbmerkmale weitgehend vermieden. Durch die Entfernung des Plasmas können auch keine Antikörper passiv dem Empfänger zugeführt werden; die verringerte Proteinquantität in den Erythrozytenkonzentraten reduziert ebenfalls die Frequenz der Transfusionsreaktionen, welche durch Antikörper des Empfängers gegen Plasmaproteine des Spenders bedingt sind.

Blutungen im Rahmen von Hämostasestörungen in Folge kombinierter Defekte an Gerinnungsfaktoren und Thrombozyten sollen mit Frischblut (Alter tunlichst geringer als 48 Stunden) behandelt werden. Diese Präparation ist auch bei Massentransfusionen (ab 3,5 l Blutverlust) anzuwenden, um den Verdünnungseffekt durch die Erythrozytenkonzentrate und Plasmaersatzmittel auf Gerinnungsfaktoren und Blutplättchen auszugleichen. Frischblut, bei dem Prüfung auf HBs Antigen und HIV Antikörper (s. unten) noch nicht erfolgte, darf nur in extremen Notfällen zum Einsatz kommen. Da der Zeitaufwand für diese Auswertungen weniger als zwei Stunden beträgt, werden die labilen Blutkomponenten durch die Wartezeit nicht signifikant geschädigt.

c) Transfusionsreaktionen

Wegen der möglichen Komplikationen beim Einsatz von Blutkonserven muß die Indikation zur Bluttransfusion so eng wie möglich gestellt werden. Diese Komplikationen sind vielfach, wie z. B. Fieber, Urtikaria, hämolytische Transfusionsreaktionen oder Auftreten von Infektionskrankheiten nach der Transfusion.

Hämolytische Transfusionsreaktionen können durch eine regelrecht durchgeführte Kreuzprobe (s. 2.2) ausgeschlossen werden, das Vorkommen von Fieber oder Urtikaria (oft auf Grund von Antikörpern gegen Leukozyten bzw. Plasmaproteine) ist klinisch meist nicht relevant.

> **Transfusion von Blut und Blutkomponenten nur nach sorgfältiger und kritischer Stellung der Indikation. Die Verantwortung für die Bluttransfusion trägt der transfundierende Arzt**

d) Infektionen

Unter den transfusionsbedingten Infektionskrankheiten hat die Hepatitis B ihre Hauptrolle verloren, da infektiöse Virusträger durch den Nachweis des HBs Antigens von der Blutspende ausgeschlossen werden können. Dem gegenüber tritt die Non-A-non-B-Hepatitis, die immunologisch nicht nachweisbar ist, d. h. infektiöse Virusträger nicht erkennen läßt, immer mehr in den Vordergrund.

Die Übertragung des HIV (Human Immunodeficiency Virus), d. h. des Erregers der Immunschwächekrankheit AIDS, kann durch die Testung jeder Blutspende auf HIV Antikörper praktisch ausgeschlossen werden; die Wahrscheinlichkeit, einem Spender im Zeitraum zwischen der Infektion und dem Auftreten der HIV Antikörper (zumeist 2–6 Wochen) Blut für Transfusionszwecke abzunehmen, beträgt ca. 1:500000.

Teste zum Nachweis der sehr seltenen HIV II und ggf. HIV III Infektion befinden sich in Erprobung.

Bluttransfusion: AIDS-Risiko 1:500 000

e) Eigenblutspende

Um bei elektiven Eingriffen die Risiken einer Immunisierung und einer Infektion zu vermeiden, ist es möglich, dem Patienten präoperativ Blut, das bis zur Operation bei 4°C gelagert wird, für autologe Transfusionen abzunehmen. Dieses Procedere kann aber nur bei Patienten mit relativ guten Hämatokritwerten (nicht unter 0,38) und intaktem Kreislauf (Ausschluß einer allgemeinen Sklerose und einer kardialen Insuffizienz) durchgeführt werden. Bei jüngeren Patienten kann unmittelbar präoperativ durch die Abnahme einiger Blutkonserven und Substitution des Volumens mit Plasmaexpandern eine normovolämische Hämodilution mit Senkung des Hämatokrits auf 0,30 durchgeführt werden. Die entnommenen Eigenblutkonserven werden intra- und postoperativ retransfundiert. Im Falle eines größeren intraoperativen Blutverlustes besteht die Möglichkeit, die verlorengegangenen Erythrozyten steril aufzufangen, zu waschen und dem Patienten wieder zu verabreichen (intraoperative Autotransfusion); für dieses Verfahren wurden spezielle Apparate entwickelt.

Bei seltenen Fällen (Vorliegen von Antikörpern gegen ubiquitäre erythrozytäre Erbmerkmale) kann für den Eigenbedarf Blut gespendet werden, das in der Folge in flüssigem Stickstoff eingefroren wird. Bei Bedarf wird dieses Blut aufgetaut und dem Spender retransfundiert; auf diese Weise ist das bei derartigen Fällen sehr aufwendige und oft erfolglose Suchen nach kompatiblen Spendern vermeidbar.

2.6.2 Blutgruppen-Serologie

Blutgruppen sind erbliche Eigenschaften der roten Blutkörperchen, die Alloantigene darstellen und die mit Hilfe spezifischer Antikörper nachweisbar sind.

Blutgruppensysteme

Die menschlichen Blutgruppenmerkmale werden durch verschiedene, genetisch voneinander unabhängige Systeme codiert. Die für Transfusionszwecke wichtigsten sind die klassischen Blutgruppen AB0 und das Rhesussystem.

Klassische Blutgruppen AB0

Durch die Reaktivität der Antisera anti-A und anti-B können vier verschiedene Blutgruppen definiert werden:

anti-A	anti-B	Blutgruppe
+	−	A
−	+	B
−	−	0
+	+	AB

+: Agglutination (Verklumpung) der roten Blutkörperchen durch das Antiserum,
−: keine Agglutination.

Zur Verifizierung der Reaktionen mit den Testsera anti-A und anti-B, sowie zum Erkennen schwacher Varianten der Blutgruppe A soll zur Bestimmung der klassischen Blutgruppen auch immer ein Serum der Spezifität anti-A + anti-B Verwendung finden.

Die AB0 Gruppen zeigen als einziges System das Phänomen, daß im Serum die den Erythrozytenmerkmalen komplementären Antikörper ohne vorhergegangene Immunisierung vorkommen: anti-B bei der Blutgruppe A, anti-A bei B, anti-A und anti-B bei 0 und keine Antikörper bei AB.

Das Vorliegen dieser Antikörper muß bei der Blutgruppenbestimmung immer parallel zur Untersuchung der Antigene an der Erythrozytenmembran geprüft werden.

Mit Hilfe einiger Reagenzien kann die Blutgruppe A in die Untergruppe A_1 und A_2 unterteilt werden; ebenso ist AB in A_1B und A_2B zu differenzieren. Dabei ist festzuhalten, daß nur spezifische Reagenzien gegen A_1 oder A_1B vorliegen; die sogenannten „anti-A_2"-Reagenzien sind in Wirklichkeit gegen die Blutgruppensubstanz H (eine Präkursorsubstanz von A und B) gerichtet, die bei den Blutungen 0, A_2, B und A_2B vorhanden ist. Die Unterteilung von A in A_1 und A_2 ist von geringer klinischer Relevanz. Die Frequenz der Blutgruppen in Mitteleuropa ist: A 44%, B 14%, 0 36% und AB 6%.

Rhesussystem

Im Rhesussystem liegen zahlreiche Merkmale vor, die über drei eng gekoppelte Genorte gesteuert werden. Serologisch sind hauptsächlich D, D^u, C, c, C^w, E und e nachweisbar.

Von größter klinischer Bedeutung ist wegen seiner starken Immunogenität das Merkmal D; beim Vorliegen dieses Faktors spricht man von „Rhesus positiv", beim Fehlen von „Rhesus negativ". D^u ist eine schwache Ausprägung des Merkmals D, bei der möglicherweise einige Partialantigene von D fehlen. Einige D^u postive Individuen sind in der Lage anti-D zu bilden, D^u Blut kann bei Rh negativen Personen zur Ausbildung eines anti-D führen; aus diesem Grund gelten die Individuen mit D^u beim Blutspenden als Rh positiv und beim Empfangen von Blut als Rh negativ.

Die Verteilung des Merkmals D in Mitteleuropa ist 83% D positiv und 17% D negativ; D^u kommt in weniger als 1% der Individuen vor.

Weitere Systeme

Zahlreiche weitere erbliche Systeme sind bekannt, z. B. MNSs, P, Lutheran (Lu), Kell (K), Lewis (Le), Duffy (Fy) oder Kidd (Jk). Antikörper gegen Merkmale dieser Systeme können zu Problemen beim Auffinden kompatibler Spender führen; in diesem Rahmen soll aber nicht weiter auf diese Faktoren eingegangen werden.

Antikörper und Transfusionsserologie

Antikörper gegen Blutgruppenmerkmale gehören den Klassen IgM oder IgG an. Auf Grund der Charakteristika dieser Immunglobuline ist ein unterschiedliches Reaktionsoptimum der Blutgruppenantikörper zu beobachten: IgM Antikörper reagieren am besten bei 4–20°C mit in isotoner Kochsalzlösung resuspendierten Erythrozyten (2–5% Suspension), während IgG Antikörper im allgemeinen eine optimale Reaktion bei 37° mit in kolloidalem Milieu aufgeschwemmten roten Blutkörperchen zeigen. IgG Antikörper gegen einige Merkmale, insbesondere gegen Rhesusfaktoren, geben eine erhöhte Reaktivität beim Zusatz von Enzymen (z. B. Bromelin oder Papain), andere reagieren nur im indirekten Antihumanglobulintest (indirekten Coombstest). Bei letzterer Methode werden die IgG Antikörper zuerst auf Erythrozyten aufgeladen und die Beladung der roten Blutkörperchen dann durch den Zusatz von Antikörpern gegen Humanimmunglobuline (Antihumanglobulinsera, Coombssera) nachgewiesen, welche die beladenen Erythrocyten zur Agglutination bringen.

Für die Bluttransfusion müssen AB0- und Rhesus D-identische Spender herangezogen werden. Bei den Empfängern sollte ein Antikörpersuchtest durchgeführt werden, um eventuell präformierte erythrozytäre Antikörper zu erkennen und um a priori kompatible Spender auswählen zu können.

Nur im Notfall können statt AB0 identische Konserven auch AB0 kompatible Erythrocytenkonzentrate eingesetzt werden, das sind Erythrocytenkonzentrate, gegen deren AB0 Blutgruppenmerkmale der Empfänger keine Antikörper besitzt (s. Tab. 2-1).

Tab. 2-1 AB0-verträgliche Transfusionen

Blutgruppe des Patienten	AB	A	B	0
„AB0-verträgliche" Konserven	AB	A	B	0
	A*	0*	0*	–
	B*	–	–	–
	0*	–	–	–

* Ist das Konservenblut AB0-ungleich, aber AB0-verträglich, dann sollte es – wenn möglich – als Erythrozytenkonzentrat transfundiert werden

2.6.3 Bluttransfusion

Grundlage für die Vorbereitung und Durchführung der Bluttransfusion sind die „RICHTLINIEN zur BLUTGRUPPENBESTIMMUNG und BLUTTRANSFUSION", aufgestellt vom Wissenschaftlichen Beirat der Bundesärztekammer und vom Bundesgesundheitsamt.

Diese Richtlinien stellen Mindestforderungen dar, die unbedingt eingehalten werden müssen; denn *Verwechslungen und Fehlbestimmungen bei der Vorbereitung und Durchführung der Bluttransfusion können schwere Gesundheitsschäden und selbst den Tod des Patienten zur Folge haben.*

> **Transfusion von Blut und Blutbestandteilen nur bei vitaler Indikation!**

Bei 10000 zu transfundierenden Patienten ist das Risiko von **Verwechslungen** bei ca. 100 Patienten gegeben. Sie entstehen durch Verwechslung von Patienten bei der Entnahme einer Blutprobe, durch nachträgliches Falsch-Beschriften einer bereits entnommenen Blutprobe, durch falsches Zuordnen von Befunden und durch Abschriften von falsch-zugeordneten Befunden. Sie entstehen schließlich durch Verwechslung von Patienten beim Zuordnen der Blut- und Blutbestandteilkonserven. Dies ist nur durch sachgerechte Identitäts-Sicherung zu verhindern. **Verwechslungen** werden fast ausschließlich auf Station verursacht. Fehlbestimmungen im Labor sind dagegen äußerst selten.

Der folgende Beitrag konzentriert sich daher auf die Identitäts-Sicherung auf der Station zur Vermeidung von tödlichen Transfusionszwischenfällen.

> **Transfusion:**
> **Extreme Sorgfaltspflicht!**
> **Identitäts-Sicherung verhindert tödliche Verwechslungen**

Identität des Patienten

Die Zuordnung von Befunden und schließlich von Blutkonserven ist nur möglich über die Identitäts-Daten des Patienten *(Name, Vorname, Geburtsdatum)* oder über eine ihm vorübergehend zugeteilte Identitäts-Nummer *(Notfallaufnahme-Nummer* oder *Krankenakten-Nummer).*

Ist der Patient ohne Bewußtsein oder aus anderen Gründen nicht in der Lage, seinen Namen, Vornamen und sein Geburtsdatum anzugeben, so ist die Zuordnung von Befunden und Blutkonserven nur möglich, wenn die Identität des Patienten dennoch gewährleistet ist.

Das Mittel der Wahl ist ein am Handgelenk des Patienten befestigtes Armband, beschriftet mit den Identitäts-Daten oder der Identitäts-Nummer, wie dies seit Jahrzehnten zur Identifizierung Neugeborener üblich ist.

Das eindeutig gekennzeichnete Armband sollte erst bei der Entlassung entfernt werden. Es ermöglicht die Identitäts-Sicherung während des Krankenhausaufenthaltes in jeder Situation.

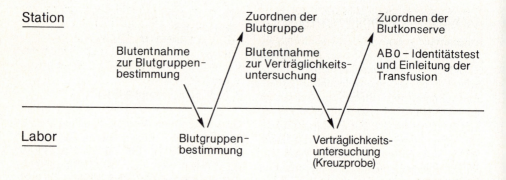

Abb. 2-24 Vorbereitung der Transfusion.

Getrennte Entnahme der Blutproben

für die Blutgruppenbestimmung und für die Verträglichkeitsuntersuchung.

Eine Verwechslung zweier Patienten bei der Entnahme einer einzigen Blutprobe für die Blutgruppenbestimmung *und* Verträglichkeitsuntersuchung kann im Labor nicht bemerkt werden.

Werden die Blutproben für die Blutgruppenbestimmung und für die Verträglichkeitsuntersuchung jedoch getrennt entnommen – *die eine zeitlich unabhängig von der anderen* –, dann wird eine Verwechslung AB0-ungleicher Patienten durch die Verträglichkeitsuntersuchung (Kreuzprobe) aufgedeckt.

> **Erste Blutprobe:**
>   **Blutgruppenbestimmung**
> **Zweite Blutprobe:**
>   **Verträglichkeitsuntersuchung**

Entnahme einer Blutprobe

Die Blutprobe für die Blutgruppenbestimmung und die für die Verträglichkeitsuntersuchung werden auf der Station entnommen und im allgemeinen in einem blutgruppenserologischen Labor untersucht.

Der Behälter für die Blutprobe und der dazugehörende Anforderungs- oder Begleitschein müssen vor der Entnahme der Blutprobe durch die Identitäts-Daten oder die Identitätsnummer des Patienten eindeutig und übereinstimmend gekennzeichnet sein.

> **Die Entnahme einer Blutprobe für eine blutgruppenserologische Untersuchung ist eine ärztliche Tätigkeit**

Der entnehmende Arzt *fragt* den Patienten nach dessen Name, Vorname und Geburtsdatum oder liest im Ausnahmefall die Angaben zur Person auf dem beschrifteten Armband und vergleicht diese mit den Identitäts-Daten oder der Identitäts-Nummer auf dem Behälter. Dann erfolgt die Entnahme.

Der entnehmende Arzt trägt die Verantwortung für die Identitäts-Sicherung bei der Entnahme. Der Anforderungs- oder Begleitschein muß nach der Entnahme vom entnehmenden Arzt unterschrieben werden.

> **Anforderungs- oder Begleitscheine niemals „blanko" unterschreiben!**

Sollte der Patient weder selbst antworten können, noch ein eindeutig gekennzeichnetes Armband tragen, dann ist eine Identitäts-Sicherung streng genommen nicht möglich. Der Patient muß in einem solchen Fall vor der Entnahme identifizierbar gemacht werden (z. B. durch die Krankenakten-Nummer auf einem Armband).

Name, Vorname und Geburtsdatum am Bettgestell oder über dem Kopfende des Bettes sind nicht zuverlässig.

Jeder nicht-gekennzeichnete, mit Blut gefüllte Behälter – wo immer dieser angetroffen wird – sollte von jedem Arzt und nichtärztlichen Mitarbeiter sofort vernichtet werden.

Nachträgliches Beschriften eines mit Blut gefüllten Behälters kann für einen Patienten tödlich sein.

Der untersuchende Arzt im Labor trägt zwar die Verantwortung für die Identitäts-Sicherung bei der Untersuchung und selbstverständlich für die Richtigkeit der Untersuchungsergebnisse, er kann aber nur die Blutgruppe des von der Station zur Verfügung gestellten Blutes bestimmen. Er kann nicht wissen, ob das zu untersuchende Blut in der Tat demjenigen gehört, dessen Identitäts-Daten auf dem Behälter vermerkt sind. Die Abschrift eines Blutgruppenbefundes auf einen Konserven-Anforderungsschein oder auf einen Blutgruppen-Ausweis darf der verantwortliche Arzt erst dann unterschreiben, wenn die Identitäts-Daten und der Befund von ihm auf Übereinstimmung geprüft worden sind.

2.6.4 Kreuzprobe

Zur Vermeidung von hämolytischen Transfusionsreaktionen, welche durch Antikörper gegen Erythrozyten bedingt sind, muß vor jeder Bluttransfusion eine Kreuzprobe durchgeführt werden. Im obligaten Teil wird das Serum des Empfängers mit den Erythrozyten des Spenders inkubiert und in verschiedenen Methoden untersucht, um eventuell vorliegende IgM und IgG Antikörper nachzuweisen. Der fakultative Teil der Kreuzprobe (Spenderserum + Empfängererythrozyten) ist wegen der Volumensverhältnisse (geringes Plasmavolumen in der Konserve, besonders bei Erythrozytenkonzentraten, gegenüber der großen Erythrozytenmenge beim Empfänger) und wegen der Tatsache, daß die Blutkonserven keine irregulären Antikörper enthalten dürfen, weniger bedeutungsvoll und kann daher entfallen. Als Kontrolle der Kreuzprobe wird noch der Ansatz Empfängerserum + Empfängererythrozyten mitgeführt, um Autoantikörper im Empfänger auszuschließen.

Üblicherweise wird die Kreuzprobe im Dreistufentest durchgeführt: 1 Tropfen Empfängerserum + 1 Tropfen Spendererythrozyten (2% Suspension in isotoner Kochsalzlösung) für den obligaten Teil, 10 Min. Inkubation bei 20°C, Zentrifugation und Aufschütteln zum Erkennen von Agglutinaten; bei negativem Resultat Zusatz von 1 Tropfen 20% Rinderalbumin, 60 Min. Inkubation bei 37°C, Zentrifugation und Aufschütteln zum Erkennen von Agglutinaten; bei negativem Ausfall Durchführung des indirekten Antihumanglobulintests.

Der Dreistufentest kann durch verschiedene weitere Methoden (z. B. Enzymtechniken) ergänzt werden. Die relativ langen Inkubationszeiten können durch die Verwendung von LISS Medien (LISS = low ionic strength solution), welche die Bindung der Antikörper beschleunigen, reduziert werden (von 70 auf 15 Min. Gesamtinkubationsdauer).

Bei negativer Kreuzprobe ist mit einer durch erythrozytäre Antikörper bedingten hämolytischen Transfusionsreaktion nicht zu rechnen. Um eine Verwechslung von Blutproben auszuschließen, muß aber bei jeder Transfusion der „bed-side test" als AB0 Identitätstest durchgeführt werden.

Vor der Transfusion: Immer AB0-Identitätstest

2.6.5 AB0-Identitätstest

Der AB0-Identitätstest ist die gleichzeitige Bestimmung der Erythrozyten-Merkmale des Patienten- *und* des Konservenblutes mit Anti-A und Anti-B zum Zweck des Vergleichs.

Die Beurteilung lautet: „AB0-verträglich" oder „AB0-unverträglich". Der AB0-Identitätstest muß unmittelbar vor jeder Transfusion am Bett des Patienten durchgeführt werden, um eine falsche Zuordnung von Blutkonserven rechtzeitig aufzudecken.

Wird die gleichzeitige Bestimmung der Erythrozyten-Merkmale des Patienten- und des Konservenblutes mit Anti-A und Anti-B fern vom Patienten durchgeführt, dann ist sie kein AB0-Identitätstest. Eine anschließende Verwechslung zweier Patienten bei der Zuordnung der Blutkonserve ist so nicht ausgeschlossen!

AB0-Identitätstest:
beim Patienten unmittelbar vor der Transfusion

In Anbetracht der Sicherheit für den Patienten ist der mit dem AB0-Identitätstest verbundene Aufwand nicht erwähnenswert. Es gibt keine Alternative zum AB0-Identitätstest. Der AB0-Identitätstest muß vom transfundierenden Arzt (oder unter seiner unmittelbaren Aufsicht) durchgeführt werden.

Die AB0-*Blutgruppenbestimmung* ist die Bestimmung der Erythrozyten-Merkmale und der Serumeigenschaften eines Probanden mit Anti-A, Anti-B, Anti-AB und A_1-, A_2-, B- und 0-Testerythrozyten. Ein AB0-Blutgruppenbefund kann nur erstellt werden, wenn die Erythrozyten-Merkmale und die Serumeigenschaften zueinander passen (s. „Landsteinersche Regel"). Die Beurteilung lautet: „A", „B", „0" oder „AB".

Die *Verträglichkeitsuntersuchung* ist ein spezieller Antikörper-Suchtest. Bei der klassischen Verträglichkeitsuntersuchung, der „Kreuzprobe", wird untersucht, ob der Patient Antikörper gegen die Erythrozyten-Merkmale der ihm zugedachten Blutkonserve hat („Major-Test") und ob in der Blutkonserve Antikörper gegen die Erythrozyten-Merkmale des Patienten vorhanden sind („Minor-Test"). Die Beurteilung lautet: „verträglich" oder „unverträglich".

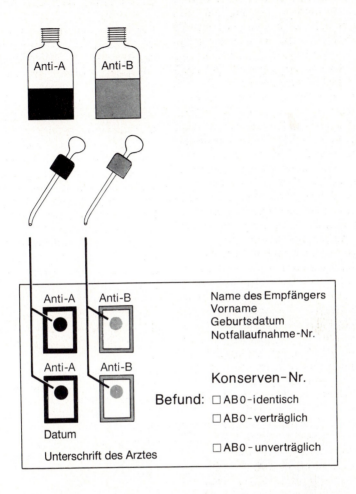
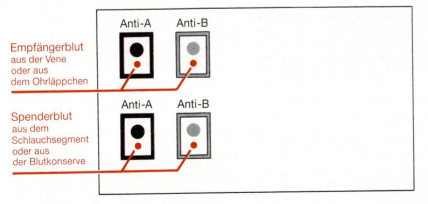

Abb. 2-25 Ausführung des AB0-Identitätstests.

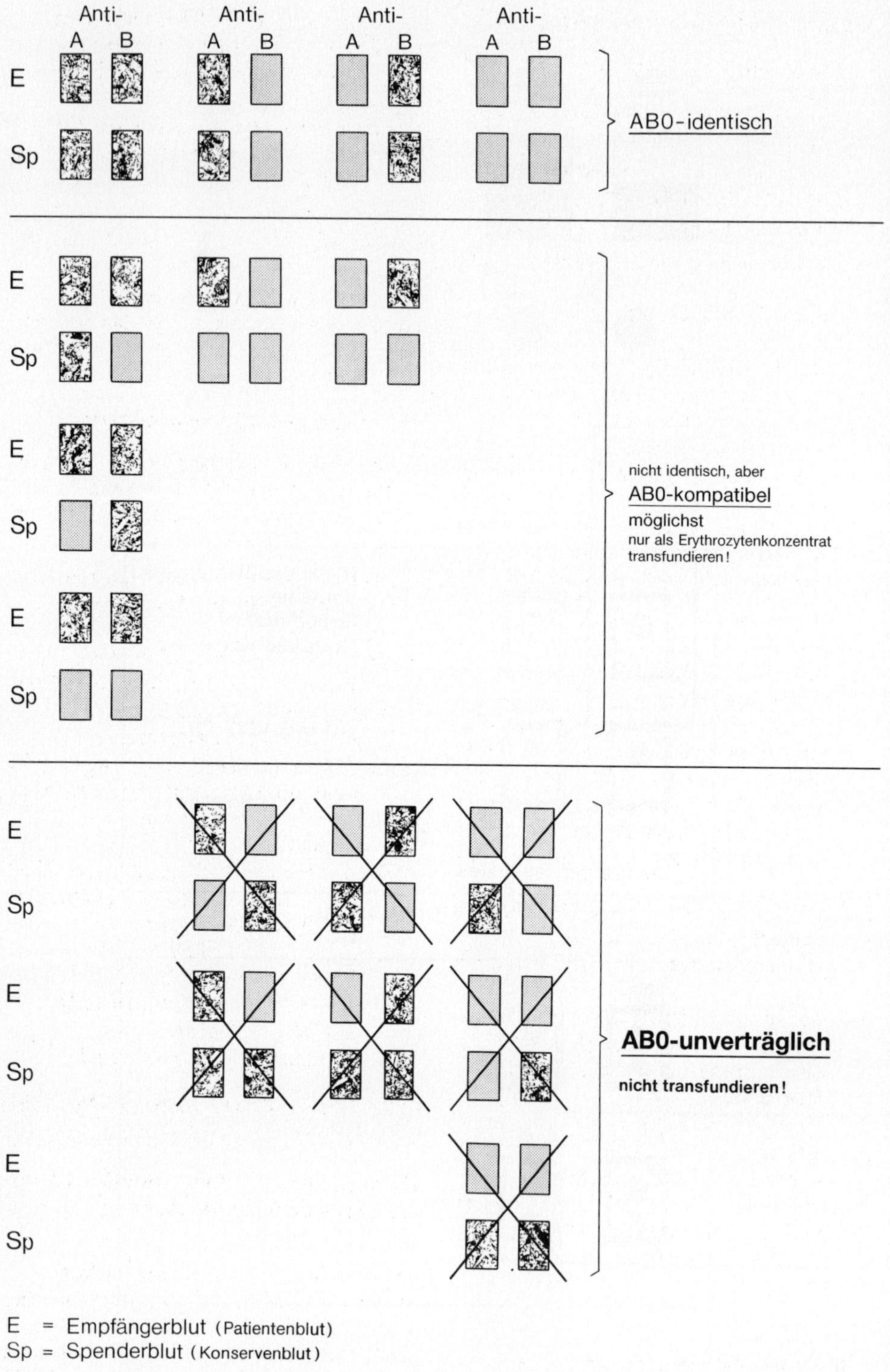

80 | Allgemeine Chirurgie

ABO-identisch

nicht identisch, aber
ABO-kompatibel
möglichst
nur als Erythrozytenkonzentrat
transfundieren!

ABO-unverträglich
nicht transfundieren!

E = Empfängerblut (Patientenblut)
Sp = Spenderblut (Konservenblut)

Abb. 2-26 Mögliche Ergebnisse beim ABO-Identitätstest.

Arbeitsanleitung zum AB0-Identitätstest

1. *Eindeutige Kennzeichnung der Testkarte.*
1.1. Name, Vorname und Geburtsdatum des Patienten, Notfallaufnahme-Nummer oder Krankenakten-Nummer.
1.2. Nummer der Blutkonserve.
2. *Prüfung der Testseren Anti-A und Anti-B*.*
2.1. Es dürfen nur staatlich geprüfte Testseren verwendet werden.
2.2. Die den Seren beigefügten Gebrauchsanweisungen sind genau zu beachten.
2.3. Die Laufzeit der Testseren darf nicht überschritten werden.
2.4. Die Testseren dürfen nicht verunreinigt sein (Trübung).
2.5. Die Testseren dürfen nur verwendet werden, wenn sie zwischen plus 2°C und plus 8°C gelagert wurden.
3. *Ausführung des AB0-Identitätstests.*
3.1. Jeweils zwei „große Tropfen" Anti-A bzw. Anti-B in die entsprechend bezeichneten Felder.
3.2. Jeweils einen „halben Tropfen" Blut aus einem Schlauchsegment des Blutbeutels (Konservenblut) bzw. der Spritze (Patientenblut) ebenfalls in die dafür vorgesehenen Felder „angetippt" oder „aufgesetzt" neben das Testserum.
3.3. Die Antigen-Antikörper-Reaktion ist optimal, wenn der Hämatokrit des Reaktionsgemisches zwischen 3% und 8% liegt.
3.4. Testserum und Blut in jedem Feld gut mischen, Felder ausstreichen, kein Gemisch von einem auf das andere Feld übertragen.
3.5. Reaktionsgemische durch Kippen der Testkarte um die Längs- und Querachse bewegen (Beschleunigung der Reaktionszeit). Die Reaktionen werden nach 1–3 Min. deutlich sichtbar!

4. *Beurteilung des AB0-Identitätstests.*
4.1. Das Ergebnis kann nur lauten: „AB0-verträglich" oder „AB0-unverträglich".
4.2. Erst die Unterschrift des transfundierenden Arztes schließt den AB0-Identitätstest ab.
5. *Vorbereitung für die Dokumentation.*
5.1. Restflüssigkeit mit einem Tupfer absaugen.
5.2. Testkarte trocknen lassen.
5.3. Testkarte mit einer Folie überkleben.
5.4. Testkarte in die Akte des Patienten ordnen.

Beurteilung des AB0-Identitätstests

1. Patienten- und Konservenblut reagieren mit Anti-A und Anti-B in gleicher Weise: „AB0-identisch", also „AB0-verträglich".
2. Patienten- und Konservenblut reagieren mit Anti-A und Anti-B verschieden: ACHTUNG! VERWECHSLUNGSGEFAHR! Rücksprache mit dem verantwortlichen Arzt im Labor erforderlich. Es gibt zwei Möglichkeiten:
   A. Agglutination(en) im Patientenblut ohne entsprechende Agglutination(en) im Konservenblut: „AB0-verträglich".
   B. Agglutination(en) im Konservenblut ohne entsprechende Agglutination(en) im Patientenblut: „AB0-unverträglich". VERWECHSLUNG! NICHT TRANSFUNDIEREN! *HÄMOLYTISCHE TRANSFUSIONSREAKTION!*

Jede Bluttransfusion ist eine ärztliche Tätigkeit!

Bis zum Ende der Bluttransfusion ist eine regelmäßige Patienten-Überwachung unerläßlich.

Verwechslung – AB0-Unverträglichkeit – schwere Gesundheitsschäden oder tödlicher Transfusionszwischenfall: Eine gewissenhafte Identitäts-Sicherung einschließlich AB0-Identitätstest schließt die AB0-unverträgliche Transfusion aus.

---

* Testkarten mit angetrockneten Testseren haben wie die Testseren eine Laufzeit. Beigefügte Gebrauchsanweisung beachten.

3 Postoperative Therapie

3.1 Allgemeine postoperative Störungen (GK 3: 5.2.2; GK 4: 2.9)

Fieber

Eine postoperative Hyperthermie gehört zum Postaggressionsstoffwechsel. Die Normalisierung tritt am 2.–3. Tag – beim Kleinkind gelegentlich noch später ein. Temperaturerhöhungen über diesen Zeitpunkt hinaus und primär stark erhöhte (über 38,5°C) Temperaturen haben, insbesondere bei begleitender Leukozytose, Krankheitswert. Häufige Ursachen sind:

Wundinfekt: Infektion der Operationswunde.
Symptome: Rötung, Schwellung, Fluktuation, Druckschmerzhaftigkeit der Wunde.
Diagnostik: Sterile Sondierung, Entfernung einzelner Fäden.
Therapie: Wunderöffnung durch Fadenentfernung, Spreizung, Spülung, offene Wundbehandlung (s. Kap. 1.4).

> **Postoperatives Fieber: Erster Blick zur Wunde**

Pneumonie: Pulmonale Infektion, häufig durch Minderbelüftung (Atelektase) und Sekretstau.
Symptome: Tachypnoe, gerötete Wangen, Luftnot.
Diagnostik: Lungenauskultation und -perkussion, Röntgen-Thorax.
Therapie: Verstärkung der Atemgymnastik, „Ausklopfen" mit Stas® und/oder Einreibealkohol, Antibiotika nach Testung, ggf. gezielte bronchoskopische Absaugung, *Bennet*-Respirator.

> **Postoperatives Fieber: Ausreichende Atemgymnastik? Pneumonie?**

Harnwegsinfekt: Infektion der Harnwege, häufig durch Blasenkatheter.
Symptome: Dysurie, Pollakisurie, trüber Urin, schmerzhafte Nierenlager.
Diagnostik: Sediment, Urinkultur, ggf. i.v.-Urographie.
Therapie: Vermehrte Flüssigkeitszufuhr, Antibiotika nach Testung.

> **Postoperatives Fieber: Harnwegsinfekt?**

Phlebothrombose: Venenentzündung (Phlebitis mit begleitender oberflächlicher oder tiefer Thrombose (s. a. Kap. 3.6). Ggf. auch bei Venenkatheter.
Klinik: Schmerzhaftigkeit im Bereich der oberflächlichen (Wade, Adduktorenkanal, Hals, Arm etc.) oder der tiefen Venen. Rötung, Schwellung, indurierte Venenzeichnung, bei tiefen Thrombosen Abflußbehinderung.
Diagnostik: Phlebogramm.
Therapie: Heparinisierung, Antiphlogistika, Antipyretika, elastischer Beinwickel (s. a. Kap. 3.6), Immobilisierung. Ggf. Wechsel des Venenkatheters.

Intraabdomineller Abszeß: Postoperative Eiteransammlung im Bauchraum.
Symptome: Darmparalyse, Zwerchfellhochstand, Schulterschmerz, regionale Peritonitis.
Diagnostik: Röntgen-Abdomenübersicht (extraluminäre Luftspiegel?), Sonographie, CT, rektale Untersuchung (Douglasabszeß?).
Therapie: Laparotomie, Drainage, bei Douglasabszeß transrektale Drainage.

> **Postoperatives Fieber nach Appendektomie: Douglasabszeß?**
> **(→ rektale Untersuchung!)**

Peritonitis: (s. a. Kap. 29).
Klinik: Gespannte Bauchdecken, Darmparalyse, positive Flüssigkeitsbilanz, respiratorische Insuffizienz, Nierenversagen, Bewußtseinstrübung, Unruhe.
Diagnostik: Sicherung der Verdachtsdiagnose durch Laparotomie.
Therapie: Spülung, Beseitigung der Peritonitisursache (Übernähung von Nahtbrüchen

etc.), Drainage, Spülbehandlung oder offene Behandlung, innere Schienung des Darms (s. Kap. 28).

> **Postoperatives Fieber: 5-P-Frage:**
>   **Pus?**
>   **Pneumonie?**
>   **Pyelonephritis?**
>   **Phlebothrombose?**
>   **Peritonitis?**

Sepsis: Septikämie oder fortgeschrittene Sepsis.
Klinik: Septische Temperaturzacken ohne Hinweis auf sonstige Fieberquelle.
Diagnostik: Mehrfache Blutkulturen (anaerob und aerob), Leberparameter.
Therapie: Antibiotika nach Testung, Entfernung oder Wechsel der Venenkatheter.

Andere Fieberursachen: Endokrine Störungen (Hyperthyreose), Tumorzerfall, Elektrolytentgleisung, Hypohidrose sowie Virusinfekte. Selten findet sich die sog. maligne Hyperthermie mit Temperaturen von über 42 °C als spezifische Reaktionsform des Organismus auf bestimmte Anästhetika (s. Kap. 1.3).
Allgemeine Therapie: Antipyretika (Pyrazol-Derivate, *Acetylsalicylsäure*), Wadenwickel ab 38,5 °C, ausreichende Flüssigkeitszufuhr.

> **Fieber verbraucht Energie. Eine Temperaturerhöhung um 1 °C erhöht den Sauerstoffverbrauch um 12–13%**

Subphrenischer Abszeß

Nach intraabdominellen Operationen und Infektionen kann sich ein infiziertes Hämatom oder Serom unter dem Zwerchfell (links häufiger als rechts) sowie unter der Leber (subhepatisch) bilden.
Klinik: Fieber, Leukozytose, Schulterschmerz, Pleuraerguß, Zwerchfellhochstand, Darmparalyse.
Diagnostik: Röntgen-Thorax mit Durchleuchtung (Zwerchfellbeweglichkeit? Zwerchfellhochstand? Erguß? Pathologische subphrenische Luftansammlung?). Sonographie, Computertomographie.

Therapie: Drainage durch CT- oder Sonographie-gesteuerte Punktion mit Katheter-einlage. Alternativ chirurgische Drainage mit Relaparotomie oder besser, falls möglich, von einem dorso-lumbalen Zugang im Bett der 12. Rippe ohne breite Eröffnung des Bauchraums, Spülung, Antibiotika (nach Testung).

Douglas-Abszeß

Vor allem nach Appendizitis, Adnexitis und Divertikulitis Eiteransammlung im *Douglas-Raum*.
Klinik: Fieber, Leukozytose, Darmparalyse.
Diagnostik: Fluktuierende Resistenz bei rektaler Untersuchung.
Therapie: Transrektale Punktion und Drainage (s. Kap. 28).

Platzbauch

Eine postoperative Wunddehiszenz nach Laparotomie tritt in ca. 3% der Fälle auf. Sie kann komplett (alle Schichten) oder inkomplett (intaktes Peritoneum), apparent (freiliegende Darmschlinge) oder inapparent (Hautnaht noch geschlossen) sein (s. Kap. 1.4).
Klinik: Einige Tage postoperativ beginnende, sanguinolente Wundsekretion, Darmparalyse und plötzlicher Vorfall der Darmschlingen vor die Bauchdecke. Häufig wird der Platzbauch anfangs kaschiert durch die noch bedeckende intakte Hautnaht (inapparent). Weichen Haut und Faszien auseinander und bleibt das Peritoneum noch geschlossen, ist der Platzbauch inkomplett.
Therapie: Auf der Station: Untersuchung nach sterilem Abdecken mit sterilen Handschuhen, dann Bedeckung mit feuchten, sterilen Bauchtüchern und Transport in den Op. Dort sofortige Operation mit Sekundärnaht der Bauchdecken (durchgreifende Einzelknopfnähte), ggf. Implantation eines Marlex®-Netzes.
Prognose: Bei rechtzeitiger Behandlung gut, Letalität unter 10%. Ein septischer Platzbauch kann unter offener Wundbehandlung (s. Kap. 1.4) gleichfalls komplikationslos

ausheilen. Dies gilt auch für den veralteten, da länger inapparenten Befund mit bereits verklebten Darmschlingen. Hier gehört die offene Wundbehandlung zum Standard septischer Chirurgie (s. Kap. 27.2).

Septischer Platzbauch: Offene Wundbehandlung

Prophylaxe: Bei gefährdeten Patienten entlastende Stütznähte (Draht-Gummi-Plattennähte), Faktor XIII-, Vitamin-, Eiweiß-Substitution. Postoperativer elastischer Leibwickel, Vermeidung von starkem Husten (Hustensaft, Atemgymnastik). Vermeidung medianer Laparotomien bei Risiko-Patienten (s. Tab. 3-1).

Tab. 3-1 Begünstigende Faktoren des Platzbauchs

Wundinfektion
Ischämisierende Nähte
Malnutrition
Faktor XIII-Mangel
Adipositas
Konsumierende Neoplasmen
Aszites
Hypalbuminämie
Postoperativer Husten
Zytostatika

Nachblutung

Postoperative Einblutung ins Wundgebiet durch nichtversorgte Gefäße, abgerutschte Ligaturen oder Gerinnungsdefekte.
Klinik: Pulsanstieg, Blutdruckabfall, anhaltender Blutverlust über Drainagen, bei Laparotomien Zunahme der Flankendämpfung und des Bauchumfangs als Spätzeichen. Ansonsten Umfangszunahme an Extremitäten, am Hals etc. Cave: Falsche Sicherheit durch liegende Drainage, diese kann abgeknickt oder verstopft sein!

Nachblutung: bis zum Beweis des Gegenteils chirurgische, d. h. operationspflichtige Ursache

Diagnostik: Blutbild, Gerinnungsstatus zum Ausschluß systemischer Ursachen (Gerinnungsdefekte), Sonographie.

Therapie: Bei Ausschluß systemischer Blutungsursachen Indikation zur Reintervention je nach Blutungsausmaß, Grundkrankheit und Operationstyp. Septische Erkrankungen, parenchymatöse Organwunden (Leber, Pankreas), retroperitoneale Verletzungen neigen eher zur Nachblutung als Elektiveingriffe. Die Indikation kann hier zögernder gestellt werden. Generell gilt aber eine großzügige Indikation zur Reintervention mit dem Ziel der Blutstillung und Hämatomausräumung zum frühest möglichen Zeitpunkt (Infektionsgefahr!). Besondere Beachtung erfordern die Nachblutungen am Hals (z. B. Schilddrüsenoperation), da bereits geringe Hämatome zu einem lebensbedrohlichen Stridor führen können.

Postoperativ: Abszeß oder Nachblutung? → Sonographie!

Parotitis

Aszendierende Infektion der Speicheldrüsen durch Mundkeime bei verringertem Speichelfluß und schlechter Mundhygiene.
Klinik: Schmerzhafte, geschwollene, indurierte Speicheldrüsen (Parotis, Gl. submandibularis).
Therapie: Mundpflege, Spülen mit Antiseptika, Antibiotika nach Testung. Bei Abszedierung Inzision.
Prophylaxe: Mundpflege und Spülungen, Vermeidung von oraler Exsikkose, Kaugummi, Lutschbonbon.

Dekubitus

Druckgeschwüre, meist über dem Os sacrum, den Trochanteren, den Schulterblättern, den Fersen sowie den Knöcheln. Gefährdet sind bettlägerige, bewegungsarme oder gelähmte Patienten. Dekubitalgeschwüre sind vor allem Ausdruck mangelnder pflegerischer Zuwendung.
Klinik: Flächenhafte, anfangs oberflächliche, später tiefe, schlecht heilende Ulzerationen mit geringer Granulationstendenz.
Therapie: Druckentlastung (Polsterung), Nekrosenabtragung, trockene Verbände *(Mercurochrom),* granulationsfördernde Substanzen (Debrisorb®, Actihaemyl®), Um-

schneidung oder plastische Deckung durch Schwenklappen. Mindestens so wichtig wie die Therapie ist die rechtzeitige Prophylaxe.
Prophylaxe: Häufiger regelmäßige Lagewechsel, Vermeiden von Falten und Krümeln im Bettlaken, Abreiben mit Alkohol zur Durchblutungsförderung, Unterpolsterung gefährdeter Bezirke (Fersenkappen, Bettfell etc.). Bei Langliegern Wasserbett, pneumatische Matratze oder auflagefreies Clinitron®-Bett (sehr teuer!). Vermeidung mazerierender Nässe durch Dauerkatheter und sorgfältige Hygiene bei der Defäkation.

Dekubitus: Die beste Therapie ist eine rechtzeitige pflegerische Vorbeugung

Streß-Ulkus

Akute Läsionen des oberen Magen-Darm-Traktes in der postoperativen oder posttraumatischen Phase (s. a. Kap. 24).
Ursächlich ist eine abgelaufene Schockphase, die oft Tage zurückliegen kann.
Klinik: 2–14 Tage postoperativ oder posttraumatisch: hämatinisierter Mageninhalt, Kaffeesatz-Erbrechen, Hämatemesis, Melaena oder akutes Abdomen mit freier Luft unter dem Zwerchfell. Die Symptomatik kann von der leichten erosiven Gastritis bis zur lebensbedrohlichen schweren Blutung reichen (s. Kap. 31). Ulkusperforationen sind in 20% der Fälle zu erwarten.

Streßulkus-gefährdet sind Patienten mit: Großen Eingriffen, Polytraumen, Transplantationen, Verbrennungen, respiratorischer, renaler oder kardialer Insuffizienz, Schockzuständen aller Art, septischen Komplikationen (Fieber, Abszeß, Wundinfekt, Hypalbuminämie, ZNS-Traumen und ZNS-Tumoren).
Diagnostik: Magensaftaspiration (Hämatin? Blut?), bei Verdacht Endoskopie. Blutbild, Blutdruck, Puls, ZVD (s. Kap. 31). Bei Verdacht auf Perforation: Röntgen-Abdomen-Übersicht (freie Luft?).
Therapie: Spülung des Magens mit Leitungswasser (= 14°C), Versuch der endoskopischen Blutstillung, Fortsetzen der Streßulkusprophylaxe (s. u.), zusätzlich Sekretin und/oder *Somatostatin* (s. Kap. 31). In ca. 60% ist die konservative Blutstillung erfolgreich. Falls erfolglos, Operation mit Umstechung plus Vagotomie, Resektion oder seltener, bei totaler hämorrhagischer Gastritis auch Gastrektomie. Bei Perforation Übernähung.
Prognose: Die Letalität der konservativ nicht beeinflußbaren operationspflichtigen Streßblutung liegt über 50%.

Sepsis, Schock oder Organinsuffizienz: Streßulkusprophylaxe!

Prophylaxe: Vermeidung von Flachlagerung (Reflux!). Frühe orale Ernährung (Säure- und Refluxpuffer), frühe Darmstimulation (Vermeidung von Reflux), adäquate Schocktherapie (Vermeidung der Schleimhautischämie). Rechtzeitige Behandlung septischer Komplikationen. Magensonde (Magenentlastung, Blutungskontrolle).
Pharmakologisch: Aluminium-Magnesium-Hydroxid-haltige Antacida 6–12 × 30 ml/24 Std. über Magensonde (cave Niereninsuffizienz) oder H_2-Rezeptorenblocker (*Cimetidin* 6 × 200–400 mg/24 Std., *Ranitidin* 2–4 × 150 mg/24 Std.). Zielgröße beider Therapieformen ist die dauerhafte Anhebung des Magen-pH auf 3,5 (Kontrolle mit pH-Papier). Eine Anhebung über diesen Wert birgt die Gefahr der bakteriellen Besiedlung mit endogener Kontamination (z. B. Aspirationspneumonie!).

Magenatonie

Postoperativer Lähmungszustand des Magens. Ursächlich sind regionale oder allgemeine Peritonitis, paralytischer Ileus, Kalium-Mangel, Zustand nach Vagotomie, Anastomosenenge, Magenüberdehnung, Abszesse oder Hämatome.
Klinik: Übelkeit, Singultus, Aufstoßen, Völlegefühl, gastro-ösophagealer Reflux, Erbrechen.
Therapie: Magensonde, *Metoclopramid* i. v., Peristaltika, Nahrungskarenz, Abführmaßnahmen. Bei Persistenz Ausschluß einer intraabdominellen Ursache (Abszeß, Peritonitis, Hämatom etc.).

Postoperative Magenatonie: Magensonde!

Singultus

Der postoperative „Schluckauf" basiert auf einer willkürlich nicht gesteuerten krampfartigen Zusammenziehung des Zwerchfells aufgrund lokaler oder zentraler Irritation der Nervi phrenici.
Klinik: Oft salvenartige Krämpfe, die gelegentlich über Tage anhalten und den Patienten schwer belasten.
Diagnostik: Ausschluß eines subphrenischen Abszesses, eines Ileus mit Magenatonie oder einer generalisierten Peritonitis als Singultus-Ursache.
Therapie: Magensonde, Valsalva und Luftanhalten, Spülung des Magens mit Eiswasser oder lauwarmer Bikarbonatlösung, Psyquil® 10 mg i. v., Megaphen® 50 mg i. v., bei hartnäckigen Fällen Phrenikus-Blockade im Halsbereich (unter dem M. sternocleidomastoideus) auf der betroffenen Seite durch Lokalanästhetika.

Obstipation

Hervorgehend aus der physiologischen postoperativen Darmatonie. Häufigste, postoperative Störung. Erst ab 4. postoperativen Tag behandlungsbedürftig.
Therapie: Orale (Bitterwasser, Gastrografin®, X-Prep®), transanale (Einläufe mit Wasser, Glycerin, Seifen) oder systemische (Prostigmin®/Paspertin® i. v., Periduralkatheter etc.) Verfahren sind gestuft zu dosieren.
Prophylaxe: Frühe postoperative Mobilisation und orale Ernährung. Präoperative Darmentleerung durch Abführmaßnahmen. Der beste Stimulus der postoperativen Darmtätigkeit ist die frühzeitige orale Nahrungsaufnahme.

3.2 Postoperative Krankheit
(GK 3: 5.2; 5.2.1; GK 4: 2.9)

Definition

Operationstrauma und Narkose bewirken zwangsläufig lokale und allgemeine Reaktionen des Organismus, die zur sog. „postoperativen Krankheit" führen. Die postoperative Krankheit – auch Postaggressionssyndrom genannt – wirkt sich auf den Wasser-Elektrolyt-Haushalt, den Intermediärstoffwechsel, das hormonale und immunologische System, den Magen-Darmtrakt, die Blutgerinnung sowie das Nervensystem aus. Wir grenzen die „postoperative Krankheit" im Rahmen eines unkomplizierten postoperativen Verlaufes von den eigentlichen „postoperativen Komplikationen" ab.

Allgemeines

Klinisch manifestiert sich die unkomplizierte postoperative Krankheit vor allem in Form transitorischer Funktionsstörungen der Herz-Kreislaufregulation, des Energiestoffwechsels sowie der Psyche und verläuft unabhängig von der Art des Traumas qualitativ weitgehend gleichförmig. Die Ausprägung der einzelnen zum Syndrom gehörigen Symptome und damit die Schwere der postoperativen Krankheit ist jedoch von der Größe, Lokalisation und Durchführung des Eingriffes sowie dem biologischen Alter und den Vor- bzw. Begleiterkrankungen des Patienten abhängig. Kommt es zum Versagen physiologischer Kompensationsmechanismen, so treten die eigentlichen postoperativen Komplikationen auf, die sich u. a. als Wundheilungsstörungen, Sepsis, Stoffwechselentgleisungen, Leber-Niereninsuffizienz, Herz-Kreislaufversagen, Schocklunge oder in Form von Psychosen bzw. neurologischen Ausfällen dokumentieren. In ihrer schwersten Form kann die postoperative Krankheit zum Tode führen.
Für das Verständnis dieser Zusammenhänge ist die Überlegung wichtig, daß normalerweise der Organismus auf Verletzungen mit lokalen und allgemeinen Reaktionen antwortet, durch die zunächst ein Überleben ermöglicht werden soll. Die Fortdauer dieser Reaktionen kann jedoch u. U. schädliche Auswirkungen haben. So kann eine ausgeprägte Vasokonstriktion bzw. Zentralisation nach einem schweren Unfall momentan lebensrettend sein, da weitere unnötige Blutverluste vermieden und lebenswichtige Organe perfundiert werden. Hält dieser Zustand jedoch länger an, kann er zum Nierenversagen, Schock und damit zum Tode führen. Ein anderes Beispiel ist die durch ein

Trauma ausgelöste Gerinnungsaktivierung, die eine Hämostase im Verletzungsbereich erzielen soll, die jedoch im Gesamtorganismus mit thrombembolischen Komplikationen einhergehen kann. Nur durch geeignete prä-, intra- und postoperative Maßnahmen lassen sich derartige unerwünschte Reaktionen des Organismus auf das Operationstrauma vermeiden, wobei vor allem der modernen *Anästhesie* eine überragende Bedeutung zukommt (s. Kap. 1.3).

Verlauf: Die Dauer der unkomplizierten postoperativen Krankheit beträgt in der Regel nur einige Tage bis zu wenigen Wochen. Bis zur völligen Genesung bzw. Wiederherstellung der präoperativen Leistungsfähigkeit können jedoch u. U. Monate verstreichen.

Häufigste klinische Symptome

- Temperaturanstieg, Frequenzzunahme von Puls und Atmung,
- Durst, Oligurie, Appetitlosigkeit, Adynamie,
- Müdigkeit, Interesselosigkeit und seelische Verstimmung.

Typisch ist die relative Beschwerdefreiheit am 1. postoperativen Tag mit einem Beschwerdemaximum und Stimmungstief am 2.–3. Tag.

Man soll den Verlauf nicht vor dem 4. Tag loben!

Wichtigste laborchemische Befunde

- Leukozytose, BSG-Beschleunigung, Anämie.
- Anstieg harnpflichtiger Substanzen (Harnstoff-N, Kreatinin).
- Bilirubinerhöhung (vor allem direktes Bilirubin).
- Blutzuckeranstieg (diabetische Stoffwechsellage).
- Natrium-Retention.
- Kalium-Verlust.
- Erhöhte $avDO_2$ (vermindertes HZV bzw. erhöhter peripherer Sauerstoffverbrauch – $avDO_2$ = arterio-venöse Sauerstoffkonzentrationsdifferenz).
- Erniedrigter arterieller pO_2 und erhöhter pCO_2.

Reaktionen

Im Verlauf der postoperativen Krankheit unterscheiden wir *lokale* und *allgemeine* Reaktionen, die sich gegenseitig beeinflussen können:

1. **Lokale Reaktionen:** Gefäßspasmen und Thrombozytenaggregationen führen zur lokalen Blutstillung. Initiale Entzündungsvorgänge ermöglichen die Resorption von nekrotischem Gewebe sowie die Abtötung von Bakterien und leiten die Wundheilung ein (s. Kap. 1.4).

2. **Allgemeine Reaktionen:** Operationstrauma und Narkose aktivieren über neurohormonale Zentren im Zwischenhirn die Hypophyse und somit das gesamte hormonale System. Dies führt zu tiefgreifenden Veränderungen im Stoffwechselgeschehen, was sich vor allem auf das Herz-Kreislaufsystem, den Energiehaushalt und die Infektabwehr auswirkt.

a) *Herz-Kreislaufregulation:* Entscheidende Regelgröße für die Steuerung des Herz-Kreislaufsystems ist der periphere Sauerstoffverbrauch. Dieser steigt postoperativ durch folgende Faktoren an:
- Erhöhter Grundumsatz (Postaggressionsstoffwechsel)
- Erhöhte Ausschüttung von Sympathikomimetika
- Erhöhte Körpertemperatur (Resorptionsfieber)

Eine Zunahme des Sauerstoffverbrauches und damit des Herz-Zeit-Volumens (HZV) bis zu 30% wird bei einem unkomplizierten postoperativen Verlauf noch als normal bezeichnet. Kommt es jedoch durch intra- und postoperative Blut- und Flüssigkeitsverluste zum Blutdruckabfall und zur Reduktion der Sauerstofftransportkapazität, kann nur durch z. T. erhebliche HZV-Steigerungen der periphere Sauerstoffverbrauch gedeckt werden. Diesen Kreislaufbelastungen sind vor allem ältere Menschen, sowie Patienten nach einem Myokardinfarkt bzw. nach Herzoperationen oft nicht gewachsen.

b) *Energiestoffwechsel:* Normalerweise ist die mit der Nahrung aufgenommene Glukose wichtigster Energieträger im Stoffwechselgeschehen. In der postoperativen Phase dagegen kommt es zur verminderten Nahrungsaufnahme, so daß der Organismus Glukose aus seinen eigenen Energiereserven über Glykogenolyse und Glukoneogenese freisetzen muß. Die Glykogenolyse ist dabei nur von untergeordneter Bedeutung, da die körpereigenen Glykogenreserven im Durchschnitt nur für 18 Std. ausreichen. Das gleiche gilt auch für die Glukoneogenese, für die vorzugsweise Laktat und glukoplastische Aminosäuren herangezogen werden. In der Postaggressionsphase steht Glukose zur Energiegewinnung also nur im begrenzten Ausmaß zur Verfügung. Es ist daher eine der wichtigen Aufgaben des Postaggressionsstoffwechsels, den Verbrauch der Glukosevorräte zu rationieren, so daß trotz erhöhten Energieverbrauchs eine ausreichende Energiebereitstellung für die Aufrechterhaltung der vitalen Funktionen gewährleistet wird. Die dafür erforderlichen Stoffwechseländerungen werden durch erhöhte Aktivitäten kataboler Hormone (Wachstumshormon, ACTH, Glukokortikoide, Glukagon, Thyroxin, freie Fettsäuren und Katecholamine) gesteuert. Am wichtigsten sind:

– Störung der Glukoseverwertung,
– Verminderung der Insulinwirksamkeit,
– gesteigerte Proteinolyse bzw. Lipolyse.

Die Glukoseverwertungsstörung betrifft überwiegend die insulinabhängigen Zellen (Mehrzahl aller Körperzellen), so daß es trotz erhöhten Insulinspiegels zur Hyperglykämie kommt. Davon profitieren die insulinunabhängigen Gehirnzellen und Erythrozyten, die somit in der postoperativen Phase ihre lebenswichtigen Funktionen wie Atmung, Kreislaufregulation bzw. Sauerstofftransport weiter wahrnehmen können. Der Energiebedarf aller anderen Zellen, die nicht unbedingt glukoseabhängig arbeiten, wird größtenteils durch gesteigerte Lipolyse und Proteinolyse gedeckt. Der Postaggressionsstoffwechsel ist daher neben einer *Glukoseverwertungsstörung* zusätzlich durch eine *Proteinkatabolie* gekennzeichnet, die sich klinisch in einer negativen Stickstoffbilanz dokumentieren kann. Dabei werden zur Energiegewinnung nicht nur Muskelproteine, sondern auch Enzymeiweiße benutzt. Dieser Verlust kann zu gefährlichen postoperativen Komplikationen führen, wie z. B. Wundheilungsstörungen, Infektionen, Gerinnungsstörungen und Anämie.

Eine ausgeglichene Stickstoffbilanz kann mit einer verhängnisvollen Katabolie hochwertiger Funktions- bzw. Enzymeiweiße verbunden sein, wenn die postoperative Eiweißsynthese überwiegend zugunsten qualitativ minderwertiger Proteine erfolgt. Neben der vermehrten Ausschüttung kataboler Hormone (z. B. Thyroxin) lassen sich in der Postaggressionsphase regelmäßig erhöhte Serum-Konzentrationen von Aldosteron und Adiuretin (ADH) nachweisen, die zur Natrium- und Wasserretention und außerdem zur Hypokaliämie führen. Die Retention von Natrium und Wasser erhöht das intravasale Volumen und kann daher bei Blutverlusten in der postoperativen Phase u. U. von vitaler Bedeutung sein. Es ist andererseits in Kombination mit den unvermeidbaren Eiweißverlusten die Ursache genereller Ödeme.

Die renalen Kalium-Verluste können zwar die durch Gewebezerstörungen ausgelöste lebensbedrohliche Hyperkaliämie verhindern, sind jedoch gleichzeitig mitverantwortlich für die postoperativen Glukoseverwertungsstörungen.

c) *Infektabwehr:* Eine Beeinträchtigung des Abwehrsystems in der Postaggressionsphase betrifft folgende 3 Abwehrbarrieren des Organismus:
1. Abwehrmechanismus an den äußeren und inneren Körperoberflächen.
2. *Un*spezifische humorale und zelluläre Entzündungsreaktionen.
3. Antigen-spezifische humorale und zelluläre Immunreaktionen.

Zu 1.:
Zu den Abwehrmechanismen der Körperoberfläche zählen u. a. die physikalische Integrität, ihre Fähigkeit zur mechanischen Antigen-Elimination (Peristaltik, Flimmerepithelien), sowie ihre chemischen Inhibitionseigenschaften (z. B. Bakterizidie des sauren Magensaftes). Von besonderer Bedeutung für die Infektabwehr ist eine physiologische Darmflora, deren antimikrobielle Potenz gar nicht überschätzt werden kann. Werden z. B. durch oral oder systemisch verabreichte Breitbandantibiotika vorwiegend die *an*aeroben Keime des Dar-

mes vernichtet, so können sich *aerobe* gramnegative Keime, wie Enterobakterien oder auch Pseudomonas aeruginosa nahezu ungehemmt vermehren und schwere Allgemeininfektionen verursachen. Das gilt auch für systemische Pilzinfektionen (Candida-Sepsis), die über den durch Breitbandantibiotika partiell dekontaminierten Darm als Eintrittspforte in die Blutbahn gelangen. Da sich auch die Keimflora des Naso-Pharynx-Raumes gleichermaßen verhält, werden besonders bei älteren Patienten gehäuft Aspirationspneumonien durch gramnegative Keime unter einer systemischen Breitbandantibiotikatherapie beobachtet.

In diesem Zusammenhang muß auch darauf hingewiesen werden, daß die bakterizide Wirksamkeit des sauren Magenmilieus gegenüber gramnegativen Keimen durch routinemäßig verabreichte Antazida oder H_2-Antagonisten (z. B. Streßulkusprophylaxe) z. T. aufgehoben wird.

Zu 2. und 3.:
Operationstrauma und Narkose sowie postoperative Mangelernährung und Katabolie beeinflussen das Immunsystem so negativ, daß bakterielle Infektionen zu 80% Ursache von Todesfällen in der späteren postoperativen Phase sind. Die im Abwehrsystem während der Postaggressionsphase ablaufenden Vorgänge lassen sich in zwei zeitlich voneinander getrennte Phasen unterteilen:

a) Innerhalb der ersten 3 postoperativen Tage: Erniedrigung der Immunglobulinkonzentrationen und der Komplementfaktoren C_3 und C_4 sowie eine eingeschränkte Lymphozytenfunktion (Stimulierbarkeit).

b) Länger anhaltende Beeinträchtigungen des spezifischen und des unspezifischen Abwehrsystems. Von zentraler Bedeutung sind dabei die durch Gewebeverletzung aktivierten Makrophagen/Monozyten [Zellen des retikulo-endothelialen Systems*)]. Beide Abwehrsysteme, funktionell Makrophagen/Monozyten, stimulieren die Neutrophilen-Chemotaxis und das T-Helfersystem, jedoch andererseits gleichzeitig das T-Suppressorsystem. In Verbindung mit vermehrt ausgeschütteten Kortikosteroiden entsteht nach großen operativen Eingriffen regelhaft eine Situation, die mit der unter einer immunsuppressiven Therapie verglichen werden kann.

Keine längere ungezielte Antibiotika-Prophylaxe
Keine ungezielte Kortikoid-Gabe

3.3 Postoperativer Schmerz

Jeder Eingriff hat postoperative Schmerzen zur Folge. Ihre Behandlung erfolgt aus humanitärer und klinisch pathophysiologischer Indikation. So können postoperative Schmerzen zu gesteigertem Streß führen und damit die Ursache kardiovaskulärer Komplikationen oder allgemeiner Stoffwechselentgleisungen sein. Die schmerzbedingte Schonatmung bei Oberbauch- oder Thoraxeingriffen führt nicht selten zu Ventilationsstörungen mit einer erhöhten Anfälligkeit für hypoxische, hyperkapnische oder infektiöse pulmonale Komplikationen.

Ausmaß postoperativer Schmerzen

Die Intensität und Dauer postoperativer Schmerzen wird von der Art der Operation, der Anästhesieverfahren und den subjektiven Faktoren des Patienten geprägt. Thorax- und Oberbaucheingriffe führen zu starken, oberflächliche Eingriffe und Operationen an Kopf und Hals zu geringer ausgeprägten Schmerzen. Sehr schmerzhaft sind anorektale Eingriffe, Nierenoperationen sowie Eingriffe an großen Gelenken. Anästhesieverfahren, die unter Anwendung von Opioiden (Fentanyl®, Alfentanil®) durchgeführt werden, gewährleisten ebenso eine gute postoperative Analgesie wie regionale Anästhesieverfahren. Allerdings ist diese Anästhesie von nur kurzer Dauer. Noch kürzer ist sie bei reiner Barbiturat- oder Inhalationsnarkose mit rasch auftretenden postoperativen Schmerzen. Neurotische und ängstliche Patienten sind für postoperative Schmerzen stärker empfänglich als Normalpersonen. Auch ethnische Faktoren spielen aufgrund der unterschiedlichen soziokulturellen Einstellung zum Schmerz in der

---
*) RES, syn. RHS = Retikulo-histiozytäres System.

Schmerztoleranz eine erhebliche Bedeutung. Von besonderer Bedeutung ist die Information des Patienten: Ein gut aufgeklärter Patient hat die Möglichkeit, Schmerzbewältigungsstrategien zu entwickeln, die ihm den Umgang mit postoperativen Schmerzen erleichtern können. So benötigt der Patient weniger Schmerzmittel, da er weiß, daß er ausreichend Analgetika bekommen wird. Moralisierende Empfehlungen zur Enthaltsamkeit gegenüber Analgetika durch den Arzt oder das Pflegepersonal sind wenig hilfreich.

Postoperativer Schmerz:
Der Patient hat ein Recht auf Analgesie

Art und Ursachen postoperativer Schmerzen

Postoperative Schmerzen werden durch Gewebsschädigung, durch den operativen Eingriff sowie durch schmerzinduzierte segmentale, motorische und vegetative Reflexe hervorgerufen.

Hinzu kommen traumatisch und entzündlich freigesetzte algetische Substanzen (z. B. Prostaglandine), die die Schmerzrezeptoren sensibilisieren oder auch direkt erregen.

Der Schmerz ist immer begleitet von affektiven Komponenten, vor allem Angst, Hilflosigkeit oder Ärger.

Bei Thoraxeingriffen wird beispielsweise ein oberflächlicher gut lokalisierbarer oft auch brennender und ein tiefer, quälender, schlecht lokalisierender Schmerz empfunden. Bei Abdominaleingriffen überwiegen die Schmerzhaftigkeit der Bauchdecke und des viszeralen Peritoneums. Nach Eingriffen an großen Gelenken sind neben dem tiefen, dumpf lokal empfundenen Schmerz reflektorische Muskelspasmen Ursache oft quälender Schmerzen.

Die Schmerzbehandlung hat sich an der Ursache der jeweiligen Schmerzzustände zu orientieren.

Schmerzprophylaxe

Der postoperative Schmerz kann durch präoperative Vorbereitung des Patienten im Sinne der Information über die Operation, den zu erwartenden Schmerz und die Möglichkeiten seiner Behandlungen reduziert werden. Eine wichtige psychologische Maßnahme stellt die Angstminderung in der präaber auch postoperativen Phase dar. Intraoperativ ist die schonende operative Technik, das atraumatische Vorgehen mit möglichst geringen Gewebeläsionen der wichtigste Beitrag zur postoperativen Schmerzreduktion. In diesem Rahmen kommt auch der ausreichenden intraoperativen Muskelrelaxation zur Minimierung des Operationstraumas eine erhebliche Bedeutung zu.

Schmerztherapie

Die postoperative Schmerztherapie bedient sich der Medikamenten-Applikation, der regionalen Anästhesieverfahren und der rükkenmarksnahen Opiatanalgesie. Alternativverfahren wie die Akupunktur, die transkutane Nervenstimulation, die Kryoanalgesie oder spezifische psychologische Verfahren sind beim postoperativen Schmerz (im Gegensatz zum chronischen Schmerz!) nicht überzeugend wirksam oder aber noch nicht genügend erprobt. Sie sollen deshalb hier nicht besprochen werden.

1. Medikamente

Man unterteilt die peripher wirkenden Analgetika in antiphlogistisch, antipyretische Analgetika (Säuren) und nichtsaure, peripher wirkende, antipyretische Analgetika.

a) Peripher wirkende Analgetika,
Spasmolytika und Glukokortikoide

Analgetische Säuren
Hierzu gehören im wesentlichen die Salizylate (z. B. Propionsäurederivate und Ketoneolsäuren).
Für die Therapie sind vor allem die pharmakologischen Daten wichtig (Tab. 3-2).
Es handelt sich im wesentlichen um die Substanzgruppen Anilinderivate und nichtsaure Pyrazolone.

Anilinderivate
Wichtigster Vertreter dieser Gruppe ist das Paracetamol. Es wirkt analgetisch und antipyretisch, nicht jedoch antiphlogistisch. Die Wirkmechanismen sind unklar.

Tab. 3-2 Analgetische Dosis, Wirkungsdauer und Dosierungsschema peripherer wirkender Analgetika

Substanzgruppe	Substanz	Analgetische Dosis[a]	Wirkungsdauer[b]	Dosierungsschema
Analgetische Säuren	Azetylsalicylsäure	500–1000 mg	~4 h	4–8 × Tag 1000–5000 mg
	Diflunisal	500–750 mg	~6 h	2–4 × Tag 500–750 mg
Ketoenolsäuren	Piroxicam	40 mg	24 h	1 × Tag 40 mg
Anilinderivate	Paracetamol	500–1000 mg	~4 h	4–6 × Tag 500–1000 mg
Pyrazolone	Metamizol	1 g	~4 h	2–6 × Tag 500–1000 mg

[a] Die analgetische Dosis ist auch abhängig von Zusatzmedikamenten
[b] Die Wirkungsdauer kann variieren. Die Angaben sind Richtwerte für einen vorläufigen Therapieplan

Pyrazolonderivate
Die wichtigsten Vertreter dieser Gruppe sind das Metamizol und das Propyphenazon. Sie weisen dasselbe Wirkungsspektrum wie die Anilinderivate auf. Auch hier sind die Wirkmechanismen ungeklärt (Tab. 3-2).

Spasmolytika
Man unterscheidet Parasympatholytika und direkt am glatten Muskel wirkende Substanzen, die Spasmolytika im eigentlichen Sinn. Sie sind immer dann schmerztherapeutisch sinnvoll, wenn Spasmen von Hohlorganen oder Ausführungsgängen solider Organe Schmerzursache sind oder zumindest eine Teilkomponente des Schmerzes darstellen.

Parasympatholytika
Die bedeutendsten Substanzen dieser Gruppe, Atropin und Scopolamin, wirken indirekt entspannend auf glatte Muskeln und außerdem antiemetisch! Sie sind v. a. dann indiziert, wenn Schmerzzustände im Abdomen, Retroperitoneum und kleinen Becken auf Spasmen zurückgeführt werden können.

Spasmolytika
Die wesentlichsten Substanzen sind das Papaverin, Hydralazine und Diazoxid. Sie haben in der Schmerztherapie keine Bedeutung. Relevant ist die gefäßerweiternde Wirkung des Glyzeryltrinitrats (Nitroglyzerin) bei pektanginösen Schmerzen. Der Ischämieschmerz wird entweder durch sublinguale Applikation (Nitrolingual) therapiert oder prophylaktisch mit Hilfe des transdermalen therapeutischen Systems (TTS-Nitroderm) angegangen.

Glukokortikoide
Diese Substanzen können in Einzelfällen symptomatisch eingesetzt werden, wobei rheumatische Erkrankungen und manche Formen des Karzinomschmerzes eine Indikation darstellen.

b) Zentral wirkende Analgetika (Opioide)
(Tab. 3-3)

Opioide entfalten ihre Wirkungen durch Besetzung von Opiatrezeptoren. Man unterscheidet µ-, ϰ- und σ-Rezeptoren. Dem µ-Rezeptor werden eine supraspinale Analgesie, Atemdepression, Euphorie, Suchtpotential und Miosis, dem ϰ-Rezeptor spinale Analgesie, Miosis und Sedierung und dem σ-Rezeptor Halluzinationen/Dysphorie und eine zentrale Kreislaufstimulation zugeordnet. Man unterscheidet Agonisten (z. B. Morphin), Antagonisten (z. B. Naloxon) und Agonist-Antagonisten (z. B. Buprenorphin), wobei immer Bezug auf den µ-Rezeptor genommen wird. Da aber auch durch den ϰ-Rezeptor Analgesie vermittelt wird, ist es möglich, daß eine Substanz am µ-

Rezeptor gebundenes Morphin antagonisiert und am ϰ-Rezeptor Analgesie entfaltet (z. B. Nalbuphin). Bei ausreichender analgetischer Wirkung wäre dies die ideale Substanz zur postoperativen Analgesie, da es nicht zur Atemdepression kommt. Andererseits ist es möglich, durch besonders ungeschickte Kombination von Opioiden analgetische Wirkungen abzuschwächen.

Keine unsinnigen Opioidkombinationen

Im folgenden werden die derzeit gebräuchlichen Opioide zur postoperativen Analgesie besprochen, wobei darauf hingewiesen werden muß, daß die wichtigste Applikationsformen die intraluminäre und -venöse darstellen, einige Substanzen jedoch durchaus auch oral (z. B. Morphin, Tramadol u. a.), sublingual (Buprenorphin) oder rektal (z. B. Tramadol) verabreicht werden können. Von besonderer Bedeutung ist auch hier die Wirkungsdauer, da sich die Applikationsintervalle danach richten müssen.

Morphin
Morphin dient als Referenzsubstanz zu anderen Opioiden. Es ist ein μ-Agonist und weist die besprochenen Eigenschaften auf. Seine Wirkungsdauer ist mittellang. Die orale Slow-release-Form (M ST 30, 60, 100) wird vorwiegend bei Krebsschmerzen eingesetzt. Die Wirkungsdauer dieses Präparates ist deutlich länger. Außerdem muß die Dosis aufgrund des First-pass-Effektes erhöht werden.

Buprenorphin (Temgesic®)
Buprenorphin ist ein Agonist-Antagonist mit langer Wirkungsdauer und großer Wirkstärke. Obgleich im wesentlichen parenteral verabreicht, spielt die sublinguale Applikationsform nicht nur zur Krebsschmerzbehandlung eine Rolle, sondern kann auch zu regelmäßigen postoperativen Analgesie benutzt werden. Wegen der geringen Bioverfügbarkeit muß die Einzeldosis jedoch um ⅓ erhöht werden.

Pentazocin (Fortral®)
Pentazocin ist ein Agonist-Antagonist mit relativ kurzer Wirkungsdauer und geringerer analgetischer Potenz als Morphins. Es soll bei Patienten mit pulmonaler Hypertension wegen weiterer Drucksteigerung im kleinen Kreislauf nicht angewendet werden. Häufiger führt es zur Dysphorie. Pentazocin kann auch oral und rektal appliziert werden.

Pethidin (Dolantin®)
Dieses synthetische Opioid ist postoperativ zur Durchbrechung des Kältezittern angezeigt (25–50 mg intramuskulär). Aufgrund der kurzen Wirkungsdauer sowie häufiger allergischer Reaktionen, Histaminfreisetzung und unberechenbarer Kreislaufstörungen (Hypotonie, Hypertonie) sollte Pethidin zur postoperativen Analgesie nicht mehr eingesetzt werden.

Piritramid (Dipidolor®)
Die Substanz ist ein reiner Agonist. Die Wirkdauer ist relativ lang. Diese Substanz gehört neben Buprenorphin zu den am häu-

Tab. 3-3 Mittlere intramuskuläre Einzeldosis und Wirkungsdauer der gebräuchlichsten Opioide, sowie atemdepressive und kardiozirkulatorische Nebenwirkungen

	Mittlere analgetische Dosis	Mittlere Wirkungsdauer	Atemdepression	Kreislaufnebenwirkungen
Morphin	10 mg	4 h	++	+
Buprenorphin	0,3 mg	8 h	++	+
Pentazocin	30 mg	3 h	+	++
Pethidin	50 mg	2 h	++	+++
Piritramid	15 mg	6 h	+	+
Tramadol	50 mg	3 h		+
Nalbuphin	15 mg	3 h		+

+++ = stark ausgeprägt; ++ = ausgeprägt; + = gering ausgeprägt

figsten zur postoperativen Analgesie angewandten Opioiden, u. a. wegen der relativ geringen Beeinträchtigung von Kreislauf und Atmung. Piritramid liegt nur zur Injektion vor.

Tramadol (Tramal®)
Tramadol gilt als ϰ-Agonist mit vergleichsweise kurzer Wirkungsdauer und geringer analgetischer Potenz. Es ist im Gegensatz zu den vorgenannten Opioiden nicht BTM-pflichtig. Seine Nebenwirkungen auf Kreislauf und Atmung sind gering. Die Anwendung von Tramadol in der Kinderanästhesie ist vergleichsweise gut dokumentiert (1,5–2 mg/kg KG).

Nalbuphin-HCl (Nubain®)
Dieser Agonsit-Antagonist ist erst jetzt auf den Markt gekommen. Er soll dem idealen Opioid zur postoperativen Analgesie aufgrund ϰ-agonistischer und μ-antagonistischer Wirkungen nahe kommen. Seine analgetische Wirkung ist vergleichsweise gering, die Wirkung mittellang.

Naloxon (Narcanti®)
Der Vollständigkeit wegen soll an dieser Stelle auch der reine Antagonist genannt werden, der bei Überdosierungen indiziert ist. Er muß in 0,1-mg-Schritten titriert verabreicht werden.

Psychopharmaka:
Psychopharmaka sind bei chronischen Schmerzzuständen häufig angezeigt. Zur postoperativen Schmerztherapie haben sich vor allem Benzodiazepine (Midazolam, Flunitrazepam) in Kombination mit Opioiden zur Analgosedierung bei beatmeten Intensivpatienten bewährt.
Zur postoperativen Analgesie bei nicht intensiv überwachten Patienten sollten sie vermieden werden. Sie können beispielsweise die opioidbedingte Atemdepression verstärken.

2. Regionale Anästhesie

Die Methoden der Regionalanästhesie wurden im Kap. 1.3.1 bereits beschrieben. Von großer Bedeutung zur postoperativen Schmerzbehandlung sind die Periduralanästhesie, die Interkostalblockaden und bei entsprechender Indikation die Plexus brachialis-Anästhesie mittels Katheter-Applikation. Alle genannten Verfahren können bereits prä- oder intraoperativ angewandt werden und sind für den Patienten wenig belastend. Z. B. stellt bei der Phimosenoperation im Kindesalter der Peniswurzelblock eine gute prophylaktische Maßnahme dar. In neuerer Zeit hat sich auch die Spülung von Operationshöhlen mit Lokalanästhetika bewährt. So wirkt z. B. im Bereich der Arthroskopie die lokale Applikation von Lidocain, Mepivacain, Prilocain und Bupivacain schmerzlindernd.

a) Katheter-Periduralanästhesie (KPDA)

Abhängig vom Operationsgebiet kommt die thorakale KPDA (Thorax-, Oberbaucheingriffe) oder die lumbale KPDA (Unterbauch, Nieren oder untere Extremitäten) zur Anwendung. Beide gewährleisten bei intermittierender oder kontinuierlicher Technik Schmerzfreiheit über mehrere Tage. Nicht selten ist die Analgesiedauer durch Tachyphylaxie der Lokalanästhetika mit der Notwendigkeit zu ständig steigenden Dosierungen und Volumina begrenzt.
Die Nebenwirkungen auf das kardiovaskuläre System (Vasodilatation, Blutdruckabfall u. a.) und die spezifischen Nebenwirkungen der Lokalanästhetika auf Herz und Kreislauf machen die sorgfältige Überwachung der Patienten notwendig. Ein wichtiger Punkt ist auch die Asepsis im Umgang mit dem PDA-Katheter. Bei den geringsten Zeichen der Entzündung an der Einstichstelle ist der Katheter zu entfernen und bakteriologisch zu untersuchen.

Perioperative KPDA – sorgfältiger, steriler Umgang mit dem Katheter!

b) Interkostalblockade

Durch lokale Applikation von 3–5 ml Lokalanästhetikum läßt sich der Interkostalnerv des entsprechenden Operationsgebietes sensibel blockieren. Die Analgesie betrifft jedoch nur oberflächliche Gebiete. Bei zunehmender Ausdehnung der betroffenen Dermatome limitiert sich die Anwendbarkeit der Methode. Häufig ist es sinnvoll, bereits intraoperativ den Block anzulegen. Sehr einfach ist dies für den Chirurgen im Rahmen der Thorakotomie durch lokale

Applikation von Anästhetika. Bei mehr als 5 Interkostalnerven ist die KPDA vorzuziehen.

c) *Katheter-Plexus brachialis-Analgesie*

Diese Methode bleibt in der Regel Tumorpatienten vorbehalten, kann jedoch bei schmerzhaften operativen Eingriffen an der oberen Extremität (z. B. Amputation, Tumorentfernung usw.) sinnvoll zur postoperativen Analgesie angewandt werden. Von den zur Verfügung stehenden Zugängen am Plexus brachialis eignen sich für diese Methode vor allem der axilläre oder der interskalene Zugang, s. Kap. 1.3.2.
Auch bei dieser Methode ist Bupivacain wegen seiner langen Wirkungsdauer der Vorzug zu geben.

d) *Katheter-Sakralanästhesie*

Dieser Sonderform der Periduralanästhesie ist vor allem bei operativen Eingriffen an Rektum und Blase angezeigt. Der Periduralkatheter wird durch den Hiatus sacralis in den Periduralraum eingeführt.
Ansonsten gelten dieselben Regeln wie für die KPDA.
Wegen der besonders gefährdeten perianalen Lokalisation ist auf die strikte Einhaltung der Gesichtspunkte der Sepsis und Antisepsis speziell zu achten.

3. *Rückenmarksnahe Opiatanalgesie*

Die Entdeckung von Opiatrezeptoren im Rückenmark führte zur Erforschung der analgetischen Wirkungen rückenmarksnah applizierter Opioide. So segensreich diese Methode bei der Behandlung präfinaler Tumorschmerzen ist, so eingeschränkt ist ihre Anwendbarkeit in der postoperativen Schmerztherapie. Aufgrund der Tatsache, daß durch die Liqourzirkulation die Opiate auch an Atemzentren gelangen und dort atemdepressiv wirken können, ist die suffiziente kardiopulmonale Überwachung derartiger Patienten dringend geboten.
Generell ist zwischen der Opiat-Spinalanalgesie und der Opiat-Periduralanalgesie zu unterscheiden.
Bei ersterer wird ein Opiat (z. B. 2 mg Morphin) einmalig in den Liquorraum appliziert. Diese Methode wird gerne bei orthopädischen oder neurochirurgischen Operationen an der Wirbelsäule angewandt. Bei der Opiat-Periduralanästhesie erfolgt intermittierend oder kontinuierlich über einen Katheter die Applikation der Opiate. Beide Verfahren erfordern ein lückenloses Monitoring der vitalen Funktionen.

> **Rückenmarksnahe Opiatanalgesie: Sorgfältiges Monitoring der Patienten!**

3.4 Postoperative Komplikationen (GK 3: 5.2.2)

Im Gegensatz zu den eher „physiologischen" Reaktionen" des Organismus im Rahmen der „postoperativen Krankheit", die mit nur leichten Funktionsstörungen einhergehen, sind „postoperative Komplikationen" Ausdruck dekompensierter Regulationsvorgänge. Sie führen in der postoperativen Phase zu schweren Entgleisungen von Organfunktionen und manifestieren sich vorzugsweise als

- akutes Nierenversagen,
- respiratorische Insuffizienz (Schocklunge),
- lokale bzw. systemische Infektionen (Sepsis),
- Leberinsuffizienz, paralytischer Ileus,
- Gerinnungsstörungen,
- Psychosen bzw. zerebrales Koma.

1. Wichtigste Ursachen postoperativer Komplikationen

a) *Präoperative Risikofaktoren*
(s. Kap. 1.2):

- hohes Alter, Kachexie, Katabolie,
- Herz-Kreislaufinsuffizienz, koronare Herzkrankheit,
- Arteriosklerose, Hypertonus,
- manifeste Infektionen,
- Nikotin-, Alkoholabusus,
- Diabetes mellitus, Adipositas,
- Niereninsuffizienz.

b) Intraoperative Risikofaktoren

- Unzureichende Atem-Kreislaufüberwachung (keine Blutgasanalysen bzw. blutige Druckmessungen),
- große Blutverluste, lange Operationszeiten,
- Eröffnung mehrerer Körperhöhlen,
- unzureichende Volumensubstitution bzw. Wasser-Elektrolytersatz,
- starke Blutdruckschwankungen.

c) Postoperative Risikofaktoren

- Unzureichende postoperative Überwachung,
- zu frühe Extubation (Hypoxämie, Hyperkapnie, Aspiration),
- Inadäquate Volumensubstitution (Volumenmangelschock bzw. Lungenödem),
- Hypoalimentation (Katabolie),
- Unzureichende krankengymnastische Mobilisierung bzw. Atemtherapie,
- Elektrolytentgleisungen (Kalium: Herzrhythmusstörungen),
- mangelhafte Krankenhaushygiene (postoperative Infektionen).

Einige der genannten Risikofaktoren sind vorgegeben und unveränderlich (z. B. Alter), so daß nur durch Ausschalten zusätzlicher Risikofaktoren das Auftreten und das Ausmaß „postoperativer Komplikationen" begrenzt werden kann. Alle prä-, intra- und postoperativen Maßnahmen der Überwachung und Behandlung dienen also der Prophylaxe postoperativer Komplikationen! Treten trotz aller Vorsichtsmaßnahmen dennoch „postoperative Komplikationen" auf, so sind diese offensichtlich im speziellen Fall immer noch unzureichend gewesen. Patienten mit vorbestehenden Risikofaktoren sind dabei besonders gefährdet, auch wenn die Ursachen oft nur geringfügig erscheinen. In der Regel sind es jedoch mehrere Faktoren, von denen meist nur ein Bruchteil in der gesamten perioperativen Phase erkannt wird, die in ihrer Summation „postoperative Komplikationen" auslösen. Zu diesen Faktoren zählt in erster Linie die unerkannte transitorische Hypoxämie bzw. Hyperkapnie in der unmittelbaren postoperativen Phase, deren lang anhaltende negative Auswirkungen auf den Organismus häufig erst viele Stunden später offenbar werden.

> Häufigste Ursache postoperativer Komplikationen: Unerkannte transitorische Hypoxämie in der frühpostoperativen Phase

2. Spezielle Komplikationen

a) Akutes Nierenversagen

Definition: Qualitative und quantitative Ausscheidungsinsuffizienz für harnpflichtige Substanzen, d. h. entweder Unfähigkeit zur Harnkonzentration (z. B. polyurisches Nierenversagen) oder Oligurie (Urinstundenproduktion geringer als 50 bzw. 20 ml bei Erwachsenen).

Ursache: Am häufigsten sind die sog. extrarenalen Faktoren wie z. B. Hypovolämie, Hypotonie, Hypoxämie, Infektionen (Sepsis), Intoxikationen, ausgedehnte Weichteilverletzungen oder Hämolyse. Demgegenüber spielen direkte Nierenverletzungen eine nur untergeordnete Rolle.
Generell sind prärenale (Schock, Hypovolämie, Exsikkose, Hypoxie, Crush-Niere bei Verbrennungen) von renalen (Schrumpfniere, Intoxikation, chronische Niereninsuffizienz) und von postrenalen (Verlegung der Harnleiter, verstopfte Blasenkatheter, neurogene Blasenentleerungsstörung etc.) Ursachen zu unterscheiden.

> Postoperatives Nierenversagen:
> - Vorerkrankung?
> - Flüssigkeitszufuhr?
> - Blasenkatheter?
> - nephrotoxische Medikamente?

Pathophysiologie: Die entscheidenden pathophysiologischen Mechanismen des akuten Nierenversagens sind bis heute noch nicht endgültig aufgedeckt worden. Diskutiert werden u. a. die Aktivierung des Renin-Angiotensin-Mechanismus durch Erhöhung der Natriumchlorid-Konzentration in distalen Tubulus-Anteilen mit konsekutiver Drosselung der Nierendurchblutung sowie die Verstopfung der Tubuluslumina durch abgeschilferte nekrotische Tubulusepithelien.

Überwachung: Bilanzierung der Urinausscheidung, nach kleinen und mittleren Eingriffen unmittelbar postoperativ und zweimal täglich, bei größeren Eingriffen, Schock, Peritonitis und anderen schweren Krankheitszuständen stündlich (Norm 30–60 ml/h). Bestimmung der Osmolarität und Elektrolyt-Konzentration zur Erkennung der Konzentrationsleistung der Niere (z. B. polyurische Phase des Nierenversagens). Bei Risikoeingriffen und -patienten tägliche Kontrolle der harnpflichtigen Substanzen (Kreatinin, Harnstoff-N) und des Serum-Kaliums.

Klinik: Charakteristisch ist die relativ plötzlich einsetzende Niereninsuffizienz mit 4 typischen Stadien: I. Klinik der Grundkrankheit mit Oligurie. II. Oligurie (unter 400 ml Urin/24 h) oder Anurie (unter 100 ml/24 h) mit drastischem Anstieg der harnpflichtigen Substanzen. III. Stadium der Polyurie ohne Konzentrationsleistung der Niere. IV. Funktionelle Wiederherstellung der Nierenfunktion.

Als Folge der qualitativen und quantitativen Ausscheidungsinsuffizienz sind folgende Auswirkungen am bedeutungsvollsten:
- Hyperkaliämie (Herzstillstand)
- generalisierte Ödeme (Lungenödem)
- metabolische Azidose und Akkumulation toxischer Substanzen
- Gerinnungsstörungen.

Diagnostik: Harnstoff, Kreatinin i. S., Elektrolyte, i. v. Urogramm zum Ausschluß extrarenaler Ursachen, Isotopennephrogramm (Durchblutung), Sonographie.

Nierenfunktion: Indikator des postoperativen Verlaufs

Therapie: Rechtzeitige Gabe von *Mannitol* (bis zu 6 × 100 ml 20%ig in 24 Std. [Cave Hypervolämie]) oder Diuretika vom Typ des *Furosemids* (bis 2 g/24 h) bzw. *Etacrynsäure* (25 mg i. v.).
Steigerungen der Diuretika-Mengen sind beim akuten Nierenversagen – im Gegensatz zur chronischen Niereninsuffizienz – nur selten erfolgreich und wegen ihres potentiell nephrotoxischen Effekts problematisch!
Dennoch wird versucht, unter bilanzierter Flüssigkeitszufuhr (ZVD!) und hochdosierten Diuretika eine forcierte Diurese (bis 3 l/24 h) zu erreichen. Hilfreich ist hierbei auch *Dopamin* (300 µg/min) mit gleichzeitig Blutdruck-steigernder Wirkung. In letzter Zeit deutet sich ein positiver Effekt einer proteinarmen Ernährung an, der die Entwicklung eines akuten Nierenversagens möglicherweise verhindern kann. Haben alle diese Maßnahmen keinen Erfolg, muß eine Flüssigkeitsrestriktion erfolgen und rechtzeitig die Indikation zur Dialyse oder Hämofiltration gestellt werden.

Maßnahme der Wahl bei eingetretenem akuten Nierenversagen ($K^+ > 6{,}5$ mmol/l, Kreatinin > 6–7 mg% = 530–620 mmol/l) ist die frühzeitige Dialyse bzw. Hämofiltration, um die zu erwartenden negativen Auswirkungen auf Kreislauf und Stoffwechsel bzw. Gerinnung rechtzeitig abzufangen.

Akutes Nierenversagen: Frühzeitige Dialyse oder Ultra-Filtration

b) Respiratorische Insuffizienz

Neben dem akuten Nierenversagen die häufigste und bedeutungsvollste „postoperative Komplikation".

Definition: Gasaustauschstörung für Sauerstoff infolge sog. Verteilungsstörungen (s. Kap. 19. und Lehrbücher der Pathophysiologie).

Ursache: Wichtigste und eigentliche Ursache einer längerdauernden postoperativen respiratorischen Insuffizienz ist die Hypoxie des Lungenparenchyms selbst. Diese wiederum kann durch verschiedenartige Einflüsse ausgelöst werden, von denen die wichtigsten hier genannt seien: Aspiration, Mikrothrombosierung der Lungenstrombahn nach Massentransfusion, Intoxikation (z. B. bei Peritonitis), vorbestehende Risikofaktoren (Emphysem, Bronchitis).

Überwachung: Wichtig ist das lückenlose „monitoring" des gefährdeten Patienten. Unruhe, Verwirrtheit, Tachypnoe weisen auf die beginnende respiratorische Insuffizienz hin. Im Zweifel sollte lieber zu früh als zu spät eine arterielle Blutgasanalyse durchgeführt werden. Die venöse Bestimmung des Standard-Bikarbonats (s. u.) gibt einen ersten, aber wenig verläßlichen Hinweis.

Postoperative Unruhe, Verwirrtheit, Tachypnoe: Blutgasanalyse?

Klinik: Symptome sind Atemnot, Unruhe, Verwirrtheit, gelegentlich auch Zyanose, Tachypnoe. Die respiratorische Insuffizienz wirkt sich durch die damit verbundene Hypoxämie auf alle Organe aus (also auch auf die Lunge selbst) und steht daher im Zentrum aller perioperativen diagnostischen und therapeutischen Bemühungen.
Diagnostik: Arterielle Blutgasanalyse, Röntgen-Thorax, Perkussion, Auskultation. Als Faustregel gilt, daß die arterielle Sauerstoffsättigung nie unter 90%, bzw. die arterielle Sauerstoffspannung nicht unter 60 mm Hg abfallen sollte. Zur Vermeidung einer allgemeinen Gewebehypoxie ist gleichermaßen zu achten auf eine ausreichende Sauerstofftransportkapazität (Hb nicht unter 10 g% [= 6,2 mmol/l], Hkt nicht unter 30%) und eine suffiziente kardiale Pumpleistung. Pathognomonisch ist auch ein pCO_2-Anstieg (Verteilungsstörung, alveoläre Hypoventilation, Schocklunge) über 50 mm Hg.
Therapie: Erhöhung der Sauerstoffkonzentration in der Inspirationsluft entweder durch Sauerstoffinsufflation oder mit Hilfe der Respiratorbehandlung. Während für leichtere, nur durch Diffusionsstörungen bedingte Gasaustauschstörungen, die Insufflationsbehandlung in Kombination mit gezielter atemgymnastischer Therapie in der Regel ausreicht, ist die frühzeitige Respiratorbehandlung bei allen Gasaustauschstörungen, die trotz Sauerstoffinsufflation unzureichende Blutgaswerte aufweisen, die Methode der Wahl. Wichtige zusätzliche Maßnahme ist die forcierte Dehydratation mit Hilfe von Diuretika. – Wichtige vorbeugende Maßnahmen sind präoperativ: Rauchverbot, Atemgymnastik, Lungenfunktionsprüfung, postoperativ: Atemgymnastik, frühe Mobilisation, Bronchialtoilette.

c) *Postoperative Darmatonie und paralytischer Ileus:*

Definition: Motilitätsstörung des Magen-Darm-Kanals in der postoperativen oder posttraumatischen Phase, von der Atonie bis zum Ileus (s. Kap. 28).
Ursache:
1) Reflektorisch ausgelöst durch Manipulationen am parietalen und viszeralen Peritoneum, wobei die Mesenterialwurzel besonders empfindlich ist. Auch Hämatome oder Abszesse im Retroperitoneum können reflektorisch zum Dünn- aber auch Dickdarmileus führen.
2) Die meisten Narkotika und vor allem Sympathikomimetika (!) können den Darm stillegen. Auch Toxine der Darmbakterien, die nach mangelhafter Vorbereitung in größerem Ausmaß in der postoperativen Phase freigesetzt werden, verstärken die Darmparalyse. Kommt es im Rahmen einer längerdauernden Darmparalyse zur Durchwanderungsperitonitis – und damit zur Intoxikation des Bauchraumes – entsteht ein Circulus vitiosus.
3) Wie auch bei allen anderen Organen, kann eine nur kurzfristige Hypoxämie zum Funktionsverlust des Magen-Darm-Kanals führen. In diesem Zusammenhang sei auf die Einschränkung der reparativen Vorgänge nach Operationen am Darm infolge der Hypoxie ausdrücklich hingewiesen.
Klinik: Die negative Auswirkung des paralytischen Ileus auf den Gesamtorganismus kann gar nicht überschätzt werden. Im Vordergrund stehen die toxischen Schäden an Leber-, Nieren-, Lungen- und Gehirnfunktionen. Daneben führen Wasser- und Elektrolytverluste in das Darmlumen über Volumenmangel und Elektrolytstörungen zu negativen Auswirkungen auf Herz- und Kreislauffunktion.

> **Postoperative Darmatonie**
>   **Magensonde**
>   **Digitale rektale Untersuchung**
>   **Einlauf**
>   **Peristaltika**

Diagnostik: Auskultation, Perkussion und Palpation des Bauches. Röntgen-Abdomenübersicht im Stehen oder in Linksseitenlage, evtl. nach Gabe von wasserlöslichem Kontrastmittel. Rektal digitale Untersuchung zum Ausschluß eines stenosierenden Tumors oder eingedickter Skybala (= Kotballen).
Therapie: Wichtigste Maßnahme ist eine ausreichende präoperative Entlastung des Darmes durch Nahrungskarenz, abführende Maßnahmen oder ggf. mit Hilfe einer sog. orthograden Darmspülung. Für die postoperative Phase sei auf die negative Wirkung der Sympathikomimetika auf die Darmmo-

torik und den positiven Effekt der Sympatholyse durch Peridural-Anästhesie (s. auch Kap. 1.3) noch einmal ausdrücklich hingewiesen.

Führt nach Ablauf von 2 Tagen die ausreichende Substitution von Flüssigkeit und Elektrolyten sowie die Gabe von Peristaltika (*Metoclopramid,* Parasympathikomimetika) nicht zur Wiederaufnahme der Darmtätigkeit, sind Klysmen, Schwenkeinläufe und beim Auftreten toxischer Erscheinungen auch orthograde Darmspülungen indiziert. Bei Versagen aller dieser Maßnahmen ist die rechtzeitige, ggf. endoskopische Plazierung von Dünndarmsonden *(Miller-Abbot, Dennis)* zur Entlastung des Darmes geboten. – Nur in Ausnahmefällen ergibt sich aus der postoperativen Darmparalyse die Indikation zur Operation. Unter protrahierter Beatmungstherapie von Intensivpatienten entwickelt sich ggl. eine mechanisch (Einläufe) kaum behandelbare Entleerungsstörung des Kolons mit megakolischer Überdehnung. Dieses sog. *Ogilvie*-Syndrom dürfte auf eine toxische Lähmung nervaler Darmwandstrukturen zurückzuführen sein (Anaerobier-Intoxikation?) und ist nur durch regelmäßige koloskopische Absaugung oder Anlage einer Zökostomie therapierbar.

Alle anderen „postoperativen Komplikationen" wie z. B. Herz-Kreislaufinsuffizienz, Leberversagen, Streßulkus, Schockgallenblase, Psychosen, Koma bzw. Gerinnungsstörungen sind begleitende Erscheinungen und bezüglich der Ursachen und auch Auswirkungen untrennbar mit den genannten „postoperativen Komplikationen" verknüpft. Typisch dafür ist, daß sie durchaus nicht immer unmittelbar nach der Operation, sondern oft erst im Verlauf von 2–14 Tagen auftreten.

Betrifft die Funktionsstörung nicht nur einzelne Organe, sondern den gesamten Organismus, so entsteht ein pathophysiologischer Zustand, der als *Schock* bezeichnet wird.

3. Schock

Definition: Gewebehypoxie durch Mißverhältnis zwischen Sauerstoffverbrauch und -angebot infolge Störung der Mikrozirkulation.

Durch die Gewebehypoxie kommt es zu Funktions- und Strukturschäden der Endstrombahngefäße und der von ihnen abhängigen Zellen, was sich klinisch u. a. in einer Laktatazidose dokumentiert. Wesentlichste Ursachen des Schocks sind Störungen der vorgeschalteten Makrozirkulation (Volumenmangel, Herzinsuffizienz) und der Mikrozirkulation selbst (AV-Shunts bzw. disseminierte intravasale Gerinnung bei Sepsis).

Schockformen

1. *Volumenmangelschock:*

a) Absoluter Volumenmangel: Verlust von mehr als 20% des intravasalen Volumens durch innere und äußere Blutungen sowie durch Plasma- und Wasserverluste. Am häufigsten ist der hämorrhagische Schock infolge von Gefäßverletzungen, Aneurysmarupturen, Ösophagusvarizen- bzw. Ulkusblutungen sowie bei hämorrhagischen Gastritiden.

Die wichtigsten Krankheitsbilder des hypovolämen Schocks infolge von Plasma- bzw. Wasserverlusten sind Verbrennungen, Ileus, unstillbares Erbrechen und Durchfälle, Diabetes insipidus und der sog. *Tourniquet-Schock*.

b) Relativer Volumenmangel: Durch Abnahme des peripheren Gefäßwiderstandes und Zunahme der Gefäßkapazität infolge von Schädigungen des zentralen Nervensystems (sog. neurogener Schock) sowie durch medikamentöse Vasodilatation (Vor- und Nachlastsenker) kann es zu einer erheblichen Reduktion des venösen Rückstroms zum Herzen kommen.

2. *Kardiogener Schock:*
Minderperfusion des Organismus durch Pumpversagen des Herzens infolge funktioneller oder mechanischer Beeinträchtigung der Myokardfunktion. Neben dem Herzinfarkt spielen bradykarde und tachykarde Rhythmusstörungen, die Herzbeuteltamponade und Klappenfehler die wichtigste Rolle. Fällt der Herzindex auf unter 1,5 l/min · m^2 ab, oder steigt die AVDO$_2$ auf über 6,5 ml O$_2$/100 ml Blut, so liegt eine kritische

Herzminutenvolumenreduktion mit der Gefahr eines kardiogenen Schocks vor.

3. *Septischer Schock:*
Hierbei sind nicht ein Volumenmangel bzw. die Herzinsuffizienz für die Gewebehypoxie verantwortlich, sondern es liegt eine primäre Störung der Endstrombahn-Zirkulation durch Bakteriämie zugrunde. Man unterscheidet die hyperdyname Form des septischen Schocks, bei der arterio-venöse Shunts in der Endstrombahn eröffnet sind (meist durch E. coli-Sepsis verursacht) und eine hypodyname Form, bei der es im Rahmen einer disseminierten intravasalen Gerinnung zur peripheren Widerstandserhöhung kommt.

4. *Anaphylaktischer Schock:*
Akut entstehendes schweres Krankheitsbild, das entweder durch Fremdantigene (Fremdserum, Insektengifte) oder durch Haptene (Arzneimittel, Antibiotika) im Sinne einer hyperergischen Sofortreaktion ausgelöst werden kann. Dabei kommt es entweder im Rahmen einer Immunantwort oder auch unabhängig von immunologischen Reaktionen (anaphylaktoide Reaktionen) zur Freisetzung von gefäßaktiven Substanzen bzw. biogenen Aminen, von denen Histamin die größte Bedeutung hat. Charakterisiert wird der anaphylaktische Schock durch Engstellung postkapillärer Venolen bei gleichzeitiger Vasodilatation präkapillärer Arteriolen. Dies führt nicht nur durch Stagnation, sondern auch durch Ödembildung zur Gewebehypoxie.

Andere Schockformen können nicht so klar eingeordnet werden, da sie nicht durch einen, sondern durch mehrere schockauslösende Faktoren verursacht werden. Dazu zählen insbesondere der traumatische und der Verbrennungsschock.

Der traumatische Schock kann nicht nur Folge innerer und äußerer Blutverluste (Volumenmangelschock), sondern auch Folge der Funktionsverluste traumatisierter Organe sein. So kann ein stumpfes Thoraxtrauma gleichzeitig zur Aortenruptur (Volumenmangelschock), zur Herzbeuteltamponade bzw. zur Herzkontusion (kardiogener Schock), zur Lungenkontusion mit schwerer allgemeiner Hypoxie (Schocklunge) und zur Rückenmarksverletzung mit Schädigung des Vasomotorenzentrums (neurogener Schock) führen. Daneben kann als Folge größerer Gewebeverletzungen nicht nur eine disseminierte intravasale Gerinnung, sondern auch die Bildung multipler Fettembolien (siehe unten) ausgelöst werden.

Auch beim Verbrennungsschock liegt eine Kombination verschiedener pathogenetischer Faktoren vor: Neben Plasma-, Wasser- und vor allem Elektrolytverlusten (Volumenmangelschock) kann es durch große Gewebezerstörungen zur Ausschüttung gefäßaktiver Substanzen mit erhöhter Kapillarpermeabilität und Ödembildung kommen, wodurch in Verbindung mit einer disseminierten intravasalen Gerinnung die Gewebehypoxie zusätzlich verstärkt wird.

Pathophysiologie des Schocks

Bei allen hypozirkulatorischen Schockformen (Volumenmangel bzw. Herzminutenvolumenreduktion) werden zunächst vermehrt Sympathikomimetika ausgeschüttet. Dies führt über eine Steigerung der Herztätigkeit, Kapazitätsminderung des Niederdrucksystems sowie durch Umverteilung des zirkulierenden Blutvolumens zugunsten von Herz, Lunge und Gehirn zunächst zur Aufrechterhaltung vital wichtiger Funktionen. Es handelt sich also um einen durchaus sinnreichen Kompensationsvorgang, der mit dem pathophysiologischen Begriff „*Zentralisation*" umschrieben wird. Hält dieser Zustand – der mit Minderperfusionen von Nieren, Splanchnikusorganen, Haut- und Skelettmuskulatur verbunden ist – aber zu lange an, so entstehen funktionelle und strukturelle Schäden in vielen Bereichen des Körpers, die nun ihrerseits mögliche Kompensationsvorgänge des Organismus verhindern und schließlich das Schockgeschehen irreversibel gestalten.

Während der Tonus größerer Gefäße überwiegend neurogen gesteuert wird, unterliegt die Endstrombahn mehr dem dilatativen Einfluß der im Gewebe selbstgebildeten Stoffwechselprodukte, wie z. B. Laktat, CO_2 oder auch Histamin. Dies erklärt, warum es bei hypozirkulatorischen Schockformen initial durch Konstriktion von Arteriolen und Venolen mit gleichzeitigem Druckabfall in den Kapillaren sogar zum Einstrom von Gewebsflüssigkeit in die Blutbahn kommen kann. In den Spätstadien dagegen bleibt nur noch ein gewisser Venolentonus erhalten, während die durch Gewebsazidose ausgelöste maximale Arteriolen- und Kapillardilatation in Verbindung mit erhöhter Kapillarpermeabilität zur finalen Ödembildung beiträgt.

Bei den primär hyperzirkulatorischen Schockformen kann es dagegen schon von Anfang an durch toxisch-allergische Endstrombahnschädigungen zum vermehrten Verlust von Flüssigkeit ins Interstitium und damit zur Gewebshypoxie kommen.

Gewebshypoxie: Merkmal aller Schockformen

Klinik des Schocks

Diagnose: Abgesehen vom septischen bzw. anaphylaktischen Schock bieten alle anderen Schockformen klinisch weitgehend identische Bilder, da die Reaktionsmöglichkeiten des Organismus eingeschränkt und relativ uniform sind. So ist das Vollbild des septisch-hyperzirkulatorischen Schocks infolge E. coli-Infektion durch gerötete und warme Gesichtshaut bzw. Extremitäten und Hyperventilation charakterisiert; der anaphylaktische Schock entwickelt sich innerhalb weniger Minuten und geht mit Urtikaria, *Quincke*ödemen, Glottisödem bzw. asthmatoiden Anfällen und Hypovolämie einher.

Die meisten anderen Schockformen imponieren klinisch nahezu einheitlich durch:
- Unruhe, Angst, Verwirrtheit, Bewußtseinsstörungen
- Kaltschweißigkeit, blasse bzw. marmorierte Haut
- Tachypnoe, Hyperventilation
- Tachykardie, meist Hypotonie, niedrige Blutdruckamplitude
  [*Schockindex* = Puls/Blutdruck (syst.) steigt von 0,5 (normal) auf Werte über 1,5 (manifester Schock); s. auch Kap. 5.]
- Oligurie
- in der Regel erniedrigter zentraler Venendruck (Ausnahme: kardiogener Schock).

Finden sich bei einem Patienten die meisten der hier genannten klinischen Symptome, so ist die Diagnose „Schock" zwar gesichert; doch ist es nicht in allen Fällen zweifelsfrei klar, ob ein Volumenmangel oder sogar ein relatives Volumenüberangebot bei isolierter Linksherzinsuffizienz vorliegt. Da dies für die Akuttherapie von überragender Bedeutung ist, muß die Differentialdiagnose zwischen Volumenmangelschock und kardiogenem Schock grundsätzlich bereits zu Beginn der Schockbehandlung getroffen werden. Weil der Blutdruck in beiden Fällen meist erniedrigt ist und der zentrale Venendruck lediglich den enddiastolischen Druck des rechten Ventrikels repräsentiert, ist eine isolierte Linksherzinsuffizienz (z. B. nach Myokardinfarkt) mit Hilfe dieser beiden Parameter allein nicht zu verifizieren.

Als Normalwert des ZVD kann 2–7 cm H_2O, als Zeichen der Hypovolämie kann ein ZVD unter 2 cm H_2O und als Zeichen der Rechtsherzinsuffizienz oder der Hypervolämie sollten Werte über 12 cm H_2O gelten.

ZVD: Indikator des intravasalen Volumens

Um die Linksherzinsuffizienz eindeutig diagnostizieren und adäquat behandeln zu können, sind zusätzliche Maßnahmen wie EKG-Analyse, Bestimmung herzmuskelspezifischer Enzyme (CK-MB) und vor allem Pulmonalisdruckmessung (Kapillarverschlußdruck mittels *Swan-Ganz*-Katheter) erforderlich.

Therapie: In Abhängigkeit von den jeweiligen Schockursachen (s. Kap. 4).
Hierbei stehen der Volumenersatz beim Volumenmangelschock, und die Gabe von Sympathomimetika und Vor- und Nachlastsenker ganz im Vordergrund. (Näheres s. Schuster, Notfallmedizin, Enke, Reihe AO [Ä].)

3.5 Wasser-, Elektrolyt- und Säure-Basenhaushalt
(GK 3: 7.1.1; 7.1.2)

Allgemeines zum Wasser- und Elektrolythaushalt

Ein ausreichender Gehalt an Körperwasser mit normalen Konzentrationen gelöster Elektrolyte bestimmt das „innere Milieu" des Organismus maßgeblich. Bereits geringfügige Veränderungen der Homöostase des Wasser- und Elektrolythaushaltes haben gravierende Auswirkungen auf alle Organfunktionen. Potente pulmonale und renale Kompensationsmechanismen stehen bereit, um Wasser- bzw. Elektrolytentgleisungen entgegen zu wirken.

Der Anteil des Wassers am Gewicht eines Erwachsenen beträgt etwa 60%. Täglich werden ca. 2,0–2,5 l Wasser durch Nahrungszufuhr und Substratoxidation aufgenommen und in Form von Urin (ca. 1,5 l), Stuhl (ca. 100 ml) sowie über Haut und Lunge (ca. 900 ml = perspiratio insensibilis) abgegeben. Der Wasser- und Elektrolyt*umsatz* des Organismus ist wesentlich größer: im Verdauungstrakt werden z. B. täglich bis zu 10 l sezerniert und im Verlauf nahezu vollständig wieder resorbiert. Außerdem werden täglich bis zu 175 l glomerulär filtriert und bis auf 1,5 l wieder resorbiert.

Die Körperflüssigkeit ist in verschiedene Räume kompartimentiert: wir unterscheiden den extrazellulären (intravasal-interstitiell) vom intrazellulären Raum. Flüssigkeitsmenge und Elektrolytzusammensetzung sind für die verschiedenen Kompartimente jeweils charakteristisch. Die *extrazelluläre* Flüssigkeit macht etwa 20% des Körpergewichtes aus, hieran beteiligt sich der Intravasalraum (Plasmavolumen) mit 5% und das Interstitium mit 15%. Etwa doppelt so groß (40% des Körpergewichtes) ist der *intrazelluläre* Flüssigkeitsraum. Die proteinarme interstitielle Flüssigkeit ähnelt in ihrer Zusammensetzung weitgehend dem Blutplasma und ist charakterisiert durch eine hohe Natrium-, Chlorid- und Bikarbonatkonzentration*). Andererseits dominieren in der *intrazellulären* Flüssigkeit Kalium-, Magnesium-, Phosphat- und Sulfationen sowie negativ geladene Proteine (Proteinanionen).

Die Osmolarität des Extrazellulärraumes wird weitgehend durch die Natriumchloridkonzentration bestimmt. Die Osmolarität wird einerseits über Osmorezeptoren im Hypothalamus (Drosselung oder Steigerung der Adiuretin-induzierten Wasserrückresorption in den distalen Tubuli und Sammelrohren) und andererseits über Pressorrezeptoren in den Herzvorhöfen (ANF = atrialer natriuretischer Faktor) und in den großen Venen über das Renin-Angiotensin-Aldosteron-System gesteuert.

Störungen des Wasser- und Elektrolythaushaltes

Extra-intrazelluläre Volumenänderungen und Flüssigkeitsbewegungen (Dehydratation/Hydratation)

Eine ausgeglichene Bilanz des Wasser- und Elektrolythaushaltes garantiert die Konstanz des Volumens und der Osmolarität im Extrazellulärraum. Bilanzstörungen betreffen in der Regel zuerst nur den extrazellulären Flüssigkeitsraum und bewirken hier eine Volumenänderung. Wenn diese Störungen aber mit einem Verlust der Isotonie einhergehen, wird auch der Intrazellulärraum beeinflußt. Durch die osmotisch bedingte Wasserverschiebung stellt sich ein neues Gleichgewicht zwischen beiden Räumen ein.

A. Dehydratation

1. **Isotone Dehydratation:** Verlust von isotonischen Körperflüssigkeiten, d. h. von Natrium und Wasser im Verhältnis der osmolaren Zusammensetzung des Extrazellulärraumes.
Ursachen: Erbrechen, Durchfälle, Blut- und Plasmaverluste.
Symptome: Durst, Oligurie, Tachykardie, Hypotonie, erniedrigte Herzvorhofdrucke – entsprechend dem Volumenmangel.

2. **Hypertone Dehydratation:** Verlust von freiem Wasser (Wassermangelzustand = *Exsikkose*). Bei unverändertem Natriumgesamtbestand Anstieg der Plasma-Na-Konzentration → Wasserausstrom aus dem Intrazellularraum.
Ursachen: Unzureichende Wasserzufuhr („Verdursten"), renale Wasserverluste

---

*) Statt Bikarbonat korrekter Hydrogenkarbonat. Da in med. Schrifttum und Fachsprache Bikarbonat noch weit verbreitet, wird die Bezeichnung in diesem Buch beibehalten.

(Diabetes insipidus, Hyperkalzämie, Diabetes mellitus, polyurisches Stadium des Nierenversagens).
Symptome: starker Durst, Fieber, Pulssteigerung, Hyperosmolarität des Urins (nicht bei Diabetes insipidus und *akutem* Nierenversagen) und des Plasmas, Hypotonie, zentralnervöse Störungen (Delir, Koma) und Niereninsuffizienz.

> **Hypertone Dehydratation: intrazelluläre Störungen gehen den extrazellulären voraus**

3. **Hypotone Dehydratation:** Unzureichende Zufuhr oder Verlust von Natrium führt über die natriumgesteuerte (s. o.) Volumenregulation zu einer Vermehrung des freien Wassers, das z. T. in den Intrazellularraum abströmt und diesen vergrößert.
Ursachen: Fehlerhafte Elektrolytbilanzierung in der Intensivmedizin, gestörte Osmoregulation, vermehrte Natriumverluste bei Hypoaldosteronismus und Nephritis oder durch Diuretika.
Symptome: Hypotonie, Kollaps, Abnahme des Herz-Zeit-Volumens. – Im Gegensatz zu 2. beginnen die Symptome im Extrazellulärraum.

> **Hypotone Dehydratation: extrazelluläre Störungen gehen den intrazellulären voraus**

B. Hydratation

1. **Isotone Hydratation:** Überschuß an isotoner Flüssigkeit, der zu einer Vergrößerung des Extrazellulärraumes führt, während das intrazelluläre Wasservolumen unverändert bleibt.
Ursachen: iatrogene Überbilanzierung (Infusion größerer Mengen physiologischer Salzlösungen), Niereninsuffizienz, Hyperaldosteronismus, Herzinsuffizienz und Hypoproteinämie (Leberzirrhose, Glomerulonephritis, Proteinmangel, enteraler Proteinverlust).
Symptome: u. a. interstitielle Ödeme.

2. **Hypertone Hydratation:** Bei akuter Steigerung der extrazellulären Natriumkonzentration kommt es zum Ausströmen von intrazellulärem Wasser in den Extrazellulärraum.
Ursachen: Infusion oder Trinken großer Mengen hypertoner Lösungen (Meerwasser!), chronische Steroidzufuhr, *Conn*-Syndrom, *Cushing*-Syndrom (s. a. Kap. 36).
Symptome: Die Beanspruchung des Zellwassers führt in fortgeschrittenem Zustand zu einer „zellulären Exsikkose" mit lebensbedrohlichen Folgen, in erster Linie vom ZNS ausgehend (Bewußtseinsstörungen → Koma).

3. **Hypotone Hydratation** (Wasservergiftung): Durch Zufuhr von größeren Mengen hypotoner Flüssigkeiten erfolgt eine Überwässerung des Organismus. Dadurch wird zunächst bei steigendem Volumen die Osmolarität der extrazellulären Flüssigkeit erniedrigt → Wassereinstrom in den Intrazellulärraum.
Ursachen: Übermäßiges Trinken von Wasser, insbesondere bei gestörter Diurese (vermehrte ADH-Ausschüttung), iatrogene Induzierung durch übermäßige Infusion hypotoner oder elektrolytfreier Lösungen (Glukose) sowie durch Magen-, Darm- oder Blasenspülungen mit hypotonen Flüssigkeiten.
Symptome: Die hypotone Hydratation kann zu Dyspnoe und überraschend schnell zum Lungenödem führen. Periphere Ödeme treten allerdings erst spät auf, weil das freie Wasser zunächst nach intrazellulär abströmt. Neben dem Lungenödem steht eine Steigerung des Hirndrucks im Vordergrund!

Abweichungen im Natrium- und Kaliumhaushalt

Natrium
Der tägliche Natriumumsatz beträgt 2–6 g, die Aufnahme erfolgt in erster Linie im Ileum, die Ausscheidung im Urin. Das glomerulär filtrierte Natrium des Primärharns wird zu 99,5% im Tubulussystem rückresorbiert; 2% dieser Natriumrückresorption wird durch Aldosteron gesteuert.

Kalium
Täglich werden etwa 3–4 g Kalium umgesetzt. Die Aufnahme erfolgt in erster Linie im oberen Ileum. In die Zelle gelangt es gegen einen Konzentrationsgradienten von durchschnittlich 4 mmol/l extrazellulär zu

160 mmol/l intrazellulär. Die Ausscheidung erfolgt nach glomerulärer Filtration und proximal tubulärer Rückresorption im distalen Tubulus im Austausch gegen Natrium. Die Kaliumausscheidung wird u. a. durch Aldosteron gesteigert.

Intrazellulär liegt das Kalium größtenteils in freier und damit osmotisch wirksamer (Ionen-)Form vor; eine bedeutende Menge ist jedoch auch an Proteine und Glykogen gebunden. Hieraus erklärt sich das therapeutische Vorgehen bei einer Hyperkaliämie, da mit Hilfe von Glukose-Insulin größere Kaliummengen nach intrazellulär verschoben werden können.

Beim transmembranären Transport des Kaliums nach intrazellulär werden zur Wahrung der Elektroneutralität stets drei Natriumionen gegen zwei Kaliumionen und ein Wasserstoffion ausgetauscht. Es ist also bei der Korrektur einer Hyperkaliämie mit einem Absinken des pH-Wertes zu rechnen.

> **Hyperkaliämie: Metabolische Azidose**
> **Hypokaliämie: Metabolische Alkalose**

Hypernatriämie und Hyponatriämie

Bei normaler Nierenfunktion wird die physiologische Natriumkonzentration von 142 mmol/l im Serum nur in Extremsituationen überschritten. Solche sind z. B. starke Durstzustände (hypertone Dehydratation) und Trinken von Meerwasser (hypertone Hydratation). Klinisch ist eine HYPERNATRIÄMIE bei Hyperaldosteronismus (postoperativ Leberzirrhose, Nebennierentumor) sowie vor allem iatrogen bei falscher Infusionstherapie und Steroidbehandlung zu beobachten (s. a. „Hypertone Hydratation").

Therapie: Gabe von freiem Wasser (Diuretika sind nur bei hypertoner Hydratation indiziert) sowie Aldosteronantagonisten *(Spironolacton)*.

Ein NATRIUMMANGEL entsteht bei exzessiver Diuretikabehandlung sowie als Verdünnungs-Hyponatriämie infolge von Infusionen mit isotonen elektrolytfreien Lösungen bzw. beim Spülen von Körperhöhlen mit salzfreien Flüssigkeiten (s. a. „Hypotone Hydratation").

Therapie: Orale oder intravenöse Natriumapplikation, Wasserentzug.

Hyperkaliämie

Ein postoperativer Anstieg der Kaliumkonzentration ist in der Regel Folge von zwei Faktoren: 1. Niereninsuffizienz und/oder 2. Behandlungsfehler. Ein rascher Anstieg des Serum-Kalium-Wertes auf über 6 mmol/l kann grundsätzlich zum Herzstillstand führen! Prodromie können Herzrhythmusstörungen *jeder* Art sein. Der Kalium-induzierte Herzstillstand ist besonders gefährlich, da er trotz aller Wiederbelebungsmaßnahmen inkl. extrathorakaler Herzmassage meist nur zu einer unzureichenden Körperperfusion führt. Die Kaliumsubstitution in der postoperativen Phase ist gleichermaßen unentbehrlich wie auch gefährlich!

Ursachen der Hyperkaliämie: Zu rasche Kaliuminfusion (nie mehr als 20 mmol/Std.!), postoperative Niereninsuffizienz, ausgedehnte Weichteiltraumen mit Freisetzung intrazellulären Kaliums, Reperfusion von ischämischen Extremitäten, Transfusionen alter Blutkonserven. Weitere Ursachen sind Korrekturen metabolischer Alkalosen durch Gabe von H$^+$-Ionen, *Spironolacton*-Therapie sowie Glykogen- und Proteinabbau bei kataboler Stoffwechsellage.

Therapie: Kaliumrestriktion, Diuretika (Natriuretika), Gabe des Ionenaustauschers Resonium® peroral oder als Einlauf, Hämodialyse. Im Akutfall kann die i. v.-Applikation von 20 ml 20%iger NaCl-Lösung bzw. 10 ml einer 10%igen Kalziumglukonat- oder 5 ml einer 5,5%igen Kalziumchloridlösung helfen. Besonders effektiv ist die Glukose-Insulin-Infusion zur Bindung des Kaliums an intrazelluläres Glykogen (bis zu 100 ml einer 40%igen Glukoselösung mit 10 E. Insulin). Hierbei ist zu beachten, daß es bei Mobilisierung dieses Glykogens in der Folgezeit sekundär wiederum zu Hyperkaliämien kommen kann.

Hypokaliämie

Ein Kaliummangel entsteht vor allem durch Verluste gastrointestinaler Sekrete, z. B. bei Erbrechen, Pankreatitis, Dünndarmfisteln und Diarrhoen. Außerdem wird er bei postoperativem Hyperaldosteronismus und während der polyurischen Phase des akuten Nierenversagens beobachtet. Er kann aber auch

Folge einer ungenügenden Substitution im Rahmen der postoperativen Infusionstherapie, bei Saluretikabehandlung und bei Laxantienabusus sein. Ein intrazellulärer Kaliummangel kann bereits längere Zeit bestehen, bevor er sich in einem Absinken des Serum-Kalium-Wertes bemerkbar macht. Klinische Symptome sind Adynamie, gastrointestinale Atonie und Herzrhythmusstörung insbesondere nach Digitalisierung.

Hypokaliämie
– Neigung zu Herzrhythmusstörungen
Hyperkaliämie
– Gefahr des Herzstillstandes

Therapie: Sie besteht in einer vorsichtigen aber ausreichenden Kaliumsubstitution unter Kontrolle des Serum-Kalium-Wertes.

Als *Faustregel* kann gelten: Soll bei einem Nierengesunden das Serum-Kalium um 1 mmol/l erhöht werden, so ist pro 24 Std. soviel Kalium in mmol zu substituieren wie das Körpergewicht in kg beträgt.

Chloridhaushalt: Eingangs wurde auf die Bedeutung der Natriumchlorid-Konzentration für die Osmolarität des Extrazellulärraumes hingewiesen. Dabei liegt die Hauptbedeutung des Chlorions in seiner Funktion als Partner des Natriumions, um die Isotonie des Plasmas und der extrazellulären Flüssigkeit aufrechtzuerhalten. Dies geht auch daraus hervor, daß die Cl^--Konzentration im Serum passiven Veränderungen der Na^+-Konzentration folgt und somit indirekt auch der Regulation durch das Aldosteron-System unterliegt. Im Rahmen dieses Buches braucht der Chloridhaushalt daher nicht näher abgehandelt zu werden.

Kalzium- und Magnesium

Kalzium

Im menschlichen Körper ist das Kalzium zu 99% (d. s. ca. 1,5 kg) in den Mineralien der Knochen festgelegt. Diese stellen ein Reservoir dar, aus dem Kalzium mobilisiert und in dem andererseits überschüssiges Kalzium deponiert werden kann. Im Plasma liegt es in einer Gesamtkonzentration von 2,25–2,75 mmol/l vor. Blutkalzium- und -phosphatspiegel (als anorganisches Phosphat 0,65–1,95 mmol/l) sind über den Skelettstoffwechsel eng miteinander gekoppelt.

Täglich werden aus der Nahrung etwa 500–800 mg Kalzium zur Deckung des Abgangs (Stuhl, Urin) aufgenommen. Die Kalziumkonzentration wird durch Parathormon (Nebenschilddrüse) und Vitamin D (Niere) sowie Thyreokalzitonin (C-Zellen der Schilddrüse) gesteuert.

Die freien Kalziumionen erfüllen im Organismus eine ganze Reihe von Funktionen. Die wichtigsten sind: Kontrolle der Erregungsleitung im Nervensystem und der neuromuskulären Erregungsübertragung, Beteiligung an der Blutgerinnung (Faktor IV – s. a. Kap. 3.6), Beeinflussung der Enzymaktivität, abdichtende Wirkung an den Gefäßwänden.

Bei einer *Hypokalzämie* kommt es zur Tetanie, zu psychischen Störungen und zu Hautveränderungen. Eine *Hyperkalzämie* (in der Regel kombiniert mit einer *Hyperphosphatämie*) kann zu Kalziumeinlagerungen in verschiedenen Organen, u. a. in die Pankreasgänge, führen.

Magnesium

Auch dieses Element ist überwiegend (zwischen 50 und 70% bei einem Gesamtbestand von etwa 30 g) in den Knochen gespeichert. Die Konzentration der freien Magnesiumionen im Intrazellulärraum beträgt ca. 15 mmol/kg Gewebe, die im Blut zwischen 0,6 und 1 mmol/l Serum. Der Tagesbedarf liegt bei 200–300 mg. Das Parathormon steuert den Magnesiumhaushalt in gleicher Weise wie den des Kalziums.

Die freien Magnesiumionen wirken in erster Linie als Enzymaktivatoren. Sie sind u. a. auch an allen Reaktionen, die das ATP betreffen, beteiligt.

Bei unzureichendem Angebot in der Nahrung, verminderter Resorption oder gestörter renaler Rückresorption kommt es zu einer *Hypomagnesiämie* mit den Symptomen: Verwirrtheit, Delir, Muskelzuckungen und (normokalzämischer) Tetanie. Gelegentlich verläuft die Hypomagnesiämie aber auch symptomlos. *Hypermagnesiämie* ist die Folge einer übermäßigen enteralen oder parenteralen Magnesiumzufuhr oder mangelhafter Ausscheidung in der Niere. Symptome sind: Hypotonie, Atemstörungen, Reizleitungsstörungen des Herzens und in schweren Fällen Lähmungserscheinungen, die auf eine Blockade der Nervenendorgane zurückzuführen sind.

Kalzium und Magnesium verhalten sich in einigen Wirkungen wie Antagonisten. So ist beispielsweise die Endnervenblockade durch einen Überschuß an Mg^{++} mit einer geringen Dosis Ca^{++}-Ionen prompt zu beheben.

Für den Zellstoffwechsel haben die beiden Stoffe nicht die elementare Bedeutung wie Natrium und Kalium, auch besteht in dem ossären Reservoir zumindest immer ein potentielles Angebot. Gleichwohl nehmen Kalzium und Magnesium im Elektrolythaushalt einen wichtigen Platz ein und sind im Rahmen der prä-, intra- und postoperativen Elektrolytbilanzierung durchaus interessant. Hier sei vor allem noch auf die membranstabilisierende Wirkung des Magnesiums hingewiesen, die u. a. bei Herzrhythmusstörungen hilfreich sein kann. Dafür steht eine ganze Reihe von Infusionslösungen zur Verfügung, die neben anderen Elektrolyten auch Mg^{++} in abgestufter Konzentration enthalten (z. B. Tutofusion®, Inzolen®, Trommcardin®).

> **Serumelektrolyt-Formel von Gyorgy:**
>
> $$\frac{(K^+) \cdot (HCO_3^-) \cdot (HPO_4^{2-})}{(Ca^{2+}) \cdot (Mg^{2+}) \cdot (H^+)} = K$$
>
> **Anstieg von K:** Übererregbarkeit
> **Abnahme von K:** Untererregbarkeit des Nervensystems

Säure-Basenhaushalt

Die bei der Oxydation der Substrate im Organismus anfallenden sauren Valenzen (Kohlensäure und organische Säuren) müssen pulmonal (als Kohlendioxid) und renal (als Wasserstoffionen) eliminiert werden. Ein Plasma-pH kleiner 7 bzw. größer 7,8 ist wegen der Auswirkungen auf den Stoffwechsel, die Membranpermeabilität und die Elektrolytverteilung in der Regel mit dem Leben nicht vereinbar. Die Kapazitäten der physiologischen Puffersysteme (Natriumbikarbonat, Phosphat, Hämoglobin und andere Proteine) allein können nämlich eine Konstanz des physiologischen pH-Wertes nicht gewährleisten. Der wichtigste Puffer für die Akuteinstellung des pH-Wertes ist das Bikarbonat-System. Es liegt im Plasma in hoher Konzentration vor und ermöglicht eine dynamische Regulation des pH-Wertes durch Neutralisation anfallender Wasserstoffionen bei gleichzeitiger Abatmung von Kohlendioxid in der Lunge. Die Exkretion der Wasserstoffionen erfolgt unter Regeneration des Natriumbikarbonats im Tubulussystem der Niere. Wasserstoffionen werden hier an Phosphat und Ammoniak (aus Glutamin) gebunden und im Harn eliminiert. Überfordern die sauren Valenzen die Kapazität des physiologischen Puffersystems, so sinkt der pH-Wert unter 7,36 *(Azidose)*. Im umgekehrten Fall steigt er auf über 7,44 an *(Alkalose)*. Wird durch Konzentrationsveränderungen der Komponenten des Puffersystems der pH-Wert noch im Normbereich gehalten, bezeichnen wir die Azidose/Alkalose als kompensiert: Ist eine Azidose primär metabolisch bedingt – d. h. durch ein Überschreiten der renalen Wasserstoffionen-Eliminationskapazität –, so wird die Störung respiratorisch durch Kohlendioxidabatmung ausgeglichen. Eine respiratorisch durch Kohlendioxidretention bedingte Azidose wird durch eine gleichzeitige renale Bikarbonatretention antagonisiert. Ist die Alkalose primär metabolisch bedingt, wird dies respiratorisch durch Kohlendioxidretention kompensiert, ist sie dagegen respiratorisch verursacht, so findet eine vermehrte renale Bikarbonatabgabe statt.

Die **respiratorische Azidose** ist Folge einer alveolären Hypoventilation: Die Blutgasanalyse ergibt einen erhöhten Kohlensäurepartialdruck, meist mit erhöhtem Standardbikarbonat*) (kompensatorisch); nur bei Dekompensation zeigt sich ein erniedrigter pH-Wert. Die Therapie der Wahl besteht in einer Verbesserung der alveolären Ventilation und nicht in der Gabe von Bikarbonat!

Eine **respiratorische Alkalose** entsteht bei Hyperventilation mit vermehrter Kohlendioxid-Abatmung. Die Blutgasanalyse zeigt hierbei einen erniedrigten Kohlendioxidpartialdruck mit meist kompensatorischem Abfall des Standardbikarbonats (nur bei Dekompensation steigt der pH-Wert an). Der pH-Anstieg führt zum Abfall des ionisierten Ca^{2+} und damit zur Hyperventilationstetanie.

Eine **metabolische Azidose** entsteht bei vermehrtem Anfall fixer Säuren (z. B. Laktatazidose im Schock, diabetisches Koma) oder bei verminderter renaler Säure-Elimination. Die Blutgasanalyse zeigt einen Abfall des Standardbikarbonats, ein kompensatorisches Absinken des Kohlendioxidpartialdruckes durch „Azidose-Atmung" (Kussmaulsche Atmung) und nur bei Dekompensation ein Absinken des pH-Wertes.

Therapie: Gabe von Natriumbikarbonat

---

*) Standardbikarbonat = Bikarbonatgehalt des Blutes unter Standardbedingungen, d. h. 37°C, O_2-Sättigung, CO_2-Partialdruck v. 40 mm Hg (≙ norm. Alveolarluft). Normwert: 25 mmol/l (Bikarbonat-Ion). Bereich: 22–28 mmol/l.

oder von THAM-Puffern*) bei Vorliegen einer Hypernatriämie.

Eine **metabolische Alkalose** entsteht durch Verlust von Wasserstoffionen aus dem extrazellulären Raum (z. B. bei Erbrechen oder übermäßiger Basenzufuhr [Bikarbonat!]). Die Blutgasanalyse zeigt einen Anstieg des Standardbikarbonats mit kompensatorischem Anstieg des Kohlendioxid-Partial-Druckes und nur bei Dekompensation einen Anstieg des pH-Wertes.
Therapie: Carboanhydrasehemmer *(Acetazolamid)* bzw. vorsichtige i. v.-Gabe von 0,1 normaler Salzsäure über einen zentralen Venenkatheter.

3.6 Ernährung und Infusion

Allgemeines: In Abhängigkeit von Alter, Geschlecht und Vorerkrankungen zeigen fast alle Patienten in der postoperativen Phase, nach Traumen, im Rahmen schwerer Erkrankungen und vor allem bei Sepsis starke Veränderungen in ihrem Metabolismus. Dabei kommt es regelhaft zu einer Erhöhung des Grundumsatzes und zur Eiweißkatabolie sowie zu einer pathologischen Vermehrung extrazellulären Wassers (z. B. Pleuraerguß, Aszites u. a.). Es sei an dieser Stelle betont, daß hinsichtlich der optimalen Wasser- und Elektrolytsubstitution und vor allem hinsichtlich einer optimalen Ernährung (Kalorienzufuhr) in der Postaggressionsphase immer noch kontroverse Auffassungen bestehen. So galt z. B. für Patienten nach einem Schockgeschehen die Gabe von kolloidalen „Plasmaexpandern" zur Volumensubstitution als Mittel der Wahl, um vor allem das Ausmaß interstitieller Ödeme zu verringern. Man nimmt jedoch heute an, daß gerade dadurch Ödeme provoziert werden können, da auch hochmolekulare Substanzen in der postoperativen Phase infolge pathologisch erhöhter Zellmembran-Permeabilität in den Extrazellulärraum abwandern und dort infolge ihrer Wasserbindungskapazität zu besonders hartnäckigen Ödemen führen.

---

*) THAM = Tris-(Hydroxymethyl-)Aminomethan.

Bezüglich der postoperativen Ernährung wird immer noch kontrovers diskutiert, ob Kohlenhydrate oder Fette besser in der Lage sind, die Proteinkatabolie innerhalb der Postaggressionsphase zu verhindern (s. Kap. 3.2). Während in den vergangenen Jahren die Kohlenhydrate eindeutig favorisiert wurden, meint man heute, daß die Fette in dieser Hinsicht gleichwertig sind. Eine reine Kohlenhydratverbrennung hat sogar den Nachteil, daß vermehrt CO_2 anfällt und der Patient zu einer verstärkten Atemarbeit gezwungen wird, wozu er in der frühen postoperativen Phase u. U. noch gar nicht in der Lage ist.

Spezielle Infusionstherapie

Unter postoperativer Infusionstherapie verstehen wir die Substitution von Wasser, Elektrolyten und Volumen sowie die Ernährung.

1. Wasser- und Elektrolytsubstitution

Da reine Elektrolytlösungen keine Wasserbindungskapazität besitzen, verteilen sie sich entsprechend ihrer Zusammensetzung sehr rasch im gesamten Extrazellulärraum (intravasal und interstitiell). Elektrolytlösungen – dies gilt auch für isotonische Zuckerlösungen – sind daher im engeren Sinne des Wortes keine Volumenersatzflüssigkeiten. Dennoch sind sie gerade in den letzten Jahren als solche wieder vermehrt und bevorzugt zur Anwendung gekommen. Man nimmt nämlich ihre nur kurze Verweildauer im Intravasalraum lieber in Kauf, als den möglichen Abstrom von kolloidalen Substanzen (Albuminlösungen, Plasmaexpander), die vor allem in der frühen postoperativen Phase infolge erhöhter Kapillarpermeabilität in das interstitielle Gewebe abwandern.

Jede postoperative Wasser- und Elektrolytsubstitution sollte unter Berücksichtigung folgender Faktoren erfolgen:
– Ersatz des *normalen* Wasser- und Elektrolytverlustes,
– Ausgleich bereits *erlittener* Verluste und

– Ersatz pathologischer Wasser- bzw. Elektrolytverluste.

Zusätzlich müssen Alter und Geschlecht der Patienten, das Ausmaß des erlittenen Traumas sowie etwaige Infektionen berücksichtigt werden. Von besonderer Bedeutung ist in diesem Zusammenhang die Freisetzung „endogenen Wassers": Endogenes Wasser entsteht nicht nur bei der Phosphorylierung innerhalb der Atmungskette, sondern auch durch Schrumpfung bzw. Untergang von Zellen. Während bei einem normalgewichtigen Erwachsenen nach leichten und unkomplizierten chirurgischen Eingriffen etwa 200 ml endogenen Wassers freigesetzt werden, kann diese Menge nach schweren Traumen und vor allem im Rahmen von Infektionen beträchtlich zunehmen. So wird bei der Oxydation von Fetten jeweils 1 ml Wasser aus 1 g Fett gebildet.

1.1 Wasserbedarf

Der durchschnittliche Wasserbedarf eines normalgewichtigen gesunden Erwachsenen liegt bei 2,5–4 l/Tag oder rund 30–50 ml pro kg KG (s. Kap. 3.4). Postoperativ kann der Wasserbedarf auf bis zu 60 ml/(kg KG · 24 h) ansteigen. Unter Berücksichtigung dieses normalen Bedarfs und unter Einbeziehung präexistenter Defizite sowie vor allem abnormer Verluste über Urin, Drainagen, Fisteln, Wunden und über den Gastrointestinaltrakt bzw. Sequestration extrazellulärer Flüssigkeit in traumatisierte bzw. infizierte Gewebe, errechnet sich der *individuelle* Flüssigkeitsbedarf. Die Errechnung des tatsächlichen Bedarfs kann im Einzelfall außerordentlich schwierig sein. Als ein überraschend zuverlässiger Parameter hat sich hierfür die tägliche Gewichtskontrolle bewährt: Das Körpergewicht sollte innerhalb der ersten postoperativen Tage jeweils um 0,2–0,4% abnehmen, um eine Überwässerung und die damit verbundenen Komplikationen (generalisierte Ödeme, Gewebshypoxie) zu vermeiden. Bis zur Normalisierung der enteralen Ernährung bedeutet jede Gewichtszunahme eine Überwässerung, deren negative Auswirkungen durch postoperative Herz- und Niereninsuffizienz bzw. Eiweißmangel nur noch verstärkt werden. Es hat sich daher als praktisch erwiesen, die sog. „Perspiratio insensibilis", d. h. Verlust von Wasser über das Tracheo-Bronchialsystem bzw. über die Haut nicht in die postoperative Flüssigkeitsbilanz miteinzubeziehen, da deren tägliche Menge in etwa dem gewünschten Gewichtsverlust entspricht.

Postoperative Gewichtszunahme = Hyperhydratation

Bei Patienten mit stärkergradigen Ödemen, die Zeichen eines intravasalen Flüssigkeitsmangels haben, wie z. B. niedriger ZVD, hoher Hämatokrit und abnehmende Nierenfunktion, liegt – bis zum Beweis des Gegenteils – als Ursache eine Infektion zugrunde. Patienten mit ungewöhnlich starken Gewichtsverlusten innerhalb der ersten postoperativen Tage sind in der Regel dehydratisiert und nur bei ihnen ist eine wesentlich größere Flüssigkeitssubstitution indiziert.

1.2 Elektrolytbedarf

Während der Basisbedarf eines normalgewichtigen und gesunden Erwachsenen für Natrium im Durchschnitt 70–80 mmol/Tag beträgt, liegt der tatsächliche Natriumbedarf in der postop. Phase etwa bei 300 mmol. Die Regulierung des Gesamtkörpernatriumgehaltes ist dabei fast ausschließlich von der Nierenfunktion abhängig.

Der tägliche Kaliumbasisbedarf liegt bei 60 mmol und steigt in der postoperativen Phase auf durchschnittlich 100 mmol an. Im Gegensatz zum Natrium- wird der Kaliumstoffwechsel normalerweise überwiegend vom Säure-Basenhaushalt und weniger von der Nierenfunktion beeinflußt. Erst eine Oligo-/Anurie greift entscheidend in den Kaliumhaushalt ein und ist Ursache einer lebensbedrohlichen Hyperkaliämie.

1.3 Wasser- und Elektrolytsubstitution

Zur Deckung des postoperativen Wasser- bzw. Elektrolytbedarfs wird folgendes Infusionsschema empfohlen: Pro 24 Std. werden zwischen 25 und 40 ml/kg KG physiologische Elektrolytlösungen (0,9%ige NaCl, Ringerlösung bzw. Ringer-Laktat) im Wechsel mit physiologischen Glukose- bzw. Lävulose-Lösungen infundiert. Eine gezielte Natriumdosierung ist unter diesen Bedingungen nicht erforderlich, der individuelle Kaliumbedarf ist jedoch täglich neu zu bestimmen und sollte den pathologischen Kaliumstoffwechsel in der postoperativen Phase berücksichtigen (sekundärer Hyperaldosteronismus, Umkehr des Natrium-Kalium-Quotienten im Urin).

2. Volumensubstitution
(s. a. Kap. 4 und 5)

Unter Volumensubstitution wird die intravenöse Applikation von Blut, Blutplasma bzw. kolloidalen Blutersatzflüssigkeiten verstanden. Sie zeichnen sich durch eine gute Wasserbindungskapazität aus und verbleiben – unter der Voraussetzung normaler Membranverhältnisse – vorwiegend im Gefäßsystem. Da aber gerade in der frühen postoperativen Phase mit einer erhöhten Zell- und Kapillarpermeabilität zu rechnen ist, besteht die Gefahr, daß auch kolloidale Substanzen in den interstitiellen Raum abwandern. Bei Volumenmangel sollten daher – wenn irgend möglich – in dieser Phase Erythrozyten-Konzentrate in Kombination mit physiologischen Elektrolyt- bzw. Glukoselösungen appliziert werden. Erst nach Wiederherstellung normaler Membranverhältnisse in der späteren postoperativen Phase sind Albuminlösungen bzw. Plasmaexpander unproblematischer und dann aufgrund ihrer Wasserbindungskapazität zur effektiven Volumensubstitution geeignet. In diesem Zusammenhang muß allerdings auf die unterschiedlichen physiko-chemischen Eigenschaften der verschiedenen kolloidalen Plasmaersatzmittel hingewiesen werden (Tab. 3-4). *Dextrane* sind stark hyperonkotisch und haben daher besonders effektive dehydratisierende Eigenschaften, wodurch sie z. B. bei der Therapie des Hirnödems angezeigt sind. Sie hemmen allerdings die Thrombozytenaggregation und können daher bestehende Blutungsneigungen verstärken; in Einzelfällen sind sie die Ursache schwerwiegender anaphylaktischer Reaktionen. Auf der anderen Seite haben *5%ige Albuminlösung, Gelatine* bzw. *6%ige Hydroxyethylstärke* eine geringere Wasserbindungskapazität und sind daher als Volumenersatz im Vergleich zu Dextranlösungen weniger wirksam. Sie sind jedoch gerinnungsneutral und besitzen günstigere rheologische Eigenschaften, da sie die Blutviskosität signifikant vermindern können.

Tab. 3-4 Künstliche Kolloide zur Plasmavolumensubstitution

Kolloid und generischer Name	Kolloidgehalt g/100 ml	$\overline{M}_w$	$\overline{M}_w/\overline{M}_n$	Intravasale Persistenz	Bemerkungen
Dextran					
Dextran 60[1]	6	60 000	2,0	6	antithrombotische Wirkung
Dextran 70	6	70 000	1,85	6	antithrombotische Wirkung
Dextran 40	10	40 000	1,4	2–3	antithrombotische Wirkung
Stärke					
HES 450/0,7	6	450 000	6,3	~6	
HES 40/0,5	6	40 000	2,0	2–3	
Gelatine					
harnstoffgebunden	3–5	35 000	2,3	2–3	diuretische Wirkung
modifizierte Flüssigkeit	4	35 000	2,2	2–3	
Oxypolygelatine	5,5	30 000	1,5	2–3	diuretische Wirkung

HES = Hydroxyäthylstärke.
[1] Dextran 60, $\overline{M}_w$ 60,000, in der Bundesrepublik Deutschland und Österreich erhältlich; Eigenschaften praktisch mit denen von Dextran 70 identisch.

Zusammenfassung: Bei Patienten mit hämorrhagischem Schock wird empfohlen, den Volumenersatz durch Vollblutkonserven zu ermöglichen. Ist die Zeitspanne bis zur Bereitstellung von Blut nur kurz und absehbar, so empfiehlt sich als überbrückende Maßnahme zum „temporären Volumenersatz" die Applikation von physiologischen Elektrolyt- bzw. Kohlenhydratlösungen. Die Gabe von Albuminlösungen bzw. von Plasmaexpandern sollte nur erfolgen, wenn Blut nicht oder nur mit erheblicher Verzögerung zur Verfügung steht (z. B. am Unfallort vor dem Transport in das nächste Krankenhaus).

3. Ernährung

Die postoperative Ernährung dient der Aufrechterhaltung des Energie- und Strukturstoffwechsels und somit der Verhinderung bzw. Minimierung einer Proteinkatabolie in der Postaggressionsphase. Sie umspannt den Bereich einer Basissubstitution von Kalorien mit Hilfe von physiologischen Zuckerlösungen bei organisch gesunden Patienten nach unkomplizierten Eingriffen bis hin zur langdauernden kompletten parenteralen bzw. enteralen Ernährung bei schwerstkranken Patienten. Dabei hat sich bis zur vollen *oralen* Ernährung folgendes Schema bewährt:
• Patienten mit Nahrungskarenz von 1 bis max. 2 Tagen benötigen lediglich Flüssigkeit und Elektrolyte.
• Patienten mit Nahrungskarenz bis zu 3 Tagen benötigen zusätzlich Kalorienträger und
• Patienten mit längerer Nahrungskarenz müssen von Anfang an parenteral und später enteral über Sonden voll ernährt werden. Dabei besteht nach wie vor Unsicherheit bezüglich der Frage, ob die angeblich „pathologische", metabolische Reaktion des Organismus in der Postaggressionsphase u. U. eher nützlich ist und ob nicht eine aggressive postoperative Ernährung sogar zu unerwünschten Begleiterscheinungen führt. Unstrittig ist lediglich, daß der Ausgleich der postoperativen Proteinkatabolie durch eine ausreichende Kalorienzufuhr in Kombination mit Substitution von Aminosäuregemischen die Stickstoffbilanz verbessern kann.

3.1 Intravenöse Ernährung

a) *Kohlenhydrate und Alkohole*
Der minimale tägliche Kohlenhydratbedarf für den normalgewichtigen Erwachsenen liegt bei 100 g und erreicht bei 250 g ein Optimum. Bei Erwachsenen mit reiner Kohlenhydraternährung werden allerdings auch bis zu 750 g/24 Std., bei Kindern 25 g/(kg KG · 24 h) ohne wesentliche Blutzuckerentgleisungen toleriert. Die entscheidende Aufgabe der Kohlenhydrate liegt in ihrer Rolle als Energieträger, wovon vor allem Glukose die Eigenschaft hat, von *allen* Organen verstoffwechselt zu werden. Mit ausreichender Zufuhr von Kohlenhydraten kann die gefürchtete postoperative Ketoazidose in der Regel verhindert werden. Ob allerdings dies für alle Patienten gleichermaßen von Vorteil ist, wird kontrovers diskutiert: Es scheint so zu sein, daß Patienten mit einer geringen Ketoazidose offensichtlich besser in der Lage sind, Fett zu metabolisieren. Sie weisen gleichzeitig einen geringeren Proteinkatabolismus auf, während Patienten ohne Ketoazidose in der postoperativen Phase eher ihre eigenen Eiweiße zur Energiegewinnung heranziehen.

GLUKOSE
Der Vorteil von Glukoseinfusionen liegt darin, daß Glukose als Energieträger nicht nur von allen Organen (Erythrozyten, Nervenzellen) metabolisiert werden kann, sondern daß durch zusätzliche intravenöse Insulingaben der Glukosestoffwechsel unmittelbar und kontrolliert zu beeinflussen ist.

FRUKTOSE
Die Metabolisierung von Fruktose zu Glukose verläuft lediglich in der Leber insulinunabhängig. Der spätere Einbau dieser Glukose in andere Organe – z. B. in die Muskulatur – erfolgt dann jedoch wieder insulinabhängig. Fruktose kann daher nicht als ein von Insulin unabhängiger Energieträger betrachtet werden und führt vor allem nach Infusion größerer Mengen zu einer Reihe metabolischer Komplikationen wie z. B. Laktatazidose, Hyperurikämie bzw. Hypophosphatämie.

Ethanol

Der Brennwert von Ethanol*) liegt bei etwa 7 kcal/g**) und ist damit wesentlich höher als von Glukose bzw. Fruktose. Ethanol ist kein GLUKOSEVORLÄUFER und bei intravenöser Applikation von z. T. erheblichen zentral-nervösen und kreislaufregulatorischen Nebenwirkungen begleitet (Tachykardie, Hypotonie). Sein Einsatz ist allerdings bei alkoholabhängigen Patienten in der postoperativen Phase u. U. von großem Nutzen.

Xylit

Die intravenöse Applikation von reinen Xylit-Lösungen kann in Einzelfällen zu unerwünschten metabolischen Begleiterscheinungen führen (metabolische Azidose). Kombinationslösungen aus Glukose, Fruktose, Xylit in einem Verhältnis von 2:1:1 haben sich allerdings zur Deckung des postoperativen Energiebedarfs bewährt.

Zusammenfassend kann gesagt werden, daß sich von allen Kohlenhydraten Glukose zur intravenösen Ernährung am besten eignet und daher bevorzugt eingesetzt werden sollte.

b) *Aminosäuren*

Von den insgesamt 20 Aminosäuren, die die Zellen für die Eiweißsynthese benötigen, kann der menschliche Organismus acht nicht selbst synthetisieren. Diese sog. essentiellen Aminosäuren müssen dem Organismus zur Verfügung gestellt werden. Hinzu kommt, daß u. U. in der postoperativen Phase zwei Aminosäuren, nämlich Cystin und Tyrosin, die normalerweise nicht essentiell sind, ebenfalls mit der Nahrung zugeführt werden müssen. Andere Aminosäuren – wie z. B. Phenylalanin – werden unter bestimmten Bedingungen nicht mehr normal verstoffwechselt und erscheinen dann im Urin, wo sie in Form von Kristallen nachgewiesen werden können. Da sich der individuelle Aminosäurenbedarf in der postoperativen Phase nur sehr schwer ermitteln läßt, hat es sich bewährt, zusätzlich auch *alle* nicht essentiellen Aminosäuren zu substituieren. Bei niereninsuffizienten Patienten konnte mit einer proteinarmen Ernährung eine Verbesserung der Nierenfunktion erreicht werden.

Von besonderer Bedeutung ist die Zufuhr von Aminosäuren bei Patienten mit eingeschränkter Leberfunktion bzw. vor allem bei Patienten in einem Coma hepaticum. In dieser Situation überschreitet u. U. das Aminosäureangebot die Metabolisierungskapazität der Leber und es kommt zu einem Anstieg von freien Aminosäuren im Plasma. Da bestimmte Aminosäuren unabhängig von der Leber abgebaut werden können, entwickelt sich bei einer schweren Leberinsuffizienz eine mehr oder weniger typische Aminosäurenkonstellation im Plasma: Vor allem das Verhältnis der sog. verzweigt-kettigen Aminosäuren Valin, Leucin und Isoleucin zu den aromatischen Aminosäuren Phenylalanin und Tyrosin (sog. *Fischer-Quotient*) ist für Patienten mit Leberinsuffizienz wichtig. Normalerweise beträgt es 3,35 und fällt bei einem Coma hepaticum deutlich ab. Dies entspricht dem Anstieg von Phenylalanin bzw. Tyrosin im Plasma und zeigt die Unfähigkeit der Leber zur Verstoffwechselung gerade dieser beiden Aminosäuren an. In einer solchen Situation müssen also Aminosäuregemische appliziert werden, die relativ reich an Valin und arm an Phenylalanin bzw. Tyrosin sind (sog. Komalösungen).

Für den nicht leberinsuffizienten Patienten haben sich für die postoperative Phase Aminosäuregemische am besten bewährt, bei denen etwa 45 bis 50% essentielle Aminosäuren vorhanden sind (normalerweise sind 20% ausreichend) und in denen alle anderen nicht-essentiellen Aminosäuren gleichermaßen vorkommen. Besonders wichtig in diesem Zusammenhang ist, daß nur bei gleichzeitiger Zufuhr ausreichender Energiemengen die angebotenen Aminosäuren auch metabolisiert und zu Eiweißen aufgebaut werden können. Man rechnet mit durchschnittlich 200 kcal*) pro g Stickstoff und Tag bei einem Mindestbedarf von 15 bis 20 g Stickstoff für den erwachsenen Patienten. Allein daraus errechnet sich schon der tägliche Kalorienbedarf von 3000–4000 kcal!**)

---

*) alte Schreibweise: Äthanol.
**) etwa 30 kJ/g.

*) ca. 840 kJ.
**) ca. 12 500–16 750 kJ.

c) *Fette*

Der entscheidende Vorteil intravenöser Fettapplikation ist die Zufuhr großer Mengen von Energie in geringen Infusionsvolumina. Ein weiterer Vorteil besteht darin, daß die für die Struktur und Funktion von Zellmembranen wichtigen essentiellen Fettsäuren zur Verfügung gestellt werden. Es hat sich herausgestellt, daß Fettlösungen, die durch Zusatz von Kohlenhydraten isotonisch sind, nur noch selten zu Thrombophlebitiden führen und auch über periphere Venen infundiert werden dürfen. Es konnte gezeigt werden, daß intravenös applizierte Fette nicht nur die metabolischen Komplikationen vermindern, die bei ausschließlicher Kohlenhydraternährung beobachtet werden können (Hyperglykämie, Hypophosphatämie), sondern auch zu einer Verbesserung der postoperativen Eiweißresynthese führen. Man geht heute davon aus, daß ein bis zwei 500-ml-Infusionen pro Woche ausreichen, um den postoperativen Bedarf an essentiellen Fettsäuren zu decken. Darüber hinaus ist bei Patienten mit hohem Energiebedarf die tägliche Gabe von 500 ml einer Fettlösung zu empfehlen.

d) *Elektrolyte, Spurenelemente, Vitamine*
Gerade längere intravenöse Ernährung kann zu Mangelerscheinungen führen. Unter den Vitaminen sollten speziell die wasserlöslichen substituiert werden, da die fettlöslichen meist ausreichend gespeichert sind. Nach längerer, breiter antibiotischer Therapie kann es allerdings zu Vitamin-K-Mangelerscheinungen kommen (Dezimierung der intestinalen Flora). Unter den Spurenelementen sind gelegentlich zu substituieren Eisen, Zink, Magnesium und Kupfer. Gegenüber den Vitaminen und Spurenelementen müssen die Elektrolyte Natrium, Kalium, Kalzium und Phosphat bereits nach kurzer Zeit unter genauer Kontrolle der Plasmaspiegel regelhaft substituiert werden, da Elektrolytentgleisungen zu lebensbedrohlichen Komplikationen (Herzrhythmusstörungen, Asystolie, Kammerflimmern) führen können.
Die intravenöse Ernährung hat sich als unentbehrlicher Bestandteil der postoperativen Intensivmedizin bewährt. Dennoch sind eine Reihe von Nachteilen und Komplikationen mit ihrer dauerhaften und kompletten Anwendung verbunden, von denen hier lediglich Katheterkomplikationen (Thrombophlebitis, Sepsis) und die metabolischen Entgleisungen (Hyperglykämie, Hypoglykämie, metabolische Azidose, Thrombopenie, Hypophosphatämie, zentralnervöse Störungen) genannt werden sollen. Es hat sich in der letzten Zeit daher ein gewisser Trend zur enteralen Ernährung mit Hilfe von Magen- bzw. Dünndarmsonden entwickelt, mit deren Hilfe auf intravenöse Ernährung ganz oder teilweise verzichtet werden kann.

3.2 Enterale Ernährung

Voraussetzung für die moderne enterale Ernährung mit Magen- bzw. Dünndarmsonden war die Fabrikation geeigneter Sonden sowie die kommerzielle Herstellung einer dafür entsprechend adaptierten Sondennahrung. Sowohl die Magensonden als auch die Dünndarmsonden werden über die Nase eingeführt und mit Hilfe von Führungsdrähten (u. U. zusätzlich noch des Röntgen-Bildwandlers) in den Magen bzw. in das Jejunum vorgeschoben. In letzter Zeit werden auch endoskopisch angelegte Gastrostomien zur enteralen Ernährung verwandt.
Der entscheidende Vorteil der modernen enteralen Ernährung besteht darin, daß die Ernährungslösungen kontinuierlich appliziert werden können und somit die Bolusapplikation der traditionellen enteralen Ernährung entfällt.
Die konstante Infusion von Sondennahrung über spezielle Infusionspumpen gibt dem Magen bzw. dem Dünndarm die Chance, sich an jeweils kleine Nahrungsmengen zu adaptieren. Hierdurch entfallen vor allem die Probleme der Flüssigkeitsverschiebungen in den Dünndarm infolge osmotischer Überladung. Die negativen Folgen früherer Bolusapplikationen bestanden nämlich in dem Auftreten schwerer Durchfälle und den sich daraus ergebenden allgemeinen und hämodynamischen Komplikationen.

Magensonde
Bei der enteralen Ernährung über eine Magensonde kann die angestrebte Konzentration der Sondenkost bereits von Anfang an appliziert und die maximale Flüssigkeits-

menge innerhalb von 3–4 Tagen erreicht werden. Allerdings wird gelegentlich über Magenatonie und Übelkeit geklagt.

Dünndarmsonden
Die jejunale Sondenernährung ist in bezug auf die Verträglichkeit besser.
Bei der enteralen Ernährung über Jejunalsonden empfiehlt es sich, nur mit einem Viertel bzw. der Hälfte der angestrebten Konzentration zu beginnen und die Flüssigkeitsmenge auf 25 bis 50 ml pro Stunde zu begrenzen. In den folgenden Tagen sollte dann zunächst das Volumen und erst später die Konzentration auf das volle Ausmaß gesteigert werden. Treten dabei Durchfälle auf, so hat sich die tägliche zusätzliche Gabe von 30 mg Kodeinphosphat bewährt.
Im Vergleich zur intravenösen Ernährung vertragen die meisten Patienten, bei denen eine enterale Ernährung möglich ist, diese besser, außerdem finden sich weniger metabolische Nebenwirkungen. Als wesentliche Vorteile der enteralen Ernährung haben sich vor allem folgende zwei Punkte erwiesen: der intensivmedizinische bzw. pflegerische Aufwand ist im Vergleich zur intravenösen Ernährung wesentlich kleiner, und die Überwachung metabolischer Parameter braucht wesentlich seltener durchgeführt zu werden (Kostenfaktor).
Nachteile können sein: Katheterdislokationen, Durchfälle und Bauchschmerzen (Hyperperistaltik!).

3.7 Blutgerinnung

Einleitung: Die Blutgerinnung ist eine proteolytisch-enzymatische Kettenreaktion, die durch Accelerationen, wie die Faktoren V und VIII sowie Ca^{++} unterhalten wird. Die meisten Gerinnungsfaktoren sind Esterasen. Sie werden bei Verletzungen der Gefäßwände bzw. bei Aufregung und Anspannung (Streß) aktiviert und ermöglichen als sog. „Sofortproteine" eine schnelle Reaktion des Gerinnungssystems.
Eine Verminderung der Gerinnungsfaktoren auf unter 45% führt zur Verzögerung der Blutgerinnung, bei Abfall auf weniger als 5% treten *spontane* Blutungen auf. Diese Regel bildet die Grundlage für den Therapiebereich der Antikoagulantien sowie für die Faktorensubstitution bei deren Mangel.
Überreaktionen der Gerinnungsfaktoren können zu unerwünschten Thrombosen führen und werden normalerweise durch körpereigene Schutzmechanismen verhindert: Zum einen durch physiologische Esterase-Inhibitoren, die gegen alle *aktivierten* Esterasen wirken (nicht gegen ihre Ruheformen) und zum anderen durch die körpereigene Fibrinolyse, die stets gleichzeitig mit der Gerinnung aktiviert wird. Daß bei diesen komplexen Reaktionen mannigfache Störungen einerseits zu *Blutungen* oder andererseits zu *Thrombosen* führen können, ist verständlich. Hierzu gehören nicht nur an-

Tab. 3-5 Blutgerinnungsfaktoren: Charakteristika und Bildungsort

Faktor	Wirkung	Konzentration i. Bl. mg/dl	Molekülmasse	Halbwertszeit	Haltbarkeit	Bildungsort
F I, Fibrinogen	Substrat	200–400	341 000	5–6 Tage	lagerungsstabil	Leber
F II, Prothrombin	Enzym	6–10	72 000	48 h	lagerungsstabil	Leber, Vit. K abhängig
F III, Thrombokinase	Enzym	nur temporär	?	sehr kurz	lagerungsstabil	Intermediärprodukt
F IV, Ca^{++}	Katalysator	– ionisiert und gebunden wirksam			–	Kation
F V, Proakzelerin	Katalysator	?	300 000	12–15 h	nicht lagerungsstabil	Leber

Tab. 3-5 (Fortsetzung)   Blutgerinnungsfaktoren: Charakteristika und Bildungsort

Faktor	Wirkung	Konzentration i. Bl. mg/dl	Molekülmasse	Halbwertszeit	Haltbarkeit	Bildungsort
F VII, Prokonvertin	Enzym	ca. 0,1	56 000	2–5 h (VIIa < 2 h)	lagerungsstabil	Leber, Vit. K abhängig
F VIII, antihämophiler Faktor	Katalysator	ca. 0,5–1,0	ca. $2 \cdot 10^6$	5–12 h (VIIIa < 5 h)	lagerungsstabil	vermutlich Leber und Megakaryozyten
F IX, Christmas F.	Enzym	0,5–0,7	72 000	12–30 h (IXa < 12 h)	lagerungsstabil	Leber, Vit. K abhängig
F X, Stuart-Prower F.	Enzym	?	72 000	32 h (Xa 4 h)	lagerungsstabil	Leber, Vit. K abhängig
F XI, PTA	Enzym	ca. 0,6	180 000	< 12 h	schlecht lagerungsstabil	Leber
F XII, Hagemann	Enzym	1,4–4,7	80 000	<12 h	nicht lagerungsstabil	Leber
F XIII, A S	Enzym	1,0–4,0 0,5–2,0	300 000 180 000	2–3 Tage	lagerungsstabil	Leber S an Thrombozyten
Plasminogen	Enzym	6–25	87 000	Plasmin ca. 4 h	lagerungsstabil	?
AT III	Inhibitor	22–39	65 000	18–30 h	lagerungsstabil	Leber
Prot C	Inhibitor Enzym	0,3	60 000	2–5 h	lagerungsstabil	Leber
Prot S	Accelerator von Prot. C	2,5	69 000	?	lagerungsstabil	Leber
α_2-Antiplasmin	Inhibitor	6–10	75 000	?	nicht lagerungsstabil	Leber
α_1-Antitrypsin	Inhibitor	120–250	54 000	2–3 Tage?	lagerungsstabil	Leber
α_2-Makroglobulin	Inhibitor	150–300	725 000	2–3 Tage?	lagerungsstabil	Leber
C_1-Inaktivator	Inhibitor	15–35	104 000	?	lagerungsstabil	Leber

geborene, sondern viel häufiger die im Zusammenhang mit anderen Erkrankungen erworbenen Gerinnungsdefekte.

Physiologie der Blutgerinnung

Gerinnungsfaktoren (Tab. 3-5): Die 13 plasmatischen Gerinnungsfaktoren werden komplett oder teilweise in der Leber gebildet. Dieses trifft auch auf die 7 bekannten physiologischen Inhibitoren zu.
AUSNAHME: Der Syntheseort des Plasminogens ist noch unbekannt. Es findet sich in erster Linie im Bereich der Venolen von Uterus und Nieren.

Gerinnungsablauf (Abb. 3-1): Bei Störungen der Struktur des Gefäßendothels, z. B. durch Entzündungen, Verletzungen usw., werden die oberflächenaktiven Faktoren XI und XII durch Umwandlung zu XIa und XIIa wirksam. Hierbei wirken Kallekrein und hochmolekulare Kinine zusätzlich aktivierend. Der Faktor XIa aktiviert neben dem Plasminogen verschiedene andere Gerinnungsfaktoren (II, VII, IX, X), vor allem den Katalysator-Faktor VIII. Dadurch wird der sog. *v. Willebrand*-Faktor, ein Bestandteil des Faktor VIII, in die Lage versetzt, die Adhäsion der Thrombozyten an der geschädigten Gefäßwand zu katalysieren. Mit der Thrombozytenadhäsion beginnt die primäre *Blutstillung*. Gleichzeitig läuft die Aktivierung der plasmatischen Gerinnungsenzyme weiter. Der hohe Phospholipidgehalt der Thrombozyten (Plättchenfaktor 3) führt zur Anreicherung der plasmatischen Gerinnungsenzyme, die eine hohe Phospholipid- und Kalzium-Bindungsfähigkeit durch das Vitamin K bekommen haben.

Diese Anreicherung der Gerinnungsfaktoren schafft die Voraussetzung für die *sekundäre* und damit endgültige Gerinnselbildung durch Aufspaltung von Fibrinogen zu Fibrin. Dieses wird dann durch den Faktor XIII noch polymerisiert und verfestigt.

Gefäßwandverletzung: Thrombozytärer Wundverschluß und Aktivierung der plasmatischen Gerinnung

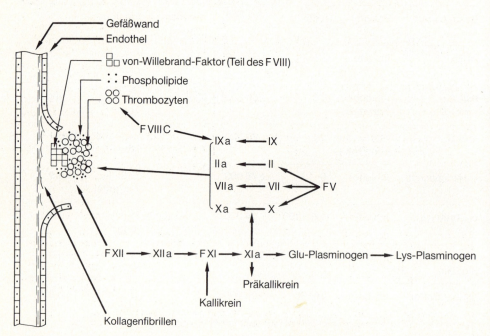

Abb. 3-1 Schema der Gerinnungseinleitung durch einen Gefäßwanddefekt.

Gerinnungsuntersuchungen am Krankenbett

Anamnese: Z. B. Hämatomneigung, Nachblutung nach Zahnextraktion, verstärkte Regelblutung.

– Blutungszeit nach *Duke:*
Mit einer Lanzette wird eine 3 mm tiefe Wunde gesetzt, alle 15 s werden die austretenden Bluttropfen abgesaugt, ohne die Einstichstelle zu berühren. Normalwerte 3 bis 5 Minuten (vor allem *thrombozytäre Gerinnungsstörungen* führen zur *Verlängerung* der Blutungszeit).

– Rumpel-Leede-Test:
Mit der Blutdruckmanschette wird für 5 min am Oberarm eine Stauung mit einem Druckwert zwischen systolischem und diastolischem Druck hergestellt. Nach 5 min erfolgt die Inspektion der Haut unterhalb der Manschette. Finden sich mehr als 5 Petechien pro cm^2, so ist der Test positiv. Ein pathologischer Ausfall ist bei verminderter Kapillarresistenz und thrombozytären Gerinnungsstörungen zu erwarten.

> **Bei zu langem Stauen wird jeder *Rumpel-Leede*-Test positiv**

– Kneiftest nach *Jürgens:*
Man kneift die Haut unterhalb des Schlüsselbeines. Bei einer Gerinnungsstörung und gleichzeitiger *Thrombozytopathie* kommt es zur Ausbildung eines Hämatoms.

PHASE	BLUTUNGSTYP	SCHEMA	UNTERSUCHUNGEN	VORKOMMEN
Vorphase	selten, nur nach Operationen und Verletzungen lokal	XII und XI	RKZ und TEG	selten, angeboren und Lebererkrankungen
1.	Petechien, Sugillationen, gyn. Blutungen, Zahnfleischblutungen Gelenk- und Muskelblutungen, Zahnfleischblutungen	Thrombozyten ○ F. VIII und IX ○ ○ Thrombokinase (F. III)	Thrombozyten, Blutungszeit, Kneiftest, Rumpel-Leede PTT, F. VIII, F. IX	Bildungsstörung im Mark, Umsatzstörung (z. B. ITP, DIC) meist angeboren als Hämophilie A oder B, selten erworben (DIC)
2.	Sugillationen, gastrointestinale und renale Blutungen	F. V F. II, VII, X ○ Thrombin	Quick F. V F. II, VII, X TZ	sehr selten angeboren, erworben bei Lebererkrankungen und DIC, sehr selten angeboren, erworben bei Lebererkrankungen, Vitamin-K-Mangel, z. B. Cumarintherapie, DIC
3.	Sugillationen, gyn. Blutungen	Fibrinogen (I) ○ Fibrin	Fibrinogen Antithrombinvermehrung (z. B. Heparin)	selten angeboren (Dysfibrinogenämie), erworben, z. B. bei chronischen Blutungen vor allem gyn. Blutungen, DIC, schwere Lebererkrankung
Nachphase	nach Verletzungen blutungsfreies Intervall, dann nach Stunden lokale Nachblutungen	F. XIII ○	F.-XIII-Bestimmung	angeboren, erworben bei Leber- und Nierenerkrankungen, Leukämie, DIC, Fibrinolyse, nach Operationen

Anmerkungen: RKZ = Rekalzifizierungszeit, TEG = Thrombelastogramm, PTT = partielle Thromboplastinzeit, Quick = Thromboplastinzeit nach Quick, TZ = Thrombinzeit, ○ = Hinweis auf die Besprechung im Text

Abb. 3-2 Blutungstypen und deren Ursachen sowie Diagnostik.

Blutungsrisiko in der Chirurgie durch Gerinnungsstörungen

Chirurgische Blutungen können zu Blutgerinnungsstörungen führen und diese wiederum zu chirurgischen Blutungen. Die Differentialdiagnose hat die einzelnen Faktoren und entsprechende Untersuchungen einzubeziehen (Abb. 3-2).

Plasmatische Gerinnungsstörungen
(Abb. 3-3)

Erst die Verminderung eines Faktors oder Faktorenkomplexes auf 45% der Norm bewirkt eine meßbare Einschränkung der *Gesamtgerinnung*. Diese und *nicht* der einzelne Faktor sind für die Blutstillung entscheidend! Bei Reduktion unter 35% ist die Blutstillung verzögert, eine Reduktion plasmatischer Gerinnungsfaktoren unter 5% führt zur Gefahr von Spontanblutungen. Bei der Substitution richtet sich die Dosierung nach dem Körpergewicht, da die Faktoren durch das Gewebe diffundieren. Dabei erhöht 1 Einheit pro kg KG die Aktivität um 1%, z. B. eine lebensbedrohliche Blutung bei einem 80 kg schweren Patienten mit einem Quick-Wert*) von 15% erfordert folgende Substitution: 30 E/kg = 2400 E eines PPSB-Präparates (Prothrombin, Proconvertin, *Stuart-Prower*-Faktor, Hämophilie B-Faktor [antihämophiles Globulin B]).

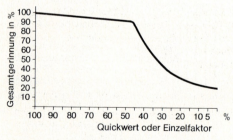

Abb. 3-3 Verhalten der Gesamtgerinnung bei Abfall einzelner Gerinnungsfaktoren oder des Quickwertes (nicht bei kombinierten Gerinnungsdefekten).

---

*) Quick-Wert, syn. Prothrombinzeit = Thromboplastinzeit (haupts. verw. z. Überwachung der Antikoagulantientherapie).

Thrombozytäre Gerinnungsstörungen
(Tab. 3-6)

Thrombozytopenie und -pathie kommen oftmals kombiniert vor. Bei normaler Thrombozytenfunktion kann ihre Zahl bis auf 50000/µl gesenkt werden, bevor Spontanblutungen zu erwarten sind. Bei Thrombozytopathien kann es auch bei einer normalen Thrombozytenzahl (150000 bis 300000/µl) zu Blutungen kommen. Heparin wird durch den Plättchenfaktor 4 inhibiert, so daß bei Thrombozytopathien oder -penien auch bei geringeren Heparindosen (low dose) die Gefahr der Überheparinisierung entsteht!

Tab. 3-6 Ursachen thrombozytärer Gerinnungsstörungen (Mischformen möglich)

Thrombo-zyto-penie	**Bildungsstörung** (Sternalpunktion!) bei hämatologischen Erkrankungen, Hemmung (Reaktorunfall!) des Knochenmarkes und Stoffwechselstörungen z. B. bei Leberzirrhose
	Umsatzstörungen bei erhöhtem Verbrauch (z. B. Fremdoberflächen, ITP, DIC, Schock, Hypersplenismus)
Thrombo-zyto-pathie	**angeboren** unterschiedliche Formen
	erworben bei Stoffwechselstörungen (z. B. Niereninsuffizienz, Leberzirrhose) oder toxisch (z. B. Vergiftungen, Pharmakaeinwirkung)

Therapie von Gerinnungsstörungen in der Chirurgie
(Tab. 3-7)

a) *Thrombozyten-Substitution:*
Die Transfusion von 2 Std. altem Vollblut (Warmblut) erhöht die Thrombozytenzahl höchstens für 3 Tage, von thrombozytenreichem Frischplasma 1–2 Tage und die von Thrombozytenkonzentraten lediglich 6–24 Std. 250 ml Spenderplasma erhöht die Thrombozytenzahl beim Empfänger unter

Tab. 3-7 Diagnostische und therapeutische Maßnahmen bei akuten Blutungen unter bekannter hämorrhagischer Diathese

Gerinnungsdefekt	Sofortmaßnahmen therapeutisch	Sofortmaßnahmen diagnostisch	Bemerkungen
Hämophilie B	Faktor IX-Substitution, zunächst 50% der präop. Dosis, dann nach Bedarf postop. alle 12–24 Std.	1. Berechnung, ob die Initialdosis stimmte 2. Kontrolle von RKZ, PTT und F. IX bzw. F. VIII vor und nach Substitution, um die Recovery zu prüfen. 3. Danach evtl. weitere Substitution 4. Bei fehlender Recovery Präparat überprüfen, evtl. Verdacht auf Inhibitoren	Bei Verdacht auf Inhibitoren bzw. Hemmkörperhämophilie sofort ein Hämophilie-Zentrum anrufen
Hämophilie A	Faktor VIII-Konzentrat-Substitution, zunächst 50% der präop. Dosis, dann nach Bedarf postop. alle 8–12 Std.		
v. Willebrand-Jürgens-Syndrom	Faktoren-Substitution (20 E/kg), Thrombozyten oder Phospholipid-Gabe, postop. Substitution meist 1 × tägl. über 10 Tage	Blutungszeit, RKZ, PTT und Faktor überprüfen, danach weitere Substitution	v. W. J. Syndrom (ohne Typ II B oder schwere Formen) und Thrombozytopathie sprechen oft gut auf DDAVP Minirin® an. Dosierung: 0,4 µg/kg KG 1–2mal/die als Kurzinfusion. Freisetzung von Gewebsreserven, daher Effekt nach 3–5 Tagen erschöpft
Thrombozytopathie	frische Thrombozyten oder ein Phospholipid (z. B. Fibraccel®) in kleinen Dosen bis zur Blutstillung	Thrombozytenzahl, Blutungszeit, RKZ oder andere Globalteste, Therapie bis zur Normalisierung	
Thrombozytopenie	Thrombozyten oder ein Phospholipid (Fibraccel®) in großen Dosen zur Blutstillung	Thrombozytenzahl, Blutungszeit, RKZ oder andere Globalteste, Therapie bis zur Normalisierung der Werte (außer Thrombozytenzahl)	**Cave:** ITP und Thrombozyten-Substitution IgG (0,4 g/kg KG/die) normalisiert oft vorübergehend die Thrombozytenzahl
Leberfaktorenmangel F. II, VII, X	PPSB-Präparat, zunächst 50 % der präop. Dosis, dann nach Bedarf, Vitamin K_1 30 mg	Quickwert und RKZ, evtl. Einzelfaktoren, Therapie bis zur Normalisierung	
F. V	Frischplasma jeweils 250 ml	Quick und F. V, Therapie bis F. V > 35 %	Vitamin K meist wirkungslos
F. VII isoliert	F. VII-Präparat (oft in PPSB enthalten)	Quick und F. VII, Therapie bis F. VII > 60 %	Vitamin K meist wirkungslos
F. X isoliert	F. X-Präparat (immer in PPSB enthalten)	Quick und F. X, Therapie bis F. X > 60 %	Vitamin K meist wirkungslos

optimalen Bedingungen nur um ca. 20000 bis 35000/μl.

b) *Phospholipid-Therapie* (z. B. Fibraccel®, Tachostyptan®):
Sie kann zwar nicht die fehlenden Thrombozyten, wohl aber den für die Gerinnung unerläßlichen Plättchenfaktor 3 ersetzen. Die Normalisierung von RKZ (Rekalzifizierungszeit) und TEG (Thrombelastogramm) zeigen den gewünschten Therapieeffekt an. Ein manchmal dabei beobachteter Anstieg der Thrombozytenzahl ist eine nicht voll geklärte Nebenwirkung, die jedoch willkommen ist. Dosierung: Bei Thrombozytopathie 5–6mal 20 ml/die, bei Thrombozytopenie 3–6mal 50 ml/die (für Fibraccel®).

Patienten mit Hämophilie A oder B

Erst nach Analyse eines kompletten Gerinnungsstatus und entsprechender Faktorensubstitution mit anschließender Kontrolle (!) darf mit der Operation begonnen werden.

> **Hämophilie-Patienten können bis zu 14 Tagen postoperativ nachbluten**

von Willebrand-Jürgens-Syndrom: Kongenitaler, kombinierter Gerinnungsdefekt mit Mangel an v. W. Faktor und Faktor VIII, oft auch Thrombozytopathie.
Therapie: Faktor VIII und Thrombozyten oder Phospholipide, DDAVP, ist jedoch immer noch problematisch.

Thrombozytopenie

Ursache: Nach Verbrauchskoagulopathie (DIC = disseminierte intravasale Koagulation) z. B. durch extrakorporale Zirkulation. Bei Verbrauch aller Thrombozyten – inkl. der Reserven aus dem Knochenmark –, vergeht meist eine Woche, bis die Werte in der Peripherie wieder normalisiert sind.

Immunthrombozytopenie (ITP): Infolge schwankender Antikörpertiter sind wechselnde Thrombozytenzahlen typisch. Im Knochenmark finden sich vorwiegend normale bis gesteigerte Megakaryozytenzahlen. Bei der ITP kann die Substitution von Thrombozyten nach 6–8 Tagen den Antikörpertiter erhöhen und somit die Blutungsgefahr potenzieren.
In unglücklichen Fällen führt die „Boosterung" zum massiven Thrombozytenverbrauch, deren Zahl ca. 1 Std. nach Substitution u. U. unter den Ausgangswert absinken und lebensbedrohliche Blutungen auslösen kann. Durch die Therapie mit 0,4 g IgG/kg KG/die können in 85% der Fälle die Antikörper temporär neutralisiert und die Thrombozyten normalisiert werden. Darunter evtl. ergänzende Therapie mit Thrombozyten oder Phospholipiden.

Gerinnungsstörungen bei schweren Leberparenchymschäden: Bei Erkrankungen der Leber sollte ein Faktorenersatz nicht als Dauertherapie, sondern nur zur Prophylaxe und Therapie von Blutungen erfolgen, weil die mögliche Übertragung einer Hepatitis die Prognose des Patienten erheblich verschlechtern würde. Lediglich ein Behandlungsversuch mit Vitamin K kann nützlich sein – er ist außerdem harmlos und billig.
Eine Substitution von Thrombozyten bleibt fast immer unwirksam, da die zugrunde liegende hepatogene Stoffwechselstörung die zugeführten Thrombozyten massiv hemmt. Schwere Lebererkrankungen mit Aszitesbildung können zur Bildung von *Thrombokinase-Inhibitoren* führen, deren Kontrolle und Nachweis vor der Reperfusion von Aszites, sei es direkt intravenös oder über einen *LeVeen*- bzw. *Denver*-Shunt erforderlich ist.

Antikoagulationstherapie mit Cumarinen

Jeder chirurgische Eingriff ist bei einem Quick-Wert von über 41% möglich. Vor geplanten Eingriffen wird die Cumarinwirkung durch Vitamin K (Konakion®) (20–30 mg) aufgehoben ggf. unter Heparin-Schutz.

> **Ein klinisch relevanter Wirkungseintritt von Vitamin K ist erst nach 12 bis 24 Std. zu erwarten**

Bei ernsten Blutungen oder Notoperationen werden zur Sofortwirkung PPSB*), entsprechend der Berechnung und Vitamin K

(30 mg) zur Langzeitwirkung gegeben. Während die Vitamin K-Wirkung schon nach 2 Tagen abklingt, haben Cumarine eine Halbwertszeit von 7 Tagen. Daher sind fortlaufende Gerinnungskontrollen und oft die wiederholte Vitamin K-Gabe am 2. bis 4. Tag angezeigt. Der Übergang auf eine Thromboseprophylaxe mit Heparin ist bei Quick-Werten oberhalb von 45% unerläßlich.

Faktor XIII-Mangel

Faktor XIII wird von *keinem* Screening-Test erfaßt! Daher ist immer die gezielte Faktorenanalyse nötig. Typisches klinisches Symptom des Faktor XIII-Mangels: Die späte Nachblutung.
Vorkommen: Angeboren, schwere Leber-, Nierenerkrankungen, Leukämien, im Rahmen einer DIC, infolge therapeutischer Fibrinolyse und bei großen Operationen (vor allem bei *Re*-Operationen).

Gerinnungsstörungen, die während oder nach Operationen auftreten
(Tab. 3-8)

- Das Defibrinierungssyndrom ist vor allem bei Aortenaneurysmen und gynäkologischen Erkrankungen zu erwarten.

Tab. 3-8 Diagnostische und therapeutische Maßnahmen bei akuten Blutungen ohne anamnestische hämorrhagische Diathese

Gerinnungs-defekt	Sofortmaßnahmen therapeutisch	Sofortmaßnahmen diagnostisch	Bemerkungen
DIC akute Verlaufsform	AT III Heparin 50–200 E/kg KG · 24 h im Perfusor, nach Heparin-Therapie bei bedrohlichen Blutungen Thrombozyten oder Fibraccel®, evtl. F. XIII und PPSB, Therapie bis zur Normalisierung der FSP und Faktoren	RKZ, PTT, Quick, TZ, Fibrinogen, Thrombozyten, FSP*, (evtl. Ethanol- oder Protamin-Test), evtl. Reptilase oder Koagulasezeit, u. U. Faktoren	bei der protrahierten Verlaufsform Heparin-Therapie bis FSP normal
F. XIII-Mangel	bei normalen Gerinnungswerten und Thrombozyten 2500 E F. XIII	F. XIII, Ausschluß anderer Gerinnungsstörungen	nach Normalisierung Substitution alle 2 Tage
F. XII-Mangel F. XI-Mangel	Bei ausbleibender Blutstillung 250 ml Frischplasma bis zur vollen Blutstillung	F. XI und F. XII, PTT, RKZ zum Ausschluß F. VIII und F. IX	F. XII- und F. XI-Mangel verursacht oft Thrombosen (Prophylaxe!)
F. I-Mangel Fibrinogen	je nach Mangel 2–5,0 g Humanfibrinogen	Fibrinogen-Bestimmung	
Hyperfibrinolyse	evtl. Fibrinogen-Substitution, Antifibrinolytika (Kallikrein-Inhibitor, AMCI IA, PAMBA)	FSP*, Ethanol- oder Protamin-Test evtl. Vergleich TZ mit Reptilase- oder Koagulasezeit	**Cave:** Blutungen in Blase oder Nierenbecken, Tamponade-Gefahr
Hyperheparinämie	Protaminchlorid bis zur Normalisierung der RKZ und Thrombinzeit (TZ)	RKZ, TZ, evtl. Heparinbestimmung	

* FSP = Fibrinspaltprodukte (= Fibrinpeptide)

- Die Hyperfibrinolyse (dabei ist Faktor VIII meistens normal) ist bei Patienten mit Leberzirrhose, Sepsis, gynäkologischen sowie urologischen Problemen gehäuft zu beobachten.
- Die Hyperheparinämie ist fast immer Folge einer Heparinüberdosierung oder einer Kumulation bei thrombozytären Defekten.

Verbrauchskoagulopathie (DIC)

Die *Verbrauchskoagulopathie* (DIC) stellt den Übergang zu den thrombotischen Komplikationen dar. Die ungezügelte, intravasale Gerinnung bedingt den Ausfall lebenswichtiger Organe, z. B. Niere (Anurie), Lunge (respiratorische Insuffizienz bzw. Schocklunge), des Gehirns (Verwirrtheitszustände), der Leber (Hepatomegalie, Enzymanstiege, Ikterus usw.). Durch den massiven Verbrauch aller Faktoren, der Thrombozyten und *Inhibitoren* steht klinisch die Blutungsneigung im Vordergrund. In über 50% kommt es zur Hyperfibrinolyse, dem einzigen physiologischen Weg, die lebenswichtigen Organe funktionsfähig zu machen oder zu erhalten: Daher sollte eine antifibrinolytische Therapie immer vermieden werden.

Ursachen der DIC: Alle Formen des Schocks können eine DIC auslösen, außerdem septische Erkrankungen (Koli, Strepto- und Staphylokokken, Meningokokken – als *Waterhouse-Friderichsen*-Syndrom), toxische Erkrankungen (z. B. Seifenabort, Verbrennungen, Endotoxine – *Sanarelli-Shwartzman*-Syndrom).
Verlauf: meist in 2 Formen:
a) PROTRAHIERTE FORM: Über Tage und Wochen, gute Prognose (wird oft nicht diagnostiziert) und
b) die AKUTE FORM mit schlechter Prognose, die unbehandelt beim Kleinkind in Stunden und beim Erwachsenen in 1–2 Tagen zum Tode führt.
Therapie: Entscheidend ist die Ausschaltung der Ursache! Bei gefährdeten Patienten ist die prophylaktische Gabe von Heparin und evtl. *Aprotinin*-Präparaten (Trasylol®) angezeigt. Bei laufender DIC muß zuerst die intravasale Gerinnung mit dem Faktorenverbrauch gestoppt werden. Dies geschieht durch Gabe von Antithrombin-III, womit jede Behandlung einer DIC eingeleitet werden sollte (2500 bis 5000 E). Erst dann kann das Heparin wirken! Infolge der Thrombozytopenie sind *niedrige* Heparindosen (100 bis 200 E/kg in 24 Std.) richtig. Anschließend können entsprechend der Schwere der Blutungen die einzelnen Faktoren und Thrombozyten (auch als Phospholipid) ersetzt werden. Bei Ausfall lebenswichtiger Organe kann eine Fibrinolyse-Therapie eine Besserung bringen, diese Behandlung ist jedoch umstritten.

Thrombo-embolische Komplikationen:

Grundlage thrombo-embolischer Komplikationen ist immer noch die von *Virchow* entwickelte Trias (Tab. 3-9), die durch die Einflüsse der gestörten Blutgerinnung erweitert werden muß (Tab. 3-10).

Tab. 3-9 Ätiologie der thromboembolischen Erkrankungen (*Virchow*-Trias)

A) Gefäßwandschädigung (Verletzung, Entzündung, Degeneration)

B) Herabsetzung der Strömungsgeschwindigkeit (häufiger Thrombosen im Alter als in der Jugend)

C) Viskositätsänderung (Exsikkose, Schock, Polyglobulie usw.)

Tab. 3-10 Gerinnungsbedingte Thromboseursachen

a) **Mangel an Inhibitoren** (vor allem AT III-Mangel, angeboren oder erworben, z. B. bei Lebererkrankungen, Nephrosen, DIC usw.)

b) **Aktivierung der Gerinnungsfaktoren**

1. Ausschwemmung von Gewebefaktoren bei Verletzungen oder bei Operationen (z. B. Thrombokinasen, Muskelpreßsaft usw.)

2. Freisetzung von Aktivatoren (z. B. Kinine, Katecholamine, Stoffwechselprodukte, z. B. bei Lebererkrankungen)

3. Toxine (z. B. Bakterienstoffwechselprodukte wie beim Endotoxinschock, chemische Substanzen, wie z. B. beim Seifenabort, Pharmaka, wie z. B. bei der Bleomycinaktivierung)

4. Fremdoberflächen (z. B. extrakorporaler Kreislauf)

Thromboseprophylaxe (Tab. 3-11)

Abgesehen von medikamentösen Maßnahmen sind die frühe Mobilisation, Krankengymnastik und vor allem die Beinhochlagerung von großer klinischer Bedeutung.

Medikamentöse Thromboseprophylaxe (Abb. 3-4)

Außer der Fibrinolysetherapie mit Streptokinase bzw. Urokinase, dienen alle anderen Pharmaka nur der Thromboseprophylaxe.

Thrombozyten-Aggregationshemmer

Präparate: *Acetylsalizylsäure* (ASS), *Dipyridamol* (Persantin®), *Sulfinpyrazon*. Bekannte Wirkung: Durch Hemmung der Cycloperoxydase wird die Bildung der Prostaglandine im Thrombozyten und des Prostacyclins in der Gefäßwand aus der Arachidonsäure gebremst. *Dosierung:* Ab 300 mg/die arteriell gesicherte Erfolge.

Die *niedrige Dosierung* [1 mg/(kg KG · die)] hemmt im Experiment nur die Prostaglandinsynthese und nicht die des Antagonisten Prostacyclin. Bei klinischer Anwendung ist *kein* meßbarer Effekt nachweisbar. Die *hohe Dosierung* (3 × 500 mg bis 3 × 1000 mg/die ASS) ergibt meßbare Effekte, hemmt aber auch den Antagonisten Prostacyclin!

Anwendung: Zur Thrombose-Prophylaxe im arteriellen besser als im venösen System geeignet, da die Venenwand 8 × mehr Pro-

Tab. 3-11 Prophylaxe und Therapie der Thromboembolien

		Prophylaxe	Therapie
A)	**Gefäßwand-schädigung**	Therapie bakterieller und entzündlicher Prozesse	Therapie bakterieller und entzündlicher Prozesse
B)	**Strömungs-geschwindigkeit**	Kreislauftherapie (Behandlung einer Herzinsuffizienz, Frühmobilisation, Krankengymnastik und fraglich Einsatz von Pharmaka), Kompressionsstrümpfe	Kreislauftherapie (Behandlung einer Herzinsuffizienz, Frühmobilisation, Krankengymnastik und fraglich Einsatz von Pharmaka)
C)	**Viskosität**	Behandlung einer Exsikkose usw.	Behandlung einer Exsikkose usw.
D)	**Gerinnung**		
	1) **Fibrinolyse**	keine	bei zu erwartenden Dauerschäden: Urokinase und Streptokinase
	2) **Antikoagulantien**		
	Heparin	a) **Hemmdosis**	**Hemmdosis**
		Dosierung: 0,3–1,0 E/ml = 400–800 E Heparin/kg KG in 24 Std. Kontraindikationen beachten!	
		Laborwerte: Thrombinzeit 3fach, PTT 1½–2fach verlängert	
		b) **Low-dose Heparin**	**Low-dose Heparin**
		Indikation bei allen Kontraindikationen, z. B. auch postoperativ	
		Dosierung: 0,1–0,3 E/ml Plasma = 100–200 E Heparin/kg KG in 12 Std. AT III erforderlich!	
		Laborwerte: PTT normal, weder verkürzt noch verlängert; Thrombinzeit normal bis gering verlängert	
	Cumarine	Nur zur Langzeitbehandlung erforderlich. Thromboplastinzeit nach Quick zwischen 15 und 25 % d. N.	
	Aggrega-tionshemmer	Im arteriellen Kreislauf	∅

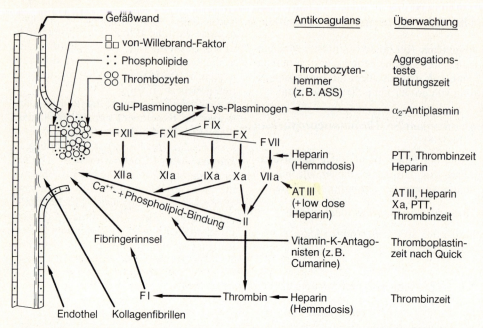

Abb. 3-4 Wirkungsweise der Antikoagulantientherapie und Teste zur Therapiekontrolle (Überwachung).

stacyclin produziert als die Arterienwand und damit ein hoher physiologischer Schutz gegeben ist.
Nebenwirkungen: Gastrointestinale Beschwerden bis hin zum Ulcus ventriculi (selten!).

Heparin

Wirkung: Aktiviert den physiologischen Gerinnungsinhibitor Antithrombin III (AT III) und *hemmt* in höherer Dosierung die Aktivierung der Gerinnungsenzyme II, VII, IX, X, XI und XII.

a) *Hemmdosis:* Dosierung: 400 bis 800 E. Heparin/(kg KG·24h). Die TZ*) ist auf das Dreifache, die PTT**) auf das Eineinhalbfache verlängert. Die Hemmdosis führt zur kompletten Hemmung der Blutgerinnung, da sie einerseits das AT III aktiviert und gleichzeitig eine allgemeine Faktorenaktivierung hemmt.

Heparin wirkt in der Hemmdosis auch ohne AT III!

b) *Low dose:* Dosierung: 100–200 E/(kg KG·24h). Die TZ ist nicht oder nur unbedeutend verlängert, die PTT normal, aber *nicht* verkürzt. Die „low dose"-Heparinisierung aktiviert *nur* das AT III, beeinträchtigt die Gerinnung also nicht und kann *immer* angewendet werden. Sie kann das Thromboserisiko zwar nicht ausschalten, jedoch um den Faktor 10 verringern.
Neu: Niedermolekulares Heparin. Je niedriger das Molekulargewicht wird, um so mehr beschränkt sich die Herparin-Wirkung auf die F X_a über eine AT III-Aktivierung. Dadurch soll das Blutungsrisiko sinken. Da der Plättchenfaktor 4 das niedermolekulare Heparin nicht erkennt, ist die Halbwertszeit länger (1 Injektion/die?), aber die Verstoffwechselung geht schneller. Noch viele Widersprüche und Unklarheiten bei der Anwendung. Dosierung: 1500–2500 E alle 24/12 oder 8 Stunden.

---

*) TZ = Thrombinzeit, abgek. f. Plasma-Thrombin-Gerinnungszeit (Plasmatest f. die 3. Phase d. Blutgerinnung).

**) PTT = partielle Thromboplastinzeit (u. a. z. Erfassung hämophiler Blutgerinnungsstörungen geeignet).

Tab. 3-12 Kontraindikationen der Antikoagulantientherapie und Thrombolyse

Hämorrhag. Diathesen:	Hämophilie, Thrombopenie oder -pathie, Leberfaktorenmangel, Vasopathien
Abdominelle Erkrankungen:	Leberzirrhosen mit spontaner Quicksenkung, Hepatitis, Ösophagusvarizen, Ulcus duodeni oder ventriculi, Colitis ulcerosa
Urologische Erkrankungen:	Alle Erkrankungen, die mit einer Hämaturie verbunden sind, z. B. Nephrolithiasis, Blasenpapillome usw.
Neurologische Erkrankungen:	Alle Erkrankungen, die mit einer intrakranialen oder intraspinalen Blutungsneigung verbunden sein können, z. B. Tumoren, Aneurysmen, Insulte usw.
Ferner:	Hypertonie (RR systol. $\geq$ 200 mm Hg oder diastol. $>$ 100 mm Hg), Fundus hypertonicus II und III, fortgeschrittene Arteriosklerose, offene Lungen-Tbc, Neigung zu sonstigen Blutungen, mangelnde Kontrollmöglichkeiten
Cave:	In der Schwangerschaft keine Cumarine oder Indandione! (Diese gehen diaplazentar auf den Fetus über!)

Allgemeine Bemerkungen zur Heparin-Prophylaxe: Sie ist am besten steuerbar und wirkt sofort. Nur die konstante Plasmakonzentration gewährt einen optimalen Schutz ohne zusätzliches Blutungsrisiko. Daher Applikation entweder im i. v.-Dauertropf oder subkutan alle 12 Std.
Nebenwirkungen: Blutungskomplikationen (!), Thrombopenie, Haarausfall (selten) und bei Langzeitanwendung u. U. Osteoporosen, in einzelnen Fällen auch Spontanfrakturen. Kontraindikationen beachten (Tab. 3-12).
Antidot: Protaminchlorid in gleicher Dosis (langsam injizieren, da sonst Kreislaufreaktionen möglich sind).
Halbwertszeit des Heparins: Bei einmaliger i. v. Injektion ca. 2 Std. (*normale* Thrombozytenzahl und -funktion vorausgesetzt).

Cumarine

Sie haben sich zur Langzeitprophylaxe bewährt. Perioperativ werden sie nicht eingesetzt, da ihre Wirkung schlecht steuerbar ist.
Wirkung: Verdrängung von Vitamin K, *keine direkte* Wirkung auf die Gerinnung und auf die Leberzelle! Vitamin K katalysiert Anlagerung einer Aminosäure an die in der Leber gebildeten Faktoren II, VII, IX und X. Dadurch erhalten diese Faktoren die Fähigkeit zur Ca^{++}- und Phospholipid-Bindung, eine Voraussetzung für den normalen Gerinnungsablauf.

Dosierung: 25 bis 30 mg sind beim Erwachsenen für eine therapeutische Quickwertsenkung auf 15–25% im allgemeinen erforderlich. Die Initialdosis wird auf 2 Tage verteilt, um Nebenwirkungen zu vermeiden. Deshalb, und weil die funktionsfähigen Faktoren entsprechend ihren Halbwertszeiten aus dem Kreislauf verschwinden, setzt die Wirkung erst nach 40–48 Std. ein (überlappende Therapie mit Heparin!)
Die Erhaltungsdosis hängt von der Cumarin-Ausscheidung ab und beträgt 1 bis 6 mg/die (Quickwertkontrollen). Die Halbwertszeit der Cumarine beträgt ca. 7 Tage. Beim Absetzen der Cumarine steigt der Quickwert erst um den 7. Tag an und normalisiert sich um den 14. Tag.
Da bei dem Quick-Anstieg auch aktivierte Gerinnungsfaktoren entstehen können, muß die Cumarin-Therapie *langsam* (über 4–6 Wochen) beendet werden, oder vom 7. bis 14. Tag Heparin als „low dose" gegeben werden.

Antidot: Bei bedrohlichen Blutungen PPSB (s. o.) und 30 mg Vitamin K, sonst nur Vitamin K (5 mg Vitamin K erhöhen den Quickwert um ca. 12 bis 14%).

Dauer der Thromboseprophylaxe

Vom Unfall oder der Operation an ca. 10 Tage. Bei älteren und bettlägerigen Menschen bis zur vollen Mobilisation, bei jüngeren Patienten bis zur Entlassung. Nach Thrombosen 4 bis 24 Monate lang, je nach Lokalisation und Kollateralbildung. Bei AT III-Mangel lebenslänglich.

Fibrinolyse-Therapie

Ziel: Eröffnung thrombotisch verschlossener Gefäße.
Indikation (Tab. 3-13):
- Frühfibrinolyse: Herzinfarkt (innerhalb von 3 Std.), Lungenembolie, Zentralarterienverschluß des Auges.
- Spätfibrinolyse: Z. B. bei Beckenvenenthrombosen.

Voraussetzungen:
1. Ein Fibringerinnsel muß den Thrombus zusammenhalten, denn nur dann kann eine erfolgreiche Lyse des Fibrins zur Thrombolyse führen.
2. Das Gewebe muß durch die Wiedereröffnung des Gefäßes funktionsfähig werden können.
3. Das Risiko der Therapie muß kleiner als das des Gefäßverschlusses sein, daher Kontraindikation beachten.

Wirkung: Körpereigenes Plasminogen wird

Tab. 3-13   Indikationen der Fibrinolyse und Dosierungsschemata

	Streptokinase	Urokinase	tPA-Urokinase
Initialdosis:	250 000 E/20 min	250 000 E	30–50 mg
Arterielle Verschlüsse (falls Op. nicht möglich):			
systemisch:	100 000 E/h maximal 6–8 Tage	60 000–80 000 E/h 10–12 Tage, evtl. Langzeitlyse	noch nicht zugelassen, Erprobung noch nicht abgeschlossen. Nach 24 h Therapie ausgeprägte systemische Lyse mit Nebenwirkungen, Überwachung wie bei Streptokinase. Dosierung: 40–80 mg/24 h, immer Heparin
lokale Lyse: (ohne Initial-)	2 000–4 000 E alle 5–10 min in den Thrombus	4 000 E alle 5–10 min in den Thrombus	
Venöse Verschlüsse:	100 000 E/h bis maximal 6–8 Tage	40 000–80 000 E/h bis zum Erfolg	
Frühfibrinolyse:	ab 2.–3. Tag Heparin	sofort mit Heparin	
Spätfibrinolyse:	sofort mit Heparin	sofort mit Heparin	
Langzeitlyse:	nicht möglich	Dosierung wie oben	
Lungenembolie: (bei peripherer Thrombose Dauer wie oben)	100 000 E/h für 24–48 h	150 000–250 000 E/h für 24–48 h	
Schocklunge: (ohne Initialdosis)	150 000–200 000 E/h für 12–24 h	150 000–200 000 E/h für 12–24 h	
Herzinfarkt:			
intrakoronar: (ohne Initialdosis)	2 000–4 000 E/min für 30–90 min, evtl. vorher Plasminogen	4 000 E/min für 30–90 min, evtl. vorher Plasminogen	30–50 mg initial als Bolus dann: 40–50 mg in 90', immer Heparin
systemisch: (noch nicht gesicherter Erfolg)	1,5 Mill. E/2 h	2 Mill. E/5 min	

durch das Therapeutikum zu Plasmin aktiviert. Plasmin, ein proteolytisches Enzym, hat eine hohe Affinität zum Fibrin.

Therapeutika und Dosierung

Streptokinase (SK): Körperfremdes Protein aus nicht pathogenen Streptokokken wirkt *allergen*. Es bildet mit dem Plasminogen einen Aktivatorkomplex, der das restliche Plasminogen aktiviert. Niedrige SK-Dosis verbraucht wenig Plasminogen zur Aktivatorbildung und führt daher zur stürmischen Lyse mit hohem Blutungsrisiko. Hohe SK-Dosis verbraucht das Plasminogen, daher geringe Lyse und geringes Blutungsrisiko.

Mittelhohe SK-Dosierung: 250 000 E SK in 15–20 min als Initialdosis i.v., dann 100 000 E SK/Std. als Erhaltungsdosis. Evtl. Kombination mit Heparin, um Re-Thrombosen zu vermeiden (TZ muß über 60 s liegen). Die längste Anwendbarkeit der SK beträgt 6 bis 8 Tage (Antikörperbildung!).

Urokinase (UK): Körpereigener Aktivator *ohne allergene* Eigenschaften. Initialdosis 250 000 E i.v. als Bolus. Erhaltungsdosis: 40 000–80 000 E/Std. Die Kombination mit Heparin ist erst ab dem 2. Tag erforderlich.

Blutungskomplikation unter:
Streptokinase → **Dosis erhöhen!**
Urokinase → **Dosis reduzieren!**

4 Chirurgischer Notfall

4.1.1 Definition
(GK 3: 9.1; GK 4: 7)

Als Notfälle gelten Patienten, deren vitale Funktionen akut lebensbedrohlich gestört sind, bei denen eine solche Gefährdung innerhalb Kürze zu befürchten oder nicht sicher auszuschließen ist (Abb. 4-1).

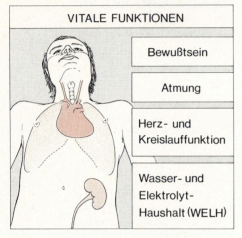

Abb. 4-1   Vitalfunktionen des Organismus.

> **Vitale Funktionen: ZNS (Bewußtsein), Atmung, Herz-Kreislauf, Säure-Basen-, Wasser- und Elektrolyt-Haushalt**

Unterschiedliche Grunderkrankungen aus allen Gebieten der Medizin können Störungen der Vitalfunktionen hervorrufen. Diese bestimmen als „Zweiterkrankung" Verlauf und Prognose oft entscheidend; unbehandelt verursachen sie häufig den Tod des Patienten. Je früher sinnvolle Hilfe einsetzt, desto wahrscheinlicher können bleibende Folgen der „Zweitkrankheit" vermieden werden.

> **Jeder Arzt sollte in der Lage sein, einen Notfallpatienten sachgerecht zu versorgen!**

NOTFALLVERSORGUNG besteht aus
- Notfalldiagnostik
- rascher Korrektur oder Beseitigung der Vitalstörung = Sofortmaßnahmen
- Herstellung der Transportfähigkeit und
- sachgerechtem Transport unter Fortführung der „lebenserhaltenden Sofortmaßnahmen"
- klinischer Erstversorgung.

4.1.2 Notfall-Diagnostik
(GK 3: 9.2)

Störungen der Vitalfunktion verlangen schnelles, zielgerichtetes Handeln, oft ohne exakte Diagnose: z. B. ist nach einem stumpfen Bauchtrauma am Unfallort die schnelle Erkennung der Diagnose „hämorrhagischer Schock, Verdacht auf intraabdominelle Blutung" wichtig (s. auch Kap. 30). Die Lokalisation der Blutungsquelle (z. B. Milzruptur) ist dagegen kaum möglich und auch zunächst unnötig. Die rasch gestellte „Arbeitsdiagnose" ist Grundlage der sofort einzuleitenden Therapie.
Diese dient der Abwendung der Lebensbedrohung durch Korrektur der wesentlichsten Störung der Vitalfunktionen (in unserem Beispiel: Therapie des hämorrhagischen Schocks). Die Notfalldiagnose wird – in verkürzter Form – nach den gleichen Prinzipien wie die übliche klinische Diagnose gestellt. Auf Labor- und Röntgenverfahren muß und kann weitgehend verzichtet werden (s. Kap. 1.2).

Methoden
- Anamnese (kurz, nur Wesentlichstes, evtl. Zeugen)
- körperliche Untersuchung, bestehend aus
  - Inspektion
  - Palpation
  - Auskultation
  (Als Hilfsmittel evtl. Stethoskop, RR-Manschette)

Falls ohne Zeitverlust und zusätzliche Traumatisierung möglich, wird der Patient – soweit notwendig – entkleidet (Kleiderschere!).

Folgende Untersuchungen benötigen nur wenige Augenblicke:
- *Kopf:*
  Palpation, Inspektion
  (Wunden, Hämatome, Stufen, Deformierung, Blutung aus Gehörgang, Nase, Mund, Bulbusstellung, Pupillen, freie Atemwege?)
- *HWS:*
  Palpation
  (abnorme Beweglichkeit? Vorsicht!)
  Karotispuls
- *Thorax:*
  Inspektion
  (Deformierung, seitengleiche Exkursion?)
  Auskultation
  (Atemgeräusche: seitengleich? pathologisch?)
  Palpation
  (Krepitation? Kompressionsschmerz?)
  Perkussion
  (Dämpfung? Tympanie?)
- *Abdomen:*
  Palpation
  (weich? Abwehrspannung? Schmerz?)
  Inspektion
  (Verletzungszeichen?)
- *Wirbelsäule:*
  Palpation
  (Stufen? Klopf-, Druck-, Stauchungsschmerz?)
- *Extremitäten:*
  Inspektion
  (abnorme Stellung, Wunden?)
  Palpation
  (Schmerz auf Druck, Bewegung, Stauchung? abnorme Beweglichkeit? Arterienpulse?)
- *ZNS:*
  Bewußtsein?
  Pupillen?
  Reflexe?
  Lähmungen?
  Krämpfe?
  Sensibilität?

Das absolut notwendige Minimalprogramm zur Erkennung von Störungen der Vitalfunktionen ohne Hilfsmittel stellt die „Notfallcheckliste" (nach *F. W. Ahnefeld*) dar (Tabelle 4-1).

Tab. 4-1   Notfallcheckliste (nach *F. W. Ahnefeld*)

	ja	nein
1. Bewußtsein		
ansprechbar	☐	☐
bewußtlos	☐	☐
2. Atmung		
Atembewegungen feststellbar	☐	☐
Atemstörung	☐	☐
Atemstillstand	☐	☐
3. Herz-Kreislauf-Funktion		
Puls-/Herzfrequenzveränderung	☐	☐
Hautblässe/Hautkälte	☐	☐
Schockzeichen	☐	☐
erkennbare Blutung	☐	☐
Blutlache	☐	☐
Hinweis auf innere Blutung	☐	☐
4. Flüssigkeitsverluste		
starker Durst	☐	☐
Haut in Falten abhebbar	☐	☐
geringe Urinausscheidung	☐	☐
abnorme Flüssigkeitsverluste	☐	☐

Spezielle Checklisten (s. *Schuster* S. 5, 6)*) dienen zur Abklärung der Störung von Vitalfunktionen.

4.2 Sofortmaßnahmen
(GK 3: 9.2)

Ihr Ausmaß und ihre Qualität sind abhängig vom Ausbildungsstand und von der Ausrüstung des Ersthelfers (Laie, Pflege- und Rettungspersonal, Arzt). Sie bestehen aus allgemeinen und speziellen Sofortmaßnahmen (Tab. 4-2).

---

*) Schuster, H.-P., Notfallmedizin (Enke, Reihe zur AO [Ä]).

Tab. 4-2 Sofortmaßnahmen

Allgemeine Sofortmaßnahmen (s. u.)
 Retten
 Lagern
 Freimachen und Freihalten der Atemwege
 Künstliche Beatmung — kardiopulmonale
 Externe Herzmassage — Reanimation
 (ergänzend: medikamentöse und elektrische Reanimation)
 Schock-Erstbehandlung
 Blutstillung
 Ruhigstellung von Frakturen

Spezielle Sofortmaßnahmen (s. Seite 136)
 Anwendung spezieller Hilfsmittel
 (z. B. Intubation)
 Spezielle Eingriffe
 (z. B. Pneumothoraxdrainage)
 Medikamentöse Therapie
 (z. B. Schmerzbekämpfung)

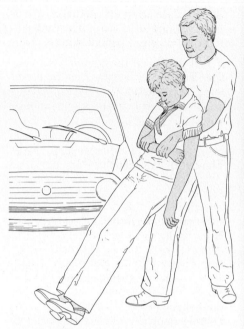

Abb. 4-2 *Rautek*-Griff zur Bergung Verletzter.

Allgemeine Sofortmaßnahmen

Diese dienen der Lebenserhaltung. Besonders wichtig sind die Maßnahmen zur Behebung von Störungen der Atem- und Herz-Kreislauffunktion (Kardiopulmonale Reanimation).

Retten (aus dem Gefahrenbereich), *Rautek*-Griff (Abb. 4-2) (weiteres siehe Kap. 4.3).

Lagerungen

- *Stabile Seitenlage* (Abb. 4-3):
 Standardlagerung bei bewußtlosen, spontanatmenden Patienten

- *Schädel-Hirn-Trauma:*
 Hochlagerung des Kopfes zur Verminderung des Hirndrucks, sofern freie Atemwege sichergestellt, sonst stabile Seitenlage

- *Schock:*
 15°-Kopftieflage, sofern kein Schädel-Hirn-Trauma, eventuell zusätzlich Beine anheben *(Taschenmesserposition)* zur „Autotransfusion"

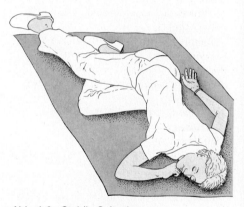

Abb. 4-3 Stabile Seitenlage.

- *Wirbelsäulentrauma:*
 Lagerung auf flacher harter Unterlage ohne Kopfpolster, besser Vakuummatratze, Anheben und Umlagern immer mit mindestens drei Helfern!
 Bei HWS-Trauma vorsichtiger Zug in Längsrichtung der HWS am Kopf mit beiden Händen oder Transportextensionsgerät (Schlaufen oder *Crutchfield*-Klemme), Transport in Spezialklinik

- *Atemnot:*
 Halbsitzende Lagerung

- *Bauchtrauma, akutes Abdomen:*
  Flachlagerung mit Kopfkissen und Knierolle zur Entspannung der Bauchdecken
- *Kiefer- und Gesichtsverletzungen* (stark blutend):
  Bauchlage. Polster unter Thorax (Bauch hängt frei!) und Stirn (Kopfüberstreckung!)

Kardiopulmonale Reanimation

Störungen der Atmung

Sie können eintreten:
- durch Verlegung der Atemwege (Nase, Mundhöhle, Pharynx, Larynx, Trachea, Bronchien), durch Fremdkörper (Blut, Erbrochenes, Zahnprothese o. ä.), aber auch bei Bewußtlosigkeit durch Zurücksinken des Zungengrundes in Rückenlage
- durch Störung der Lungenfunktion als Folge von
  - Aspiration
  - Lungenödem (neurogen, toxisch, kardiogen)
  - Schocklunge
  - Zunahme von intrapulmonalen Shunts (Atelektase, Pneumonie, toxisch)
- durch mechanische Behinderung von Thorax- und Lungenexkursionen als Folge von z. B.
  - Rippen-, Sternumfrakturen
  - Spannungspneumothorax
  - Thoraxeinklemmung (*Perthes*-Syndrom)
  - Hämatothorax
- durch Störung des Atemzentrums (Schädelhirntrauma, hohe Querschnittsläsion, Vergiftung).

SYMPTOME der Atemstörung sind:
 Angst
 Unruhe
 Luftnot
 kalter Schweiß
 Zyanose
 gestaute Halsvenen
 pathologische Atemgeräusche

Störungen der Herz-Kreislauffunktion
(GK 3: 9.4)

In der Chirurgie sind sie meistens bedingt durch:

- hämorrhagischen Schock
  (s. Kap. 3.3 und 5)
- Contusio cordis bei Thoraxtrauma
- Herzbeuteltamponade
- Spannungspneumothorax

Allgemeine Ursachen:
- Asystolie
- Kammerflimmern
- „weak action" = Hyposystolie (elektromechanische Entkopplung)

SCHWERSTE STÖRUNGEN von Atmung und Herz-Kreislauffunktion sind
• Atemstillstand
• Kreislaufstillstand

Setzen nicht rechtzeitig geeignete Sofortmaßnahmen ein, so folgt einem Atemstillstand nach 3–5 Minuten der Kreislaufstillstand, einem Kreislaufstillstand nach 30–60 Sekunden der Atemstillstand. Sowohl der Atem- als auch der Kreislaufstillstand führen zu einer völligen Unterbrechung der O_2-Versorgung des Organismus.

> **Kreislauf- und Atemstillstand über 5 min: irreversibler Hirntod**

AUSNAHME:
Bei Unterkühlung und Schlafmittelintoxikation ist auch nach längerem Sauerstoffmangel eine Reanimation ohne Dauerschaden möglich, da der Funktionsstoffwechsel von Gehirn und Herz stark reduziert ist.

SYMPTOME des Atemstillstands (Abb. 4-4):
• fehlende Thoraxexkursionen
  (Hände flach aufs Epigastrium. Bewegung?)
• keine Atemgeräusche bei Auskultation
• Zyanose

SYMPTOME bei Kreislaufstillstand
(Abb. 4-4):
• Bewußtlosigkeit nach 6–12 s
• Pulslosigkeit
  (Carotis und Femoralis)
• graue bis blaß-zyanotische Farbe von Haut und Schleimhäuten
• Pupillendilatation:
  Maximale Erweiterung nach 45–60 s
• zusätzliche Symptome:
  Krampfanfälle (nach 20–40 s) und Schnappatmung durch hypoxische Zwerchfellkontraktion (nach ca. 20 s)

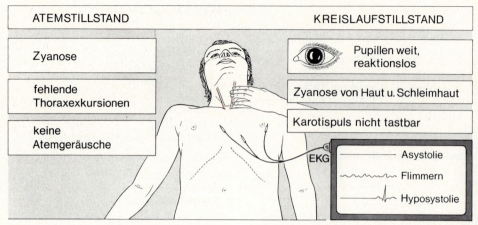

Abb. 4-4 Symptome des Atem- und Kreislaufstillstands.

Unabhängig von der Ursache behandelt man Vitalstörungen von Atmung und Herz-Kreislauffunktion stets nach der

ABC(D)-Regel

(s. Tab. 4-3 und Abb. 4-5).

Tab. 4-3   ABC(D)-Regel

A = **A**temwege freimachen und freihalten

B = **B**eatmung

C = **C**ardiozirkulatorische Reanimation

D = **D**efinitive Maßnahmen („Drugs", Defibrillation)

A = Atemwege freimachen und freihalten

1. Kopf überstrecken (Abb. 4-6), (Vorsicht bei Verdacht auf HWS-Verletzungen).
2. Unterkiefer nach ventral vorziehen, Mund des Patienten öffnen (*Esmarch*-Handgriff). Maßnahmen zu 1. und 2. heben den bei Bewußtlosen zurückgesunkenen Zungengrund von der Rachenhinterwand ab, der Luftweg wird frei.
3. Mundhöhle und Rachen freimachen, falls Fremdkörperverlegung (Blut, Erbrochenes, Zahnprothese u. ä.). Hierzu Zeige- und Mittelfinger mit Tuch umwickelt benutzen (Abb. 4-7).

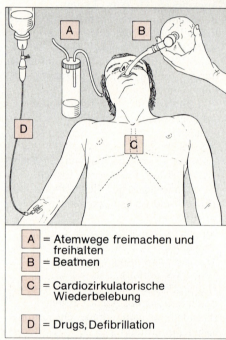

Abb. 4-5   ABC(D)-Regel.

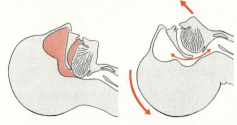

Abb. 4-6 Freimachen der Atemwege durch maximale Reklination des Kopfes.

4 Chirurgischer Notfall | 131

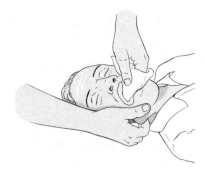

Abb. 4-7 Freimachen der Atemwege durch Auswischen von Mund- und Rachenraum.

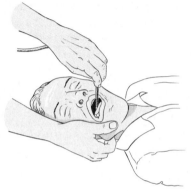

Abb. 4-8 Freimachen der Atemwege durch Absaugen des Mund- und Rachenraumes.

Vorsicht! Bei noch reagierenden Patienten Beißschutz (Gummikeil) verwenden.
4. Eventuell Mund/Rachen absaugen (Abb. 4-8), elektrische Pumpe, Fußpumpe, Injektorpumpe, verbesserte Wirkung durch „suction booster".
5. Freihalten der Atemwege:
Kopf überstreckt, Unterkiefer vorgezogen halten. Hilfsmittel: Pharyngealtubus, Intubation.

Kommt es nach Freimachen und -halten der Atemwege nicht zum Wiedereinsetzen der Spontanatmung:

B = Beatmung (Atemspende)

Methoden:
Mund-zu-Mund-, Mund-zu-Nase-, Mund-zu-Mund-und-Nase-Beatmung,
Beatmung mit Pharyngeal- oder Endotrachealtubus, Maskenbeatmung.

Mund-zu-Mund-Beatmung:

Überstreckung des Kopfes (Abb. 4-9). Eine Hand des Helfers liegt an der Stirn-Haar-Grenze, die andere flach unter dem Unterkiefer und Kinn. Der Daumen hält durch Zug am Kinn den Mund geöffnet. Der Helfer atmet etwas tiefer ein als normal und umschließt mit weit geöffneten Lippen den offenen Mund des Patienten, dessen Nase er mit Daumen und Zeigefinger der auf der Stirn liegenden Hand oder mit der Wange verschließt. Aus ästhetischen Gründen kann direkter Kontakt durch ein zwischengelegtes Taschentuch vermieden werden.

Beatmungsrhythmus:
Bei Erwachsenen 12–15/min, bei Kindern altersentsprechend schneller (Säuglinge 40/min) und mit geringerem Druck.

Erfolgskontrolle:
Nach jeder Atemspende Kopf heben und seitwärts auf den Thorax des Patienten blicken: Senkt sich dieser jetzt wieder und fühlt man die Ausatemluft, war die Technik korrekt.
Sind weder Thoraxbewegung noch Atemstoß feststellbar, Korrektur folgender *Fehler:*
- unzureichende Überstreckung
- Unterkiefer nicht genug vorgezogen
- Einblasdruck zu stark (Luft gelangt in

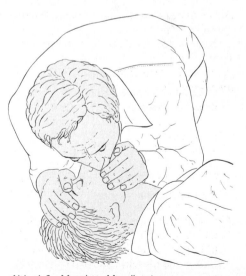

Abb. 4-9 Mund-zu-Mundbeatmung.

Ösophagus und Magen statt in die Lunge)
- Einblasdruck zu gering.

Zur Beatmung ist gewöhnlich nur ein geringer Druck (ca. 15 cm H_2O) erforderlich. Man braucht nur etwas tiefer als gewöhnlich einzuatmen, um ein ausreichendes Atemzugvolumen zu erreichen. Zu tiefes und schnelles Atmen ermüdet und kann beim Helfer zum Hyperventilationssyndrom (tetanischer Anfall) führen.

Atemspende: ruhiges Atmen reicht für beide

Mund-zu-Nase-Beatmung:

Ebenfalls Kopf durch Hand an der Stirn-Haargrenze überstrecken. Die zweite Hand liegt flach unter dem Unterkiefer, zieht diesen nach vorn und verschließt mit dem Daumen den Mund. Nun beatmet man über die Nase.

Mund-zu-Mund- und Nase-Beatmung:

Besonders sinnvoll bei Säuglingen und Kleinkindern: Technik im wesentlichen wie bei Mund-zu-Mund-Beatmung, jedoch umschließt der Mund des Helfers gleichzeitig Nase und geöffneten Mund des Patienten.

Kehrt nach A und B, also bei freien Atemwegen und unter Beatmung, nicht unverzüglich eine ausreichende Kreislauffunktion zurück und bestehen weiter Pulslosigkeit, Zyanose und Pupillendilatation, muß jetzt unverzüglich die kardiozirkulatorische Wiederbelebung eingeleitet werden.

C = Cardiozirkulatorische Wiederbelebung

Sie erfolgt selbstverständlich unter fortgesetzter Beatmung. Man beginnt nach einem Vorschlag der American Heart Association mit dem

– präkordialen Faustschlag

aus ca. 20–30 cm Höhe auf die Mitte des Brustbeins.

Indikation:
„Blasser" Herzstillstand bei AV-Block, Kammerflimmern, Asystolie.

Kontraindikation:
Kleinkinder, hypoxische Asystolie.

Der mechanische Reiz des Myokards kann bei Asystolie das Einsetzen von Kontraktionen anregen, aber auch ein Flimmern unterbrechen. Stellt sich nicht sofort die Herzaktion ein, beginnt man die:

– externe Herzmassage (HM)

Patienten auf harte Unterlage legen. Der Helfer kniet oder steht quer neben dem Patienten. Druckpunkt für die HM ist das untere Sternumdrittel (Abb. 4-10). In Sternumlängsrichtung setzt man die Handballen einer Hand auf den Druckpunkt, die zweite Hand liegt ebenfalls mit dem Handballen quer auf der ersten. Fingerspitzen anheben, Arme strecken! Der Druck muß von oben aus dem ganzen Gewicht des Oberkörpers, nicht aus der Armmuskulatur kommen: Nur so ist eine längerdauernde Reanimation ohne vorzeitige Erschöpfung möglich. Die HM soll das Sternum um mindestens 4 cm gegen die Wirbelsäule durchbiegen, so das Herz und die intrathorakalen Gefäße komprimieren und den Auswurf eines Mindestschlagvolumens bewirken.

Koordination von Herzmassage und Beatmung

Die Herzmassage wird immer mit der Beatmung kombiniert (Atemspende, Maskenbeatmung. Optimal: Intubation, Beatmung mit Sauerstoff).
60 Herzmassagen/min sind Mindestfrequenz für einen Minimalkreislauf; sie werden mit mindestens 12 Beatmungen/min kombiniert. 3–5 Atemspenden sollten den ersten HM vorgeschaltet werden, um bereits sauerstoffreiches Blut in den Kreislauf zu schleusen.

Ein-Helfer-Methode [15:2]

Ist nur ein Helfer zur Stelle, muß er Beatmung und Herzmassage allein durchführen. Nur mit folgendem Rhythmus läßt sich eine Minimalventilation und -zirkulation erreichen *(F. W. Ahnefeld):*
Beginn mit 3–5 Beatmungen, dann 15 HM, gefolgt von 2 Beatmungen, 15 HM: 2 B usw.

4 Chirurgischer Notfall | 133

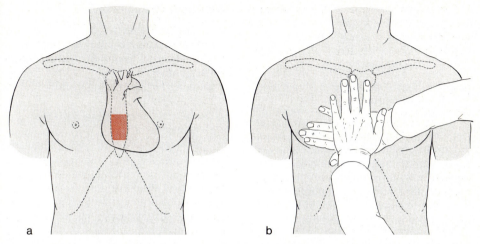

Abb. 4-10   Externe Herzmassage a) Lokalisation des Druckpunktes b) Technik.

Zwei-Helfer-Methode [5:1] (Abb. 4-11)

Für zwei Helfer ist es einfacher, einen ausreichenden Kreislauf und eine Minimalventilation zu bewirken. Wieder werden 3–5 Insufflationen vorgeschaltet, es folgen 5 HM, dann 1 Beatmung, 5 HM: 1 B usw. Nach jeder Serie von Thoraxkompressionen macht der 1. Helfer eine Pause für die Beatmung durch den 2. Helfer. Die Hände verbleiben ohne Druck in Massageposition.

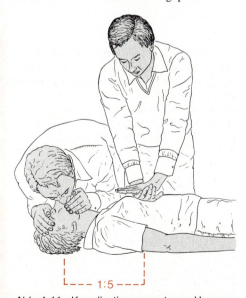

Abb. 4-11   Koordination von externer Herzmassage und Atemspende bei 2 Helfern im Verhältnis von 5:1.

Wiederbelebung bei Säuglingen und Kleinkindern

- *Herzmassage in modifizierter Technik:*
- beide Hände umgreifen von vorn den Thorax: Die Langfinger liegen auf dem Rücken, beide Daumen auf dem unteren Sternumdrittel: Massage mit den Daumen. Oder
- Herzmassage nur mit Zeige- und Mittelfinger einer Hand. Oder
- Massage mit einem Handballen

Beatmungsfrequenz: 30–40/min
HM-Frequenz: 100–120/min

Komplikationen bei der Herzmassage

treten vor allem bei unkorrekter Technik auf (falscher Druckpunkt, übermäßiger Massagedruck usw.):
- Rippenfrakturen
  (bei starrem Thorax im höheren Alter nicht immer zu vermeiden)
- Sternumfrakturen
- Pneumothorax
- Herzkontusion
- Lungenkontusion
- Zerreißung von Milz, Leber, Magen.

D = Definitive Maßnahmen („Drugs", Defibrillation)

Mit Hilfe von Herzmassage und Beatmung ist die unmittelbare Lebensbedrohung zunächst abgewendet. Ziel weiterer Behandlungsmaßnahmen ist die Stabilisierung dieses Behandlungserfolges. Unter Fortführung der Reanimationsmaßnahmen versucht man, die Ursache des Herz- und Atemstillstandes zu ergründen:

EKG:
- Hyposystolie?
- Kammerflimmern?
- Asystolie?

Ein intravenöser Zugang ist Voraussetzung der medikamentösen Therapie. Eine periphere Venenpunktion mit einer Plastikverweilkanüle ist ausreichend, ein zentralvenöser Katheter oder eine intrakardiale Injektion – mit seltenen Ausnahmen – nicht notwendig. Die V. jugularis externa ist – auch im Kreislaufstillstand – meist gut gefüllt und leicht zu punktieren. Auch die Venen von Ellenbeuge, Unterarm und Handrücken kommen in Frage.

Nach Medikamenteninjektion sollte man mit der gleichzeitig angelegten Infusion „nachspülen", damit der Bolus seinen Wirkort (z. B. das Herz) erreicht.

Nur wenn eine periphere Vene nicht auffindbar ist, darf der Geübte einen zentralvenösen Katheter legen (s. Kap. 1.5.2).

Zugangswege:
V. basilica
V. jugularis externa
V. jugularis interna
V. anonyma
V. subclavia

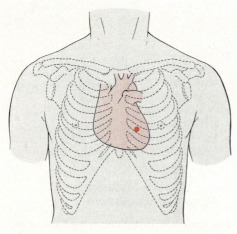

Abb. 4-12 Injektionsort der intrakardialen Injektion.

Mögliche Sofortkomplikationen:

1. Arterienpunktion
   (A. carotis, A. subclavia)
2. Verletzung des Ductus thoracicus (links!)
3. Pneumothorax
4. Katheterfehllage mit Infusionsthorax
5. Luftembolie
   (besonders bei niedrigem ZVD)
6. Herzperforation

(1–3 nicht bei V. basilica und V. jugularis externa.)

Intrakardiale Injektion

Nur in extremen Ausnahmefällen! Besser intratracheale Applikation über Tubus. Punktion im 4. oder 5. ICR links parasternal mit 10 cm langer Nadel (Abb. 4-12). Gefahr der Verletzung von Koronararterien!

Medikamentöse Therapie

Asystolie

Atropin 0,5 mg i. v., danach 300–500 µg Adrenalin mit NaCl 0,9% oder Patientenblut verdünnt, eventuell mehrmals wiederholen, bis im EKG Kammeraktionen registriert oder Karotispulse tastbar werden.
Häufig gehen nach Katecholamingabe entstehende, anfänglich geordnete Kammeraktionen mit mechanischem Auswurf schnell in Kammerflattern oder -flimmern über (Behandlung s. u.).
Adrenalin kann bei fehlendem i. v.-Zugang auch intratracheal gegeben werden!

„weak action"

Stellt sich wieder ein EKG ohne ausreichenden mechanischen Auswurf, „weak action" (= Hyposystolie) ein, kann die i. v.-Gabe von 10 ml Kalziumglukonat manchmal die zugrunde liegende elektromechanische Entkopplung beheben: Man registriert wieder mechanische Herzaktionen.
Die Ca^{++}-Gabe ist heute umstritten!

Kammerflimmern

Gabe von *Lidocain* (100 mg i. v.). Geht danach das Flimmern nicht in geordnete Kammerkomplexe über, folgt die

Defibrillation

Je eine Elektrode des Defibrillators wird fest parasternal rechts im 2.–3. ICR und über der Herzspitze aufgesetzt (Kontaktgel!); dann wird mit 200–400 Ws defibrilliert.
Ergebnis:
Geordnete Kammerkomplexe oder Asystolie; diese wird dann wie oben behandelt. Bei fortbestehendem Flimmern erneut Lidocain und Defibrillation.

Bei allen Formen von Kreislaufstillstand erst nach Adrenalin Gabe von Natriumbikarbonat 8,4%ig (1-molar) zur Korrektur der Azidose:
Dosierung nach der Faustregel:

Bikarbonatdosis (in ml) ≙ Körpergewicht (in kg) × Minuten seit Kreislaufstillstand

Da Natriumbikarbonat stark alkalisch ist, keine Medikamente kombinieren, da ansonsten Wirkungsverlust!
Aufgrund neuer Erkenntnisse ist die Na-Bikarbonat-Gabe nur nach länger dauerndem Kreislaufstillstand indiziert.

Stabilisierung des Reanimationserfolges

durch Gabe von Vasopressoren (z. B. Akrinor®, Novadral®) oder *Dopamin* [4–6 µg/(kg KG·min)] im Dauertropf. Bei Vasomotorenkollaps nach Reanimation vorsichtige Volumensubstitution (Dekompensationsgefahr! ZVD-Kontrolle).
Zusätzliche Medikamente:
- *Dexamethason* 1 mg/kg i.v. zur Therapie des hypoxischen Hirnödems,
- *Antiarrhythmika* bei fortbestehender Rhythmusstörung (Lidocain, seltener chinidinartige Pharmaka, Betablocker),
- *Herzglykoside* bei Zeichen kardialer Insuffizienz.

Transport

In der Regel erfolgt der Transport des Notfallpatienten erst, wenn ein stabiler Kreislauf besteht, die Beatmung sollte dabei fortgesetzt werden.
- Dauern Kammerflimmern oder Asystolie trotz aller Maßnahmen weiter an, kann der Patient unter fortgesetzter Reanimation in die Klinik transportiert werden.
- Beste Voraussetzungen für freie Atemwege und Schutz vor Aspiration bietet die Intubation. Ist diese nicht möglich, wird der bewußtlose, spontanatmende Patient in stabiler Seitenlage transportiert. Diese garantiert weitgehend freie Atemwege und beugt der Aspiration vor.
- Notfallpatienten möglichst im Notarztwagen (NAW) transportieren.

Schock-Erstbehandlung durch Infusionstherapie

Der Volumenmangelschock ist sofort zu behandeln. Da am Notfallort Blutkonserven nicht verfügbar sind, gibt man Volumenersatzmittel (s. Kap. 3.3):

Geeignet sind Ringerlösung (schlechter Volumenersatz, Gefahr der Überwässerung) oder Plasmaersatzstoffe wie Gelatine, Hydroxyethylstärke (HES) oder *Dextran*.
Ideal – aber teuer – sind Humanalbumin 5% oder Plasmaproteinlösung.
Bei jüngeren, sonst gesunden Patienten läßt sich ein Blutverlust bis 1000 ml allein mit Plasmaersatzstoffen ausgleichen.

In der Klinik erfolgt „Hämotherapie nach Maß":
Vollblut, Erythrozytenkonzentrat, Plasma nach den Werten von RR, ZVD und Blutbild s. a. Kap. 2.6.
Störungen des Säure-Basen-Haushaltes sowie im Wasser- und Elektrolythaushalt werden sinnvoll korrigiert (s. Kap. 3.4):
Metabolische Azidosen: Bikarbonat.
Metabolische Alkalosen: HCl-Infusion, Arginin-Hydrochlorid.
Respiratorische pH-Verschiebungen: Änderung der Beatmung.
Wasser- und Elektrolythaushalt: Zufuhr oder Entzug von freiem Wasser und/oder Elektrolyten (Bilanzierung, Diuretika).

Blutstillung

Äußere Blutungen
Bei Blutungen aus kleineren und mittleren Arterien und Venen führt ein gut gepolsterter Druckverband, verbunden mit Hochlagerung, fast immer zur Blutstillung.

> **Mit richtigem Druckverband stehen 95% der äußeren Blutungen**

Eine Blutsperre ist nur bei stärksten arteriellen Blutungen erforderlich: Manschette des Blutdruckapparates aufpumpen, bis Blutung steht. Keine Abschnürbinden verwenden wegen Gefäßschädigung, gefährdet operative Rekonstruktion. Genaue Protokollierung des Zeitpunktes der Blutsperre. Ist eine Blutsperre nicht möglich:
- Abdrücken mit dem Finger an den typischen Punkten.
  Gelingt dies nicht,
- digitale Kompression in der Wunde
  (Überleben geht vor Sterilität)
- Gefäßklemme nur im äußersten Notfall verwenden.

Blutungen in der unteren Körperhälfte aus Gefäßen unterhalb der Aortenbifurkation lassen sich durch Kompression der Aorta mit der Faust gegen das Promontorium kontrollieren.

> **Häufigste Fehler bei Blutstillung am Unfallort:**
> 1. **Unnötige Blutsperre (Druckverband ausreichend)**
> 2. **Insuffiziente Blutsperre (venöser Stau mit Verstärkung der Blutung!)**

Innere Blutungen
sind ohne Operation nicht stillbar. Daher
- rascher, massiver Volumenersatz mit Plasmaersatzstoffen, danach
- schonender Transport in die Klinik: Noteingriff!
- Rettungshubschrauber (= RHS):
  Bei schwersten inneren Blutungen (Aorta, Herz, Leber und Milz), wenn erreichbar, RHS: Schnellster, schonender Transport.

Ruhigstellung von Frakturen
- möglichst mit aufblasbaren pneumatischen Schienen, sonst krankes an gesundes Bein anwickeln, frakturierten Arm am Thorax fixieren (Binden, Dreiecktuch).
- die Vakuummatratze kann so anmodelliert werden, daß Frakturen ruhiggestellt werden, sie dämpft auch transportbedingte Schwingungen. Ideal zum Transport von
- Polytraumatisierten
- Wirbelsäulenverletzten.
- Versuch, Luxationsfrakturen mit Unterbrechung der Durchblutung oder Gefahr schwerer Weichteilschäden (Sprunggelenk) durch Längszug zu reponieren (vorher Dolantin® oder Ketanest® i. v.).

Zur Erstversorgung von perforierenden Verletzungen von Thorax und Abdomen sei auf die speziellen Kapitel verwiesen (Kap. 20 und 30).

Spezielle Sofortmaßnahmen

Freihalten der Atemwege mit Hilfsmitteln

– *Guedel*-Tubus (Abb. 4-13a), (Anwendung Abb. 4-13c):
Oropharyngeale Luftbrücke; hält bei korrekter Lage Atemwege gut frei.
Nachteil: bei erhaltenen Reflexen können Würgereiz, Husten, Pressen und Erbrechen ausgelöst werden.

– *Wendl*-Tubus (Abb. 4-13b):
Nasopharyngeale Luftbrücke. Bei erhaltenen Reflexen vorzuziehen, da weniger Abwehrreflexe provoziert werden.
Nachteil: Löst zuweilen Nasenbluten aus.

– *Beatmungsmaske:*
Unterschiedliche Maskentypen und -größen gestatten dem Geübten (!) eine ausrei-

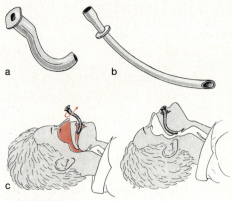

Abb. 4-13
a) *Guedel*-Tubus
b) *Wendl*-Tubus
c) Applikation des *Guedel*-Tubus.

chende Beatmung, besonders in Kombination mit *Guedel-* oder *Wendl*tubus. Jedoch besteht kein Schutz vor Aspiration oder Magenüberblähung, gelegentlich mit Magenruptur! Wenig Erfahrene haben große Schwierigkeiten mit der Technik der Maskenbeatmung:
Mit einer Hand gleichzeitig Kopf überstrecken, Unterkiefer vorziehen, Mund öffnen, Maske dichthalten und mit der zweiten Hand Beatmungsbeutel halten und rhythmisch ausdrücken. Daher ist Ungeübten nur die Atemspende zu empfehlen!

Lieber Atemspende als falsche Maskenbeatmung!

Intubation

Garantiert auch unter ungünstigen Umständen freie Atemwege, verhütet die Aspiration und schafft optimale Voraussetzungen für die Beatmung (Mund-zu-Tubus, Ambubeutel, Beatmungsgerät).

– *Orotracheale Intubation:*
Häufigste und sicherste Intubationsform Technik (s. Kap. 1.3.2):
Lagerung des Hinterkopfes auf flachem, harten Kissen, Überstrecken des Kopfes (*„Schnüffelstellung"* = verbesserte *Jackson*-Position), Öffnen des Mundes mit überkreuzten Daumen und Mittelfinger der rechten Hand, Einsetzen des Laryngoskops (übliches Modell: gebogener Spatel nach *MacIntosh*) vom rechten Mundwinkel her. Verdrängen der Zunge nach links unter vorsichtigem Vorschieben der Spatelspitze in die Plica glossoepiglottica: Man sieht jetzt auf die kraniale Seite der Epiglottis. Aufrichten der Epiglottis durch Betonung der Spatelspitze unter Zug am Laryngoskopgriff (nicht hebeln!) gibt den Blick auf die Stimmritze frei. Einführen des Endotrachealtubus vom rechten Mundwinkel her unter Sicht. Aufblasen der Blockermanschette. Beatmen und Thorax auskultieren: Beatmung seitengleich? Wenn Atemgeräusch einseitig hörbar: zu tiefe endobronchiale Tubuslage, meist im rechten Hauptbronchus. Tubus unter Auskultation zurückziehen, bis Atemgeräusch seitengleich. Ist kein Atemgeräusch oder ein „Blubbern" hörbar, liegt der Tubus im Ösophagus: Zurückziehen, erneut intubieren! Zwischenzeitlich bei Atemstillstand mit Maske oder Atemspende beatmen.

Nur sichere intratracheale Intubation, sonst Atemspende

– *Nasotracheale Intubation* (blind oder unter Sicht):
Spezialtechnik, nur vom Geübten auch im Notfall anwendbar, ebenso die

– *Blinde orale Intubation*
(s. *Schuster,* Notfallmedizin, Enke, Reihe zur AO [Ä], Kap. 3.3.1.5)

Andere Techniken

Ist infolge Verlegung der oberen Luftwege (schweres Gesichtsschädeltrauma, Bolus vor dem Larynx) ein Zugang zur Trachea auch mit der Intubationstechnik nicht möglich, muß operativ unterhalb der Verlegung ein Luftweg geschaffen werden. Folgende Techniken sind möglich:

– *Tracheotomie:*
Hierfür benötigt auch ein geübter Operateur 10–15 Minuten, sie ist daher für die akute Notfallsituation ungeeignet. Bei der oberen Tracheotomie wird ein kleines Fenster aus dem 2. oder 3. Trachealknorpel in Höhe des Schilddrüsenisthmus oder knapp oberhalb hiervon ausgestanzt. Bei der unteren Tracheotomie wird ein nach kaudal konkaver Bogen in den 4. oder 5. Trachealknorpel geschnitten, so daß ein zungenförmiger Lappen entsteht. Dieser wird nach vorne herausgeklappt und mit der Haut durch zwei Seidenfäden verbunden (Abb. 4-14). Die untere Tracheotomie ist übersichtlicher, da

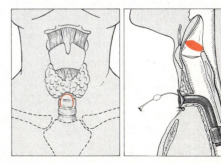

Abb. 4-14 Tracheotoma inferior.

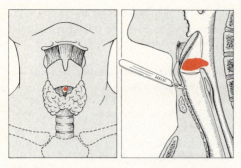

Abb. 4-15 Koniotomie im Bereich des Ligamentum cricothyreoideum zwischen Schild- und Ringknorpel.

sie nicht mit dem Isthmus der Schilddrüse interferiert.

– *Koniotomie* (Abb. 4-15):
Innerhalb weniger Augenblicke möglich: Man tastet das Ligamentum cricothyreoideum (conicum) zwischen Schild- und Ringknorpel, durchtrennt es quer (Skalpell, Taschenmesser) und legt durch die Öffnung einen dünnen Endotrachealkatheter ein (26–28 Char.). Blocken, Beatmung und Absaugen sind möglich.

– *Trachealpunktion:*
Ermöglicht in verzweifelten Fällen eine Minimalatmung und -beatmung: Mehrere dicklumige Braunülen werden zwischen den ersten Trachealringen und durch das Ligamentum cricothyreoideum eingestochen. Durch die Kanülen kann Sauerstoff insuffliert, mit hohen Drucken (Ambubeutel mit Adapter) auch beatmet werden.

Spezielle Eingriffe

Pneumothorax-Punktion:
Ein Spannungspneumothorax (s. Kap. 20) führt innerhalb kurzer Zeit zur vitalen Bedrohung durch Mediastinalverdrängung zur gesunden Seite mit Dyspnoe, Blässe, Zyanose, Tachykardie, Blutdruck-Abfall, Einflußstauung. Im Notfall genügt zur Druckentlastung die Punktion im 2. ICR in der Medioklavikularlinie (nach *Monaldi*) am Rippenoberrand mit einer einfachen dicken Braunüle: Verwandlung des Spannungspneus in einen Pneumothorax. Besser ist die Verwendung der Fingerlingkanüle nach *Tiegel:* Um den Konus einer Kanüle schnürt man mit einem Faden einen Gummifingerling, in den man ein Loch schneidet: Durch dieses kann in der Exspiration Luft entweichen, in Inspiration kollabiert der Fingerling durch den Sog und verschließt die Kanüle (Abb. 4-16). (Verbesserung: Von der Industrie angebotener „Pleuracath" nach *Matthys*).

Spannungspneumothorax:
Eine Beatmung ohne vorherige Bülau-Drainage ist sinnlos und gefährlich

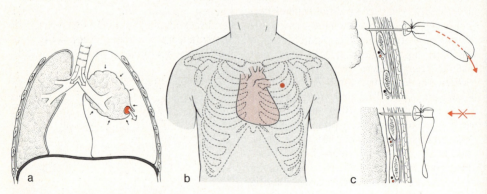

Abb. 4-16 Spannungspneumothorax:
a) Verlagerung des Mediastinums zur gesunden Seite
b) Punktionsort
c) Druckentlastung über eine mit einem eingeschnittenen Fingerling armierte, als Ventil wirkende Kanüle.

Schmerzbekämpfung

Bei starken Schmerzen unerläßlich (Nachteil der „verwischten Symptomatik", z. B. bei Bauchverletzungen, muß in Kauf genommen werden).
Geeignet sind:

– LEICHTE ANALGETIKA

z. B. Metamizol (Novalgin®) 3–5 ml i. v. bei mäßigen Schmerzen, evtl. kombiniert mit Sedativa (Valium® u. ä.)

– STARKE ANALGETIKA

z. B. Pentazocin (Fortral®) 1 ml i.v., oder Tilidin (Valoron®) 1 ml i. v.

– NARKOANALGETIKA

Bei starken Schmerzen sind sie unerläßlich, wirken gleichzeitig auch sedierend. Kleine Dosen sind ausreichend, im Schock z. B. Pethidin (Dolantin®) ½–1 ml i. v. s. Kap. 5.2.
• Cave: Gefahr der Atemdepression, RR-Abfall, Erbrechen.

Medikamente immer i. v. geben, da bei i. m.-Gabe zu geringe oder verspätete Resorption.

4.3 Außerklinische Versorgung

Bei Unfällen außerhalb der Klinik läuft die Versorgung nach folgendem Schema ab

1. Erste Hilfsmaßnahmen durch Passanten (Laien)
   – Absichern der Unfallstelle (Blinkanlage, Warndreieck usw.)
   – Retten des Verletzten aus dem Gefahrenbereich (z. B. fließender Verkehr, ausströmendes Gas, einsturzgefährdete Gebäude),
   geeignete Technik: *Rautek*-Griff (Abb. 4-2)
   – Elementarhilfe: Lagerung, Atemspende

2. Notfalldiagnostik und -therapie durch Rettungspersonal und Notarzt, über Funk gezielte Voranmeldung in der Klinik

3. Sachgerechter Transport mit Rettungswagen (RTW), Notarztwagen (NAW), Rettungshubschrauber (RHS) in die

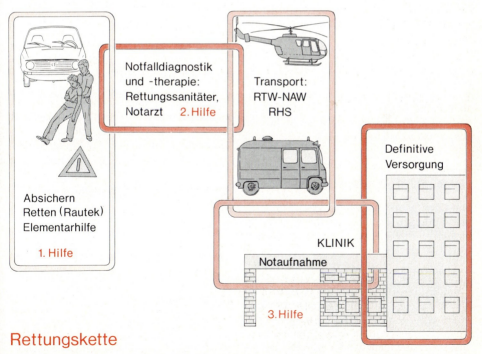

Rettungskette

Abb. 4-17 Organisationsschema der außerklinischen Notfallversorgung (Rettungskette n. *F. W. Ahnefeld*).

4. Notaufnahme der Klinik.
   Dort beginnt nach klinischer Erstversorgung die
5. definitive Versorgung
   (OP, Intensivstation, Normalstation)

Diese wie Glieder einer Kette ineinandergreifenden Etappen werden als

Rettungskette

(F. W. *Ahnefeld*)

bezeichnet (Abb. 4-17).

Organisation des Rettungswesens

Von Ort zu Ort unterschiedlich sind Feuerwehr, Hilfsorganisationen (DRK, MHD, JUH, ASB u. a.), kommunale Einrichtungen, Katastrophenschutz, Bundeswehr und private Organisationen am Rettungsdienst beteiligt.

In einem optimalen Rettungssystem regelt eine Rettungsleitstelle den Einsatz von Krankenwagen, Rettungswagen, Notarztwagen und Rettungshubschraubern in ständigem Kontakt mit Aufnahmekliniken und Verkehrspolizei. Sie verhindert unkoordinierte Doppeleinsätze und Konkurrenzdenken. Sie ist über eine einheitliche Notrufnummer und über Notrufsäulen erreichbar, steht in ständigem Telefon- oder Funkkontakt mit Krankenhäusern, Rettungsfahrzeugen, Feuerwehr und Polizei.

Rettungsmittel (KTW, RTW, NAW, RHS)

Die DIN 75080 legt fest, welchen Mindestanforderungen Rettungsfahrzeuge genügen müssen (Leistung, Abmessungen, Ausrüstung). Danach sind

– *Krankenwagen* (KTW)
nur zum Transport von „Nichtnotfallpatienten" bestimmt.

– *Rettungswagen* (RTW)
bieten Raum für umfangreiche technische, apparative und medikamentöse Ausrüstung. Die Besetzung mit zwei geschulten Sanitätern ist obligatorisch. RTW dienen der Herstellung und Aufrechterhaltung der Transportfähigkeit sowie zum Transport von Notfallpatienten.

– *Notarztwagen* (NAW)
sind Rettungswagen, die zusätzlich zu zwei Sanitätern mit einem Notarzt besetzt werden und weiteres medizinisches Gerät enthalten: EKG, Defibrillator, Beatmungsgerät usw. Als „vorgeschobener Arm" der Aufnahmeklinik dienen sie der optimalen Erstversorgung von Notfallpatienten. Die Rettungsleitstelle setzt den NAW nach einer Indikationsliste ein. Sinnvoller Aktionsradius des NAW: 15 km (in Großstädten eventuell weniger).

– *Rettungshubschrauber* (RHS)
sind personell und apparativ wie ein NAW ausgestattet. Sie dienen dem schnellen Antransport des Rettungsteams an den Notfallort, übernehmen auch den Transport in die Klinik, wenn ein Bodentransport zu belastend oder zu zeitraubend wäre *(Primäreinsatz)*. Häufig wird der RHS auch zum Transport aus der erstversorgenden Klinik in ein Krankenhaus der Spezial- oder Maximalversorgung eingesetzt, z. B. bei Verbrennungen, neurochirurgischen Notfällen *(Sekundäreinsatz)*. Der RHS ist eine Ergänzung, kein Ersatz des bodengebundenen Rettungsdienstes, da er nachts und bei bestimmten Wetterbedingungen nicht fliegen kann.

Die Bundesrepublik ist inzwischen mit einem nahezu lückenlosen „Luftrettungsnetz" überzogen. Der Aktionsradius der Rettungshubschrauber liegt für Primäreinsätze bei ca. 50 km (ca. 15 Flugminuten).

Anforderungen an Rettungspersonal und Notärzte

Die vielfältigen Aufgaben in der Erstversorgung von Notfallpatienten erfordern ein erhebliches Maß an Kenntnissen und praktischen Fertigkeiten. Eine entsprechend gute Weiterbildung ist noch nicht überall einheitlich geregelt.

Rettungssanitäter
Er muß die technischen Rettungsmittel (Bergungs-, Funk-, Lösch- und medizinische Geräte) bedienen und warten. Aufgrund guter medizinischer Kenntnisse unterstützt er

den Notarzt und muß notfalls (bei Massenunfällen u. ä.) auch allein handeln.

Notarzt
Er sollte neben ausreichenden Kenntnissen der Notfalldiagnostik und -therapie geübt sein in den Techniken der Reanimation, einschließlich Intubation, Defibrillation und Punktion zentraler Venen auch unter erschwerten Bedingungen. Dies bedingt ausreichend lange Erfahrung in Anästhesie und/oder Chirurgie sowie in der inneren Medizin. Der Notarzt muß über die örtlichen Gegebenheiten, die Organisation des Rettungsdienstes und die Leistungsfähigkeit der Kliniken seines Bereichs informiert sein. Er entscheidet, wohin der Patient transportiert wird. Hierbei gilt, das für den Notfallpatienten bestgeeignete und nicht das nächstgelegene Krankenhaus anzusteuern.

Notfallkoffer
Da die ersten Sofortmaßnahmen oft in größerer Entfernung vom NAW oder RHS eingeleitet werden müssen, führen Arzt und Rettungssanitäter die wichtigsten Ausrüstungsgegenstände und Medikamente in einem oder mehreren Notfallkoffern mit sich. Diese Ausstattung erlaubt eine Erstversorgung aller akuten Vitalgefährdungen. Auch Ärzte, die nur selten Notfälle versorgen, sollten sich eine ähnliche Ausrüstung zusammenstellen (Tab. 4-4).

Spezielle Notfälle

Schädel-Hirn-Trauma (GK 3: 2.3)
(s. auch Kap. 16)

Gewalteinwirkung auf den Schädel führt zu Funktionsverlusten und/oder Gewebezerstörungen des Gehirns. Gefahr droht durch die intrakranielle Drucksteigerung, bedingt durch
– Hirnödem
– intrakranielle Blutung
  (epidural, subdural, intrazerebral)
Folgende Faktoren steigern den Hirndruck zusätzlich:
– O_2-Mangel
– Hyperkapnie
– Kopftieflage

Tab. 4-4   Ausrüstung des Notarztkoffers (nach B. Gorgass und F. W. Ahnefeld)

Diagnostik:
  Stethoskop
  RR-Meßgeräte
  Taschenlampe
  Reflexhammer
  Blutzucker-Teststreifen

Behandlung respiratorischer Störungen:
  2-Liter-O_2-Flasche (400 l O_2) mit Sekretabsaugung und Beatmungsanschlüssen (oder Festsauerstoffgerät)
  Beatmungsbeutel für Erwachsene und Kinder
  Beatmungsmasken
  Naso- und Oropharyngealtuben (Guedel, Wendl)
  Kornzange (zum Auswischen der Mundhöhle)
  Absaugkatheter
  „Pneukanüle" (nach Tiegel oder Matthys)
Falls Kenntnisse:
  Intubationsbesteck,
  Endotrachealtuben,
  Skalpell (Koniotomie)

Behandlung von Kreislaufstörungen:
  Plasmaexpander (Gelatine, HES[*], Dextran 6 %), 2 × 500 ml in Plastikbeuteln
  Vollelektrolytlösung (Ringer), 2 × 500 ml in Plastikbeuteln
  Natriumbikarbonat 8,4 %, 250 ml
  Venenkatheter
  Spritzen, Kanülen, Tupfer
Zusätzlich:
  Verbandmaterial,
  pneumatische Schienen

Medikamente[**]:
  Adalat, Akrinor, Alupent, Atropin, Berotec-Spray, Buscopan, Catapresan, Kalziumgluconat, Fortecortin (i. v.), Dolantin, Dopamin, Euphyllin, Glukose 40 %, Alt-Insulin, Isoptin, Lanitop, Lasix, Morphin, Nitrolingual, Novalgin, Narcanti, Suprarenin, Tavegil, Valium, Visken, Xylocain 2 %, Fortral, Temgesic.
  Eventuell Antidote zur Vergiftungstherapie
Nur für Notärzte:
  Medikamente zur Anästhesie, einschließlich Muskelrelaxantien

[*] Hydroxyethylstärke
[**] fast alles Präparatenamen „®"

- Einengung der V. jugularis interna (Seitwärtsdrehen des Kopfes)
- intrathorakale Drucksteigerung durch Husten, Pressen, Krämpfe

Therapie:
Sicherung der Vitalfunktionen (Atmung, Kreislauf), bei Bewußtlosen möglichst Intubation, Sedierung, Beatmung mit O_2 (leichte Hyperventilation), Kopfhochlagerung. Nichtintubierte in stabiler Seitenlage lagern. *Dexamethason* 1 mg/kg i. v., Unterbrechung von Krämpfen mit *Valium*® (5–10 mg i. v.) oder *Luminal*® (20–50 mg i. v.).
- Cave: Atemdepression!
  Schonender Transport nicht in die erstbeste, sondern in die nächsterreichbare geeignete Klinik (Intensivstation, Neurologe, Neurochirurg erreichbar). Möglichst NAW oder RHS (Zeitgewinn!). Vor RHS-Transport Bewußtlose immer intubieren!

Schädelhirntrauma: Keine Maßnahmen zur Dehydratation am Unfallort!

da durch Hirndruck bereits tamponierte verletzte Gefäße durch Volumenabnahme des Gehirns erneut bluten können!

Darmeventration

Vorfall von Eingeweiden bei perforierenden Bauchverletzungen.

Therapie:
Kein Repositionsversuch, sterile Abdeckung, Lagerung mit Knierolle, Schmerzbekämpfung, schonender Transport.

Einklemmung

Der Patient ist am Notfallort so eingeklemmt, daß er erst nach Einsatz technischer Hilfsmittel gerettet werden kann (z. B. Hauseinsturz, PKW-Unfall, Einklemmung in Maschine).

Therapie:
Versorgung „vor Ort" durch den Notarzt vor und während Befreiung durch den Rettungsdienst: Atemwege freihalten (eventuell Intubation), Schocktherapie (venöser Zugang), Schmerzbekämpfung gestattet schonende Befreiung (kleine Dosen *Morphin*, *Ketamin*, cave: Schädel-Hirn-Trauma!).

Möglichst keine Notamputation, sondern Demontage auch großer Werkstücke (Trennscheibe, hydraulische Schere, Wagenheber, Kran u. a.).

Ertrinken

Definitionen und Pathophysiologie (nach *Modell,* 1971)

1. ERTRINKEN OHNE ASPIRATION
   = trockenes Ertrinken (selten)
   Beim Versinken kommt es zum Glottiskrampf: Tod durch Asphyxie und Reflexmechanismen, keine Wasseraspiration.

   1a. BEINAHE-ERTRINKEN OHNE ASPIRATION:
   Wenigstens vorübergehendes Überleben von 1.

2. ERTRINKEN MIT ASPIRATION
   = feuchtes Ertrinken:
   Tod durch Kombinationswirkung von Asphyxie und Veränderungen nach Flüssigkeitsaspiration während des Versinkens.
   Unterschiede:
   Süßwasseraspiration:
   - Schädigung des Surfactant (Antiatelektasefaktor) führt zu massiven Atelektasen
   - Resorption des hypotonen Wassers kann Hämolyse und Elektrolytstörung bewirken.
   Salzwasseraspiration:
   - osmotischer Gradient des hypertonen Salzwassers zieht Wasser aus dem Interstitium in die Alveolen: Osmotisches Lungenödem.

   2a. BEINAHE-ERTRINKEN MIT ASPIRATION:
   Wenigstens zeitweises Überleben von 2.

3. SEKUNDÄRES ERTRINKEN
   Tod nach scheinbar erfolgreicher Rettung oder Wiederbelebung nach Beinaheertrinken durch Entwicklung eines akuten Lungenversagens als Folge versäumter Therapie.

Klinik:
- Atemstillstand,
- Kreislaufstillstand,
- eventuell Hypothermie.

Therapie:
- Freimachen und Freihalten der Atemwege,
- Atemspende, besser Intubation, Beutelbeatmung + O_2,
- Extrathorakale Herzmassage,
- Medikamente:
  Natriumbikarbonat,
  Kalziumglukonat,
  Katecholamine,
- Hirnödemprophylaxe mit *Dexamethason,*
- *Lidocain,* eventuell Defibrillation bei Kammerflimmern.

Bei Ertrinken in kaltem Wasser auch nach längerem Kreislaufstillstand Aussicht auf Wiederherstellung ohne Schaden durch Einfluß der Hypothermie. Reanimation nicht abbrechen, sondern Transport in die Klinik unter fortgesetzten Maßnahmen. Da Gefahr des *„sekundären Ertrinkens":* Patienten auch nach primärer Erholung mit Notarzt in die Klinik bringen. Intensivüberwachung für 48 Stunden.

Ertrinken im kalten Wasser: Wiederbelebungsversuch mindestens über eine Stunde!

Unterkühlung (GK 3: 32.2.2)

Durch niedrige Umgebungstemperatur bedingter Wärmeverlust mit Körpertemperatur unter 35 °C. Begünstigend wirken Intoxikationen mit Alkohol, Barbituraten, Phenothiazinen.

Pathophysiologie:
Sinkende Außentemperaturen beantwortet der Organismus mit dem Versuch, die Wärmeabgabe durch periphere Vasokonstriktion zu drosseln und die Wärmeproduktion, u. a. durch Muskelzittern, zu erhöhen. Wegen begrenzter Energiereserven ist dies nur einige Zeit möglich.

Klinik:
1. Phase (Abwehrstadium):
Rektaltemperatur über 34 °C: Psychische Erregung, Vasokonstriktion, Muskelzittern, Schmerzen an den Akren.
2. Phase (Erschöpfungsstadium):
Rektaltemperatur 34–27 °C. Versagen der Regulationsmechanismen, Bewußtlosigkeit, Bradykardie. J-Welle im EKG, Muskelstarre, flache Atmung.
3. Phase (Lähmungsstadium):
Rektaltemperatur unter 27 °C. Alle Lebenszeichen erloschen, *„Scheintod":* Periphere Pulse nicht tastbar, im EKG Bradyarrhythmie, ventrikuläre Extrasystolen, Vorhof- oder Kammerflimmern. Atmung nicht registrierbar.

Therapie:
Am Unfallort:
Stützung der Vitalfunktionen, eventuell Reanimation. (Wegen hypothermiebedingter Stoffwechselreduktion Aussicht auf zerebrale Erholung.)
In der Klinik:
EKG-Kontrolle, anfängliche Wiedererwärmung im warmen Bad unter Aussparung der Extremitäten (sonst zu großer Volumenverlust), warme Infusionen, Beatmung mit warmem Atemgas, eventuell Peritonealdialyse mit warmer Lösung, Mikrowellendurchflutung. Übliche intensivmedizinische Maßnahmen. Therapie der Rhythmusstörungen.

Hitzeschäden

Sonnenstich
(Säuglinge besonders gefährdet)
Meningeale Reizung als Folge direkter Sonneneinstrahlung.

Klinik:
- Kopfschmerz
- Unruhe
- Übelkeit
- Nackensteife
- hochroter, heißer Kopf
  (meist kühle Körperhaut).

Therapie:
Kalte Umschläge auf Kopf und Nacken, Lagerung mit erhöhtem Kopf in kühler Umgebung. Bei Zeichen von Hirndruck: Osmodiuretische Therapie mit 150–200 ml Mannit 20% i.v., sofortige Klinikeinweisung.

Hitzeohnmacht

Vorübergehende zerebrale Mangeldurchblutung durch periphere Vasodilatation bei längerem Stehen im Wärmestau.

Klinik:
Typischer Ohnmachtsanfall.

Therapie:
Flachlagerung, Beine in Taschenmesserposition.
Eventuell Vasopressor (Akrinor® 0,5–1 ml i. v.).

Hitzekrämpfe

Extrazellulärer Flüssigkeitsverlust (2–4 l) mit Natriumverlust durch Schwitzen bei schwerer Arbeit in hoher Temperatur.
Klinik:
Muskelzuckungen und Krämpfe der beanspruchten Muskeln.
Therapie:
Kühle Umgebung, Ruhepause, Trinken von 1–2 l Elektrolytlimonade (Liquisorb oder 1–2 Teelöffel Salz/l Wasser), in schweren Fällen 2–3 l Ringerlaktat i. v.

Hitzschlag

Schwerste Störung der Wärmeregulation.
Ursache: Längere Einwirkung hoher Umgebungstemperatur bedingt unzureichende Wärmeabgabe, besonders bei Dehydratation.
Klinik:
Kopfschmerzen, Übelkeit, Schwindel, Bewußtseinstrübung bis -verlust, Hyperventilation, Puls über 140/min, RR anfangs erhöht mit großer Amplitude, später Schock. Haut zunächst rot, heiß, trocken, später grau-zyanotisch, Temperatur über 40°C.
Therapie:
Kühle Umgebung, Flachlagern mit erhöhtem Kopf, Kaltwasserbad oder kalte Umschläge, Eisstücke, Überwachung von RR, Puls, Rektaltemperatur, 1000–1500 ml kalte Ringerlösung i. v., O_2-Gabe, eventuell Beatmung, Abkühlung auf 38,5°C.

Elektrounfall

Schädigung durch Kontakt mit Stromquellen:
Niederspannung (bis 1000 V), Hochspannung (über 1000 V); ab 500 V immer schwere Gewebezerstörungen.
Blitzschlag (bis 20000 A und 50 Mio V).
Pathophysiologie:
Fließt Strom durch den Körper des Verletzten, entsteht Widerstandswärme.

Folge: Verbrennungen 1.–4. Grades, „Strommarken" am Ein- und Austrittspunkt (s. Abb. 6-2).
Muskelkontraktionen durch direkte elektrische Reizung können Muskelrisse, Frakturen und Luxation erzeugen.
Elektrische Reizung des Herzens kann Kammerflimmern oder Asystolie auslösen. Stromfluß durch das Gehirn führt zu schweren neurologischen Ausfällen: Bewußtlosigkeit, eventuell Atemstillstand.
Symptome:
- Kreislaufstillstand
  (EKG: Asystolie oder Flimmern?)
- Verbrennungen (s. Kapitel 6).

Therapie:
Zunächst unbedingt Stromkreis unterbrechen (Sicherung, Stecker), bei Hochspannung (Industrie, Bahn, Überlandleitung) Abschalten und Erden nur durch Fachpersonal! Ist Abschalten des Stroms nicht möglich: Schuhe mit Gummisohlen, Gummistiefel und Isolierhandschuhe anziehen, mit trockener Holzstange oder Stab aus Isolierstoff (z. B. Pertinax®) spannungsführende Teile (Leitung u. ä.) vom Verletzten oder Verletzten von Stromquelle wegschieben.

Elektrounfall: Vor der Unfallrettung Stromkreis unterbrechen!

Wiederbelebung von Atmung und Kreislauf, EKG-Überwachung, Verbrennungsbehandlung (s. Kap. 6), Notverbände, Schienung, Transport.

Dekompressionsunfall
(*Caisson-* oder *Taucherkrankheit*)

Bei zu raschem Auftauchen aus Tiefen über 10 m durch Dekompression bedingte schnelle Ausdehnung der in Blut, Geweben, Körperhöhlen und Atemwegen gelösten bzw. enthaltenen Atemgaskomponenten.
Klinik:
1. Zeichen der zentralnervösen Gasembolie:
   Rückenmarks- und Hirnschäden (Lähmung, Sehstörungen, Bewußtlosigkeit u. a.)
2. Innenohrschäden:
   Schwindel, Schwerhörigkeit, Übelkeit

3. Kreislauf- und Lungenschäden:
Schock,
Atemnot
Blutspucken,
eventuell Pneumothorax,
Hautemphysem.

Therapie:
Bei Pneumothorax Pneukanüle (besser Pleuracath) im 2. ICR, eventuell kardiopulmonale Reanimation, Rekompression auf 6 bar (60 m) innerhalb 3–5 min. Nur im äußersten Notfall Rekompression im Wasser, wenn keine Druckkammer zur Verfügung steht. Dekompression nach Therapietabelle (s. Spezialliteratur).

Verätzung (s. Kap. 1.4)

Kontakt der Körperoberfläche oder des Gastrointestinaltrakts mit Laugen (fortschreitende Kolliquationsnekrose) oder Säuren (mehr oberflächliche Koagulationsnekrose). Unfall oder Suizid.

Klinik:
Nach Verschlucken Schmerzen im Mund, Rachen, retrosternal und im Epigastrium. Nach einiger Zeit eventuell Atemnot durch Pharynxödem, Schock, Zeichen der Organperforation (Ösophagus, Magen). Bei Säuren sichtbare Ätzschorfe, bei Laugen mehr glasig-sulzige Veränderungen der Schleimhaut. Oft typischer Geruch (Essig, Ammoniak u. ä.).

Therapie
Oberflächliche Verätzung mit reichlich Wasser, eventuell Natriumbikarbonat spülen. Lockerer Verband.

Bei Verätzungen des Gastrointestinaltraktes immer frühzeitig Magensonde legen, bevor durch tiefgreifende Wandnekrose erhöhte Perforationsgefahr besteht (systemische Antibiotikagabe).

Bei SÄUREINGESTION:
Trinkenlassen von Milch (eventuell mit 20 g Magnesia usta), über Sonde Natriumbikarbonat. Vorsicht: Gasbildung im Magen bei Neutralisation. Kein Erbrechen auslösen, Aspirationsgefahr: Schwerste Aspirationspneumonie wäre die Folge!

Bei LAUGENINGESTION:
Wasser oder leicht saure Flüssigkeit (1%ige Essigsäure) trinken lassen oder über Magensonde geben. Über Magensonde absaugen.

Allgemeine Therapie:
Schockbehandlung, bei Aspirationsgefahr oder Atemnot: Intubation.
Sedierung, Schmerzbekämpfung.

4.4 Erstversorgung in der Klinik

Auch hier steht die Beherrschung der akuten Vitalgefährdung im Vordergrund (s. o.). Unbedingt notwendig ist eine Notaufnahme (Schockraum): Dort stehen alle Hilfsmittel für Notfalldiagnostik (EKG, Röntgen-C-Bogen, röntgen-durchlässiger Tisch, Labor, eventuell Computertomographie) und Notfalltherapie (Defibrillator, Beatmungsgeräte u. a.) sowie Personal bereit. Ideal ist eine enge örtliche Zuordnung von Not-OP und Intensivstation. Einen sinnvollen Ablauf der Hilfe zeigt der Stufenplan zur Versorgung in der Klinik (Tab. 4-5).

4.5 Vergiftungen

Eine unübersehbare Vielzahl von Substanzen führt – abhängig von der Dosis – zu Vergiftungen (Unfall, Suizid, Verbrechen). Sie können peroral-intestinal, perkutan oder durch Inhalation aufgenommen werden. Die spezielle Symptomatik und Therapie muß in entsprechenden Publikationen (s. *Schuster,* Notfallmedizin, Enke, Reihe zur AO [Ä], Kap. 7) nachgelesen oder in Vergiftungsinformationszentralen erfragt werden (s. Tab. 4-6).

Allgemeine Therapie

Information
Möglichst genau (Zeugen, Angehörige) Art des Giftes und Zeitpunkt der Aufnahme erfragen. Umgebung des Vergifteten durch Polizei oder Rettungspersonal absuchen lassen: Flaschen? Behälter? Tablettenröhrchen? Gase u. a.?

Tab. 4-5 Stufenplan zur Versorgung in der Klinik (nach *W. Spier* und *C. Burri*)

1. Stufe:
   Diagnostik der Vitalfunktionen (Checkliste s. Tab. 4-1):
   Sofortmaßnahmen
   Indikation zur Notoperation

2. Stufe:
   Ausführliche Diagnostik
   Indikation zur Frühoperation

   A. Kopf:
   Schädelaufnahmen
   Echoenzephalogramm
   CCT (Karotisangiographie)
   Trepanation

   B. Thorax:
   Thoraxaufnahme
   EKG
   Bülaudrain
   Thorakotomie

   C. Abdomen:
   Beckenaufnahme
   Abdomenübersicht
   Peritoneal-Lavage/Sonographie
   Laparotomie
   Röntgen Wirbelsäule

   D. Labor:
   Blutbild, Elektrolyte, BZ
   Blutgruppe + Gerinnung
   Transaminasen
   Kreatinin
   Amylase
   ZVD

3. Stufe (später):
   Feindiagnostik
   Planmäßig vorbereitete Eingriffe

Sicherung der Vitalfunktionen

- Atemstörungen behandeln (s. o.). VORSICHT! Bei stark wirkenden Giften keine Mund-zu-Mund-Beatmung!
- Herz- und Kreislaufstörungen beheben (s. o.).

Entgiftung

– ERBRECHEN lassen (nur bei erhaltenem Bewußtsein!). Entweder durch Trinken von NaCl-Lösung (3 Teelöffel Kochsalz auf 100 ml Wasser) oder durch Injektion von *Apomorphin* 0,1 mg/kg KG i.m. als Mischspritze mit 0,2 mg/kg KG Novadral® zur Vermeidung von Kreislaufdepressionen.

– MAGENSPÜLUNG: Bei bewußtseinsklaren Patienten *dicken* Magenschlauch einführen. In Bauch- oder Links-Seitenlage bis zum klaren Rücklauf mit Wasser spülen.
  • KONTRAINDIKATIONEN der Magenspülung und des provozierten Erbrechens:
    – Verätzung
    – Vergiftung durch Kohlenwasserstoffe

– ÜBER DEN DARM: Nach Ende der Spülung 20–40 g Aktivkohle als Absorbens sowie 15–30 g Natriumsulfat als Abführmittel durch den Schlauch instillieren.

– ÜBER DIE NIERE: forcierte Diurese, unterstützt durch 125–250 ml Mannit-Lösung (5–10%) oder *Furosemid* (Lasix®) i.v.; Peritoneal- und Hämodialyse; Hämofiltration.

Vergiftungen: Beim Bewußtlosen vor der Magenspülung Intubation zum Schutz vor Aspiration!

Spezielle Therapie, Antidote

Zusätzlich zur allgemeinen Therapie ist bei einigen Vergiftungen die Gabe von Antidoten wirksam. Z. B.:

– ZYANIDVERGIFTUNG: 3,25 mg/kg KG 4-DMAP® (Fa. Köhler) i.v., danach 6–12 g Natriumthiosulfat i.v.

– ORGANISCHE PHOSPHORVERBINDUNGEN (z. B. E 605):
Therapie: Kohle, Natriumsulfat. Atropin 2–5 mg i.v.; wiederholen bis zur Pupillenerweiterung.
Zusätzlich 3–4 mg/kg KG Toxogonin® i.v.

– OPIATE: Narcanti® 0,2–0,4 mg langsam i.v. (Opiatantagonist), nach 20–30 min gleiche Dosis i.m.

– CO-VERGIFTUNG:
„Spezifisches Antidot" ist O_2: 100% Sauerstoff über Maske, besser Intubation und Beatmung mit 100% O_2.

Liste der Informationszentren bei Vergiftungen s. Tab. 4-6.

Tab. 4-6 Informationszentren bei Vergiftungen (Tag- und Nachtdienst)

1000 Berlin 19	Reanimationszentrum Med. Klinik und Poliklinik der Freien Universität Berlin im Klinikum Westend Spandauer Damm 130, Tel.: 0 30/30 35-4 66 / 30 35-4 36 / 30 35-22 15 Zentrale: 0 30/3 03 51
1000 Berlin 19	Beratungsstelle für Vergiftungserscheinungen, Universitätskinderklinik Heubnerweg 6, Tel.: 0 30/3 02 30 22
5300 Bonn	Informationszentrale für Vergiftungsunfälle, Universitätskinderklinik Adenauerallee 119; Tel.: 02 28/26 06-2 11; Zentrale: 02 28/26 06-1
3300 Braunschweig	Med. Klinik des Städt. Krankenhauses, Salzdahlumer Straße 90 Tel.: 05 31/6 22 90; Zentrale: 05 31/68 80
2800 Bremen 1	Klinikum für Innere Medizin – Intensivstation – Zentralkrankenhaus, Kliniken der Freien Hansestadt Bremen, St.-Jürgen-Straße; Tel.: 04 21/4 97 52 68; diensthabender Arzt: 04 21/4 97 36 88
7800 Freiburg	Vergiftungsinformationszentrale der Universitäts-Kinderklinik, Mathildenstraße 1; Tel.: 07 61/2 70 43 61; Zentrale: 07 61/27 01
2000 Hamburg 60	Gift-Informationszentrale des Allgem. Krankenhauses Barmbek, I. Medizinische Abteilung, Rübenkamp 148 Tel.: 0 40/63 85-3 45 / 63 85-3 46; Zentrale: 0 40/63 85-1
6650 Homburg (Saar)	Vergiftungsinformationszentrale der Universitäts-Kinderklinik im Landeskrankenhaus Tel.: 0 68 41/16 22 57 / 16 28 46; Zentrale: 0 68 41/16 10
2300 Kiel	Zentralstelle zur Beratung bei Vergiftungsfällen, I. Med. Universitätsklinik, Schittenhelmstraße 12 Tel.: 04 31/5 97-42 68; Pförtner: 04 31/5 97-24 44/45; Zentrale: 04 31/59 71
5400 Koblenz	Städt. Krankenanstalten Kemperhof, I. Med. Klinik, Koblenzer Str. 115 Tel.: 02 61/49 96 48
6700 Ludwigshafen	Entgiftungszentrale der I. Med. Klinik der Städt. Krankenanstalten Bremserstraße 79 Tel.: 06 21/50 34 31; Zentrale: 06 21/50 31
6500 Mainz	Zentrum für Notfalltherapie, Entgiftung und Giftinformation, II. Med. Universitätsklinik, Langenbeckstraße 1 Tel.: 0 61 31/23 24 66 / 2 23 33; Zentrale: 0 61 31/1 71
8000 München 80	Toxikologische Abteilung der II. Medizinischen Klinik Rechts der Isar der Technischen Universität München, Ismaninger Straße 22 Tel.: 0 89/41 40 22 11; Zentrale: 0 89/4 14 01
4400 Münster	Medizinische Universitätsklinik, Westring 3, Informations- und Behandlungszentrum Tel.: 02 51/83 62 45, 83 61 88; Zentrale: 02 51/8 31
8500 Nürnberg 5	Städt. Klinikum, II. Med. Klinik, Toxikologische Abteilung, Flurstraße 17 Tel.: 09 11/3 98 24 51; Zentrale: 09 11/39 81

Tab. 4-6 (Fortsetzung)   Informationszentren bei Vergiftungen (Tag- und Nachtdienst)

6600 Saarbrücken	Städt. Krankenhaus Winterberg, Beatmungs- und Vergiftungszentrale, Anästhesieabteilung, Frischoperiertenabteilung Tel.: 06 81/6 03 25 44, 6 03 26 41, 6 03 26 43, 6 03 26 47; Zentrale: 06 81/60 31

Weitere Auskunftsstellen bei Vergiftungen (bisher noch ohne 24-Stunden-Dienst)

6300 Gießen	Pharmakologisches Institut der Universität, Frankfurter Straße 107 Tel.: 06 41/7 02 41 35, 7 02 41 36
3400 Göttingen	Pharmakologisches Institut der Universität, Abteilung für Toxikologie und Neuropharmakologie, Robert-Koch-Straße 40 Tel.: 05 51/39 53 00, 39 53 11, 39 53 14
3400 Göttingen	Universitätskinderklinik und Poliklinik, Humboldtallee 38 Tel.: 05 51/39 62 39, 39 62 41; Zentrale: 05 51/39 61 10, 39 61 11
2990 Papenburg	Kinderabteilung des Marienhospitals, Hauptkanal rechts 75 Zentrale, Tel.: 0 49 61/8 31; Vermittlung an den diensthabenden Arzt

5 Polytrauma (GK 4: 7.7.3)

5.1.1 Definition

Gleichzeitig entstandene Verletzung mehrerer Körperregionen oder Organsysteme, wobei wenigstens eine Verletzung oder die Kombination mehrerer Verletzungen lebensbedrohlich ist *(Tscherne)*.
81% aller Polytraumen sind Folge eines Verkehrsunfalls. Als Folge der Polytraumatisation entwickelt sich eine „Zweitkrankheit". Diese ist nicht einfach die Summe der Einzelverletzungen und ihrer typischen Verläufe, sondern zeigt eine gewisse Eigenständigkeit. Sie ist hauptsächlich bedingt durch massiven Schock, Hypoxie und metabolische Fehlsteuerungen. Je nach Ausmaß des Polytraumas, Zeitpunkt des Einsetzens und Art der Therapie kommt es zu unterschiedlich starker Ausprägung der „Zweitkrankheit" als Schockfolgen (s. S. 99f.):

- „Lunge im Schock", daraus evtl. Entwicklung der Schocklunge (akutes Lungenversagen, ARDS)
- Gerinnungsstörungen (DIC, Verbrauchskoagulopathie) (s. Kap. 3.6)
- Stoffwechselentgleisung *(Postaggressionsstoffwechsel)* mit verminderter Glukosetoleranz (BZ-Erhöhung) und Katabolie (s. Kap. 3.2).
- „Niere im Schock" → Schockniere.

5.2 Vorgehen am Unfallort

Nach Polytraumatisation entwickelt sich stets ein mehr oder minder stark ausgeprägter hämorrhagischer Schock, bedingt durch Blutverlust nach innen und/oder außen (s. Kap. 3.3). Bei schweren Gefäßverletzungen oder Rupturen parenchymatöser Organe intraabdominal oder intrathorakal gehen schnell mehrere Liter Blut verloren. Blutverluste bei geschlossenen Frakturen werden oft unterschätzt (Tab. 5-1).
Zusätzlich kommt es beim Polytrauma sehr häufig zu Hypoxie und Hyperkapnie durch Zunahme intrapulmonaler Shunts und Atelektasen, gesteigerte Totraumventilation, Aspiration, verlegte obere Atemwege und Störungen der zentralen Atemregulation. Daher sollte die Therapie so frühzeitig wie möglich, also am Unfallort beginnen. Untersuchungen belegen signifikant höhere Überlebensraten bei Erstversorgung durch den Notarzt (NAW/RHS), Frühintubation und Beatmung zur Prophylaxe der Schocklunge.

Tab. 5-1 Blutverluste bei geschlossenen Frakturen (nach Burri)

Unterarm	50– 400 ml
Humerus	100– 800 ml
Becken	500–5000 ml
Femur	300–2000 ml
Tibia	100–1000 ml

Polytrauma: Therapie muß am Unfallort beginnen

1. Diagnostik

Die Notfalldiagnostik (s. Kap. 4.1.2) besteht aus Kurzanamnese mit Frage zum Unfallmechanismus, klinischer Untersuchung mit Vorrang der Vitalfunktionen (s. Notfall-Checkliste S. 127) und Messung von Blutdruck und Puls. Wertvolle Hinweise zur Schwere des Schocks gibt der Schockindex nach *Allgöwer* (Tab. 5-2):

Tab. 5-2 Schockindex nach Allgöwer

$\dfrac{\text{Puls}}{\text{Blutdruck}_{(syst.)}}$ *) =	0,5: normal 1,0: drohender Schock 1,5 und mehr: manifester Schock

Besonders zu achten ist auf
- Schädelhirntrauma, HWS-Fraktur
- intrathorakale Blutung
- intraabdominelle Blutung
- Spannungspneu

*) Merkwort f. Schockindex: „Puck" → Puls/Blutdruck; Weiteres über den Schock s. Kap. 3.3.

2. Therapie

- FREIMACHEN UND FREIHALTEN DER ATEMWEGE, O_2-Gabe, optimal: Intubation, Frühbeatmung mit positiv-endexspiratorischem Druck (PEEP) von 5 cm H_2O.
- SCHOCKBEKÄMPFUNG zur Wiederherstellung einer ausreichenden Perfusion und Mikrozirkulation: Volumenersatz über großlumige Plastikkanülen mit Plasmaersatzmitteln (Gelatine, Hydroxyethylstärke = HES, *Dextran*) und/oder Elektrolytlösung (Ringer), Druckinfusion aus Plastikbeuteln (keine Gefahr der Luftembolie)
- SCHMERZBEKÄMPFUNG und eventuell zusätzliche Sedierung oder Narkose vermindert die schmerzbedingte sympathoadrenerge Reaktion (Folge: Vasokonstriktion, metabolische Fehlsteuerung, Azidose usw.).
  Medikamente: Novalgin® i. v., Aspisol® i. v., bei starken Schmerzen z. B. kleinere Dosen von Dolantin® (25 mg i. v.), Dipidolor® (¼ bis ½ Ampulle i. v.), Fortral® (15 mg i. v.), Temgesic® (0,15–0,3 mg i. v.), Fentanyl® (0,05 mg i. v.). Sedierung mit Valium®, Atosil®, eventuell kleine Dosen Ketanest® *nach* Ausschluß eines Schädelhirntraumas.
- ENTLASTUNG EINES SPANNUNGSPNEUMOTHORAX (*Tiegel*ventil oder Pleuracath nach *Matthys*, Punktion im 2. ICR in der Medioklavikularlinie).
- RUHIGSTELLEN VON FRAKTUREN (Vakuummatratze, pneumatische Schienen), Luxationsfrakturen mit Gefahr der Durchblutungsstörung oder schwerer Weichteilschäden durch Längszug reponieren.
- SCHONENDER TRANSPORT in die Klinik unter Weiterführung von Volumensubstitution, Beatmung, Analgesie und Sedierung (NAW/RHS). Über Funk gezielte Vorinformation der Klinik, eventuell schon Blut zur Blutgruppenbestimmung und Kreuzprobe mit Polizei oder Feuerwehr vorausschicken.

**Beatmung bei Rippenserienfraktur:
Bülau-Drainage obligat!**

5.3 Vorgehen in der Klinik

Voraussetzung zur optimalen Behandlung eines Patienten mit Polytrauma ist ein gut organisierter Aufnahmeraum (Notaufnahme, Schockraum). Enge Zusammenarbeit von Chirurgen, Anästhesisten, Neurologen und fallweise zusätzlichen Fachärzten (HNO, Kieferchirurgie, Neurochirurgie, Augenheilkunde, Urologie, Herz- und Gefäßchirurgie u. a.) ist unerläßlich. Nur so können kurzfristig die Diagnose gestellt, die Behandlungstaktik und insbesondere Prioritäten für Operationen festgelegt werden.

Polytrauma: Alle für einen

1. Diagnostik

Erste Überprüfung der Vitalfunktionen (s. Notfallcheckliste S. 127):

Bewußtsein:
Neurologischer Status
  Zusatzuntersuchungen: Schädel-Rö., WS-Rö., CCT

Atmung:
Inspektion, Auskultation, Perkussion
  Zusatzuntersuchungen: Rö.-Thorax (Pneu? Frakturen? Aspiration? Hämatothorax? Mediastinalverbreiterung? Tubus- und Venenkatheterlage?)

Herz-Kreislauffunktion:
RR-Messung, Puls, EKG
  Zusatzuntersuchungen: Arterielle Punktion (Druckmessung), Cava-Katheter (ZVD), evtl. *Swan-Ganz*-Katheter, Bestimmung der zentralvenösen O_2-Sättigung (HZV-Schätzung)

Abdomen:
Sonographie   Beckenübersicht
Lavage   Abdomenübersicht

Säure-Basen-, Wasser- und Elektrolythaushalt:
Labor: Hb, HKT, Elektrolyte, BGA
Blasenkatheter: Stundendiurese kontrollieren.
Dringliche Laborwerte: Blutgruppe, Kreuzprobe (ausreichend viele Konserven bereitstellen), Gerinnungsstatus, Na, K, Amylase, Blutzucker, Harnstoff-N, Kreatinin, Gesamteiweiß (s. Kap. 1.2).

2. Therapie
Allgemein
In der *Aufnahme- und Reanimationsphase:*
- Massive Volumensubstitution (Kolloide, Kristalloide), bei HKT unter 30: Bluttransfusion (Ery.-Konzentrat oder Vollblut)
- Beatmung mit *PEEP,* volumenkonstanter Respirator
- Korrektur der *Azidose* durch 8,4%iges Natriumbikarbonat. Faustformel: Körpergewicht × 0,3 × Baseexzeß × ½
- Gabe von 1–2 g *Methylprednisolon* i.v., eventuell zusätzlich Aprotinin® 500 000 IE i.v. innerhalb von 30 min nach dem Unfall
- Schmerzbekämpfung und Sedierung z. B. mit Fentanyl® und Valium® in „anästhesistischer" Dosis, evtl. zusätzlich Relaxation (Pancuronium®)
- Auch Alpha-Sympathikolyse z. B. mit Hydergin® oder DHBP kann bei fortbestehender Zentralisation *nach* ausreichender Volumensubstitution sinnvoll sein.

Speziell
Erste Operationsphase:
FRÜHOPERATIONEN müssen sofort – unter Umständen bei noch bestehender Schocksymptomatik – durchgeführt werden, wenn in der Reihenfolge ihrer Bedeutung eine vitale Bedrohung besteht durch
- *intraabdominelle Blutung:* Vorher möglichst Prüfung mittels Peritoneallavage (s. Kap. 29) oder Sonographie: Laparotomie und Versorgung von Verletzungen an Leber, Milz, Gefäßen u. a.
- *intrakranielle Drucksteigerung* (sub- oder epidurales Hämatom): Trepanation
- *intrathorakale Blutung,* Spannungspneu: Bülau-Drainage, evtl. Thorakotomie mit Versorgung von Verletzungen großer Gefäße und/oder des Herzens

- **Intraabdominelle Blutung**
  → **sofortige Operation**
- **Intrakranielle Blutung**
  → **umgehende Operation**
- **Intrathorakale Blutung**
  → **verzögerte Operation (erst Bülau-Drainage)**

In der Regel ergibt sich folgendes Vorgehen:
1. Stillung einer intraabdominellen Blutung,
2. die neurochirurgische Intervention und
3. ggf. die Stillung einer Thoraxblutung (> 2 l/24 h).

Erste Stabilisierungsphase:
Fortführung der allgemeinen Therapie.

Zweite Operationsphase:
AUFGESCHOBENE CHIRURGISCHE VERSORGUNG erfolgt nach Stabilisierung der Schocksituation bei primär nicht vital bedrohlichen, aber dringlichen Verletzungen wie
- Verletzungen von Hohlorganen (Magen, Darm, Blase usw.)
- Verletzungen im Stirnhöhlenbereich (s. Kap. 17)
- Mittelgesichts- und Kieferverletzungen (s. Kap. 17)
- offene Frakturen II. und III. Grades (s. Kap. 46)
- dislozierte Frakturen.

Möglichst schonendes und kürzestes Operationsverfahren wählen.

Operation bei Polytrauma: So viel wie nötig, so wenig wie möglich

Tab. 5-3 Intensivtherapie des Polytraumas

- Volumenkonstante Beatmung mit PEEP, physikalische Therapie
- Analgetika, Opiate, Sedativa, Relaxantien
- Kreislaufüberwachung: „Blutige" RR-Messung, ZVD, EKG, evtl. *Swan-Ganz*-Katheter
- Parenterale Ernährung: Kohlenhydrate (wegen KH-Intoleranz oft kontinuierliche Insulingabe notwendig) und Aminosäuren, evtl. Fett
- Volumensubstitution nach RR, ZVD, Hb/HKT, Diurese, Bilanz
- Evtl. Behandlung des gleichzeitigen Schädelhirntraumas (Hyperventilation, Dexamethason, Barbiturate, Oberkörper hochlagern u. ä. m.)
- Behandlung der Schockfolgen an Leber und Niere: forcierte Diurese, Ultrafiltration, Hämodialyse, Gabe spezieller Aminosäurelösungen usw.

Zweite Stabilisierungsphase:
In der folgenden, durch die „Zweitkrankheit" (s. o.) bestimmten Phase, deren Dauer ca. 10 Tage bis zu mehreren Wochen betragen kann, sollten wegen der zusätzlichen Gefährdung durch das Operationstrauma und der nachgewiesenen schlechten Operationsergebnisse *keine* Wahl-Eingriffe durchgeführt werden! Erst nach der glücklich überstandenen Phase der Intensivtherapie des Polytraumas (s. Tab. 5-3) folgt die:

Dritte Operationsphase:
– Zweiteingriffe (Korrekturen, plastische Operationen)
– Spätosteosynthesen nach primärer Stabilisierung durch Gips, Extension oder Fixateur externe

5.4 Vorgehen bei mehreren Verletzten, Massenunfällen, Katastrophen

Findet man am Unfallort mehrere Verletzte vor, muß der Arzt entscheiden, wer vordringlich zu versorgen und zu transportieren ist. „Bei einer großen Anzahl von Verletzten ist die rasche Feststellung des Verletzungsgrades notwendig, um gezielte Maßnahmen zu treffen. Die Erstversorgung hoffnungslos Verletzter mit minimalen oder fehlenden Lebenszeichen steht an zweiter Stelle zugunsten schwer Traumatisierter mit reellen Überlebenschancen" *(G. Muhr).*

Schweregrad der Verletzung

Zur Festlegung des Verletzungsschweregrades eignet sich am Unfallort das Schema nach *Lent* (Tab. 5-4), in der Klinik ist die Einteilung nach dem Vorschlag von *Schweiberer* sinnvoller (Tab. 5-5).
Die Schwerverletzten werden zuerst versorgt (vitale Funktionen sichern!) und vom Notarzt in die Klinik begleitet (NAW/RHS). Leichtverletzte: Erstversorgung, Transport im RTW ohne Notarzt.

Triage (Sichtung)

Steht bei Massenunfällen, Natur- oder technischen Katastrophen ein kleines Team von Helfern einer sehr großen Zahl von Verletzten gegenüber, kann nur sinnvoll geplantes

Tab. 5-4 Schweregrad der Verletzung (*Lent* 1972)

Leicht verletzt:	Keine Vitalstörung
Mittelschwer verletzt:	Kompensierte Vitalstörung
Schwer verletzt:	Dekompensierte Vitalstörung

A. **Kompensierte** Vitalstörung:

Bewußtsein:	Oberflächlicher bis mitteltiefer Bewußtseinsverlust
Atmung:	Dysventilation ohne Dekompensation, drohende Aspiration
Kreislauf:	Zeichen des drohenden bis dekompensierten Schocks, Schockindex nach *Allgöwer* um 1

B. **Dekompensierte** Vitalstörung:

Bewußtsein:	Tiefe Bewußtlosigkeit
Atmung:	Atemstillstand, Schnappatmung, Hyperventilation, Dysventilation mit Dekompensation, Zyanose, Aspiration
Kreislauf:	Schockindex > 1, Pulslosigkeit, nicht meßbarer RR, sekundäre (kreislaufbedingte) Bewußtlosigkeit

Handeln eine ausreichende Versorgung möglichst vieler Personen trotz geringer medizinischer Kapazität garantieren. Hierbei wird die Festlegung von Behandlungs- und Transportprioritäten anhand eines Schemas empfohlen (*Rossetti* 1980). Die Triage ist Aufgabe eines erfahrenen Chirurgen oder Notarztes. Man unterscheidet:

Erste Dringlichkeit
= Sofortiger Behandlungszwang am Notfallort:
• Bedrohliche Blutung
• Schwere Atemstörung
• Offener Pneumothorax
• Spannungspneumothorax
• Akuter Hirndruck
• Schock

Behandlungsprinzip:
Sicherung der Vitalfunktionen durch entsprechende Sofortmaßnahmen!

Tab. 5-5 Schweregrad der Verletzung
(*Schweiberer* 1978)

Schweregrad 1: Mäßig verletzt, stationäre Behandlung erforderlich:

Kein Schock, arterieller pO_2 normal (z. B. Multiple Prellungen, oberflächliche und tiefe Wunden, Gelenk- und Muskelzerrungen, leichtes Schädelhirntrauma mit nur kurzzeitiger Bewußtlosigkeit, kombiniert mit 1–2 Frakturen der oberen Extremitäten, einer einzelnen Unterschenkelfraktur, Beckenrandbruch oder einseitigem vorderen Beckenringbruch)

Schweregrad 2: Schwer verletzt, zunächst nicht lebensbedrohlich:

Schock, wenigstens ein Parameter weist auf **Verlust** von bis zu 25 % des Blutvolumens hin, arterieller pO_2 erniedrigt. (Eine Oberschenkel-Schaftfraktur, zwei Unterschenkel-Schaftfrakturen, Trümmerfrakturen besonders der unteren Extremitäten, komplexe Beckenringfrakturen, offene Frakturen II. und III. Grades, ausgedehnte tiefgreifende Weichteilwunden mit oder ohne Schädelhirntrauma II. Grades: Patienten nicht ansprechbar, aber gezielte Schmerzreaktion)

Schweregrad 3: Lebensbedrohlich verletzt:

Schwerer Schock. Geschätzter **Blutverlust** bis zur **Hälfte oder mehr des Blutvolumens,** arterieller pO_2 unter 60 mm Hg (gefährliche Thorax- und Bauchverletzungen, Wunden mit gefährlicher Blutung, Schädelhirntrauma III. und IV. Grades kombiniert mit offenen oder geschlossenen Extremitätenfrakturen)

Zweite Dringlichkeit

= Frühbehandlung erforderlich (spätestens innerhalb 6–12 Stunden)
Verletzte der zweiten Dringlichkeit haben *Transportpriorität* (zur klinisch-chirurgischen Versorgung)
– Thoraxverletzungen, durch Pleuradrain nicht stabilisiert
– Verletzung der Bauchhöhle, Nieren, Harnleiter, Blase, Urethra
– Offene Gelenkverletzungen und Knochenbrüche
– Ausgedehnte Weichteilwunden
– Zweihöhlenverletzungen
– Notamputationen
– Arterienverletzungen
– Augenverletzungen
– Offene Schädelhirnverletzungen
– Beginnender Hirndruck
– Offene Rückenmarksverletzung, zunehmendes Rückenmarks- oder Cauda-Kompressionssyndrom
– Geschlossene Frakturen und Luxation
– Verbrennungen II. Grades von 20–40%
Behandlungsprinzip:
Notversorgung, danach bevorzugter Transport!

Dritte Dringlichkeit

= Verzögerte Behandlung möglich
– Kleinere Weichteilwunden
– Fixierte, geschlossene Frakturen
– Reponierte Luxationen
– Schädelhirn- und Wirbelsäulenverletzungen (mit Ausnahme der unter „Zweite Dringlichkeit" genannten)
Behandlungsprinzip:
Notversorgung, Transport

LEICHTVERLETZTE können am Notfallort nicht versorgt werden und sind an nicht überlastete Kliniken oder niedergelassene Ärzte zu verweisen.

„Hoffnungslose"

Schwerste Verletzungen, die keine oder nur geringe Überlebenschancen erwarten lassen und deren endgültige Versorgung unter Katastrophen-Bedingungen unmöglich erscheint (Mangel an Blutkonserven, Infusionen, Operateuren usw.). Transport bei geringer Transportkapazität nach Verletzten erster und zweiter Dringlichkeit.
Schwerste Verletzung (große Gefäße, Herz, Brust-, Bauch-, Schädelhöhle). Verbrennungen über 40%.
Behandlungsprinzip:
Lagerung an ruhigem Ort, Zuwendung, Schmerzmittel, Sedativa, Atemhilfe. Stets neue Überprüfung, ob nicht doch Transport möglich. Weitere Hilfe anfordern (Transportmittel, Notarzt- oder Operations-Teams).

6 Verbrennungstrauma (GK 3: 32.2.1)

6.1.1 Pathophysiologie

Allgemeines: Eine thermische Einwirkung von über 56°C (Koagulationspunkt des Eiweißes) führt bei entsprechend langer Einwirkungszeit am lebenden Organismus zu irreversiblen Nekrosen. Hierbei ist es charakteristisch, daß Gewebe mit hohem Wassergehalt, z. B. Haut, eine hohe spezifische Wärme und eine geringe thermische Leitfähigkeit haben. Deshalb führt die Einwirkung thermischer Energie erst relativ spät zur definitiven Gewebeschädigung. Andererseits erfolgt die Wärmeabgabe entsprechend langsam, so daß die Hitzewirkung im Gewebe deutlich länger als die Dauer der äußeren Einwirkung anhält.

Verbrennung: Auch nach Abbruch der äußeren Hitzeeinwirkung fortdauernde Gewebeschädigung

Verbrennungsschock

Eine schwere Verbrennung verursacht:
1. einen kontinuierlichen Flüssigkeitsverlust (bis zu 48 h),
2. einen erheblichen, transkutanen Energieverlust:

Der Flüssigkeitsverlust resultiert aus einer gesteigerten mikrovaskulären Permeabilität. Auslöser sind Histamin, Kinine, Serotonin, Prostacyclin, Thromboxane, Prostaglandine und Endoperoxide. Im Zusammenspiel mit neutrophilen Granulozyten und anderen Immunfaktoren bedingen diese Gewebsmediatoren bei tiefen Verbrennungen von mehr als 20% der Körperoberfläche (KO) eine generalisierte, d. h. nicht mehr lokal begrenzte Reaktion. Im Verlauf der Exsudationsvorgänge kommt es zur disproportionalen Sequestrierung von Wasser und Natrium in das geschädigte Gewebe. Durch Einstrom in die geschädigten Zellen resultiert ein hoher extrazellulärer Natriumverlust.

Der Energieverlust beträgt ca. 12,5–16,75 kJ/24 h $\triangleq$ 3000–4000 cal/24 h. Er wird bestimmt durch folgende Faktoren:

1. Ausdehnung und Tiefe der Verbrennung,
2. Umgebungstemperatur,
3. Luftfeuchtigkeit und Konvektion.

Folge des transkutanen Wasser- und Energieverlustes ist ein erheblich gesteigerter Sauerstoffbedarf und ein exzessiver Stickstoffverlust.

Verbrennung: Hoher Energieverlust!

Die erforderliche Umsatzsteigerung nach einem Verbrennungstrauma ist größer als nach jeder anderen Verletzungsform. Unter Ausnutzung aller Stoffwechselwege erfolgt der Ausgleich des Energiedefizits durch Oxidation von Depotfett (ca. 24% des Körpergewichtes beim Erwachsenen). Die Ausnutzung dieser Energiereserve ist nur bei gleichzeitiger Verbrennung von Kohlenhydraten möglich. Da die Kohlenhydratreserve jedoch weniger als 1% des Körpergewichtes ausmacht, erfolgt die Bereitstellung der Kohlenhydrat-Intermediate aus Körpereiweiß (ca. 16% des KG), d. h. es kommt ohne Kalorienzufuhr zum Proteinabbau.

Fehlende Kalorienzufuhr: Infektions- und Intoxikationsgefahr durch Proteinabbau

Verbrennungskrankheit

Beginn meist am 2.–3. Tag mit Progredienz in der ersten Woche, kann mehr als 4 Wochen anhalten. Dauer und Schwere des Krankheitsbildes werden wesentlich bestimmt durch Ausdehnung und Tiefe der Verbrennung, Alter und Allgemeinzustand des Patienten, Suffizienz der primären Versorgung des Patienten, Therapie der Verbrennungswunde, Art der Hitzequelle (Verbrennung, Verbrühung, E-Stromunfall).

Die Verbrennungskrankheit ist klinisch charakterisiert durch kontinuierliche AZ-Verschlechterung, Antriebslosigkeit, Leukozytose, Temperaturanstieg, Auftreten kardialer, pulmonaler und nephrogener Komplikationen. In ca. 60% Übergang in Sepsis mit hoher Letalität. Verschiedene Ursachen werden diskutiert. Neben der zunehmenden Keimbesiedlung der Verbrennungswunde mit konsekutiver Beeinträchtigung des gesamten Organismus werden in den letzten Jahren sog. „Verbrennungstoxine" als Krankheitsauslöser angenommen. Aktuell ist ein toxischer Lipid-Proteinkomplex, der experimentell aus den Exzidaten drittgradig verbrannter Hautareale isoliert werden konnte. Bei intraperitonealer Injektion dieses Toxins läßt sich das Vollbild einer Verbrennungskrankheit beim Versuchstier auslösen. Die Letalität erweist sich im Experiment als dosisabhängig. Angriffspunkte der Verbrennungstoxine sind die Zellmembranen mit Hemmung der oxidativen Phosphorylierung. Derartige zelluläre Schäden gelten als Wegbereiter der Sepsis, Schrittmacher sind Defekte der Immunität (s. u.).

Immunologie der Verbrennung

Nach schweren Verbrennungen findet sich eine Einschränkung der immunologischen Abwehrkraft des Organismus aufgrund folgender Faktoren:
- Absinken der Gammaglobuline im Serum infolge der massiven Exsudationsvorgänge
- Störung der Phagozytosefähigkeit neutrophiler Granulozyten noch nicht endgültig geklärter Genese
- Herabsetzung der Proliferationsfähigkeit des Knochenmarkes
- Mißverhältnis zwischen hohem Energiebedarf und hohem Energieverlust sowie gestörter Energiebereitstellung andererseits mit konsekutiver Alteration der humoralen und zellulären Abwehr.

Reparation

In den ersten Tagen Vergrößerung der Verbrennungswunde in Fläche und Tiefe durch Unfähigkeit des umgebenden Gewebes, die noch vitalen Zellen bei gestörter Mikrozirkulation ausreichend zu versorgen. Beginn der spontanen Regeneration meist nicht vor dem 8. Tag. Charakteristisch für die Ausheilung einer tiefgradigen Verbrennungswunde ist die Ausbildung „hypertropher Narben". Mögliche Erklärung ist die Annahme, daß das Verbrennungstrauma antigene Gruppen des Kollagens exponiert, die im Gewebe erhalten bleiben. Dadurch persistierende Entzündungsreaktion der Makrophagen mit weiterer Exposition antigener Strukturen des Kollagens. Besondere Neigung zur hypertrophen Narbenbildung besteht nach Verletzung der Integrität der tiefen retikulären Anteile der Subkutis mit Stimulation der Fibroblasten zur Bildung von Chondroitin-Schwefelsäure A und konsekutiver Erhöhung der Kollagenvernetzung.

6.1.2 Pathologische Anatomie

Verbrennung

Unter Einwirkung trockener Hitze kommt es zum kontinuierlichen Wasserverlust der Haut. Die Temperatur bleibt unter 100°C, solange noch Wasser verdampfen kann, danach kommt es zum Anstieg der Temperatur im Gewebe in Abhängigkeit von Temperatur und Einwirkungsdauer der schädigenden Wärmequelle. Histologisch finden sich Nekrosen unterschiedlicher Tiefenausdehnung. Man unterscheidet 3 Grade der Verbrennung:

GRAD I: Ursache: Meist extrem kurze Einwirkung hoher Temperaturen oder längere Einwirkungszeit niedriger Temperaturen (ca. 50°C schon ausreichend, Wärmflaschen des Patienten mit chronischer Pankreatitis!). Schmerzhaftes Erythem infolge Ödem der Epidermis und Hyperämie des Koriums. Narbenlose Ausheilung (Abb. 6-1).

GRAD II: a) Oberflächlich-II-gradig. Klinischer Aspekt: Blasenbildung. Histologisch unvollständige Nekrose der Epidermis (Abb. 6-1). Die Exsudation eiweißreicher Flüssigkeit zwischen Korium und Epidermis führt zur Blasenbildung. Spontane Abheilung ohne Narbenbildung.

b) Tief-II-gradig = tiefe dermale Verbrennung: Ausbildung umschriebener Nekrosen auch im Bereich des Koriums. Auftreten erster Sensibilitätsstörungen. Betrifft die Schädigung nicht alle Schichten des Koriums, Regenerationsmöglichkeit, ausgehend von den Hautanhangsgebilden wie Haarbälge, Talg- und Schweißdrüsen. Ausheilung mit Narbenbildung je nach Tiefenausdehnung.

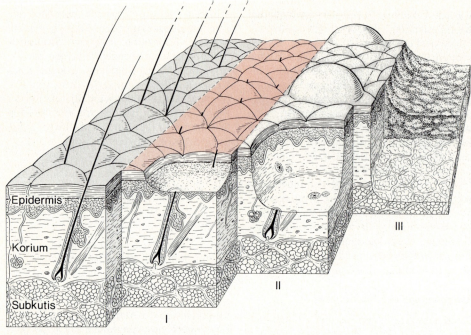

Abb. 6-1 Stadieneinteilung der Verbrennung.

GRAD III: Subdermale Verbrennungen. Klinisch weiß-braune oder schwarze Verfärbung der indurierten, oft lederartigen Haut. Analgesie bei Nadelstich! Fehlende Rekapillarisierung (Abb. 6-1).
Histologisch Verbrennungsnekrose aller Hautschichten mit Hautanhangsgebilden. Nekrose reicht meist tief in die Subkutis, Reepithelisierung noch vom Wundrand her möglich. Nur selten Spontanheilung unter Ausbildung hypertropher Narben. Gelegentlich wird ein Verbrennungsstadium Grad IV der vollständigen Verkohlung zusätzlich beschrieben.

Verbrühung

Die feuchte Hitze einer Verbrühung induziert in der Haut ein Ödem mit erheblicher Dickenzunahme. Die im Gewebe erreichten Temperaturen liegen praktisch immer unter 100°C. Dadurch ist die Nekrose meist oberflächlicher, das Gewebe sulzig aufgequollen. Auch für die Verbrühung gibt es eine der Verbrennung analoge Gradeinteilung.

Elektroverbrennung (s. Kap. 4.3)

Charakteristisch ist die tiefgradige Verbrennung auch von Muskulatur und Knochen in Kombination mit Herzrhythmusstörungen, Bewußtlosigkeit, Atemstillstand, Frakturen und Luxationen durch Muskelkrämpfe, neurologische Ausfälle und Ausbildung umschriebener Strommarken. Thermische Gewebsschädigung durch Widerstandswärme (Joulesche Wärme) oder Flammenbogenbildung bei Hochspannungsunfällen. Bei Stromdurchfluß durch den ganzen Körper Strommarken an Hand und Fuß (Abb. 6-2). Cave: Akutes Abdomen infolge Darmperforation.

6.1.3 Klinik

Ziel der klinischen Inspektion ist die Erfassung von Ausdehnung und Schweregrad des thermischen Schadens. Sie geht mit der unmittelbaren Notfalltherapie Hand in Hand (s. u.). Die Ausdehnung der Verbrennung wird nach der Neunerregel (Abb. 6-3) abgeschätzt. Dabei entsprechen ein Arm 9% der Körperoberfläche, ein Bein 18%, Rumpfvorderfläche und Rückfläche je 18%, der Kopf 9%. Bei Kindern gelten andere Verhältnisse entsprechend ihren andersartigen anatomischen Voraussetzungen (Abb. 6-4).

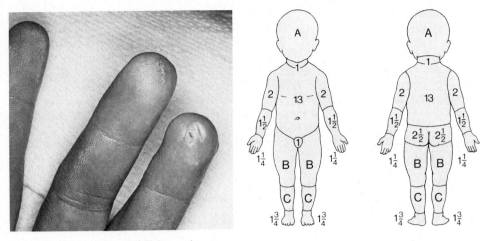

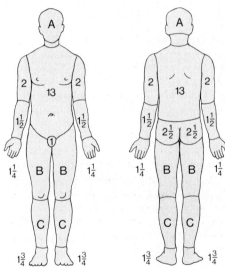

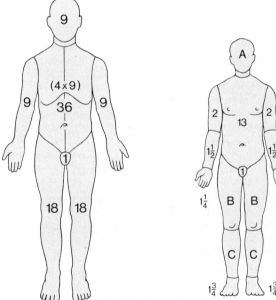

Abb. 6-2 Strommarken bei Elektroverbrennung.

Abb. 6-3 Neunerregel zur Schätzung der verbrannten Körperoberfläche.

Abb. 6-4 Prozentuales Körperflächenverhältnis bei Erwachsenen und Kindern.

Tab. 6-1 Körperoberflächenverhältnisse bei Erwachsenen und Kindern zur Bestimmung der Ausdehnung einer Verbrennung. Die prozentualen Anteile verschiedener Körperoberflächen ändern sich beim Kind erheblich mit dem Wachstum (siehe Abb. 6-4 nach *Allgöwer*).

Alter in Jahren	0	1	5	10	15	Erwachsener
A = ½ Kopf	9½	8½	6½	5½	4½	3½
B = ½ Oberschenkel	2¾	3¼	4	4¼	4½	4¾
C = ½ Unterschenkel	2½	2½	2¾	3	3¼	3½

Einschätzung kleiner Verbrennungsareale als Vielfaches der Handfläche (Handfläche = 1% der Körperoberfläche).
Die Tiefenbeurteilung einer Verbrennung ist in den ersten 24 Stunden unsicher. Anhand erhaltener oder aufgehobener Sensibilität ist meist eine grobe Einteilung in oberflächliche oder tiefgradige Verbrennungen möglich (Nadelprobe). Definitive Bestimmung entweder nach Tagen oder bei tangentialer Exzision der sicher tief erscheinenden Verbrennung.
Wegen des beeindruckenden Bildes werden allgemein Verbrennungen eher überschätzt, Verbrühungen dagegen oft unterschätzt.

6.2 Therapie

Erstversorgung am Unfallort:

Wichtigste Sofortmaßnahmen sind Beendigung der Wärmeeinwirkung, Entfernung glühender Bekleidungsreste, heißer Flüssigkeit, besonders geschmolzener Kunststoffe. Sofortige Kaltwasserbehandlung mit ca. 15–20°C kaltem Leitungswasser für mindestens 30 Min. Bei gutem analgetischem Effekt und sofortiger Schmerzzunahme nach Beendigung der Kaltwasserbehandlung: Sofort erneute Kühlung.

Die Kühlung der Verbrennung mit dem Bier der Gartenparty als Erstmaßnahme ist besser als das Nichtstun

Aber: Vermeidung einer generalisierten Auskühlung bis zum Frieren wegen der Gefahr der zusätzlichen Gewebeischämie durch Vasokonstriktion.

Flüssigkeitsersatz

Der Flüssigkeitsersatz muß unmittelbar mit der Behandlung, d. h. noch am Unfallort, beginnen. Hierfür gelten folgende Regeln (s. auch Kap. 4 und 5):

a) Bewußtseinsklarer Patient: Oral mit Milch oder hypotonen Salzlösungen (z. B. Wasser + 1 Eßl. NaCl/l). Beginn sofort, Volumen praktisch nie zu hoch. Bei länger als 1-stündigem Zurückliegen des Verbrennungstraumas meist manifester Volumenmangelschock, oraler Flüssigkeitsersatz wegen Zentralisation dann ineffektiv, Vorgehen dann wie beim bewußtseinsgestörten Patienten.
b) Bewußtseinsgestörter Patient und/oder Inhalationstrauma: Parenteraler Flüssigkeitsersatz mit isotoner Elektrolytlösung. Kalkuliertes Volumen (s. Kap. 5).

Verbrennung: Kein Transport ohne Flüssigkeitszufuhr!

Intubation und Beatmung

Eine Indikation hierzu ergibt sich bei:
1. Verdacht auf Kohlenmonoxidvergiftung
2. Manifester respiratorischer Insuffizienz
3. Sicheren Hinweisen auf ein Inhalationstrauma, so z. B. bei massiven perinasalen oder perioralen Verbrennungen, bei Unfallhergang mit Hitzeeinwirkung in einem geschlossenen Raum und bei Verbrennung von Kunststoffen.

Dann besondere Gefahr der Laryngitis und Tracheobronchitis mit progredienter Schleimhautschwellung. Bei Intubationsschwierigkeiten zuerst Einsatz eines Kortisonsprays, erst bei Erfolglosigkeit einmalige systemische Kortisonmedikation vertretbar. Ansonsten gilt für das Verbrennungstrauma äußerste Zurückhaltung bei der systemischen Anwendung von Kortisonderivaten, da sie die Letalität signifikant steigern.

Verbrennung: Cave Kortisonmedikation!

Beim Transport des Verletzten Abdecken der Verbrennungswunden mit sauberen Tüchern möglichst aus Leinen oder speziellen Metalline®-Isolationsfolien. Keine lokale Behandlung der Verletzungen.

Hände weg von der Verbrennungswunde!

Definitive klinische Versorgung

Analgetika: Trotz weitgehender Schmerzlosigkeit drittgradiger Verbrennungen durch Schädigung der Schmerzrezeptoren bestehen wegen der immer vorhandenen weniger tiefgradigen Verbrennungen erhebliche Schmerzen; deshalb ausschließlich intravenöse Anwendung von Analgetika des Morphintyps. Kontrolle der Atemfunktion.

Laborbestimmungen: Blutbild, Blutgruppe, Blutgasanalyse, Säure-Basen-Gleichgewicht, Elektrolyte, Gerinnungsstatus, Kreatinin/Harnstoff, Gesamt-Eiweiß, fakultativ: Leberwerte und Elektrophorese.

Weitere Maßnahmen: Tetanusprophylaxe, Wiegen des Patienten, EKG, Röntgen-Thorax, zentralvenöser Zugang, Blasenkatheter.

Verbrennung: immer Tetanusprophylaxe!

Urinausscheidung: Beim Kind soll die Urinausscheidung nicht unter 30 ml/h absinken, beim Erwachsenen nicht unter 30–50 ml/h, je nach angewendetem Infusionsregime.

Flüssigkeitsersatz (s. auch Kap. 3.5 u. 5): Berechnung des zu erwartenden Flüssigkeitsbedarfes in Abhängigkeit vom Ausmaß der tiefgradigen Verbrennung, z. B. nach der *Parkland*-Formel: 4 ml Ringer-Laktat pro% tief verbrannter Körperoberfläche und kg Körpergewicht. *Beispiel:* Patient mit 70 kg KG und tiefer Verbrennung von 50% der KO benötigt in den ersten 24 h 14 000 ml Ringer-Laktat, davon $\frac{2}{3}$ in den ersten 8 h und $\frac{1}{3}$ in den folgenden 16 h.

Kein Einsatz kolloidaler Infusionslösungen in den ersten 12–24 h wegen der gesteigerten Gefäßpermeabilität. Formeln zur Berechnung des Flüssigkeitsbedarfes sind grundsätzlich nur primäre Hilfen. Ziel ist die möglichst schnelle Orientierung der Rehydratation an der Urinausscheidung und den aktuellen Laborparametern (Hk, ZVD!). Die meist erforderliche Substitution von Eiweiß nach den ersten 12–24 Stunden sollte in Form von Frischplasma oder – wenn Bedarf vorhanden – Frischblut erfolgen.

Die Verwendung isotonischer Elektrolytlösungen zur Rehydratation schwerer Verbrennungen führt in der Regel zu einer massiven Gewichtszunahme der Patienten infolge Ödembildung mit erheblichen kardiopulmonalen Komplikationsmöglichkeiten in der Resorptionsphase. Deshalb in den letzten Jahren Tendenz zum hypertonen Flüssigkeitsersatz, z. B. hyperosmolare Infusionslösung mit 203 mmol Na, 146 mmol Cl und 57 mmol Bikarbonat pro Liter. Steuerung der Infusionsmenge über die Urinausscheidung, die nicht unter 30 ml/h absinken sollte. Ein Rückgang der Diurese ist fast immer auf Volumenmangel zurückzuführen und durch Flüssigkeitsersatz zu behandeln. Primär sollten keine Diuretika angewandt werden.

Schwerverbrannter mit absinkender Diurese: Volumenmangel?

In das Infusionsvolumen muß nach 24 Std. eine ausreichende Kalorienzufuhr von 60–100 Kalorien pro kg KG und 24 h in Form von Kohlenhydraten und Aminosäuren eingerechnet werden.

Lokalbehandlung der Verbrennung

Erstgradige Verbrennungen heilen in jedem Fall problem- und folgenlos ab. Oberflächliche zweitgradige Verbrennungen sollten lokal, z. B. mit Silbersulfadiazin behandelt werden. Störende Blasen werden frühzeitig eröffnet.

Tiefere Verbrennungen erfordern eine differenzierte Therapie. Bei ausgedehnten II- und III-gradigen Verbrennungen empfiehlt sich dringend die Aufnahme in einer spezialisierten Verbrennungseinheit. Ansonsten ist wie folgt vorzugehen:

1. Nach Kompensation des Verbrennungsschocks Exzision von max. 30–40% der tiefgradig verbrannten Körperoberfläche möglichst innerhalb der ersten 24–48 Stunden. Deckung sofort entweder mit Spalthaut (Mesh-Graft) (s. Kap. 10) oder Vollhaut (im Gesicht) als freies Transplantat oder vorläufige Deckung bei Mangel an Eigenhaut oder unsicheren Wundverhältnissen mit Fremdhaut vom Mensch oder Tier (Schwein).

2. Behandlung der verbleibenden tiefgradig verbrannten Areale mit einem Gemisch aus Cersulfadiazin und Silbersulfadiazin (Flamnazine®) zur gleichzeitigen lokalen antibiotischen Chemotherapie und Komplexbindung mit Resorptionshemmung toxischer Substanzen aus der verbrannten Haut. Als Al-

ternative: Gerbung der nicht exzidierten tiefen Verbrennungen mit 5%iger Tanninlösung und 10%iger Silbernitratlösung. Dies ist jedoch nur in Narkose möglich, Patienten nach der Gerbung allerdings weitgehend schmerzfrei.

3. Längsinzision zirkulärer tiefgradiger Verbrennungen besonders bei Störung der peripheren Mikrozirkulation, z. B. an Extremitäten. Ein hoher Beatmungsdruck bei zirkulären Thoraxverbrennungen kann ebenfalls durch Entlastungsinzision gesenkt werden. Eventuell Inzision der Muskelfaszie (Elektroverbrennung!).

4. Plastisch-chirurgische Versorgung möglichst in Spezialklinik

Therapieziele bei Verbrennung:
– Beherrschung der Verbrennungskrankheit
– gutes kosmetisches Resultat

Prognose

Es besteht eine statistisch gesicherte Abhängigkeit zwischen Ausdehnung/Grad einer Verbrennung und Alter des Patienten einerseits und zu erwartender Letalität andererseits. Zur Vereinheitlichung der Ausdehnungsangaben soll das Ausmaß der Verbrennung als % tiefgradiger Verbrennung angegeben werden. Dazu wird die oberflächliche Verbrennung (Grad I + IIa) zu 50% der tiefgradigen Verbrennung (Grad IIb + III) hinzugezogen.

Beispiel: 30% der oberflächlichen Verbrennung + 40% tiefe Verbrennung = 55% tiefe Verbrennung der Körperoberfläche.

In Abhängigkeit vom Alter und AZ des Patienten muß bei einer tiefen Verbrennung von 50% der KO immer noch mit einer Letalität von 60–100% gerechnet werden. Größere Gefährdung ergibt sich für Kinder in der Schockphase wegen der zu geringen Kompensationsmöglichkeiten seitens des Wasser-Elektrolyt-Haushaltes. Dagegen bieten sie meist weniger Probleme in der Phase der Verbrennungskrankheit.

Wird ein ausgedehntes Verbrennungstrauma durch ein manifestes Inhalationstrauma zusätzlich kompliziert, muß in jedem Fall mit einer Letalität von etwa 80% gerechnet werden.

Komplikationen

Niere: Die Nierenleistung wird durch Hypoxie und Hypovolämie sowie durch Hämoglobinurie und Myoglobinurie (*Crush*-Niere) gefährdet. Je nach Verlauf entspricht das histologische Bild der Chromoproteinniere mit entzündlicher Komponente der interstitiellen Nephritis oder degenerativen Veränderungen des distalen Tubulusabschnittes. Die wesentliche protektive Maßnahme stellt der ausreichende Flüssigkeitsersatz dar.

Lunge: Die akute respiratorische Insuffizienz nach Inhalation heißer und/oder toxischer Dämpfe ist Folge einer akuten Verlegung der Atemwege durch Schleimhautödem. Die progressive respiratorische Insuffizienz als Resultat eines multifaktoriellen Geschehens: Mikroemboliesyndrom bei disseminierter intravasaler Gerinnung, vermehrte Volumenbelastung durch Rückresorption etwa am 3. und 4. Tag und erste pneumonische Komplikationen.

Streßblutung: Akute gastrointestinale Blutung aus Magen und Duodenum als Folge eines Verbrennungstraumas zwischen dem 4. und 20. Tag (s. Kap. 24 und 31). Wichtig ist die gleichzeitig mit der Behandlung beginnende Streßulkusprophylaxe.

Narbenhypertrophie: Schlechtes funktionelles und kosmetisches Ergebnis durch hypertrophe Narbenbildung (Abb. 6-5). Vorbeugend wirken die frühe und vollständige Ex-

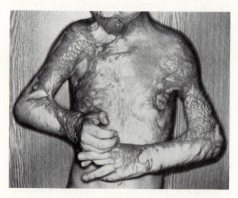

Abb. 6-5 Schwere Narbenkontrakturen bei ausgedehnter drittgradiger Verbrennung.

zision aller tiefgradigen Verbrennungen sowie die Anpassung gut sitzender Kompressionsverbände. Komprimierende Gummistrümpfe sollten sowohl im Bereich der transplantierten Hautareale als auch der Entnahmestelle angewandt werden. Bei konsequenter Durchführung der Kompressionsbehandlung über ein Jahr in Kombination mit gewissenhafter Physiotherapie lassen sich meist erfolgreich Kontrakturen verhüten und hypertrophe Narbenbildungen vermeiden.

7 Chirurgische Infektionen (GK 3: 8)

7.1.1 Allgemeines (GK 3: 8.1–8.2)

Chirurgische Infektionen werden durch Mikroorganismen (Bakterien, Viren) oder Parasiten ausgelöst. Eintrittspforte der Erreger sind die natürlichen Körperöffnungen, iatrogen angelegte Zugänge (Venenkatheter, Blasenkatheter u.ä.m.), Verletzungen sowie in den Organismus eingedrungene Fremdkörper. Der Mensch besitzt einen natürlichen Infektionsschutz. Die unverletzte Haut bietet unter Normalbedingungen eine nicht zu überwindende Barriere. Die wichtigsten äußeren Schutzmechanismen sind:
1. Gewebedurchblutung,
2. Physiologische Bakterienflora,
3. Schleimhäute (z. B. im Nasen- und Rachenraum) mit zusätzlichem Schutz durch Flimmerepithel,
4. Bakterizidie des sauren Magensaftes und
5. Sphinkterfunktionen.

Darüber hinaus besitzt der Organismus eine körpereigene Infektabwehr. Diese beruht auf unspezifischen (angeborenen) und spezifischen (erworbenen) Immunitätsmechanismen. Diese Mechanismen setzen sich aus zellulären und humoralen Faktoren zusammen. Wichtigster Faktor hierbei ist die Phagozytose, eine unspezifische zelluläre Infektabwehr. Granulozyten und Makrophagen sind die wichtigsten Träger dieses Systems. Die körpereigene Infektabwehr ist bei bestimmten Krankheitszuständen mehr oder weniger stark herabgesetzt.

Pathologisch-anatomisch versteht man unter einer Entzündung die Summe der Reaktionen am Gefäß-Bindegewebsapparat. Diese Reaktionen stellen die Antwort dar auf einen Entzündungsreiz. Damit ist das klinische Erscheinungsbild einer Entzündung bestimmt durch die Entzündungsreaktion und die hiervon betroffene Körperregion. Alle Gewebe sind auf einen entsprechenden Reiz hin zu einer Entzündung fähig. Sie reagieren so, wie es der speziellen Gewebearchitektur entspricht. Ein Hauptmerkmal der Entzündungsreaktion ist die Schwellung (s. u.); damit ist die Schwellfähigkeit eine ihrer physiologischen Voraussetzungen. Begrenzt die natürliche Gewebsarchitektur die Schwellfähigkeit (Fingerkuppe, Appendix vermiformis, Sehnenscheide u.ä.m.), kann durch den Entzündungsdruck leicht eine Nekrose umgebener Strukturen resultieren (z. B. Blinddarmperforation, Sehnennekrose, Panaritium ossale).

Beispiel: Die besonderen anatomischen Strukturen an Hand und Fingern sind die Ursache, daß sich Infekte an der Volarseite nicht ausbreiten können. Die Kammerung der Entzündung durch Bindegewebssepten bedingt das häufig sehr progredient verlaufende Erkrankungsbild des *Panaritiums*. Entsprechend der regionalen Schwellunfähigkeit breitet sich das Umgebungsödem am Handrücken aus. Die Infektion im Bereich des Nagelfalzes wird als *Paronychie* („Nagelumlauf") bezeichnet. Näheres s. Kap. 49.

Das morphologische Merkmal einer frischen Entzündung ist das Exsudat (Ödem!), das Kennzeichen chronischer Entzündungen ist die Proliferation (Narbe!).

Kardinalsymptome der akuten Entzündung sind (*Celsus* 25 v. bis 40 n. Chr.): Rötung (= Rubor), Schwellung (= Tumor), Überwärmung (= Calor) und Schmerz (= Dolor). *Galen* (130–201 n. Chr.) fügte als fünftes Symptom die Functio laesa (= Funktionsverlust) hinzu.

Zeichen der Entzündung: Rubor, Calor, Dolor, Tumor

Für die Behandlung chirurgischer Infektionen gelten zwei Grundsätze:
1. Ruhigstellen des entzündeten Körperteils zur Unterstützung der körpereigenen Abwehrfunktion (z. B. Gips oder Schienenverbände bei Entzündungen der Extremitäten).*

---

*) Wichtiger Mechanismus ist dabei u. a., daß der Lymphstrom durch die regionären Lymphknoten verlangsamt wird. Auf diese Weise können mehr Schadpartikel ausgefiltert und phagozytiert werden.

2. Entlastung von Eiteransammlungen durch chirurgische Maßnahmen.

Ubi pus, ibi evacua!

Eine Antibiotikatherapie ist nur dann indiziert, wenn chirurgische Maßnahmen entweder nicht möglich sind oder aber die Entzündung nicht vollständig eindämmen können. So dienen systemische Antibiotika vor allem der Verhinderung einer Entzündungsausbreitung und der Behandlung der Lymphangitis. Wichtig zu wissen ist, daß zu frühe und zu kurze Gabe von Breitbandantibiotika durch Resistenzentwicklung zur Zerstörung der physiologischen Keimflora und zur Selektionierung hochpathogener Keime führt. Dies gilt für die systemische wie auch lokale Antibiotika-Applikation. Eine lokale Antibiotika-Applikation kann gelegentlich durch die ihr eigene Zytotoxizität die Wundheilung ungünstig beeinflussen und ist daher nur selten indiziert.

Prinzipiell unterscheiden wir vier verschiedene Formen der chirurgischen Infektionen mit unterschiedlichen Behandlungsformen:

1. Oberflächliche, flächenhafte Infektionen

Hierbei handelt es sich um Entzündungen, die oberflächlich lokalisiert sind, eine größere Flächenausdehnung haben und kaum zu eitrigen Einschmelzungen neigen. Da die Erreger erfahrungsgemäß auf Antibiotika gut ansprechen, sind sie eine Domäne systemischer Antibiotikagaben und lokal konservativer Maßnahmen. Beispiel: Erysipel, Erysipeloid, Phlegmone, Lymphangitis. Die Antibiotikatherapie wird unterstützt durch eine konsequente Ruhigstellung, Lokalbehandlung mit Antiseptika (feuchte Umschläge) sowie Antiphlogistika. Dieses Vorgehen kommt auch bei Infektionen in Betracht, bei denen die Lokalisation eine operative Behandlung verbietet oder nicht erforderlich macht. Beispiel: Furunkel im Gesichtsbereich, infizierter Insektenstich mit Lymphangitis.

2. Oberflächliche, umschriebene Infektionen mit Einschmelzung

Begrenzte und abgekapselte kleinere Eiteransammlungen werden in toto im nichtinfizierten gesunden Gebiet exzidiert. Beispiel: vereiterter Schleimbeutel, infiziertes Atherom, einschmelzende Lymphknoten, Karbunkel, Schweißdrüsenabszeß u. ä. m. Nach der Exzision Ruhigstellung und offene Wundbehandlung. Eine Antibiotikatherapie ist in der Regel nicht indiziert und nur bei begleitender Lymphangitis („Blutvergiftung") angezeigt.

3. *Tiefere Weichteilinfektionen*

Hierbei handelt es sich um Entzündungsreaktionen im Subkutangewebe, in den Weichteilen oder auch in tieferen Strukturen. Zu den Knocheninfekten sei auf das spezielle Kap. 50 hingewiesen. Tiefere Weichteilinfektionen sind primär konservativ zu behandeln. Bei Einschmelzung des Entzündungsherdes und Eiteransammlung wird der Abszeß durch Inzision eröffnet, die Abszeßhöhle exzidiert und eine Drainage eingelegt. Die Drainageöffnung muß so gestaltet werden, daß ein vorzeitiger Wundverschluß bzw. ein Verkleben der Wundränder verhindert wird. Nur so kann evtl. neubildender Eiter sich nach außen entleeren und sich die Abszeßhöhle durch Granulationsgewebe ausfüllen. Beispiel: Wundinfekt, Spritzenabszeß, periproktitischer Abszeß.

Ist die Entzündung in den Weichteilen nicht abgegrenzt, so wird das gesamte befallene Gebiet breit eröffnet und sämtliches nekrotisch und entzündlich verändertes Gewebsmaterial entfernt. Beispiel: Pyodermia fistulans. Bei der Gasphlegmone wird das Prinzip der radikalen Ausschneidung in extenso praktiziert (s. u.).

4. *Tiefe Infektionen in den Körperhöhlen*

Bei Entzündungen von präformierten Körperhöhlen (Gelenke, Pleurahöhlen, Sehnenscheiden) werden Eiteransammlungen durch Punktionen oder operativ durch Einlegen von Drainagen bzw. Spüldrainagen entlastet. Die an sich indizierte breite Freilegung verbietet sich in diesen Fällen, da die benachbarten Organe und Gewebsstrukturen hierdurch geschädigt werden könnten. Die Drainage kann unterstützt werden durch eine kontinuierliche Spülung. Beispiel: Subphrenischer Abszeß, Kniegelenks-Phlegmone.

7.2 Spezielle Infektionen
(GK 3: 8.7)

Follikulitis, Furunkel, Furunkulose, Karbunkel (s. auch Kap. 41, Abb. 7-1): Erreger dieser Infekte ist in der Regel Staphylococcus aureus. Die *Follikulitis* ist eine Entzündung der Talgdrüsen. Beim *Furunkel* sind Haarbalg und entsprechende Talgdrüse entzündet. Das *Karbunkel* besteht aus konfluierenden Furunkeln mit einer ausgedehnten epifaszialen Nekrosebildung (s. Abb. 7-2). Häufigster Lokalisationsort ist der Nacken. Eine *Furunkulose* ist das gleichzeitige und rezidivierende Auftreten zahlreicher Furunkel. Häufig besteht bei Furunkulose oder Karbunkel eine systemisch bedingte Abwehrschwäche (Diabetes mellitus u. ä.). Autoinfektionen durch mangelnde Hygiene sind darüber hinaus die Regel.

Therapie: Zunächst konservativ. Bei Einschmelzung sowie lokaler Ausbreitung, Abszedierung oder Lymphangitis: Chirurgische Inzision. Beim Karbunkel Exzision in toto mit der Diathermie bis auf die Faszie der Narbenmuskulatur. Antibiotika sind, wenn überhaupt, nur bei generalisierter Furunkulose indiziert. Strenge Überwachung der Hygiene (s. Kap. 41).

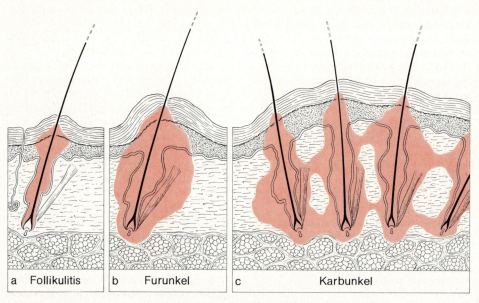

Abb. 7-1 Formen der kutanen Infektion a) Follikulitis b) Furunkel c) Karbunkel

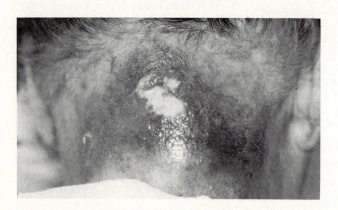

Abb. 7-2 Nackenkarbunkel.

Abszeß: Eiteransammlung durch Einschmelzung im Gewebe (Abb. 7-3). Der Abszeß ist durch eine feste Membran von der Umgebung abgegrenzt und durch systemische Antibiotikagaben nicht erreichbar. Häufigster Erreger ist der Staphylococcus aureus, seltener auch E. coli oder eine Mischflora. Die klassischen Entzündungszeichen (Rubor, Calor, Dolor, Tumor) sind meist ausgeprägt. Typisch ist der *Schweißdrüsenabszeß* in der Achselhöhle.
Therapie: Inzision, Nekrosenentfernung, Spülung und Drainage. Bei entsprechend klinischer Symptomatik (Fieber, klopfender Schmerz, Septikämie), muß unverzüglich auch ohne eindeutigen Nachweis einer Einschmelzung (Fluktuation) in Allgemeinnarkose inzidiert werden (z. B. periproktitischer Abszeß).
Regionale Anästhesieverfahren sind nur in Ausnahmefällen bei oberflächlichen Prozessen gestattet, sie neigen zur Verschleppung der Entzündungsreaktion in gesundes Umgebungsgewebe. – Bei kleinen Befunden kann durch Vereisung mit Chloräthyl oder Leitungsanästhesie die Allgemeinnarkose vermieden werden.

Chirurgische Abszeßdrainage – möglichst in Allgemeinnarkose

Empyem: Eiteransammlung in präformierten Körperhöhlen: Gelenk, Gallenblase, Pleura etc. (Abb. 7-3).
Therapie: Eiterentfernung durch Punktion und/oder Drainage (z. B. Bülau) bzw. Cholezystektomie, evtl. unterstützt von einer Dauerspülung, Antibiotika.

Phlegmone: Diffuse Entzündung von Kutis und Subkutis. Im Gegensatz zum Abszeß keine Abkapselung, also auch keine Membran. Erreger: Meist Streptokokken, seltener Staphylokokken oder gramnegative Keime. Da dem Organismus die Eingrenzung der Entzündung hier nicht gelingt, sind schwere Allgemeinsymptome häufig (Abb. 7-3). Typischer Vertreter ist die *Hohlhandphlegmone* (s. Kap. 51).
Therapie: Konsequente Ruhigstellung, hochdosierte systemische Antibiotikagabe. Bei Einschmelzung: Inzisionen, u. U. mehrfach.

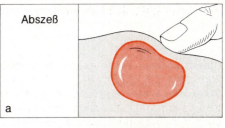
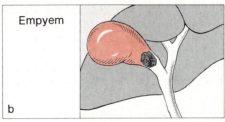
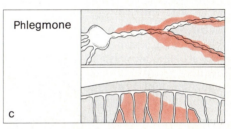

Abb. 7-3 Tiefe Infektion
a) Abszeß
b) Empyem (Gallenblasenempyem)
c) Phlegmone

Lymphangitis, Lymphadenitis: Zentripetal fortschreitende Rötung und schmerzhafte Verhärtung der Lymphbahnen sowie der regionären Lymphknoten. Wegen der rot markierten Lymphbahnen an den Extremitäten spricht der Volksmund von *„Blutvergiftung"*. Ausgangspunkte sind meist infizierte Wunden, Verletzungen durch Fremdkörper oder Insektenstiche. Der Primärherd ist häufig klein, gelegentlich schon abgeheilt und nicht selten asymptomatisch. Vor allem bei Risikogruppen mit Fieber und Hinfälligkeit ist auch an die Lymphadenopathie bei AIDS zu denken. Der HIV-Test ist in diesen Fällen zur Sicherung der Diagnose indiziert.
Therapie: Ruhigstellung, feuchte Verbände, bei Allgemeinsymptomatik Breitbandantibiotika. Falls möglich und nötig, chirurgische Sanierung des primären Infektionsherdes. Bei Fieber Bettruhe.

Erysipel: Durch Streptokokken ausgelöste phlegmonöse Entzündung des Koriums und der entsprechenden Lymphbahnen. Eintrittspforten sind u. U. kleinste Hautverletzungen, selten lymphogene Entstehung, sehr selten hämatogen.
Symptome: Scharf begrenzte, schmerzhafte Rötung der Haut mit leichtem Begleitödem. Das Erysipel kann einhergehen mit Blasen und Nekrosenbildung (Übergreifen auf die Subkutis). Schweres Krankheitsgefühl, hohes Fieber mit Beteiligung der regionären Lymphknoten.
Komplikationen: Streptokokken-Sepsis und Endokarditis. Die Rezidivneigung führt zu einer Obliteration von Lymphgefäßen, Lymphstau ggf. Lymphödem (Elefantiasis). Dieses wiederum begünstigt das Rezidiv.
Therapie: Konsequente Ruhigstellung, feuchte Umschläge. Hochdosierte systemische Antibiotikagabe, vorzugsweise parenteral. Mittel der ersten Wahl: *Penicillin.* Bei Blasen- und Nekrosenbildung: Chirurgische Abtragung bzw. Spaltung bis auf die Faszie.

Erysipeloid: Durch Erysipelothrix rhusiopathiae ausgelöste Infektion im Hand-Fingerbereich *("Schweine-Rotlauf").* Vor allem bei Schlachtern und Tierärzten auftretend. Geht mit Schwellung und rötlicher Verfärbung der Haut und leichtem Fieber einher. Selten systemische Manifestation (Endokarditis, Arthritis).
Therapie: Lokale Antiseptika, Ruhigstellung, Antibiotika *(Penicillin G).*

Gangrän (Brand): Nekrotisches Gewebe ist mit Fäulnisbakterien, auch anaeroben Keimen kontaminiert. Folge ist eine Verflüssigung des abgestorbenen Gewebes. Kennzeichnend ist der faulige, süßliche Verwesungsgeruch und die grau-grün-schwarze Verfärbung der befallenen Regionen. Im gangränösen Gewebe besteht die Gefahr der Gasbrandinfektion.
Eine trockene Gangrän ist die Nekrose des Gewebes ohne Verflüssigung bzw. Verjauchung. Allerdings sind die Übergänge fließend. Die trockene Mumifikation einer nekrotischen Extremität kann durch einen Wechsel des Erregerspektrums rasch in eine feuchte, verjauchende Entzündung umschlagen.

Therapie: Abtragung der Nekrosen bis auf gut durchblutetes Umgebungsgewebe, d. h. an den Extremitäten in der Regel Amputation anzuraten. Bei der trockenen Gangrän kann zugewartet werden bis zur Demarkation des nekrotischen Gewebes. Allerdings sind Lokalbefund und Allgemeinzustand des Patienten regelmäßig zu kontrollieren.

Infektion durch Fremdkörper: Fremdkörper führen in der Regel zu einer bakteriellen Infektion mit entsprechenden Lokal- und Allgemeinsymptomen (Lymphangitis). Das negative Röntgenergebnis schließt einen Fremdkörper nicht aus (nicht schattengebender Gegenstand, z. B. Holz!).
Therapie: Im Zweifelsfall muß die Wunde in Blutsperre und unter einem ausreichenden Betäubungsverfahren gründlich revidiert werden, ggf. intraoperativ Gebrauch des Röntgen-Bildwandlers. Bei Verletzungen durch Gas- oder Spritzpistolen ist eine subtile Wundtoilette und offene Wundbehandlung notwendig.

Infektion durch Bißverletzungen: Bißwunden haben als primär kontaminiert zu gelten. Dieses gilt in besonderem Maße für Menschenbißverletzungen! (s. Kap. 1.4).
Therapie: Sorgfältige Wundtoilette, Ruhigstellung falls möglich, evtl. Antibiotikaprophylaxe (besonders bei Lokalisation im Gesicht).

Bei entsprechender Anamnese (z. B. Bißverletzung durch Fuchs oder auffälligen Hund) Tollwutprophylaxe! (s. u.).

7.3 Spezifische Infekte

Gasbrand (GK 3: 8.3)

Am häufigsten hervorgerufen durch Clostridium perfringens, seltener Clostridium histolyticum, Clostridium novyi und Clostridium septicum (anaerobe grampositive Sporenbildner). Die Keime sind ubiquitär, u. a. auch im menschlichen Darm vorhanden.
Das von den Clostridien freigesetzte Ektotoxin ist für die spezifischen schwersten Krankheitssymptome verantwortlich. Zur Gasbrandbildung prädisponierte Wunden: mit Erde kontaminierte, tiefe, taschenreiche und mangeldurchblutete Weichteilwunden,

ausgedehnte Wundnekrosen, auch Drucknekrosen. Selten: Kleine Wunden, Injektionsstellen, Laparotomiewunden nach Darmeröffnung. Unter anaeroben Bedingungen werden von den Clostridien verschiedene Ektotoxine gebildet. Diese haben eine sehr aggressive, enzymatisch zersetzende Wirkung gegen Bindegewebemuskulatur und Knochen. Dies bewirkt einen hämorrhagisch zundrigen Zerfall und Verflüssigung von Gewebe mit Gasbildung (Knistern der Wunde!).

Die generalisierte toxische Kapillarschädigung führt zu einem schweren septischen Krankheitsbild. Die Inkubationszeit beträgt wenige Stunden bis höchstens 3 Tage. Die gasbrandinfizierte Wunde ist stark schmerzhaft und ödematös geschwollen. Auf Druck entleeren sich übelriechendes Wundsekret und Gas. Die Muskulatur ist von blaß-roter Farbe (wie gekochter Schinken). Im Röntgenbild läßt sich durch die Gasbildung eine Muskelfiederung nachweisen (Abb. 7-4). Gleichzeitig bestehen bedrohliche Allgemeinsymptome: Tachykardie, Hypotonie, Unruhe, später Anurie, Anämie und Ikterus. Eine nicht erkannte, bzw. nicht behandelte Gasbrandinfektion führt innerhalb von wenigen Tagen zum Tode.

Die Diagnose der Gasbrandinfektion gründet sich in erster Linie auf lokale und allgemeine Symptome. Der bakteriologische Nachweis gelingt am besten aus dem Eiter, der in einem entsprechendem Transportmedium (anaerob) zur Untersuchung befördert werden sollte. Ein Tupferausstrich genügt u. U. nicht zum Nachweis!

Klinische Diagnose: Gasbrand → auch ohne bakteriologischen Nachweis unverzügliche Therapie!

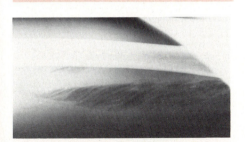

Abb. 7-4 Gasbrand mit klassischer Muskelfiederung im Röntgenbild.

Therapie: Sofortige operative Revision in Allgemeinnarkose mit breiter Freilegung des Entzündungsherdes, Ausräumung sämtlichen nekrotischen Gewebes, Wundspülung mit H_2O_2. Offenlassen der Wunde. Hochdosierte Antibiotika *(Penicillin, Metronidazol).* Behandlung der Allgemeinsymptome mit intensivmedizinischen Maßnahmen. Die hyperbare Oxygenation (Erhöhung des Sauerstoffpartialdruckes von 670 mm Hg auf ca. 2000 mm Hg unter 3 bar Überdruck*)) kann die chirurgische Intervention nicht ersetzen, sollte aber postoperativ ergänzend angewandt werden. Bei einem Gasbrandinfekt der Extremität kann ggf. allerdings die hyperbare Oxygenation die ansonsten unvermeidbare Amputation verhindern.

Tetanus (GK 3: 8.3)

Hervorgerufen durch Clostridium tetani (grampositives, sporenbildendes Stäbchen). Ubiquitäre Verbreitung, die Sporen haben eine sehr hohe Resistenz gegenüber physikalischen und chemischen Einflüssen. Der Keim bildet Ektotoxine, die in erster Linie neurotoxisch, aber auch hämolysierend und kardiotoxisch sind.

Jede auch noch so kleine Wunde ist potentiell tetanusgefährdet

Besonders gefährdet sind Verletzungen, die mit Erde, verfaulendem Holz oder rostigen Gegenständen in Kontakt gekommen sind. Der Grad der Gefährdung steigt, wenn es sich um eine zerfetzte Wunde mit Taschenbildung und Nekrosen handelt. Häufigkeit: Auf 1 Mio Verletzte ca. 15 Fälle von Tetanuserkrankungen, Letalität auch unter optimalen Behandlungsbedingungen um 50%. Die Tetanusbakterien bleiben in der Wunde liegen und geben dort ein Ektotoxin ab, welches von den Nervenendplatten durch die Achsenzylinder oder Nervenscheiden zu den motorischen Ganglien des Rückenmarks und der Medulla oblongata wandert. Es kann dorthin auch auf dem Blut- oder Lymphwege gelangen. An den Vorderhornzellen (*Renshaw*-Zellen) blockiert das Toxin

---

*) 3 bar ≙ 300 kPa.

alle dort ankommenden hemmenden Impulse. Die Folge ist eine erhöhte Krampfbereitschaft; so genügt schon der kleinste Reiz (Licht, Geräusch), einen klonischen Krampf auszulösen. Die Inkubationszeit beträgt 4–16 Tage, Abweichungen sind möglich. Je kürzer die Inkubationszeit, desto schwerer ist der Verlauf.

Seltene Sonderformen der Tetanusinfektion sind der Nabelschnurtetanus, der Tetanus post abortum und der postoperative Tetanus. Wichtig: Tetanusinfektionen nach Entfernung von Fremdkörpern, die schon jahrzehntelang im Organismus lagen (z. B. Granatsplitter). Daher vor etwaigen Fremdkörperentfernungen den Tetanusimpfschutz überprüfen!

Charakteristisch für den Tetanus ist der Primärbefall der Kopf- und Gesichtsmuskulatur: Hart gespannte Massetermuskulatur *(Trismus),* scharf ausgezogene Mundwinkel *(Teufelslachen, Risus sardonicus),* zunehmende *Nackensteifigkeit* und *Opisthotonus.* Schließlich werden von kranial nach kaudal alle Muskelgruppen einschließlich des Zwerchfells befallen. Geringfügige Reize lösen bei vollem Bewußtsein Krämpfe aus, die über eine Dyspnoe und Asystolie direkt zum Tode führen können. Die Diagnose wird ausschließlich klinisch gestellt. Gelegentlich kann in der exzidierten Wunde das Tetanusbakterium nachgewiesen werden.

Therapie: Sorgfältige lokale Wundtoilette aller in Frage kommenden Eintrittspforten (soweit keine eindeutige Verletzungsstelle nachgewiesen werden kann). Das einmal den Vorderhornzellen anhaftende Toxin ist durch keine spezifische Behandlungsmaßnahme zu verdrängen. Trotzdem hat die Verabreichung von Tetanusantitoxin (40000–60000 IE in 4–6 Tagen i.v.) zu einer Verkürzung der Krankheitsdauer geführt. Die Tetanussymptome müssen gezielt behandelt werden: In leichteren Fällen Sedierung zur Reduktion der Krampfbereitschaft mit Barbituraten und Diazepam. Bei allen anderen Verlaufsformen ist eine Dauerrelaxierung und künstliche Beatmung über mehrere Wochen erforderlich. Der konsequente Einsatz aller intensiv-medizinischen Maßnahmen macht in 40–50% eine vollständige Wiederherstellung des Kranken möglich.

Tetanusprophylaxe: (s. auch Kap. 1.4)
Bei jeder Behandlung einer Verletzung ist der Arzt verpflichtet, sich von dem individuellen Tetanusimpfschutz zu überzeugen. Besteht kein ausreichender Impfschutz oder ist der Impfschutz fraglich, so wird neben der chirurgischen Wundversorgung eine aktive Schutzimpfung mit Tetanusadsorbatimpfstoff sowie eine passive Impfung mit Tetanusimmunglobulin durchgeführt. Dieses Immunglobulin gewährleistet eine etwa 4-wöchige passive Immunität (s. auch Kap. 1.4).

Die Gabe von tierischen Tetanusantitoxinen ist heute obsolet: Die Gefahr eines anaphylaktischen oder allergischen Schocks ist nicht kalkulierbar.

> **Einziger Schutz vor Tetanus: Grundimmunisierung!**

Für den ungeimpften Verletzten gibt es keine prophylaktische Methode, die mit Sicherheit den Ausbruch eines Tetanus verhüten kann. Dieses gilt für jede Form der passiven Immunisierung einschließlich der Simultanprophylaxe.

Aktinomykose (GK 3: 8.4)

Erreger: Actinomyces Wolff-Israel. Obwohl Strahlenpilz genannt, handelt es sich um ein Bakterium. Ubiquitärer Keim der Mundhöhle. Nur unter veränderten Lebensbedingungen pathogen. Der Infektionsweg ist endogen, d. h. eine Gewebeläsion (mischinfizierte Wunde) sowie anaerobe Verhältnisse sind Voraussetzung. Die sehr seltene Nokardiose wird exogen durch Einatmen erworben. Die Entzündung findet sich in über 70% der Fälle zerviko-fazial, seltener thorakal und abdominal im Ileozökalbereich.

Symptome: Harte, hochrote oder livide verfärbte Infiltrate in der Kutis mit sekundärem Aufbrechen. Hieraus entsteht ein chronisch eitriger fistelnder Prozeß, der Organgrenzen überschreitet. Im Gewebe oder im Eiter lassen sich grüne Körnchen nachweisen. Unter dem Mikroskop werden dann typische Myzelgeflechte (Drusen) gesehen.

Klinik: Hohe BSG, Leukozytose und Fieber.

Therapie: Hochdosierte systemische Antibiotikagabe *(Penicillin G).* Chirurgische Sanierung der Fisteln und Abszesse.

> **Chronische Fistelung im rechten Unterbauch: Morbus Crohn?**
> **Tuberkulose?**
> **Aktinomykose?**

Tuberkulose (GK 3: 8.5)

Heute selten, dennoch ist: in 15% aller Tb-Fälle mit einer extrapulmonalen Manifestation zu rechnen. Ausbreitungsweg: Hämatogen. Streuung nach jahrelanger Latenzzeit ist möglich. Tuberkuloseverdächtig sind alle chronisch entzündlichen destruierenden Prozesse mit eitriger Einschmelzung sowie chronischer Fistelung. Hochakute Entzündungszeichen fehlen meist. Nicht selten findet sich als erste Manifestation einer Wirbelsäulen- oder Urogenitaltuberkulose ein Senkungsabszeß (entlang des M. psoas) in der Leistenregion.
Diagnostik: Nachweis von säurefesten Stäbchen im eitrigen Wundsekret oder histologischer Nachweis von spezifischen Granulomen.
Therapie: Chemotherapie. Operativ nur bei lokaler Destruktion (Exzision des fistelnden Gewebes, Abszeßdrainage).

Syphilis (GK 3: 8.6)

Im Tertiärstadium Manifestation als chronische Gewebsentzündung, u. a. ulzeröses Syphilom.
Diagnostik: Sicherung durch entsprechende serologische Untersuchungen. Die Gummen können prinzipiell überall gefunden werden, besonders aber in Haut, Leber und Knochen (destruierende Osteitis). Chirurgisch wichtig kann auch die Mesaortitis bei Lues III werden (vaskuläre Manifestation an Aorta ascendens und Aortenbogen).

Milzbrand (Anthrax) (GK 3: 8.7)

Hervorgerufen durch Bacillus anthracis, einen aeroben Sporenbildner. Infektionsweg: Oberflächliche Bagatellverletzungen als Eintrittspforte, Inhalation von sporenhaltigem Staub. Der Bazillus findet sich bei Rind, Ziege, Pferd und Schwein, hieraus ergibt sich der gefährdete Personenkreis. In über 95% Manifestation an der Haut. Sog. Milzbrandpustel mit zentralem Bläschen, welches bläulich-schwarz verschorft; darum herum bildet sich nach wenigen Tagen ein roter Ring mit kleinen Bläschen (Pustula maligna). Obligat: Lymphangitis und Adenitis.

> **Schmerzlose Pustel: Milzbrand?**

Bei generalisiertem Infekt (Entzündungsprozeß wird nicht durch die Lymphknoten aufgehalten) hohe Sterblichkeit (bis 80%). Primärer Lungen- oder Darmmilzbrand mit Milzbrandsepsis sind sehr selten.
Therapie: Konservativ! Ruhigstellende antiseptische Verbände, antibiotische Abdeckung mit *Penicillin*.

Wunddiphtherie (GK 3: 8.7)

Heute sehr selten. Verursacht durch Corynebacterium diphtheriae. Zeichen: Membranen (schmutzig-graue Beläge) auf schlecht heilenden Wunden. Tiefreichende Nekrose, daher Blutung bei Entfernen der Beläge. Nachweis: Abstrich.
Therapie: Antitoxine, Antibiotika, lokale konservative Behandlung.

Tollwut (Lyssa rabies) (GK 3: 8.8.1)

Erreger: Rabies-Virus aus der Gruppe der Rhabdoviren. Erregerreservoir: Wildtiere (besonders Füchse) sowie Haustiere (in Epidemiegebieten besonders Hunde und Katzen). Bei infizierten Tieren findet sich das Virus im zentralen Nervensystem, im Speichel, Urin, gelegentlich auch in der Milch. Die Empfänglichkeit des Menschen für diesen Infekt ist geringer als die der Tiere. Das Virus dringt durch Verletzungen in der Haut aber auch über intakte Schleimhäute ein. Inkubationszeit: 10 Tage bis zu einem Jahr, meistens 1–3 Monate. Der inkubierte Patient ist nicht kontagiös. Erst bei der klinisch manifesten Erkrankung besteht die Möglichkeit des spezifischen serologischen Nachweises (Antikörper im Serum und Liquor). Nur diese Patienten sind infektiöse Virusausscheider.
Es besteht keine Möglichkeit, beim gebissenen und unter Infektionsverdacht stehenden Patienten eine Tollwutdiagnose mit Sicherheit zu stellen.

> **Tollwut: In der Inkubationszeit Diagnosestellung nur am Tier möglich**

Pathogenese: Virusbefall mit Übertritt auf die Nervenbahnen, dadurch bedingte akute Entzündung. Bei der *aggressiven Wut* ist vornehmlich das Hirn befallen, bei der *stillen Wut* (paralytische Form) vorwiegend das Rückenmark.
Klinik: Zunächst unspezifisch (Schmerzen an der Verletzungsstelle, Leukozytose, Fieber), später Nervosität, Wesensveränderungen (Reizbarkeit, Depressionen), Speichelfluß und Schluckstörungen, Hydrophobie, aufsteigende Lähmungen bis zum Exitus.
Therapie: Konsequente Tollwutprophylaxe bei entsprechender Anamnese. Biß- und Kratzverletzungen im Gesichts- und Halsbereich haben das höchste Infektrisiko.

> **Bei begründetem Tollwutverdacht: Impfung**

Eminent wichtig: Gründliche Wundversorgung! Auswaschen der Wunde mit warmer Seifenlösung, Desinfektion mit quarternären Ammoniumbasen oder Jodtinktur. Exzision der Wundränder, offene Wundbehandlung (*keine* Naht); ggf. Impfung mit inaktiviertem Tollwutimpfstoff (HDC), wodurch sehr schnell und zuverlässig hohe Titer von neutralisierenden Antikörper gegen das Tollwutvirus induziert werden. Gute Verträglichkeit, keine schwerwiegenden Nebenwirkungen, Wiederholung der Impfung am 3., 7., 14., 30. und 90. Tag (sog. *postexpositionelle Tollwutschutzimpfung*). Bei Personen mit hohem Expositionsrisiko (Tierärzte, Jäger, Metzger usw., aber auch Briefträger und Touristen in Epidemiegebieten) kann eine *präexpositionelle Impfung* durchgeführt werden (3 Injektionen im Abstand von jeweils einer Woche).

> **Gesetzliche Meldepflicht bei Verdacht, Erkrankung oder Todesfall von Tollwut**

Als Verdacht gilt Verletzung (Biß) durch ein tollwütiges oder tollwutverdächtiges Tier sowie die Berührung eines solchen Tierkörpers.

7.4 Parasitäre Erkrankungen
(GK 3: 8.9)

Echinokokkose (GK 3: 8.9.1)

Erreger der Echinokokkose ist die Finne des *Echinococcus cysticus* bzw. *alveolaris*. Im Darm von Hunden entwickelt sich der Bandwurm (Taenia echinococcus). Über den Hundekot gelangen die befruchteten Eier in den Verdauungstrakt des Zwischenwirtes (Mensch, Schaf, Schwein, Rind). Die freigesetzten Onkosphären durchdringen die Darmwand und gelangen hämatogen in die Leber, selten auch in Gehirn, Milz, Niere, Knochen oder Brustdrüse. Hier Differenzierung zur flüssigkeitsgefüllten Hydatide mit einer äußeren Chitinmembran und einer inneren Keimschicht. Aus dieser Keimschicht sprossen nach innen die sog.

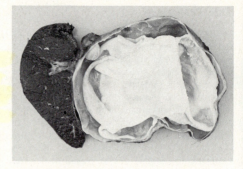

Abb. 7-5 Echinococcus cysticus der Leber.

Scolices (Brutkapseln mit hochinfektiösen Echinokokkenköpfchen). Die Zysten des Echinococcus cysticus können verkalken und ausheilen (in 50% der Fälle). Die Hydatide des Echinococcus alveolaris ist charakterisiert durch ein infiltratives, destruierendes Wachstum; in der Leber werden Gallengänge und Blutgefäße durchwandert, daher häufige hämatogene Metastasierung. Keine Spontanheilung möglich.
Symptome: Bei Leberbefall unspezifischer Oberbauchschmerz, evtl. palpabler Tumor, Ikterus durch Gallengangskompression (Abb. 7-5). Bei Lungenbefall Hustenreiz, Hämoptoe und Dyspnoe.
Therapie: (s. entsprechende Organkapitel). Konservative Therapie mit Mebendazol (Vermox®) oder Pyrantelembonat (Helmex®). Operation bei Zysten oder Therapieversagen.

Amöbiasis (GK 3: 8.9.2)

Erreger ist Entamoeba histolytica. Klinisch entwickelt sich eine Amöbenruhr. Über die Pfortader kann sich in der Leber ein Amöbenabszeß bilden; bevorzugt befallen ist der rechte Leberlappen.
Symptome: Fieber, Leukozytose, rechtsseitiger Oberbauchschmerz, besonders beim Durchatmen, röntgenologisch Zwerchfellhochstand, Amöbenruhr in der Anamnese.
Diagnostik: Sonographie oder Computertomographie sowie serologische Untersuchungen.
Therapie: Abszeßdrainage, Chemotherapie (Resochin®).

Askaridiasis (GK 3: 8.9.3)

Der Spulwurm Ascaris lumbricoides kann zum sog. Askaridenileus führen. Selten: Ikterus durch Verlegung der Gallenwege.

Therapie: Konservativ mit Anthelminthika. Bei Ileus: Laparotomie, Behebung der Verschlußsymptomatik durch Ausstreichen des Darmes.

7.5 Prophylaxe chirurgischer Infektionen (s. auch Kap. 1.6)

Chirurgische Infektionen werden am sichersten verhindert durch die konsequente Anwendung der Prinzipien von

Asepsis (*Semmelweis* 1847)

- Keimfreiheit aller Gegenstände, die mit der Wunde in Berührung kommen – und

Antisepsis (*Lister* 1867)

- Hemmung bzw. Vernichtung der Erreger mit chemischen Mitteln.

> So sei denn über jedes Krankenhaus mit großen Buchstaben geschrieben „Reinlichkeit bis zur Ausschweifung" (*Billroth* 1874)

7.6 Antibiotische Therapie

Grundsätzliche Indikationen für den Einsatz von Antibiotika in der Chirurgie sind:
- der durch chirurgische Maßnahmen allein nicht sicher oder nicht ausreichend sanierte Infekt (Beispiel: diffuse Peritonitis) und
- der chirurgischen Maßnahmen nicht zugängliche Infekt (Beispiel: postoperative Pneumonie).

> Antibiotika: Kein Ersatz für chirurgische Infektsanierung!

Antibiotika können weder die fehlende oder geschwächte körpereigene Abwehr noch notwendige chirurgische Maßnahmen zur Infektsanierung ersetzen!
Die *lokale* Antibiotika-Therapie ist in der Regel obsolet. Sie führt zur Entwicklung resistenter Stämme und kann die Wundheilung ungünstig beeinflussen. Lokalantibiotika können fast immer durch Antiseptica ersetzt werden. Die wichtigsten Vertreter dieser Substanzen sind:
Invertseifen (z. B. *Benzalkoniumchlorid,* in Kombination mit Alkoholen und Phenolen), Quecksilberverbindungen, Jodverbindungen (z. B. *Polyvidon-Jod*), Chlorverbindungen (z. B. *Tosylchloramid-Natrium*) und *Ethacridinlaktat* (Rivanol®).
Für die *prophylaktische* Anwendung von Antibiotika in der Elektivchirurgie gibt es fast keine Indikationen (Resistenzentwicklung durch Selektionsdruck!). Ausnahme: Perioperative Kurzzeitprophylaxe in der Kolon-Chirurgie, bei alloplastischem Gelenk- oder Gefäßersatz und bei vaginalen Hysterektomien. Bei diesen Indikationen ist der Nutzen derzeit durch kontrollierte Studien belegt. Die *perioperative Kurzprophylaxe* soll z. Z. des Eingriffs im Operationsgebiet wirksame Antibiotika-Konzentrationen gewährleisten. Bei fast allen Eingriffen reicht eine Dosis („one-shot-prophylaxis") aus. Als Substanzen haben sich die Acylureido-Penicilline (z. B. *Mezlocillin, Piperacillin*) und die Cephalosporine der 3. Generation (z. B. *Cefotaxim, Lamoxactam, Ceftriaxon*) evtl. in Kombination mit einem Anaerobikum (z. B. *Metronidazol, Ornidazol*) bewährt.

Bei der Wahl eines Antibiotikums sind zu berücksichtigen:

1. Wirkungsspektrum

Antibiotika sind niemals gegen alle Keime wirksam: Es gibt keine „therapia magna sterilisans". Jede Infektion wird, wenn immer möglich, gezielt behandelt entsprechend dem *Antibiogramm:* Die aus dem infektiösen Material (Eiter, Sekret, Urin, Blut) isolierten Keime werden in vitro gegenüber diversen antibiotischen Substanzen getestet. Die Wahl des Antibiotikums entspricht dem Testergebnis („gezielte Therapie"). Kann das Antibiogramm wegen der Bedrohlichkeit der Infektion nicht abgewartet werden, so richtet sich die Wahl des Antibiotikums zunächst nach Ursache und Lokalisation des Infektes. Beispiel: Bei Dickdarmperforationen ist aufgrund der physiologischen Keimbesiedlung in der Regel mit einer Mischinfektion (E. coli und Anaerobier) zu rechnen. Dementsprechend wird das Antibiotikum bzw. eine Kombination zweier oder mehrerer Substanzen ausgewählt („kalkulierte Therapie").

2. Wirkungsmechanismus

Man unterscheidet:
I. Hemmung der Biosynthese der Bakterienzellwand (u. a. alle *Penicilline* und Cephalosporine),
II. Schädigung der Zytoplasmamembran (u. a. *Colistin, Polymyxin B.*, teilweise Aminoglykoside) und
III. Hemmung der Proteinsynthese (u. a. *Tetracycline, Chloramphenicol, Erythromycin*, teilweise Aminoglycoside).

Bei der Kombinationstherapie werden sinnvollerweise Substanzen mit unterschiedlichen Mechanismen gewählt. Beispiel: *Penicillin* und Cephalosporine mit Aminoglykosiden.

3. Wirkungsweise

Bakterizid: Abtötung der Erreger.
Bakteriostatisch: Hemmung der Keimvermehrung.
Im Sinne einer raschen Infektbekämpfung ist die Bakterizidie wünschenswert. Aber: Durch Abtötung der Erreger kommt es zum Keimzerfall mit Freiwerden von Endotoxinen. Diese können allergische bis anaphylaktische Erscheinungen auslösen. Beispiel: *Herxheimer*-Reaktion bei Penicillin-Behandlung der Syphilis.

> **Bakterizidie: hohe Konzentration und lange Wirkdauer erforderlich**

Bei leichteren Infektionen kann eine Bakteriostase allein zur Sanierung ausreichen!

4. Resistenzlage

Resistent ist ein Keim dann, wenn er sich trotz einer ausreichenden Antibiotikakonzentration am Infektionsort noch *vermehren* kann.
Maßstab für die Konzentration ist die in vitro ermittelte minimale Hemmkonzentration (= MHK).
Man unterscheidet 3 Resistenztypen:

I. Die natürliche Spezies-Resistenz. Dadurch entstehen die Lücken im Wirkungsspektrum eines Antibiotikums.
Beispiel: Natürliche Resistenz von Pseudomonas gegenüber *Penicillin G*.
II. Die erworbene chromosomale Resistenz. Sie ist Folge von Spontanmutationen. Die Zahl der Mutanten ist gering ($10^{-7} - 10^{-12}$). Aber: Unter dem *Selektionsdruck* der Antibiotika entstehen resistente Populationen, indem die sensiblen Keime beseitigt werden und die resistenten Mutanten überleben. Kreuz- und Parallelresistenz bedeutet, daß die Resistenz auch gegenüber Substanzen ähnlicher Struktur und/oder Wirkungsweise gilt.
III. Extrachromosomale infektiöse Resistenz. Wohl die wichtigste Form! Sogenannte R-Faktoren (bei Staphylokokken „Plasmide" genannt), aus DNS bestehend, sind im Zytoplasma lokalisierte Körperchen. Sie können sowohl die Resistenzeigenschaft bestimmen, als auch diese auf andere Zellen übertragen (z. B. zwischen allen Spezies der Enterobakterien und Pseudomonasarten).

> **Je weniger Antibiotika, desto geringer sind Selektionsdruck und Resistenzentwicklung der Keime**

5. Chemisch-physikalische und pharmakokinetische Eigenschaften

Die sogenannte Bioverfügbarkeit eines Antibiotikums ist abhängig von der Stabilität und Löslichkeit der Substanz sowie von deren pH-Optimum. Bei ungünstigen pH-Verhältnissen werden bis 32fach höhere Antibiotika-Konzentrationen benötigt! Beispiel: Tetracycline erreichen in der Galle zwar eine sehr hohe Konzentration, wegen des überwiegend alkalischen Milieus haben sie dort aber einen sehr starken Aktivitätsverlust.
Die pharmakokinetischen Daten einer Substanz beschreiben deren Aufnahme, Verteilung und Verschwinden im Organismus. Hier bestehen zwischen den einzelnen Antibiotika-Gruppen erhebliche Unterschiede von klinischer Relevanz.

6. Nebenwirkungen

Allergische Reaktionen von (harmlosen) Exanthemen bis zum anaphylaktischen Schock können bei nahezu allen Antibiotika vorkommen, besonders häufig jedoch bei Sulfonamiden, *Penicillinen* und Cephalosporinen. Bei den beiden letztgenannten Substanzgruppen ist auch mit „Kreuzallergien" zu rechnen.

Toxische Nebenwirkungen betreffen besonders Niere, Leber und blutbildendes System. Sie sind praktisch immer iatrogen: Falsche Dosierung, Nichtbeachtung der Pharmakokinetik und der Ausscheidung, falsche Kombination (additive Toxizität!) usw.

Praktisch-klinisch besonders wichtig:
a) Potentielle Nephrotoxizität der Aminoglykoside. Die Dosis ist mit steigendem Kreatininwert zu reduzieren. Cave additive Nephrotoxizität mit Cephalosporinen, einem potentiellen Kombinationspartner!
b) Hämorrhagische Komplikationen bei den Cephalosporinen der sogen. 3. Generation (*Cefotaxim, Ceftriaxon, Lamoxactam* usw.) durch Hemmung der Vitamin K-Synthese in der Leber. Prophylaxe durch entsprechende Substitution!
c) Die pseudomembranöse (postantibiotische) Enterokolitis, eine nekrotisierende Entzündung des Darmes, hervorgerufen durch toxinbildende Stämme von Clostridium difficile. Praktisch *jedes* antimikrobielle Therapeutikum, *Vancomycin* ausgenommen, kann über ein Verschieben der physiologischen Darmflora eine Toxinproduktion von Clostridium difficile auslösen. Symptome: Durchfälle, Fieber, Leibschmerzen, schwere Störungen des Wasser- und Elektrolythaushaltes mit allen Folgeerscheinungen. Darmperforationen sind möglich. Therapie: Sofortiges Absetzen der Antibiotika.
Cholestyramin vermag Toxine zu binden. Bei schweren Fällen: 4 × 500 mg *Vancomycin* p.o.

Antibiotika-Therapie: Kompromiß zwischen Risiko, Nebenwirkung und erhofftem Therapieeffekt

8 Chirurgische Onkologie (GK 3: 10; GK 4: 3.1)

8.1.1 Allgemeines

Onkologie ist die Lehre von den Geschwülsten. Kennzeichnend für das Geschwulstwachstum ist die von den örtlichen formativen Kräften nicht mehr beeinflußte irreversible Gewebsneubildung (Neoplasie = Neoplasma). Innerhalb des autonomen Wachstums können allerdings organartige Strukturen und Funktionsreste des Muttergewebes beibehalten werden. Je mehr die formalen Elemente des Ursprungsgewebes nachgeahmt werden, desto geringer ist die aggressive Potenz. Zunehmender Differenzierungsverlust („Verwilderung") bedeutet stärkere Malignisierung. Die Entdifferenzierung trägt Züge der zellulären Embryonalisierung (vgl. Embryonalzelltheorie nach *Cohnheim*). Das vielfach gebräuchliche Synonym „Tumor" meint Schwellung und ist von daher mehrdeutig, so z. B. auch bei Entzündung, Zyste etc.

> **Tumor = Gewebsvergrößerung = z. B. Geschwulst, Entzündung, Hämatom, etc.**
>
> **Neoplasie = ungehemmte Gewebsneubildung**

Nach ihren Ursprungsgeweben unterscheidet man epitheliale und mesenchymale Geschwülste. Die Nomenklatur richtet sich nach dem dominierenden Zelltypus (z. B. Lipom, Chondrom) bzw. der strukturellen Differenzierung (z. B. Adenom, Papillom). Gutartige Prozesse werden durch die Endsilbe -om gekennzeichnet, bösartige durch den Zusatz -Karzinom (z. B. Adenokarzinom) bzw. -Sarkom (z. B. Liposarkom). Allerdings wird dies nicht immer konsequent durchgehalten (z. B. Hypernephrom besser hypernephroides Nierenkarzinom, Chorionepitheliom besser Chorionkarzinom). Daneben kann das Zellbild zur Benennung herangezogen werden (z. B. kleinzelliges Bronchialkarzinom, Gallertkarzinom, pleomorphes Sarkom). Zur Häufigkeit und Krebssterblichkeit s. Abb. 8-1.

Biologische Wertigkeit (GK 3: 10.1)

Gutartige (benigne) und bösartige (maligne) Geschwülste unterscheiden sich in ihren Wachstumseigenschaften. Eine Zwitterstellung nehmen semimaligne Geschwülste ein.

Gutartige Tumoren wachsen langsam, verdrängend (= expansiv) gegen das gesunde Gewebe, sind zumeist deutlich abgegrenzt, vielfach durch Ausbildung kapselartiger Strukturen. An Oberflächen ist ihr Wachstum exophytisch, polypös. Diese Wachstumsrichtung führt ggf. zur Stielbildung. Eine Geschwulstabsiedlung (Metastasierung) erfolgt nie. Ihr Krankheitswert ergibt sich aus der lokalen Raumforderung (Druckschädigung von Nachbargewebe, z. B. Kleinhirnbrückenwinkeltumor, Tracheomalazie beim Schilddrüsenadenom), der Verlegung von zumeist kleinkalibrigen Gangsystemen (z. B. Gallenwege), der lokalen Funktionsstörung (z. B. Auslösung einer Darminvagination), der autonomen (Rest-) Funktion (z. B. dekompensiertes Schilddrüsenadenom), unspezifischen und spezifischen Tumorsymptomen (z. B. Blutung, Schleimproduktion und Hypokaliämie bei kolorektalen Zottentumoren) und dem Risiko einer malignen Entartung bei unzureichender Therapie (z. B. Dickdarmadenome).

Semimaligne Geschwülste: Sie nehmen nicht nur von der Nomenklatur her eine Zwitterstellung ein. Primär nicht metastasierend aber invasiv, histologisch mit Malignitätsmerkmalen, sind sie rezidivfreudig, bei ungenügender Therapie später maligne entartend.

Bösartige Geschwülste wachsen örtlich zerstörend und metastatisch. Maß für die Wachstumsgeschwindigkeit ist die Tumorverdoppelungszeit. Sie kann wenige Tage (z. B. kindliche Tumoren) bis mehrere Monate (z. B. über 200 Tage bei der Mehrzahl der intestinalen Karzinome) betragen; sie wird von lokalen anatomischen Gegebenheiten beeinflußt (s. S. 175/176). Zum Schicksal für den Kranken werden örtliche

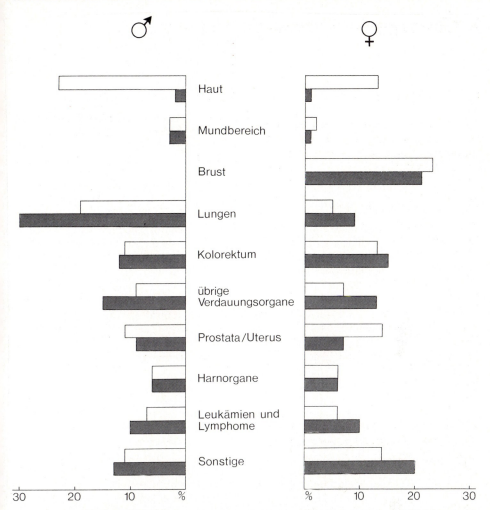

Abb. 8-1 Häufigkeit der verschiedenen Krebslokalisationen (☐) und ihr Anteil an der Krebssterblichkeit (■) (nach Angaben der amerikanischen Krebsgesellschaft).

Komplikationen durch Destruktion, Lumenverlegung, Blutung, Einbruch in Nachbarorgane (= invasiv) u. a., sowie metastatische Komplikationen wie Tumorauszehrung (Kachexie) und mangelhafte Resistenz gegen bestehende oder erworbene Zweitkrankheiten (Komorbidität).

Tumorgröße, Wachstumsgeschwindigkeit und Metastasierungsneigung korrelieren nur bedingt miteinander

Lokale Invasion: Überschreiten der an das Muttergewebe angrenzenden Bindegewebsstruktur (z. B. Basalmembran). Das Wachstum kann kontinuierlich im Verbund (kompakter Tumor, z. B. kolorektales Karzinom) oder diskontinuierlich mit z. T. großen Distanzsprüngen erfolgen (z. B. Ösophaguskarzinom, Ausbreitungsprünge über 20 cm). Unerläßlich ist die Utilisation und Neubildung von Gefäßen. Mangelhafte Vaskularisation (Mißverhältnis von Wachstumsgeschwindigkeit und Gefäßversorgung) führt zu zentralem Zerfall (zystische Erweichung, Ulzeration). Gefäßarme (freie) Grenzzonen (z. B. Faszien, Grenzlamellen) wirken wachstumshemmend und können daher die lokale Invasion vorübergehend aufhalten. Die Wachstumsrichtung wird von den Gewebespannungen und der vorherrschenden Architektur bestimmt (z. B. ringförmiges Wachstum beim Kolonkarzinom, Längswachstum beim Ösophaguskarzinom). In spannungsfreien parenchymatösen Organen nimmt das Wachstum Kugelform an (Leber, Lunge).

Tumorausbreitung: Durch direktes Übergreifen auf Nachbarorgane (per continuitatem), durch Kontakt (per contiguitatem), durch Absiedlung (per metastatem).

Metastasierung: Einnistung (Implantation) abgedrifteter Tumorzellen oder Zellverbände, die sich hier autonom vermehren und ihrerseits zu streuen beginnen. Man schätzt, daß global nur 1 von 1 Mio. abgeströmter Tumorpartikel zu einer Metastase führen. Auslösende Faktoren der Metastasierung sind noch weitgehend unbekannt. Offensichtlich erfolgt die Metastasierung schubweise, so daß verschiedene, gleichformatige Metastasen-Generationen unterschieden werden können. Bei der Generalisation des Tumors gibt es gewisse tumorspezifische Organpräferenzen (z. B. das Skelett bei Mamma-, Prostata-, Bronchialkarzinom, das Gehirn bei Bronchialkarzinom, Hypernephrom, Chorionepitheliom u. ä. m.). In anderen Organen (Milz, Pankreas) kommt es so gut wie nie zum Metastasenwachstum. Metastasen können über lange Zeiträume ohne Wachstumsaktivität verharren, um dann ebenso unerwartet förmlich zu explodieren.

Paraneoplastische Syndrome: Begleitsymptome der Tumorkrankheit mit eigenem Krankheitswert. Diese können allgemein (z. B. Gerinnungstörungen, Fieber, Kachexie, Hypalbuminämie) oder spezifisch (z. B. Flush beim metastasierenden Karzinoid, Hypoglykämie beim Insulinom), aber auch Folge der eigenen Hormonproduktion großer Tumoren sein (z. B. Hyperinsulinismus bei bestimmten Weichteiltumoren). Diese autochthone Hormonproduktion ist zu unterscheiden von derjenigen primär endokriner Tumoren (z. B. Hyperparathyreoidismus, *Zollinger-Ellison*-Syndrom u. a. m.).

Metastasierungswege

Lymphogen: Einbruch in die Lymphbahnen (z. B. Lymphangiosis carcinomatosa). Bevorzugt bleiben Tumorzellen im Filterwerk der Lymphknoten hängen. Erste Station sind die regionären juxtaorganischen Lymphknoten. Die Gliederung und Vernetzung des Lymphabstromgebietes hat entscheidende Bedeutung für Prognose und chirurgische Sanierungsmöglichkeiten. Lange, anatomisch wohldefinierte Metastasenstraßen erlauben auch bei Lymphknotenmetastasierung noch eine vergleichsweise günstige Prognose (z. B. kolorektales Karzinom). Fehlen organeigene Lymphabstromgebiete, bedeutet die Lymphknotenabsiedlung de facto chirurgische Inkurabilität. Die Lymphknotenmetastasierung erfolgt keineswegs kontinuierlich von Station zu Station, sondern kann sprungweise auch in benachbarte Abstromgebiete vor sich gehen (Metastasensprung). Zentrale Lymphsammler gewinnen dabei Bedeutung für die Entwicklung der therapeutischen Taktik (z. B. Truncus coeliacus: Magen-, Ösophaguskarzinom, Apex axillae: Mammakarzinom). Sind die orthograden Lymphknotenstationen durch Metastasen blockiert, kann es zur retrograden Ausbreitung kommen, die ebenfalls prognostisch als inkurabel einzustufen ist. Obwohl die Lymphknotenmetastasierung ein Signum mali ist, ist ihre biologische Wertigkeit noch keineswegs geklärt. In den Lymphknoten sind heftige Reaktionen nicht nur auf den Tumor, sondern auch auf die eingedrungene Metastase zu beobachten. Bei besserer Kenntnis derartiger Abwehrmechanismen könnte ihre Ausnutzung auf eine Änderung der bisherigen Strategie hinauslaufen, die eine Elimination (Chirurgie) oder Sterilisation (Strahlentherapie) dieser „Front-Lymphknoten" anstrebt.

Hämatogen: Durch Einbruch in das Venensystem. Sie wird zumeist erst nach der Lymphknotenmetastasierung wirksam. Bei manchen Tumoren kann der Veneneinbruch ganz ausgeprägt sein mit Verlegung selbst großlumiger Gefäße durch Tumorzapfen (z. B. hypernephroides Karzinom, Struma maligna), ohne daß eine entsprechende Aussaat erfolgen muß. Wenn auch nicht so exakt wie die Lymphknotenmetastasierung

faßbar, ist der Veneneinbruch ein prognostisch relevanter Faktor. Naturgemäß ist das nachgeschaltete Kapillargebiet die erste hämatogene Metastasenstation. Man unterscheidet demnach:
- den Pfortadertyp (Lebermetastasen)
- den Cavatyp (Lungenmetastasen)
- den Pulmonalistyp (Organmetastasen)

Serös: Bei Tumordurchsetzung seröser Häute durch Abschilferung von der Oberfläche (z. B. Peritonealkarzinose, Pleurakarzinose). Ein eigentümlicher, in seinen Zusammenhängen noch ungeklärter Typ einer derartigen Metastasierung ist die Abtropfmetastase des Magenkarzinoms auf die Ovarien, der sog. *Krukenberg*-Tumor.

Luminal (kanalikulär): Durch Ablösung von intraluminalen (intrakanalikulären) Tumoroberflächen. Besondere Bedeutung gewinnt diese Ausbreitung als Impfmetastase in Anastomosen in der Intestinalchirurgie.

Perineural: Bei Einbruch in die Nervenscheiden. Dieser bislang am wenigsten beachtete Metastasentyp könnte größere Bedeutung für die Entwicklung lokaler Rezidive haben. Als Hinweis mag gelten, daß das Einsetzen von Schmerzen oft lange der Objektivierung des Lokalrezidivs vorauseilt.

Metastasenprovokation: Es steht außer Frage, daß durch Manipulation am Tumor eine Metastasierung ausgelöst werden kann. Besonders evident wird dies beim Einnisten von Metastasen in Operationswunden. Im Rahmen diagnostischer Maßnahmen ist die Wahrscheinlichkeit einer Metastasierung durch den Eingriff als äußerst gering anzusehen. Trotzdem gelten als chirurgische Grundregeln: Biopsien, Manipulationen und Punktionen auf das zur Diagnose unerläßliche Maß zu beschränken und wenn irgend möglich, den Tumor mit ausreichendem Sicherheitsabstand zu exstirpieren.
Bei *radikaler* Chirurgie müssen deshalb folgende Vorsichtsmaßnahmen angewandt werden:
1. Präliminare Blockade des Tumorabstromgebietes.
2. Beschickung von Hohlorganen mit zytotoxischen Lösungen.
3. Ggf. Drosselung der Lumina bds. des Tumors durch elastische Ligaturen (Kolon).
4. Wenn möglich, Manipulation am Tumor erst nach Durchführung von 1., 2. und 3. (sog. *no touch isolation technic*). Minimale Traumatisierung am Tumor.
5. Verwendung von Thermokautern zur Okklusion von Lymphbahnen und Kapillaren.
6. Spülung des Tumorbettes mit zytotoxischen Lösungen.

Naturgemäß ist die Durchführbarkeit dieser Richtlinien durch die jeweiligen anatomischen Verhältnisse begrenzt.

8.1.2 Krebsfrüherkennungsuntersuchungen (GK 3: 10.2)

Beste Krebstherapie: Früherkennung!

Da die Prognose eindeutig stadienabhängig ist, kommt der Früherkennung besondere Bedeutung zu. Echte Frühkarzinome sind in über 90% chirurgisch heilbar. Unter Frühkarzinom versteht man den auf das Muttergewebe (z. B. Magenschleimhaut) beschränkten Krebs, der nicht oder gerade beginnend invadiert, bzw. einen bestimmten Durchmesser nicht überschreitet. Die exakte Definition und spezielle Diagnostik wechselt je nach den Standortbedingungen der einzelnen Organe und muß dort nachgelesen werden. Nur bei wenigen Tumorlokalisationen sind Massenuntersuchungen (screening) zur Erkennung okkulter Karzinome und ihrer Vorstadien möglich und vertretbar. Voraussetzung für ein Massenscreening sind
- ausreichende Tumorhäufigkeit (Inzidenz),
- zumutbare Belastung,
- geringer zeitlicher, personeller und apparativer Aufwand,
- Treffsicherheit des/der Verfahren (Sensitivität),
- vernünftiger Aufwand zur Objektivierung eines Verdachts,
- sinnvolle Zeitintervalle,
- Preiswürdigkeit (Kosten-Nutzen-Relation),
- Annahme durch die Betroffenen (Compliance).

Unter diesen Prämissen werden derzeit jährliche Früherkennungsuntersuchungen im Rahmen der Sozialversicherung bei folgenden Organen durchgeführt.
Mamma:
(Selbstuntersuchung, Palpation, Mammographie bzw. Ersatzverfahren wie Xerographie, Thermographie, Sonographie),
Kolorektum:
(rektale Palpation, Okkult-Bluttest),
Uterus:
(Kolposkopie, Zytologie),
Prostata:
(rektale Palpation),
jeweils ergänzt um standardisierte Anamnese (Zielfragen). Denkbare Weiterungen sind derzeit wegen Ineffektivität (z. B. Röntgen-Reihenuntersuchungen für Bronchialkarzinom) oder personeller, apparativer und kostenseitiger Aufwendigkeit (Endoskopie) nicht durchführbar. Neu und einführungsfähig sind Teststreifen für okkultes Harnblut. Insgesamt sind die eingeführten Suchtests bei entsprechendem ärztlichen Engagement und in Kenntnis ihrer Limitierungen (s. Organkapitel) brauchbar; diskutabel erscheint derzeit der Wert beim Prostatakarzinom, das biologisch ein deutlich abweichendes Verhalten aufweist. Vor übertriebenen Hoffnungen ist allerdings zu warnen, solange die Vorsorgebereitschaft mit 15% Teilnehmern bei den Männern bzw. etwa 30% bei den Frauen (seit Jahren unverändert!) nicht größer wird. Entscheidende Bedeutung wird unter diesen Umständen der Beschreibung von Risikofaktoren zukommen.

Diagnostische Eingriffe (GK 3: 10.3)

Ohne positive Histologie keine Krebsdiagnose;
ohne negative Histologie kein Ausschluß eines Krebsverdachts!

Beweiskraft für das Vorliegen eines Organkrebses hat allein die Histologie. Klinische Symptomatologie, ihre Objektivierung durch Endoskopie, radiologische, serologische und nuklearmedizinische Diagnostik liefern die Entscheidungsgrundlagen. Besondere Bedeutung haben die endoskopischen Verfahren, da neben einer direkten Besichtigung auch eine histologische Verifizierung durch Biopsie erreicht werden kann. Bei begründetem Verdacht gebührt ihnen daher der Vorzug vor konkurrierenden Diagnosemaßnahmen. Die Treffsicherheit zytologischer Nachweisverfahren hat sich erhöht; Zellgewinnung erfolgt durch Abstrich *(smear),* Aspiration (kanalikuläre Organe), Auswaschung (Hohlorgane) oder Punktion (nicht unumstritten), letztere zunehmend unter radiologischer oder sonographischer Lokalisationsdiagnostik. Anstelle aufwendiger und letztlich unsicherer Allgemeindiagnostik empfiehlt sich bei gut zugänglichen Tumoren (z. B. Lymphome, Mamma, Polypen) die diagnostische (Probe-)Exstirpation (*nie* Probeexzision) auch für die Schnellschnittdiagnostik im Hinblick auf weitergehende operative Maßnahmen in gleicher Sitzung. Bei dringendem, diagnostisch nicht weiter eingrenzbarem Tumorverdacht an Organen in Körperhöhlen ist die explorative Operation angezeigt.
Serologische Tests liefern, von einigen hormonproduzierenden Tumoren und seltenen Konstellationen (z. B. Paraproteinämie bei Plasmozytom) abgesehen, noch wenig direkte Hinweise, da tumorspezifische Antikörper bislang kaum nachgewiesen sind. Unter den unspezifischen sog. Tumormarkern haben das Alpha-Fetoprotein (primäres Leberkarzinom, Hodentumoren) und mehr noch das karzino-embryonale Antigen (CEA) weniger diagnostische als vor allem prognostische Relevanz und sind daher für die (Therapie-)Verlaufskontrolle wertvoll. Die Entwicklung auf dem Gebiet der Tumormarker wird man mit großer Aufmerksamkeit verfolgen müssen, da hier der Wissenszuwachs besonders angesichts der Fortschritte mit monoklonalen Antikörpern groß ist (z. B. CA 19-9 mit hoher Sensitivität beim Pankreaskarzinom).

Fehler und Gefahren der Diagnostik

Verdachtsmoment und diagnostischer Aufwand müssen in einem vernünftigen Verhältnis stehen.
Wichtigste *Fehler* sind:
– die unvollständige oder unaufmerksame Anamnese,
– die Bagatellisierung von Symptomen (z. B. Blutung aus dem Anus: Hämorrhoiden statt Rektumkarzinom).

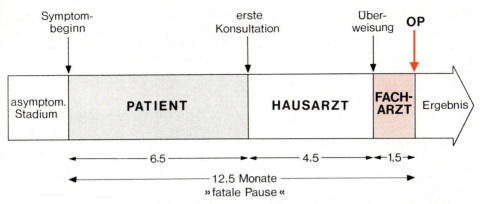

Abb. 8-2 Fatale Pause (Zeit zwischen Symptomen- und Therapiebeginn) am Beispiel des Rektosigmoidkarzinoms (nach *Kummer* et al. 1979).

- falsche oder unzureichende Diagnosemaßnahmen,
- Fehlinterpretation von Befunden (z. B. tumoröse als entzündliche Stenose),
- falschplazierte Biopsie, Punktion etc.,
- unvollständige Exstirpation,
- irrtümliche Einschätzung in der Schnellschnittdiagnostik,
- unterlassene pathologisch-histologische Untersuchung von Operationsmaterial,
- Nichterfassung gravierender Risikomerkmale,
- Dokumentations- und Übermittlungsfehler.

Aus diesen Gründen ergeben sich in Verbindung mit einer Nichtbeachtung von Tumorzeichen durch den Patienten immer noch lange Diagnoseverschleppungszeiten (fatale Pausen) (Abb. 8-2).

Fatale Pause: 50% gehen zu Lasten des Arztes!

Gefahren der Diagnostik können sein:
- operative Komplikationen (Nachblutung, Infektion, Organperforation),
- übermäßige Strahlenbelastung (z. B. wiederholte Mammographie),
- Röntgenkontrastmittelallergie,
- unangemessene Therapieentscheidung.

8.1.3 Tumorklassifikationen
(GK 3: 10.4)

Ziel jeder Klassifikation ist die Vergleichbarkeit speziell im Hinblick auf Therapieergebnisse und Prognose. Neben einer größeren Anzahl organbezogener Klassifikationen (z. B. *Steinthal* beim Mammakarzinom, *Dukes* beim kolorektalen Karzinom) hat sich die auf WHO-Initiative entwickelte und jetzt in 3. Fassung für die Mehrzahl der Tumoren vorliegende sog. TNM-Klassifikation als derzeit am besten genormtes Verfahren durchgesetzt. Die Gültigkeit des jetzigen Vorschlags ist zunächst bis 1989 befristet. Grundlage ist die *klinische* Beschreibung nach den aktuellen Gradmessern:

Lokale Tumorausbreitung   (T)
Lymphknotenbeteiligung   (N)
Fernmetastasierung   (M)

Die Beurteilung der lokalen Ausbreitung [T-Kriterien 1–3 (4)] erfolgt dabei nach Tumordurchmesser in cm, Beziehung zur Unterlage oder Invasion von Organschichten, Beweglichkeit, Überschreiten der Organgrenzen und Einbruch in Nachbarorgane. Die Einteilung in N-Grade geschieht anhand des Befalls der nachgeschalteten (Prognose-)relevanten Lymphknotenstationen (N_{1-4}, regionär bis organfremd), ihrer Zahl und Beweglichkeit. Für die Fernmetastasierung spielt nur das Vorliegen als solche eine Rolle (M_1) (Abb. 8-3)*). Die Summe der Befunde ergibt die sog. Tumorformel. Wegen der Vielzahl denkbarer Kombinationen ist eine Zusammenfassung nach progno-

---

*) Index „0" in der Formel bedeutet jeweils „nicht nachweisbar" (T_0: Tumor nicht tastbar; N_0: kein Lymphknoten befallen; M_0: keine Metastasen).

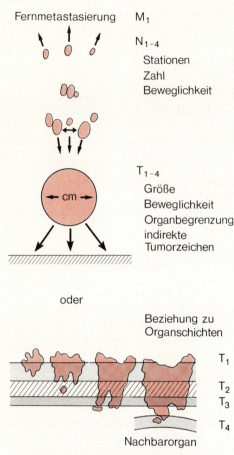

Abb. 8-3 Schema zur TNM-Klassifikation.

stisch gleichwertigen Stadien I–III (IV) vorgesehen.
Sorgfältig hiervon zu trennen ist die am Exstirpationsobjekt gewonnene pathologisch-histologische posttherapeutische Klassifikation (pT oder P [= Penetration], pN, M [= klinisches M]). Die in der Praxis weitverbreitete Mischung aus klinischer und posttherapeutischer Klassifikation ist unzulässig!
Für wissenschaftliche Zwecke sind zusätzliche Diagnosesicherheitsgrade (c = certainty) eingeführt worden (c_1 [Verdacht] bis c_5 [histologische Sicherung]).
Nachteile des TNM-Systems: Rein deskriptive Momentaufnahme zum Therapiezeitpunkt, keine Erfassung tumordynamischer Kriterien (Differenzierung, Typologie, Proliferationskinetik) oder anderer prognosere-

levanter Faktoren (venöse und perineurale Invasion, peritumorale Reaktion), Vielzahl von Tumorformeln mit der Schwierigkeit *homogener* Stadieneinteilung. Klassifikation in mancher Hinsicht nicht unumstritten.

8.2 Operative Geschwulstbehandlung (GK 3: 10.5) (s. a. Abb. 8-4)

Solider Tumor: beste Therapie → Radikaloperation!

Die **Radikaloperation** ist die (en-bloc-)Exstirpation des Tumors mit ausreichenden örtlichen Sicherheitsdistanzen und unter Mitnahme des regionären Lymphabstromgebietes. Leitschienen sind die Gefäßversorgung und die Fasziengliederung. Vor erhebliche Probleme kann die Defektreparatur stellen (z. B. Ösophagektomie, Gastrektomie, Kontinenzerhaltung beim Rektumkarzinom). Die vielfach synonym gebrauchte „kurative Operation" trifft nur auf eine Minderzahl der Radikaloperationen zu.

Superradikale Verfahren: Mitnahme von seltener betroffenen, atypischen oder retrograden Lymphknotenstationen und/oder Nachbarorganen aus Prinzip oder aus Notwendigkeit. Superradikale Verfahren haben sich nicht durchsetzen können, da der Radikalitätsgewinn meist das Operationsrisiko, den Mehraufwand und die beträchtlichen Operationsfolgen nicht aufwiegt.

Subradikale Verfahren: Bewußter Verzicht auf radikale Erfordernisse zur Vermeidung verstümmelnder Operationen (z. B. Mammaamputation, Rektumamputation). Meist Tumorexstirpation mit lokal ausreichenden Sicherheitsdistanzen. Zulässig bei günstigen Tumorstadien ($T_1N_0M_0$), guter Tumordifferenzierung und effektiver Zusatztherapie. Unabdingbar: gute Zusammenarbeit mit dem Pathologen (Schnellschnittuntersuchung).

Palliative Operationen: Dienen der Behebung oder Milderung von Tumorfolgen, ohne das Leiden heilen zu können. Indikationsgrundlagen sind das Symptom, sein Beschwerdewert sowie die operativen Möglichkeiten einer Verbesserung und nur bedingt

Prognostisch ungünstige Stadien
(Summe aus Stad. III und IV in %)

Therapeutische Alternativen

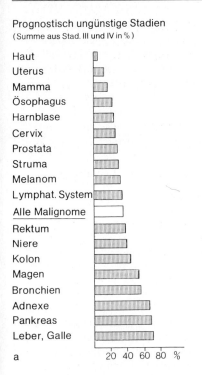

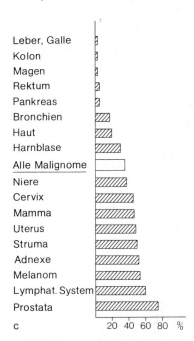

Op.–Radikalität (in %)
(Erstbehandlung)

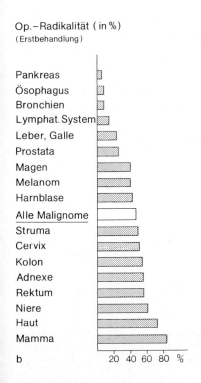

Abb. 8-4 a) Anteil prognostisch ungünstiger Tumorstadien ($T_4N_xM_0$, $T_xN_{1-3(4)}M_0$, $T_xN_xM_1$) im Vergleich mit b) der radikalen Operationsquote und c) therapeutischen Alternativen (= nicht-chirurgische Primärbehandlungen). (Nach Angaben des Hamburger Krebsregisters.)

die Lebensverlängerung. Gibt es im Prinzip nur eine Radikaloperation, so ist das Spektrum palliativer Operationen vielfältig, der Interventionszeitpunkt variabel. Grundsatz ist, daß die beste Palliativoperation die lokal-radikale Operation ist. Ursachen der Inkurabilität sind:
- lokale Tumorexpansion
- Fernmetastasierung
- Komorbidität
- Alter.

Passagere Inkurabilität kann sich aus Tumorkomplikationen und Komorbidität ergeben. Sie kann mehrzeitige Operationen notwendig machen (z. B. dreizeitige Kolonkarzinomresektion bei Ileus: 1. Anlage einer Kolostomie, 2. Tumorresektion, 3. Kolostomieverschluß).

Metastasenchirurgie: Noch nicht unumstritten, da vom Grundsatz chirurgisch nicht heilbar. Fallweise können jedoch eine (oder wenige) Metastase(n) an gut zugänglicher Stelle (Leber, Lunge) exstirpiert werden, vornehmlich bei der solitären Spätmetastase. Gewinnt zunehmende Bedeutung im Hinblick auf die Kombinationstherapie u. a. zusammen mit der arteriellen Zytostatika-Perfusion der Metastasenleber.

Staging-Operation: Explorative Operation zur Festlegung des Tumorstadiums im Hinblick auf die therapeutische Strategie vornehmlich bei Systemerkrankungen (Morbus Hodgkin, Non-Hodgkin-Lymphome).

Rezidivoperationen: Reintervention bei gesichertem Tumorrückfall. Chancen wegen Terrainveränderungen durch die Voroperation (Zerstörung der Faszienliederung, ungehemmte Ausbreitung, atypische lymphatische Streuung) gemindert. Meist nur lokale Radikalität möglich. Trotzdem sinnvoll, da viele Tumoren primär nur örtliche Rezidive ohne Fernmetastasen entwickeln (z. B. Weichteilsarkom). Auf dieser Grundlage wird die

Second-look-Operation propagiert. Planmäßige Freilegung des ehemaligen Operationsgebietes zur Früherkennung und evtl. Elimination eines asymptomatischen Lokalrezidivs, vor allem bei Tumoren, die früh rezidivieren (innerhalb der ersten 2 Jahre). Indikationszeitpunkt gemäß Risiko (z. B. $T_xN_1M_0$ nach 6 Monaten, $T_3N_0M_0$ nach 12 Monaten, s. a. Kap. 26).

8.3 Kombinierte Geschwulstbehandlung (GK 3: 10.6)

Präoperative Ziele:
- Reduktion der Tumormasse, um die Exstirpation zu ermöglichen oder zu erleichtern.
- Verhinderung der intraoperativen Tumoraussaat.

Postoperative Ziele:
Nichtchirurgische Tumortherapien sind um so erfolgreicher, je geringer die Tumormenge ist (operative Tumorreduktion).
Sie kann demnach als prä-, peri-, intra- und postoperative Therapie durchgeführt wer-

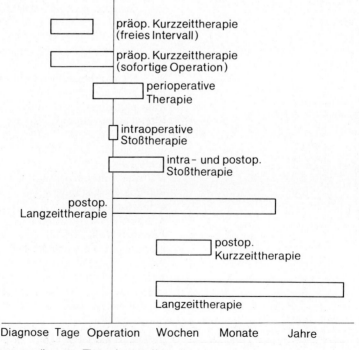

Abb. 8-5 Formen adjuvanter Therapiestrategien.

den (Abb. 8-5). Da zudem Dosierung, Fraktionierung, Applikationsform, Therapiedauer und zu kombinierende Maßnahmen bzw. Therapeutika für die Mehrzahl der Tumoren noch strittig sind, existieren zahllose Strategien, die in kontrollierten, prospektiven Studien überprüft werden müssen. Nur für die Minderzahl der Tumoren gibt es derzeit gesicherte Indikationen (Tab. 8-1). Nachteil aller Kombinationstherapien ist die erhebliche Zusatzbelastung für den Patienten. Für die Mehrzahl der soliden Tumoren, die nicht radikal operiert werden können, erweitert die Kombinationstherapie nur das palliative Therapiespektrum. Dagegen könnte die adjuvante Therapie langfristig die Heilungsresultate verbessern, da nach Radikaloperation evtl. verbleibende Mikrometastasen durch eine antiblastomatöse Therapie eliminierbar werden (Abb. 8-6). Schwerwiegender Nachteil der adjuvanten Therapie ist der Umstand, daß immer auch durch die Operation bereits Geheilte behandelt werden müssen, da nicht erkennbar ist, wer Tumorreste tragen könnte. Angesichts ihrer Nebenwirkungen muß die adjuvante Therapie derzeit auf Tumoren mit hohem Rezidiv- bzw. Progredienzrisiko beschränkt werden.

Tab. 8-1 Möglichkeiten einer adjuvanten Therapie bei soliden Tumoren (wichtigste Lokalisationen)

Indikation	Chemo-/ Hormontherapie	Strahlentherapie
gesichert		
Haut		+
Prostata	+	+
kindliche Tumoren	+	
weitgehend gesichert		
Mamma	+	+
Cervix uteri		+
Corpus uteri	(+)	+
Ovar	+	+
möglich bis wahrscheinlich		
Rektum		+
Niere		+
Fortschritte, die Therapiestudien rechtfertigen		
Bronchien (Histotyp!)	+	+
Kolorektum	+	
Magen	+	
Pankreas	+	
Ösophagus	(+)	+

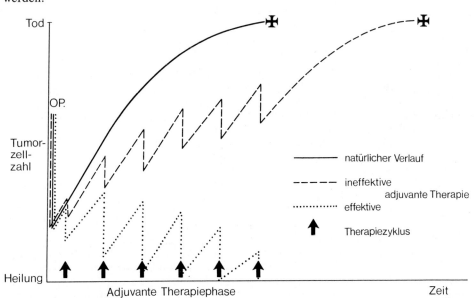

Abb. 8-6 Adjuvanter Therapieeffekt bei nicht kurativer Tumorexstirpation. Nur wenn mehr Krebszellen durch den Therapiezyklus vernichtet werden, als zwischenzeitlich nachwachsen, ist Heilung möglich (derzeit bei soliden Tumoren noch die Ausnahme).

Therapieformen

Strahlentherapie

Vom Prinzip die sinnvolle Ergänzung der Chirurgie im Sinne der Steigerung der lokalen Radikalität. Die syntaktische Wirkung ergibt sich daraus, daß die strahlenresistente Tumorhauptmasse operativ entfernt wird, während die strahlensensiblen Proliferationssprossen und (Mikro-) Metastasen radiologisch sterilisiert werden. Gebräuchlich sind Vorbestrahlung, Vor- und Aufsättigungsbestrahlung, Nachbestrahlung.

Vorbestrahlung:
VORTEILE: Tumorreduktion, Inhibierung der intraoperativen Tumoraussaat (zytotoxische Wirkung für 48–72 Std.).
NACHTEILE: Mögliche operative Risiken (abhängig von Gesamtdosis, Fraktionierung, präoperativer Karenz – Blutungsbereitschaft, Heilungsstörungen, Infektanfälligkeit), keine Selektion nach Tumorstadien möglich (*staging* erst postoperativ möglich).

Nachbestrahlung:
VORTEILE: Stadiengerechte Indikation.
NACHTEILE: Stärkere Nebenwirkungen (allgemein: geminderte postoperative Resistenz; lokal: verstärkte Mesenchymreaktion, Narbenbildungen, Stenosen, Adhäsionen, Aktivierung von Entzündungsherden).

Vor- und Aufsättigungsbestrahlung: Nutzung der Vorteile von Vor- und Nachbestrahlung bei gleichzeitiger Minderung von deren Risiken.

Limitierende Faktoren der Strahlentherapie
Strahlensensibilität abhängig von Zyto- und Histotyp, Proliferationsaktivität, Anteil hypoxischer Tumorareale, Tumorlokalisation. Strahlenbelastung von Haut und Nachbarorganen.

Moderne Arbeitsrichtungen
Computergesteuerte Dosierungsplanung (optimale Isodosenverteilung), Verbesserung der Wirkung auf hypoxische Tumorareale durch strahlensensibilisierende Substanzen (z. B. Misonidazol, bestimmte Zytostatika) oder neue Strahlenarten (schnelle Neutronen), interstitielle Strahlentherapie (operative Einbringung von Strahlenträgern in Tumoren und/oder Metastasen).

Chemotherapie

Die größten Fortschritte auf dem Gebiet der Krebsbehandlung vollzogen sich in den letzten Jahren in der Chemotherapie (speziell pädiatrische Onkologie, hämatologische Systemerkrankungen). Für die Mehrzahl der chirurgisch relevanten Tumoren ist die Bedeutung derzeit noch gering (s. Tab. 8-1). An die Stelle einer Monotherapie ist mehrheitlich die Kombinationsbehandlung (Polychemotherapie) getreten (Ziel: Wirkung auf verschiedene Zellzyklusphasen, Dosisreduzierung der einzelnen Komponenten zur Verminderung von deren spezifischen Nebenwirkungen). Wegen der schwerwiegenden Nebenwirkungen müssen strenge Indikationsmaßstäbe angelegt werden. Eine Minderung der Nebenwirkungen bei gleichzeitig höheren Zielvolumina wird durch gezielte Organperfusion angestrebt (z. B. Extremitätenperfusion bei Sarkomen, Leberperfusion über A. hepatica-Katheter bei Lebermetastasen). Eine adjuvante Therapie ist zur Zeit nur bei wenigen Tumoren vertretbar (s. Tab. 8-1). Die palliative Therapie bei inkurablen soliden Tumoren muß sich mehrheitlich auf symptomatische Stadien von hohem Krankheitswert sowie auf informierte Patienten beschränken, die auf Ausschöpfung aller Mittel drängen. Remissionsquoten über 40% (Voll- und Teilremission) sind bereits als günstig zu bezeichnen. Eine Lebensverlängerung bei Therapierespondern ist größtenteils mehrmonatig befristet. Die beachtlichen Fortschritte bei einigen Tumoren (Mammakarzinom, kindliche Tumoren, Ovarialkarzinom, Seminom u. a.) geben Anlaß zu Hoffnungen.

Hormontherapie

Einige Karzinome zeigen ein durch (Geschlechts-)Hormone stimulierbares Wachstum (Mamma-Karzinom, Prostatakarzinom u. a.), so daß komplementär wirksame Hormone antiproliferativ wirksam werden können. Wo möglich, sollte der Hormontherapie die Bestimmung von Hormonrezeptoren am Tumor vorausgehen. Da Kortikoide antiproliferative Eigenschaften haben, werden sie auch als Bausteine in Polychemotherapien eingesetzt. Daneben finden sie Verwendung in der palliativen Therapie wegen eines allgemeinen stabilisierenden und roborierenden Effektes.

Immunotherapie

Mit Sicherheit die biologischste Lösung. Tatsächlich findet insbesondere in statu nascendi der Tumorzelle sowie an freien Tumorzellverbänden eine außerordentliche Vernichtungsarbeit statt. Gegenüber den manifesten (Makro-)Karzinomen (1 g = 10^9 Zellen) versagt jedoch die Tumorabwehr. Trotz zum Teil ausgeprägter Immunreaktivität der Tumoren fehlen tumorspezifische Antikörper, die zur Diagnostik und passiven Tumortherapie geeignet wären. Aktive Immunisierung mit Tumorextrakten ist bislang über experimentelle Ansätze nicht hinausgekommen. Eine unspezifische Immunostimulation (z. B. BCG*, BCG-Extrakte, Levamisol u. a.) ist, von spezifischen Nebenwirkungen abgesehen, nicht unproblematisch, da auch eine Tumorpropagation ausgelöst werden kann (Hemmung der Immunabwehr durch Anti-Antikörper). Über den Rahmen einer kontrollierten Studie hinaus kann eine Immunotherapie derzeit bei keinem Tumor empfohlen werden.

8.4 Prognose, Nachbetreuung

(GK 3: 10.6)

Neben tumorspezifischen Faktoren (s. o.) und den anatomischen Verhältnissen ist die Prognose von einer Vielzahl schwer kalkulierbarer und individuell z. T. gegensinnig wirksamer Faktoren abhängig. So kann im hohen Lebensalter das Tumorwachstum stark verlangsamt sein. Derart kann das natürliche Lebensende erreicht werden, ohne daß der Tumor klinisch in Erscheinung tritt (okkultes Karzinom) bzw. nur so geringe Beschwerden verursacht, daß aggressive, risikoreiche Therapien nicht zu rechtfertigen

---

* BCG = Bacillus-Calmette-Guérin (in gallehaltigen Nährböden gezüchtet), urspr. unspez. Impfstoff gegen Tuberkulose.

Tab. 8-2 Nachsorgeziele

Erkennung und Behandlung von
    Tumorrezidiv und -progression
    therapeutischer Morbidität
    Komorbidität

Durchführung und Organisation von
    adjuvanter Therapie
    roborierenden Maßnahmen (Kuren)
    Rehabilitationsmaßnahmen
    Sozialmaßnahmen

Psychologische Führung

Vorsorgemaßnahmen
    (metachrone Multiplizität)

Dokumentation (Therapiekontrolle)

---

sind. Andererseits bedeutet Altersschwäche, daß insbesondere Tumorkomplikationen nur schwer überlebt werden bzw. die Tumoraggression anfällig gegenüber anderen dann letal werdenden Krankheiten macht. Andere prognoseprägende Faktoren sind Komorbidität, Krankheitsverarbeitung, Lebenswille. Von der *Rehabilitation* wird eine (noch unbewiesene) Förderung der unspezifischen Tumorabwehr erwartet; unbestreitbar sind die günstigen Auswirkungen auf den psychophysischen und sozialen Bereich. Für die *Nachsorge* (als Teil der Rehabilitation) sollte die Rezidivfrüherkennung nur ein Teilaspekt einer umfassend angelegten Patientenbetreuung sein (Tab. 8-2). Sie wird zweckmäßig nach einem stadiengerechten Stufenplan durchgeführt (vgl. z. B. Kap. 26). Untersuchungsintervalle sollten in den ersten 2 Jahren 8 Wochen (hohes Rückfallrisiko) bis 12 Wochen (niedriges Risiko) betragen, danach halbjährlich, ab 5. postoperativen Jahr jährlich. Mit der Entwicklung von Nachsorgestrategien werden die Grundlagen geschaffen, wirksamer werdende Tumortherapien auch schnell und effektiv umsetzen zu können.

Krebstherapie = Vorsorge und Früherkennung, Behandlung und Nachsorge!

9 Transplantation (GK 3: 4.4)

9.1.1 Definition der Organtransplantation

- **Autotransplantation:** Entnahme und Transplantation bei demselben Individuum.
- **Isotransplantation:** Empfänger und Spender sind genetisch identisch (Zwillinge).
- **Allotransplantation:** Transplantation zwischen genetisch nicht identischen Individuen der gleichen Spezies (z. B. Mensch zu Mensch).
- **Xenotransplantation** (auch Heterotransplantation): Transplantation zwischen Individuen verschiedener Spezies (z. B. Schwein zu Mensch).

Ein Organ kann entweder *orthotop*, d. h. an die gleiche Stelle im Körper (z. B. bei der Herztransplantation) oder *heterotop*, d. h. an eine andere Stelle im Körper (z. B. bei der Nierentransplantation) implantiert werden. Allo- und Xenotransplantationen rufen beim Empfänger eine Abstoßungsantwort hervor *(Rejektion)* und erfordern deshalb eine Immunosuppression.

9.1.2 Transplantationsimmunologie

Bei Allotransplantationen wird eine Immunantwort ausgelöst, die aus folgenden Komponenten besteht:
a) Histo*in*kompatibilität durch Spender-Antigene
b) Erkennung dieser Antigene durch den Empfänger
c) Destruktion sowie Elimination des antigenhaltigen Gewebes.

Zu a):
Zwei hauptsächliche Antigensysteme bewirken die Histokompatibilitäts-Barriere zwischen Spender und Empfänger: Das sind 1. die *Blutgruppenantigene* (AB0-System) und 2. die *HLA-Antigene* (human leukocyte antigen), die zum sog. „major histocompatibility system" zählen. Eine AB0-*In*kompatibilität führt in der Regel zu einer sofortigen *Abstoßung* des transplantierten Organs, so daß die AB0-Verträglichkeit in der Transplantationschirurgie von allergrößter Bedeutung ist.

HLA-Antigene lassen sich hinsichtlich ihrer Struktur, Funktion und Gewebsverteilung in 2 Klassen einteilen:

1. Antigene der Klasse I sind Glykoproteine, die auf der Zelloberfläche sämtlicher kernhaltiger Organ- und Blutzellen vorhanden sind (Ausnahme sind die plazentaren Trophoblasten). HLA-Antigene der Klasse I entsprechen beim Menschen HLA-A-, B-, C-Ag und werden vom 6. Chromosom codiert.

Die Wahrscheinlichkeit einer Gewebeübereinstimmung zwischen zwei nicht blutsverwandten Individuen ist theoretisch kleiner als 1:20 Mio. Die Klasse-I-Antigene repräsentieren die *immunologische Identität* einer Zelle und sind als *Target-Antigene* der zytotoxischen T-Lymphozyten für die Abstoßungsreaktion von besonderer Bedeutung.

2. Antigene der Klasse II sind ebenfalls Glykoproteine, die jedoch im Gegensatz zu den Antigenen der Klasse I *nicht* auf allen kernhaltigen Zellen eines Individuums vorhanden sind; sie befinden sich stattdessen insbesondere an der Oberfläche sog. „dendritischer Zellen", wie Makrophagen oder auch an aktivierten T-Lymphozyten bzw. B-Lymphozyten. Antigene der Klasse II entsprechen beim Menschen den *HLA-D-Antigenen* und werden von der DR-Region des 6. Chromosoms codiert. Sie sind von entscheidender Bedeutung für die Regulation und insbesondere die Intensität der Immunantwort und damit der Abstoßungsreaktion.

Immunantwort gegen Alloantigene

Die Immunantwort gegen Alloantigene ist in der Regel T-Zell-abhängig. Dabei spielt die sog. *Antigenrepräsentation* eine wesentliche Rolle, d. h., ob es sich um *lösliche* Fremdantigene handelt, die frei im Blut des Empfängers zirkulieren – oder um Histokompatibilitätsantigene der Zellen transplantierter Organe. Bei der Auslösung einer Immunantwort gegenüber löslichen T-Zell-abhängigen Antigenen, werden diese zunächst von Makrophagen des *Empfängerorganismus* aufgenommen und liegen dann als Komplex mit den Antigenen der Klasse II des Empfängers (!) auf der Zellmembran der Makrophagen vor (Antigen-repräsentierende Zellen). In dieser *„aufbereiteten"* Form aktivieren sie dann die T-Helferzellen des Empfängers.

Lösliche Fremdantigene werden durch Empfängermakrophagen immunogen gemacht

Die Klasse-II-Antigen(HLA-D)-tragenden allogenen Zellen des Spenders aktivieren selbst die T-Helferzellen des Empfängers, d. h. sie repräsentieren ihr Antigen selbst. HLA-D-Antigene sind wahrscheinlich die für die Auslösung einer Abstoßungsreaktion wichtigsten Histokompatibilitätsantigene.

T-Lymphozyten:

Innerhalb der T-Zell-Familie sind vor allem die T-Helfer-Zellen für die Auslösung der Immunantwort verantwortlich. Sie werden durch Antigen-repräsentierende Zellen aktiviert und differenzieren sich z. T. in Effektorzellen, die die Hypersensitivitätsreaktion vom verzögerten Typ vermitteln.
Aktivierte T-Helfer-Zellen beeinflussen außerdem die Funktion anderer Lymphozyten-Populationen, so z. B. auch B-Lymphozyten, die die Vorläufer der Antikörper produzierenden Plasmazellen sind.

Zelluläre Immunantwort:

Die im Rahmen einer Abstoßung beteiligten zellulären Reaktionen werden überwiegend durch T-Zellen vermittelt. Dabei sind sowohl zytotoxische T-Zellen (TC) als auch T-Zellen der Hypersensitivitätsreaktion vom verzögerten Typ beteiligt. Diese sind im Gegensatz zu den zytotoxischen T-Zellen nicht direkt, sondern indirekt über lösliche Faktoren (*Lymphokinine*) in der Lage, Lymphozyten und andere Entzündungszellen in ihrer Funktion zu modulieren und so zur Abstoßungsreaktion beizutragen.

Humorale Immunantwort:

Sensibilisierte B-Lymphozyten reifen zu Plasmazellen heran, die antigen-spezifische Immunglobuline (Antikörper) produzieren. Diese Antikörper wirken entweder *direkt* zytotoxisch (indem das Komplementsystem aktiviert wird), oder *indirekt* nach Bindung an Killer-Lymphozyten (K-Zellen) bzw. Makrophagen. Diese indirekte Zytotoxizität wird auch als Antikörper-abhängige-zell-vermittelte Zytotoxizität bezeichnet (ADCC = *antibody-dependant-cell-cytotoxicity*).

Für die Transplantationschirurgie von besonderer Bedeutung sind die sog. *präformierten zytotoxischen Antikörper* im Serum des Empfängers. Es handelt sich dabei um Immunglobuline, die zum Zeitpunkt einer Transplantation bereits präsent sind. Sie sind spezifisch gegen HLA-Antigene des Spenders gerichtet und können unter Komplementaktivierung zu einer hyperakuten Reaktion und damit zur sofortigen Organzerstörung führen. Häufigste Ursache präformierter zytotoxischer Antikörper sind Vorsensibilisierungen durch Bluttransfusionen, Schwangerschaft und vorherige Transplantationen.

Der Nachweis zytotoxischer Antikörper erfolgt durch das sog. *Cross-Match:* Hierbei werden Spender-Lymphozyten mit Empfänger-Serum zusammengebracht.

Transplantationen nur bei AB0-Kompatibilität und negativem Cross-Match

9.1.3 Rechtliche Situation bei der Organspende

Ein einheitliches Gesetz, das in der Bundesrepublik Deutschland die Organentnahme zum Zwecke der Transplantation zentral regelt, gibt es noch nicht. Zur Zeit gelten einzelne Länderregelungen in Form von Richtlinien, die im wesentlichen 3 Punkte enthalten:

1. Die Organentnahme ist nur bei einwandfreier Feststellung des Hirntodes (= Individualtod!) zulässig, auch wenn der Kreislauf noch intakt ist. Zwei Ärzte, die *nicht* dem Transplantationsteam angehören, müssen aufgrund *klinischer* Zeichen den Hirntod festgestellt haben. Dieses kann durch EEG-Untersuchungen ergänzt werden. Eine Karotis-Angiographie ist nicht mehr bindend vorgeschrieben.
2. Die Einwilligung der Anverwandten zur Organentnahme ist erforderlich, wenn *kein* Organspenderausweis vorliegt.
3. Bei nicht-natürlichem Tod muß die Staatsanwaltschaft ihre Zustimmung geben.

9.2 Nierentransplantation

Spender

Kadaverspender:

In Frage kommen Organspender mit einwandfrei nachgewiesenem Hirntod und intaktem Kreislauf bis zu einem Alter von ca. 60 bis 70 Jahren. Nicht geeignet: Spender mit Nierenerkrankungen, Allgemeinerkrankungen (Diabetes mellitus, Hypertonus), übertragbaren Krankheiten (z. B. Tuberkulose, Hepatitis) und Malignomen (Ausnahme: Hirntumoren). Vor Explantation richtet sich die Therapie auf die Optimierung der Kreislauf- und Nierenfunktion, vor allem durch massive Volumenzufuhr (4–6 l/die). Cave: Vasokonstriktoren.

Jeder Organspender ist hypovolämisch

Eine antibiotische Prophylaxe ist bei länger andauernder Intensivbehandlung erforderlich.

Lebendspender:

Der Anteil der Lebendspender an den Nierentransplantationen schwankt zwischen 3% (BRD) und 60% (in einigen Zentren der USA). Vorteile der Lebendspendertransplantation: bessere Transplantatfunktionsrate, schwächere immunsuppressive Medikation, geringere Wartezeit.

Organentnahme – Konservierung
(Abb. 9-1, 9-2):

Die Nieren werden bei *kreislaufstabilen* Kadaverieren-Spendern unter sterilen Operationsbedingungen entnommen.

Prinzip der Konservierung:
Hypotherme Schwerkraft-Perfusion der Nieren mit *Collins*-Lösung. Sie ist kaliumreich (115 mmol), natriumarm (10 mmol) und leicht hyperosmolar (375 mosmol/l). Sie wird auch als *intrazelluläre* Konservierungslösung bezeichnet und verhindert einen unnötigen Kaliumverlust bzw. Natriumeinstrom.
Bei Temperaturbereichen zwischen 0 und 4°C sind anschließend Konservierungszeiten bis zu 40 Std. erlaubt.

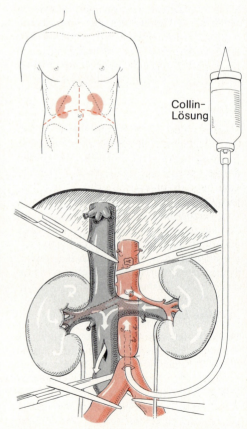

Abb. 9-1 Organentnahme bei Nierentransplantationen.

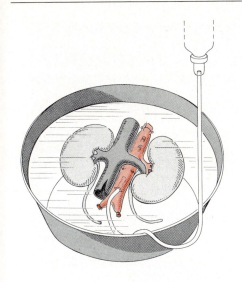

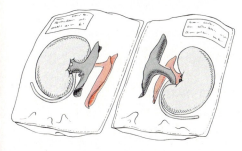

Abb. 9-2 Organkonservierung und Transport bei Nierentransplantationen.

Empfänger

Indikation:

Jeder zweite Dialysepatient ist ein Transplantationskandidat! Es gibt keine absolute Indikation oder Kontraindikation zur Transplantation, da die Dialyse eine echte Alternativbehandlung ist. Man empfiehlt heute jüngeren Patienten die Transplantation, den älteren eher die Dialyse, da das Operationsrisiko ab dem 45. Lebensjahr deutlich höher ist als in jüngeren Jahren.

Dringliche Indikationen:

Patienten mit typischen Dialyseproblemen: Shunt-Komplikationen, sekundärer Hyperparathyreoidismus, Polyneuropathie, Dialysedemenz, therapierefraktärer Hypertonus, Polyserositis, massive Anämie, psychische, familiäre und berufliche Probleme.

Sonderindikationen:

Eine frühzeitige Transplantation empfiehlt sich bei Patienten mit Glomerulosklerose im Rahmen eines juvenilen Diabetes sowie bei Kindern.

Kontraindikationen:

- Systemerkrankungen, die das Transplantat rasch zerstören z. B. Oxalose (nicht jedoch Amyloidose oder Gicht).
- Erkrankungen der ursprünglichen Niere, die sich auch im Transplantat wieder entwickeln können (z. B. floride immunologische Erkrankungen, wie *Goodpasture*-Syndrom).
- Systemerkrankungen, die mit der immunosuppressiven Therapie kollidieren, z. B. Tuberkulose bzw. Malignomerkrankungen.
- Gastrointestinale Erkrankungen – vor allem Ulkusleiden – müssen wegen der unvermeidbaren postoperativen Kortison-Therapie abgeheilt sein.
- Urologische Erkrankungen, z. B. Blasenentleerungsstörungen oder infizierte Schrumpfnieren.

Jeder Empfänger wird mit seiner Blutgruppe und seinem HLA-Typ registriert und der Zentrale von *Eurotransplant* (Leiden/Holland) gemeldet. Im Falle einer Organentnahme z. B. in Hamburg kann der im HLA-System am besten übereinstimmende Empfänger unter 3000 gemeldeten aus der Bundesrepublik, Benelux-Ländern, Schweiz und Österreich ermittelt werden. Ist auch das „cross match" negativ (s. o.), wird die Niere per Flugzeug, Bahn oder Auto zu dessen Zentrum verschickt. Zwischen Organentnahme und Transplantation sollte ein Zeitintervall von 40 Std. nicht überschritten werden, wenn die Niere mit Schwerkraftperfusion konserviert worden ist.

Operation

Nieren werden heterotop transplantiert, d. h. sie werden extraperitoneal in die linke oder rechte Fossa iliaca gelagert (Abb. 9-3). Nach Anastomosierung der Gefäße mit den

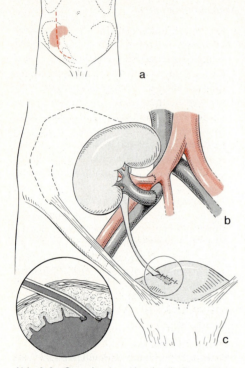

Abb. 9-3 Organimplantation in die Fossa iliaca bei Nierentransplantation:
a) Hautschnitt und Lokalisation
b) Gefäßanastomosen
c) Ureterozystostomie.

Beckengefäßen wird der Harnleiter am Blasendach mit einem submukösen Tunnel (Antirefluxmechanismus) anastomosiert. Röntgenbefund (i.v. Urographie) s. Abb. 9-4.

Immunsuppression

Bis heute gibt es noch keine klinisch erprobte „spezifische" Immunsuppression und schon gar keine medikamentös induzierte dauerhafte Immuntoleranz.

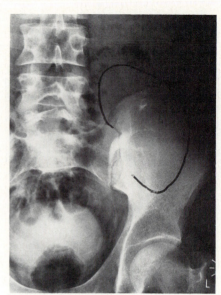

Abb. 9-4 Intravenöses Urogramm bei implantierter Niere.

Immunsuppression:

Seit mehr als 20 Jahren werden zur Immunsuppression nach Organtransplantationen *Kortikosteroide* und *Azathioprin* eingesetzt, die eine globale Schwächung der Immunantwort und damit auch der Infektabwehr bewirken.

a) *Kortikosteroide:*
DOSIERUNG: Initial 2–4 mg/(kg KG · die) mit Dosisreduktion innerhalb von 2 bis 4 Wochen auf 0,1 bis 0,2 mg/(kg KG · die).
WIRKUNG: Antiinflammatös, Hemmung von B-Zellen und damit der Antikörperproduktion (humorale Abwehr), lymphozytotoxisch sowie Hemmung von Makrophagen und polymorphkernigen Leukozyten.
NEBENWIRKUNGEN: Magen-Darm-Ulzera (?) mit Blutung oder Perforation, Diabetes mellitus, Osteoporose, aseptische Knochennekrosen (insbesondere am Femurkopf), Katarakt, proximale Muskelatrophie und Psychosen.

b) *Azathioprin:*
DOSIERUNG: 2–3 mg/(kg KG · die).
WIRKUNG: Nach Metabolisierung zu 6-Mercaptopurin (in der Leber) Hemmung der T-Zellen (zelluläre Immunität).

NEBENWIRKUNGEN: Hepatotoxisch, Knochenmarkdepression.

Kortikosteroide und Azathioprin potenzieren gegenseitig ihre Wirkungen und Nebenwirkungen

Allgemeine Probleme der konventionellen Immunsuppression sind vor allem Erhöhung der Infektionsrate (gleichermaßen für bakterielle//virale und Pilzinfektionen) sowie Zunahme maligner Tumoren.

Cyclosporin A:

Kombination von geringen Kortikosteroidmengen mit *Cyclosporin A.* Cyclosporin A ist ein Pilzderivat, dessen hohe immunsuppressive Wirkung und Spezifität es heute schon zum Medikament der Wahl in der Transplantationschirurgie werden ließ.
DOSIERUNG: Blut- bzw. Serumspiegel-abhängig [zwischen 3 und 14 mg/(kg KG · die, Kontrolle Serumspiegel)].
WIRKUNG: Hemmung der spezifischen Induktionsphase der T-Lymphozyten-Proliferation durch Blockierung von Interleukin-II.
– Hemmung der zellvermittelten und humoralen Immunität gegenüber allen neu präsentierten Antigenen (dies gilt auch für alle Neuinfektionen).
– Keine Hemmung der bereits etablierten T-Zell-abhängigen Immunität.
– Keine Lymphozytotoxizität.
NEBENWIRKUNGEN: Nephro-Hepatotoxizität, Hypertonus, Hirsutismus, Gingivahyperplasie und feinschlägiger Tremor. Noch nicht gesichert ist die Häufigkeit Cyclosporin-A-induzierter maligner Lymphome.

Antilymphozyten-Globulin (ATG):

Durch Immunisierung von Pferden oder Kaninchen gegen menschliche T-Lymphozyten hergestellte Immunglobuline.
WIRKUNG: T-Zell-Suppression.
INDIKATION: Schwere bzw. chronische Abstoßungsreaktionen.
NEBENWIRKUNGEN: Anaphylaktoide Reaktionen, erhöhte Infekt/Malignomgefährdung.
Mit dem klinischen Einsatz sog. „*monoklonaler Antikörper*" ist in naher Zukunft zu rechnen. Monoklonale Antikörper sind von hoher Spezifität gegen individuelle T-Lymphozyten-Subpopulationen und stellen damit einen ersten Schritt in Richtung spezifischer Immunsuppression dar.

Abstoßungsreaktionen (Rejektion):

Die Erkennung und Einteilung von Rejektionen erfolgt nach klinischen, seit Einführung von Cyclosporin jedoch in erster Linie nach histologischen Kriterien.
– *Hyperakute Rejektion:* Überwiegend humoral ausgelöste Organzerstörung innerhalb von 48 Std. nach Implantation. Toxisches Krankheitsbild.
URSACHE: AB0-Unverträglichkeit sowie präformierte zytotoxische Antikörper, die bereits im Serum des Empfängers vorhanden waren und rein zufällig gegen HLA-Antigene des Spenderorgans gerichtet sind. Histologisch stehen vor allem Endothelläsionen im Vordergrund.
– *Akzelerierte Rejektion:*
Transplantatabstoßung zwischen dem 2. und 5. postoperativen Tag.
URSACHE: Sekundäre Immunantwort auf HLA-Antigene des Transplantates (Abstoßung auf zellulärer Ebene).
HISTOLOGIE: Ähnlich wie bei der hyperakuten Rejektion.
– *Akute Rejektion:*
Immunantwort auf *zellulärer* Ebene, die jederzeit innerhalb der ersten 3 Monate auftreten kann. Spezifische Reaktion des Wirtsorganismus auf das Allotransplantat, die allerdings durch die immunsuppressive Therapie modifiziert wird. Zerstörung des Organs durch Effektor-Lymphozyten, die durch HLA-Antigene des transplantierten Organs sensibilisiert worden sind (Abb. 9-5).

80% aller akuten Rejektionen treten in den ersten 4 postoperativen Wochen auf

Rejektionstherapie:

Bei allen Rejektionen wird die Basistherapie mit Cyclosporin A unverändert fortgesetzt. In Abhängigkeit vom Ausmaß der Rejektion werden folgende Maßnahmen getroffen: Bei leichten bis mittelgradigen Rejektionen (Histologie: perivaskuläre und in-

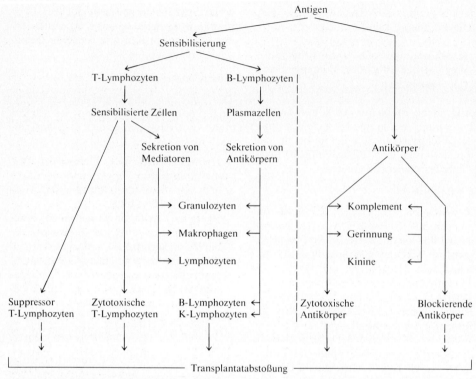

Abb. 9-5   Schema der Rejektion.

terstitielle lymphozytäre Infiltration) je 0,2 bis 1 g *Methylprednisolon* an 3 aufeinanderfolgenden Tagen (darf maximal 2–3mal wiederholt werden).
Bei therapieresistenten bzw. bei schweren Rejektionen (Histologie: Endothelläsionen, Zellnekrosen) ATG – 3 mg/(kg KG · die) – nur so lange, bis die Zahl der peripheren T-Lymphozyten auf Null abgefallen ist.
Bei chronischer, überwiegend humoral ablaufender Rejektion gelingt die Elimination von Immunglobulinen mittels Plasmapherese.
Cave: Bei allen Rejektionstherapien ist das stark erhöhte Infektionsrisiko zu berücksichtigen.

Ergebnisse der Nierentransplantation

a) *Konventionelle Immunsuppression (Azathioprin und Steroide):* Bis zu 74% 1-Jahres- und 50% 5-Jahres-Funktionsraten. Die Ergebnisse sind dabei weitgehend abhängig von der Übereinstimmung der Histokompatibilitätsmerkmale des HLA-Systems insbesondere am HLA-DR-Locus.

b) *Moderne Immunsuppression (Cyclosporin A, Steroide, ATG):* Vor allem durch Cyclosporin A sind 1-Jahres-Funktionsraten von über 80% zu erreichen. Im Gegensatz zur konventionellen Immunsuppression scheint die Übereinstimmung im HLA-System nur von untergeordneter Bedeutung zu sein.

Aussichten für den Patienten

Die 1-Jahres-Überlebensrate der Patienten nach Nierentransplantationen entsprechen denjenigen nach Dialysebehandlung. Im Gegensatz zu ihr ist durch ein funktionierendes Transplantat jedoch eine vollständige Entgiftung des Körpers und die Wiederaufnahme der eigenen endokrinen Funktion möglich, d. h. Rückbildung der Anämie (Erythropoetin), Normalisierung des Hypertonus, Besserung der Polyneuropathie, Normalisierung des Kalzium-Phosphor-Stoffwechsels und des sekundären Hyperparathyreoidismus, Normalisierung der Spermiogenese und des Menstruationszyklus (Schwangerschaften nach Transplantationen sind möglich).

9.3 Transplantation anderer Organe

1. Leber

Es hat den Anschein, daß Immunreaktionen gegen die Leber schwächer ausgeprägt sind als gegen die Niere. Die Konservierung erfolgt wie die der Niere durch eine einmalige initiale Perfusion mit *Collins*-Lösung. Bei 4°C sind Konservierungszeiten bis zu 11 Std. möglich. Die Transplantation der Leber erfolgt in der Regel orthotop. (Zur speziellen Technik siehe Kap. 32.)
Operationstechnisch ist die Lebertransplantation aufwendig. Hauptproblem ist dabei die Rekonstruktion der Gallenwege. Im Vergleich zur Nierentransplantation ist bei der Lebertransplantation das Operationsrisiko deutlich höher, vor allem deshalb, weil die zu transplantierenden Patienten in der Regel schwer krank sind. Es haben sich daher mit dieser sehr aufwendigen Therapie auch nur vergleichsweise wenige Zentren auf der ganzen Welt befaßt. Bis heute sind international über 1000 Lebertransplantationen durchgeführt worden. Die immunsuppressive Therapie erfolgt prinzipiell wie nach einer Nierentransplantation. (Zur speziellen Technik s. Kap. 33.)

2. Pankreas

Die erste Pankreastransplantation erfolgte im Jahre 1967.
Indikation: Insulinpflichtiger Diabetes mellitus (häufig auch zusammen mit einer Nierentransplantation).

Technik der Pankreastransplantation:
a) heterotope *Organ*transplantation und
b) Transplantation der Insel*zellen*.

Zu a):
Transplantiert werden nur der Pankreasschwanz und Teile des Körpers. Die Konservierung entspricht der der Niere, wobei Konservierungszeiten von 3–7 Std. möglich sind. Die Gefäßanastomosierung erfolgt ebenfalls wie bei der Niere mit den Iliakalgefäßen. Problematisch ist die *exokrine* Sekretionsleistung des heterotop transplantierten Organs: Diese wird entweder durch Ausguß des Pankreasganges mit einer Kunststoffmasse (Ethibloc®) blockiert oder durch direkte Pankreatiko-Jejunostomie drainiert. (Zur speziellen Technik s. Kap. 36.)
Die Ergebnisse der Pankreas-*Organ*transplantation sind bislang noch unbefriedigend geblieben. Nach erfolgreicher Transplantation kann es allerdings bereits innerhalb weniger Tage zur Funktionsaufnahme des Organes mit der Gefahr von *Hypoglykämien* kommen.
Die Immunreaktionen laufen parallel zu denjenigen des Nierentransplantates und können daher auch entsprechend der Nierenfunktion diagnostiziert und behandelt werden. Bis heute sind nur ca. 20% gute Langzeitergebnisse erzielt worden.

Zu b):
Nach Entnahme des Pankreas wird dieses zerkleinert und z. B. durch Einwirkung von Kollagenase in Mikrofragmente geteilt. Die inselzelltragenden Fragmente werden dann entweder in die V. portae oder besser unter die Kapsel der Milz injiziert. Vor allem die Langzeitergebnisse sind mit dieser Technik noch unbefriedigender als nach der Pankreassegmenttransplantation.

3. Herz

Klinische Herztransplantationen wurden in den letzten Jahren zunehmend häufiger, vor allem unter dem günstigen Einfluß der Immunosuppression mit *Cyclosporin* A. (Zur speziellen Technik s. Kap. 21.)

10 Plastische Chirurgie (GK 3: 32.1)

Die Plastische Chirurgie ist seit 1979 auch in der Bundesrepublik ein eigenständiges chirurgisches Teilgebiet. Auf der Basis möglichst atraumatischer Schnittführung in den Hautspaltlinien und einer subtilen Kenntnis der Anatomie des Weichteil-, Gefäß- und Nervensystems befaßt sich die Plastische Chirurgie mit der Wiederherstellung angeborener Form- und Funktionsdefekte, der Rekonstruktion von Gewebsdefekten sowie kosmetischen Problemen der Körperoberfläche. Zur Anastomosierung feinster peripherer Gefäße und Nerven werden mikrochirurgische Techniken eingesetzt, die die Replantation von Fingern oder den freien Gewebetransfer von Haut, Subkutis, Muskel und Knochen mit einem Gefäßanschluß im Transplantationsgebiet ermöglichen. Darüber hinaus spielen die klassischen Verfahren der freien Haut-, Knorpel-, Faszien- oder Nerventransplantation heute eine große Rolle neben den alloplastischen Implantaten Silikon, Polyurethan u. ä. m.

10.1.1 Allgemeine Prinzipien

Hautplastiken und -transplantationen dienen der Defektdeckung und der ästhetisch-plastischen Korrektur. Subtile Technik, gewebefreundliches Nahtmaterial und die Berücksichtigung anatomisch-physiologischer Prinzipien sind Voraussetzung eines ästhetisch befriedigenden Erfolges. Nahttechniken mit atraumatischen feinen Nadeln, dünnen Fadenstärken (Kunststoff, monofil 5–9 × 0) und ausreichende Versorgung des Subkutangewebes (Drainagen und gut verträgliche, resorbierbare Subkutannähte) sind unerläßliche Bedingungen des Erfolges. Spannungsfreiheit der adaptierenden Nähte und gut durchblutete Hautränder sind eine weitere Voraussetzung. Intrakutane Nahttechniken garantieren darüber hinaus kosmetisch einwandfreie Narben ohne sichtbare Stichkanäle. Trotz Berücksichtigung dieser Gesichtspunkte ist ein gutes kosmetisches Ergebnis nicht immer zu garantieren. Wundinfektionen, überschießende Narbenbildung, Keloide, Narbenkontrakturen und Subkutannekrosen gefährden den Erfolg. Aus diesem Grund ist eine detaillierte, präoperative Aufklärung über Gefahren und Risiken des Eingriffs ebenso notwendig wie eine sorgfältige Indikationsstellung. Dies gilt insbesondere für den Bereich der kosmetischen Chirurgie, die auch aus forensischen Gründen nur vom erfahrenen, mit allen Techniken der plastischen Chirurgie vertrauten Fachchirurgen durchzuführen ist.

Plastische Chirurgie: Sorgfältige Aufklärung, kritische Indikation und optimale Technik

10.1.2 Schnittführung an der Haut

Die Schnittführung an der Haut erfolgt grundsätzlich in den Hautspaltlinien, die durch die Bewegungsrichtung der Weichteile bedingt sind, d. h. die weitgehend quer zur einwirkenden Muskulatur gelagert sind. Wird der Hautschnitt quer oder schräg zu den Hautspaltlinien gelegt, so wird das kosmetische Ergebnis um so schlechter, je mehr der Winkel von der Ideallinie abweicht und um so besser, je mehr er sich dieser Ideallinie angleicht. Bei einem Ringmuskel ist, wenn seine Funktion sphinkterartig ist, die Schnittführung entsprechend dem o. g. radiär zu wählen. Wirkt der Muskel im Sinne des M. orbicularis oculi nur in einer Achse, d. h. als Levator, so verläuft seine Hauptfunktionsachse in vertikaler Richtung zur Augenspalte; infolge dessen muß dort die Schnittlinie parallel zur Augenspalte gelegt werden. Wirken mehrere Muskeln zusammen, so ist die Hauptrichtung der Muskelfunktion zu ermitteln und die quer dazu verlaufende Kraftlinie als ideale Inzision zu definieren. Dies kann in der Praxis oft durch Zusammendrücken der betroffenen Hautregion und die Beobachtung der darauf resultierenden Faltenbildung geschehen. Stimmt die Druckrichtung der beiden Hände nicht mit der Muskelfunktion überein, so entstehen zwar unregelmäßige, unbestimmte Wellenbildungen, es entwickeln sich aber keine typischen, parallellaufenden Hautfältelungen, wie sie sich immer dann ergeben, wenn die Haut rechtwinkelig zu den Hautspaltlinien zwischen den beiden palpierenden Händen aufeinander zugeschoben wird. Besonders schwierig ist die Beurteilung der richtigen Inzisionslinien im Bereich des Gesichtes und der Hände (s. Abb. 10-1).

Am Akromion verlaufen die Spaltlinien senkrecht zur Oberarmachse. In der hinteren Achselgrubenlinie verlaufen sie parallel zu den um etwa 45° abduzierten Oberarm. An der vorderen Thoraxwand entsprechen die Hautspaltlinien weitgehend dem Verlauf der Rippen, und über der Skapula teilen sich die Hautspaltlinien in der hinteren Achselgrube gänsefußartig, entsprechend der veränderten Muskelkraftlinien in drei Richtungen.

Eine besonders schlechte Narbenbildung, d. h. die Entstehung von Keloiden, resultiert dort, wo Hautspaltlinien nicht definiert werden können. Solche Problemregionen sind insbesondere das Gebiet des Manubrium sterni und das gesamte Sternum, wo häufig Narbenkeloide zu erwarten sind. Auch die Schulterregion ist eine prädisponierte Region der Keloidentstehung.

Unter einem Keloid versteht man eine proliferative Narbenwucherung, die sich in das benachbarte, zunächst gesunde Gewebe hinein fortsetzt und nach außen als derbe, stark gerötete, meist juckende Wulstbildung

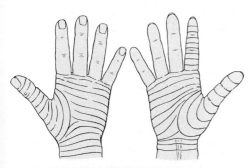

Abb. 10-1 Hautspaltlinien der Hand, alle quer dazu verlaufenden Inzisionen sollten mit Hilfe von Z-Plastiken verschlossen werden.

imponiert. Dieser Keloidbildung liegt eine Störung des Prolinstoffwechsels zugrunde (s. Kap. 1.4). Die Neigung zur Keloidbildung ist individuell, die Anlage wird aber durch die chirurgische Technik und vor allem durch lokale Prädisposition in besonderem Umfange gesteigert. Deshalb sind die Beachtung der optimalen Schnittrichtung und die spannungsfreie aseptische Wundheilung wichtige Voraussetzungen zur Verhinderung von Keloiden oder hypertrophen Narben. Als hypertrophe Narben werden solche Narben bezeichnet, die derb und prominent, oft entstellend oder funktionsbeeinträchtigend sind, die aber im Gegensatz zum Keloid klinisch spontan keine Beschwerden bereiten, d. h. keinen Juckreiz oder eine über ein Jahr hinaus anhaltende Rötung und Hyperämie zeigen. *Die hypertrophe Narbe wird nach spätestens 1–1½ Jahren blaß, das Keloid bleibt rot, hyperämisch und hyperästhetisch.* Die hypertrophe Narbe wird deshalb am besten nach 1–1½ Jahren chirurgisch korrigiert, das Keloid kann durch ausschließlich chirurgische Behandlung kaum gebessert, leicht aber erheblich verschlechtert werden!

10.1.3 Spezielle Verfahren

Narbenkorrektur

Die Indikation zur operativen Korrektur hypertropher Narben ergibt sich aus kosmetischen oder aus funktionellen Gründen. Kosmetisch störende, hypertrophe Narben können in vielen Fällen, insbesondere bei Verbrennungsnarben, durch langfristig angewandte Kompressionsverbände ohne operative Korrektur günstig beeinflußt werden. Funktionell störende, hypertrophe Narben sind immer eine klare Operationsindikation. Die Korrektur erfolgt entweder durch Exzision der gesamten Narbe und primären Wundschluß mit oder ohne Vordehnung des umgebenden gesunden Gewebes mittels Expander oder durch Exzision der Narbe und Versorgung des resultierenden Defekts mittels eines Vollhaut- oder dicken Spalthauttransplantats. Bei schmalen, in einer Richtung, z. B. im Sinne einer Beugekontraktur des Fingers wirkenden hypertrophen Narbenströngen, ist die Exzision des Narbenstranges unter Umständen mit einer Z-Plastik zu verbinden (s. u.).

Die Korrektur von Keloiden ist äußerst problematisch, da die chirurgische Exzision bei primärem Wundschluß oder bei plastischer Deckung meist nicht zu einer Verbesserung des Befundes führt. Die Neigung zur Keloidbildung wird sich meist am Rand des Transplantates erneut manifestieren, und oft wird nach primärem Wundschluß das Keloidrezidiv größer als es primär war. Wird die Exzision eines Keloids nach entsprechender konservativer Vorbehandlung unumgänglich, so erfolgt die Hautnaht unter kosmetischen Gesichtspunkten nach vollständiger Resektion auch der subkutanen Anteile. Eine postoperative Strahlentherapie kann hier zugefügt werden (400 R). Sie hat nur dann Aussicht auf Erfolg, wenn sie noch am Operationstag eingeleitet wird. Nach Möglichkeit ist außerdem ein Druckverband anzufertigen. Ggf. kann die lokale Anwendung von Kortikoiden, sowie die Gabe von Vitamin A das Rezidiv verhindern. Alle Narbenrevisionen sollten *frühestens* neun Monate postoperativ, d. h. im Stadium der *weißen Narbe*, vorgenommen werden.

Verschiebeplastiken

Die typischen Verschiebeplastiken sind nach der Form verschiedener Buchstaben des Alphabets benannt. Die Schnittführung wird dabei nach geometrischen Prinzipien und weitgehend ohne Berücksichtigung der Hautspaltlinien bzw. des spezifischen Gefäßverlaufs der Hautgefäße geführt.

Z-Plastik (Abb. 10-2)

Bei der Z-Plastik handelt es sich um eine Verlängerungsverschiebung in einer Achse durch Verkürzung des Weichteilmantels in der quer dazu verlaufenden Achse durch Z-förmige Schnittführung. Nach Verschiebung der V-förmigen Hautlappen, deren Basis die Gefäßversorgung sicherzustellen hat, resultiert erneut die Form eines Z, welches dann allerdings in fast spiegelbildlicher Position zur Darstellung kommt. Die Verlängerung wird um so deutlicher, je stumpfer der Winkel des Z gewählt wird. Je spitzer der Winkel, um so problematischer ist die Durchblutung. Der für die Durchblutung günstigste Winkel liegt bei etwa 60°.

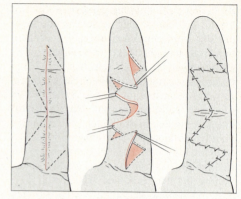

Abb. 10-2 Mehrfach-Z-Plastik zur Behandlung einer volaren Kontraktur des Zeigefingers.

Die Z-Plastik dient außer der Korrektur eines schmalen, in einer bestimmten Richtung angelegten Narbenstranges, prophylaktisch auch der Anpassung eines ursprünglich falsch angelegten Hautschnitts an die Hautspannungslinien. Das Verfahren kann als Mehrfachschnittführung über größere Strecken angewandt werden.

VY-Plastik (Abb. 10-3)

Sie führt durch Verschiebung eines dreieckigen, d. h. V-förmigen Gewebsareals zur Verlagerung von Gewebe an einen Defekt. Es kann dabei durch vollständige Umschneidung eines gleichschenkligen oder gleichseitigen Dreiecks, z. B. eine Fingerkuppe oder ein großer Defekt im Bereich eines präsakralen Ulkus, rekonstruiert werden. In beiden Fällen bleibt die Ernährung der zu verschiebenden Hautinsel durch Gefäße gesichert, die aus dem unter der Haut liegenden Weichteilgewebe für die Aufrechterhaltung

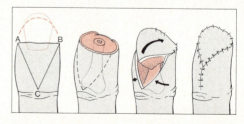

Abb. 10-3 VY-Plastik zur Deckung einer „Gipfelung des Fingers.

der Durchblutung der Hautinsel sorgen. Die VY-Plastik kann aber auch nur im Sinne eines V inzidiert und im Sinne eines Y verschlossen werden, wobei die Durchblutung sowohl aus dem unter der Hautinsel liegenden Gewebe, als auch durch die Hautgefäße resultiert, die über die nicht durchtrennte Basis mit der zu verschiebenden Halbinsel in Verbindung stehen. Der Verschluß erfolgt auch dann im Sinne eines Y.

W-Plastik

Das Verfahren dient der Anpassung einer gegen die Hautspaltlinien verschobenen Narbe an die Hautspaltlinien. Sie führt nicht zu einer Verlängerung, wird daher meist bei Narbenkorrekturen im Gesicht angewandt.

Verschiebe- und Verschiebeschwenklappen

Sie dienen der Deckung eines Haut- oder Weichteildefektes durch Verschiebung des benachbarten Hautareals. Dieses wird durch besondere Schnittführung nach Unterminierung der Haut und des Subkutangewebes in Richtung auf den Defekt erreicht. Dabei entstehen an der Basis des Verschiebeschwenklappens meist sog. »dogears« = *Burow*sche Dreiecke, die nicht immer, wie in Abb. 10-4 dargestellt, exzidiert werden können. Bedingung ist eine gute Durchblutung des Verschiebelappens, der normalerweise höchstens ein Längen-Breiten-Verhältnis von 2:1 haben sollte.

Gebot der Hautplastik: Gute Durchblutung, spannungsfreie Naht!

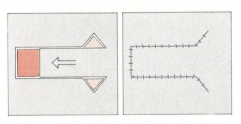

Abb. 10-4 Verschiebelappen zur Deckung eines Defekts. Operationstechnische Notwendigkeit zur Entfernung von 2 Dreiecken.

Rotationslappen

Defektdeckung von Hautarealen aus der direkten Nachbarschaft. Durch halbkreisför-

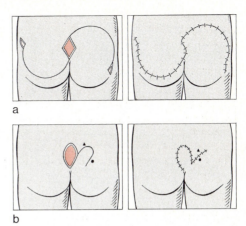

Abb. 10-5 a) Rotationslappen zur Deckung eines Dekubitus (a) oder einer Sinus pelonidalis-Exzision (b), b) Schwenklappen.

mige Schnittführung nach Unterminierung der Haut und Rotation im Sinne einer Kreisbewegung gelangt der Lappen an die neue Stelle (Abb. 10-5). Bei solchen Plastiken, die insbesondere im Bereich des Kopfes an der Galea und im Bereich der Glutaealmuskulatur zur Anwendung kommen, ist immer möglichst viel umgebendes Gewebe in die Verschiebung einzubeziehen.

Rundstiellappen

Defektdeckung durch Heranziehen von Haut und subkutanem Fettgewebe aus entfernten Körperregionen.

Die Taktik dieser Art von Gewebsbeschaffung ist die Bildung eines beidseitig gestielten Lappens aus Haut und subkutanem Fettgewebe durch parallel angelegte Inzisionen im Entnahmebereich. Nach Unterminierung des Subkutis werden die Hautränder der Entnahmestelle miteinander vernäht und aus dem Lappen durch Nahtvereinigung ein Rundstiellappen hergestellt (Abb. 10-6). Nach 2–3 Wochen kann bei ausreichender Blutzirkulation ein Schenkel durchtrennt und an neuer Stelle fixiert werden. Nach zuverlässigem vaskulärem Anschluß in der Defektregion (weitere 2–3 Wochen) kann der zweite Schenkel am Entnahmeort durchtrennt werden, die Haut ist an den Defekt „gewandert". Diese „Wanderung" kann mehrfach wiederholt werden, so daß auch sehr entfernte Defekte gedeckt werden

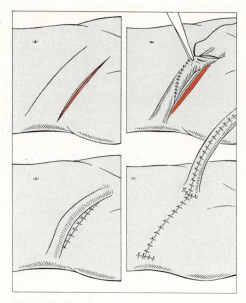

Abb. 10-6 Rundstiellappen, Vorbereitung und „Wanderung".

können. Derartige „Wanderlappen" fanden früher in der rekonstruktiven Chirurgie schwerer Haut- und Weichteildefekte breite Anwendung: sie werden heute zunehmend durch myokutane mikrovaskuläre Fernlappen ersetzt.

Myokutaner Lappen

Beim myokutanen Lappen erhalten Haut und subkutanes Fettgewebe ihre Blutzufuhr aus der den jeweiligen Muskel versorgenden Arterie. Unter Erhaltung des Gefäßbündels wird der Muskel mit der bedeckenden Subkutis und Haut geschwenkt (Abb. 10-7) und unter der intakten Hautbrücke der Nachbarareale an die entsprechende Stelle gebracht. Die Entnahmestelle wird direkt (Abb. 10-7) oder mit Spalthaut verschlossen.

Derartige Lappen ermöglichen die Deckung relativ großer und entfernt liegender Defekte (z. B. Latissimus-dorsi-Lappen zur Versorgung von Thoraxwanddefekten infolge ausgedehnter Resektionen beim Mammakarzinom, Gracilis-Lappen zur Versorgung von Glutäaldefekten, Sternokleidomastoideus-Lappen zur Versorgung von Gesichtsdefekten).

Kreuzlappen (cross-flap)

Extremitätendefekte können durch gestielte Lappen der kontralateralen Seite versorgt werden. Ähnlich wie beim Rundstiellappen ist ein mehrzeitiges Vorgehen erforderlich, da der Lappen an der Entnahmestelle so lange einseitig fixiert sein muß, bis die Gefäßeinsprossung im Defektbereich gesichert ist. Derart können größere Defekte zwischen allen zueinander in Kontakt zu bringenden Körperregionen verschlossen werden. Voraussetzung ist die Fixation z. B. der Extremitäten in der gewählten Annäherungshaltung für ca. 3–4 Wochen (Abb. 10-8). Erst dann ist ein Anwachsen gewährleistet. Die Entnahmestelle des Lappens kann durch Spalthaut (s. u.) gedeckt werden. Praktische Anwendung finden Kreuzlappen an den Fingern, den unteren

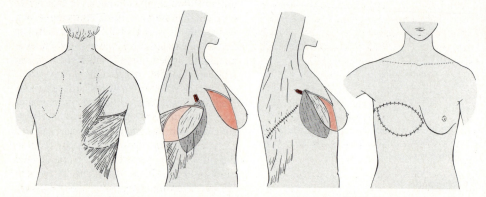

Abb. 10-7 Myokutaner Lappen des M. latissimus dorsi zur Deckung eines großen thorakalen Hautdefektes. Subkutane Transposition am Gefäßstiel.

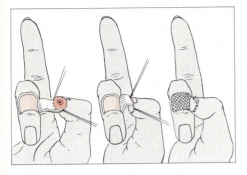

Abb. 10-8 Kreuzlappen (cross flap).

Extremitäten, als Muffplastik zwischen Bauchhaut und Hand sowie aus dem Arm zur Deckung von Gesichtsdefekten. Man unterscheidet generell zwischen *axial* oder *random pattern flaps*, je nachdem, ob die Gefäßversorgung isoliert, entsprechend den bekannten anatomischen Strukturen, oder durch Erhaltung einer entsprechend breiten Lappenbasis, weitgehend willkürlich, gewählt wird.

Insellappen

Vor allem an der Hand und im Gesicht verwendete Technik zur Verpflanzung eines Hautlappens einschließlich der versorgenden Gefäße bei langem, frei präpariertem und mobilem Gefäßstiel oder unter Erhaltung des unter der Haut liegenden Gefäßgeflechts.

Freie mikrovaskuläre Lappen

Durch die Anwendung mikrochirurgischer Technik in der Plastischen Chirurgie ist es heute möglich, Haut, Subkutis, Muskel, Faszie oder Knochen, ebenso wie Dünndarm oder Peritoneum in praktisch jeder Form frei an den Ort eines Defekts zu transportieren, indem dort Arterie, Vene und ggf. Nerven und Sehnen, erneut entsprechend der zu rekonstruierenden Funktion, an die ortsständigen Strukturen angeschlossen werden. Einer der häufig gebrauchten freien Myokutanlappen ist der zuvor genannte M. latissimus-dorsi-Lappen, der als Muskel oder Muskelhautlappen an der V. und A. thoracodorsalis sehr gut transportiert werden kann. Die kombinierte Entnahme von Weichteil und Knochen ist sowohl am Beckenkamm, als auch durch Verwendung der Rippe oder der Fibula, aber auch durch Verwendung von Teilen der Skapula und des Radius, hier in Verbindung mit dem freien Radialis-Lappen möglich.

Freie mikrovaskuläre Lappen sind immer dann indiziert, wenn im Defekt keine Voraussetzungen für eine freie Hauttransplantation gegeben sind, d. h. wenn Knochen, Sehnen, Nerven oder große Körperhöhlen freiliegen oder wenn es gilt, Körperkonturen wiederherzustellen.

10.2 Hauttransplantationen

Allgemeines

Freie Hauttransplantate dienen in gleicher Weise der Defektdeckung wie Hautplastiken. Der Unterschied ist die vollständige Lösung des Transplantats von der Entnahmestelle, so daß die Vaskularisierung allein vom Defektgrund aus erfolgen muß. Diese Tatsache begrenzt den Einsatzort und die Gewebsdicke des Transplantats, dagegen ist ihre Fläche praktisch unbegrenzt. Man unterscheidet je nach Schichtdicke Vollhauttransplantate, Spalthauttransplantate, Cutistransplantate und als Mischform die heute seltener angewandten Reverdin-Transplantate (Abb. 10-9a).

Die sog. *Mischhauttransplantate* sind Mosaiktransplantate aus Fremdhaut, in die kleine Eigenhautinseln wie Fenster in präformierte Löcher dieser Hautstreifen eingebracht werden. Die Autoepidermis aus den Eigenhautinseln überwächst dann sandwichartig die Allodermis nach Abstoßung der Alloepidermis des Fremdhauttransplantats, und es kommt zu einer dauerhaften Einheilung. Dieses Verfahren wird zur Deckung großer Verbrennungsdefekte verwendet. Die bei Hautplastiken mitverpflanzte Subcutis kann bei freien Transplantaten aufgrund der schlechten Vaskularisierung in keinem Fall transplantiert werden. Damit ist das kosmetische Ergebnis freier Hauttransplantate häufig weniger gut, als nach der Verschiebeplastik, die von ihrer Größe her allerdings immer begrenzt ist. Die freien Hauttransplantate benötigen immer eine vitale, gut durchblutete Weichteilunterlage, damit ist ihre Indikation gegenüber den kombinierten freien mikrovaskulären Transplantaten stark eingeschränkt.

Vollhauttransplantat

Das Vollhauttransplantat setzt sich aus Epidermis und Cutis in voller Dicke zusammen.

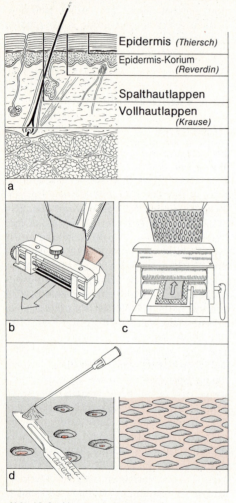

Abb. 10-9 Hauttransplantation:
a) Entnahmetiefe bei verschiedenen Lappenformen
b) Elektro- oder Druckluftdermatom
c) Hautstanze zur Herstellung von Mesh-Graft-Transplantaten. Die unter dem Hauttransplantat liegende Rasterfolie bestimmt das Lochmuster und den Vergrößerungsfaktor (1:2 bis 1:10).
d) Entnahme und Verpflanzung von Reverdin-Transplantaten.

Seine Entnahme erfolgt mit dem Messer. Das subkutane Fettgewebe wird mit der Schere vollständig entfernt. Eine gute Vaskularisierung der Empfangsstelle ist für die Transplantation eines Vollhautlappens in ganz besonderem Maße erforderlich. Typische Entnahmestellen sind die Leistenbeuge, der Unterarm, die Handgelenksbeuge und die Innenseite des Oberarms. Die Entnahmedefekte werden primär verschlossen oder mit Spalthaut gedeckt. Am Zielort wird das Transplantat mit einigen Nähten locker adaptiert und mit leichtem Druck über mehrere Tage auf dem Defektgrund fixiert. Einzelne Perforationen garantieren die Durchlässigkeit für Wundsekret. Um einen breiten Kontakt des Transplantats mit dem Defektgrund zu erreichen, sind Verbände mit leichter Kompression über mehrere Tage anzuwenden. Wenn die Haut glatt anwächst, sind die funktionellen und ästhetischen Ergebnisse gut. Pigmentierung und Behaarung entsprechen allerdings der Entnahmestelle.

Spalthauttransplantate

Die Spalthautlappen betehen aus oberflächlichen Schichten der Haut in unterschiedlicher Schichtdicke. Sehr dünne Spalthaut wird als *Thiersch*-Transplantat bezeichnet. Für die Entnahme von Spalthaut sind heute Elektro- oder Druckluftdermatome Voraussetzung (s. Abb. 10-9b). Die Schichtdicke liegt bei 0,2–0,5 mm. Entnahmestellen sind Glutäalregion, Abdomen, Oberarme und Oberschenkel. Das Einwachsen erfolgt durch Kapillareinsprossung aus dem Empfängerbett. Die transplantierte Haut bedarf einer sorgfältigen Fixation am Empfangsort mit breitem Kontakt zum Defektgrund. Ähnlich wie beim Vollhautlappen begünstigen ein gut adaptierender Verband und die Immobilisation des betroffenen Körperabschnitts für mehrere Tage die Einheilung. Häufige Indikationen sind Verbrennungen, Ablederungen, große Wunddefekte, und große granulierende Defekte der Weichteile z. B. nach Sekundärheilung.

Netz-, Spalthauttransplantat (Mesh-Graft)

Spalthauttransplantate, die durch netzförmige Schlitzung auf ein Mehrfaches ihrer

Größe gedehnt werden. Hierzu werden mit Hilfe zweier Walzen planmäßig geordnete Inzisionen im Transplantat gesetzt, die ein Netz mit Dehnungsmöglichkeit auf ein Mehrfaches der Ursprungsgröße erzeugen (Abb. 10-9c). Durch die entstehenden Poren (= Netzmaschen) wird gleichzeitig das Abfließen von Eiter, Blut und Sekret ermöglicht; die Epithelstraßen dienen als Epithelsprossenpunkte. Das Verfahren eignet sich zur Deckung großer Defekte (Verbrennungen) bei reduziertem Spendergebiet. Kosmetisch ist das Ergebnis meist wenig befriedigend, da das wabenartige Netzmuster auch später bestehen bleibt, es wird deshalb an den Händen und im Gesicht nicht eingesetzt.

Reverdin-Transplantat

Freie Transplantate von kleinfingernagelgroßen, punktförmigen Vollhaut- oder Spalthautinseln zur Deckung kleiner, vor allem ehemals septischer Defekte. Entnahme durch Quaddelung der Haut mittels intrakutaner Injektion von 0,5 ml Lokalanästhetikum. Fixation der Quaddeln mit einer Injektionskanüle und tangentiale Exzision mit dem Skalpell (Abb. 10-9d). Diese Hautinseln dienen als Sproßpunkte einer Epithelwanderung über den Hautdefekt. Nahtverschluß der Entnahmestellen, da sonst später häufig häßliche Narbenfelder.

Epitheltransplantation

In jüngster Zeit gelang bei Schwerverbrannten die Epithelrekonstruktion durch Auftragen von in Zellkultur gezüchteten Epithelsuspensionen als einschichtige Epitheldeckung. Die Cutis wird dabei nicht rekonstruiert.

Cutistransplantate

Das freie Cutistransplantat dient zur Verstärkung bzw. Wiederherstellung der Belastungsstabilität in verschiedenen Körperregionen (Bauchwand, Gelenke). Die biologische Grundlage dieser funktionellen Eigenschaft basiert auf den reichlichen Kollagenfasern der Cutis. Nach Entnahme eines Spalthautlappens kann der darunter liegende Cutislappen mit dem Messer mobilisiert und entfernt werden. Zur Deckung des Entnahmedefekts dient die vorher entnommene Epidermis. Die Cutisplastik wird bei Fasziendefekten (z. B. Rezidivhernien), sowie bei Gelenk- und Sehnenplastiken eingesetzt.

Faszientransplantate

Als klassische Entnahmestelle für Faszientransplantate gilt die Fascia lata im Bereich der Lateralseite des Oberschenkels. Faszientransplantate finden zur Deckung großer Bruchlücken sowie zur Wiederherstellung von Sehnen- und Banddefekten Verwendung. Die Entnahme kann offen und durch Einsatz eines sog. Fasziensstrippers über eine kleine Hautinzision erfolgen. Anstelle von Faszie wird heute häufig wegen der leichteren Verfügbarkeit, lyophilisierte (allogene) Dura verwendet.

10.3 Ästhetisch-plastische Operationen

Lidkorrektur: Überhängende Oberlider oder sackförmig ausgebuchtete Unterlider (Tränensäcke) können sowohl ästhetisch als auch funktionell (Kontakt mit Brillengläsern und Wimpern) störend wirken.

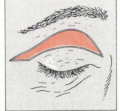 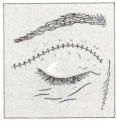 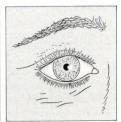

a b c d

Abb. 10-10 a–d Operationsschritte bei Lidkorrektur.

Technik: Exzision der Haut am Oberlid durch elliptische Schnittführung (Abb. 10-10a–d). Entfernung überschüssigen Fetts durch die Fasern des M. orbicularis oculi hindurch. Am Unterlid verläuft der Hautschnitt entlang des Lidrandes.

Spannung der Gesichtshaut (Face-lifting): Bei starker Faltenbildung berechtigen ästhetische bzw. soziale (z. B. Berufsanforderung) Gesichtspunkte die Indikation zur Operation. Durch einen periaurikulären Schnitt, welcher hinter dem Ohr in der Haargrenze schräg nach proximal und distal verlängert wird, mobilisiert man die Haut bis zum Augen- und Mundwinkel. Der N. facialis muß unversehrt bleiben. Nach Exzision der überschüssigen Haut erfolgt der Wundverschluß (Abb. 10-11a–e).

Ohrstellungskorrektur: Abstehende Ohren gelten als ästhetisch belastend und führen nicht selten dazu, daß vor allem Kinder gehänselt werden. Sie sollten zur Vermeidung psychischer Defekte vor der Einschulung korrigiert werden.
Technik: Der Hautschnitt liegt hinter dem Ohr und verläuft senkrecht. Nach Exzision eines Knorpelstücks aus der Koncha wird durch Adaptation der Knorpel die Wiederherstellung der Falte zwischen Koncha- und Helixknorpel angestrebt. Nach dem Abtragen der überschüssigen Hautanteile kosmetischer Wundverschluß hinter dem Ohr.

Korrektur der atrophischen Hängebrust: Muskel- und Fettatrophie der Brust kann zu kosmetisch belastenden Hängebrüsten führen. Die Indikation zur Korrektur ist individuell zu stellen.
Technik: Markierung der neuen Mamillenposition sowie der zu erhaltenden Hautareale vor der Operation an der sitzenden Patientin. Die Operation beginnt mit der Deepithelisierung des Hautanteils zwischen den lateralen und medialen Hautschenkeln sowie der Submammarfalte. Hieran schließt sich die Mobilisation der beiden Hautschenkel an. Anschließend erfolgt die Fixierung des deepithelisierten Kutisanteils oberhalb des Warzenhofs an der Brustwand. Danach gibt die Raffung der deepithelisierten Brust in Höhe der Submammarfalte der Brust die endgültige Form. Als letztes werden die beiden Hautschenkel auf den Drüsenkörper geschlagen und in der Mittellinie miteinander fixiert.

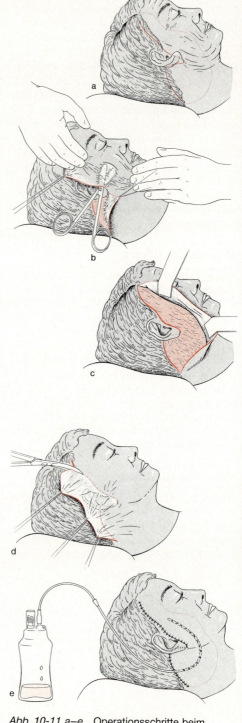

Abb. 10-11 a–e Operationsschritte beim Face-lifting.

Mamma-Reduktionsplastik
(s. auch Kap. 19) (Abb. 10-12 a–e)

Klinik: Stark hyperplastische Mammae können zu organischen Beschwerden führen in Form von Intertrigo in der Submammarfalte, Schnürfurchen in der Achsel, Fehlhaltung und Schmerzen in der Wirbelsäule. Hieraus und aus der psychisch-sozialen Situation der Patientin ergibt sich die Indikation zur Operation.
Therapie: Reduktionsplastik unter Erhaltung der Mamille, der ästhetischen Brustform und ggf. der Stillfähigkeit. Bewährt hat sich das Verfahren nach *Strömbeck:* Deepithelisierung der mamillentragenden, doppelt gestielten Parenchymbrücke. Entfernung eines Gewebszylinders proximal des mamillentragenden Abschnitts zur Vorbereitung der neuen Mamillenloge, Reduktion kaudal der mamillentragenden Brücke, Fixation der Mamille in der Loge und Vereinigung der Hautschenkel in der Mittellinie.
Prognose: Das kosmetische Ergebnis ist z. T. schwer kalkulierbar, die Möglichkeit entstellender Narbenbildung muß mit der Patientin besprochen werden.

Mammareduktions- oder Augmentationsplastik: Behutsame Indikationsstellung!

Mamma-Augmentationsplastik
(s. Kap. 19)

Mastektomie bei Gynäkomastie (s. auch Kap. 19): Exstirpation des Drüsenkörpers durch horizontalen, transmammillären oder periaureolären Schnitt. Bei großem Drüsenkörper zusätzliche Hautraffung.

Bauchdeckenplastik: Fettschürzen oder schlaffe Bauchdecken nach der Schwangerschaft stellen eine große psychische Belastung dar. Die Indikation zum Eingriff ist mit den Patienten sorgfältig abzustimmen.
Technik: Durch W-förmigen suprapubischen Schnitt werden nach Umschneidung des Nabels die Haut und das subkutane Fettgewebe unterminiert. Eine bestehende Rektusdiastase muß gleichzeitig korrigiert werden. Wenn überschüssige Haut und Fettgewebe abgetragen sind, können die Wundränder adaptiert und primär verschlossen werden.

Reithosenplastik: Überschießende, ästhetisch belastende Fettpolster im Hüft- und Gesäßbereich („Reithose") können bei Frauen eine starke psychosoziale Belastung bedeuten. Hier findet die *Reithosenplastik* mit Entfernung der Fettpolster unter Wahrung kosmetischer Schnittführung ihre Anwendung. – In neuerer Zeit wird unter dieser Indikation nach chemischer Verflüssigung des Fettes auch die subkutane Absaugung („fat suction") angewandt.

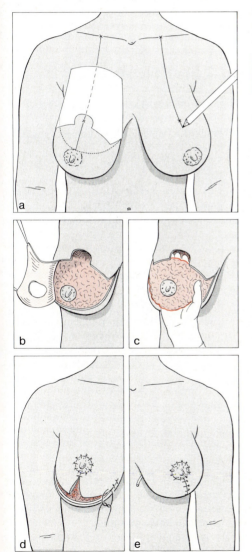

Abb. 10-12 a–c Operationsschritte bei Mamma-Reduktionsplastik nach *Strömbeck*.

11 Chirurgische Endoskopie (GK 3: 4.1)

11.1 Allgemeines

Bei der Endoskopie des Gastrointestinaltraktes unterscheidet man:
- Ösophago-Gastro-Duodenoskopie (ÖGD) = Obere Panendoskopie
- Enteroskopie (Endoskopie des Dünndarms)
- Ileokoloskopie (Endoskopie des Dickdarms und des Endileums)
- ERCP (*endoskopisch-r*etrograde *Ch*ol*angio-P*ankreatikographie) = Duodenoskopie mit Sondierung der Papilla Vateri zur Kontrastdarstellung des Gallen- und Pankreasgangsystems, also ein kombiniertes endoskopisches und radiologisches Verfahren.

Ösophago-Gastro-Duodenoskopie, Koloskopie und ERCP sind ausgereifte Methoden, während die Enteroskopie wegen ihrer Kompliziertheit eher selten angewandt wird.

Die Fiberendoskope (Lichtübertragung durch Glasfaser) mit Außendurchmessern zwischen 10 und 15 mm haben entweder eine Geradeaus-, Schräg- oder Seitoptik. Geräte mit einer Geradeaus- oder Schrägoptik können für alle Abschnitte des Verdauungstraktes verwendet werden. Für die ERCP eignet sich nur das Seitblick-Instrument (Abb. 11-1). Neuerdings stehen auch rein elektronische Endoskope zur Verfügung mit einem hochsensiblen, etwa linsengroßen photoelektrischen Aufnahmeelement an der Spitze des Endoskops und computerisierter Synthese der Bildsignale auf einem Bildschirm.

Als Hilfsmittel zur Ausführung verschiedener Eingriffe dienen Zangen, Schlingen, Schneidedrähte, Scheren und Injektionssonden, die durch den Arbeitskanal der Endoskope eingeführt werden (Abb. 11-2).

Mit Hilfe der Endoskopie sind folgende Behandlungen im Gastrointestinaltrakt möglich (= *Therapeutische Endoskopie):*
- Fremdkörperextraktion,
- Polypektomie,
- Blutstillung,
- Papillotomie, Steinextraktion aus dem Gallengang,
- Einführung von Kathetern in den Gallengang zur Drainage und Spülbehandlung,
- Bougierung bei Stenosen,
- Tubusimplantation bei inoperablen Ösophagus- und Kardiakarzinomen,
- Einführung von Intestinalsonden beim Ileus und zur Ernährung.

11.2 Spezielle Verfahren

11.2.1 Fremdkörperextraktion

Fremdkörperverschlucken kommt gehäuft vor bei:
- Kleinkindern (Münzen, Spielzeugteile, Knöpfe),
- bestimmten Berufen z. B. Näherin (Nadeln), Dekorateur (Nägel),
- Gefangenen (um Haftunterbrechung zu erzielen),
- Geisteskranken.

Erfolgsaussicht

90% der verschluckten Gegenstände gehen per vias naturales ab (s. Kap. 24). 10% verursachen Perforation, Einklemmung und Blutung. Sie müssen daher unverzüglich entfernt werden. Die endoskopische Entfernung gelingt in über 90% der Fälle.

Indikation

Für die Indikationsstellung sind entscheidend:
- Form des Fremdkörpers: spitze, scharfe, kantige Gegenstände sind gefährlich (Abb. 11-3).
- Größe des Fremdkörpers (größer als 2,5 cm Durchmesser): Größere Gegenstände können nicht den Pylorus und die Ileozäkalklappe passieren.
- Beschaffenheit des Fremdkörpers: Schwermetalle oder andere giftige Chemikalien.
- Verweildauer des Fremdkörpers im Ma-

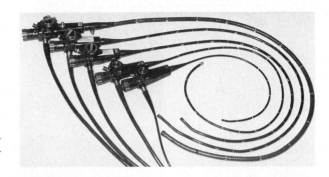

Abb. 11-1 Vollflexible Glasfiberendoskope mit verschiedenen Außendurchmessern.

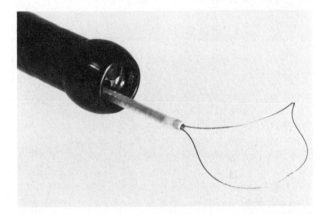

Abb. 11-2 Polypektomie-Schlinge durch den Biopsiekanal des Endoskops durchgeschoben.

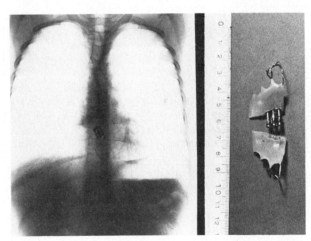

Abb. 11-3 Gefährlicher Fremdkörper (Kieferspange) im terminalen Ösophagus. Endoskopische Extraktion.

gen: Die Aussicht des spontanen Abganges ist nach 1 Woche sehr gering.
- Alter des Patienten: bei Säuglingen können bereits kleinere Münzen zu erheblichen Druckschäden führen (Abb. 11-4), Endoskopie bei Kindern in Narkose.

Kontraindikation

- unter Beachtung o. g. Indikationskriterien gibt es keine spezielle Kontraindikation zum endoskopischen Extraktionsversuch.

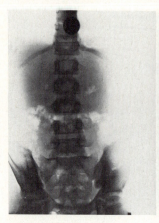 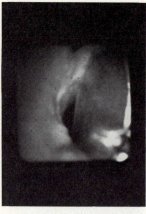

Abb. 11-4 Eingeklemmte Münze im terminalen Ösophagus eines Säuglings. Endoskopische Extraktion.

Komplikation

- bei unsachgemäßer Durchführung ist eine Verletzung der Ösophagusinnenwand während des Extraktionsmanövers durch scharfe Gegenstände möglich, daher Schutz durch Überzug

**Endoskopische Fremdkörperextraktion –
   wann verschluckt?
   wo gelegen?
   wie groß?
   welche Beschaffenheit?**

11.2.2 Polypektomie

Unter „Polyp" versteht man erhabene Schleimhautveränderungen, die aus dem Epithel oder aus der Submukosa hervorgehen können. Die histologische Differenzierung ist nur durch Aufarbeitung des gesamten Gebildes möglich. Die Polypektomie ist daher primär ein diagnostischer Eingriff.

Erfolgsaussicht

90% aller Polypen im oberen Verdauungstrakt (Ösophagus, Magen, Duodenum) und im Dickdarm können auf endoskopischem Weg, d. h. ohne Operation abgetragen werden.
Die Abtragung erfolgt mit der Diathermie-Schlinge, die Bergung mit dem Greifer (Abb. 11-5).

Indikation

Geeignet zur Polypektomie sind wegen der anschließenden histologischen Untersuchung Polypen, die größer als 5 mm sind.

Kontraindikation

Gerinnungsstörung, zu große Polypen (Gefahr der Darmwandperforation und Blutung). Die obere Grenze der Abtragbarkeit liegt für die breitbasigen Polypen bei 2,5 cm Durchmesser.

Komplikation

- Nachblutung (1,5%) und Perforation (0,5%), Letalität 0,03%.
  Nachblutungen treten meist sofort auf und können daher gleich erkannt werden. Sie lassen sich in der Regel durch Nachkoagulationen oder submuköse Injektionen von Adrenalinlösung und Sklerosierungsmitteln zum Stehen bringen. Perforationen machen sich bemerkbar durch Peritonealreizungen (starke Bauchschmerzen) und „freie Luft" im Röntgenbild des Abdomens.
  Die Therapie ist die unverzügliche operative Revision.

Endoskopische Polypektomie: Polypen ab 5 mm Größe → Histologie obligat!

Therapeutische Entscheidung

Histologisch dominieren unter den Polypen das Adenom und der entzündlich-hyperplastische Polyp. Nur Adenome sind neoplasti-

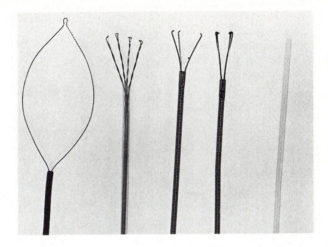

Abb. 11-5 Instrumentarium zur endoskopischen Polypektomie: Diathermie-Schlinge, verschiedene Greifer und Sonde zur Polypen-Bergung nach der Abtragung.

scher Natur, d. h. sie besitzen eine gewisse maligne Potenz. Je nach histologischem Typ kann die Malignitätsrate bis zu 40% betragen. Die Polypektomie allein als Therapie ist nicht ausreichend, wenn im abgetragenen Adenom ein invasives Karzinomwachstum (Lamina muscularis mucosae ist durchbrochen) festzustellen und die Abtragungsstelle nicht tumorfrei ist. In solchen Fällen ist eine nachträgliche Resektion notwendig (Abb. 11-6).

Nachsorge

Rezidive nach einer Polypektomie, sowohl an der gleichen Stelle als auch an anderen Orten können besonders im Kolorektum bis zu etwa 40% auftreten. Regelmäßige endoskopische Kontrollen in 1–2jährlichen Abständen sind daher angezeigt.

> **Polypektomie: regelmäßige endoskopische Nachkontrollen (Rezidivgefahr!)**

Adenom — Polypektomie

Adenom mit Zellatypien — Polypektomie

Adenom mit invasivem Ca — Polypektomie nur bedingt, Regelfall Operation

Polypöses Ca — Operation

Abb. 11-6 Therapiekonzept bei kolorektalen Adenomen. Vorgehen nach endoskopischer Polypektomie.

11.2.3 Endoskopische Blutstillung

Drei bewährte Methoden zur endoskopischen Blutstillung im Verdauungstrakt:
1. Laser (*L*ight *A*mplification by *S*timulated *E*mission of *R*adiation) = Photokoagulation. Für endoskopische Applikation sind Argon- und Neodym-Yag-Laser geeignet.
2. Elektrokoagulation (Diathermie).
3. Unterspritzung mit Adrenalinlösung und Verödungsmittel.

Laser

Vorteile:
– kein direkter Kontakt zwischen der Lichtleitsonde und der blutenden Läsion. Da-

her keine Verklebung und keine Gefahr des Aufreißens und der erneuten Blutung beim Entfernen der Sonde.
- Eindringtiefe der Lichtenergie ins Gewebe gut regulierbar.

Nachteile:
- hohe Anschaffungskosten.
- komplizierte, daher auch empfindliche Technik.
- Immobilität wegen spezieller Anschlüsse.

Elektrokoagulation

Vorteile:
- einfache Handhabung.
- niedrige Anschaffungs- und Unterhaltungskosten.

Nachteile:
- direkter Kontakt zwischen Sonde und Blutungsquelle.
- Eindringtiefe der Stromenergie schlecht kalkulierbar.

Beide Nachteile treten jedoch bei Verwendung der *Elektro-Hydro-Thermo-Sonde* nicht mehr auf. Hierbei erfolgt die Stromapplikation unter gleichzeitiger Wassereinspritzung koaxial durch die Koagulationssonde.

Unterspritzung

Prinzip: Submuköse Injektionen mit Adrenalinlösung (Verdünnung 1:10000) zur Kompression und Kontraktion des blutenden Gefäßes, anschließend Veröfung mit Sklerosierungsmittel (Aethoxysklerol® 1%) (Abb. 11-7).

Indikation

Alle gut erkennbaren Blutungen aus umschriebenen Läsionen im oberen Verdauungstrakt und Dickdarm (z. B. Ulkus, Hämangiom, Angiodysplasie, Nachblutung nach Polypektomie, *Mallory-Weiss*-Syndrom). Bei sichtbarem großem Gefäßstumpf ist die Operation indiziert (s. Kap. 30).

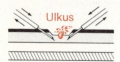
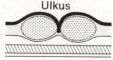

Abb. 11-7 Prinzip der endoskopischen Unterspritzung zur Blutstillung im Verdauungstrakt am Beispiel eines blutenden Ulkus.

Kontraindikation

Massive arterielle Blutung ohne klare Sichtverhältnisse. Hier muß ohne Zeitverzug sofort operiert werden (s. Kap. 31).

Erfolgsaussicht

Bei Beachtung der Kontraindikation ist die endoskopische Blutstillung in 90% aller Versuche erfolgreich. Der Effekt ist beim Laser bis zu 40% nur passager, d. h. eine spätere Operation ist nicht auszuschließen. Dies gilt besonders für die Ulkusblutung.

Komplikation

- Perforation, insbesondere bei frustranen unkontrollierbaren Blutstillungsversuchen.

Endoskopische Blutstillung: Zeitgewinn für Elektivoperation oder definitiv

11.2.4 Endoskopische Ösophagusbehandlung

Ösophagusvarizensklerosierung

Ziel

- im akuten Stadium: sofortige Blutstillung
- im Intervall: Verhütung von Rezidivblutungen

Durch die Sklerosierung (mit 1%igem Aethoxysklerol® oder anderen Verödungsmitteln) werden die Varizen verödet und die Innenwand des Ösophagus fibrosiert, damit sich keine neuen Varizen bilden können (Abb. 11-8).

Erfolgsaussicht

bei Ösophagusvarizen bis zu 90%. Das Ergebnis ist bei Fundusvarizenblutungen noch unzufriedenstellend (anatomisch erschwerte Injektionstechnik).

Vorteile gegenüber operativen Behandlungen

- anwendbar auch bei schwerkranken Patienten (z. B. mit dekompensierter Leberzirrhose),
- geringeres Risiko.

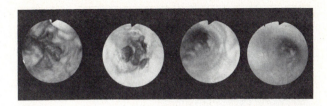

Abb. 11-8 Ösophagus-Varizen-Sklerosierung: Links: Ösophagusvarizen III. Grades. Mitte: Direkte Verödung unter endoskopischer Sicht. Rechts: Vernarbte Ösophagusinnenwand, 4 Wochen nach Verödung der Varizen.

Indikation

- therapeutisch bei blutenden Ösophagusvarizen, insbesondere bei Patienten mit einer dekompensierten Leberzirrhose (Operation kontraindiziert!) (s. Kap. 34).
- im Intervall nach stattgehabter Varizenblutung (häufigste Indikation).
- prophylaktisch bei Patienten, die noch nicht geblutet haben, mit erhöhter Blutungsgefährdung (starke Varizenbildung, hoher portaler Druck).

Kontraindikation

- moribunde Patienten (tief komatös bei Leberausfall oder -zerfall),
- therapeutisch unbeeinflußbare schwere Gerinnungsstörung.

Komplikation

- hauptsächlich narbige Stenosen (2–3%), die bougierungsbedürftig sind, selten Perforationen (1%) durch Nekrosenbildung.

Sklerosierung von Ösophagusvarizen: Palliativtherapie, da keine Senkung des portalen Druckes

Bougierung von Ösophagusstenosen

Stenosen der Speiseröhre sollten unter endoskopischer Sicht bougiert werden. Dieses Verfahren ist sicherer und risikoärmer als die ausschließliche radiologische Kontrolle.

Als *Instrumentarium* eignen sich:
- Gerät nach *Eder-Puestow,* das sich aus flexiblen Metallstäben und unterschiedlich großen aufschraubbaren Metalloliven zusammensetzt (Abb. 11-9),
- Hartgummibougies (Abb. 11-10).

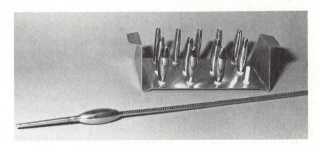

Abb. 11-9 Instrumentarium zur Bougierung nach *Eder-Puestow.*

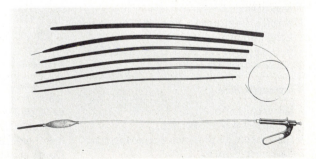

Abb. 11-10 Hartgummibougies mit Führungsdraht (oben). – *Starck*-Dilatator (unten).

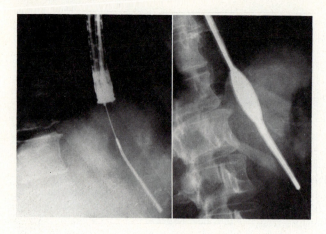

Abb. 11-11 Bougierungsvorgang mit *Eder-Puestow*-Gerät. Links: Endoskopische Einführung des Führungsdrahtes. Rechts: Bougierung unter Durchleuchtungskontrolle.

Prinzip der Bougierung

Endoskopische Plazierung des Führungsdrahtes durch die Stenose in den Magen. Nach Entfernen des Endoskops Einführung des Dilatators über den Führungsdraht. Schrittweises Vorgehen mit ansteigendem Kaliber der Metalloliven bzw. der Bougies. Der Bougierungsvorgang kann entweder unter Durchleuchtung oder endoskopisch (mit einem dünnen Fiberskop) verfolgt werden (Abb. 11-11).

Erfolgsaussicht

Die Bougierung ist meist nur eine palliative Behandlung, da Stenosen in der Regel Ursachen haben, die damit nicht zu beseitigen sind. Der Erweiterungseffekt ist oft nicht dauerhaft, so daß in der Regel wiederholte Behandlungen erforderlich sind.

Indikation

- peptische Stenosen (z. B. Hiatushernie mit Refluxösophagitis Stadium IV) (s. Kap. 21),
- narbige Strikturen (z. B. nach Säure- oder Laugenverätzung) (s. Kap. 4),
- postoperative Stenosen (z. B. nach Ösophagus- oder Magenresektion).

Kontraindikation

- alle Stenoseformen, die operativ definitiv behandelt werden können,
- tumorbedingte Stenosen (kein länger anhaltender Erfolg).

Komplikation

- Perforation mit Mediastinitis oder Pleuraempyem, im Kardiabereich mit Peritonitis (Häufigkeit: bis etwa 10%).

Ösophagus-Bougierung: Ausschluß der Malignität! (Biopsie!)

Pneumatische Dilatation bei Achalasie

Dehnung des unteren Ösophagussphinkters (UÖS) auf pneumatischem Wege. Das Instrumentarium setzt sich aus einem speziellen länglichen Ballon (dreischichtig, aus Gummi und Stoff) und einem Manometer zusammen (Abb. 11-12).

Der Ballon kann auch an einem dünnkalibrigen Endoskop angebracht und endoskopisch plaziert werden.

Der *Starck*-Dilatator (mit Regenschirm-artig spreizbaren Metallarmen) wird wegen der größeren Komplikationsgefahr durch brüske Sprengungen kaum noch verwendet (Abb. 11-10 unten).

Erfolgsaussicht

Die pneumatische Dilatation ist eine relativ schonende Behandlung, die wiederholbar ist. Der Effekt bei noch nicht sehr ausgeprägten Achalasien ist gut. Fast immer kann damit eine Besserung von unterschiedlicher Dauer erzielt werden.

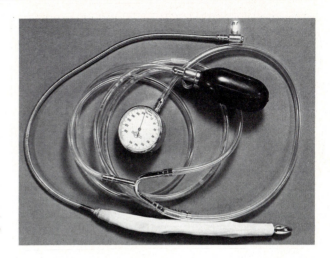

Abb. 11-12 Pneumatischer Dilatator zur Dehnungstherapie der Achalasie.

Indikation

– Achalasie.

Kontraindikation

– Achalasien, die nach einigen Behandlungsversuchen keine Besserung zeigen (Indikation zur Kardiomyotomie) (s. Kap. 22).

Komplikation

• Perforation (sehr selten).

Pneumatische Dilatation: Initialtherapie der Achalasie

Tubusimplantation bei inoperablen Ösophagus- und Kardiakarzinomen

Das Einführen von Tuben zur Wiederherstellung der Ösophagus- und Magenpassage ist eine palliative Maßnahme, die ausschließlich bei inoperablen Patienten angewandt wird (Abb. 11-13).

Prinzip

Ein 15–20 cm langer Gummi- oder Kunststofftubus mit einem Durchmesser von etwa 1,5 cm (*Celestin*- oder *Atkinson*-Tubus) wird peroral ohne Operation in den stenotischen Bezirk eingelegt.

Methoden

1. nach *Tytgat:* Über ein kleinkalibriges Fiberskop wird der Tubus mit Hilfe eines Vorschiebeschlauchs eingeschoben

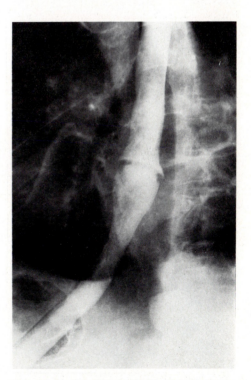

Abb. 11-13 Rö.-Bild (seitlich). *Celestin*-Tubus im unteren Ösophagus bei einem inoperablen stenosierenden Kardia-Karzinom.

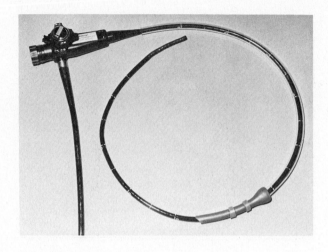

Abb. 11-14 Kleinkalibriges Fiberendoskop mit draufgeschobenem *Celestin*-Tubus zur endoskopischen Einführung.

(Abb. 11-14). Bei endoskopisch nicht passierbaren Stenosen erfolgt zuvor eine Bougierung mit dem *Eder-Puestow*-Gerät.
2. nach *Ferguson* und *Atkinson:* Die Einführung des Tubus geschieht hierbei mit Hilfe des *Nottingham*-Gerätes über einen endoskopisch zuvor eingelegten Führungsdraht. Der Tubus wird über dem Führungsstab durch eine aufgespannte Kunststoffhülse am distalen Ende von innen fixiert und eingebracht (Abb. 11-15).

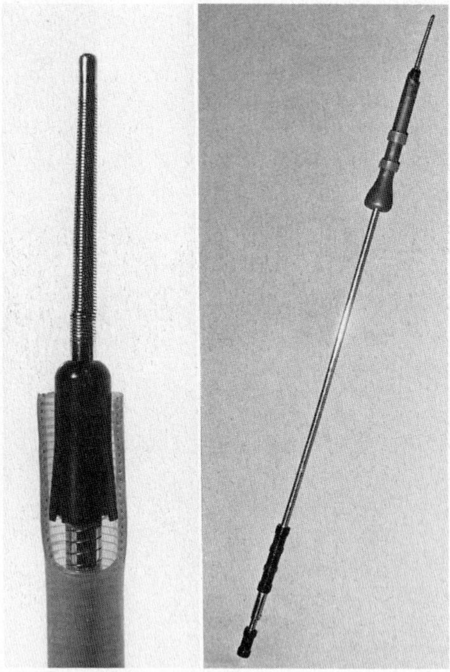

Erfolgsaussicht

Fast immer gelingt die Einführung des Tubus. Nur bei einem kompletten Tumorverschluß ist die Tubusimplantation unmöglich, da der Einführungsdraht nicht durchgeschoben werden kann.

Indikation

- inoperable Tumorstenosen im mittleren und unteren Ösophagusdrittel und im Bereich der oberen Magenhälfte.
- In jüngster Zeit konnten auch gute Erfolge in der Sklerosierungstherapie nicht-resektabler maligner Ösophagusstenosen erzielt werden.
- Fisteln zwischen der Speiseröhre und den Luftwegen. Meist handelt es sich um Tumordurchbrüche, die per se mit Stenosen einhergehen.

Kontraindikation

- Tumorstenosen im oberen Ösophagusdrittel, da die Gefahr einer Tracheaimpression durch den Tubus besteht.

Abb. 11-15 *Nottingham*-Instrument zur Implantation eines Tubus nach *Ferguson* und *Atkinson*. Links: Durch Aufspannen der schwarzen Plastikhülse wird der Tubus von innen fixiert.

Komplikationen

- Perforation (Häufigkeit: 10%), entweder direkt durch den Eingriff oder später durch Drucknekrosen,
- Mediastinitis ohne makroskopisch erkennbare Perforation, bedingt durch Wandeinrisse oder Penetrationen (viel seltener),
- Blutung durch Verletzung eines Gefäßes, sehr selten bedingt durch den Eingriff, kann aber gelegentlich später durch Drucknekrosen entstehen,
- Tubusverschluß (häufigste Spätstörung), meist durch Bolus, sehr selten durch Tumorüberwuchs oder Refluxösophagitis,
- Tubusdislokation (Häufigkeit: 10%).

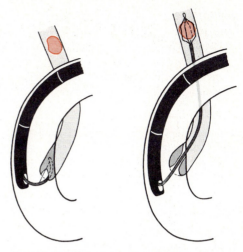

Abb. 11-16 Endoskopische Papillotomie zur Steinextraktion aus dem Gallengang.

11.2.5 Endoskopische Papillotomie (EPT)

Spaltung des *Sphincter Oddi* unter endoskopischer Sicht ohne Laparotomie. Der Schnitt erfolgt durch eine mit Schneidedraht versehene Diathermie-Sonde (Papillotom), die in den terminalen Ductus choledochus eingeführt wird (Abb. 11-16).
Zur Steinextraktion aus dem Gallengang dienen *Dormia*-Körbchen und *Fogarty*-Ballonkatheter (Abb. 11-17).

Erfolgsaussicht

Die Erfolgsrate der Papillenspaltung beträgt maximal 98% (je nach Erfahrung des Untersuchers), der Steinentfernung aus dem Gallengang etwa 85% (Mißerfolge bedingt durch Übergröße der Steine oder zu engen distalen Choledochus).
Mit mechanischer Steinzertrümmerung (oder Stoßwellen-Lithotripsie [ESWL]) und Litholyse (mit Desoxycholsäure und EDTA*-Lösung) ist die Erfolgsrate auf etwa 95% zu steigern.

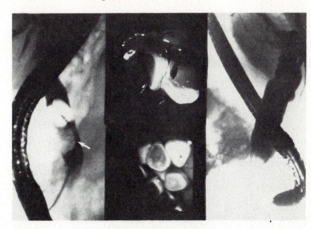

Abb. 11-17 Rö.-Bilder. Links: Steinextraktion mit einem Ballonkatheter, rechts: Steinextraktion mit einem *Dormiakörbchen*. Mitte: Extrahierte Gallensteine im Duodenum (endoskopisches Bild).

---

* EDTA = Abk. f. **E**thylene **d**iamine **t**etraacetate = Ethylendiamintetraessigsäure (Chelatbildner).

Indikation
- benigne zirkumskripte Papillenstenose.
- Gallengangsteine bei Patienten mit erhöhtem Operationsrisiko,
- zur Einlage von Kathetern in den Gallengang.

Spezielle Indikation
- inoperables Papillenkarzinom (palliative Entlastung).
- eingeklemmter Papillenstein (Noteingriff, da Gefahr einer akuten Pankreatitis droht!).

Kontraindikation
- Gerinnungsstörung.
- keine Aussicht auf Erfolg (zu großer Stein, Choledochusstenose).
- akute, nicht biliäre Pankreatitis (wegen Gefahr der Verschlimmerung).

Komplikationen treten insgesamt in 5–10% auf mit einer Letalität von 1%. Es handelt sich der Häufigkeit nach um:
- akute Pankreatitis,
- Blutung,
- Perforation (retroduodenaler Abszeß),
- Cholangitis (bei Steineinklemmung), seltener geworden seit der Einführung der nasobiliären Sonde und der mechanischen Lithotripsie.

EPT bei:
- **benigner Papillenstenose**
- **Risikopatient mit Cholangiolithiasis**

Nasobiliäre Sonde

Ein 200 cm langer, etwa 2 mm dicker Teflon- oder Polyvinyl-Katheter, der endoskopisch transpapillär in den gestauten Gallengang eingeführt und über den Magen transnasal herausgeleitet wird (Abb. 11-18). Zur Vermeidung der Dislokation ist die Spitze der Sonde gekrümmt („*Pigtail*"-Form).
ERFOLGSRATE wie bei EPT, da diese meist Voraussetzung ist.

Indikation
- Bakterielle Cholangitis (zur direkten antibiotischen Spülbehandlung).
- Steinauflösung (Litholyse) bei inoperablen Patienten.
- präoperative kurzfristige Entlastung des Gallengangs beim Verschlußikterus (s. Kap. 32).

KONTRAINDIKATION wie bei EPT.

Nasobiliäre Sonde: Cave Galleverlustsyndrom!

Pigtail-Endoprothese

Einlage eines etwa 15 cm langen, 2–3 mm dicken Pigtail-Katheters in den gestauten Gallengang zur inneren Drainage (biliären Dekompression). Die Einführung erfolgt über einen Führungsdraht (*Seldinger*-Mandrin) mit Hilfe einer Vorschiebsonde (Abb. 11-19).

Vorteile gegenüber der nasobiliären Sonde
- kein Galleverlust (da Ableitung ins Duodenum).
- keine Belästigung für den Patienten.

Nachteile
- *keine Spülmöglichkeit (bei Verstopfung muß die Prothese ausgewechselt werden).*
- *keine Möglichkeit zur direkten medikamentösen Applikation.*

Erfolgsrate
- Bei nicht resektablem Pankreaskopf- oder distalem Choledochuskarzinom 85–90%.

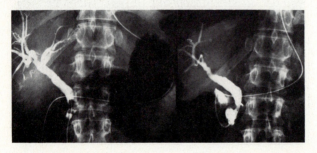

Abb. 11-18 Nasobiliäre Sonde zur chemischen Steinauflösung.

karzinom, Gallengang- oder Gallenblasenkarzinom, Metastasen im Leberhilus).
- Verschlußikterus durch sklerosierende Cholangitis.
- andere operativ nicht mehr reparable Strikturen am extrahepatischen Gallengang.
- Verschlußikterus durch endoskopisch oder operativ nicht mehr angehbare Choledocholithiasis (nur zur Entlastung).

KONTRAINDIKATION wie bei EPT, da diese Voraussetzung ist.

Komplikationen

- Cholangitis (meist durch Verstopfung des Katheters),
- Perforation durch die Endoprothese (sehr selten),
- Prothesendislokation (sehr selten bei Verwendung der Pigtail-Katheter),
- EPT-Komplikationen (s. o.).

Pigtail-Endoprothese: bei Cholangitis Katheterwechsel

11.2.6 Einführung von Intestinalsonden

Die Intestinalsonden (z. B. *Miller-Abbot*- oder *Dennis*-Sonden) dienen beim Ileus zur Absaugung und damit Entlastung des gestauten Darms (s. Kap. 28.3). Dadurch wird der Circulus vitiosus: Wandüberdehnung – Zirkulations- und Permeabilitätsstörung – Entgleisung des Wasser-, Elektrolyt- und Säuren-Basen-Haushalts – durchbrochen (Abb. 11-20).

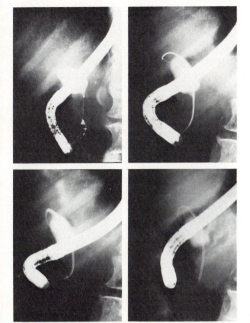

Abb. 11-19 Endoskopisch-transpapilläre Einführung einer *Pigtail*-Endoprothese in den gestauten Choledochus bei einem inoperablen Pankreaskopfkarzinom (langstreckige Stenose des distalen Choledochus im linken oberen Bild zu erkennen).

- Bei proximalen (hilusnahen) Gallengangsstenosen 80%.

Indikation

- Verschlußikterus bei allen inoperablen Tumoren im Bereich des extrahepatischen Gallengangs (z. B. Pankreaskopf-

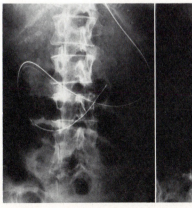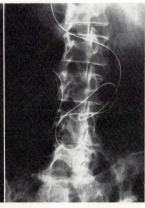

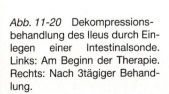

Abb. 11-20 Dekompressionsbehandlung des Ileus durch Einlegen einer Intestinalsonde. Links: Am Beginn der Therapie. Rechts: Nach 3tägiger Behandlung.

Das nicht-endoskopische Einlegen der Sonde scheitert meist an der Passage des Pylorus. Endoskopisch läßt sich die Sonde mit Hilfe einer Faßzange gezielt und sicher durch den Magen in den oberen Dünndarm einbringen (Abb. 11-21).

Prinzip: Zunächst Einführung der Sonde transnasal in den Magen in üblicher Weise, dann Leersaugen des Magens, um Aspirationen zu vermeiden. Danach Endoskop peroral einführen. Im Magen wird die Sondenspitze mit der Zange gefaßt und unter Sicht weiter durch den Pylorus in den Zwölffingerdarm eingeschoben.

Erfolgsaussicht: Das Einführen einer Sonde in den oberen Dünndarm mit Hilfe der Endoskopie gelingt fast immer.

Indikation

– funktioneller Ileus.
– inkompletter mechanischer Ileus; unabhängig von der Operationsindikation dient die Sondenbehandlung zur präoperativen Entlastung.
– Sondenernährung, z.B. bei Anorexie („intestinal feeding") (s. a. Kap. 3.5).

Kontraindikation

– kompletter paralytischer Ileus.

Komplikationen (Häufigkeit: 5%)

• Drucknekrosen mit Blutung oder Perforation,
• Sondenverknotung.

Intestinale Sonde bei mechanischem Ileus: Maßnahme zur Vorbereitung, nicht zur Verzögerung der Operation

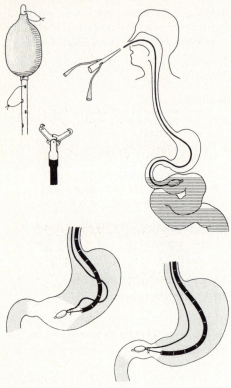

Abb. 11-21 Technik der endoskopischen Einführung einer Intestinal-Sonde.

12 Chirurgische Sonographie

Aufgrund der nicht invasiven und beliebig oft wiederholbaren Anwendung wird die Ultraschalluntersuchung zunehmend in der Chirurgie eingesetzt. Als jederzeit verfügbares und leicht anzuwendendes bildgebendes Verfahren kann die Sonographie in der Chirurgie sofortige Informationen in chirurgischen *Notfällen*, z. B. bei akutem Abdomen und stumpfen Bauchtraumen liefern. Weiterhin kommt sie zum Einsatz in der *präoperativen* Diagnostik, *intraoperativ* und *postoperativ* zwecks Überwachung der Intensivpatienten sowie zur *Verlaufskontrolle* vor allem bei onkologischen Patienten. Die Einführung der *interventionellen Sonographie* bietet dem Chirurgen darüber hinaus die Möglichkeit, wichtige Untersuchungen zur Diagnostik und Therapie durchführen zu können. Insgesamt eröffnet die Sonographie dem Chirurgen auf diese Weise den „Blick hinter den Vorhang der Körperoberfläche".

Sonographie: Stethoskop der Chirurgen

Physikalische Grundlagen

Ultraschallwellen sind mechanisch-elastische Schwingungen, die an die Materie gebunden sind. Die Frequenz des Ultraschalls liegt oberhalb des Hörbereiches. Im menschlichen Körper breiten sich die Ultraschallwellen in Form von longituidinalen Wellen aus. Als Impedanz bezeichnet man die akustische Eigenschaft eines Mediums. Die Impedanz ist das Produkt von der Dichte des Mediums und der Schallgeschwindigkeit.
Für den hochfrequenten Ultraschall gelten oft die Gesetze der Optik, z. B. Reflektion, Beugung, Streuung und Absorption. An der Grenzfläche zwischen verschiedenen Medien werden Ultraschallwellen reflektiert und dabei treten kräftige Reflexe auf. Treffen die Schallwellen auf Knochen, Luft oder Steine erfolgt eine totale Reflektion. Hinter dem Reflex entsteht eine Schallauslöschung, der sog. „Schallschatten".

Helle Reflexe entstehen dann an der Grenzfläche zwischen zwei Medien mit stark unterschiedlicher akustischer Impedanz. *Echofreie Zonen* können an Medien ohne akustische Grenzflächen entstehen z. B. in Flüssigkeit oder auch als Schallschatten hinter total reflektierenden akustischen Grenzflächen (Abb. 12-1).

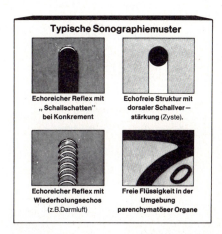

Abb. 12-1 Darstellung verschiedener Sonographiemuster.

12.1 Sonographie in chirurgischen Notfällen

12.1.1 Akutes Abdomen

Bei Patienten mit akutem Abdomen kann die Sonographie nach kurzer Anamnese und allgemeiner körperlicher Untersuchung eingesetzt werden. Durch schnelles Erkennen von pathologischen Veränderungen im Abdomen und Bestimmung der Organzugehörigkeit kann der diagnostische Weg verkürzt und therapeutische Konsequenzen frühzeitig gezogen werden.

a) Akute Cholezystitis:

Die Diagnose der akuten Cholezystitis ist aus dem klinischen Bild, allgemeinen labor-

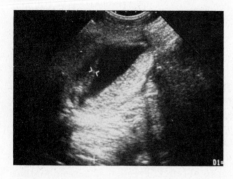

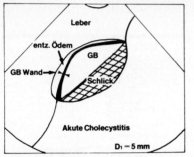

Abb. 12-2 Sonographie bei akuter Cholezystitis. GB = Gallenblase.

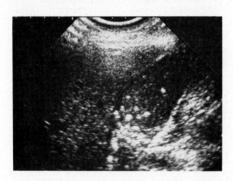

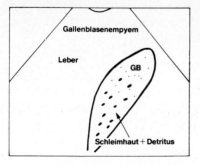

Abb. 12-3 Sonographie bei Gallenblasenempyem. GB = Gallenblase.

chemischen Entzündungszeichen in Zusammenhang mit dem sonographischen Befund zu stellen.
Schnittführung: Flanken- und Subkostalschnitt.

Kriterien:
Verdickung der Gallenblasenwand über 4 mm. Echoarmer Saum um die Gallenblase (perivesikales Ödem). Druckdolenz bei der Palpationsuntersuchung (Abb. 12-2).
Als fakultativen Befund kann man auch Konkremente oder eine Gallenblasenvergrößerung nachweisen. Beim Gallenblasenempyem findet man reflexreiches Material in der Gallenblase, bestehend aus Eiter, Cholesterinkristallen oder Zelldetritus (Abb. 12-3).

Differentialdiagnose:
– *Cholelithiasis:*
Beweisend für das Vorhandensein von Konkrementen sind 3 Kriterien:

1. Intraluminal lokalisierter echogener Reflex.

2. Zugehöriger distaler Schallschatten durch Auslöschungsphänomen.

3. Lageänderung des Konkrementes bei Positionswechsel des Patienten (*rolling stone*-Phänomen) (Abb. 12-4).

Bei kleinen Konkrementen (weniger als 3 mm) können Schallschatten fehlen. Falsch positive Befunde sind durch Luftüberlagerungen von Darmschlingen möglich. Insgesamt gesehen liegt die Treffsicherheit der Sonographie bei Gallenblasenerkrankungen bei mehr als 90%. Der Nachweis von Zystikussteinen ist gelegentlich schwierig, da durch fehlende Impedanz-Unterschiede zur umgebenden Zystikuswand Steinreflex und Steinschatten nicht immer auftreten. Bei Verdacht auf vorhandene Zystikusobstruktion kann deshalb eine zusätzliche sonographische Untersuchung der Gallenblase auf Kontraktion nach Gabe von Takus® oder einer Reizmahlzeit durchgeführt werden. Bleibt eine Gallenblasenentleerung aus, liegt eine Obstruktion des Zystikus vor.

– *Cholestase:*
Bei mechanischem Verschluß im Bereich des Gallengangsystems kann mit Hilfe der

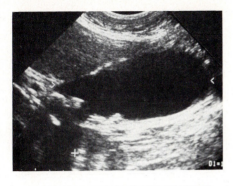
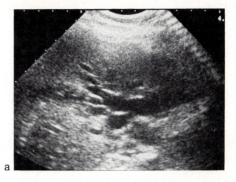

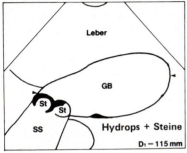
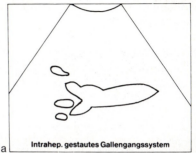

Abb. 12-4 Sonographie bei Cholezystolithiasis.
ST = Stein
GB = Gallenblase
SS = Schallschatten

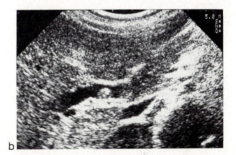

Abb. 12-5 Sonographie bei Cholestase.
A = intrahepatisch
B = extrahepatisch, Choledocholithiasis

Sonographie eine extra- oder intrahepatische Cholestase nachgewiesen werden (Abb. 12-5a + b).
Schnittführung: Schrägverlaufender, longitudinaler Schnitt senkrecht zum rechten Rippenbogenrand.

Oberbauchsonographie: Ductus choledochus oben, V. portae in der Mitte und V. cava tief unten

Kriterien:

Typisch für die intrahepatische Stauung sind die intrahepatischen Gangerweiterungen mit echoarmer Schlängelung nach peripher (Bild eines „knorrigen Baumes"). Bei Stauung des Ductus choledochus ist das Lumen auf mehr als 9 mm verbreitert. Je nach Ursache können zusätzlich Konkremente oder Raumforderungen nachgewiesen werden.

b) Akute Pankreatitis:

Schnittführung: Transversal, Schrägschnitt, Longitudinalschnitt in Rückenlage. Als Leitstruktur wird die V. lienalis aufgesucht. Das Pankreas ist ventral der V. lienalis lokalisiert.

Oberbauchsonogramm: Pankreas reitet auf V. lienalis

Normale Größe: Kopf kleiner als 3 cm, Korpus kleiner als 2,5 cm und Kauda kleiner als 2,5 cm.

Kriterien:

Im *Stadium I* der akuten Pankreatitis findet man eine diffuse umschriebene Größenzunahme des Pankreas. Bei zunehmender ödematöser Schwellung wird die Pankreasstruktur echoärmer.
Im *Stadium II* findet man eine partielle Nekrosenbildung. Im Sonogramm sind umschriebene echoarme Bezirke innerhalb des Pankreas nachweisbar (Abb. 12-6).
Im *Stadium III* stellen sich sonographisch in der Pankreasloge echoarme, aber auch Binnenecho-reflexreiche Bezirke durch Pankreasreste dar.

Differentialdiagnose:

– *Pankreaspseudozyste:*
Echoarme bis echofreie Raumforderung in der Pankreasloge.

– *Chronisch kalzifizierende Pankreatitis:*
Sonographisch sind multiple, durch Verkalkung bedingte Reflexe in der Pankreasloge nachweisbar. Erst wenn der Ductus Wirsungianus über 3 mm erweitert ist, ist der sonographische Nachweis möglich.

– *Pankreastumor:*
Unregelmäßige Begrenzung mit unterschiedlichem Echomuster, evtl. auch Infiltration in die Leber oder in die Vena cava. Kompression des Ductus choledochus mit dadurch bedingter Choledochuserweiterung und intrahepatischer Stauung.

c) Abdominales Aortenaneurysma:

Klinik: Abdominale Schmerzsymptomatik mit oder ohne pulsierende Resistenz im Abdomen.
Schnittführung: Longitudinaler Schnitt etwas links von der Linea alba und transversaler Schnitt.

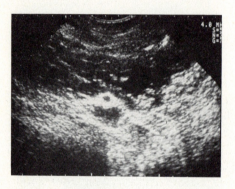
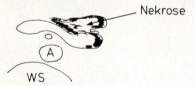

Abb. 12-6 Sonographie bei akuter Pankreatitis mit portieller Nekrose.
A = Aorta
WS = Wirbelsäule

Kriterien:

Aufweitung des Aortenlumens über 3 cm mit zum Teil thrombotischen Massen im Aortenlumen (Abb. 12-7).

d) Ileus:

Bei Störung der Darmmotilität kann mit Hilfe der Sonographie die Art der Motilitätsstörung (paralytisch oder mechanischer Ileus) diagnostiziert werden. Im Realtime-Bild findet man im Frühstadium des mechanischen Ileus dilatierte, mit Flüssigkeit und Luft gefüllte Darmschlingen sowie eine gesteigerte Pendelperistaltik. In der Übergangsphase sind die Kontraktionen seltener, das Kontraktionsausmaß verringert sich eindeutig. Die Spätphase des mechanischen Ileus ist sonographisch nicht mehr von der Paralyse zu trennen. Die extrem dilatierten Darmschlingen erscheinen eher als nebeneinander aufgereihte echoarme Kugeln. Im Realtime-Bild ist keine Darmperistaltik mehr nachweisbar und der pharmakologische Test mit Prostigmin® ist negativ (Abb. 12-8).

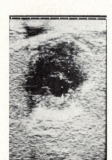
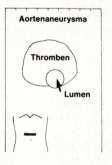

Abb. 12-7 Sonographie bei Aortenaneurysma.

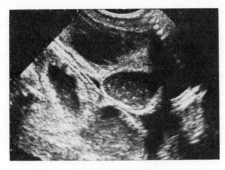
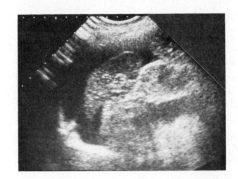

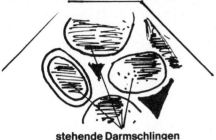
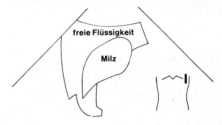

Abb. 12-8 Sonographie bei Ileus.

Abb. 12-10 Sonographie bei freier Flüssigkeit/ links subphrenisch.

Ein den mechanischen Verschluß verursachender Tumor kann sonographisch als Korkadenstruktur nachgewiesen werden (Abb. 12-9).

12.1.2 Stumpfes Bauchtrauma

Beim stumpfen Bauchtrauma eignet sich die Sonographie zur Abklärung von Organverletzungen oder freier intraabdomineller Blutung. Zu diesem Zweck soll die Sonographie möglichst sofort bei der Klinikeinlieferung parallel zur Schocktherapie bei voller Harnblase durchgeführt werden. Freie Flüssigkeit findet sich im Oberbauch rechts im Rezessus hepato-renalis und links subphrenisch um die Milzloge (Abb. 12-10). Der Nachweis von freier Flüssigkeit im Unterbauch im Douglasraum kann nur bei gefüllter Harnblase erfolgen. Bei primär negativem Nachweis von freier Flüssigkeit im Abdomen soll die Ultraschalluntersuchung in

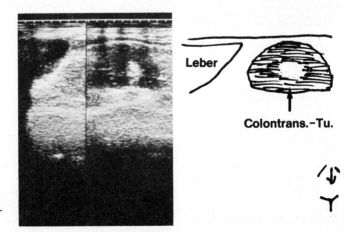

Abb. 12-9 Sonographisches „Korkadenphänomen" bei stenosierendem Tumor des Colon transversum.

kurzen Zeitabständen (alle 3 Stunden) wiederholt werden.
Die Sensitivität des Blutungsnachweises liegt bei 95%. Rupturen von parenchymatösen Organen oder subkapsuläre Blutungen können auch sonographisch erkannt werden. Ein retroperitoneales Hämatom läßt sich mittels Flankenschnitt und suprapubischen Schnitten gut nachweisen.

> **Stumpfes Bauchtrauma:**
> Engmaschige (3 h) sonographische Verlaufskontrolle

12.2 Sonographie zur präoperativen Diagnostik

Abdominelle Sonographie:

Als Screening-Verfahren eignet sich die Sonographie, um Tumormetastasen bei onkologischen Patienten nachzuweisen. So lassen sich Lebermetastasen bei einem Metastasendurchmesser von über 1,5 cm in ca. 80% richtig diagnostizieren (Abb. 12-11). Intra-

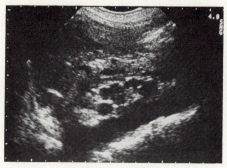
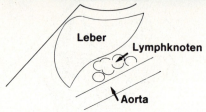

Abb. 12-12 Sonographie bei paraaortalen Lymphknoten.

abdominal können Lymphknotenvergrößerungen paraaortal, im Leber- und Milzhilusbereich ebenfalls gut dargestellt werden (Abb. 12-12).
Bei unklaren schmerzhaften Beschwerden in der Bauchdecke, mit oder ohne tastbaren pathologischen Befund, gibt der Ultraschall eine wertvolle Information. So lassen sich inkarzerierte Hernien, z. B. epigastrische Hernien und Spieghelsche Hernien durch den Nachweis von Bruchpforten und Fasziendefekten nachweisen (Abb. 12-13). Auch die Unterscheidung zu Bauchdeckenhämatomen, Rektusscheidenhämatomen oder Bauchdeckenabszessen kann getroffen werden (Abb. 12-14).

Endorektale Sonographie:

Mit Hilfe eines transrektalen Schallkopfes, der um 360° mit etwa 10 Umdrehungen je Sekunde rotiert, kann man die Tiefeninfiltration von Rektumtumoren bestimmen und damit das Tumorstaging vornehmen (Abb. 12-15) (s. Kap. 26).
Die Untersuchung kann entweder in Steinschnittlage oder auch in Linksseitenlage durchgeführt werden. Mit Hilfe eines Rektoskops wird der transrektale Schallkopf ins Rektum eingeführt. Zwecks besserer Schall-

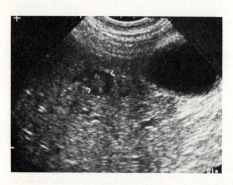
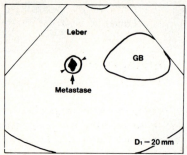

Abb. 12-11 Sonographie bei Lebermetastasen. GB = Gallenblase.

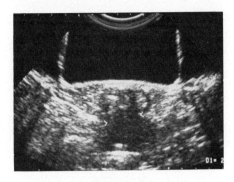

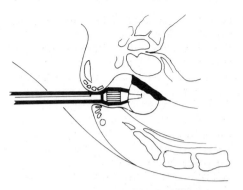

Abb. 12-15 Endorektale Sonographie.

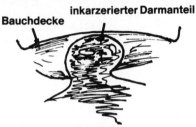

Abb. 12-13 Sonographie der epigastrischen Hernie.

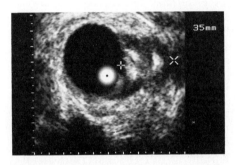

Abb. 12-16 Endosonographie bei Rektumtumor (T_3).

leitung wird der an dem Schallkopf angebrachte Gummiballon mit Wasser voll gefüllt, so daß dieser der Darmwand direkt anliegt (Abb. 12-16).

– *Trefferquote:*
In 90% wird die Tiefeninfiltration mit Hilfe von endorektaler Sonographie richtig bestimmt im Vergleich zu 60% bei der rektaldigitalen Untersuchung.

Neuere Entwicklungen auf der gleichen Basis sind die *Endosonographie* von Speiseröhre, Magen und oberem Duodenum.

12.3 Intraoperative Sonographie

Unter intraoperativer Sonographie verstehen wir die Anwendung der Sonographie im Operationsgebiet. Man benutzt entweder sterilisierte Schallköpfe oder versieht den Schallkopf mit einem sterilen Einmalschutzbezug.

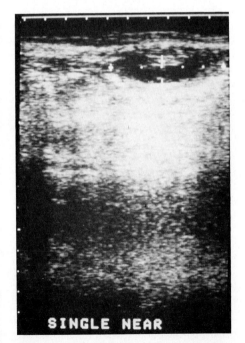

Abb. 12-14 Sonographie des Rektushämatoms.

In der Abdominalchirurgie findet die intraoperative Sonographie Anwendung bei Operationen an parenchymatösen Organen, z. B. Leber, Pankreas und im Bereich des Gallengangsystems. In der Leberchirurgie eignet sich die intraoperative Ultraschalluntersuchung zur Lokalisation des Primärtumors sowie zur Darstellung der segmentalen Pfortaderstrukturen. Eine segmentäre Leberresektion wird damit wesentlich erleichtert.

In der Pankreaschirurgie dient die intraoperative Ultraschalluntersuchung zur Erkennung und Lokalisation von Tumoren und Konkrementen. Durch exakte Tumorlokalisation und mittels Ultraschall gesteuerter Biopsie werden die gewonnenen Ergebnisse aussagekräftiger. In der endokrinen Chirurgie werden Nebenschilddrüsen, Pankreas, Inselzelltumoren sowie Nebennierentumoren mit Hilfe der intraoperativen Sonographie leichter lokalisiert.

12.4 Postoperative Überwachung bei Intensivpatienten

Frühpostoperative Komplikationen sind unter intensivmedizinischen Bedingungen nur schwer zu diagnostizieren. Der intubierte Patient kann sich nicht artikulieren. Ebenso ist der abdominelle Befund unter diesen Bedingungen kaum verwertbar. Objektive Kriterien wie pathologisch veränderte Labor- oder Überwachungsparameter sind multikausal und bedürfen damit der Interpretation. Die Letalität der postoperativen Komplikationen kann jedoch nur gesenkt werden, wenn objektive diagnostische Maßnahmen frühzeitig eingesetzt werden. Der Einsatz der Sonographie auf der chirurgischen Intensivstation verschafft wesentliche Vorteile und Informationen. Sie stellt eine sehr geringe Belastung für den Patienten dar und hat den Vorteil ihres mobilen, überall verfügbaren Charakters.

> **Postoperative Sonographie = das Auge des Intensivmediziners**

– *Postoperative Blutungen:*
Die Indikation zur Sonographie ergibt sich aus dem nicht adäquaten Anstieg nach erfolgter Bluttransfusion oder der nicht adäquaten Reaktion nach Korrektur eines klinisch manifesten Volumenmangels. Die Hauptlokalisationen von Flüssigkeitsansammlungen sind beim liegenden Patienten der subhepatische, der subphrenische und der Douglasraum. Eine exakte Lokalisation der Blutungsquelle ist sonographisch in der Regel nicht möglich. Die Sensitivität und Spezifität liegt über 95%.

– *Intraabdominelle Abszesse:*
Bei unklaren postoperativen septischen Temperaturen, Leukozytose und Darmparalyse soll eine sonographische Untersuchung des Abdomens eingesetzt werden. Gut nachweisbar sind die intraabdominellen Abszesse im Bereich des Rezessus hepatorenalis, subphrenisch und im Douglas. Der Nachweis von Schlingenabszessen gelingt wegen Darmgasüberlagerung nur in 50% der Fälle. Insgesamt beträgt die globale Sensitivität bei der Erfassung von Abszessen ca. 80%.

Sonographische Kriterien für einen Abszeß sind umschriebene, nicht frei auslaufende, flüssigkeitshaltige und extraparenchymatös gelegene Raumforderungen mit Verdrängung angrenzender Strukturen. Frische Abszesse imponieren als echofreie Bezirke. In länger bestehenden Abszessen sind einzelne Binnenechos durch Zelldetritus, Granulationsgewebe und Lufteinschlüsse nachweisbar (Abb. 12-17).

> **Douglasabszeß: Sonographischer Nachweis bei gefüllter Harnblase leichter!**

– *Akute reaktive Cholezystitis:*
Diese seltene postoperative Komplikation tritt z. B. bei polytraumatisierten Patienten auf. Bei entsprechender Leukozytose und Cholestasezeichen mit angegebener Schmerzsymptomatik im rechten Oberbauch sollte an diese Komplikation gedacht werden.

Die sonographischen Kriterien dafür sind wie bei der Cholezystitis. Die Sensitivität liegt bei über 90%.

– *Akute Pankreatitis:*
Nach operativen Eingriffen im Bereich der Oberbauchorgane, z. B. nach Magenresektion, kann in ca. 3% eine postoperative

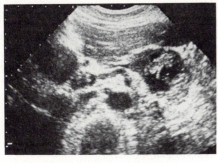

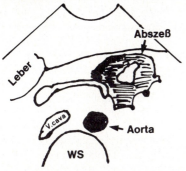

Abb. 12-17 Sonographie bei intraabdominellem Abszeß. WS = Wirbelsäule.

Pankreatitis auftreten. Aufgrund der gleichzeitig vorliegenden Darmparalyse und des ausgeprägten Meteorismus ist nur in 60–80% der Fälle ein sonographischer Befund nachweisbar.

– *Postoperative Motilitätskontrolle:*
Die sonographischen Befunde beim Vorliegen eines paralytischen oder mechanischen Ileus wurden oben bereits beschrieben.

12.5 Sonographie zur postoperativen Nachsorge

Im Rahmen der Tumornachsorge onkologischer Patienten dient die Sonographie als Screeningmethode zur Erfassung von Tumorrezidiven oder Metastasen. Durch den Nachweis eines Aszites kann der Verdacht auf eine Peritonealkarzinose erhoben werden. Bei Zustand nach palliativer endoskopischer Gallengangdrainage (s. Kap. 11) mit einem Pigtailkatheter läßt sich mit Hilfe der Sonographie die Lage der inneren Drainage sowie der Stauungsstatus des Gallengangsystems nachweisen. Bei gutartigen Leiden, z. B. bei Zustand nach Drainage von Pankreaszysten oder Leberzysten, kann mit Hilfe der Sonographie der Verlauf (Abnahme der Zystengröße) beurteilt werden.

12.6 Interventionelle Sonographie

Die sonographisch kontrollierte Punktion verfolgt zwei Ziele:

1. Zur Diagnostik (Materialgewinnung zur Zytologie, Histologie oder bakteriologischen Untersuchung).

2. Zur Therapie durch Drainage von Hämatomen, Abszessen, Pleuraergüsse, Aszites u. ä. m.

Instrumentarium:

Hoch auflösende Realtime-Geräte mit entsprechender Vorrichtung zur Steuerung der Nadel oder mit einem zentral perforierten Punktionstransducer.
Als Punktionsnadel zwecks Materialgewinnung zur histologischen Untersuchung verwendet man Feinnadeln mit einem äußeren Durchmesser von 0,6 mm oder eine Schneidbiopsiekanüle zur Entnahme von Gewebszylindern.

Patientenvorbereitung:

Patientenaufklärung, Bestimmung von Gerinnungsparametern vor dem Eingriff und Ausschluß von Aneurysma sind erforderlich. Der Eingriff muß unter sterilen Kautelen (steriles Abdecken und steriler Schallkopf) erfolgen.

Sonographische Intervention = Operation, daher Aufklärung, Sterilität, Sorgfalt

Durchführung:

FNP
Bei der Feinnadelpunktion (FNP) wird die Führungsnadel durch die Haut und das subkutane Gewebe eingeführt. Durch diese Nadel wird mit der Feinnadel die Punktion des entsprechenden Gewebes vorgenommen. Nachdem die Nadelspitze das Gewebe er-

reicht hat, wird durch Zurückziehen des Kolbens das Material in die Nadel angesaugt. Der Nadelinhalt wird auf einen Objektträger ausgespritzt und ausgestrichen, fixiert und gefärbt.

PTC

Zwecks Diagnostik kann auch die sonographisch kontrollierte perkutane transhepatische Cholangiographie (PTC) durchgeführt werden. Die Indikation zu solchen diagnostischen Eingriffen wird bei Verschlußikterus unklarer Genese, wobei durch ein ERCP die Verschlußlokalisation nicht dargestellt werden kann, gestellt. Die Punktionsstelle liegt dort, wo der erweiterte Gallengang der Haut am nächsten liegt. Nach Gabe eines Lokalanästhetikums wird die Nadel eingeführt. Nach Gallenaspiration wird röntgendichtes Kontrastmittel zwecks Darstellung des Gallengangs injiziert.

PTCD

Im Anschluß an die PTC kann auch die sonographisch kontrollierte perkutane transhepatische Gallenwegsdrainage (PTCD) durchgeführt werden.
Nach Punktion des Gallengangs führt man einen Führungsdraht in den Gallengang. Nach Aufbougierung mit einem Dilatator wird der Drainagekatheter über den Führungsdraht eingeführt und danach der Führungsdraht entfernt. Ein Abfluß der gestauten Galle ist damit erreicht.

Punktion und Drainage:

Nach sonographischer Lokalisation einer Flüssigkeitsansammlung im Abdomen (Aszites, Abszeß) kann eine zusätzliche durchgeführte, sonographisch gesteuerte Punktion relevante diagnostische Ergebnisse erbringen. Bei kleineren Abszeßbildungen kann die sonographisch gesteuerte Abszeßdrainage durch Einlegen eines Polyäthylenkatheters (12 Gauge) in modifizierter Selding-Technik durchgeführt werden. Ebenso kann auch die Thoraxdrainage z. B. bei Pleuraergüssen unter sonographischer Kontrolle plaziert werden.

13 Verbandlehre

Im allgemeinen werden folgende Formen der Verbände unterschieden:
1. Wundauflagen
2. Pflasterverbände
3. Kompressionsverbände
4. Ruhigstellende Verbände.

13.1 Wundauflagen

Aufgabe: Schutz der Wunde, Aufsaugen von Sekret.
Anforderung: Keine Verklebung mit der Wunde, gute Saugfähigkeit, Luftdurchlässigkeit (Vermeidung sog. „feuchter Kammern").
Material: Naturfasern (Baumwolle, Zellstoff), halbsynthetische Produkte (Zellwolle) oder synthetische Fasern (Polymerisate). Der Vorteil von Naturfaserplatten ist die bessere Saugfähigkeit, ihr Nachteil, die Tendenz mit der Wunde zu verkleben. Bei synthetischem Material verhält es sich umgekehrt.
Technik: Primär verschlossene Wunden werden 2–3 Tage mit einer sterilen trockenen Wundauflage geschützt. Dann meist Fortsetzung als offene Behandlung durch regelmäßige Pinselung der Wunde mit einem Desinfektionsmittel (z. B. Mercurochrom®). Bei offenen Wunden Abdecken mit feuchten Mullkompressen (physiologische Kochsalzlösung oder Desinfektionsmittel, z. B. Rivanol®). Eine andere Behandlungsform granulierender offener Wunden ist die Bedeckung mit gitterförmigen, mit inertem Fett (Adaptic®), Perubalsam (Branolind®) oder antibiotikahaltiger Salbe (Fucidine®) beschichteten Verbandplatten. Als Wundauflage bei ausgedehnten Wunden nach Traumen, Verbrennungen oder Verätzungen haben sich mehrschichtige Polyurethanplatten (z. B. Epigard®) bewährt. Sie verfügen über eine gute Saugfähigkeit, sind luftdurchlässig und konditionieren den Wundgrund für die spätere Hauttransplantation.

13.2 Pflasterverbände

Wir unterscheiden Pflaster und Pflasterverbände.

Pflaster

Aufgabe: Fixierung von Wundauflagen oder Adaptierung von Wundrändern.
Anforderung: Gute Hauthaftung.
Material: Pflaster bestehen aus Baum- oder Zellwolle, beschichtet mit einem Zinkoxyd-Kautschukkleber. Hierdurch entstehen häufig Hautallergien (Zinkallergie). Andere hautfreundliche Materialien sind Acetatkunstseide, PVC, Vlies beschichtet mit Polyacrylklebern.

Pflasterverbände

Aufgabe: Selbsthaftende Wundauflage bei kleinen Wunden.
Anforderung: Schnell verfügbar, leicht zu plazieren.
Material: Pflasterverbände haben in der Mitte ein Fasergewebe, das die Wunde abdeckt. Sie sind meist luftdurchlässig und saugfähig.

13.3 Druck- und Kompressionsverbände

Druckverbände

Aufgabe: Stillung kleiner, arterieller und venöser Blutungen.
Anforderung: Schnelle und unkomplizierte Applikationsmöglichkeit.
Technik: Abdecken der Wunde mit einer Verbandplatte, Auflegen eines Tupfers auf die Blutung, festes Anwickeln mit einer Binde. Auch größere arterielle Blutungen lassen sich durch einen entsprechenden Druckverband bis zur Behandlung in der Klinik derart stillen (s. Kap. 4). Druckverbände können Blutumlaufstörungen verursachen, sie sind deshalb in regelmäßigen Abständen zu lockern.

Kompressionsverbände

Aufgabe: Blutungsprophylaxe nach Operationen an Extremitäten oder Schädel, Thromboseprophylaxe.
Material:
1. Mullbinden. Nachteil: Schnürfurchenbildung, wenig elastisch.
2. Elastische Mullbinden (Klinkbinden).
3. Elastische Binden (Idealbinden).
4. Selbstklebende bzw. selbsthaftende Binden aus synthetischem Material (z. B. Elastoplast®, Elastofix®, Gazomull®, PehaHaft®).
5. Elastische Strümpfe.

Technik: Vermeidung von Fenstern (Fensterödem!) und Schnürfurchen beim Anlegen von Kompressionsverbänden (Zirkulationsstörungen, Kompartmentsyndrom!). Vorsicht bei Kompressionsverbänden an der oberen Extremität wegen der geringen Weichteildeckung von Nerven und Gefäßen. Hier besteht die Gefahr der Druckschädigung der Nerven (Neuropraxie), von Zirkulationsstörungen (Gefahr der *Volkmann*-Kontraktur und der *Sudeck*-Dystrophie). Kompressionsverbände an den Extremitäten werden grundsätzlich von distal (Zehen, Finger) nach proximal angelegt, um eine venöse Stauung zu vermeiden. Zirkuläre Touren sind wegen der Strangulationsgefahr verboten.

> **Kompressionsverband: Immer von distal nach proximal und nie zirkulär wickeln**

Spezielle Kompressionsverbände

Kornährenverband: Spezielle Wickeltechnik von Binden an den Extremitäten, die durch Achtertouren ein kornährenartiges Verbandsmuster erzeugt. Der Vorteil ist die größere Rutschfestigkeit und die geringere Tendenz, Schnürfurchen zu entwickeln.

Beckenspika: Beckenverband zur Kompression des proximalen Oberschenkeldrittels und der Hüftgelenksregion.

Esmarch-Blutsperre: Umschriebene, maximale Kompression bestimmter Extremitätenregionen zur Stillung arterieller Blutungen. Ähnliche Wirkungen haben eine ca. 10 cm breite Gummibinde und eine pneumatische Blutsperre.

> **Keine Blutsperre über 2 Stunden**

13.4 Ruhigstellende Verbände

Aufgabe: Ruhigstellung im Bereich der Extremitäten.
Anforderung: Geringes Gewicht, gute Verträglichkeit, minimale Belästigung.
Material: Elastische Binden, Binden aus Stärke, Gips oder Kunststoff (z. B. Baycast®, Scotchcast®, Deltacast®, Neofrakt®, Lightcast®). Schienen aus Plastik, Metall, pneumatische Schienen, mit Watte gefüllter Schlauchmull (Rucksackverband, *Charnley*-Schlinge).

Spezielle Verbände

Schanz'sche Krawatte

Aufgabe: Ruhigstellung der Halswirbelsäule nach Schleudertrauma.
Material: Spezielle 8–15 cm breite, 1,5 cm dicke und ca. 50 cm lange mit Schaumstoff gefütterte Bandage. (Alternative: mehrschichtiger zirkulärer Verband aus elastischer Binde und Wattelage.)
Technik: Lockere, zirkuläre Wickelung zur Einschränkung einer Bewegung in den Halswirbelgelenken (Abb. 13-1).

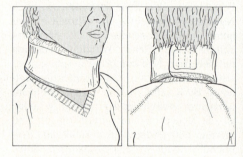

Abb. 13-1 Schanz'sche Krawatte.

Desault-Verband

Aufgabe: Ruhigstellung des Schulter- und Ellenbogengelenkes.
Material: Wattepolster mit Talkum bestreut, elastische Binden.
Technik: Unter beiden Achselhöhlen, bei

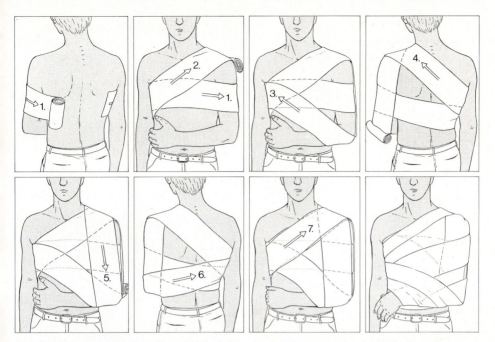

Abb. 13-2 Bindentouren bei Anlage eines *Desault*-Verbandes (Merkwort ASCHE).

Frauen auch unter beiden Mammae Einlegen von mit Talkum bestreuten Wattepolstern (Verhinderung von Mazeration der Haut durch Schweiß). Danach einige Bindentouren kreisförmig um den Brustkorb und den angelegten Oberarm der verletzten Seite (Ellenbogengelenk in Rechtwinkelstellung). Die Bindentour geht von der Achselhöhle der gesunden Seite über die ruhig zu stellende Schulter und über das Ellenbogengelenk zur Achselhöhle der gesunden Seite. Hierbei ist der Bindengang achtertourig (Abb. 13-2).

Desault: Achsel – Schulter – Ellenbogen (Asche)

Der *Desault*-Verband kann mit Stärke-, Gips- oder Kunststoffbinden verstärkt werden. Häufigere Anwendung findet heute der *Velpeau*-Verband. *Technik:* Fixation des Armes in angelegter Stellung im Schultergelenk durch einen Trikotschlauch (Tubi-Grip®, Tube-Gauz®).

Gilchrist-Verband

Aufgabe: Ruhigstellung des Schulter- und Ellenbogengelenkes.

Material: Schlauchmull von etwa 4facher Armlänge, 2 Sicherheitsnadeln.
Technik: Einschnitt an einer Drittelgrenze, Einführen des Armes von hier aus in den längeren Teil. Der kürzere Anteil wird um den Hals gelegt, um das Handgelenk geschlungen und mit einer großen Sicherheitsnadel im Sinne einer Schlaufe fixiert. Im Handgelenkbereich erfolgt der zweite Einschnitt, aus dem die Hand herausgeführt wird. Das andere Ende wird um den Brustkorb herumgelegt und kurz oberhalb des Ellenbogens um den Oberarm der verletzten Seite geführt. Danach Fixierung der Schlaufe durch eine zweite große Sicherheitsnadel (Abb. 13-3).

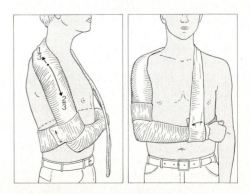

Abb. 13-3 *Gilchrist*-Verband.

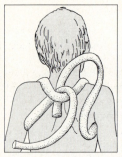 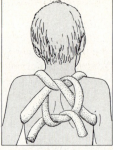 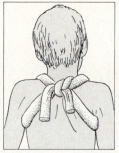 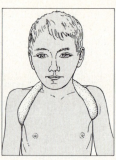

Abb. 13-4 Rucksackverband. (Tägliche Kontrolle, ggf. Nachspannen!)

Rucksackverband

Aufgabe: Ruhigstellung und Reposition bei Klavikulafrakturen, sofern möglich.
Material: Mit Watte gefüllter Schlauchmull.
Technik: Schlauchmull von hinten um den Hals nach vorn und von vorn durch die Achselhöhlen nach hinten führen. Hinter dem Rücken Verknoten beider Enden unter Spannung. Nach Anlage des Verbandes ist die arterielle (Radialispuls!) und die venöse Durchblutung (Blaufärbung!) des Armes zu kontrollieren. Der Rucksackverband muß anfangs täglich kontrolliert und ggf. nachgespannt werden (Abb. 13-4).

Rucksackverband: Tägliche Kontrolle

Charnley-Schlinge (Abb. 13-5)

Aufgabe: Ruhigstellung des Ellenbogengelenkes bei suprakondylärer Humerusfraktur im Kindesalter.
Material: Handgelenkmanschette mit Klettverschluß, ca. 40 cm langer mit Watte gefüllter Schlauchmull.
Technik: Nach Reposition der Fraktur Fixation des Ellenbogengelenkes in Spitzwinkelstellung. Hierzu Anbringen der Klettverschlußmanschette am Handgelenk. Der wattegefüllte Schlauch wird um den Hals gelegt und so verknotet, daß ein Finger bequem zwischen Schlauch und Hals einzulegen ist. Das Ende des Schlauchmulls wird durch die Öse des Klettverschlusses gezogen und verknotet. Der Daumenballen muß in Höhe der A. carotis liegen.

Charnley-Schlinge: Radialispuls?

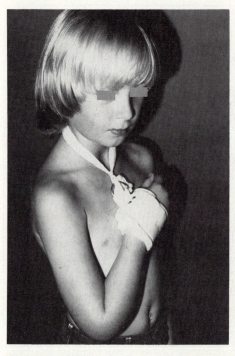

Abb. 13-5 Charnley-Schlinge. (In diesem Fall am Hals zu locker!)

Armtragetuch (Mitella)

Aufgabe: Vorübergehende Ruhigstellung bei Verletzungen im Schulter-Arm-Bereich (erste Hilfe).
Material: Dreieckstuch, Sicherheitsnadel.
Technik: Einschlagen des Armes in das Tuch, Verknoten der beiden schmalen Zipfel hinter dem Nacken. Der breite Zipfel wird um den Oberarm geführt und vorn mit der Sicherheitsnadel fixiert. Das Armtragetuch darf nur in den ersten Stunden nach der

Ersten Hilfe Verwendung finden. Bei längerer Verwendung resultiert eine Schrumpfung der Schulterkapsel mit zunehmender Versteifung des Gelenkes.

Armtragetuch: Leichentuch des Schultergelenkes!

Dachziegelverband *(Gibney)*

Aufgabe: Ruhigstellung bei geschlossenen Zehenverletzungen.
Material: 1 cm breite Pflasterstreifen von 10 cm Länge.
Technik: Abgemessene einzelne Pflasterstreifen von distal-plantar schräg nach proximal-dorsal führen, überkreuzen und festkleben. Der nächste Streifen bedeckt wie ein Dachziegel die Hälfte des vorigen. Zur Kontrolle von Durchblutung und Sensibilität muß die Zehenkuppe frei bleiben.

Kornährenverband

Aufgabe: Ruhigstellung von Gelenken.
Material: Elastische Binden (Breite 6–8 cm).
Technik: Nach zirkulärer Kreistour proximal der Zehen-(Finger-)grundgelenke Achtertouren vom Außenknöchel über den Spann, Fußinnenseite, Sohle, Fußaußenrand zum Innenknöchel. Der Kreuzungspunkt wandert dabei von distal nach proximal, um eine periphere Stauung zu vermeiden (Abb. 13-6).

Kornährenverband: Von distal nach proximal wickeln!

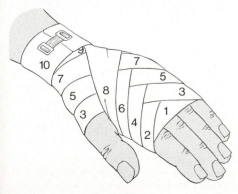

Abb. 13-6 Kornährenverband.

Pneumatische Schienen

Aufgabe: Vorübergehende Ruhigstellung einer Extremität im Rahmen der ersten Hilfe und des Transportes.
Material: Vorgefertigte, den Extremitäten angepaßte Luftschläuche, die mit einem Reißverschluß verschlossen werden.
Technik: Die Schienen werden luftleer unter die verletzte Extremität gezogen, der Reißverschluß wird geschlossen und die Schienen mit der Luftpumpe aufgepumpt.

Gipsverbände

Das Prinzip des Gipsverbandes ist die Ruhigstellung einer Extremität durch Anlage und Anmodellierung einer äußeren, weitgehend unelastischen Hülle. Im Gipsverband kann eine Fraktur zwar ruhiggestellt, nie aber vollständig fixiert werden. Infolge des Weichteilmantels sind auch im bündig anmodellierten Gips immer noch kleine Bewegungsausschläge möglich. Man unterscheidet zwischen ungepolsterten und gepolsterten Gipsverbänden. Während der ungepolsterte Gips mit Ausnahme der gefährdeten Druckpunkte (s. u.) unmittelbar der Haut aufliegt, wird beim gepolsterten Gips die gesamte Extremität, z. B. durch Watte, vor der Gipsanlage gepolstert. Bei jeder Gipsanlage müssen die prominenten Knochenvorsprünge (z. B. Knöchel, Schienbein, Wadenbeinköpfchen, Beckenkamm, Dornfortsätze u. ä. m.) z. B. mit Filz gepolstert werden (Abb. 13-7).

Kein Gips ohne Polsterung der Druckpunkte!

Zur Ruhigstellung einer Fraktur ist grundsätzlich die Immobilisation beider benachbarter Gelenke erforderlich. Damit erstrecken sich nahezu alle Gipse über mindestens 2 Gelenke. Ausnahmen sind z. B.:
1. Distale Radiusfraktur (dorsale Unterarmgipsschiene)
2. Verletzungen im Ellenbogengelenk (Oberarmgips ohne Schulter)
3. Patella-Infraktionen, Oberschenkeltutor (ohne Sprung- und Hüftgelenk)
4. Außenknöchelfraktur (Unterschenkelgips)

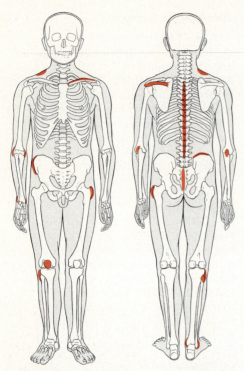

Abb. 13-7 Lokalisation notwendiger Polsterungen bei Gipsverbänden.

Bei frischen Verletzungen ist stets der frisch angelegte Gipsverband in der Längsachse wieder aufzuschneiden (Abb. 13-8 a–c). Hierfür sind mechanische oder elektrische Geräte (Gipssäge, Gipsschere, Rabenschnabel und Spreizzange) erforderlich (Abb. 13-9 a–d). Durch Spaltung des Gipses kann dieser der Weichteilschwellung nachgeben. Die Gefahr von Zirkulationsstörungen ist damit deutlich reduziert. Nach Abschwellung der Weichteile kann ein geschlossener stabilerer Gipsverband angelegt werden.

Gipsverband bei frischer Verletzung: Immer bis auf den letzten Faden aufschneiden!

Primär geschlossene Gipsverbände bei frischen Verletzungen sind ein grob fahrlässiger Fehler. Durch zunehmende posttraumatische Schwellung kommt es im geschlossenen Rohr des unelastischen Gipsverbandes zum „exogenen Kompartmentsyndrom". Derartige Zirkulationsstörungen können zum Verlust einer gesamten Extremität führen. Aber auch nach dem vollständigen Aufschneiden des Gipsverbandes (kein zirkulärer Faden darf belassen werden) kann es durch Schwellung der Weichteile zu Zirkulationsstörungen kommen. In derartigen Fällen ist selbst der aufgeschnittene Gips noch zu starr. Eine Entfernung ist angezeigt. Um derartige Folgezustände rechtzeitig zu erkennen, muß jeder Patient mit einem Gipsverband am nächsten Tag vom Arzt wieder untersucht werden. Hierbei ist auf Durchblutung, Sensibilität und Motorik der verletzten Extremität zu achten.

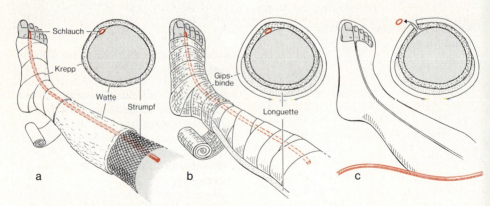

Abb. 13-8 Technik des Gipsverbandes (gepolstert):
a) Fixation der Wattepolsterung mit Kreppbinde, Einwickeln des Markierungsschlauches.
b) Anbringen einer Gipslongette an der Dorsalseite. Fixation mit zirkulären Gipsbindentouren.
c) Aufschneiden des Gipses bis auf den letzten Faden über dem liegenden Schlauch, Entfernung des Schlauches.

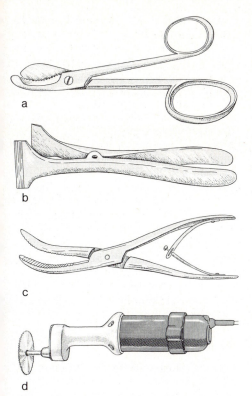

Abb. 13-9a–d Instrumente zur Gipsbehandlung:
a) Gipsschere
b) Gipsspreizer
c) Rabenschnabel
d) elektrische Gipssäge

Frischer Gipsverband: Kontrolle durch den Arzt am folgenden Tag!

Nach Abschwellung der Weichteile wird der aufgeschnittene Gipsverband zu weit. Er sollte dann durch einen geschlossenen und besser anmodellierten Gipsverband ersetzt werden. Hierbei ist auf den Sitz, auf Druck- und Scheuerstellen sowie die Beweglichkeit der benachbarten, nicht fixierten Gelenke zu achten. Im geschlossenen Gipsverband sind dennoch Weichteilschäden möglich. Aus diesem Grunde sollte bei hartnäckigen Beschwerden nach dem Grundsatz „in dubio pro patiente" verfahren werden.

Patient im Gips hat immer Recht!

Das rechtzeitige Erkennen und Behandeln von häufig infizierten Druck- und Scheuerstellen schützt vor tiefen Weichteil- oder gar Knocheninfekten.
Weitgehend unvermeidbare Folgen der Gipsfixation sind die der Immobilisierung:
1. Inaktivitätsatrophie von Knochen und Muskulatur.
2. Gelenkeinsteifung durch Schrumpfung des Kapselbandapparates und Knorpelatrophie.
3. Bewegungseinschränkung durch Verklebungen und Verwachsungen der Sehnengleitgewebe und des Gelenkrezessus.

Diese sog. *„Frakturkrankheit"* ist durch intensive krankengymnastische Behandlung meist ganz oder zumindest teilweise reversibel (s. Kap. 45).

Ruhigstellende Kunststoffverbände

Sie bestehen aus Kunstharz auf Textilträgern (Baycast®), Fiberglasfasern (Scotchcast®), lichtempfindlichem Kunstharz auf Glasfaser (Lightcast®), Polyurethanschaum (Neofrakt®) oder Polyvinylalkoholformalschaum (Fractomed®).
Vorteile im Vergleich zum Gips sind die bessere Röntgentransparenz, das geringere Gewicht und die Wasserfestigkeit. Nachteile sind die schlechtere Modellierbarkeit, die geringere Stabilität der Schienenverbände, die teureren Vorinvestitionen (z. B. Wasser- oder Dampfkessel bei Fractomed®, UV-Lampe bei Lightcast®, Rühreinrichtung bei Neofrakt®) sowie der höhere Preis (ca. 3–4mal so teuer wie Gipsverband).
Hinsichtlich der Indikation ergeben sich zwischen Kunststoff und Gips keine nennenswerten Unterschiede. Im folgenden wird vom Gips als ruhigstellendem Material ausgegangen, mehrheitlich könnte auch Kunststoff verwendet werden.

Spezielle ruhigstellende Verbände

Dorsale Unterarmgipsschiene
(Abb. 13-10a)

Aufgabe: Ruhigstellung im Bereich des Handgelenkes.
Material: Ca. 15 cm breite, 40 cm lange in

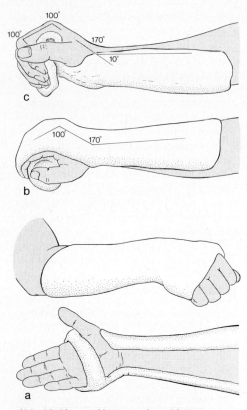

Abb. 13-10a–c Unterarmgipsschienen:
a) dorsale Gipsschiene mit Hohlhandsteg (z. B. Radiusfraktur)
b) dorsale Gipsschiene unter Einschluß der Finger
c) volare Gipsschiene unter Einschluß der Finger.

mindestens 8 Lagen gefaltete Gipslonguette, Mullbinde, Polsterwatte, 20 cm lange, 16fach gelegte, 2 cm breite Gipslonguette.
Technik: Reposition der Radiusfraktur, Polsterung, Anmodellierung der Gipslonguette auf der Polsterung, Anlegen des Handflächensteges mit einer 20 cm langen, 16fachen, ca. 2 cm breiten Longuette. Ggf. Ruhigstellung des Daumengrundgelenkes durch eine weitere Longuette. Die Gipsschiene soll von den Fingergrundgelenken bis zum Ellenbogengelenk reichen. Sie umgreift beugeseitig den Radius und wird mit Mullbinden fixiert. Nach dem Aushärten wird die Gipsschiene an der Ellenbeuge so weit ausgeschnitten, daß das Ellenbogengelenk frei bewegt werden kann. Auch der Faustschluß und der Spitzgriff aller Finger müssen möglich sein.

Dorsale Unterarmgipsschiene mit Einschluß der Finger (Abb. 13-10b)
[selten auch in volarer Form (Abb. 13-10c)]

Aufgabe: Ruhigstellung bei Verletzungen von Hand und Fingern.
Material: 15 cm breite, 50 cm lange, 8fache Gipslonguette, Polsterwatte, Mullbinden.
Technik: Auflegen des Unterarmes auf den Gipstisch. Die Hand umgreift eine Bindenrolle. Dadurch geraten Hand- (leichte Dorsalflexion) und Fingergelenke (leichte Beugung) in Funktionsstellung. Polsterung, Anmodellieren der Gipslonguette. Nach Aushärtung Anwickeln mit Mullbinden. Die Longuette soll von den Fingerkuppen bis zum Ellenbogengelenk reichen. Je nach Art der Verletzung können 1 bis 2 Finger ausgespart werden.

Oberarmgipsschiene

Aufgabe: Ruhigstellung im Unterarm und Ellenbogengelenk.
Material: Gipslonguette, 15 cm breit, 8 Lagen von entsprechender Länge.
Technik: Anmodellieren der Longuette von den Fingergrundgelenken bis zum Ansatz des M. deltoideus. Der Ellenbogen befindet sich in Rechtwinkelstellung, der Unterarm in mäßiger Supination (Pat. muß in die Handfläche spucken können!) oder Neutral-0-Stellung (Pat. muß auf die Streckseite des Daumens sehen können).

Oberarmgipsverband (Abb. 13-11a):

Aufgabe: Ruhigstellung im Ellenbogengelenk, Unterarm und Handgelenk.
Material: Polsterwatte, Gipsbinden.
Technik: Siehe Oberarmgipsschienen.
Sonderform: „hanging cast" (Abb. 13-11b) indiziert beim Oberarmschaftbruch.

Dorsale Unter- bzw. Oberschenkelgipsschienen (Abb. 13-12a)

Aufgabe: Kurzfristige Ruhigstellung der unteren Extremität (z. B. postoperativ, bei traumatischen Weichteilschäden, Infektionen).

Material: Abgemessene 20 cm breite 16fach gelegte Gipslonguette, Polsterwatte, Mullbinden.
Technik: Sprunggelenk in 90°-Stellung (Ausnahme Achillessehnenruptur: Spitzfußstellung), Kniegelenk in 160°-Beugung.

Oberschenkelgipsverband (Abb. 13-12b)

Aufgabe: Ruhigstellung des Unterschenkels.
Material: s. o.
Technik: Der Oberschenkelgipsverband reicht von den Zehengrundgelenken bis zum Trochanter major mit Abschrägung zur Innenseite des Oberschenkels. Das Kniegelenk steht in 160°-Beugung, weiteres siehe Unterschenkelgipsverband.

Unterschenkelgipsverband (Abb. 13-12c)

Aufgabe: Ruhigstellung im Sprunggelenk und Fußbereich.
Material: Polsterwatte, Gipsbinden, evtl. Gehstollen (bei Gehgipsverbänden).
Technik: Polsterung, Anwickelung der Gipsbinden im Kreisgang, glattes Anmodellieren besonders der ersten Lage, ggf. Anmodellieren einer Sohle. Anwickeln der restlichen Binden und Anbringen des Gehstollens bei Unterschenkelgehverbänden. Die Achse der Fibula geht durch die Mitte des Gehstollens, er darf nicht verkantet angebracht werden. Der Unterschenkelgipsverband reicht von den Zehengrundgelenken bis zum Wadenbeinköpfchen. Polsterung am Innen- und Außenknöchel sowie am Fibulaköpfchen (Cave: *Peroneusläsion!*) äußerst wichtig. Fuß in Rechtwinkelstellung (Neutralstellung). (Cave: Spitz- oder Hakkenfuß.)

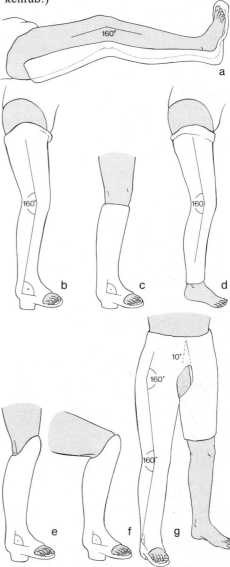

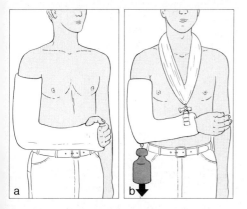

Abb. 13-11 Oberarmgips:
a) unter Einschluß des Handgelenks
b) „hanging cast" mit Extensionsgewicht zur Behandlung einer Oberarmschaftfraktur.

Abb. 13-12
a) Dorsale Oberschenkelgipsschiene
b) Oberschenkelgehgips
c) Unterschenkelgehgips
d) Gipstutor
e) *Sarmiento*-Gips in Streckstellung
f) *Sarmiento*-Gips in Beugung
g) Becken-Beingips.

Gipshülse = Tutor (Abb. 13-12d)

Aufgabe: Ruhigstellung des Kniegelenkes.
Material: Polsterwatte, Gipsbinden.
Technik: Doppelte bis dreifache Polsterung und 4 cm breiter Filzstreifen ca. 3 cm oberhalb des Außenknöchels. Anmodellieren der Gipsbinden bis zum Trochanter major, Kniegelenk in 160°-Beugung. Der noch modellierbare Gips kann im Bereich der Patella halbkreisförmig eingedrückt werden. Auf diese Weise stützt sich der Tutor an den Knöcheln und der Patella ab. Cave: Trichterbildung am Oberschenkel, vermeidbar durch Anmodellieren des Tutors bei entspannter Ober- und Unterschenkelmuskulatur im Liegen.

Sarmiento-Gips (Abb. 13-12e und f)

Aufgabe: Gehverband für Unterschenkelfrakturen im mittleren und distalen Drittel (Sonderform des Unterschenkelgehgipsverbandes mit besserer Führung im Kniegelenk, auch bei Beugung).
Material: 15 cm breite 8fache Gipslonguette von den Zehengrundgelenken bis zum Oberrand der Patella, 15 cm breite 8fache Gipslonguette von den Zehenspitzen bis zur Kniekehle, Polsterwatte, Gipsbinden, Gehstollen.
Technik: Fuß in Rechtwinkelstellung, Polstern, Anmodellieren der Gipslonguetten, Umwickeln mit Gipsbinden. Bei 90°-Beugung des Kniegelenkes sanftes Eindrücken des noch weichen Gipses in der Kniekehle. Oberen Gipsrand so modellieren und ausschneiden, daß der Oberrand der Patella und die Femurkondylen mit Gips bedeckt bleiben, dadurch Scharnierwirkung. Anbringen des Gehstollens. Der Sarmiento-Gipsverband ist besonders gut am sitzenden Patienten anzulegen.

Beckenbeingips (Abb. 13-12g)

Zur speziellen Technik sei auf entsprechende Handbücher verwiesen.

Lagerungs- und Bewegungsschienen

1. *Volkmann-Schiene* (Abb. 13-13a):
   Postoperative Ruhigstellung der unteren Extremität in Streckstellung.
   Sie besteht aus Metall (Polsterung erforderlich, sonst Gefahr von Druckstellen) oder Schaumgummi.

2. *Braun-Schiene* (Abb. 13-13b, c):
   Ruhigstellung der unteren Extremität in Funktionsstellung.
   Sie besteht aus Schaumgummi mit Holzrahmen oder aus einem Metallgestell, das mit elastischen Binden umwickelt wird.
   Vorteil der Schaumgummischiene: Keine Druckstellen.
   Nachteil: Nicht verstellbar in Breite und Länge, schwierig zu reinigen.

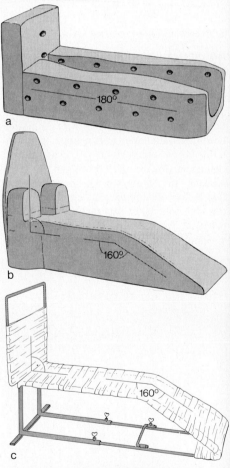

Abb. 13-13 Lagerungsschienen:
a) Schaumgummischiene (*Volkmann*)
b) *Braun*'sche Schiene (Kunststoff)
c) *Braun*'sche Schiene (Binden, Metallrahmen).

Vorteil der Metallschiene: Verstellbar in Breite und Länge.
Nachteil: Gefahr der Druckschädigung des N. peronaeus bei Außenrotation des Beines (Schenkelhalsfraktur).

3. *Frankfurter Schiene* (Abb. 13-14):
Dient weniger der Lagerung als der Übungsbehandlung durch den Patienten selbst nach Anleitung durch die Krankengymnastin.

4. *Motorschiene:*
Sie dient der kontinuierlichen passiven Durchbewegung des Knie- und Hüftgelenkes ohne aktives Zutun des Patienten. Einstellbar sind Bewegungsumfang und Geschwindigkeit des Bewegungsablaufes.

Extensionen = Streckverbände

Mit Hilfe des Streckverbandes wird die Fraktur durch die Zugwirkung von Gewichten ruhiggestellt. Durch Traktion am distalen Fragment wird der Muskelzug neutralisiert und der *Verkürzungstendenz* im Frakturbereich entgegengewirkt. Hierbei dient das Körpergewicht als Gegenzug. Deshalb sind Betten mit hochzustellenden Fußteilen, sog. *Extensionsbetten,* verstellbare Lagerungsschienen und variable Extensionsstangen (*Braun*-Lochstab-System®) erforderlich. Hierzu wird z. B. das Bein auf einer verstellbaren Schiene gelagert, wobei der Fuß in Rechtwinkelstellung, das Kniegelenk in 160°-Beugung steht. Die Zugrichtung entspricht der Extremitätenachse. Cave: Rotationsfehler. Kurzfristige Röntgenkontrollen sind zur Vermeidung von Achsenabweichungen, Distraktion und Verkürzungen erforderlich.

> **Extensionsverband:**
> **Stellungskontrolle bei jeder Visite!**

Prinzip der Extension ist die Zugwirkung über einen transossär fixierten *Kirschner*-Draht oder *Steinmann*-Nagel. Hierbei haben sich definierte Extensionspunkte bewährt (Abb. 13-15). Zur Übertragung der Zugwirkung sind Extensionsbügel (s. Kap. 44) erforderlich. Beim Einbringen und der Pflege der Extensionsdrähte bzw. -nägel sind die strengen Prinzipien der Asepsis zu beachten. Seitliche Schraubenplatten schützen vor Verrutschen. Ruhe am Extensionsdraht, kaliberstarke Drähte oder Nägel und aseptisches Vorgehen bei der Entfernung sind selbstverständliche Voraussetzungen zur Vermeidung der gefürchteten Bohrdrahtosteomyelitis (s. Kap. 48). Grundsätzlich wird in Lokalanästhesie, nach ausreichender Jodierung, unter aseptischen Bedingungen vorgegangen.

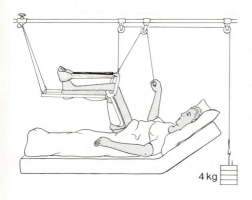
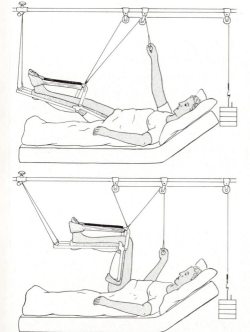

Abb. 13-14 Übungsschiene zur Gelenkmobilisation (Frankfurter Schiene).

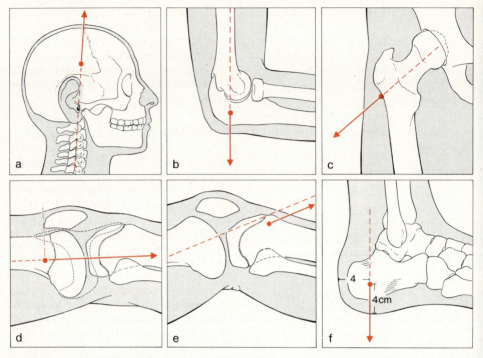

Abb. 13-15 Fixpunkte zum Einbringen von Extensionen:
a) Schädel (*Crutchfield*-Klemme)   c) Trochanter   e) Tibiakopf (Tuberositas tibiae)
b) Olekranon   d) Suprakondylär am Femur   f) Kalkaneus

Spezielle Extensionen

Kalkaneus-Extension (Abb. 13-15f und 16)

Indikation: Unterschenkelfrakturen.
Technik: Lokalanästhesie an der Medial- und Lateralseite des Kalkaneus. Stichinzision medial, Einbringung des *Kirschner*-Drahtes oder *Steinmann*-Nagels von medial nach lateral im rechten Winkel zur Unterschenkelachse und parallel zur Unterlage. Die Bohrrichtung geht von medial nach lateral zur Vermeidung einer Verletzung der A. tibialis posterior. Grundsätzlich wird jede Extension von der „gefährlichen" zur „ungefährlichen" Seite gebohrt, da der Extensionsdraht am Eintrittsort leichter dirigierbar ist. Nach Anbringen des Extensionsbügels und der Schraubenplatten Spannen des Drahtes. Zuggewicht ca. 5% des Körpergewichtes.

Extension: Von der „gefährlichen" zur „ungefährlichen" Seite bohren!

Tibiakopf-Extension
(Abb. 13-15d und 17a)

Indikation: Bei präoperativ kurzfristiger Extension von Frakturen im Oberschenkel- und Schenkelhalsbreich. Zu lange andauernder Zug über das Kniegelenk schädigt den Kapselbandapparat!
Technik: Lokalanästhesie 2 cm ventral des Fibulaköpfchens, breitflächige Infiltration an der medialen Tibiakopfregion. Stichinzision 2 cm vor dem Wadenbeinköpfchen. Einbringen des *Kirschner*-Drahtes von lateral nach medial (Schonung des N. peroneus). Extensionsgewicht 10–15% des Körpergewichtes.

Suprakondyläre Femur-Extension
(Abb. 13-15d und 17a)

Indikation: Dauerzug bei Acetabulumfrakturen, dislozierten Beckenfrakturen, reponierten Hüftluxationen, Oberschenkelfrakturen bei Kindern ab dem 3. Lebensjahr.

Weitere Indikationen siehe spezielles Kapitel.

Technik: Einbringen des *Kirschner*-Drahtes oder des *Steinmann*-Nagels von medial nach lateral 2 cm oberhalb des Patellarandes (Schonung der Gefäße im Adduktorenkanal).

Pflasterzug-Extension (Abb. 13-18)

Indikation: Oberschenkelfrakturen bei Kindern bis zum 3. Lebensjahr. Entlastung bei *Perthes*-Krankheit.

Technik: 8 cm breiter Leukoplaststreifen oder 8 cm breiter nicht klebender aber haftender „Spezialiststreifen" von doppelter Beinlänge plus 30 cm. Anbringung von der Innenseite des proximalen Drittels des Oberschenkels U-förmig über die Fußsohle herum, entlang der Außenseite des Beines und zurück zum proximalen Drittel des Oberschenkels. Über der Fußsohle wird ein ca. 8 cm breites Brettchen unter den Verband geklebt (Abstand Brettchen – Fußsohle 10 cm). Der Pflasterstreifen muß faltenfrei angebracht sein (Einschnitt am Kniegelenk und beiden Knöcheln). Anwickeln mit halbelastischen Binden. Prinzipiell werden beide Beine extendiert. Extensionsrichtung senkrecht nach oben, Hüftgelenk 90° gebeugt, das Becken muß schweben. Eine Hand soll locker zwischen Steißbein und Bett geschoben werden können (Körpereigengewicht = Gegenzug). Extensionsgewicht ca. 15% des Körpergewichtes.

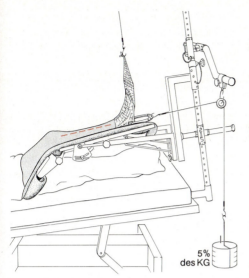

Abb. 13-16 Regelrechte Kalkaneus-Drahtextension mit zusätzlicher Spitzfußprophylaxe.

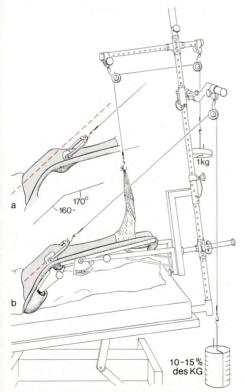

Abb. 13-17 Extensionsmöglichkeiten des Oberschenkelknochens, der Hüftpfanne und des Beckens:
a) Tuberositas tibiae
b) Suprakondylär am Femur.

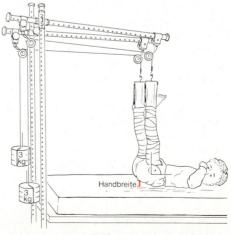

Abb. 13-18 Heftpflaster-Extensionsverband.

Olekranon-Extension
(Abb. 13-15b und 19)

Indikation: Extension von Oberarmfrakturen bei bettlägerigen Patienten.
Technik: Bohrrichtung von ulnar nach radial (Schonung des N. ulnaris) ca. 2 cm distal der Olekranonspitze bei Rechtwinkelstellung im Ellenbogengelenk und leichter Pronation der Hand. Zugrichtung in Humerusachse senkrecht nach oben (over head). Zuggewicht: ca. 2,5% des Körpergewichtes.

Crutchfield-Extension
(Abb. 13-15a und 20a + b)

Indikation: Luxationen und Frakturen im Bereich der HWS.

Technik: Sorgfältige Rasur der Parietalregion und des Hinterkopfes. Lokalanästhesie breitflächig über den Ohrmuscheln. Stichinzision 2 cm über der Ohrmuschel und im Verlauf des äußeren Gehörganges. Bei beabsichtigter Verstärkung der Lordose (Luxationsfraktur) ventralere Lage der Bohrlöcher (Abb. 13-20b). Perforation der Tabula externa mit zugehörigem Bohrer. Einsetzen der Bolzen des Extensionsbügels in die Perforationsstellen, Fixierung durch Fixations- und Rändelschraube am Bügel. Vermeide die Perforation der Tabula interna *(intrakranielle Abszesse!).* Extensionsgewicht: ca. 5% des Körpergewichtes.

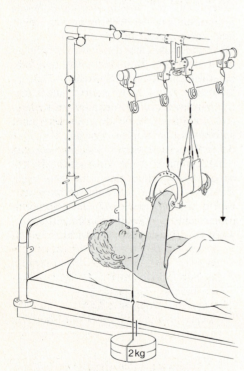

Abb. 13-19 Olekranon-Drahtextension.

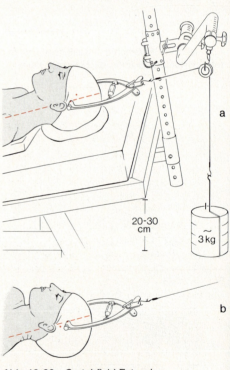

Abb. 13-20 *Crutchfield*-Extension
a) in Normalstellung der Halswirbelsäule.
b) mit Hyperlordosierung der Halswirbelsäule.

14 Krankengymnastik, physikalische Therapie und Rehabilitation (GK 3: 2.5)

Krankengymnastik und physikalische Therapie: Integraler Bestandteil jeder Behandlung!

Sie müssen schon *vor* der Operation und nicht erst *danach* einsetzen.

14.1 Krankengymnastik

Maßnahmen vor der Operation

Pneumonieprophylaxe (Atemtraining und Atemhilfen)

1. Übung der nasalen Einatmung, Ausatmen durch den Mund.
2. Übung der kosto-sternalen Atmung (Thorax- und Zweihöhleneingriffe).
3. Übung der Bauchatmung und Training der Bauchmuskulatur unter manueller Unterstützung durch die Krankengymnastin zum Abhusten (intraabdominelle Eingriffe).
4. Abklatschen und/oder Einreibungen mit ätherischen Ölen oder reizvermittelnden Flüssigkeiten (z. B. Franzbranntwein, Stas®) zur Vergrößerung der Atemexkursion.
5. Atemübungen mit dem *Giebel*-Rohr zur Vergrößerung des Atemvolumens (Prinzip des *Giebel*-Rohres: Atemreiz durch Totraumvergrößerung, verstärkter CO_2-Reiz auf das Atemzentrum) oder mit positiv inspiratorischem Druck (Minibird®) zum Atemtraining.

- Cave: Je älter der Patient (Emphysem!), desto kürzer die Einzelübung (Beginn mit ca. 20 s Dauer, langsam steigern); diese sollte dafür aber um so häufiger durchgeführt werden.

6. Inhalation von Aerosolen (Vernebelung wäßriger Lösungen mit Medikamenten oder ätherischen Ölen) zur Broncho- und Sekretolyse, denen Übungen zum Abhusten folgen müssen (Bronchitis- und Emphysempatienten).
7. Ultraschallvernebelung: homogenere Tröpfchenverteilung, größere Eindringtiefe als bei 6.
8. Übungen mit Beatmungsgeräten (z. B. Therapie-*Bennet*) als Vorbereitung für die postoperative Phase.

Thromboseprophylaxe

Es gilt heute als Kunstfehler, diese nicht zu betreiben (s. Kap. 3.6).
Dazu gehören:

1. Low-Dose-Heparinisierung = s.c. Gabe von Heparin 2 (3) × tgl. (Kap. 3.6).
2. Isometrische Spannungsübungen: Anspannen und Lockern der Muskulatur (besonders der Beine) ohne Bewegung der jeweiligen Extremität.
3. Aktive Bewegungen der unverletzten Extremitäten (Aktivierung der Muskelpumpe).
4. Aktive Bewegungen gegen Widerstand.
5. Wickeln der Beine mit elastischen Binden oder Tragen elastischer Strümpfe, besonders bei Patienten mit Krampfadern: Verhindert das Absacken von Blut in das venöse Niederdrucksystem und fördert den venösen Abstrom über das tiefe Venensystem.
6. Immobilisierung und Bettruhe der Patienten auf das unvermeidliche Minimum beschränken.

Lange Immobilisierung: Thrombosegefahr!

Beachte: Trotz o. g. Maßnahmen ist eine Thrombose nicht immer zu verhindern. Sollte sie auftreten, verläuft sie jedoch blander. Die Durchführung einer Thromboseprophylaxe senkt das Risiko erheblich, obwohl im Einzelfall trotzdem Todesfälle durch Lungenembolie vorkommen können.

Maßnahmen nach der Operation

Das erste Aufstehen sollte, falls medizinisch vertretbar, noch am OP-Tag (einmal um das Bett mit der Schwester/dem Pfleger) oder am ersten postoperativen Tag erfolgen.

Maßnahmen zur Broncho- und Sekretolyse
(s. o.)

Hilfe beim Abhusten:

- Gefühlvolles manuelles Zusammenpressen der OP-Wunde (bei Bauchoperierten).
- Manuell geführte Atemexkursionen der Brustwand (bei Thoraxoperierten).
- Abklatschen und Einreibungen zur Vertiefung der Atmung (s. o.), Anleitung zur Benutzung des *Giebel*-Atemrohres.

> **Sekretgefüllte Alveole: Pneumoniegefahr!**

Diese Maßnahmen sind wichtiger zur Verhinderung einer Pneumonie als die prophylaktische Antibiotika-Gabe.

Postoperative Maßnahmen nach Osteosynthesen:

a) **Lagerungsstabil:** Vorsichtig geführte Bewegungen durch die Krankengymnastin. Sind diese nicht möglich (Gefahr der Sekundärdislokation einzelner Fragmente), unterbleiben sie; die Extremität ist ruhigzustellen.

b) **Übungsstabil:** Aktive Bewegungsübungen unter krankengymnastischer Anleitung in den ersten beiden Tagen. Nach Entfernung etwaiger Drainagen unverzüglich Verlassen des Bettes und Gehtraining unter Entlastung des Beines (nach Osteosynthesen an der unteren Extremität).

Bewegungsmöglichkeiten
- an Unterarmstützen
- im Gehwagen
- am Gehbarren

Einer nicht übungsstabilen Osteosynthese ist oft die konservative Behandlung vorzuziehen. (OP-Indikation rechtzeitig überlegen!)

c) **Teilbelastungsstabil:** Entscheidet der Operateur z. B. auf eine Teilbelastung von 20 kg, tritt der Patient an Unterarmstützen o. ä. (s. o.) mit einer Auflagekraft des entsprechenden Beines von ca. 20 kg auf. Hierzu tritt der Patient mit dem operierten Bein auf eine Waage, bis der Zeiger 20 kg ± 5 kg zeigt. Dann macht er Gehübungen um die Waage herum und kontrolliert das Gewicht bis er die Teilbelastung beherrscht. Hier gilt die Regel: Weniger ist oft mehr. Wenn der Patient die Teilbelastung nicht kalkulieren kann, ist eine Entlastung oder Bodenkontakt (= Antippen mit dem Zehenballen oder Absetzen des Fußes ohne nennenswerte Belastung) mit Abrollen (= Nachvollziehen des normalen Gangablaufes ohne nennenswerte Belastung des operierten Beines) sinnvoller.

d) **Belastungsstabil:** Entscheidet der Operateur, daß das Bein belastungsstabil ist, darf der Patient mit dem vollen Körpergewicht auftreten. Wenn Schmerzen in der postoperativen Frühphase auftreten, aber die Röntgenkontrolle keine Besonderheiten ergibt, sollte der Patient bis zur Schmerzgrenze belasten.

> **Krankengymnastik: Anleitung zur aktiven Bewegung**

e) **Massagen:** Streichmassagen, Bindegewebsmassagen, Muskelmassagen sind sehr sinnvoll bei Unfallfolgezuständen und chronisch Kranken. Sie werden ergänzt durch Unterwasser-Druckstrahlmassagen zur Lockerung der Muskulatur. In gleicher Weise wirken Packungen (*Fango, Moor* etc.). Abzulehnen sind Massagen in der postoperativen Phase, da sie zu Schmerzen und zur Entwicklung einer Myositis ossificans führen können.

> **Vorzeitige Massage: Myositis ossificans!**

14.2 Physikalische Therapie

Sie unterstützt die Krankengymnastik in der postoperativen Phase.

> **Physikalische Therapie: Nur in Verbindung mit Krankengymnastik!**

Hydrotherapie

In der postoperativen Phase sind je nach Operationsgebiet und Konstitution des Patienten Bewegungsbad und Handbad sinnvoll.

a) **Bewegungsbad:** Dazu ist ein Becken mit in der Höhe verstellbarem Boden (Stufenbad) erforderlich. Die Wassertemperatur wird mit 33 °C in Grenznähe zur Temperatur der Körperoberfläche konstant gehalten (isotherme Temperatur).

Indikation: Muskelschwache Patienten, die nach Operationen an der unteren Extremität diese gar nicht oder nur teilweise belasten dürfen.

Prinzip: Durch den Auftrieb im Wasser *(Archimedisches Prinzip)* wird das Gehtraining erleichtert.

- Beachte: Der hydrostatische Druck verstärkt den venösen und lymphatischen Rückstrom; dadurch vermehrte Volumenbelastung des Herzens: Gefahr des Lungenödems bei Linksherzinsuffizienz.

Kein Bewegungsbad bei Herzinsuffizienz!

b) *Handbad:*

Indikation: Zustände nach Osteosynthesen, Operation der Sehnen und anderer Weichteile an der Hand.

Prinzip: Krankengymnastisch geführte Bewegungen gegen den hydrostatischen Widerstand (evtl. mit Kneten eines weichen Schwammes) verhindern das Verkleben von Sehnengleitlagern und kräftigen die Hand- und Fingermuskulatur in feinster Dosierung.

Behandlung mit Kälte

Prinzip:
1. Kälte erzeugt zeitweilige Vasokonstriktion.
2. Kälte erhöht die Schmerzschwelle.

Indikation:
ad 1.) Dämpfung von entzündlichen Reaktionen und Schwellungszuständen.

ad 2.) Eispackungen erleichtern die aktive Krankengymnastik zur Remobilisierung in der postoperativen Phase; sie ermöglichen aktive und passive Krankengymnastik (Dehnungsübungen) bei Narben und schmerzhaften Kapselbandschrumpfungen.

Elektrotherapie

Indikation: Schlaffe Lähmung bei peripherer Nerven- und Muskelläsion.

Ziel: Verhinderung fortschreitender Atrophie.

Prinzipien:
- Direkte Reizung des Muskels: Die differente Elektrode liegt auf dem Muskelreizpunkt und stimuliert ihn *direkt*.
- Indirekte Reizung: Die differente Elektrode liegt auf dem Nervenreizpunkt und aktiviert den Muskel *indirekt* über die Nervenleitbahn. Hierbei reagieren alle vom gereizten Nerven gesteuerten Muskeln.
- Monopolare Elektroanwendung: Anlegen der differenten (Reiz-)Elektrode an den Muskel- oder Nervenreizpunkt; die indifferente liegt entfernt vom Vollzugsorgan.
- Bipolare Elektroanwendung: Beide Elektroden befinden sich im Bereich des Vollzugsorgans.

Elektrotherapie setzt exakte anatomische Kenntnisse voraus

Es gibt Tafeln, auf denen die relevanten Muskel- und Nervenreizpunkte eingezeichnet sind.

Dauer der Anwendung: Die Elektrotherapie wird so lange durchgeführt, bis der Muskel beginnt, aktiv zu reagieren. Dann folgt intensive Krankengymnastik.

Reizstromarten: Niederfrequente Ströme bis 250 Hz, die geeignet sind, Nerven und Muskeln zu stimulieren.
1. Galvanischer Strom = Gleichstrom.
2. Faradischer bzw. Thyratron-Strom = niederfrequenter Wechselstrom, der in seiner Wirkung aber dem Gleichstrom ähnlich ist.

Die Wirkung des Reizstromes ist abhängig von:
- Impulsform
- Impulsdauer
- Impulsintervall
- Stromstärke

IMPULSFORMEN:
a) Rechteckstrom: Sofortiges Anspringen auf die eingestellte Stromstärke, konstanter Wert für die eingestellte Impulsdauer, sofortiger Rückgang auf Null.
Nachteil: Abrupt einsetzende Stromstärke wirkt auf sensible Fasern schmerzauslösend. Der geschädigte Muskel benötigt längere Zeit und höhere Stromstärken als der gesunde, bis er reagiert.
Folge: Der gesunde Muskel reagiert schmerzhaft, früher und heftiger („Durchschlagen der Antagonisten").

b) Dreieckstrom: Linearer Anstieg der Stromstärke bis zum maximalen Sollwert und unmittelbares lineares Abklingen.
Vorteil: Bessere Verträglichkeit, Selektierung des gelähmten Muskels, aber noch immer unbefriedigend.

c) Exponentialstrom = Modifizierter Dreieckstrom: Die Stromstärke setzt schleichend ein und steigt nicht linear, sondern exponentiell an, fällt nach Erreichen des Maximums ebenso, aber etwas schneller, ab.
Vorteil: Weitestgehende Vermeidung der Nachteile von a) und b) und selektive Reizung des „geschädigten" Muskels.

14.3 Rehabilitation

Rehabilitation heißt: schnellstmögliche Wiedereingliederung des Kranken in Familie, Beruf und Umwelt.
Dazu dienen: Die medizinische Behandlung (z. B. Rekonstruktivmaßnahmen) sowie deren integrierte Bestandteile (Krankengymnastik und physikalische Behandlungsmöglichkeiten). Durch bleibende Behinderungen (Funktionseinbußen von Extremitäten, Anus praeter naturalis) bedingte Minderwertigkeits- oder Unterlegenheitsgefühle bedürfen psychologischer Hilfe.

Wenn ein Patient nach der Genesung seinen Arbeitsplatz nicht mehr ausfüllen kann, sind berufshelfende Maßnahmen erforderlich. Es ist zu prüfen, ob ein anderer Arbeitsplatz zugewiesen werden kann oder ob eine Umschulung für einen anderen Beruf sinnvoller ist. Hinzu kommt die teilweise oder totale Finanzierung von Hilfsmitteln wie Prothesen (Orthesen), Bandagen, Korsetts, orthopädischem Schuhwerk, Rollstuhl u.ä.m.

Bei alten und gebrechlichen Patienten gehört zur Reintegration in Familie und Umwelt ein gut funktionierender Krankenhaussozialdienst. Dieser sorgt für behindertengerechten Wohnraum, Haushilfen und die Versorgung durch staatliche und gemeinnützige Institutionen (Bestellung von „Essen auf Rädern", Wohnungsreinigung, Einkaufshilfen, Förderung zwischenmenschlicher Beziehungen, z. B. Transport Gebrechlicher von und zu Altentagesstätten).

Nach Abschluß der Heilbehandlung sind oft passagere oder dauernde Minderungen der Erwerbsfähigkeit feststellbar. Einbußen der Erwerbsfähigkeit können von Berufsgenossenschaften oder privaten Versicherungsträgern in Geld abgegolten werden (s. Kap. 15).

Spezielle Trainingsprogramme und Kuren zur Wiedergewinnung der objektiven Leistungskraft und des subjektiven Wohlbefindens werden durch die BfA, LVA, von Berufsgenossenschaften und anderen Versicherungsträgern arrangiert und dienen insbesondere der Wiedereingliederung ins Berufsleben.

> **Erst mit der Rehabilitation ist die chirurgische Behandlung beendet**

15 Versicherungswesen und Begutachtung

15.1 Versicherungswesen

Unterteilung

Man unterscheidet zwischen *gesetzlichen* und *privaten* oder *freiwilligen* Versicherungen.
Die gesetzlichen Versicherungen teilen sich weiter auf in:
- die gesetzliche und soziale Unfallversicherung,
- die Kriegsopferversorgung,
- die gesetzliche Kranken-, Renten- und Arbeitslosen-Versicherung.

Bei den privaten Versicherungen gibt es:
- die Krankenversicherung,
- die Unfallversicherung,
- die Haftpflichtversicherung.

Gesetzliche Versicherungen

Gesetzliche Unfallversicherung

Grundlage ist das neugefaßte 3. Buch der RVO (Reichsversicherungsordnung) vom 30. 4. 1963.
Träger der Unfallversicherung sind die gewerblichen Berufsgenossenschaften, die Aufsichtsbehörden und Gemeindeunfallversicherungsverbände, die See-Unfallversicherung sowie die Feuerwehrunfallversicherungskassen. Damit ist die überwiegende Mehrheit der Arbeitnehmer im Rahmen ihrer Berufstätigkeit unfallversichert. Auch Unfallschäden von Schülern, Studenten und Kindern im Kindergarten sind über die Eigenunfallversicherung abgedeckt.

Aufgaben der Unfallversicherung:
- Mitwirken bei der Verhütung von Arbeitsunfällen und Berufskrankheiten,
- Bereitstellen der Mittel zur Wiederherstellung der Arbeitsfähigkeit nach Arbeitsunfällen und Berufskrankheiten.

Arbeitsunfall: Die Unfallversicherung tritt ein, wenn sich ein Arbeitsunfall ereignet hat. Unter einem Arbeitsunfall versteht man ein während der Arbeit oder auf dem Weg von und zur Arbeit plötzlich eintretendes zeitlich eng begrenztes Ereignis, das zu einer körperlichen Schädigung führt und mit der versicherten Tätigkeit ursächlich im Zusammenhang steht.
Auch Berufskrankheiten werden als Arbeitsunfälle anerkannt. Die Tatbestände für eine Berufskrankheit sind in der Berufskrankheitsverordnung der Reichsversicherungsordnung aufgezählt.

Durchgangsarztverfahren

Nach einem Arbeitsunfall muß der Patient so früh wie möglich einem Durchgangsarzt, der von den berufsgenossenschaftlichen Verbänden bestellt wird, vorgestellt werden. Dieser fertigt für die jeweilige Berufsgenossenschaft, die Krankenversicherung und den weiterbehandelnden Arzt einen Bericht *(Durchgangsarzt-Bericht = D-Bericht)* über die erlittenen Verletzungen und deren Behandlung an. Das Heilverfahren richtet sich nach dem Schweregrad der Verletzung. Bei Bagatelltraumen wird ein kassenärztliches Heilverfahren eingeleitet, d. h. die Behandlung erfolgt zu Lasten der jeweiligen Krankenversicherung und kann auch vom Hausarzt übernommen werden.

Arbeitsunfall: D-Arzt-Bericht obligat!

Bei mittelschweren Verletzungen (z. B. stark verschmutzte, infektionsgefährdete Wunde) ist die Berufsgenossenschaft für das Heilverfahren zuständig; sie übernimmt auch die Behandlungskosten. In diesen Fällen erfolgt die weitere ärztliche Betreuung durch den D-Arzt.
Bei allen schwereren Verletzungen (z. B. offene Unterschenkelfraktur), bei denen eine stationäre Behandlung notwendig ist, tritt das sog. *Verletzungsartenverfahren* ein. Dabei darf die stationäre Behandlung nur in dafür von der Berufsgenossenschaft zugelassenen Krankenhausabteilungen durchgeführt werden.
Zu den Aufgaben eines D-Arztes gehört

auch das Erstellen von Zwischenberichten bei längerdauernden Heilverfahren sowie von Abschlußberichten am Ende der Behandlung. Insbesondere muß er zu einer evtl. *Minderung der Erwerbsfähigkeit (MdE)* Stellung nehmen und den Grad der Rentenanwartschaft vorschlagen.

Wird ein Verletzter wegen eines Bagatelltraumas von einem Nicht-D-Arzt weiter behandelt, so muß er einem D-Arzt wiedervorgestellt werden, wenn seine unfallbedingte Krankheit länger andauert oder sein Zustand sich verschlechtert. Der D-Arzt ist in diesem Fall zu einem *Nachschaubericht* verpflichtet. Er nimmt dann auch Stellung zur weiteren Therapie und kann gegebenenfalls das Heilverfahren in ein berufsgenossenschaftliches überleiten. Ist bei dem Verletzten nach Wiederaufnahme der Arbeit ein vorübergehender oder bleibender Dauerschaden nachweisbar, so steht ihm eine Rente durch die Berufsgenossenschaft zu.

MdE durch Arbeitsunfall: Rente durch die Berufsgenossenschaft

Die Höhe der Rente richtet sich nach der Minderung der Erwerbsfähigkeit auf dem allgemeinen Arbeitsmarkt und nicht nach der speziellen Berufsausbildung des Verletzten. Sie wird von dem sog. Rentenausschuß der zuständigen Unfallversicherung unter Berücksichtigung eines ärztlichen Rentengutachtens ermittelt. Eine Rente wird jedoch nur gezahlt, wenn die MdE mindestens 20% beträgt. Dabei unterscheidet man zwischen Übergangs- und Dauerrente. Eine Dauerrente kann erst 2 Jahre nach dem Unfall gewährt werden.

Dauerrente erst ab dem 3. Jahr nach dem Unfall

Kann der Verletzte wegen des unfallbedingten Dauerschadens seine vor dem Arbeitsunfall ausgeübte Berufstätigkeit nicht mehr aufnehmen, werden je nach seiner Eignung sog. Berufsförderungsmaßnahmen (z. B. innerbetriebliche Umsetzung, Arbeitsplatzwechsel oder Umschulung) eingeleitet. Bei Unstimmigkeiten zwischen dem Verletzten und dem Versicherungsträger wird das Sozialgericht eingeschaltet.

Kriegsopferversorgung

Sie tritt in Kraft bei Verletzten der Bundeswehr und des zivilen Ersatzdienstes sowie bei Kriegsverletzungen von Soldaten und Zivilpersonen.

Gesetzliche Kranken- und Rentenversicherung

Grundlage dieser Versicherung ist das 2. und 4. Buch der RVO.

Auch bei den gesetzlichen Krankenversicherungen gibt es seit einigen Jahren ein Unfallheilverfahren. Durch das Erstellen von Unfallberichten und entsprechenden Nachschauberichten für den Versicherungsträger sollen der Behandlungsablauf und die Rehabilitationsmaßnahmen besser überwacht und koordiniert werden.

Ein Entschädigungsanspruch entsteht bei Berufs- und Erwerbsunfähigkeit infolge Erkrankungen und privater Unfälle (dies erst in den letzten Jahren).

Berufsunfähigkeit: Diese ist gegeben, wenn bei einem Versicherten infolge von Krankheit, Verletzungen oder sonstigen Gebrechen die körperlichen oder geistigen Kräfte um mehr als die Hälfte (50%) im Vergleich zu einem körperlich und geistig Gesunden mit ähnlicher Ausbildung und gleichwertigen Kenntnissen und Fähigkeiten gemindert sind.

Erwerbsunfähigkeit: Ein Patient ist dann erwerbsunfähig, wenn er infolge körperlicher oder geistiger Schäden außerstande ist, regelmäßig durch Arbeit Einkünfte von wirtschaftlichem Wert zu erzielen.

Ist zu erwarten, daß Berufs- oder Erwerbsunfähigkeit in einer absehbaren Zeit zu beheben sind, kann Rente auf Zeit, längstens für 2 Jahre nach Bewilligung gewährt werden.

Private Versicherungen

Private Krankenversicherung

Besteht kein gesetzlicher Versicherungsschutz, empfiehlt sich der Abschluß einer privaten Krankenversicherung. Je nach Vertrag werden dann die Behandlungskosten übernommen und ein Krankentagegeld erstattet.

Private Unfallversicherung

Diese tritt ein, wenn es infolge eines Unfalls zu einer bleibenden Schädigung gekommen ist. Falls ein Dauerschaden vorliegt, erfolgt die Entschädigung nicht im Rahmen einer Rentenzahlung, sondern als einmalige Abfindung. Der Umfang der Zahlung ist abhängig von der Höhe der abgeschlossenen Versicherungssumme und der Höhe des Dauerschadens. Im Gegensatz zur gesetzlichen Unfallversicherung wird das Ausmaß des Dauerschadens nicht nach der Minderung der Erwerbsfähigkeit auf dem allgemeinen Arbeitsmarkt eingeschätzt, sondern nach der Minderung der Gebrauchsfähigkeit des betroffenen Körperabschnittes (Gliedertaxe).

Je nach dem Beruf des Versicherten und der Form der Versicherung können sich dabei – bezogen auf die jeweilige Körperregion – ganz unterschiedliche Versicherungssummen ergeben (z. B. Fingerverlust bei Geiger, Chirurg, bis zu 50%).

Haftpflichtversicherung

Hierbei handelt es sich um die Wiedergutmachung eines Schadens durch Fremdverschulden. Neben dem Sachschaden muß die Versicherung auch die Kosten der Heilbehandlung und der Rehabilitationsmaßnahmen übernehmen. Zusätzlich ist Schmerzensgeld und bei Dauerschäden eine einmalige Abfindungszahlung oder eine Rente zu gewähren.

Durch das Schmerzensgeld soll der immaterielle Schaden, den der Verletzte durch einen Unfall und seine Folgen erlitten hat, kompensiert werden. Bei der Einschätzung eines Dauerschadens werden die Gesundheitsminderung und die Einschränkung der beruflichen und privaten Tätigkeiten des Verletzten berücksichtigt. Grundlage ist seine Arbeits- und Einsatzfähigkeit im Vergleich mit einem Gesunden gleichen Alters und desselben Berufes.

15.2 Begutachtung

Eine Begutachtung kann im Rahmen eines Formulargutachtens, freien Gutachtens oder Kommissionsgutachtens erfolgen.

Formulargutachten

Aufgrund der in den Akten niedergelegten Befunde sowie einer eingehenden klinischen und radiologischen Untersuchung des zu Begutachtenden werden die im Formular aufgeführten Fragen vom Gutachter beantwortet.

Freies Gutachten

Beim freien Gutachten wird der Gutachter entweder von einem Versicherungsträger, einem Rechtsvertreter des Verletzten oder durch ein Gericht beauftragt, in freier Form zu speziellen Fragen Stellung zu nehmen. Das freie Gutachten gliedert sich in:
– Aufführung von Auftraggeber und Empfänger (inkl. Aktenzeichen),
– Benennung des Untersuchten mit Geburtsdatum und Anschrift,
– Aufzählung der vom Auftraggeber gestellten Fragen,
– Aufzeichnung der vom Gutachter eingesehenen Akten und Röntgenbilder sowie der vorgenommenen Untersuchungen und der evtl. Zusatzbegutachtung,
– Erhebung der Anamnese:
   a) Sozialanamnese,
   b) unfallunabhängige Vorgeschichte (durchgemachte Erkrankungen und zur Zeit bestehende unfallunabhängige krankhafte Veränderungen),
   c) unfallabhängige Vorgeschichte nach eigenen Angaben des Patienten und der Aktenlage,
   d) Angabe der bestehenden unfallbedingten Beschwerden (wörtliche Protokollierung erwünscht),
– Aufzeichnung des Befundes. Dabei wird stets der ganze Körper untersucht und im Befund nach Körperregionen gegliedert. Zur Befunderhebung gehören Inspektion, Palpation und die Prüfung der Funktion (Beweglichkeit, Gangbild u. ä.),
– Darstellung sonstiger Untersuchungsbefunde (z. B. Röntgen und Laborchemie),
– Beurteilung: Hierbei wird zu den vom Auftraggeber gestellten Fragen Stellung genommen und zwar unter Berücksichtigung der geschilderten Vorgeschichte, der Beschwerden, der aus den Akten ersichtlichen Vorgeschichte und der Untersuchungsbefunde.

Beim Einschätzen der Erwerbsminderung ist bei der gesetzlichen Unfallversicherung die Minderung auf dem allgemeinen Arbeitsmarkt und nicht wie bei der privaten der jeweilige Beruf des Verletzten maßgebend (s. o.). Rentabellen sind dabei für den Gutachter eine Orientierungshilfe.

In das Gutachten sollen auch Vorschläge für Nachuntersuchungstermine, Gesichtspunkte der Prognose sowie zu empfehlende Heil- und Rehabilitationsmaßnahmen aufgenommen werden.

Kommissionsgutachten

Bei der privaten Unfallversicherung wird im Streitfall eine Kommission eingesetzt, die aus 3 erfahrenen Gutachtern besteht. Nach Wahl eines Vorsitzenden wird der Patient von den Kommissionsmitgliedern gemeinsam eingehend untersucht; anschließend erstellt der Vorsitzende ein freies, gemeinsam getragenes Gutachten.

Teil 2
Spezielle Chirurgie

16 Gehirn, Rückenmark, periphere Nerven
(GK 3: 12, GK 4: 1)

16.1 Gehirn

16.1.1 Raumfordernde intrakranielle Prozesse
(GK 3: 12.1, GK 4: 1.1)

Allgemeines

Tumoren, Hämatome, Abszesse und andere Raumforderungen führen alle gleichermaßen durch Volumenvermehrung zu einer Erhöhung des intrakraniellen Druckes (= „Hirndruck").
Diese Drucksteigerung führt zu Massenverschiebungen und Verlagerungen des Hirngewebes. Dadurch können die natürlichen Liquorabflußwege verlegt werden mit der Folge einer Liquorstauung, die die schon bestehende Druckerhöhung in bedrohlicher Weise steigern kann.
Nahezu jeder intrakranielle raumfordernde Prozeß führt zudem reaktiv zu einem lokalisierten oder generalisierten Hirnödem, welches wiederum die Hirndruckwirkung erhöht.
Zwei Ödemformen sind zu unterscheiden:

1. *Vasogenes Hirnödem:* Eindringen von Serum in das interstitielle Gewebe des Marklagers durch Störung der Bluthirnschranke. Meist perifokal in der Umgebung von Hirntumoren.

2. *Zytotoxisches Hirnödem:* Einstrom von Natrium und damit auch Wasser in die Gliazellen durch Störung des Energiestoffwechsels und des Natrium-Kalium-Gleichgewichts an der Zellmembran. Meist Folge von Ischämien und Intoxikationen.

Die gemeinsame Symptomatik intrakranieller Raumforderungen besteht in

1. *Allgemeinsymptomen:* geistige Leistungsminderung, Konzentrationsstörung, Gedächtnisstörung, Antriebsstörung, Wesensänderung etc.

2. *Lokalsymptomen:* z. B. zentrale Lähmungen, d. h. spastische Halbseitenlähmungen mit Steigerung der Muskeleigenreflexe und Abschwächung der Bauchhautreflexe der betroffenen Seite. Pathologische Reflexe (z. B. *Babinski*), halbseitige Sensibilitätsstörungen. Sprach-, Seh- und Hörstörungen und andere Hirnnervenstörungen, zerebrale Krampfanfälle etc.

3. *Hirndrucksymptomen:* Kopfschmerzen, Übelkeit, Erbrechen. Am Augenhintergrund Stauungspapille. Zuletzt Bewußtseinsstörungen. Bradykardie, Blutdruckanstieg (Druckpuls).

Zunehmender Hirndruck führt schließlich zu einer akuten, vitalen Bedrohung durch Beeinträchtigung der Hirndurchblutung bis hin zum zerebralen Kreislaufstillstand.
Bei Massenverschiebungen in kranio-kaudaler Richtung können überdies Hirnteile in den Tentoriumschlitz und in das Foramen magnum gepreßt werden und zu *Einklemmungserscheinungen* führen (Abb. 16-1).

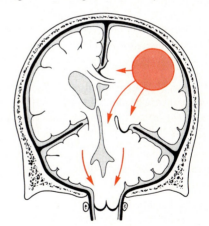

Abb. 16-1 Massenverschiebungen bei einseitiger, supratentorieller Raumforderung. Die Pfeile zeigen die allgemeine Druckrichtung sowie die Herniationen des Gyrus cinguli unter der Falx, des Gyrus hippocampus im Tentoriumschlitz und der Kleinhirntonsillen im Foramen occipitale magnum.
Beachte auch die Kompression des homolateralen Seitenventrikels sowie die Erweiterung des kontralateralen Ventrikels durch Liquorabflußstörung (Kompression des Foramen Monroi).

Eine beginnende Einklemmung im Tentoriumschlitz zeigt sich zunächst in einer einseitigen Pupillenerweiterung durch Druck auf den N. oculomotorius. Später treten Mittelhirnsyndrome auf (beidseitige Pupillenverengung, Streckkrämpfe). Werden Kleinhirntonsillen in das Foramen magnum eingeklemmt, droht die Atemlähmung durch Kompression der Medulla oblongata. Wegen der Gefahr der Einklemmung ist eine Lumbalpunktion bei Hirndruckverdacht ein schwerwiegender, nicht selten tödlicher Fehler! Durch Entlastung des lumbalen Liquors wird das kraniospinale Druckgefälle verstärkt und die Massenverschiebung in axialer Richtung begünstigt.

Bei Hirndruck-Symptomatik: keine Lumbalpunktion!

Apparative Diagnostik

Nativaufnahmen des Schädelskelettes:

Chronischer Hirndruck führt zu Entkalkungen im Bereich der Schädelbasis, bei Kindern zu einer Sprengung der Schädelnähte und zur Ausbildung eines sog. Wolkenschädels. Manche Tumoren neigen zu Verkalkungen (Oligodendrogliom), zu osteoplastischen (Meningiom) oder osteolytischen (Skelettmetastasen) Veränderungen des Schädels. Typische Knochenusuren finden sich beim Hypophysentumor (Sellaerweiterung) und beim Akustikusneurinom (Erweiterung des inneren Gehörganges). Einseitige Raumforderungen sind oft durch Verlagerungen des Zirbelkalkes erkennbar.

Kraniales CT mit und ohne i. v. Kontrastmittelgabe:

Es ersetzt heute weitgehend alle weiterführenden Kontrastuntersuchungen, vor allem die Pneumenzephalographie.

Arteriographie:

Hauptindikationen sind intrakranielle Gefäßmißbildungen (Aneurysmen und Angiome). Viele Tumoren lassen sich durch charakteristische Tumorgefäßdarstellungen voneinander differenzieren (s. u.). Gefäßarme Prozesse lassen sich durch Verlagerung regelrechter Gefäßverläufe lokalisieren.

Hirnszintigraphie:

Als Ergänzung vorgenannter Untersuchungen zur Klärung der Artdiagnose intrakranieller Raumforderungen oftmals hilfreich.

Kernspintomographie (Nuclearmagnetic Resonance = NMR):

Dieses neuere Verfahren stellt eine wesentliche Bereicherung vor allem für die Abklärung komplizierter Hirnstamm- und Halsmarkprozesse dar.

Therapie

Die kausale Therapie intrakranieller raumfordernder Prozesse richtet sich nach ihrer Artdiagnose. Bei operativ zugänglichen Tumoren steht die chirurgische Therapie mit dem Versuch einer radikalen Tumorentfernung an erster Stelle. Auch eine partielle Tumorentfernung kann sinnvoll sein, um eine akute Druckentlastung zu erreichen. In geeigneten Fällen kommt auch die Strahlenbehandlung und die Chemotherapie in Betracht. Beim Stauungshydrozephalus sind liquorableitende Operationen indiziert (s. u.).
Zusätzlich sind konservative Behandlungsmaßnahmen erforderlich, die im wesentlichen auf die Verringerung des Hirnödems zielen:

1. *Steroide,* besonders Dexamethason, führen zu einer Abdichtung der Bluthirnschranke, außerdem zu einer Abnahme der Liquorproduktion und damit zugleich zu einer verbesserten Ödem-Rückresorption.

2. *Osmotisch wirksame Substanzen* wie Mannit oder Sorbit (1,5 g/kgKG über 24 Std) setzen eine intakte Bluthirnschranke voraus. Beim ausschließlich vasogenen Hirnödem sind sie demnach kontraindiziert, da sie hier die Ödembildung sogar fördern können.

3. Eine milde *Hyperventilation* (pCO_2 um 30 mm Hg) führt zu einer Verminderung des intrakraniellen Blutvolumens. Die respiratorische Alkalose neutralisiert zudem die intrazerebrale metabolische Azidose, die ödemsteigernd wirkt.

Neben dieser Ödemtherapie müssen weitere Behandlungsprinzipien beachtet werden:

Einstellung des systemischen Blutdruckes im Normbereich, um eine ausreichende Hirnperfusion zu gewährleisten, Aufrechterhaltung der Diurese; ggf. auch Fiebersenkung und Barbiturattherapie zur Senkung des Energiebedarfes der Hirnzellen.

Spezielle Tumoren

Die wichtigsten intrakraniell vorkommenden Tumoren sind nachstehend aufgeführt. Ihrer histologischen Dignität entsprechend werden sie in 4 Stadien eingeteilt:
I = benigne
II = semibenigne
III = semimaligne
IV = maligne

Astrozytome (II–IV):
LOKALISATION: Großhirn und Hirnstamm.

DIAGNOSTIK: Benigne Formen erscheinen im CT auch nach Kontrastmittelgabe hypodens (Abb. 16-2a). Maligne Formen zeigen nach Kontrastmittelgabe im CT ein Enhancement, häufig hypodense Zerfallshöhlen, im Angiogramm pathologische Tumorgefäße.

Spongioblastome (I–II):
Sonderform benigner Astrozytome.
LOKALISATION: Optikus, Chiasma, Hypothalamus, Hirnstamm, Medulla, bei Kindern Kleinhirn.

DIAGNOSTIK: Langsames expansives Wachstum. Bei Liquorpassagestörung sind Hirndruckzeichen das führende Symptom. Im CT geringe Kontrastmittelanreicherung. Bei Kleinhirntumoren ist im Ventrikulogramm die basalwärts gerichtete Abknickung des Aquädukts typisch (Abb. 16-4f).

Oligodendrogliome (I–II):
LOKALISATION: Großhirnhemisphären.

DIAGNOSTIK: Lange Anamnese, oft nur Lokalsymptome, z. B. Anfälle. Im CT kleinfleckige Verkalkungen. Angiographisch nur indirekte Tumorzeichen.

Ependymome (II–III):
LOKALISATION: Überall dort, wo sich Ependymzellen finden, d. h. Ventrikelwand und Zentralkanal der Medulla spinalis.

DIAGNOSTIK: Hirndrucksymptome vor allem durch Liquorstauung. Im CT leicht hyperdense Tumoren im Bereich der Hirnkammern.

Glioblastome (IV):
LOKALISATION: Großhirn.

DIAGNOSTIK: Durch rasches Wachstum kurze Anamnese mit Allgemeinsymptomen, Lokalsymptomen und Hirndruckzeichen. Im CT starke Kontrastmittelanreicherung, häufig mit zentraler hyperdenser Nekrose. Angiographisch sind pathologische Gefäße und die Darstellung von „frühen Venen" in der arteriellen Phase als Ausdruck arteriovenöser Shunts für den malignen Tumor pathognomonisch (Abb. 16-2b, d).

Medulloblastome (IV):
LOKALISATION: Hintere Schädelgrube beim Kind, ausgehend vom Kleinhirnwurm.

DIAGNOSTIK: Kurze Anamnese mit Hirndruckzeichen infolge Liquorstau, ataktische Symptome durch zerebelläre Schädigung. Im CT Hydrozephalus internus und oft fleckförmige Kontrastmittelanreicherung in der Umgebung des komprimierten 4. Ventrikels (Abb. 16-4g).

Paragliome

1. *Pinealome* (I–IV):

LOKALISATION: Mittellinie im Bereich der Zirbeldrüse.

DIAGNOSTIK: Blickheberparese durch Druck auf die Vierhügelgegend gibt einen eindeutigen lokalisatorischen Hinweis.
Hirndruckzeichen bei Verschluß des Aquäduktes.
Radiologisch auf Nativaufnahme Vergrößerung des Pinealiskalkes. Im CT fleckiger kalkdichter Tumor in der Pinealisgegend. Das Ventrikulogramm zeigt eine typische Verbreiterung der sog. Pinealisloge (Abb. 16-4e).

2. *Plexuspapillome:*

LOKALISATION: Hirnkammern.

DIAGNOSTIK: Intensive Anreicherung von Kontrastmittel im CT und angiographisch pathologische Gefäßversorgung über die Aa. chorioideae nachweisbar.

Meningiome (I–II selten III oder IV): Häufigster mesodermaler Tumor.

LOKALISATION: Hirnoberfläche, ausgehend von der Dura mater.

DIAGNOSTIK: Lokal- und Allgemeinsymptome durch expansives Wachstum. Radiolo-

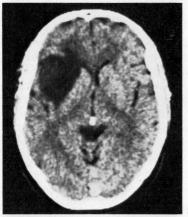

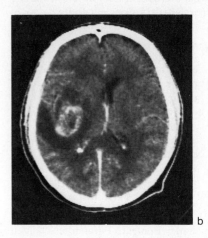

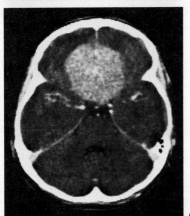

Abb. 16-2 Typische Darstellung verschiedener intrakranieller Tumore im CT:
a) Astrozytom (Grad II): gut begrenzter hypodender Prozeß ohne (hier) wesentliche raumfordernde Wirkung und ohne Enhancement nach Kontrastmittelgabe,
b) Glioblastoma multiforme (Grad IV): starke Kontrastmittelanreicherung mit zentraler Tumor-Nekrose und ausgeprägtem perifokalem Ödem,
c) Frontobasales Meningiom (Grad I–II): primär leicht hyperdense Raumforderung mit starker homogener Kontrastmittelanreicherung,

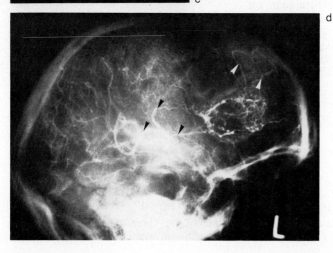

d) Angiogramm eines Glioblastoms: beachte die Darstellung „früher Venen" in der späten arteriellen Phase der Angiographie (Pfeile) als Hinweis auf arterio-venöse Shuntbildungen pathologischer Gefäße in einem malignen Tumor.

gisch ossäre Veränderungen, z. B. Auftreibungen und Verdichtungen des Schädelskelettes mit unscharfer Begrenzung der Kortikalis. Im CT homogene, leicht hyperdense Tumoren mit oft großer Ausdehnung und intensiver Anreicherung von Kontrastmittel (Abb. 16-2c). Im Angiogramm Tumorfärbung in der kapillären Phase. Versorgung über Äste der A. carotis externa (A. meningea).

Neurinome (I–II):
LOKALISATION: Hirnnerven der Schädelbasis, am häufigsten ausgehend von den Schwannzellen des N. acusticus im Kleinhirnbrückenwinkel.

DIAGNOSTIK: Hörminderung, Vestibularisausfall, ataktische Störungen durch Druckwirkung auf Pons und Zerebellum, bei fortschreitendem expansivem Wachstum Läsion benachbarter Hirnnerven (VII und V) und Hirndrucksymptome. Radiologisch auf Nativaufnahmen Erweiterung des inneren Gehörganges. Im CT meist nur leicht homogen hyperdense Tumoren.

Progrediente einseitige Hörminderung: Akustikus-Neurinom? (CT!)

Angioblastome („*Lindau*"-Tumoren) (I):
LOKALISATION: Kleinhirnhemisphären.

DIAGNOSTIK: Hydrozephalus und Hirndrucksymptome. Im CT oftmals Zystenbildung im Kleinhirn erkennbar. Unter Kontrastmittelgabe Tumorknoten. Angiographisch in allen Phasen des Serienangiogramms lebhafte Tumorfärbung durch pathologische Gefäße.

Hypophysenadenome (I): Ektodermale Tumoren.
LOKALISATION: Hypophysenvorderlappen.

DIAGNOSTIK: Bei großen Tumoren ballonförmige Aufweitung der Sella turcica, bei Überschreitung der Sella-Eingangsebene oder suprasellärer Lokalisation ist das Chiasmasyndrom (bitemporale Hemianopsie, später auch Sehstörungen) pathognomonisch. Bei fortschreitender Größenzunahme Einengung des 3. Ventrikels und Destruierung der Schädelbasis möglich (Abb. 16-4d).

Große Tumoren sind radiologisch auf Nativaufnahmen erkennbar, supraselläre Tumoren stellen sich im axialen CT dar. Röntgenkontrastuntersuchungen des Liquorraumes ergeben Zusatzinformationen.
Es wird unterschieden zwischen den endokrin aktiven und den endokrin inaktiven Formen. Inaktive Tumoren bewirken eine globale Hypophyseninsuffizienz. Bei den endokrin aktiven Formen sind zu unterscheiden:
a) STH-produzierende Tumoren (Akromegalie, bei Jugendlichen Riesenwuchs),
b) ACTH-produzierende Tumoren (M. Cushing [siehe Kap. 37]) und
c) Prolaktinproduzierende Tumoren (Galaktorrhoe).

Kraniopharyngeome (I): Tumoren des embryonalen Ductus craniopharyngeus bzw. der *Radtke*-Tasche.

LOKALISATION: Mittelständig suprasellär.

DIAGNOSTIK: Frühzeitig Chiasmasyndrom, bei großen Tumoren Liquorpassagestörung. Radiologisch auf Nativaufnahmen zarte Verkalkungen suprasellär. Im CT häufig große Zystenbildungen mit Ringstrukturen und schwach hypodensem Inhalt und Kalkeinlagerungen. Keine Anreicherung des Tumors nach Kontrastmittelgabe.

Angiome (s. 16.1.2)

Hirnmetastasen (IV): Häufig Folge von Karzinomen des Bronchialsystems, der Mamma, des Magen-Darm- und Urogenitaltraktes.

DIAGNOSTIK: Kleine Hirnmetastasen machen sich oft durch ihre Lokalsymptome (z. B. Anfälle) als erste Manifestation des Krebsleidens bemerkbar. Im CT hyperdense Herde, teils mit zentralen Nekrosen, im Angiogramm pathologische Tumoranfärbung mit Malignitätszeichen („frühe Venen").

Abszesse: Pathogenetisch werden unterschieden:
1. Hämatogen metastatische Abszesse, ausgehend z. B. von Bronchiektasien und Lungenabszessen.
2. Fortgeleitete Abszesse durch otogene oder rhinogene Infektionen.

3. Traumatische Abszesse infolge offener Hirnverletzungen.

Diagnostik: Hirndrucksymptome bei größeren Abszessen, Anfälle bei kleineren Abszessen, allgemeine Zeichen der Infektion (Senkungsbeschleunigung, Blutbildveränderungen, Fieber etc.). Im CT typische Ringstruktur mit intensiver Anfärbung nach Kontrastmittelgabe. Angiographisch Zeichen einer gefäßleeren Raumforderung, gelegentlich randbildende Gefäße in der kapillaren Phase. Bei Abszeßpunktion ist der Eiter nicht selten steril.

Hämatome (s. a. 16.1.3; 16.1.2):

Spontane intrazerebrale Blutungen können folgende Ursachen haben:
1. Angiom, Aneurysma
2. Gerinnungsstörung
3. Hypertonus
4. Tumoreinblutung.

Diagnostik: Akuter Krankheitsbeginn mit starken Hirndrucksymptomen oder massiven Ausfallerscheinungen. Nachweis der Blutung nur im CT. Bei Verdacht auf Angiom oder Aneurysma Klärung durch Angiographie.

Hydrozephalus

Eine Vergrößerung der intrakraniellen Liquorräume kann isoliert die Hirnkammern oder gleichzeitig auch den Subarachnoidalraum betreffen *(Hydrocephalus internus et externus).* Weiter unterscheidet man zwischen dem *Hydrocephalus occlusus,* bei dem keine Verbindung des Ventrikelsystems zu den Subarachnoidalräumen besteht und dem *Hydrocephalus communicans* bei erhaltener Liquorpassage.

1. **Hydrocephalus occlusus:** Folge einer Liquorpassagestörung entweder durch Tumor oder durch angeborenen oder erworbenen entzündlichen Verschluß oder Einengung der Liquorwege.

Klinik: Hirndrucksymptome (s. o.).

Diagnostik: Bei bedrohlicher Hirndrucksymptomatik ist die sofortige Ventrikelpunktion oft lebenswichtig (Abb. 16-3). Dabei Ableitung des gestauten Ventrikelliquors nach außen über ein geschlossenes Schlauchsystem, das auch die anschließende Ventrikulographie zur Darstellung der Ursache der Passagebehinderung ermöglicht (Abb. 16-4).

2. **Hydrocephalus communicans:** Pathogenetisch sind zwei unterschiedliche Formen voneinander zu trennen:
a) Hydrocephalus communicans durch Liquorresorptionsstörung infolge Verlegung oder Verklebung der Liquorresorptionsräume, z. B. nach einer abgelaufenen Meningitis, einer Subarachnoidalblutung oder einem Schädel-Hirn-Trauma *(Druckhydrozephalus!).*
b) Hydrocephalus communicans bei Hirnatrophie (Hydrocephalus e vacuo = atrophischer Hydrozephalus).

Diagnostik:

– COMPUTERTOMOGRAPHIE: Beim Druckhydrozephalus häufig periventrikuläre Ödemzonen, vermutlich infolge Liquorresorption durch die Ventrikelwand. Ballonförmige Auftreibung des 3. Ventrikels und mangelnde Darstellung der äußeren Liquorräume. Beim atrophischen Hydrozephalus sind dagegen die äußeren Liquorräume weit und die Hirnwindungen verschmälert dargestellt (Abb. 16-5).

– LIQUORSZINTIGRAMM: Beim atrophischen Hydrozephalus ist das Isotop vor allem in den äußeren Liquorräumen nachweisbar und wird nach kurzer Zeit wieder eliminiert. Bei Resorptionsstörungen kommt es dage-

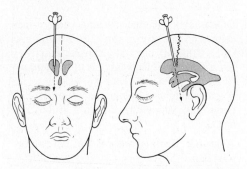

Abb. 16-3 Technik der Ventrikelpunktion: Punktion der Hirnrinde fingerbreit paramedian vor der Kranznaht. Zielrichtung im frontalen Aspekt zum medialen Orbitarand, im seitlichen Aspekt fingerbreit vor den Gehörgang.

Abb. 16-4 Hydrozephalus bei Liquorpassagestörungen unterschiedlicher Genese:
a) Normales Ventrikelbild,
b) Verschluß am Ausgang des IV. Ventrikels (Verschluß des Foramen Magendi),
c) Verschluß des Aquaeductus Sylvii,
d) Verschluß der Foramina Monroi durch einen großen suprasellären Tumor (z. B. Hypophysenadenom, Kraniopharyngeom),
e) Verschluß des Aquaeductus durch einen Tumor in der Pinealis-Region (z. B. Pinealom),
f) Stauchung und Verlegung des Aquädukts durch einen großen Tumor der Kleinhirnhemisphären (z. B. Kleinhirn-Astrozytom oder „Spongioblastom", Angioblastom),
g) Deformierung und Verlegung des unteren IV. Ventrikels durch einen Tumor im Unterwurm (z. B. Medulloblastom),
h) Deformierung und Verlegung des IV. Ventrikels durch einen pontinen Tumor (z. B. Astrozytom).

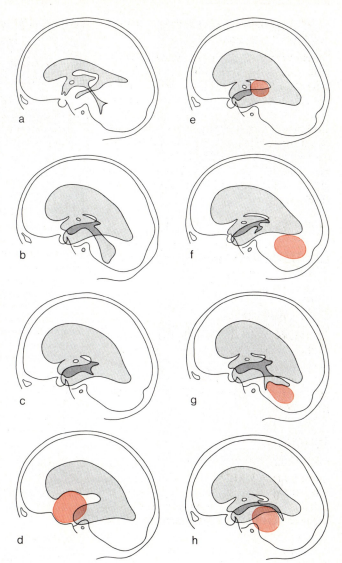

gen zu einer langanhaltenden Speicherung in den Hirnkammern.

– LIQUORDRUCKMESSUNG: Bei freier Liquorpassage auch über Lumbalkatheter möglich. Eine einmalige Bestimmung des Druckes mittels Steigrohr reicht für die Diagnosestellung nicht aus. Auch bei normalen oder gering erhöhten mittleren Druckwerten können sich bei der Dauermessung sogenannte Plateauwellen zeigen, die mehrere Minuten anhalten und Werte von 40–60 mm Hg (normal unter 15 mm Hg) erreichen.

Therapie: Nur der Druckhydrozephalus ist behandlungsbedürftig. Sofern eine kausale Therapie nicht möglich ist (z. B. Tumorentfernung), erfolgt eine Liquorableitung durch Implantation eines Drainagesystems von der Hirnkammer über die Vena jugularis zum rechten Herzvorhof oder in das Peritoneum. Zwischengeschaltet ist ein druckgesteuertes Ventil, das einen Reflux sowie den unkontrollierten Liquorabfluß verhindert und die Überprüfung der einwandfreien Funktion des Drainagesystems durch perkutane Palpation ermöglicht.

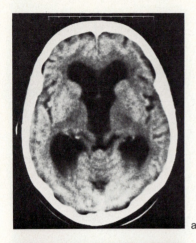
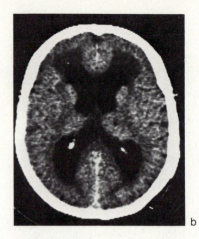
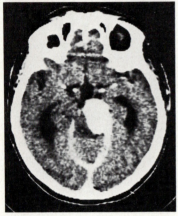

Abb. 16-5 Verschiedene Erscheinungsformen des Hydrozephalus.
a) Hydrozephalus bei allgemeiner Hirnatrophie. Innere und äußere Liquorräume sind gleichmäßig erweitert. Druckzeichen fehlen,
b u. c) Druckhydrozephalus mit ausgeprägten periventrikulären Ödemzonen bes. im Bereich der Vorderhörner. Ursache ist hier ein Tentorium-Meningiom, das durch Verlegung des Aquaeductus Sylvii zu einer Liquorpassagestörung geführt hat.

16.1.2 Gefäßerkrankungen
(GK 3: 12.2)

1. Aneurysma

Es handelt sich um säckchenförmige Ausweitungen der arteriellen Hirngefäße. Bevorzugte Lokalisation: Astabgänge und Gefäßverzweigungen an der Hirnbasis (Abb. 16-6).

Klinik: Wegen der dünnen Aneurysmawand besteht immer die Gefahr einer spontanen Ruptur, wobei es wegen der häufigsten Lokalisation der Aneurysmen in den Liquorräumen der Hirnbasis zum Syndrom der *Subarachnoidalblutung* kommt.
Typische Zeichen sind plötzlich einsetzende heftige Kopfschmerzen („als ob der Kopf

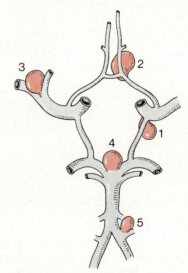

Abb. 16-6 Häufigste Lokalisationen von Aneurysmen der basalen Hirnarterien:
1. A. carotis (am Abgang des Ramus comm. post.),
2. A. cerebri ant. (Ramus comm. ant.),
3. A. cerebri media,
4. A. basillaris,
5. A. cerebelli post. inf.

Tab. 16-1 Schweregrade der Subarachnoidalblutung (nach *Botterell*)

Grad I	Patient wach, bewußtseinsklar, orientiert, mit oder ohne Meningismus
Grad II	Leichte Bewußtseinstrübung, ohne wesentliche neurologische Ausfälle
Grad III	Stärkere Bewußtseinstrübung, neurologische Ausfälle
Grad IV	Bewußtlos, neurologische Ausfälle
Grad V	Koma, Dezerebrationszeichen

zerspringen würde"), oft gefolgt von heftigem Erbrechen und/oder auch Bewußtlosigkeit von unterschiedlicher Dauer. Der Patient ist lichtscheu, bei der Untersuchung nackensteif und berührungsempfindlich. Je nach Schweregrad der Blutung lassen sich nach *Botterell* 5 Stadien unterscheiden (s. Tab. 16-1).

Diagnostik

– LUMBALPUNKTION: Liquor blutig und nach Zentrifugieren gelblich tingiert (xanthochrom), sofern die Blutung schon einige Stunden zurückliegt und nicht artifiziell bedingt ist.

– ARTERIOGRAPHIE: Im Stadium I–III zur Klärung der möglichen Frühoperation sofort (Abb. 16-7).

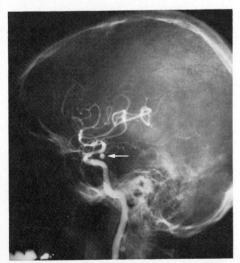

Abb. 16-7 Arteriographie der A. carotis interna mit Darstellung eines Aneurysmas am Abgang des Ram. comm. post. (Pfeil).

Therapie: Akutbehandlung: Nach geklärter Diagnose absolute Ruhe, Senkung des oft stark erhöhten Blutdruckes auf Normwerte, Vermeidung von Blutdruckspitzen, eventuell leichte Sedierung.

Bei 20% der Fälle treten Rezidivblutungen innerhalb der ersten 2 Wochen mit einer Mortalität von 20% auf. Fast regelmäßig kommt es infolge der Blutbeimengungen im Liquor zu mehr oder weniger ausgeprägten Gefäßspasmen in der Umgebung der Blutungsquelle mit der Gefahr der zerebralen Minderperfusion. Beide Komplikationsgefahren lassen sich durch die Frühoperation verringern. Daher bei Patienten im Stadium I–III operative Versorgung innerhalb der ersten 48 Stunden.

Ziel der Operation: Ausschaltung des Aneurysmas durch die Applikation eines Federclips auf den Aneurysmahals. Zur Schonung kleinster arterieller Seitenäste ist die mikrochirurgische Operationstechnik obligat (Abb. 16-8a–c).

Bei bewußtlosen Patienten (Stadium IV und V) zunächst intensivmedizinische Überwachung. Nach Besserung des Allgemeinzustandes ist ab der 2. Woche die Arteriographie und operative Versorgung anzustreben.

2. Angiome

Angeborene arteriovenöse Fehlbildungen.

Klinik: Angiome können sich auf unterschiedliche Weise bemerkbar machen:
1. Intrazerebrale Blutung mit zum Teil akut lebensbedrohlichen Hirndrucksymptomen.
2. Zerebrale Krampfanfälle.
3. Progrediente neurologische Ausfälle und Hirnleistungsschwäche durch Hirnmangeldurchblutung in der Umgebung eines größeren arteriovenösen Shunts (*Steal-Syndrom*).
4. Auswirkungen auf die kardiovaskuläre Funktion bei großen Shuntvolumina.

Diagnostik: Sorgfältige angiographische Analyse, ggf. mit supraselektiver Darstellung einzelner Hirnarterien.

Therapie: Sofern die Lokalisation und Ausdehnung es erlauben, operative Exstirpation. Bei großen, inoperablen Angiomen

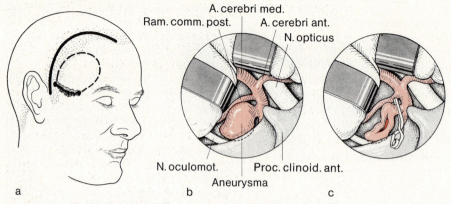

Abb. 16-8 Schematische Darstellung des Verschlusses eines rechtsseitigen Karotis-Aneurysmas:
a) Schnittführung und Markierung der Schädeltrepanation,
b) topographisch-anatomische Darstellung des Aneurysmas,
c) Der Aneurysmahals ist durch Federclip sicher verschlossen. Der Sack ist eröffnet, schlaff, blutleer und wird im folgenden atrophieren.

eventuell auch Embolisation möglich. Bei kleinen, ungünstig gelegenen Angiomen eventuell gezielte Protonenbestrahlung erfolgversprechend.

3. Zerebrale Durchblutungsstörungen

Pathogenese: Bei weit über der Hälfte der Fälle liegt die Ursache einer Hirnmangeldurchblutung in einer Stenose des *extrakraniellen* Systems, insbesondere im Bereich der Karotisgabel. Während Einengungen des Gefäßlumens bis zu 50% des Querschnittes hämodynamisch bedeutungslos sind, reduzieren Einengungen von 70–80% den wirksamen Perfusionsdruck in den Hirngefäßen und es kommt zu einer meßbaren Minderung der Hirndurchblutung. Zudem kann es in den atheromatösen Plaques der Karotisgabel zu Ulzerationen kommen, in denen sich Mikrothromben bilden und lösen können, was embolische Verschlüsse kleinerer Hirngefäße zur Folge hat.

> **Hirnmangeldurchblutung: meist extrakranielle Ursache (A. carotis)**

Klinik: Das klinische Syndrom des *apoplektischen Insultes* wird wesentlich häufiger durch eine zerebrale Ischämie als durch eine Blutung (Verhältnis 80:20) hervorgerufen. Man unterscheidet bei der Hirndurchblutungsstörung unterschiedliche Schweregrade (s. Tab. 16-2).

Tab. 16-2 Schweregrade beim apoplektischen Insult

TIA =	Transitorisch ischämische Attacken: vorübergehende neurologische Ausfälle, z. B. halbseitige Gefühlsstörungen, Halbseitenlähmungen, Seh-, Sprach-, Hörstörungen, Schwindel, Tinnitus, Singultus, Gangunsicherheit
RIND =	Reversible ischämische neurologische Ausfälle (deficits), Rückbildung innerhalb einer Woche
PS =	Progressive Stroke. Innerhalb von Stunden und Tagen fortschreitende Symptome bis zur kompletten Halbseitenlähmung
CS =	Complete Stroke. Abgelaufener Infarkt mit persistierenden Ausfällen

Diagnose

– AUSKULTATION DER A. CAROTIS: Stenosegeräusch.

– DOPPLERSONOGRAMM: Insbesondere bei der Kombination von Dopplerverfahren mit der Sonographie (Duplex-Sonographie) sind Stenosen von mehr als 50% durch Untersuchungen der Halsgefäße mit hoher Treffsicherheit erfaßbar.

– COMPUTERTOMOGRAMM: Differentialdiagnose zwischen zerebraler Blutung und ischämischem Infarkt (Abb. 16-9).

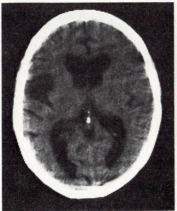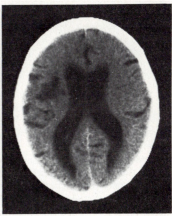

Abb. 16-9 Computertomogramm eines Hirninfarktes im Versorgungsgebiet der A. cerebri med. links. Beachte die fehlende Verlagerung der gleichmäßig erweiterten Liquorräume. Hypodenser Substanzdefekt 1 Monat nach Insult.

– MESSUNG DER REGIONALEN HIRNDURCHBLUTUNG mit Xenon-133-Clearance oder anderen Verfahren, z. B. *Sequenzszintigraphie:* Verlangsamte Perfusion oder Mangeldurchblutung im betroffenen Hirnareal nachweisbar.

– SERIENANGIOGRAPHIE DER HIRNGEFÄSSE (ggf. in Verbindung mit der digitalen Subtraktionsangiographie DSA): Genaue Darstellung des Ausmaßes und der Lokalisation der Gefäßwandveränderungen (Abb. 16-10) und Untersuchung etwaiger zerebraler Kollateralkreisläufe.

Therapie

Allgemeine Maßnahmen:
1. Herz-Kreislaufbehandlung
2. Vermeidung von Risikofaktoren (Hypertonus, Diabetes, Nikotin, Übergewicht u. a.).

Operative Maßnahmen:

ENDARTERIEKTOMIE im Bereich der Karotisgabel (Abb. 16-11, 16-12) bei folgenden Indikationen:

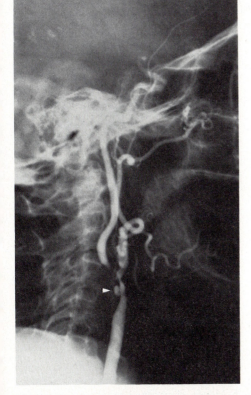

Abb. 16-10 Arteriographie der A. carotis com. mit schwerer, ulzerierender (Pfeil) arteriosklerotischer Stenose der Karotis-Teilungsstelle und des Abgangs der A. car. int.

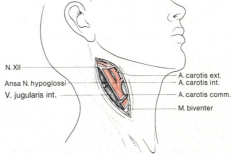

Abb. 16-11 Schematische Darstellung einer Karotis-Endarteriektomie: Schnittführung und Operationssitus.

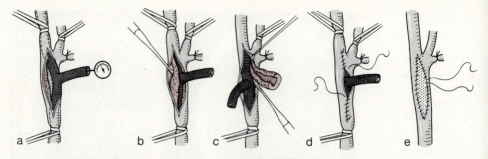

Abb. 16-12 Schematische Darstellung einer Karotis-Endarteriektomie II:
a) Das Gefäß ist eröffnet und ein T-förmiger passagerer intraluminärer Shunt-Katheter eingebracht. Über einen Nebenschluß ist die arterielle Druckmessung möglich.
b u. c) Die atheromatösen Intimaauflagerungen werden mit feinen Dissektoren herausgelöst.
d) Direkte Gefäßnaht, Entfernung des Shunts und Abschluß der Gefäßnaht.
e) Bei stärkeren Lumeneinengungen wird eine Erweiterungsplastik (Venen- oder Kunststoff-Patch) vorgenommen. Die Indikation ist z. T. umstritten.

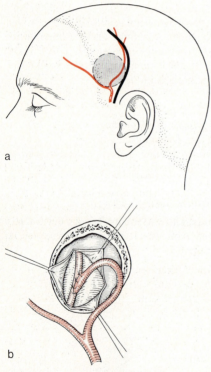

Abb. 16-13 Schematische Darstellung einer Externa-Interna-Anastomose:
a) Schnittführung zur Freilegung der A. temporalis superficialis und osteoplastische Schädeltrepanation.
b) Vergrößerter Ausschnitt von a) nach Eröffnung der Dura. Das Spendergefäß ist End-zu-Seit auf einen Ast der A. cerebri med. genäht.

1. Wiederholte TIA oder RIND, sofern Stenose mindestens 50%.
2. Asymptomatische Karotisstenose, sofern die Stenosierung deutlich über 50% oder eine ulzerierende Atheromatose oder ein gleichzeitiger Verschluß der Gegenseite vorliegt.

Thrombarteriektomie bei akutem *kompletten Verschluß* der Carotis interna nur innerhalb der 6-Stunden-Grenze möglich.

BYPASSOPERATION (Externa-Interna-Anastomose).
Indikation: Älterer Verschluß eines größeren arteriellen Zuflusses der A. carotis interna oder A. cerebri media bei gleichzeitiger Insuffizienz der Kollateralversorgung.

VORGEHEN: Schaffung eines Umgehungskreislaufes durch Trepanation und End-zu-Seit-Anastomose der A. temporalis superficialis auf einen geeigneten Ast der A. cerebri media (Abb. 16-13a, b).

16.1.3 Schädel-Hirn-Trauma
(GK 3: 12.3; GK 4: 1.3; 1.13)

Meist handelt es sich – wie der Name sagt – um eine kombinierte Verletzung (s. Kap. 5). Folgende Formen können unterschieden werden:
1. Offene Schädel-Hirnverletzung,
2. Gedeckte Schädel-Hirnverletzung.

Offene Schädel-Hirnverletzung

Pathogenese: Gemeinsames Merkmal: Offene Kommunikation zwischen Liquorraum und Außenluft. Diese kann entstehen durch
a) scharfe Gewalteinwirkung mit gleichzeitiger Verletzung von Haut, Schädeldach und Dura mater,
b) stumpfe Gewalteinwirkung mit Bruch der Schädelbasis im Bereich des pneumatischen Systems der Nebenhöhlen und Zerreißung der darüberliegenden Dura mater.

Die Bedeutung einer offenen Schädel-Hirn-Verletzung liegt in der Infektionsgefährdung des Liquorraumes und Gehirns.

> **Jede Schädelfraktur mit Hautverletzung ist eine offene Fraktur!**

Klinik: Hinter jeder offenen Wunde am Schädel kann sich eine Kalottenfraktur oder perforierende Verletzung verbergen. Daher ist bei jeder Wundrevision auf Frakturlinien zu achten. Auf Nativaufnahmen des Schädels in 2 Ebenen sind feine Haarrisse im Bereich der Kalotte nicht immer erkennbar. Bei Verdacht auf Basisfraktur Ergänzung durch Spezialaufnahmen (Orbita, *Schüller*, *Stenvers*). Jede auch nicht dislozierte Kalottenfraktur mit einer darüberliegenden Wunde wird als offenes Schädel-Hirn-Trauma betrachtet und behandelt. Ein sicherer Hinweis auf eine offene Schädelbasisfraktur ist die Rhino- und Otoliquorrhoe sowie der Nachweis von intrakraniellen Luftbläschen (*spontaner Pneumozephalus*).

Therapie:

> **Offenes Schädel-Hirn-Trauma → Antibiotika!**

OFFENE KALOTTENFRAKTUR: Innerhalb der ersten 6 Stunden Wundsäuberung, Wundrevision und Verschluß des Weichteilmantels.

PERFORIERENDE VERLETZUNGEN: Entfernung von Fremdkörpern (Haaren, Schmutzpartikeln, Knochenfragmentsplittern) und Ausräumung raumfordernder Blutkoagel. Sorgfältige Stillung blutender Gefäße an der Hirnoberfläche und Dura. Verschluß der Dura mit Hilfe eines gestielten Periostlappens oder ersatzweise lyophilisierter Dura. Der Verschluß eines Knochendefektes sollte zunächst unterbleiben. Ist ein spannungsfreier Weichteilverschluß nicht möglich, muß bei ausgedehnteren Lazerationen eine Verschiebelappenplastik durchgeführt werden.

SCHÄDELBASISFRAKTUR MIT VERLETZUNG DER NEBENHÖHLEN: Bei otogener Liquorrhoe konservative Therapie. Zunächst abwartende Haltung unter Antibiotikaschutz. Operative Therapie nur bei persistierender Fistel notwendig. Bei rhinogener Liquorrhoe ist zumeist eine operative Behandlung erforderlich. Dabei Abdeckung der Fistel auf transkraniellem Wege mit einem gestielten Periostlappen oder auf rhinochirurgischem Wege durch Verklebung des Duradefektes von basal.

Ausgedehnte frontobasale Schädel-Hirn-Verletzung mit Lazeration der Haut, Zertrümmerung des Knochens und Hirnquetschung: Indikation ggf. zum zweizeitigen Vorgehen. Im ersten Schritt chirurgische Wundversorgung, im zweiten Schritt Abdichtung der frontobasalen Nebenhöhlen.

PROGNOSE: Sie korreliert nicht mit der Größe der sichtbaren Hirnverletzung, sondern ist abhängig von der Lokalisation.

Gedeckte Schädel-Hirnverletzung
(GK 3: 12.3; GK 4: 1.3; 1.13)

PATHOGENESE: Sie wird hervorgerufen durch indirekte oder stumpfe Gewalteinwirkung, dabei kann es zur Schädelfraktur mit oder ohne Gehirnbeteiligung, zur isolierten Commotio cerebi *(Gehirnerschütterung)* oder Contusio cerebri *(Gehirnprellung)* kommen.

– **Schädelfraktur:** Entsprechend den Frakturformen unterscheidet man zwischen Fissur, Stückbruch, Impressions-, Biegungs- und Berstungsbruch und in bezug auf die Lokalisation zwischen Kalotten-, Basis- und Gesichtsschädelfraktur (s. Kap. 17). Berstungsbrüche verlaufen entlang des Meridians, Biegungsbrüche entlang des Äquators.

Klinik: Bei Schädelbasisfraktur *Monokel-* oder *Brillenhämatom*. Bei ausgedehnter Impressionsfraktur Stufe tastbar, meist ist diese jedoch durch ein Hämatom überdeckt. Nachweis einer Fraktur nur radiologisch möglich.

Therapie: Wegen der Gefahr einer intrakraniellen Blutung wird auch der Patient mit nicht disloziertem Schädelbruch stets stationär aufgenommen.

Bei *Impressionsfraktur* mit Dislokation um mehr als Kalottendicke (Abb. 16-14) wird operativ zur Beseitigung einer Druckwirkung auf die Hirnoberfläche der imprimierte Knochen angehoben, kleinere Fragmente werden entfernt. Die Operation sollte innerhalb der ersten 3 Tage erfolgen.

– Commotio cerebri: Rein funktionelle zerebrale Störung ohne Verletzung von Hirngewebe.

Klinik: Übelkeit, Erbrechen, Bewußtseinsstörung von weniger als 15 Minuten, retrograde Amnesie.

**Commotio cerebri:
Amnesie, Bewußtseinsstörung, Erbrechen**

Röntgen: Schädel in 2 Ebenen zum Ausschluß knöcherner Verletzungen.

Therapie: Bettruhe und stationäre Aufnahme zur Überwachung des weiteren Verlaufes (Gefahr intrakranieller Blutung, s. u.).

Prognose: Gut, anfängliche Kopfschmerzen, Konzentrationsstörungen etc. sind spätestens nach einigen Monaten abgeklungen.

– Contusio cerebri:
Substantielle Hirnschädigung, bei der es je nach Schweregrad zu einem posttraumatischen Hirnödem kommen kann.

Klinik: Leichtere Formen können durch vorübergehende neurologische Störungen, durch hirnorganische Anfälle oder durch den Nachweis eines Kontusionsherdes im CT auffallen. Die Zeichen einer Commotio können fehlen. Bei einer Bewußtlosigkeit von mehr als 30 Minuten muß von einer Contusio cerebri ausgegangen werden. In schweren Fällen vegetative Entgleisungen (Atem-, Kreislauf- und Temperaturregulationsstörungen), Hirnstammsymptome („Streckkrämpfe"), Koma.

Röntgen: Schädel-CT: Ausschluß einer therapierbaren intrakraniellen Blutung (s. u.). Je nach Schwere der Contusio cerebri zeigen sich Kontusionsherde oder ein mehr oder weniger ausgeprägtes Hirnödem.

Therapie: Abhängig vom Schweregrad der Verletzung.
Bei kontaktfähigen Patienten Bettruhe, Blutdrucküberwachung, Kontrolle des neurologischen Status und der Bewußtseinslage (Pupillenreaktion!). Parenterale Ernährung mit Bilanzierung des Wasser- und Elektrolythaushaltes. Bei motorischer Unruhe Sedierung.

Bewußtlose Patienten: Überwachung auf der Intensivstation

Behandlungsgrundsätze:
1. Intubation, bei unzureichender Eigenatmung maschinelle Beatmung, ggf. Hyperventilation unter Kontrolle der Blutgaswerte.
2. Zentraler Venenkatheter zur Sicherstellung ausreichender Kreislauffunktion und Kontrolle des zentralen Venendruckes.
3. Bronchialtoilette, Magensonde, Urinkatheter, sorgfältige Lagerung.
4. Neurologische Überwachung der Tiefe der Bewußtseinsstörung, Pupillenreaktion, Abwehrreaktion, Reflexstatus.
5. Medikamentöse Therapie:
   a) *Dexamethason* 50–100 mg initial, danach 4-stündlich 4–8 mg, Standard-

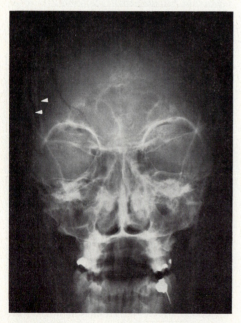

Abb. 16-14 Fraktur der Schädekalotte mit Impression von Knochenfragmenten (Pfeile).

therapie 4 × 4 mg, nach einer Woche ausschleichend.
b) Barbiturate zur Erleichterung der maschinellen Beatmung, zur Hirnprotektion und zur Vermeidung von Krampfreaktionen (z. B. Inaktin® über Perfusor bis 4 g/die. Nach 2 Tagen zweimal 0,2 g).
c) Makromolekulare Infusion (*Dextran*, Makrodex® etc.) zur Verbesserung der Mikrozirkulation.

Entwässerung mit Sorbit oder Mannit nur bei gleichzeitiger Registrierung des intrakraniellen Druckes mit Hilfe eines epiduralen Druckaufnehmers (Wirkungskontrolle!). Bei gestörter Bluthirnschranke kann der hochmolekulare Zucker durch die Kapillarwand in das Hirngewebe diffundieren und das Ödem verstärken (s. Kap. 16.1.1)!

Komplikationen des Schädel-Hirn-Traumas
(GK 3: 12.6; GK 4: 1.5)

Frühkomplikationen: Akute intrakranielle Blutungen.

1. **Epidurale Blutung** (Abb. 16-15a, 17a)

Pathogenese: Arterielle Blutungen durch Einrisse von Ästen der A. meningea media, häufig Folge einer Kalottenfraktur. Da es sich um *arterielle* Blutungen handelt, entstehen die epiduralen Hämatome *rasch* (Minuten bis Stunden nach dem Trauma) und können – unbehandelt – ebenso rasch zum Tode oder zu irreparablen Schäden führen.

Klinik:
1. Bei zunächst bewußtseinsklaren Patienten nach sog. *freiem Intervall* rasch einsetzende Bewußtseinstrübung. Bei primärer Bewußtseinstrübung Vertiefung der Bewußtlosigkeit, Abnahme der Reaktionsfähigkeit auf Schmerzreize.
2. Anisokorie (einseitige Pupillenerweiterung auf der Blutungsseite).
3. Allgemeine Hirndrucksymptome (s. Kap. 16.1.1).

Röntgen: Fast regelmäßig findet sich eine Kalottenfraktur über dem Hämatom.

Schädel-CT: Wichtigstes Diagnostikum bei Verdacht auf epidurale Blutung. Falls CT nicht vorhanden: Echoenzephalogramm oder Karotisangiographie.

Therapie: Zur Vermeidung irreversibler Hirnschäden ist bei dringendem klinischen Verdacht und rascher Progredienz der Symptomatologie *höchste Eile geboten*. Minuten können lebensrettend sein! Daher unverzügliche Trepanation über dem Hämatom, Absaugen des Blutergusses, sorgfältige Blutstillung, Durahochnähte, ggf. Drainage.

Falls wegen fehlender diagnostischer Möglichkeiten eine genaue Lokalisation nicht möglich ist, wird am Orte der häufigsten Hämatomentstehung, in der Temporalregion trepaniert (s. Abb. 16-16).

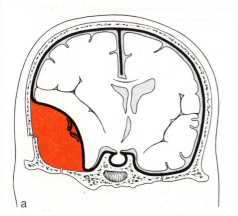
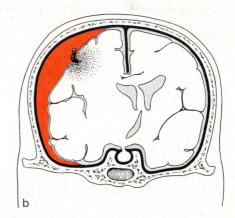

Abb. 16-15 Akute traumatische intrakranielle Blutungen:
a) epidurales Hämatom. Beachte Fraktur der Schädelkalotte mit Zerreißung eines Astes der A. meningica media,
b) akutes subdurales Hämatom. Beachte die mehr flächenhafte Ausdehnung, den Kontusionsherd und die abgerissene Brückenvene, ggf. einen Contre-Coups-Herd auf der Gegenseite.

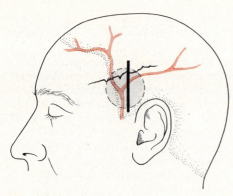

Abb. 16-16 Schädeltrepanation beim epiduralen Hämatom: Hautinzision senkrecht oder bogenförmig zur Schläfenregion. Der Kreis markiert die Mindestgröße und typische Lokalisation der Trepanation, die es gestattet, weit auf die Schädelbasis zu gelangen, um evtl. den Hauptstamm der A. meningica media am Foramen spinosum verschließen zu können. Beachte den Frakturspalt, der einen Ast der Meningealarterie kreuzt.

2. **Subdurale Blutung** (Abb. 16-15b, 17b)

Bei der akuten subduralen Blutung handelt es sich um eine *venöse* Blutung aus einem Hirnkontusionsherd oder einer abgerissenen Hirnvene. Dementsprechend breiten sich diese Hämatome langsamer aus, können eine ganze Hemisphäre flächenhaft mehr oder weniger dick bedecken, die traumatische Hirnschädigung ist in der Regel schwerwiegender. Daher ist die Prognose auch nach rechtzeitiger Hämatomentleerung ungünstiger als beim epiduralen Hämatom.

Klinik: Zumeist primär bewußtlose Patienten mit langsam zunehmender Verschlechterung des neurologischen Status. Nach längerem Intervall (Stunden bis Wochen) Bewußtlosigkeit und Herdsymptome. Sicherung der Diagnose durch Schädel-CT, falls nicht vorhanden: Angiographie oder Echoenzephalogramm.

Therapie: Trepanation, wenn das Hämatom so groß ist, daß durch die Entleerung eine wirksame Druckentlastung erreicht werden kann.

3. **Intrazerebrale Blutung** (Abb. 16-17c)

Blutungen in das Marklager oder in das Ventrikelsystem entstehen aus solitären oder multiplen Kontusionsherden.

Klinik: Wie bei der akuten subduralen Blutung.

Im CT sind Blutungen häufig erst nach 1–2 Tagen erkennbar oder haben dann erheblich an Größe zugenommen. Daher wichtig: CT-Kontrollen bei fortbestehender Bewußtlosigkeit.

Therapie: Bei großen kompakten Hämatomen operativ. Dabei genügt die weitgehende Entleerung des Hämatoms durch eine kleine Bohrlochtrepanation. Eine ausgedehnte Freilegung birgt wegen der besonderen Verletzlichkeit des frisch traumatisierten Gehirnes die Gefahr einer zusätzlichen Hirnschädigung oder neuerlichen Blutung.

Spätkomplikationen:

- **Chronisches subdurales Hämatom:** (Abb. 16-17d und 18)

Pathogenese: Im einzelnen noch unklar. Ursachen sind oft leichte Bagatelltraumen mit Einblutung unter oder in die Dura mater. Die Hämatome können sich abkapseln, fibrinöse Membranen bilden, durch die seröse Flüssigkeit in die Höhle hinein diffundiert. Dadurch Größenzunahme.

Schädel-CT: Chronische subdurale Blutungen verlieren im Laufe der Wochen ihre Kontrastdichte, werden zunächst isodens (in dieser Phase leicht zu übersehen, da gegenüber dem Hirngewebe nicht abgrenzbar), schließlich hypodens (Abb. 16-17d).

Klinik: Leistungsabfall, Müdigkeit, Halbseitensymptome oder zerebrale Krampfanfälle, schließlich Hirndruck. Betroffen sind meist ältere Menschen. Das Trauma kann Wochen oder Monate zurückliegen oder auch nicht erinnerlich sein.

Therapie: Entleerung des Ergusses durch Bohrlochtrepanation. Eine verbleibende Hämatomhöhle wird durch Einlegen einer Heberdrainage für einige Tage oder durch Auffüllen des Liquorraumes mit isotoner Ringerlösung behandelt (hierbei dehnen sich die intrakraniellen Liquorräume aus, so daß sich die Hämatommembranen aneinanderlegen und verkleben können).

Weitere posttraumatische Spätkomplikationen sind:

- *Infektionen:* Meningitis durch persistierende oder unerkannte Liquorfisteln. Hirn-

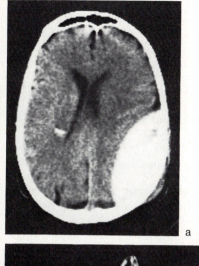
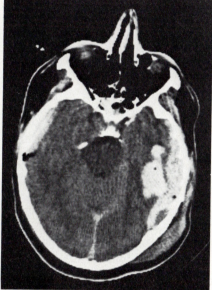
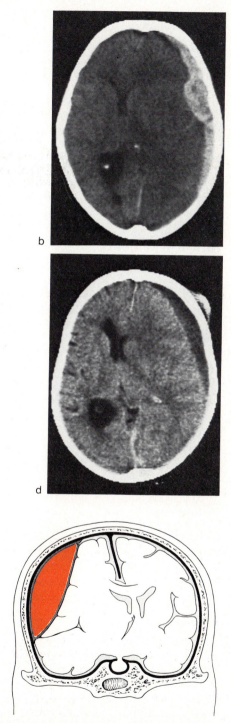

Abb. 16-17 Traumatische intrakranielle Blutungen:
a) epidurales Hämatom,
b) akutes, subdurales Hämatom mit Einblutung in einen Kontusionsherd,
c) intrazerebrales Hämatom mit gleichzeitig auch subduraler Blutung (geringer auch kontralateral),
d) chronisches, subdurales Hämatom (2 Monate nach Trauma). Das Hämatom ist hypodens geworden.

Die Abbildungen a, b und d entstammen mit freundlicher Erlaubnis des Autors (H. *Traupe*) dem Kap. 3 in: Computertomographie in der Traumatologie (Hrsg. *Heller* und *Jend*), Thieme Verlag, Stuttgart, 1984.

Abb. 16-18 Chronisches, subdurales Hämatom. Beachte die linsenförmige Ausdehnung sowie die Kapselbildung.

abszesse nach perforierenden Hirnverletzungen.

– *Zerebrale Krampfanfälle:* Sie können gelegentlich noch nach Jahren durch posttraumatische epileptogene Rindenprellungsherde erstmals auftreten.

– *Hydrozephalus:*
a) atrophischer Hydrozephalus nach schweren Kontusionen.
b) behandlungsbedürftiger Druckhydrozephalus infolge Liquorresorptionsstörung nach posttraumatischer Verklebung arachnoidaler Liquor-Resorptionsflächen.

16.2 Rückenmark
(GK 3: 12.8; GK 4: 1.8)

16.2.1 Raumfordernde spinale Prozesse (GK 3: 12.6; GK 4: 1.6)

Einteilung

1. *Intramedulläre Prozesse:*
a) Spongioblastome
b) Ependymome
c) Zysten (Syringomyelie)
2. *Extramedulläre intradurale Prozesse:*
a) Neurinome
b) Meningiome
c) Angiome
3. *Extradurale Prozesse:*
a) Meningiome
b) Neurinome
c) Vertebragene Tumoren
d) Fehlbildungstumoren
e) Degenerative Prozesse
f) Entzündliche Prozesse
g) Epidurale neoplastische Prozesse
h) posttraumatische Veränderungen

Allgemeines

Klinik: Allen Formen gemeinsam ist die fortschreitende motorische, sensible und vegetative Querschnittssymptomatik.
Neurologischer Befund: Abhängig von der Lokalisation der Schädigung:
Läsion der Cauda equina (unterhalb von LWK 2): Schlaffe Parese der Beine, abgeschwächte Muskeleigenreflexe, Sensibilitätsstörungen der Beine bis zum Oberschenkel und Gesäß unter Aussparung der Oberschenkelinnenseite. Bei Ausfall des Analreflexes mit perianaler Anästhesie höchste Eile für Diagnostik und Therapie, da derartige Störungen schon nach wenigen Stunden irreversibel sein und zu bleibenden Blasen- und Mastdarmlähmungen führen können!

Reithosenanästhesie → Notfalltherapie!

Läsion in Höhe des Thorakalmarkes: Spastische Paraplegie der Beine mit Tonuserhöhung, gesteigerten Reflexen und Nachweis von pathologischen Reflexen (*Babinski* etc.). Auf den Stamm übergreifende Sensibilitätsstörungen der Beine.

Läsionen in Höhe des Halsmarkes: Außer in den Beinen und am Rumpf auch neurologische Ausfälle an den Armen nachweisbar, die teils spastisch, teils schlaff sein können. Bei Parese des N. phrenicus (C 4) Zwerchfellähmung (s. Kap. 23).

Röntgen

NATIVAUFNAHMEN DER WIRBELSÄULE: Hiermit lassen sich destruierende Wirbelkörperprozesse, Traumafolgen, Fehlbildungen und degenerative Veränderungen erkennen. Usuren an den Bogenwurzeln, Zwischenwirbellöchern und Wirbelkörperhinterflächen sprechen für einen langsam expansiv wachsenden, intraspinalen Tumor.

SPINALES CT: Gut geeignet für die Beurteilung knöcherner Veränderungen (Tumoren, Traumafolgen, Spondylarthrosen). Daneben sind bei guter Technik auch Weichteilveränderungen im Spinalkanal (weiche Prolapse, Tumoren) erkennbar.

MYELOGRAPHIE: Sie erlaubt eine klare Aussage über Lokalisation und Beziehung der Raumforderung zum Rückenmark und zu den Spinalwurzeln (Abb. 16-19, 16-20). Wichtige Zusatzinformationen kann die Kombination mit einem spinalen CT nach Kontrastmittelgabe in den Liquorraum liefern.

KERNSPINTOMOGRAPHIE (NMR): Dieses neuere Verfahren hat besonders für die Diagnostik intramedullär gelegener Prozesse eine wesentliche Bereicherung gebracht (Abb. 16-19b).

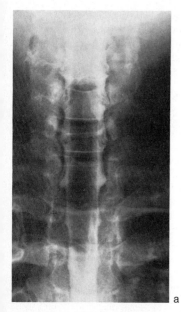 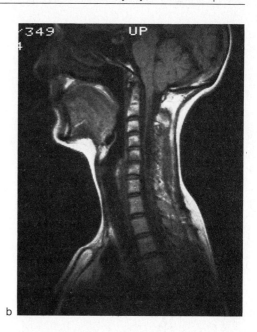

Abb. 16-19 Syringomyelie:
a) die zervikale Myelographie zeigt eine langstreckige, spindelige Verbreiterung des Markschattens als Ausdruck einer intramedullären Raumforderung –
b) im NMR-Tomogramm ist diese Raumforderung als intramedulläre Zyste im Halsmark gut zu erkennen.

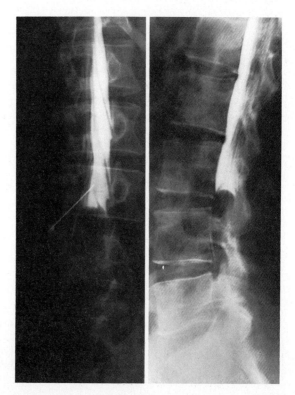

Abb. 16-20 Myelogramm (a.-p. und seitlich) eines intraspinalen, intraduralen Neurinoms in Höhe L 3/L 4.
Beachte den Kontrastmittelstop mit der scharfrandigen Tumorkontur.

LUMBALPUNKTION: Sie ist besonders indiziert bei Verdacht auf eine entzündliche Erkrankung (Myelitis) durch Nachweis einer Zellvermehrung. Eine starke Eiweißerhöhung bei normaler oder nur mäßig erhöhter Zellzahl („Stopliquor") findet sich bei einer Verlegung des spinalen Liquorraumes durch einen raumfordernden Prozeß.
Vor der Punktion ist stets zu prüfen, ob diese nicht mit einer Myelographie verbunden werden soll.

1. Intramedulläre Prozesse

– *Spongioblastome:* Langsam wachsende, gegen das Mark oftmals scharf abgegrenzte Tumoren.
THERAPIE: Versuch der mikrochirurgischen Exstirpation. Wenn diese nicht möglich ist, Entlastung des Rückenmarks durch Duraerweiterungsplastik (lyophilisierte Dura).
– *Syringomyelie* (Abb. 16-19): Pathologische Aufweitung des Zentralkanales im Rückenmark.
THERAPIE: Durch Entleerung und Drainage der Zyste in den Subarachnoidalraum läßt sich eine Besserung erzielen, die Dauerbehandlung ist jedoch problematisch.
– *Ependymome:* Vom Ependym des rudimentären Canalis centralis ausgehende Tumoren. Meist im Konusbereich lokalisiert.
THERAPIE: Benigne, gut abgrenzbare Tumoren sind mikrochirurgisch entfernbar. Malignere Formen können den ganzen lumbalen Spinalkanal ausfüllen. Hier ist selten eine radikale Tumorentfernung möglich. Bei guter Strahlenempfindlichkeit ist die Nachbestrahlung dieser Tumoren essentieller Bestandteil der Behandlung.

2. Extramedulläre Prozesse

– *Neurinome und Meningiome:* Extra- und intradurales Wachstum (Abb. 16-20). Beim Neurinom gelegentlich auch paravertebral gelegene Tumoren infolge Vordringen des Tumors durch das Foramen intervertebrale. Multiple Tumorknoten an den Spinalwurzeln und anderen Orten des Körpers finden sich beim M. Recklinghausen (s. Kap. 41).
THERAPIE: Die Exstirpation solitärer Tumoren in toto gehört zu den dankbarsten neurochirurgischen Aufgaben.

– *Spinale Angiome:* Sie bluten selten, führen häufiger zu mikrozirkulatorischen Störungen (*Steal*-Syndrom des Rückenmarks mit progredienten Ausfällen).
THERAPIE: Mikrochirurgische Exstirpation.

3. Extradurale Prozesse

– *Metastasen:* Hämatogene epidurale Metastasen kommen vor beim Plasmozytom und M. Hodgkin. Häufiger ist die Kompression des Spinalkanals durch Wirbelkörpermetastasen bei Karzinomen des Magen-Darm-Traktes, der Mamma, der Prostata, der Lunge und Schilddrüse.
THERAPIE: Bei solitären Metastasen und noch unvollständiger Querschnittssymptomatik operative Entfernung indiziert.
Häufig jedoch nur dekomprimierende Laminektomie und inkomplette Tumorentfernung mit anschließender Radiotherapie etc. möglich.

• Für alle spinalen raumfordernden Prozesse gilt: Sie müssen frühzeitig operiert werden! Je hochgradiger der Schaden, desto ungünstiger die Chancen für eine Erholung. Ist es gar infolge einer Kompression des Rückenmarks zu einer kompletten Querschnittlähmung gekommen, dann ist dieser Zustand irreversibel!

16.2.2 Degenerative Prozesse

Knöcherne Veränderungen: Im höheren Lebensalter bis zu einem gewissen Grad physiologisch. Sie zeigen sich röntgenologisch vor allem an den Grund- und Deckplatten der Wirbelkörper (Spondylose) sowie an den Zwischenwirbelgelenken (Spondylarthrose) oder an den Unkovertebralverbindungen (Unkarthrose) der Halswirbelsäule. Durch Knochenappositionen kann es zu beträchtlichen Randwulstbildungen (Osteophyten) kommen, die als Protrusionen sowohl den Spinalkanal selbst als auch die Zwischenwirbellöcher einengen.

Bandscheibenprolaps: Durch Einriß des Faserrings (Anulus fibrosus) der Bandscheibe Austritt des weichen Bandscheibenkernes (Nucleus pulposus). Je nach Lokalisation des Risses wird zwischen einem medialen und lateralen Prolaps unterschieden.

Bandscheibenvorfälle im HWS-Bereich
(Abb. 16-21)

– *Mediale Prolapse und Protrusionen:* Kompression des Rückenmarkes *(zervikale Myelopathie)* zumal bei anlagebedingtem relativ engem Spinalkanal.
KLINIK: Spastische Paraparese der Beine, bei Läsionen oberhalb HWK 6 auch spastische Symptome an den Händen und Armen möglich. Sensible Störungen im Frühstadium wenig ausgeprägt.

– *Laterale Nucleus pulposus-Hernie:* Kompression der Nervenwurzel im Intervertebralloch *(Radikulopathie).*
KLINIK: Radikuläre Schmerzen, Parästhesien mit Ausstrahlung in das betroffene Dermatom und entsprechende neurologische Ausfälle. Meist L_4/L_5, seltener L_5/S_1 oder L_3/L_4 betroffen.
DIAGNOSTIK: (Klinische Syndrome siehe Tab. 16-3).
Röntgenaufnahmen der HWS mit Schrägaufnahmen und seitlicher Tomographie. Spinales CT, in Zweifelsfällen zervikale Myelographie.
THERAPIE: Bei deutlichen neurologischen Ausfällen, hartnäckigen therapieresistenten Schmerzen und eindeutigem radiologischem Befund Operation indiziert.
VORGEHEN: Überwiegend von einem ventralen Zugang Ausräumung der Bandscheibe einschließlich des prolabierten Sequesters und zusätzliche Fusionierung der beiden benachbarten Wirbelkörper mit kortikospongiösem Span. Eine Laminektomie zur Erweiterung des zervikalen Spinalkanals nur bei Enge über mehrere Segmente erforderlich.

Bandscheibenvorfälle im Lumbalbereich:

Vorwiegend betroffen 4. und 5. lumbale Bandscheibe, weniger häufig die dritte.

– *Mediale Nucleus-pulposus-Hernie:* Kompression der Cauda equina durch Massenprolaps möglich.
KLINIK: Reithosenanästhesie, Blasen-Mastdarmlähmung (Notfall! Akute Operation zwingend!).

– *Lateraler Prolaps:* Kompression der entsprechenden Nervenwurzel im Intervertebralloch.

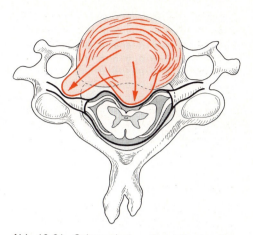

Abb. 16-21 Schematische Darstellung einer medialen und einer lateralen Bandscheibenhernie im Zervikalbereich. Mediane Protrusionen führen zu einer Rückenmarkskompression mit dem klinischen Bild der Myelopathie. Laterale Prolapse und Protrusionen führen zu einer Wurzelkompression (Radikulopathie).

KLINIK: Zunächst Kreuzschmerzen (Lumbalgie), im weiteren Verlauf radikuläre Schmerzen und Sensibilitätsstörungen mit Ausstrahlung in das betroffene Dermatom (Ischialgie) sowie periphere motorische Ausfälle. *Lasègue*-Zeichen positiv (Schmerzen bei passiver Beugung des gestreckten Beines in der Hüfte).
DIAGNOSTIK: (Radikuläre Syndrome s. Tab. 16-4).
Sicherung der klinischen Diagnose durch spinales CT, nötigenfalls auch Myelographie (Abb. 16-22).
THERAPIE: Bei schweren therapieresistenten Schmerzen und/oder deutlichen neurologischen Störungen in Verbindung mit einem dazu passenden radiologischen Befund besteht Operationsindikation.
VORGEHEN: Freilegung und Dekompression der Spinalwurzel, Entfernen des prolabierten Bandscheibengewebes aus dem Wirbelloch und dem Spinalkanal und Entfernung aller Reste des sequestrierten Nucleus pulposus aus der Bandscheibenhöhle.
Bei engem Foramen intervertebrale zusätzlich dorsale Foraminotomie. Bei Lumbalstenose auch Laminektomie.
Eine akut auftretende, komplette Fußheberplegie (Ausfall von L_5) oder Plegie der Fußbeuger (S_1) erfordert ebenso wie die

Tab. 16-3 Zervikalsyndrome

Schmerzen und Sensibilitätsstörungen		Motorische Störungen	Bemerkungen
C5	Schulter, Oberarm-Außenseite	Paresen des M. deltoideus weniger auch des M. biceps brachii BSR abgeschwächt	DD: Läsion des N. axillaris
C6	Radialer Unterarm, **Daumen**	Paresen des M. biceps brachii M. brachioradialis BSR und RPR grob abgeschwächt oder aufgehoben	DD: Karpaltunnelsyndrom: Schmerzen mehr in der Volarhand. Reflexe erhalten. ENG: Verlangsamte Nervenleitgeschwindigkeit im Karpalkanal

C7	Dorsaler Unterarm, **2. und 3. Finger**	Paresen des
		M. triceps brachii
		M. pronator teres
		M. pectoralis major
		gelegentlich Schwäche der Fingerbeuger und Thenar-Atrophie
		TSR abgeschwächt oder ausgefallen
			Motorische Störungen sehr variabel, gelegentlich kaum objektivierbar
			DD:
			Karpaltunnelsyndrom:
			  TSR erhalten
			  EMG, ENG

C8	Ulnarer Unterarm, **5. Finger**	Paresen in der kleinen Handmuskulatur
		Atrophie des Hypothenar
		TSR abgeschwächt
			DD:
			Ulnarisrinnensyndrom:
			  TSR erhalten
			  EMG

Tab. 16-4 Lumbalsyndrome

Schmerzausstrahlung und Sensibilitätsstörungen		Motorische Störungen	Bemerkungen
L4	Kniescheibe, Tibiavorderkante, **Innenknöchel**	Parese des M. quadriceps femoris PSR abgeschwächt	DD: Femoralis-Parese
L5	lateraler Unterschenkel, Fußrücken, dorsale **Großzehe**	Paresen des M. extensor hallucis longus, Fußheber-Muskulatur. **Hackengang erschwert,** Fuß „klappt" beim Gehen. PSR und ASR unbeeinträchtigt	DD: Peronaeus-Parese
S1	lateraler Unterschenkel und Wade, **Fußaußenrand, Kleinzehe**	Parese der Fußbeuger-Muskulatur. **Zehenstand erschwert.** ASR abgeschwächt oder aufgehoben	
S1-S5	„Reithosengebiet", Analreflex negativ	Parese der Gluteal-Muskulatur, Kniebeuger, Fußsenker. Trendelenburg-Zeichen. Sphinkterstörung. ASR aufgehoben	Bei medianen Totalprolapsen mit Kaudakompression in höheren Etagen sind die entsprechend höheren Segmente mitbetroffen.

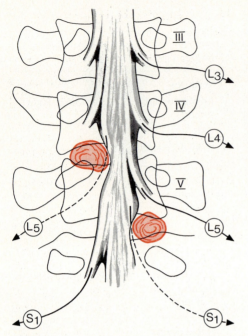

Abb. 16-22 Schematische Darstellung der Wurzelkompressionen beim lumbalen Bandscheibenvorfall im Myelogramm.
Auf der linken Seite ist ein Prolaps zwischen LWK 4 und 5 (= 4. LW-Bandscheibe) dargestellt, der zu einer Kompression der Wurzel L_5 (nicht L_4!) führt. Die Wurzel L_4 verläßt die Wirbelsäule schon oberhalb der Bandscheibe durch das Foramen intervertebrale.
Auf der rechten Bildseite ist analog ein Bandscheibenprolaps zwischen LWK 5 und Kreuzbein dargestellt, der zur Kompression der Wurzel S_1 geführt hat.

strukturen. Wichtigstes und häufigstes Erscheinungsbild aus dem Formenkreis der kraniospinalen Dysrhaphien.
Bevorzugte Lokalisation: Lumbalbereich.

– *Spina bifida occulta:* Relativ häufiges Vorkommen. Klinisch jedoch bedeutungslos und meist radiologischer Zufallsbefund. Selten kombiniert mit subkutan gelegenen Fehlbildungstumoren, die zuweilen in den Spinalkanal und in die Medulla spinalis hineinreichen. Die Tumoren enthalten Exkrete der Hautanhangsorgane (Talg, Haare etc.) und können durch Größenzunahme Beschwerden verursachen. Dann operative Exstirpation.

– *Spina bifida aperta:*
1. *Meningozele* (Abb. 16-23a): Von Rückenmarkshäuten und oft auch Haut bedeckter Zelensack, der Liquor enthält, jedoch kein Nervengewebe.
2. *Meningo-Myelozele* (Abb. 16-23b): Hier strahlt das Rückenmarksgewebe in die Zelenwand ein und erscheint an der Oberfläche als Area medullo-vasculosa.

KLINIK: Ausgeprägte neurologische Defekte bis hin zur kompletten Kaudalähmung mit fehlendem Analsphinktertonus. Je nach Lokalisation der Fehlbildung (lumbosakral, lumbal, thorakolumbal etc.) auch inkomplette bis komplette Parese der Beine möglich. Dabei handelt es sich um irreversible Dauerschäden. Die Fehlbildung ist häufig kombiniert mit anderen Dysplasien (Klump-

akute Kaudasymptomatik die sofortige Operation, da sonst ein irreversibler Schaden droht („Wurzeltod")!
KONSERVATIVE THERAPIE: Bei der akuten Ischialgie Bettruhe, Wärme, Analgetika, eventuell Antiphlogistika. Bei chronischem Schmerzsyndrom physikalische Therapie, Krankengymnastik, Bewegungstherapie, eventuell Stützmiederbehandlung.

16.2.3 Spinale Spaltbildungen
(GK 3: 12.4; GK 4: 1.4)

Spina bifida: Fehlender oder unvollständiger Schluß der Wirbelbögen mit oder ohne Beteiligung der darüber gelegenen Gewebe-

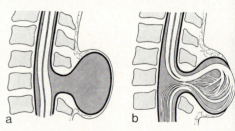

Abb. 16-23 Schematische Darstellung von Formen spinaler Spaltbildungen:
a) Meningozele. Das Rückenmark ist an der Zelenbildung nicht beteiligt. Der Zelensack ist bedeckt durch Dura mater spinalis und in diesem Falle auch Haut,
b) Meningo-Myelozele. Das Rückenmark ist in die Spaltbildung einbezogen. Es liegt in Form der sog. Area medullovasculosa frei. Liquor kann austreten.

fuß, Hüftluxationen, Syndaktylie etc.). Zudem haben oder entwickeln 70% bis 80% der Neugeborenen mit einer Myelozele einen shuntbedürftigen Hydrozephalus (s. o.).

THERAPIE: Zur Infektionsprophylaxe sollte eine offene Zele innerhalb der ersten 24 Stunden nach der Geburt verschlossen werden. Bei gut überhäuteten Zelen kann gewartet werden. Bei der Indikationsstellung ist Form und Ausdehnung der Zele sowie das Ausmaß begleitender, das Leben begrenzender Fehlbildungen zu berücksichtigen. Bei der Operation wird die Zele unter Schonung des Nervengewebes umschnitten, alles dünnwandige Hüllgewebe entfernt und das Nervengewebe in den schüsselförmig erweiterten Spinalkanal versenkt. Der Spinalkanal wird durch gestielte Faszienlappen von beiden Seiten türflügelförmig geschlossen. Zur Deckung des Hautdefektes sind meist ausgedehnte Rotationsplastiken notwendig.

16.2.4 Wirbelsäulen- und Rückenmarksverletzungen
(GK 3: 12.7; 12.8; GK 4: 1.7)
(s. Kap. 48)

16.3 Periphere Nerven
(GK 3: 12.9; GK 4: 1.9)

16.3.1 Tumoren

Neurinome, Neurofibrome und Neurofibrosarkome gehen von den *Schwann*-Zellen des Nervenhüllgewebes aus („Schwannome").
Klinik: Abhängig von Lokalisation und Ausdehnung des Tumors unterschiedliche Nervenläsionen, gelegentlich auch Schmerzen.
Therapie: Gutartige Tumoren lassen sich bei sorgfältiger Präparation häufig aus der Kapsel herausschälen, so daß gesunde, am Tumor vorbeiziehende Faszikel geschont werden können. Maligne Tumoren müssen jedoch unter Opferung des Nerven radikal im Gesunden entfernt werden.

16.3.2 Periphere Nervenläsionen

1. Atraumatische Nervenschädigungen:

Ursache ist eine allmählich zunehmende Kompression eines peripheren Nerven durch Stenose im Bereich anatomischer Engpässe. Die Folge sind chronische Irritationen, schließlich Nervenfaseruntergang. Typische Beispiele sind das Karpaltunnelsyndrom (s. Kap. 51), das Skalenus-Syndrom (etwa durch Druck einer Halsrippe auf das Armnervengeflecht), das Ulnarisrinnensyndrom und am Bein die Meralgia paraesthetica (Irritation des N. cutaneus femoris lateralis beim Durchtritt durch das Leistenband medial der Spina iliaca anterior).
Klinik: Abhängig vom Schweregrad der Stenose können Parästhesien, periphere motorische, sensible und vegetative Ausfälle auftreten. Im Vordergrund stehen zumeist Schmerzen.
Diagnostik: Elektromyographie (EMG), Elektroneurographie (ENG).
Therapie: Operative Neurolyse.

2. Traumatische Nervenläsionen

Pathogenese: Es ist zu unterscheiden zwischen der *offenen* (z. B. Schnitt, Stich [s. Kap. 51]) und der *geschlossenen* Nervenverletzung (Quetschung, Einklemmung, Überdehnung).
Man unterscheidet folgende Schweregrade der Verletzung:
1. Funktionsausfall bei *erhaltener Faszikelstruktur.*
   1.1 Funktioneller Leitungsblock mit spontaner Erholung innerhalb von Stunden und Tagen *(Neuropraxie).*
   1.2 Unterbrechung des Axons in seiner intakten Nervenscheide *(Axonotmesis)* mit Degeneration des peripheren Endes, aber mit der Möglichkeit der vollkommenen spontanen Restitutio ad integrum.
   1.3 Unterbrechung des Neuriten (= Axon mit *Schwann*-Scheide, *Neurotmesis).* Nach Beseitigung der schädigenden Noxe durch Neurolyse Regeneration möglich, jedoch häufig Defektheilungen.
2. Funktionsausfall mit *Kontinuitätsunterbrechung* von Faszikeln.

2.1 Teilverletzung eines Nerven (eine spontane partielle Regeneration wird durch Neurombildung erschwert oder verhindert).
2.2 Durchtrennung des gesamten Nerven (keine spontane Regenerationsmöglichkeit).

Klinik: Die Symptomatik ist je nach Art des betroffenen Nerven und Ursache der Schädigung sehr unterschiedlich. Die Beurteilung einer Nervenläsion setzt detaillierte neurologische Kenntnisse voraus. So können aus Sensibilitätsstörungen, Kraftminderung, Veränderungen des Reflexverhaltens und trophischen Störungen Rückschlüsse gezogen werden auf Ort und Ausmaß des Nervenschadens. Dabei sind Verlaufskontrollen zur Beurteilung einer Progredienz oder möglichen spontanen Erholung besonders wichtig.

Nervenläsionen sind häufig Begleiterscheinungen anderer Knochen- oder Weichteilverletzungen, wobei sie durch das Trauma selbst oder später durch Narben- oder Kallusbildungen entstehen können. Die Diagnostik schließt daher die Röntgenuntersuchung ein.

Elektromyographie (EMG): Denervationszeichen sind frühestens 14 Tage nach akuter Nervenläsion zu erkennen. Auch Reinnervationszeichen in der Erholungsphase lassen sich im EMG dokumentieren.

Elektroneurographie (ENG): Aufzeichnung der Nervenleitgeschwindigkeit besonders für die Beurteilung von chronischen Druckschädigungen wichtig.

Therapie:
Allgemeines: Im Unterschied zum Gehirn und Rückenmark sind beim peripheren Nerv funktionelle Regenerationen zerstörter Fasern möglich. Diese Regenerationsfähigkeit liegt im anatomischen Aufbau der Nervenhüllstruktur begründet. Nach einer Kontinuitätsunterbrechung des Nerven kommt es zwar zu einer Degeneration der peripheren Axone (*Waller*-Degeneration), das Hüllgewebe formt sich aber zu bindegewebigen Bändern um, die den regenerierenden Axonen als Leitschiene zum peripheren Endorgan dienen.

Die Regeneration setzt jedoch voraus, daß die auswachsenden Axonsprossen Anschluß

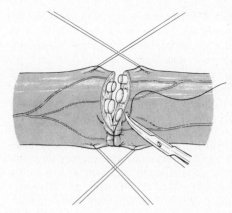

Abb. 16-24 Schematische Darstellung einer epineuralen Nervennaht. Eine saubere Anastomose der Faszikelstümpfe ist durch diese Nahttechnik nicht zu erreichen.

an diese Leitschienen finden. Andernfalls kommt es zur Neurombildung. Ziel der Nervennaht (nur bei Kontinuitätsunterbrechung der Faszikel möglich) ist daher eine möglichst exakte Adaptation der Faszikelhüllen.

1. EPINEURALE NAHT (Abb. 16-24): Nur bei scharfer, glatter Durchtrennung möglich und ratsam. Die Indikation beschränkt sich auf Primärversorgung glatter Schnittverletzungen.
Nachteil: Optimale Adaptation der Faszikelstümpfe im Innern des Nerven in der Regel nicht möglich. Gefahr der Neurom-Bildung!
2. FASZIKULÄRE NAHT: Sie erfolgt am günstigsten als sog. frühe Sekundärnaht ab der 3. Woche nach der Verletzung. Durch mikrochirurgische Operationstechnik ist eine ideale Adaptation möglich. Die Gefahr der Neurombildung wird vermindert.
3. FASZIKELTRANSPLANTATION (Abb. 16-25): Indiziert bei Nervendefekten. Überbrückung des Defektes mit autologem Spendernerv (N. suralis). Die Faszikeltransplantation ermöglicht die für eine optimale Adaptation notwendige Spannungslosigkeit der Anastomose.

Sonstige operative Maßnahmen:

Äußere Neurolyse: Der Nerv wird als Ganzes aus seiner Umgebung herauspräpariert. Indikation: Progredientes Kompressionssyndrom (z. B. Karpaltunnelsyndrom).

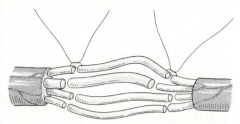

Abb. 16-25 Schematische Darstellung einer perineuralen Nervennaht mit Faszikeltransplantation. Das Epineurium ist an den Nervenstümpfen reseziert. Die Kluft wird durch mehrere Faszikelinterponate überbrückt, die sich spannungslos durch perineurale Nähte anastomisieren lassen.

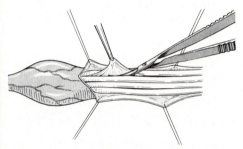

Abb. 16-26 Schematische Darstellung der interfaszikulären Neurolyse vor einem Verletzungsneurom. Das epineurale Hüllgewebe ist längsgespalten und mit Haltenähten fixiert. Durch Resektion des zwischen den Faszikeln liegenden epineuralen Gewebes werden die vom Perineurium umschlossenen Faszikel freigelegt.

Interfaszikuläre Neurolyse (Abb. 16-26): Freilegung der einzelnen Faszikel durch Abtragung epineuralen Gewebes mit Hilfe des Operationsmikroskopes. Indikation: Intraneurale Läsionen (z. B. Narben nach Verletzungen und Hämatomen, kleine Tumoren etc.), partielle Verletzungen eines peripheren Nerven.

Operative Schmerzbehandlung
(GK 3: 12.10; 4: 1.10) (s. Kap. 1.3.3)

Trigeminusneuralgie

Pathogenese: Ätiologie des Krankheitsbildes letztlich noch unklar. Angenommen wird eine Irritation der Trigeminuswurzel im Bereich des Kleinhirnbrückenwinkels.
Klinik: Typisch sind einseitige, heftigste, blitzartige Schmerzanfälle mit überwiegender Lokalisation im Versorgungsgebiet des 2. oder 3. Trigeminusastes. Charakteristisch ist der kurze, heftige Schmerzanfall, oft in Serien auftretend („Stiche, Schläge, Blitze"). Auslösendes Moment: Zarte Berührung einer umschriebenen empfindlichen Hautpartie (Triggerzone), z. B. Nase, Mund und Mundhöhle. Daher auch beim Essen, Kauen und Schlucken Anfälle auslösbar.
Therapie: Zunächst medikamentös mit *Carbamazepin* (Tegretal®) oder Hydantoinen. Bei Therapieresistenz oder Unverträglichkeit operative Behandlung:
a) Anästhesie der Triggerzone (Leitungsanästhesie des N. infraorbitalis am Foramen infraorbitale oder des N. mandibularis am Foramen mandibulae). Nachteil: Kein dauerhafter Effekt.
b) Dauerhafte Ausschaltung durch Thermorhizotomie. Dabei Punktion des Ganglion Gasseri auf dem Wege durch das Foramen ovale und Vorschieben der Punktionsnadel bis in die Trigeminuswurzel (Abb. 16-27). Durch eine kontrollierte und dosierte Erhitzung der Nervenfasern mit einer Thermosonde ist eine Unterbrechung der Schmerzfasern unter Schonung der dickeren, hitzestabileren Berührungsfasern möglich.
c) Freilegung der Trigeminuswurzel im Kleinhirnbrückenwinkel. Dabei werden häufig arterielle Gefäßschlingen an der Nerveneintrittszone als mögliche Ursache der chronischen Irritation gefunden. Die Abpräparation dieser Gefäße und

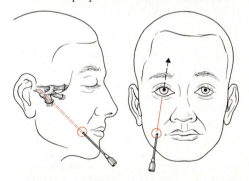

Abb. 16-27 Technik der Punktion des Ganglion Gasseri und der Trigeminuszisterne durch das Foramen ovale. Einstich ca. 1,5 cm lateral des Mundwinkels. Die Nadel zielt im seitlichen Aspekt daumenbreit vor den Tragus, im frontalen Aspekt auf die Pupille.

ggf. Muskelinterposition führt mit gutem Erfolg zum Sistieren der Anfälle ohne Beeinträchtigung der sensiblen Funktion.
d) Bei völliger Therapieresistenz partielle oder komplette Durchtrennung der Trigeminuswurzel.

Therapieresistente Schmerzen im Bereich der Körperperipherie

Für schwere unstillbare Schmerzzustände stehen neben der medikamentösen Behandlung eine Reihe von operativen Maßnahmen zur Verfügung, die im wesentlichen darauf abzielen, die afferente Schmerzbahn zu unterbrechen, den Schmerzreiz zu modifizieren oder die Schmerzempfindung zu dämpfen (Abb. 16-28a–h).
a) *Transkutane Elektrostimulation:* Applikation von Plattenelektroden auf ein Schmerzprojektionsfeld. Durch permanente oder auch intermittierende Wechselstromstimulation ist in einigen Fällen auf physiologischem Wege eine Schmerzunterdrückung möglich.
b) Bei gutem Ansprechen ist die *Implantation von Reizelektroden* in der Nähe der Hinterstränge des Rückenmarks indiziert. Die Stimulation wird dann durch einen Taschengenerator gesteuert.
c) *Nervenblockade:* Schmerzunterbrechung durch langwirkende Leitungsanästhesie.
d) *Nervendurchtrennung oder -verödung:* Indiziert beim Narbenneuromschmerz, wenn schonende Neurolyse nicht möglich oder erfolgreich ist.
e) *Perkutane Thermorhizotomie* (Ausschaltung des Ramus dorsalis der Spinalnerven (Hinterwurzel durch Thermosonde). Indikationsgebiet: Vertebragene radikuläre Lumbalgien.
f) *Durchtrennung der Hinterwurzel.* Indikationen: z. B. Zosterneuralgie, Interkostalneuralgie.
g) *Peridurale Instillation von Opiaten:* Besonders geeignet für die Therapie unstillbarer Karzinomschmerzen im Unterleib. Applikation erfolgt über einen im Periduralraum liegenden Verweilkatheter.
h) *Chordotomie* (Durchschneidung des Vorderseitenstranges im Bereich des Rückenmarks). Der Eingriff wird heute im allgemeinen als hohe zervikale percutane Chordotomie mit einer Thermosonde durchgeführt. Dabei Unterbrechung des schmerz- und temperaturleitenden Tractus spinothalamicus. Durch schrittweise Vergrößerung des Ausschaltungsherdes ist die Analgesie von den Sakralsegmenten bis herauf zu den Zervikalsegmenten auszudehnen.
i) *Stereotaktische ausschaltende Eingriffe:* Unterbrechung der zentralen Schmerzbahn einschließlich der thalamo-kortikalen Bahnen. Hierdurch Schmerzempfindung gedämpft. Zunehmende Bedeutung gewinnen stereotaktische Eingriffe mit Dauerimplantation von Stimulationselektroden, die inhibitorische Effekte auf den afferenten Schmerzreiz ausüben können.

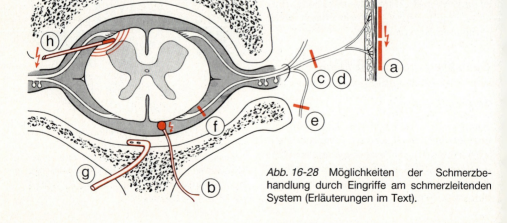

Abb. 16-28 Möglichkeiten der Schmerzbehandlung durch Eingriffe am schmerzleitenden System (Erläuterungen im Text).

17 Gesicht – Kiefer – Mundhöhle (GK 3: 16)

17.1 Entzündungen

Allgemeines: Entzündliche Erkrankungen im Mund-, Kiefer- und Gesichtsbereich werden in erster Linie durch den dentogenen Infektionsweg hervorgerufen. Zahn- und Zahnhalteapparat sind die häufigste Eintrittspforte für die Infektionserreger. Nicht odontogen bedingte Erkrankungen können die Lymphadenitis colli und der infizierte Bruchspalt bei Kieferfrakturen bis hin zur Entwicklung eines sog. Bruchspaltabszesses sein. Auch infizierte Weichteilwunden nach Verletzungen, infizierte Tumoren, Fremdkörperinfektionen und Infektionen nach Injektionen sowie entzündliche Haut- und Schleimhauterkrankungen haben keine Beziehung zum Zahnsystem.

Lokale eitrige Entzündung von Ober- und Unterkiefer

Ursache: Marktote Zähne, marginale Infekte, auch bei erschwertem Zahndurchbruch, leere Alveolen nach Zahnextraktionen und Wurzelreste.
Lokalisation: Subperiostal, submukös, perikoronal und parodontal im Bereich der Alveolarfortsätze des Ober- und Unterkiefers, des Hartgaumens und der Fossa canina (Abb. 17-1a).
Klinik: Druckdolente Auftreibung und Schwellung, Begleitödem mit eitriger Einschmelzung, Fluktuation (Abszeß). Erhöhung der Körpertemperatur. Bei subperiostaler und perikoronaler Lokalisation Spontanschmerz.
Therapie: Bei Einschmelzung (Abszeß) chirurgische Eröffnung durch Inzision und Drainage, evtl. zusätzlich Chemotherapie, Beseitigung der Abszeßursache (z. B. Zahnextraktion). Begleitend: Feucht-kalte Umschläge.
Komplikation: Ausbreitung in die verschiedenen Logen des Gesichtsschädels, bei Lokalisation in der Fossa canina Fortleitung über die V. angularis in den intrakraniellen Raum.

Logeninfektion des Gesichtsschädels

Ursache: s. o. Zusätzliche Ursachen können Bruchspaltinfektionen, nekrotisierende Tumoren, Infektionskrankheiten und Fremdkörper sein.
Lokalisation: Perimandibulär, submandibulär, paramandibulär, Wangen- und Parotisloge, masseteriko-mandibulär, pterygomandibulär, submental, sublingual, retromaxillär, parapharyngeal, paratonsillär, temporal, orbital (Abb. 17-1b).

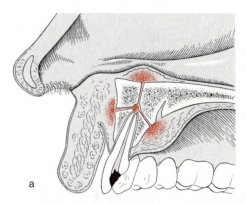

Abb. 17-1a Ausbreitungswege odontogener Entzündungen im Oberkieferfrontbereich.

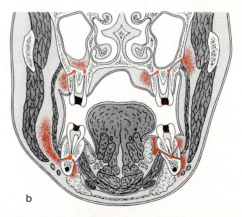

Abb. 17-1b Ausbreitungsmöglichkeiten odontogener Entzündungen im Seitenzahnbereich des Ober- und Unterkiefers.

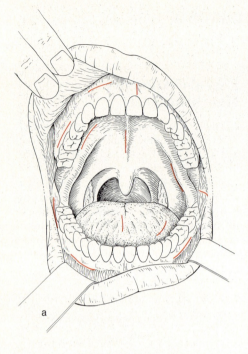

Klinik: Je nach Lokalisation Druckschmerz und/oder Spontanschmerz, Kieferklemme und/oder Schluckbeschwerden, Beeinträchtigung der Sprache und der Nahrungsaufnahme, bei zusätzlich subkutaner Lokalisation Hautrötung. Beeinträchtigung des Allgemeinzustandes, fieberhafte Temperaturen.

Therapie: Breite chirurgische Eröffnung durch Inzision und Drainage von intra- und/oder extraoral – Beachtung der typischen Schnittführung (Abb. 17-2a, b). Je nach Ausbreitungstendenz und Lokalisation zusätzlich gezielte chemotherapeutische Behandlung nach Erregerresistenzprüfung und physikalische Therapie. Der Eingriff erfolgt in der Regel in Allgemeinnarkose unter stationären Bedingungen. Tägliche Verbandswechsel unter Belassung der Drainage, bis die eitrige Sekretion nachgelassen hat und die Abszeßursache beseitigt ist.

Komplikationen: Befall mehrerer Abszeßlogen, Ausbreitung zur Schädelbasis oder Absenkung nach mediastinal, Verlegung der Atemwege.

Phlegmone

Die Phlegmone ist eine sehr seltene Form der eitrigen Entzündung (unter 1% im Mund-Kiefer-Gesichts-Bereich = MKG).

Ursache: Grundsätzlich jede Infektion (s. o.), zusätzlich häufig Verminderung der körpereigenen Abwehrlage.

Lokalisation: Schrankenlose Ausbreitung im Gewebe, besonders in Zunge, Mundboden und im Halsbereich.

Klinik: Diffuses und hartes Infiltrat ohne Abgrenzung zur Umgebung, Rötung, Schwellung, Spontan- und Druckschmerz. Hohes Fieber, Tachykardie, hochgradig reduzierter Allgemeinzustand evtl. mit Atemnot und Schocksymptomatik.

Therapie: Breite chirurgische Eröffnung aller Gewebsspalten durch Mehrfachinzisionen, in jedem Fall breite chemotherapeutische Abdeckung bereits vor bakteriologischem Keimnachweis.

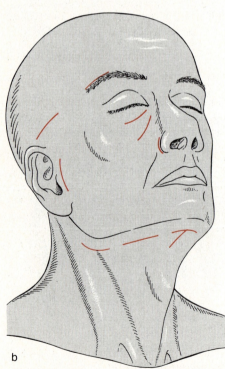

Abb. 17-2 Intraorale (a) und extraorale (b) Schnittführungen zur Abszeßeröffnung.

Phlegmone am Kopf: lebensgefährlich wegen Komplikationsgefahr (Sinus-cavernosus-Thrombose u. a. m.)

Komplikationen: Lebensgefährliche Erkrankung aufgrund der raschen und unbegrenzten Ausbreitung der Entzündung nach mediastinal und intrakraniell, Gefahr der Thrombophlebitis mit allen zentralen Folgen, Erstickungsgefahr.

Odontogene Erkrankungen der Kieferhöhlen

Aufgrund der engen topographischen Beziehung zwischen Zahnsystem und Kieferhöhle kommt es häufig zu entzündlichen Komplikationen in Form einer Sinusitis maxillaris infolge dentogener Infektionen (apikal, Zysten, postoperativ nach zahnärztlich-chirurgischen Eingriffen) (Abb. 17-3 a–c).

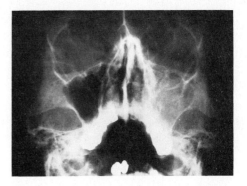

Abb. 17-3c Rö-NNH: Odontogene Sinusitis maxillaris sinistra, homogene Verschattung der linken Kieferhöhle bei apikaler Parodontitis eines linken Oberkiefermolaren.

1. Akute odontogene Kieferhöhlenentzündung

Ursache: Chronisch apikale Parodontitis der oberen Prämolaren und Molaren, Eröffnung der Kieferhöhle bei Zahnextraktionen, Verlagerung von Wurzelresten in die Kieferhöhle, infizierte odontogene Zysten, selten durch kontinuierliche Ausbreitung von Abszessen.
Symptome: Ausstrahlender Mittelgesichtsschmerz von der Stirn bis zu den Oberkieferzähnen, einseitiger eitriger Schnupfen, Erhöhung der Körpertemperatur.
Therapie: Konservativ durch Antibiotika und schleimhautabschwellende Medikamente (Nasentropfen, -spray); nach Abklingen der hochakuten Erscheinungen Kieferhöhlenspülungen und Instillation lokal wirksamer Breitbandantibiotika nach Erstellung eines Antibiogramms. Bei Vorliegen eines Kieferhöhlenempyems frühzeitige Entlastung durch Drainage. Verschluß der Mund-Antrumverbindung (= MAV) erst nach Abklingen der akuten Entzündung in Verbindung mit einer Operation der Kieferhöhle (OP-Technik MAV-Verschluß s. Abb. 17-4).

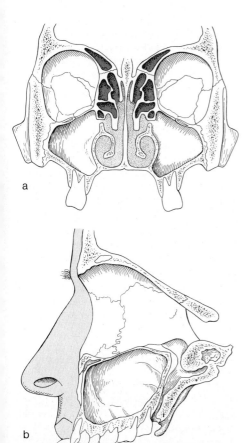

Abb. 17-3a, b Enge Lagebeziehung zwischen Zahnsystem und Kieferhöhlen (a) sagittal und b) seitlich).

2. Chronische odontogene Kieferhöhlenentzündung

Ursache: Wie bei der akuten odontogenen Kieferhöhlenentzündung nach Übergang in das chronische Stadium.
Symptome: Diffuser dumpfer Dauerschmerz im betroffenen Mittelgesichtsbereich, ein-

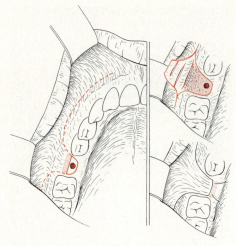

Abb. 17-4 Schematische Darstellung der plastischen Deckung einer Mund-Antrum-Verbindung durch trapezförmigen, vestibulärgestielten Muko-Periostlappen mit Lappenrand-Entepithelisierung und Verlängerung durch Periostschlitzung.

seitiger Schnupfen und Herabsetzung des Riechvermögens. Objektiv häufig chronische Rhinitis mit Muschelhyperplasie und Sekretstraße im mittleren Nasengang und am Rachen. Röntgenologisch wandständige oder vollständige homogene Verschattung der Kieferhöhle (Abb. 17-3c).
Therapie: Spülbehandlung und Instillation von Antibiotika und Kortikoiden. Beseitigung der Ursache, nasale Kieferhöhlenfensterung oder Operation.

Knocheninfektionen des Gesichtsschädels

Allgemeines: Wie im gesamten Knochenskelett kann sie *fortgeleitet* durch Übergreifen von einem lokalen Entzündungsherd oder *hämatogen* durch Absiedlung von Keimen im Knochenmark hervorgerufen werden (s. Kap. 50). Im Kiefer-Gesichtsbereich überwiegt erstere Entstehungsform, d. h. Infektionen sind meist odontogen verursacht.

Odontogene Osteomyelitis

Allgemeines: Häufigste Form der Osteomyelitis im Kieferbereich. Ausgehend von apikalen, marginalen oder perikoronaren Entzündungsprozessen der Zähne, denen eine Infektion mit pyogenen Keimen zugrundeliegt. Beginnt meist als akutes Stadium der Knochenmarksentzündung, welche oft nach kurzer Dauer fließend in die sog. *sekundär-chronische* Osteomyelitis übergeht.
Ursache: Periapikale Infektionen bei avitalem Zahn (90%). Extraktionstrauma bei avitalem Zahn, parodontale Infektion, infizierte Zyste und verlagerte Zähne.
Lokalisation: Der Unterkiefer ist 6mal häufiger betroffen als der Oberkiefer. Prädilektionsstellen sind jeweils der seitliche Unterkieferast, grundsätzlich jedoch Vorkommen in allen Gesichtsschädelknochen.
Klinik: Akut: Zeichen der Entzündung, Schmerzen und schließlich lokalisierte Weichteilabszesse, febrile Temperaturen und Beeinträchtigung des Allgemeinzustandes. *Sekundär-chronisch:* Rezidivierende Schwellung und Schmerzen, chronische Fistelung; bei langem Verlauf und Ausdehnung auf den gesamten Unterkiefer Sensibilitätsstörungen durch Beteiligung des N. mandibularis (*Vincent*-Syndrom).
Röntgen: Im chronischen Stadium diffus wolkige Aufhellung ohne Begrenzung, Wechsel von Knochenneubildung und Knochenauflösung, im fortgeschrittenem Stadium *Sequesterbildung* und „Totenlade" (Abb. 17-5).
Szintigramm: Markierung durch radioaktive Substanzen in Zonen erhöhten Stoffwechsels.
Cave: Differentialdiagnose: Maligner Knochentumor (s. Kap. 44).
Therapie: Im akuten Stadium gezielte Eröffnung der Weichteilabszesse unter Schonung des Periostes und Drainage sowie parenterale Antibiotika; nach Abklingen des hoch-

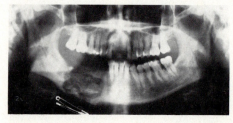

Abb. 17-5 Rö-Orthopan-Tomogramm: Unterkieferosteomyelitis rechts mit Sequesterbildung.

akuten Krankheitsbildes Extraktion der schuldigen Zähne und Stabilisierung der gelockerten durch Schienenverbände. Bei Übergang in das sekundär-chronische Stadium langanhaltende Medikation von Antibiotika, evtl. in Kombination mit Antiphlogistika und Kortikoiden sowie abgestuft meist folgende aktiv-chirurgische Verfahren: Sequestrotomie, Dekortikation, Spongiosatransplantation sowie – bei ausgedehnten Fällen – Spongiosa*block*transplantation bei gleichzeitiger funktionsstabiler Osteosynthese.
Komplikationen: Spontanfrakturen, Verlust ganzer Kieferabschnitte, Pseudarthrose.

Nicht odontogene Osteomyelitis

Ursache: Akzidentelles Trauma (Kieferfrakturen, Fremdkörper, Schuß- oder Explosionsverletzungen), Infektion nach iatrogener Osteotomie, Infekte und Verletzungen der Epithelschicht (eitrige Infekte der Gesichtshaut; chronische, superinfizierte Prothesendruckstellen; iatrogene Verletzungen der Schleimhaut), hämatogene Infektion (meist Oberkiefer, nur im Säuglings- und Jugendalter), direkt fortgeleitete eitrige Otitis media im Kleinkindalter (Osteomyelitis des Processus condylaris mit späterer Wachstumsstörung und Ankylose), Zahnkeimosteomyelitis beim Säugling und Kleinkind (intraorale Bagatellverletzungen), radiogen (Strahlenosteomyelitis, Osteoradionekrose – odontogen).
Lokalisation: Mit Ausnahme der hämatogenen Osteomyelitis und der sog. Zahnkeimosteomyelitis ist der Unterkiefer häufiger betroffen, die Lokalisation ergibt sich aufgrund der auslösenden Noxe.
Klinik: Wie bei der odontogenen Osteomyelitis, meist Übergang in ein sekundär-chronisches Stadium, Beschwerden je nach Ursache und Lokalisation. Wachstumsspätfolgen bei Osteomyelitis im Kindesalter, bei Lokalisation im Kiefergelenk zusätzliche Funktionsbeeinträchtigung (Ankylose). Allgemeine Beeinträchtigung je nach Entzündungsstadium.
Therapie: s. o.
Komplikationen: Ausbreitung in die Nachbarschaft, funktionelle Spätfolgen (Deformierung, Pseudarthrose, Ankylose).

Nicht eitrige, chronisch-sklerosierende Osteomyelitis (Garrè)

Ursache: Ungeklärt, primär-chronische Verlaufsform. Bei lokal begrenzter sklerosierender Osteomyelitis evtl. chronisch-entzündlicher Reiz mit unterschwelliger Entzündungsreaktion des Knochens *(Sklerosierung).*
Klinik: Fehlen von entzündlichen Zeichen, anfangs kaum Beschwerden, diffuse Auftreibung des befallenen Kieferknochens, Sensibilitätsstörung durch Einengen der Nervenkanäle. Im fortgeschrittenen Stadium ständige Dauerschmerzen, erst spät milde Eiterungen und Fistelbildungen.
Röntgen: Verplumpung und Verdichtung der Knochenbälkchenzeichnung (Sklerosierung), Betonung der periostalen Neubildung. Bei lokaler Begrenzung oft birnenförmig umschriebene Sklerosierung mit diffuser Verdichtung und fließendem Übergang in die Umgebung.
Lokalisation: Vorwiegend Unterkieferseitenzahnbereich.
Therapie: Falls vorhanden, Ausschalten des Infektionsherdes, ansonsten symptomatische Schmerzbeseitigung, evtl. Antibiotika, Antiphlogistika und Kortikoide.
Komplikationen: Chronisch-langdauernder Verlauf mit unterschiedlicher Schmerzsymptomatik, höchste Therapieresistenz.

17.2 Spezifische Infektionen

Aktinomykose (s. Kap. 7)

Die zerviko-faziale Aktinomykose ist die häufigste Erkrankungsform der durch den Actinomyces israeli hervorgerufenen Infektion. Pulmonale und intestinale Beteiligungen sind dagegen ausgesprochen selten. Voraussetzung einer manifesten Infektion ist immer eine Begleitflora von unspezifischen aeroben und anaeroben Entzündungserregern, die den Weg in das Gewebe durch proteolytische Fermente (Hyaluronidase) bahnen, welche den Aktinomyzeten fehlen. Der Erreger der Aktinomykose kommt in der freien Natur nicht vor, sondern befindet sich regelmäßig als Parasit in der Mund-Rachenregion des Menschen.
Ursache: Actinomyces israeli und begleitende Mischform. Die aktinomykotische Entzündung geht meistens von devitalen Zähnen besonders des Unterkiefers, Speicheldrüsen und Zunge aus. Auch kleinste Verletzungen der Schleimhaut können den Aktinomyzeten zusammen mit den Keimen der Mischflora das Eindringen in das Gewebe ermöglichen.
Klinik: In der akuten Verlaufsform Weichteilabszesse mit subkutaner Einschmelzung, auch nach Therapie unmotivierte Reabszesse, chronische,

über Wochen bestehende, brettharte Infiltrate und Fistelungen. Nur wenige Beschwerden, keine Beeinträchtigung des Allgemeinbefindens.
Diagnostik: Histologischer Nachweis von sog. „Drusen" im Granulationsgewebe (60%), sichere Diagnostik nur durch mikrobiologische anaerobe Kulturverfahren.
Therapie: Symptomatische, breite Abszeßinzision, Beseitigung der Eintrittspforte, hochdosierte antibiotische Behandlung mit Penicillin nach Testung, langdauernde Erhaltungsdosis, Jodiontophorese und Eigenblutinjektionen.
Komplikationen: Ausbreitung der Entzündung nach intrakraniell sowie generalisiert.

Tetanus (s. Kap. 7)

Tuberkulose (GK 3: 8.5)

Die Bedeutung der Tuberkulose für dieses Fachgebiet besteht darin, daß etwa 15% aller aktiven Erkrankungen primär extrapulmonal ablaufen und hierbei von der Lokalisation her die periphere Lymphknotentuberkulose an erster Stelle steht. Sie manifestiert sich häufig als Halslymphknotentuberkulose und wird in der Mehrzahl der Fälle meist erst aufgrund des histologischen Befundes nach operativer Entfernung diagnostiziert. Manifestationen der primären Tuberkulose im Bereich der Mundschleimhaut, Gesichtshaut, Speicheldrüsen oder Kieferknochen sind äußerst selten. Dagegen zwingen die Folgen der postprimären Tuberkuloseformen, z. B. des sog. *Lupus vulgaris,* oft zu sekundären plastisch-chirurgischen Maßnahmen im Gesichtsbereich. Insbesondere die Neigung zur Entartung auf derart veränderter Haut ist stets im Auge zu behalten *(Carcinoma in lupo).*
Diagnostik: Präoperativ durch positiven Tuberkulintest.
Therapie: Chirurgische Entfernung und spezielle antituberkulöse Chemotherapie.

Syphilis (s. Kap. 7)

17.3 Zysten

Definition: Pathologische Hohlgebilde aus einem ballonartig geschlossenen bindegewebigen Balg bestehend, der in der Regel von flüssigen bis breiigen Massen angefüllt ist. Histologisch findet sich eine Auskleidung des Zystenbalges mit Epithel. Durch zunehmende Erhöhung des Innendruckes vergrößern sich die zystischen Hohlräume durch Verdrängung, Druckatrophie oder bei gleichzeitigen Infektionen gar Resorption des umgebenden Gewebes.
Ätiologie: Folge von Entwicklungsstörungen oder entzündlich bedingt. Von der Lokalisation her werden Zysten im Bereich der Kieferknochen von reinen Weichteilzysten unterschieden.

Kieferzysten

Hier überwiegen die odontogenen Zysten, die entweder entzündlicher Genese (radikuläre oder Zahnwurzelzysten, parodontale oder Zahnbettzysten) oder als Folge einer Entwicklungsstörung entstanden sind (follikuläre Zysten, Primordial- und Keratozysten). Ebenfalls Folge einer embryonalen Störung sind die dysontogenetischen fissuralen oder Gesichtsspaltenzysten, welche aus Epithelresten entstehen, die an Stellen der Verbindung der embryonalen Gesichtsfortsätze zurückgeblieben sind. Schließlich treten leere Hohlräume im Bereich der Kieferknochen auf, welche als sog. *Pseudozysten* bezeichnet werden, da sich kein echter Zystenbalg findet. Ihre Genese ist unklar.
International hat sich für die echten epithelialen Kieferzysten die Klassifikation nach der WHO bewährt (s. Tab. 17-1).
Klinik: Lange Zeit unbemerkt, erst bei entsprechender Größe Auftreibung des Kno-

Tab. 17-1 Klassifikation epithelialer Kieferzysten (WHO, *Pindborg* et al., 1971)

A) Zystenentstehung durch Entwicklungsstörungen
  1. Odontogene Zysten:
     a) Primordialzyste (Keratozyste),
     b) Gingivazyste,
     c) Durchbruchszyste,
     d) zahntragende (follikuläre) Zyste
  2. Nichtodontogene Zysten:
     a) Zyste des Ductus nasopalatinus (Ductus [Canalis] incisivus),
     b) globulomaxilläre Zyste,
     c) nasolabiale (nasoalveoläre) Zyste

B) Zystenentstehung durch Entzündungen
  1. Radikuläre Zyste

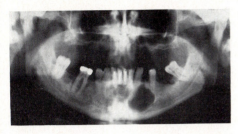

Abb. 17-6 Rö-Orthopan-Tomogramm: Odontogene Unterkieferzyste links, radikulär.

chens mit Ausdünnung der Kortikalis (federnd eindrückbar → „Pergamentknistern"), Zahnkronenverlagerung aufgrund der Verdrängung der Zahnwurzel, erst spät Druckgefühl im Kiefer und an den Zähnen, fast nie Sensibilitätsstörungen (Ausnahme: bei gleichzeitiger Infektion).

Röntgen: Scharf begrenzter rundlicher Bezirk vermehrter Strahlendurchlässigkeit, bei großen Zysten und insbesondere im Unterkiefer häufig durch feine Kompaktlamelle gegen den umliegenden Knochen abgesetzt (Abb. 17-6). Zur besseren Bestimmung von Lage und Ausdehnung evtl. Röntgen-Schichtaufnahme oder Kontrastmittelfüllung.

Differentialdiagnose: Röntgenologisch zystenähnliche Gebilde, wie Kieferhöhlenbucht oder periapikales Zahngranulom, zystische und vermehrt strahlendurchlässige solide Kiefertumoren (odontogene Tumoren – Ameloblastom, maligne Tumoren, Metastasen anderer maligner Tumoren), entzündlich bedingte Aufhellung im Bereich des Kieferknochens durch Resorption (Osteomyelitis, Dysplasien, zentrale Riesenzellgranulome). Klinisch sind alle Veränderungen symptomarm; bei malignen Tumoren finden sich erst spät Sensibilitätsstörungen. Sicherung der Diagnose durch Biopsie unerläßlich.

Therapie: Jede Zyste muß entfernt werden (histologische Sicherung!). Dieses Ziel ist sowohl unter Erhaltung eines Teiles des Zystenbalges als auch unter radikaler Entfernung desselben zu erreichen (Abb. 17-7 a–d).

a) Operation mit weitgehender Erhaltung des Balges (Zystostomie, Zystenfensterung, Opera-

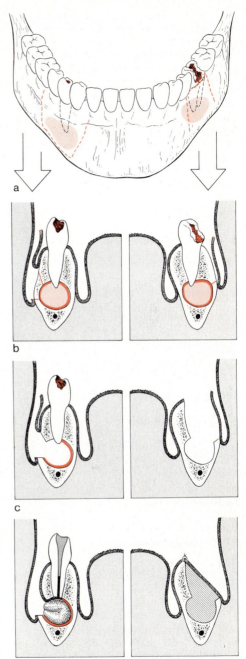

Abb. 17-7 a–d Schematische Darstellung der operativen Behandlung von Unterkieferzysten, rechter UK: Technik mit Erhaltung des Zystenbalges (Zystostomie), linker UK: Technik mit Entfernung des Zystenbalges (Zystektomie) bei gleichzeitiger Entfernung des schuldigen Zahnes.

tion nach *Partsch* I [1882] [Abb. 17-7a–d rechter Unterkiefer]).
PRINZIP: Eröffnung der Zyste zur Mund-, Kiefer- oder Nasenhöhle. Entfernung des Zystenbalges nur im Bereich der Eröffnungsstelle, übriger Zystenbalg bleibt erhalten. Die Zyste wird somit zu einer Nebenbucht der Mund-, Kiefer- oder Nasenhöhle, weiteres Wachstum wird verhindert. Zusätzlich: Bei odontogenen Zysten Sanierung oder Entfernung des schuldigen Zahnes.
NACHTEILE: Resthöhle bleibt teilweise bestehen, dadurch oft Schwächung des Knochens, belassener Zystenbalg kann nicht histologisch untersucht werden, lange Nachbehandlungszeit.
Vorteil: Erhaltung benachbarter Strukturen (s. u.).

b) Operation mit Entfernung des Zystenbalges (Zystektomie, Radikaloperation der Zyste nach *Partsch* II [1910] [Abb. 17-7a–d linker Unterkiefer]).
PRINZIP: Vollständige Entfernung des gesamten Zystenbalges samt Inhalt, dichter primärer Wundverschluß, bei odontogenen Zysten Sanierung oder Entfernung des schuldigen Zahnes. Bei großen Höhlen Zystenfüllung mit resorbierbaren denaturierten Gelatineschwämmen, besser mit Kollagenvlies oder bei sehr großen Zysten Auffüllung mit autologer Beckenkammspongiosa.
NACHTEIL: Gefahr der Verletzung benachbarter Organstrukturen (Nerven [Unterkiefer = UK], vitale Zahnwurzel, Kiefer- oder Nasenhöhle), Wundheilungsstörungen.
Vorteil: Schnellerer Heilungsverlauf ohne lange Nachbehandlungszeit für den Patienten. Aufgrund der Radikalentfernung der gesamten Zyste sichere histologische Diagnose.

Komplikationen bei Kieferzysten: Infektion, Spontanfrakturen.

Weichteilzysten

Ätiologie und Einteilung: Wie bei Kieferzysten, entzündlich oder durch Entwicklungsstörung bedingt.
a) Schleimhautzysten der Kieferhöhle (Schleimretentionszyste, Mukozele).
b) Retentions- und Extravasationszysten der Speicheldrüsen (große und kleine Speicheldrüsen, Sonderform der Retentionszyste der Glandula sublingualis: *Ranula*).
c) Laterale und mediane Halszysten (branchiogene Zysten und Zysten des Ductus thyreoglossus).
d) Dermoid- und Epidermoidzysten.

Klinik: Begrenzte, meist rundliche Weichteilschwellung mit langsamer Größenzunahme und Spannungsgefühl, prall-elastische Konsistenz, bei Schleimhautzysten der Kieferhöhle lange Symptomlosigkeit, Diagnostik nur Röntgenbild, Sonographie, CT, Sialogramm. Schmerzhaftigkeit aller Weichteilzysten erst nach erfolgter Sekundärinfektion. Sonderform der Ranula (Glandula sublingualis): Behinderung von Sprache und Nahrungsaufnahme durch Auftreibung des Mundbodens und Anhebung der Zunge bis an den Gaumen.
Differentialdiagnose: Gutartige Tumoren weicher Konsistenz (z. B. Lymphangiom, Lipom, gutartige Speicheldrüsengeschwülste, alle Arten von Lymphomen).
Therapie: Totale Entfernung der Zyste durch Exstirpation möglichst ohne Verletzung der Zystenwand. Bei Mukozelen der Kieferhöhle gleichzeitige Fensterung derselben zum unteren Nasengang, bei größeren Speicheldrüsenzysten Entfernung der jeweiligen Drüse.
Komplikationen: Sekundärinfektion, bei Belassung von Zystenbalgresten Rezidivneigung.

17.4 Verletzungen (GK 3: 16.1.1)

Meistens kombinierte Weichteil-Knochenverletzungen.
Ursache: Verkehrsunfälle, Arbeitsunfälle, Gewalttätigkeiten, Sportunfälle. Bei größeren Verletzungen des Gesichtsschädels ist stets an ein Schädel-Hirntrauma zu denken (s. Kap. 16).

> **Größere Kopfverletzung: Schädel-Hirntrauma?**

Weichteilverletzungen des Mund-, Kiefer- und Gesichtsbereiches

Verletzungsart und Lokalisation: Prellung, Quetschung, Schnitt-, Stich-, Riß- und Platzwunden im Bereich der Haut der Stirn, Nase, Lider, Wangen, Lippen, Kinn und Hals sowie Ohrmuscheln. Abscherverletzungen im Bereich von Kinn, Lippen, Wange, Nase und Lidern sowie Defektverletzungen.

> **Ausgedehnte Weichteilverletzung des Kopfes: Gesichtsschädelfraktur?**

Therapie: Nach den allgemeinen Regeln der Wundversorgung (s. Kap. 1.4), jedoch Wundrandanfrischung im Gesichtsbereich nur sparsam, Erhaltung sämtlicher gestielter Gewebsanteile zur Vermeidung von Defekten, insbesondere der Augenbrauen, Lider, Nasenspitze sowie Nasensteg und Nasenflügel und der Lippen. Bei größeren Defekten Gefahr funktioneller Störungen (Lidektropium, Naseneingangsstenosen, Verlust des Lippenschlusses behindert Sprache und Nahrungsaufnahme) sowie von ästhetischen Beeinträchtigungen (Verziehungen, Asymmetrien).

> **Sparsame Exzision im Gesichtsbereich!**

Zur Vermeidung von Stufenbildungen und breiten Narben exakte Adaptierung der Wundränder, Wundverschluß schichtweise, Verwendung atraumatischen Nahtmaterials. Frühzeitige Nahtentfernung (5. Tag).

> **Gesichtsverletzung: Atraumatische Naht, frühzeitige Nahtentfernung!**

Bei Durchtrennung von motorischen Nervenfasern (N. facialis) sowie bei größeren Weichteilamputaten mikrochirurgische Anastomosierung von Nerv bzw. Arterie und Vene, evtl. unter Interposition eines Transplantates. Falls primäre Nervrekonstruktion nicht möglich, Markierung der Nervenstümpfe durch Fäden.
Bei Verletzung der Schleimhäute von Mund und Nase nur im Falle von Quetschungen Wundrandexzisionen, Nahtentfernung nach 8 Tagen. Bei Verletzung von Lippen und Zunge schichtweiser Verschluß von Haut, Muskulatur und Schleimhaut unter exakter Adaptierung der Oberflächen, bei Verletzung der Speicheldrüsenausführungsgänge primäre Anastomosierung.

Verletzungen der Zähne

Ursache: Meist durch direkte Gewalteinwirkung harter Gegenstände oder Sturz auf das Gesicht, auch indirekt durch Frakturen des Kiefers oder Kompression der Zahnreihen aufeinander.
Lokalisation: Überwiegend Beteiligung der Frontzähne, Oberkiefer häufiger als Unterkiefer.
Verletzungsart: Luxationen, Subluxationen, Kronenfrakturen, Wurzelfrakturen.
Diagnostik: Klinisch Abbruch eines Teiles oder der ganzen Zahnkrone, hochgradige Beweglichkeit der Krone oder Lockerung des ganzen Zahnes. Röntgenologisch Verbreiterung des Periodontalspaltes bei der Luxation, Frakturlinie bei der Zahnfraktur.
Therapie:
TOTALE LUXATION: Replantation und Fixation durch Drahtbogenkunststoffschiene, später Wurzelspitzenresektion und Wurzelfüllung.
SUBLUXATION (Lockerung): Fixation durch Drahtbogenkunststoffschiene, später bei Devitalität ebenfalls Wurzelspitzenresektion und Wurzelfüllung.
KRONENFRAKTUR: Erhaltung des Restzahnes bzw. der Zahnwurzel durch konservierende Maßnahmen.
WURZELFRAKTUR: Je nach Lokalisation Erhaltung des Zahnes durch Wurzelspitzenresektion und Schienung und/oder transdentale Fixation ggf. mit endodontaler Kompressionsverschraubung. Alternativ Zahnextraktion und Sofortimplantat oder brückenprothetische Sekundärversorgung.

Frakturen des Gesichtsschädels

Definition: Gewaltsame Zusammenhangstrennung des Knochens durch direkte oder indirekte Gewalteinwirkung (s. Kap. 46).
Ursache: Sämtliche äußeren Gewalteinwirkungen durch Unfall, Schlag und Fall, Herabsetzung der Festigkeit durch Erkrankungen (Entzündung oder Tumor → pathologische Fraktur).
Frakturtypen: Je nach Krafteinwirkung und Lokalisation werden im Gesichtsbereich vor allem Biegungsbrüche von Stauchungsbrü-

chen, Abscherungsbrüchen und Abrißbrüchen unterschieden. Es entstehen Quer-, Schräg-, Längs-, Trümmer- und Defektbrüche.

Frakturheilung (s. Kap. 46)

Frakturdiagnostik (s. Kap. 46)

Frakturlokalisation: Folgende Gesichtsschädelknochen sind vorwiegend betroffen: Unterkiefer, Kiefergelenk, Oberkiefer, Jochbein und Jochbogen, Orbitaboden sowie Nasen- und Siebbein.

Frakturen des Unterkiefers: Häufigste Lokalisation aller Frakturen des Kiefergesichtsbereiches (50–90%). Der Häufigkeit nach sind der Gelenkfortsatz, der Kieferwinkel, der horizontale Unterkieferast im Bereich der Eckzähne und der Prämolaren, die Kinnregion und schließlich der Alveolarfortsatz betroffen. In der Hälfte der Fälle handelt es sich um Mehrfachbrüche des Unterkiefers bis hin zu Trümmer- und Defektfrakturen (Abb. 17-8 und 17-9).

Klinik: Neben den unsicheren Frakturzeichen Schwellung, Schmerz und Störung der Bewegungsfunktion typische Ausprägung der sicheren Frakturzeichen: abnorme Beweglichkeit, Krepitatio und Dislokation. Das häufigste Frakturzeichen des Unterkiefers ist die Dislokation in Form von Stufenbildung, Okklusionsstörung und Sensibilitätsstörung im Versorgungsbereich des 3. Trigeminusastes.

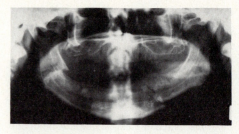

Abb. 17-9 Rö-Orthopan-Tomogramm: Frakturen des Unterkieferkörpers, Kieferwinkels und Gelenkfortsatzes.

Diagnostik: Klinische Zeichen und Röntgen.

Therapie:

a) KONSERVATIVE FRAKTURBEHANDLUNG mit dentalen oder alveolären Schienenverbänden in Form von Drahtbogenkunststoffschienen oder Prothesenschienen bei Frakturen im voll- oder teilbezahnten Unterkiefer. Ruhigstellung durch intermaxilläre Immobilisation von Ober- und Unterkiefer in zentraler Okklusion (Abb. 17-10 a und b).

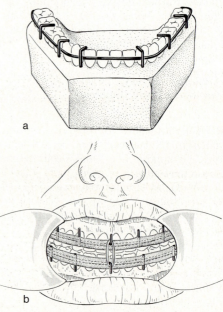

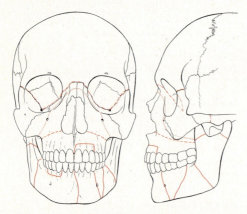

Abb. 17-8 Schematische Darstellung typischer Frakturlinien des Mittelgesichts, des Orbita-Bereiches und des Ober- und Unterkiefers.

Abb. 17-10 Schematische Darstellung der Anwendung einer Drahtbogenschiene: a) am Modell ohne Kunststoff und eingebunden an den Zahnreihen, b) mit Kunststoff beschichtet.

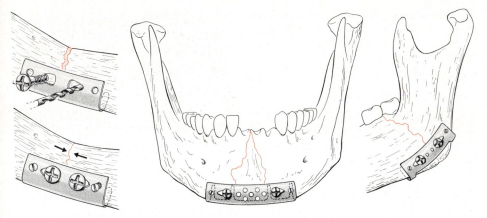

Abb. 17-11 Prinzip der operativen Kompressionsplattenosteosynthese am Unterkiefer.

b) OPERATIVE FRAKTURBEHANDLUNG durch direkte Reposition der Fragmente nach chirurgischer Freilegung und Fixierung durch Platten und Schrauben bei zahnlosem Unterkiefer sowie dislozierten Frakturen in nichtzahntragenden Kieferabschnitten und bei Kombinationsfrakturen (Abb. 17-11).

c) KOMBINIERT OPERATIV-KONSERVATIVE FRAKTURVERSORGUNG bei Mehrfachbrüchen im Unterkieferkörper und -kiefergelenk (Abb. 17-12).

Frakturen im zahntragenden Unterkieferbereich sind stets über das Parodontium der Zahnalveole mit der Mundhöhle verbunden und müssen daher als offene Frakturen gelten. Aus diesem Grunde ist hier eine prophylaktische antibiotische Abschirmung notwendig.

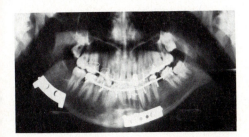

Abb. 17-12 Rö-Orthopan-Tomogramm: Kombination von konservativer (Drahtbogenkunststoffschiene) und operativer (Kompressionsplattenosteosynthese) Frakturversorgung bei Mehrfachbrüchen im Unterkieferkörper und -gelenk.

> **Frakturen im bezahnten Kieferabschnitt sind *offene* Frakturen: Antibiotika-Prophylaxe!**

Die Zeitdauer der intermaxillären Ruhigstellung beträgt bei der rein konservativen Frakturversorgung je nach Frakturtyp 3–5 Wochen. Bei Frakturen des Gelenkfortsatzes darf eine völlige Ruhigstellung höchstens für 8–10 Tage erfolgen, da anschließend die frühzeitige funktionelle Behandlung des Gelenkes zur Vermeidung von Mundöffnungsbehinderungen erfolgen muß. Bei der häufigen Kombination von Frakturen im Bereich des horizontalen Unterkieferastes und auf der gegenüberliegenden Seite im Bereich des Gelenkfortsatzes ist daher die Anwendung der funktionsstabilen axialen Kompressionsplattenosteosynthese zur frühzeitigen funktionellen Behandlung des Kiefergelenkes als Therapie der Wahl unerläßlich.

> **Indikation der operativen Frakturversorgung am Kiefer:**
> 1. **Zahnloser Unterkiefer**
> 2. **Kombinationsfrakturen mit Gelenkbeteiligung**
> 3. **Stark dislozierte Frakturen**

Notversorgung: Da häufig bis zur definitiven Versorgung ein längerer Zeitraum vergeht, sollten die beweglichen Fragmente des Unterkiefers mit Hilfe von Drahtligaturen ruhig gestellt werden. Bei bewußtseinsklaren Patienten ist auch eine intermaxilläre Ruhigstellung mittels Verbindung von Ober- zu Unterkiefer möglich (Drahtligaturenverband nach *Ernst*) (Abb. 17-13).

Keine intermaxilläre Ruhigstellung: bei Bewußtlosen, zerebral geschädigten Patienten oder bei starker Blutung!

Komplikationen: Verlegung der Atemwege durch Blutung oder durch Zurücksinken der Zungenmundbodenmuskulatur bei Stück- oder Trümmerfrakturen, Bruchspaltabszeß, Bruchspaltostitis, Bruchspaltosteomyelitis, Pseudarthrose sowie Ankylose.

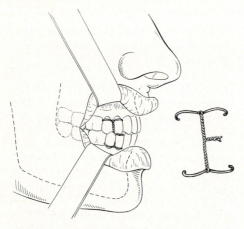

Abb. 17-13 Schematische Darstellung des Drahtligaturenverbandes nach *Ernst* zur provisorischen Ruhigstellung bei Unterkieferfrakturen.

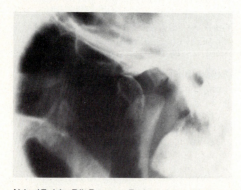

Abb. 17-14 Rö-Parma: Fraktur des Kiefergelenkfortsatzes mit Verlagerung des Gelenkkopfes.

Kombinierte Knochen-Weichteilverletzung: Erst Rekonstruktion der Knochen, dann der Weichteile (*Versorgung von innen nach außen*)!

Verletzungen des Kiefergelenkes:

Ursache: Direkte Gewalteinwirkung und indirekte Einwirkung über den Unterkiefer.
Verletzungsarten: Luxation des Kiefergelenkköpfchens entweder bei Luxation des ganzen Unterkiefers oder bei Gelenkfortsatzfrakturen (Luxationsfraktur, Verletzung der Gelenkkapsel, Verletzung des Gelenkdiskus, Verletzung der Gelenkpfanne [z. B. Fraktur der vorderen Gehörgangswand]).
Klinik: Bei Luxation des gesamten Unterkiefers Kiefersperre und Medialverlagerung des Unterkiefers, leere Gelenkpfanne. Bei allen übrigen Verletzungen Kieferklemme infolge der Funktionseinschränkung des betreffenden Gelenkes: bei Einseitigkeit Seitenabweichung der Mittellinie des Unterkiefers zur erkrankten Seite, bei doppelseitiger Gelenkfortsatzfraktur offener Biß mit Distalverlagerung des Unterkiefers. Blutung aus dem äußeren Gehörgang kann auch Zeichen einer Fraktur der Kiefergelenkpfanne sein.
Diagnostik: Klinische Zeichen und Röntgen-Spezialaufnahme (Abb. 17-14).
Therapie: Fast ausschließlich konservativ mit kurzfristiger Ruhigstellung (8–10 Tage) und anschließender funktioneller Behandlung. Bei Kiefergelenksluxation sofortige manuelle Reposition, ggf. in Allgemeinnarkose.
Komplikationen: Fortwährende Kieferklemme, Ankylose. Bei Verletzungen im Kindesalter Wachstumsbeeinträchtigung des Untergesichtes (Vogelgesicht).

Frakturen des Mittelgesichtes:

Das Mittelgesicht umfaßt das gesamte Viszerokranium mit Ausnahme des Unterkiefers. Anders als der Unterkiefer ist sein Aufbau gekennzeichnet durch ein kompliziertes Hohlraumsystem, welches durch ein Rahmenwerk von dünnen Knochenlamellen und kräftigen Knochenpfeilern begrenzt ist. Entsprechend entstehen je nach Gewalteinwirkung folgende Frakturen im Bereich des Mittelgesichtes:

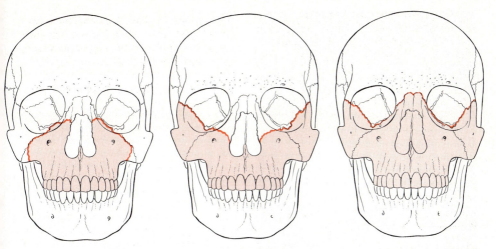

Abb. 17-15 Lokalisation und Einteilung der Mittelgesichtsfrakturen nach *Le Fort* (I links, II Mitte, III rechts).

1. Kranio-faziale Absprengungen beim Abriß großer Mittelgesichtsfragmente,
2. Lokalisierte Frakturen des Jochbein-/Orbitakomplexes, des Nasen-Siebbeines sowie des Oberkieferalveolarfortsatzes,
3. Nichtklassifizierbare Trümmer- und Defektfrakturen.

Frakturen des Oberkiefers:

Bei kranio-fazialen Absprengungen des Mittelgesichtes ist jeweils der Oberkiefer insgesamt beteiligt. Je nach Verlauf der Bruchlinien und je nach Größe des abgesprengten Mittelgesichtsfragmentes werden die Oberkiefer-/Mittelgesichtsfrakturen nach *Le Fort* eingeteilt (Abb. 17-15):

Le Fort I = Basale Absprengung der Maxilla.
Le Fort II = Pyramidale Absprengung der Maxilla einschl. der knöchernen Nase.
Le Fort III = Hohe Absprengung des gesamten Mittelgesichtsskelettes einschl. knöcherner Nase.

(Eine andere Einteilung der Frakturen nach *Wassmund* I–IV berücksichtigt zusätzlich die Beteiligung oder Nichtbeteiligung der knöchernen Nase.)
Zur vierten Gruppe werden die Sagittalfrakturen gerechnet, zu einer fünften zählen die Kombinationsfrakturen.

Klinik: Als Folge der *Dislokation:*
1. Okklusionsstörungen im Sinne einer Pseudoprogenie mit frontoffenem Biß,
2. Stufenbildungen an den jeweiligen Bruchlinien,
3. Verlängerung und Abflachung *(dishface)* des Mittelgesichtes.

ABNORME BEWEGLICHKEIT je nach Höhe der Frakturlinie mehr oder weniger ausgeprägt. KREPITATION mehr zu spüren als zu hören. Zusätzliche unsichere Frakturzeichen: Schwellung, Hämatombildung, Blutungen, Sensibilitätsstörungen im Versorgungsgebiet des zweiten Trigeminusastes, okuläre Symptome, Rhinoliquorrhoe, Klopfschall der Zähne.

Diagnostik: Klinische Zeichen und Röntgen (NNH, Orbitaübersicht, Oberkiefer Aufbiß, Schädel seitlich) (Abb. 17-16).

Therapie: Oberstes Ziel: Herstellung einer regelrechten Okklusion und Stellung des Mittelgesichtes. Daher kombiniert konservativ-chirurgisches Vorgehen: Einstellung und Sicherung der Okklusion über intermaxilläre Verdrahtung mittels dentaler Drahtbogenkunststoffschienen oder (bei fehlender Bezahnung) durch Prothesenschienen, operative kranio-maxilläre Drahtaufhängung des Oberkiefermassivs je nach Lage der Frakturlinien am Stirnbein, Jochbogen oder am nichtfrakturierten Teil der Maxilla mit Immobilisation für 5–7 Wochen oder Fixation durch Miniplatten-Osteosynthese.

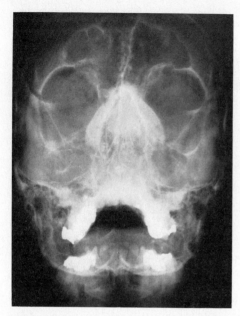

Abb. 17-16 Rö-NNH: Hohe Mittelgesichtsfraktur (Le Fort III).

Komplikationen: Infektionen über Liquorfistel, ungenügende Konturierung des Mittelgesichts. Okklusionsstörungen.

Frakturen des Jochbeins:

Unter den lokalisierten Frakturen sind die des Jochbein-Bereiches am häufigsten. Neben isolierten Frakturen ist das Jochbein bei 25% aller Mittelgesichtsfrakturen mitbetroffen.
Ursache: Verkehrsunfälle, Sportunfälle, Rohheitsdelikte, Arbeitsunfälle und Stürze.

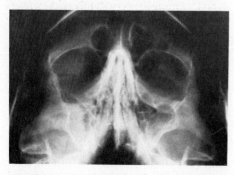

Abb. 17-17 Rö-NNH: Dislozierte Jochbeinfraktur rechts mit Verschattung der rechten Kieferhöhle als Ausdruck einer Einblutung (Hämatosinus).

Klinik: DISLOKATION = Abflachung der typischen Jochbeinprominenz, Stufenbildung am Infraorbitalrand und der Crista zygomatico-alveolaris, Sensibilitätsstörung im Ausbreitungsgebiet des N. infraorbitalis. ABNORME BEWEGLICHKEIT und KREPITATION in der Regel nicht prüfbar.
Diagnostik: Klinische Zeichen und Röntgen (NNH: häufig Einblutung der Kieferhöhle = *Hämatosinus*) (Abb. 17-17).
Therapie: Operativ durch Reposition mit Einzinker-Jochbeinhaken und Fixation durch Draht- oder Plattenosteosynthese im Bereich der Sutura zygomatico-frontalis, bei starker Dislokation zusätzlich infraorbital und ggf. transantrales Vorgehen und Sicherung durch Stütztamponade.

Frakturen des Jochbogens:

Meistens kombiniert mit Jochbeinfrakturen. Gleiche Ursachen.
Klinik: Muldenförmige Abflachung im seitlichen Gesichtsbereich, mechanische Kiefer-

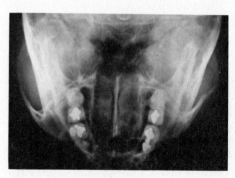

Abb. 17-18 Rö-Schädel axial *("Henkeltopf")*: Jochbeinbogenimpressionsfraktur rechts.

klemme durch Verlegung des Muskelfortsatzes des Unterkiefers bei der Mundöffnung.
Diagnostik: Klinische Zeichen und Röntgen (NNH und Schädel axial = *„Henkeltopf"*-Aufnahme, Abb. 17-18).
Therapie: Reposition mit einzinkigem Knochenhaken. Retention meist nicht erforderlich.

Frakturen der Orbitawandungen:

Ursache: Indirektes Trauma bei Jochbeinfraktur → Beteiligung des Orbitabodens, direkte Gewalteinwirkung. Sonderform:

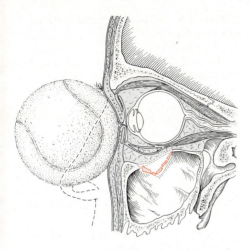

Abb. 17-19 Schematische Darstellung einer isolierten Orbita-Bodenfraktur durch stumpfes Trauma („blow-out-fracture").

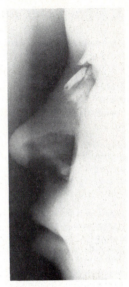

Abb. 17-20 Rö: Isoliertes Nasenbein: Nasenbeinfraktur.

Isolierte Fraktur einer Orbitawandung, am häufigsten des Orbitabodens = „blow-out"-Fraktur (Abb. 17-19).
Klinik: Bei Kombinationsfraktur Stufenbildung im Bereich der Orbitaränder, Verlagerung des Bulbus, meist nach kaudal und dorsal (Enophthalmus). Einklemmung der Augenmuskulatur mit konsekutiven Doppelbildern, Sensibilitätsstörungen im Ausbreitungsgebiet des N. infraorbitalis.
Diagnostik: Klinische Zeichen und Röntgen (NNH, Orbitaübersicht, Tomographie).
Therapie: Häufig indirekte Reposition durch Jochbeinreposition ausreichend, sonst direkte operative Rekonstruktion durch Einbringen von homologem (lyophilisierte Dura) oder alloplastischem Material. Evtl. transantrale Abstützung durch Tamponade.
Komplikationen: Persistierende Doppelbilder.

Frakturen des Nasenbeines:

Ursache: Wie bei Mittelgesichts- und Jochbeinfrakturen. Häufig isoliert.
Klinik: Als Ausdruck der *Dislokation* starke Deformität (Schief-, Sattel- oder Plattnase). *Abnorme Beweglichkeit, Krepitation,* zusätzlich unsichere Frakturzeichen wie Schwellung, Hämatombildung, Nasenblutung, Behinderung der Nasenatmung und Einschränkung des Riechvermögens.

Diagnostik: Klinische Zeichen und Röntgen (isolierte Aufnahme des Nasenbeines) (Abb. 17-20).
Therapie: Reposition von extra- und intranasal, Aufrichtung des eingesunkenen Gerüstes und Fixierung durch Nasentamponaden und ggf. Nasengips.
Komplikationen: Persistierende Deformität, Septumdeviationen, Synechien, Behinderung der Nasenatmung.

17.5 Tumoren
(GK 3: 16.1.2; GK 4: 3.2)

Die Geschwülste im Mund-, Kiefer- und Gesichtsbereich können sowohl mesenchymalen als auch epithelialen Ursprungs sein. Entsprechend dem histologischen Aufbau und ihrem klinischen Verhalten werden *gutartige* (benigne) von *bösartigen* (malignen) Geschwülsten getrennt (s. Kap. 8).
Häufigkeit: Bezogen auf alle Organmanifestationen entfallen etwa 3–5% aller Tumoren des menschlichen Körpers auf die Mund-Kiefer-Gesichtsregion. Die Mortalitätsrate bei malignen Tumoren in diesem Bereich wird zwischen 2 und 10 auf 100 000 Einwohner jährlich geschätzt.
Die Tumoren des MKG-Bereiches lassen sich folgenden 4 Hauptregionen zuordnen:

1. Mundhöhle und Lippen

a) **Gutartige Tumoren:** Hier können grundsätzlich alle gutartigen epithelialen und mesenchymalen Geschwülste vorkommen, insbesondere Fibrome, Lipome, Papillome, Neurinome und Neurofibrome sowie im weiteren Sinne Hämangiome und Lymphangiome.
Ursache: Endogene und exogene Faktoren, weitgehend unbekannt.
Klinik: Meist schmerzlose, deutlich abgegrenzte Vorwölbung oder Auftreibung ohne Induration der Umgebung, je nach Grundgewebe unterschiedliche Konsistenz, Oberflächenbeschaffenheit und Farbe. Hämangiome und Lymphangiome häufig unscharf und diffus begrenzt, erkennbar durch Farbgebung. In der Mundhöhle oftmals erhebliche Raumverdrängung.

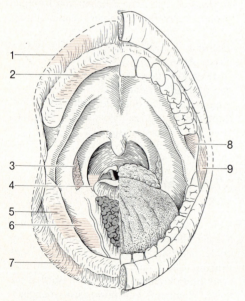

Abb. 17-21 Häufigste Lokalisationen des Mundhöhlenkarzinoms
1 Sulcus buccomaxillaris
2 Processus alveolaris maxillaris
3 Sulcus glossopalatinus
4 Mesopharynx
5 Processus alveolaris mandibularis
6 Sulcus glossoalveolaris
7 Sulcus buccomandibularis
8 Sulcus buccinatorius
9 Planum buccale

Sonderform: Reaktive Neubildungen im Sinne einer Fibromatose in der Mundhöhle bei Prothesenträgern.
Diagnostik: In erster Linie klinisches Bild, Ausschluß von Malignitätskriterien in der Röntgendiagnostik (ggf. auch Computertomographie), Sicherung der Diagnose jedoch jeweils nur durch pathohistologische Untersuchung (Biopsie).
Differentialdiagnose: Entzündungen, Pseudotumoren, maligne Tumoren.

> **Chronische Läsion oder Ulzeration der Mundhöhle: Mundschleimhautkarzinom?**

Therapie: Chirurgische Tumorentfernung (Exzision, Exstirpation).

b) **Bösartige Tumoren:** Vorkommen: 2,5% aller Karzinome des menschlichen Körpers entfallen auf das Mundschleimhautkarzinom. Von 100 000 Einwohnern erkranken pro Jahr 5 Patienten an einem Mundhöhlenkrebs. Es handelt sich zu 90% um das *verhornende Plattenepithelkarzinom* der Mundschleimhaut und der Lippen, außerdem um das anaplastische Karzinom oder auch andere epitheliale Tumoren, ausgehend von den akzessorischen kleinen Mundspeicheldrüsen.
Ätiologie: Endogene und exogene Faktoren, z. T. unbekannt, jedoch bekannte kanzerogene Noxen wie Alkohol, Nikotin, Teer- und Rußstoffe, mangelnde Mundhygiene, chronisch-mechanische Irritation und Infektionen.
Klinik: Je nach Wachstumsform tiefes kraterförmiges Ulkus mit unscharfem, derbem und wallartigem Rand sowie meist leicht blutendem Geschwürsgrund *(endophytisch)* oder oberflächlich bis flächenhafte Wucherung mit granulierter und schmierig belegter Oberfläche *(exophytisch)*. Bei bereits erfolgter Metastasierung derbe, zunächst gut verschiebliche Lymphknoten im Bereich der Lymphabflußwege des Halses, später mit der Umgebung verwachsen. Mundschleimhautkarzinomträger geben folgende Symptome der Häufigkeit nach an:
1. Nicht heilende Entzündung der Mundschleimhaut in Form von Schwellungen und/oder Ulzerationen
2. Plötzlich veränderter Prothesensitz

3. Nicht heilende Extraktionswunden
4. Unbegründete Zahnlockerungen
5. Spontane Blutungen
6. Kieferklemme
7. Sensible Nervenausfälle

Lokalisation: Lippe, Zunge, Mundboden, Wange, Gaumen, Ober- und Unterkiefer (Abb. 17-21).

Diagnostik: Klinisches Bild, Knochendestruktion im Röntgenbild (Abb. 17-22), pathohistologische Untersuchung (Biopsie). Tumorbiopsie nur, wenn beim Vorliegen eines bösartigen Tumors die notwendige Therapie unverzüglich selbständig durchgeführt oder eingeleitet werden kann.

Differentialdiagnose: Mesenchymale Tumoren aus den Wangenweichteilen, der Gaumenrachenregion, dem Zungenkörper und dem Gesichtsschädelknochen sowie odontogene Tumoren, welche in die Mundhöhle eingedrungen sind. Gutartige Tumoren, nicht neoplastische Läsionen.

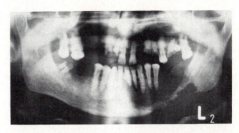

Abb. 17-22 Rö-Orthopan-Tomogramm: Knochendestruktion des linken Unterkiefers durch weit fortgeschrittenes Mundschleimhautkarzinom.

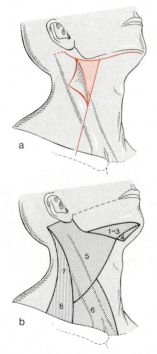

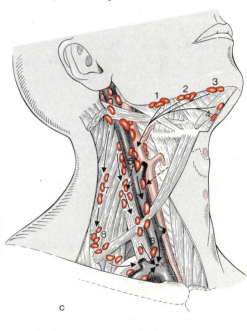

× = Angulus venosus dexter

Abb. 17-23 Schematische Darstellung einer „neck-dissection": a) Schnittführung, b) Regionen, c) Lymphknotenstationen

b
Trigonum submandibulare
Regio submentalis
Trigonum caroticum
Regio sternocleidomastoidea
Trigonum colli laterale
Fossa supraclavicularis

c
– 1 Nodi lymphatici submandibulares dorsales
– 2 Nodi lymphatici submandibulares mediales
– 3 Nodi lymphatici submandibulares ventrales
– 4 Nodi lymphatici submentales
– 5 Nodi lymphatici jugulares craniales
– 6 Nodi lymphatici jugulares caudales
– 7 Nodi lymphatici colli cervicales
– 8 Nodi lymphatici supraclaviculares

Therapie: Radikale Tumorentfernung weit im Gesunden in Verbindung mit der Ausräumung der regionären Lymphabflußwege des Halses im Block *(neck-dissection)* (Abb. 17-23 a–c). Häufig Kombination mit Chemo- und Radiotherapie. Zur Wiederherstellung von Form und Funktion der Mundhöhle ausgedehnte plastisch-rekonstruktive Maßnahmen, Knochenersatz primär temporär durch Metallendoprothesen, sekundär definitiv durch autologes Knochentransplantat.
Tumorklassifikation nach dem TNM-System der UICC (s. Kap. 8). Mittlere 5-Jahres-Überlebensrate: 35%.

VORLÄUFERSTADIEN von Mundhöhlenkarzinomen sind sog. *Präkanzerosen,* sie manifestieren sich unter dem Bilde einer *Leukoplakie* oder *Erythroplakie.*

> **Leukoplakien mit gefleckter oder rötlicher Oberfläche sowie Erythroplakien (= echte Präkanzerosen) → Exzision**

Der histologisch ermittelte *Dysplasiegrad* bestimmt das weitere therapeutische Vorgehen, bei hochgradiger Dysplasie lokales Vorgehen wie bei manifestem Karzinom.

> **Schleimhautveränderungen mit fehlender Rückbildungstendenz: bioptische Abklärung innerhalb von 10 Tagen!**

Komplikationen: Häufig Einschränkung von Form und Funktion im MKG-Bereich infolge ausgedehnter Substanzdefekte und Nervläsionen. Bei ungenügender Radikalität oder weit fortgeschrittenem Tumorstadium Rezidiv- und Metastasierungsgefahr.

2. Kiefer- und Gesichtsschädel

a) **Gutartige Tumoren:** Am häufigsten sind Osteome, jedoch auch Chondrome, Fibrome und Myxome sowie zentrale Hämangiome. Tumoren des Zahnes, der Zahnanlage oder des Zahnfaches = odontogene Tumoren (Odontom, Ameloblastom). Das Ameloblastom verhält sich klinisch örtlich bösartig und rezidiviert leicht.

> **Häufigster odontogener Tumor: Ameloblastom**

Ursache: Unbekannt.
Klinik: Diffuse knochenharte Auftreibung im Ober- oder Unterkiefer oder in anderen Gesichtsschädelknochen, selten funktionelle Nervenausfälle. Beim Ameloblastom diffuser Einbruch in die Weichteile möglich.
Diagnostik: Klinisch und röntgenologisch (Information über Lokalisation, Größe und Ausdehnung sowie Begrenzung und Homogenität der jeweiligen Knochenveränderung, evtl. zusätzliche Informationen über Computertomogramm oder Skelettszintigraphie).
Differentialdiagnose: Zentrales reparatives Riesenzellgranulom, Zysten, alle malignen Knochentumoren.
Therapie: Lokale Tumorentfernung durch Resektion des betroffenen Knochenabschnittes, beim Ameloblastom lokal radikalchirurgisches Vorgehen notwendig, bei Lokalisation im Unterkiefer Kontinuitätsresektion. Bei allen gutartigen Knochentumoren primäre Rekonstruktion durch autologe Transplantate (Beckenkamm) (Abb. 17-24a, b).

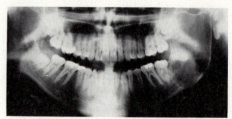

a

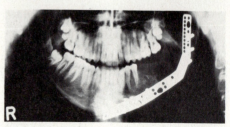

b

Abb. 17-24 Rö-Orthopan-Tomogramme: Unterkieferresektion und -rekonstruktion durch autologes Beckenkammtransplantat und Plattenosteosynthese wegen Ameloblastom, a) präoperativ und b) postoperativ.

Komplikationen: Ästhetische Einschränkung durch knöchernen Substanzverlust, daher möglichst primäre Rekonstruktion (s. o.); evtl. funktionelle Nervenausfälle.

Ameloblastom: Immer radikal-chirurgisches Vorgehen!

b) *Bösartige Tumoren: Sehr selten.*
Einteilung: Alle Formen des Sarkoms, maligne Tumoren des odontogenen Epithels, odontogene Karzinome und odontogene Sarkome.
Ursache: Unbekannt.
Klinik: Keine Frühsymptomatik, erst im Spätstadium Auftreibung des Knochens und Sensibilitätsstörungen, Spontanfrakturen.
Diagnostik: Klinisch nur im Spätstadium, ansonsten Röntgen, Computertomographie und Knochenszintigramm. Sichere Diagnose nur durch Biopsie und patho-histologische Untersuchung möglich (Abb. 17-25).
Differentialdiagnose: Gutartige Tumoren, Zysten, Riesenzellgranulome, Hämangiome und primäre weit fortgeschrittene Mundschleimhautkarzinome.

Sensibilitätsstörungen im Kiefer-Gesichtsschädel-Bereich ohne Entzündung: Maligner Knochentumor?

Therapie: Radikale Tumorentfernung durch Resektion des tumorbefallenen Knochenareals je nach Ausdehnung des Tumors mit Weichteilmanschette. Kombination mit Chemo- und Radiotherapie. Rekonstruktive Maßnahmen nur zur Aufrechterhaltung vitaler Funktionen, ansonsten sekundäre Rekonstruktion.

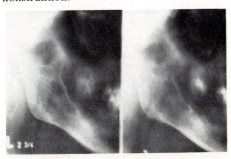

Abb. 17-25 Rö-Tomogramm: Diffuse Osteolyse im linken Kieferwinkel bei malignem Knochentumor (Osteosarkom).

Komplikationen: Starke funktionelle und ästhetische Beeinträchtigung der Patienten, im allgemeinen infauste Prognose.

3. Kiefer- und Gesichtsweichteile

a) *Gutartige Tumoren:* Mit Ausnahme der mesenchymalen Tumoren der Mundhöhle (s. o.) keine klinische Bedeutung.

b) *Bösartige Tumoren:* Sämtliche Formen der Weichteilsarkome im Gesichtsbereich, jedoch sehr selten.

4. Gesichtshaut (s. Kap. 42)

a) *Gutartige Tumoren:* Grundsätzlich Vorkommen aller gutartigen mesenchymalen und epithelialen Tumoren möglich. Klinische Bedeutung nur bei besonderer Größe oder Lokalisation im Bereich der Augenlider, der Nasenflügel, der Ohrmuschel oder der Mundspalte.
Einteilung: Fibrome, Lipome, Papillome, Neurinome und Neurofibrome sowie Hämangiome und Lymphangiome.
Ursache: Unbekannt.
Klinik: Meist gut umschriebene Auftreibungen oder Vorwölbungen der Gesichtshaut, in der Regel keine Destruktionen, keine Nervschädigungen.
Diagnostik: Klinisches Bild, histologische Untersuchung.
Differentialdiagnose: Entzündliche Erkrankungen und maligne Hauttumoren.
Therapie: Tumorexzision unter Beachtung der plastisch-ästhetischen Chirurgie. Evtl. Rekonstruktion durch Nah- bzw. Fernlappenplastiken oder Hauttransplantate.
Komplikationen: Bei Nichtbeherrschung der plastischen Wiederherstellungschirurgie ästhetische und funktionelle Beeinträchtigung im Gesichtsbereich.

b) *Bösartige Tumoren:* Der Gesichts- und Kopfhalsbereich ist Prädilektionsstelle für maligne Tumoren der Haut.

80% aller malignen Hauttumoren sind im Kopf-Halsbereich lokalisiert

Einteilung: Basalzellkarzinome, Plattenepithelkarzinome und Melanome (s. Kap. 42).
Ursache: Unbekannt, Prädisposition durch Lichtexposition und exogene Noxen.

Klinik: A) *Basalzellkarzinom (= Basaliom):* Typisches flaches Hautulkus mit perlschnurartigem oder girlandenartigem derbem, leicht erhabenem Randsaum oder endophytisch wachsendes tiefes Ulkus, auch rein exophytische Wachstumsform als knotige Gewebevermehrung. Im fortgeschrittenen Stadium meist zentrale Ulzeration und lokal destruierendes Wachstum (Ulcus rodens). Keine Metastasierung. Basalzellkarzinome wachsen örtlich destruktiv-bösartig, sind sehr rezidivfreudig, metastasieren jedoch nicht oder nur extrem selten.

B) *Plattenepithelkarzinom (= Spinaliom):* Meist Tumorulkus mit mehr oder weniger derbem Randsaum, ähnliches Bild wie beim ulzerösen Basaliom. Neben dem lokal bösartigen Wachstum auch Metastasierung in die regionären Lymphabflußwege.

C) *Malignes Melanom:* Das maligne Melanom zählt zu den bösartigsten Tumoren des menschlichen Körpers mit einer hohen, meist hämatogenen Metastasierungsfrequenz. Es hat im MKG-Bereich 3 verschiedene Wachstumsformen (s. Kap. 42):

a) *Oberflächlich spreitendes* Melanom: Flächenhafte, wenig erhabene unregelmäßige Pigmentierung der Haut mit unterschiedlicher Farbintensität und gelbbraunen bis rötlichen Einschlüssen, feinbogige spritzerartige Ausläufer in die umgebende Haut.
b) *Lentigo-maligna* Melanom: Dunkelbrauner Fleck mit gleichmäßiger Farbgebung, häufig kleinfleckig und gesprenkelt. Unscharfer und flacher Übergang in die Umgebung.
c) *Noduläres* Melanom: Knotiger, exophytisch wachsender knollenartiger Tumor, meist tiefschwarz pigmentiert mit kleinen punktförmigen schwarzen regionären Hautsatelliten, zentral häufig Ulzeration und Blutung. Bei hohen Teilungsraten keine Pigmentierung *(Amelanotisches Melanom).*

Diagnostik: Klinisches Bild, histologische Untersuchung.

Verdacht auf malignes Melanom: Immer Exzision – keine Biopsie!

Differentialdiagnose: Gutartige Tumoren und pigmentierte Hautnaevi.
Therapie: Radikale Tumorentfernung, bei Karzinomen und Melanomen Ausräumung der regionären Lymphabflußwege, bei Melanomen Sicherheitsabstand von mindestens 3 cm in allen Dimensionen. Plastisch rekonstruktive Maßnahmen zur Defektdeckung (Nah- und Fernlappen, Hauttransplantate).
Komplikationen: Gestörte Funktion und Ästhetik, hohe Rezidivgefahr.

17.6 Erkrankungen der Kopfspeicheldrüsen (GK 3: 16.2)

Speicheldrüsentumoren

Die Tumoren der großen Kopfspeicheldrüsen sind etwa 10mal häufiger als die der kleinen akzessorischen Speicheldrüsen der Mundhöhle. Etwa ¾ aller Speicheldrüsentumoren sind gutartig, ¼ bösartig. Bei den kleinen Speicheldrüsen ist das Verhältnis von malignen zu benignen Tumoren jedoch 2:1.

a) *Gutartige Speicheldrüsentumoren:* Adenome, Zystadenome und gemischte Adenome *(pleomorphe Adenome).*
Ätiologie: Unbekannt.
Klinik: Schmerzlose, langsam zunehmende, begrenzte Schwellung, meist im Bereich der Ohrspeicheldrüse. Speichelsekretion erst spät gestört.
Diagnostik: Klinisches Bild, Röntgenkontrastdarstellung = Sialogramm (Verdrängungserscheinung im Gang- und Parenchymsystem, jedoch keine Destruktion) (Abb. 17-26).
Differentialdiagnose: Wie bei bösartigen Speicheldrüsentumoren (s. u.).
Therapie: Meist vollständige Entfernung der Drüse, da auch gutartige Parotistumoren rezidivieren können (Pleomorphes Adenom!). Ein Zweiteingriff im Bereich der Glandula parotis stellt für die Präparation und Erhaltung des N. facialis eine besondere Erschwernis dar.

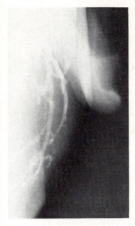

Abb. 17-26 Rö-Sialogramm: Verdrängung der Ohrspeicheldrüse durch gutartigen Parotistumor (pleomorphes Adenom).

b) Bösartige Speicheldrüsentumoren: Adenoidzystisches Karzinom (früher auch Zylindrom genannt), Mukoepidermoidkarzinom, Karzinom im pleomorphen Adenom, Acinuszellkarzinom, Plattenepithelkarzinom, Adenokarzinom sowie undifferenzierte und gemischte Formen.
Klinik: Häufig schmerzlose, meist derbe, unscharf begrenzte Schwellung. Bei fortschreitendem Tumorwachstum zunehmender Spannungsschmerz und neurologische Ausfälle (N. facialis, Sensibilitätsstörungen im Ausbreitungsgebiet des N. lingualis bei malignen Tumoren der Glandula submandibularis oder Glandula sublingualis).
Diagnostik: Klinisches Bild, Sialographie: Kaliberschwankungen, Gangabbrüche, diffuser Kontrastmittelsee im Drüsenparenchym. Objektivierung erst durch histologische Untersuchung.

> **Parotisschwellung und Fazialisparese: Maligner Speicheldrüsentumor?**

Differentialdiagnose: Gutartige Parotistumoren, Lymphome, Lipome, Angiome, Neurinome und Zysten, Metastasen.
Therapie: Im Falle nachgewiesener Malignität radikale Tumorentfernung mit großer Sicherheitszone, d. h. vollständige Entfernung der betroffenen Drüse ohne Schonung des N. facialis (= radikale Parotidektomie) in Verbindung mit der Ausräumung der regionären Lymphabflußwege. Mikrochirurgische Nervenkonstruktion durch autologe Nerventransplantation. Je nach Tumorart evtl. postoperative Nachbestrahlung.
Komplikationen: Rezidivgefahr, Metastasierung.

Andere Speicheldrüsenerkrankungen

Neben den echten Neoplasien (s. o.) handelt es sich um *entzündliche* und *nicht entzündliche* Prozesse. Betroffen sein können sowohl die großen paarigen Kopfspeicheldrüsen (Abb. 17-26a, b) als auch kleine akzessorische Drüsen im Bereich der Schleimhaut der Mundhöhle und der Lippen.

Einteilung
1. Entzündungen:
Virale Entzündungen *(Parotitis epidemica = Mumps);*
Bakterielle Entzündungen (akut und chronisch);
Spezifische Entzündungen (Tuberkulose und Aktinomykose);
Entzündungen infolge von Steinbildungen, Speichelfisteln, klinische Syndrome mit entzündlicher Speicheldrüsenbeteiligung (*Sjögren*-Syndrom, *Heerfordt*-Syndrom, *Mikulicz*-Syndrom).
Ursache: Viral oder bakteriell, Obstruktion durch Speichelsteinbildung, unklare endogene Faktoren bei den klinischen Syndromen.
Klinik: Im akuten Stadium alle Zeichen der Entzündung je nach Lokalisation (Schmerzen, Schwellung, Rötung der Umgebung). Im chronischen Stadium rezidivierende Schwellungen und Schmerzen, bei Steindrüsen häufig zeitlicher Zusammenhang mit der Nahrungsaufnahme.
Diagnostik: Klinisches Bild (Lokal- und Allgemeinbefund), Röntgen (Stein) (Abb. 17-28) und Röntgenkontrastdarstellung (Sialographie).
Differentialdiagnose: Sialadenosen und Tumoren: keine akut entzündlichen Zeichen, bei Tumoren lange Zeit völlige Beschwerdefreiheit, bei malignen Tumoren motorische und sensible Nervausfälle (s. o.).

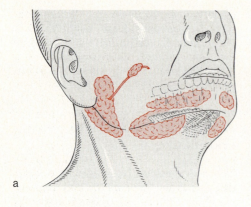

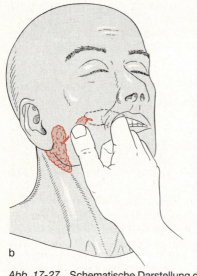

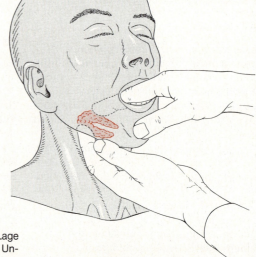

Abb. 17-27 Schematische Darstellung der Lage der großen Kopfspeicheldrüsen (a) und der Untersuchungstechniken (b).

Therapie: Konservativ, bei Einschmelzungen Inzision und Drainage, bei rezidivierenden und chronischen Entzündungszuständen operative Entfernung der entsprechenden Drüse. Bei der Entfernung der Ohrspeicheldrüse muß der fächerförmige Verlauf des N. facialis durch den Drüsenkörper hindurch bedacht werden; nur durch sorgfältige Präparation kann der Nerv erhalten werden (konservative Parotidektomie).

Parotischirurgie ist Fazialischirurgie!

Bei Speichelsteinbildung *(Sialolithiasis)* können die Speichelsteine bei peripherer Lage im Ausführungsgang (meistens Glandula submandibularis) durch Schlitzen des Ganges entfernt werden. Versuch der konservativen Behandlung der Speicheldrüsenentzündung, bei Erfolglosigkeit sowie bei zentraler Steinlage ist die Exstirpation der Drüse erforderlich.

Bei Speichelfisteln nach extraoral, Verlegung des Fistelganges nach intraoral oder Eindämmung der Speichelsekretion durch Röntgenbestrahlung.

2. Sialadenosen:

Ätiologie: Endokrine, neurogene und dystrophische Faktoren, die jedoch nur vermutet werden.

Klinik: Schmerzlose, meist chronisch-rezidivierende Speicheldrüsenschwellung, häufig bds. mit Hyper- bzw. Asialie. Gleichzeitiges Vorliegen von hormonellen Dysregulationen, Mangelkrankheiten oder zentralen oder peripheren Nervläsionen sowie Diabetes mellitus möglich.

Diagnostik: Klinische Symptomatik, Sialogramm (spärliche Zeichnung als sog. Bild des „entlaubten Winterbaumes").

Differentialdiagnose: Entzündungen und Tumoren.

Therapie: Keine, Behandlung der Grunderkrankung, evtl. Entfernung der Drüse.

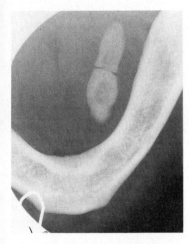

Abb. 17-28 Rö-Mundbodenübersicht: Speichelsteine im Ausführungsgang der Glandula submandibularis links.

17.7 Lippen-Kiefer-Gaumen-Spalten

Die Lippen-Kiefer-Gaumen-(LKG-)Spalten gehören zu den häufigsten und wichtigsten angeborenen Fehlbildungen des Menschen. Die Frequenz beträgt in unseren Breiten eine Spaltbildung auf 500–700 Kinder.
Ätiologie: Entwicklungsanomalien auf genetischer Basis im Bereich der Kopfanlage und der ersten beiden Viszeralbögen. Erbliche Disposition bei LKG-Spalten sehr viel häufiger als bei isolierten Gaumenspalten. Äußere Einflüsse (Virusinfektionen, stoffwechselpathologische Einwirkungen in den ersten beiden Schwangerschaftsmonaten, mechanische Faktoren, intrauterine Blutung, Anämien, alte Eltern. Im Einzelfall nur schwer nachweisbar).
Beeinflussung der sog. individuellen, phänotypischen Spaltbildung durch aktive Spaltprophylaxe (vom 20.–50. Schwangerschaftstag täglich hohe Vitamin-B_1-Dosen in Tablettenform, besondere Schwangerschaftshygiene sowie Vermeidung von Tabak, Alkohol und Arzneimittelmißbrauch).

Einteilung:

1. Spalten des vorderen embryonalen Gaumens: Lippenspalte, Lippen-Kiefer-Spalte.
2. Spalten des vorderen und hinteren embryonalen Gaumens: Lippen-Kiefer-Gaumen-Spalte (Abb. 17-29).
3. Spalten des hinteren embryonalen Gaumens: Spalten des weichen Gaumens (Velum-Spalten) mit und ohne Beteiligung des Hartgaumens (Abb. 17-30).
4. Kombinierte, seltene Formen als quere oder schräge Gesichtsspalten, mediane Ober-, Unterlippen-Kieferspalten.

Weitere Gliederung in „rechts und links" sowie in „totale" und „partielle" Spalten.
Klinik: Kinder im Neugeborenenalter sind durch die Spaltbildung behindert bei der Nahrungsaufnahme (Trinken); später infolge des nasalen Durchschlags bei Gaumenspalten deutliche Beeinträchtigung der Sprache.
Diagnostik: Klinisches Bild.

Therapie: Operativer Spaltverschluß nach folgendem Zeitplan (s. Abb. 17-31): Verschluß der *Lippenspalte* im 4. bis 6. Lebensmonat (Operationsmethoden s. Abb. 17-32). Im gleichen Eingriff werden die *Kieferspalten* entweder offen gelassen, mit Weichteilen verschlossen oder – bei doppelseitigen Lippen-Kiefer-Gaumen-Spalten mit stark vorstehendem und beweglichem Zwischenkiefer – durch zusätzliche Einlagerung von Knochen verschlossen (primäre Osteoplastik).
Isolierte *Velum-Spalten* werden möglichst im 1., spätestens im 2. Lebensjahr verschlossen. Bei schmalen, totalen Lippen-Kiefer-Gaumen-Spalten kann der Velumverschluß bereits mit der Lippenplastik kombiniert werden, bei breiten erfolgt er ebenfalls erst im 1.–2. Lebensjahr. In diesen Fällen bleibt eine Hartgaumenrestspalte offen, die sich während der nächsten Jahre durch das Wachstum verschmälert. Der vollständige Verschluß dieser Hartgaumenspalte wird erst nach Durchbruch der Milchzähne und Sicherung der Bißlage zur Vermeidung einer wachstumsbedingten Kieferkompression, also im 4. bis 5. Lebensjahr, vorgenommen.

OP-Technik: Meist doppelschichtig durch Brückenlappen (nasales und orales Blatt) nach Präparation und funktionsgerechter Vereinigung der Muskulatur, bei schmalen Hartgaumenspalten häufig auch durch einschichtigen Verschluß durch

302 | Spezielle Chirurgie

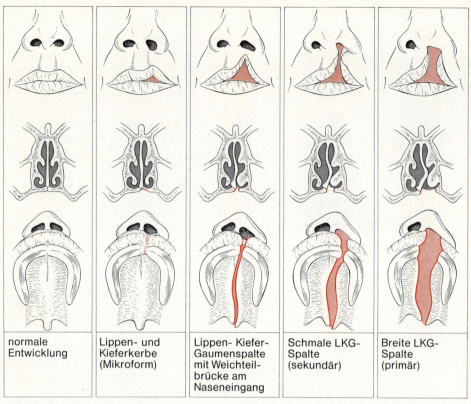

Abb. 17-29 Schematische Darstellung der Ausdehnung von Lippen-Kiefer-Gaumenspalten.

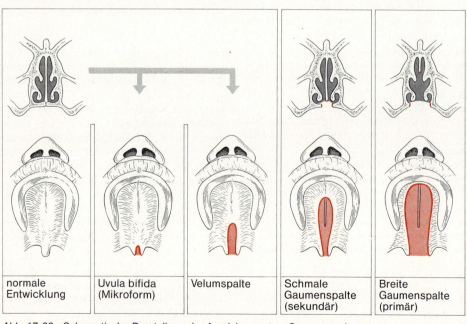

Abb. 17-30 Schematische Darstellung der Ausdehnung von Gaumenspalten.

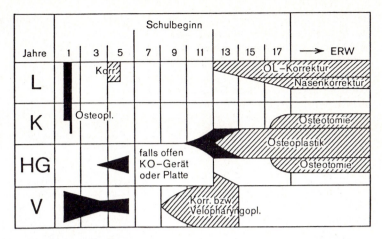

Abb. 17-31 Chirurgisches Behandlungsprogramm für Lippen-Kiefer-Gaumenspalten vom Säuglings- bis zum Erwachsenenalter (Primäroperationen schwarz, Sekundäroperationen schraffiert) (nach *Pfeifer*).

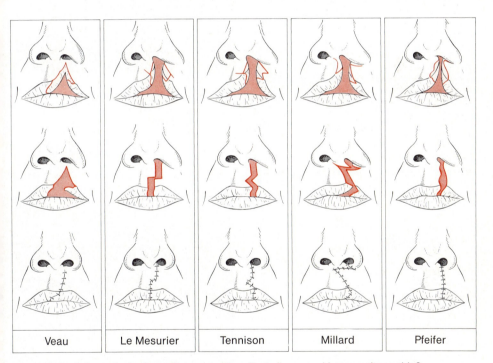

Abb. 17-32 Schematische Darstellung operativer Techniken zum Lippenspaltverschluß.

Schleimhautlappen vom Vomer-Bereich. Zur Förderung und Ausbildung der Sprache ist bei dem Kiefer-Gaumen-Spalt-Kind ab 3. Lebensjahr die Anleitung und Unterstützung des *Sprechlehrers* (Logopäde) erforderlich. Bis zum operativen Verschluß der Gaumenspalte Abdeckung derselben durch eine Kunststoffplatte oder ein kieferorthopädisches Gerät.
Bei Gaumensegelinsuffizienz (zu kurzes Gaumensegel oder zu wenig Beweglichkeit) *sprachverbessernde Operation* durch Verlängerung des Gaumens mittels Pharynxlappen (meist nicht vor dem 7. Lebensjahr). Korrekturoperationen im Bereich der Lippen sind bereits kurz vor Schulbeginn möglich, Nasenkorrekturen sowie operative Stellungskorrekturen der Zahnbögen sollten jedoch erst nach Wachstumsabschluß durchgeführt werden.

Begleitend zur *chirurgischen* Therapie ist die *kieferorthopädische* Überwachung und Mitbehandlung notwendig. Diese kann sowohl in Form einer Frühbehandlung bereits im Neugeborenenalter vor dem Lippenverschluß als auch später nach Durchbruch der bleibenden Zähne (also im Wechselgebiß ab etwa 7 Jahre) zur Einordnung spaltnaher Zähne erfolgen. Die eigentliche kieferorthopädische Behandlung zur Formung von Kieferkamm und Zahnbogen wird nach Abschluß der zweiten Dentition vorgenommen, d. h. also etwa ab dem 11. Lebensjahr. Im Erwachsenenalter häufig zusätzlich prothetischer Zahnersatz notwendig.

Zur Behandlung von Spaltträgern ist die multidisziplinäre Zusammenarbeit von Kinderärzten, Kiefer-Gesichtschirurgen, Kieferorthopäden, Zahnärzten, HNO-Ärzten, Logopäden und Psychologen erforderlich.

LKG-Spalten: Immer multidisziplinär behandeln!

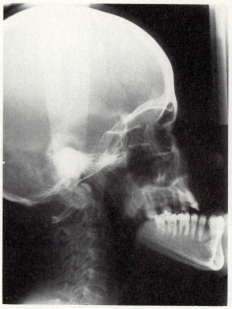

a

Komplikationen: Bei Wahl des falschen Operationszeitpunktes oder fehlerhafter Operationstechnik schwere Deformitäten und Wachstumsstörungen mit ästhetischen und funktionellen Beeinträchtigungen.

17.8 Kieferanomalien

Einteilung: Progenie, Pseudoprogenie, Prognathie, Distalbiß, offener Biß, Kinn-Deformitäten.
Ätiologie: Angeboren oder Folge von exogen induzierten Wachstumsstörungen.
Klinik: Okklusionsstörung bei häufig gestörtem Größenverhältnis von Oberkiefer zu Unterkiefer, Mißverhältnis zwischen Oberlippe und Unterlippe, gestörter Lippenschluß, vorstehendes oder zurückliegendes Kinn und Verformung anderer Gesichtsschädelstrukturen.
Diagnostik: Klinisches Bild, Fernröntgenanalyse.
Therapie: Chirurgische Stellungskorrektur im Oberkiefer und/oder Unterkiefer (Osteotomie), Knochenabtragung oder Knochentransplantation (Abb. 17-33a, b).

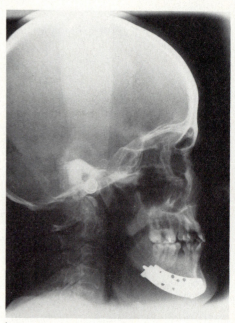

b

Abb. 17-33 Rö-Schädel seitlich: Operative Behandlung einer Progenie, a) präoperativ und b) postoperativ.

17.9 Anhang: Regionale plastisch-rekonstruktive Chirurgie

Indikationsstellung, Technik und Methoden plastisch-chirurgischer Eingriffe (s. Kap. 10) unterliegen im Gesichtsbereich besonderen Anforderungen. Hierbei ist den individuell unterschiedlichen subjektiven Beurteilungen von Form, Beschaffenheit und Funktion sowohl der Gesichtsweichteile als auch der Gesichtsschädelknochen Rechnung zu tragen.

Einteilung: Ästhetisch/kosmetische – funktionelle – kombinierte Störungen.

Ursachen: Gesichtshauterschlaffung durch Nachlassen der Elastizität des Unterhautgewebes mit zunehmendem Lebensalter (Periorbita, Mundwinkel, Hals), ungünstige Narbenbildung nach Verbrennungen und ausgedehnten Gesichtsweichteilverletzungen infolge funktioneller Belastung durch die mimische Muskulatur, Gewebsverlust und Defekte nach Trauma und Tumoroperation.

Klinik: Ästhetische und/oder funktionelle Beeinträchtigung.

Diagnostik: Klinisches Bild und Röntgen.

Therapie: Gewebestraffung (z. B. Face lift, Lidkorrektur) oder Gewebeersatz (freie Hauttransplantate, Nahlappen, Fernlappen [Rundstiellappen, Myokutanlappen, mikrochirurgisch-anastomosierte Gefäßlappen]); Knochenersatz (autologe Transplantate vom Rippenbogen oder Beckenkamm, alloplastische Materialien); zur Volumenauffüllung (Stirn, Orbitawände, Jochbeinprominenz, Nase, Kinn) autologer (Rippe) oder homologer (lyophilisierter) Knorpel.

18 Hals (GK 3: 17)

18.1.1 Fehlbildungen
(GK 3: 17.1.1)

Mediale Zyste oder Fistel (s. Kap. 52)

Laterale Halszyste oder Fistel (s. Kap. 52)

Erworbene Halsfistel
Posttraumatische, postinfektiöse oder postoperative Fistelung aus Ösophagus, Pharynx, Trachea oder Lymphknoten (s. spezielle Organ-Kapitel).

Halsrippe
Rudimentäre Anlage einer Rippe im Bereich des 6. und 7. HWK. Meist symmetrisches Auftreten, häufiger bei Frauen. Oft Verbindung mit Fehlansatz des M. scalenus anterior *(Skalenusyndrom)*.
Klinik: Durch Kompression des Nerven- und Gefäßstrangs Neuralgien, Parästhesien, Ödem, Atrophie, venöse Stauung, Puls-Seitendifferenz. Verstärkung der Beschwerden durch Tragetest (einseitiges Anheben schwerer Lasten). *Adson*-Test: Kopfdrehung zur betroffenen Seite und tiefe Inspiration führt zur Unterdrückung des Radialispuls. Halsrippen führen nur in 10% zu objektivierbaren Beschwerden, meist sind sie Zufallsbefund bei Osteochondrose der Halswirbelsäule, Schulter-Arm-Syndrom etc.
Therapie: Anfänglich immer konservativ mit physikalischer Therapie. Operationsindikation nur in 10%. Dann Resektion der Halsrippe und 1. Rippe samt Periostschlauch (Cave Rippenregenerat), evtl. Durchtrennung des M. scalenus anterior. Kosmetisch bestes Resultat bei axillärem Zugang (Cave Plexusquetschung!).

Schiefhals (= Torticollis)
Durch unilaterale bindegewebige Umwandlung des M. sternocleidomastoideus bedingte Schiefhaltung des Halses. Selten ossäre oder iatrogene Ursachen im Bereich der Halswirbelsäule. Meist bereits postnatal auftretend.
Klinik: Verkürzter Muskel als ein derber Strang tastbar. Neigung des Kopfes zur erkrankten Seite. Drehung des Gesichts zur gesunden Seite. Entwicklung einer Gesichtsasymmetrie und Skoliose der Halswirbelsäule mit Konvexität zur gesunden Seite. Kompensatorische Skoliose im Brustwirbelsäulenbereich.
Differentialdiagnose: Narbiger, ossärer, rheumatischer, traumatischer, hysterischer, okulärer (Schielen) Schiefhals.
Therapie: Resektion des Ansatzes und/oder des Ursprungs des M. sternocleidomastoideus und Fixation in überkorrigierter Stellung durch *Thorax-Diadem-Gips* (Abb. 18-1).

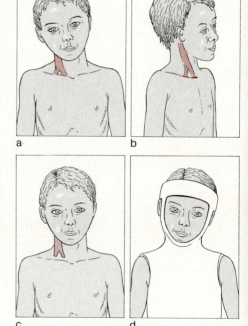

Abb. 18-1 Muskulärer Schiefhals:
a) klinischer Befund mit Gesichtsasymmetrie
b) Ablösungsstellen des M. sternocleidomastoideus
c) korrigierte Haltung
d) Fixation durch *Diademgips* in überkorrigierter Stellung.

18.1.2 Verletzungen
(GK 3: 17.1.3)

Meist Selbstverletzungen mit Messer oder Rasierklinge in suizidaler Absicht, gelegentlich Schnittverletzungen bei Verkehrsunfall oder Stichverletzung bei Überfall („stab wound").

Gefäßverletzungen (s. Kap. 41)

Kehlkopf und Trachea

Stumpfes Trauma kann zur Kontusion mit Dislokation oder Fraktur des Knorpelgerüstes führen.
Klinik: Atemnot, Heiserkeit, Aphonie, bei Eröffnung Austreten von Luft oder schaumigem Blut aus der Wunde.
Diagnostik: Endoskopie, Röntgen, evtl. Tomographie.
Therapie: Intubation oder Tracheotomie, Eiskrawatte, Sedierung, abschwellende Maßnahmen. Bei Zertrümmerung des Kehlkopfs Versuch der operativen Rekonstruktion durch Naht.

18.1.3 Nervenerkrankungen
(s. Kap. 16)

18.1.4 Entzündungen
(GK 3: 17.1.2) (s. Kap. 7)

Lymphadenitis: Von Mundhöhlen-, Tonsillen- und Zahnfleischinfektionen ausgehende, schmerzhafte Schwellung der Halslymphknoten (s. Kap. 17).
Klinik: Schmerzen, druckschmerzhafte Lymphknoten, Fieber.
Therapie: Bettruhe, Antibiotika, Antipyretika. Bei Fluktuation Inzision.

Nackenkarbunkel: Konfluierende Ansammlung mehrerer Furunkel im Nacken mit zentraler Nekrose (s. Kap. 7 und 41) (s. Abb. 7-2).
Klinik: Schmerzhafte Schwellung, handtellergroße Rötung, Fieber, multiple Eiterfisteln, häufig Kombination mit Diabetes mellitus.
Therapie: Exzision des gesamten nekrotischen Areals mit der Diathermie bis auf die Muskulatur, ggf. sekundäre plastische Deckung.

Spezifische Infektionen: z. B. Aktinomykose, Tuberkulose, Syphilis (s. Kap. 7).

18.1.5 Tumoren (GK 3: 17.1.4)

a) ***Benigne:*** Ca. 20% der Halstumoren sind benigne Neoplasien (Lymphadenitiden, Fibrome, Neurinome, Lipome). Bei multiplen Lipomen am lateralen und dorsalen Hals, überwiegend symmetrisch und bei älteren Männern sog. *Madelung*-Fetthals (s. Kap. 41). Eine Sonderform ist der Glomus-caroticum-Tumor. Dieser langsam wachsende Tumor geht vom Ganglion caroticum aus und führt zu einer Verdrängung von Ösophagus, N. hypoglossus oder N. recurrens.
Klinik: Tastbare Schwellung, häufig asymptomatisch. Bei Verdrängung von Nerven oder Ösophagus und Trachea (Glomus-caroticum-Tumor) entsprechende Symptomatik.
Therapie: Exstirpation aus kosmetischen Gründen, zur Diagnosesicherung oder Tumorentfernung. Bei Lymphknotenexstirpation Gefahr der Verletzung des N. accessorius. Die fehlende Aufklärung hierüber ist ein häufiger Kunstfehler.

Lymphknoten-PE im lateralen Halsdreieck: Cave N. accessorius!

b) ***Maligne:*** Zu unterscheiden sind primäre Tumoren von Metastasen sowie Systemerkrankungen des Lymphgewebes.

Branchiogenes Karzinom (s. Kap. 17)

Metastasen: Zusammen mit den Systemerkrankungen ca. 85% aller malignen Halsgeschwülste. Als Ursprungsort kommen Kopf, Bronchien, Hals, Ösophagus, Bronchien, Mamma, Magen-Darm-Trakt und Pankreas in Frage. Charakteristisch ist die sog. „*Virchow*-Drüse" (= supraklavikulär links) beim Magenkarzinom (Einmündung des Ductus thoracicus).
Klinik: Tastbare Knoten, ggf. Erstsymptom bei unbekanntem Primärtumor.
Therapie: Biopsie zur Diagnosesicherung, Suche und Behandlung des Primärtumors.

Systemerkrankungen:

Lymphknotenmetastasen im Rahmen von Systemerkrankungen können bei der Lymphogranulomatose, malignem Lymphom, Retothelsarkom oder bei Hämoblastosen auftreten.

Therapie: Exzision zur Diagnosesicherung, systemische Therapie.

18.2 Schilddrüse (GK 3: 17.2)

Anatomie: Die schmetterlingsförmige Schilddrüse überdeckt den 2. und 3. Trachealknorpel mit dem Isthmus, der sich zungen-

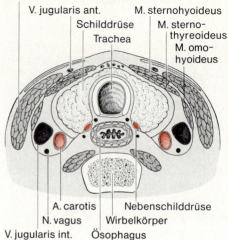

Abb. 18-3 Querschnitt der Halsregion.

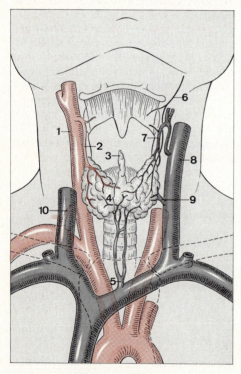

Abb. 18-2 Anatomie der Schilddrüse und ventralen Halsregion:
1 A. carotis communis
2 A. thyreoidea superior
3 Lobus pyramidalis
4 Isthmus
5 V. thyreoidea inf.
6 N. laryngeus superior
7 V. thyreoidea superior
8 V. jugularis interna
9 V. thyreoidea media
10 A. thyreoidea inferior aus dem Truncus thyreocervicalis

wärts mit dem Lobus pyramidalis fortsetzt (Abb. 18-2). Die pyramidenförmigen Seitenlappen befinden sich in Höhe des 6.–7. Trachealknorpels. Die Seitenflächen lehnen sich an den Ringknorpel und die Trachea, dorsal an Ösophagus und Pharynx an (Abb. 18-3). Die Schilddrüse besitzt eine äußere Kapsel, die die größeren Blutgefäßäste und die Glandula parathyreoidea umschließt. Unter der äußeren Kapsel liegt die Organkapsel, die mit dem Drüsenparenchym *untrennbar* verwachsen ist.

Gefäßversorgung: A. thyreoidea superior (aus A. carotis externa) zum oberen und A. thyreoidea inferior (aus Truncus thyreocervicalis) zum unteren Pol. Sie kreuzt den N. laryngeus recurrens (Verletzungsgefahr bei Operation!). Gelegentlich gibt es eine unpaare A. thyreoidea ima (Abb. 18-4a, b). Der venöse Abfluß erfolgt in die Venae jugularis internae und V. brachiocephalica. Lymphbahnen laufen mit den Venen zusammen und drainieren in die paratrachealen, zervikalen und teilweise auch mediastinalen Lymphknotengruppen.

Physiologie: Die Schilddrüse hat die Aufgabe der Synthese, Speicherung und Sekretion der Hormone: Trijodthyronin*) (T_3), Thyroxin (T_4) und Kalzitonin für den Kalzium-

---

*) Schreibweise in Chemie und Pharmakologie heute Iod (-iod) (Symbol „I")

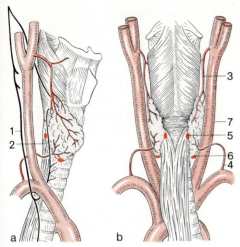

Abb. 18-4 Gefäßversorgung der Schilddrüse, Lokalisation der Nebenschilddrüsen:
1 N. vagus
2 N. laryngeus recurrens
3 A. thyreoidea sup.
4 A. thyreoidea inf.
5 Oberes Epithelkörperchen
6 Unteres Epithelkörperchen
7 A. carotis

stoffwechsel aus den parafollikulären Zellen.

Schritte der Biosynthese

Jodination: Anreicherung von Jodid[1]) und Transport aus dem Plasma in die Schilddrüse.
Jodisation: Die Oxydation zu elementarem Jod und Jodierung von Tyrosin unter Bildung von Monojodtyrosin (MJT) und Dijodtyrosin (DJT).
KONDENSATION von Monojodtyrosin und Dijodtyrosin ergibt Trijodthyronin (T_3). Aus 2 Molekülen Dijodtyrosin entsteht Tetrajodtyrosin (= Thyroxin – T_4) nach Abspaltung von Alanin. Die Dejodierung von Tetrajodthyronin ergibt ebenfalls Trijodthyronin (T_3).

> **Schilddrüse: Trijodthyronin (T_3) ist das biologisch aktive Hormon**

Speicherungsphase: Die Speicherform des Hormonjods ist das Thyreoglobulin im Kolloid der Schilddrüsenfollikel.
Hormoninkretion: Durch enzymatische Pro-teolyse werden T_3 und T_4 aus dem Thyreoglobulin in die Blutbahn freigesetzt.
Transport der Schilddrüsenhormone: T_3 und T_4 werden von einem Glukoprotein – „thyroxine binding globulin" (= TBG) – transportiert. Ist die Bindungskapazität des TBG erschöpft, bindet sich T_4 an Albumin und Präalbumin (TBPA)[1]). Ein kleiner Teil der Schilddrüsenhormone liegt in freier Form vor.
Abbau: Dejodierung erfolgt in der Leber und Milz. T_3 und T_4 werden mit Glukuronsäure und T_3 mit Schwefelsäure konjugiert. Durch die Ausscheidung in der Galle wird ein enterohepatischer Kreislauf hergestellt.
Regulation: Die Schilddrüsenfunktion untersteht der Regulation des thyreotropen Hormons (TSH)[2]) des Hypophysenvorderlappens. TSH stimuliert alle Phasen der Hormonsynthese und die Proteolyse des Thyreoglobulins. TSH wird wiederum durch das hypothalamische Neurohormon „thyreotropin releasing factor" (TRF)[3]) und dieser peripher durch den Hormonspiegel im Blut reguliert im Sinne eines Rückkopplungsmechanismus.

Diagnostik

A. Klinik

Anamnese: Dauer der Vergrößerung der Schilddrüse, Schmerzen und Engegefühl im Halsbereich, Schluckbeschwerden und Atemnot, familiäre Belastung mit Operation bzw. konservativer Behandlung der Schilddrüse, frühere Bestrahlung der Halsregion, Angaben zum Körpergewicht, Hautbeschaffenheit, Haarausfall, Leistungsminderung?
Augensymptome: Druckgefühl hinter den Augen, Doppelbilder, Lichtempfindlichkeit, vorquellende Augen und/oder Lider, seltener Lidschlag, Keratokonjunktivitis bei Exophthalmus?
Änderung der Stimme: Heiserkeit?
Vegetative Beschwerden: Nervosität, Schwit-

---
[1]) TBPA = thyroxine binding pre-albumin
[2]) TSH = thyroid (auch: thyreoid) stimulating hormone = Thyreotropin
[3]) TRF = TRH = thyreotropin releasing hormone

zen, Appetit, Störung der Darmtätigkeit, Änderung des seelischen Befindens?
Kardiovaskuläre Symptome: Kreislauflabilität und Tachykardie, Wetterempfindlichkeit?
Medikamentöse Therapie: Jodhaltige Medikamente: Salicylate, Antirheumatika, Lithiumpräparate und Röntgenkontrastmittel?

B. Untersuchung

Inspektion: Symmetrische oder asymmetrische Vergrößerung der Schilddrüse, Einflußstauung und Hautbeschaffenheit? (Abb. 18-5).
Palpation: Bimanuelle Palpation von ventral – besser dorsal – mit Beurteilung der Konsistenz der Schilddrüse, Druckschmerzen, Schluckverschieblichkeit, Gefäßschwirren, Lymphknoten der Halsregion (Abb. 18-6).

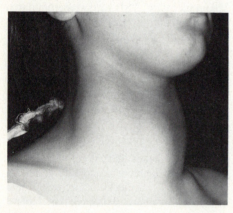

Abb. 18-5   Struma diffusa.

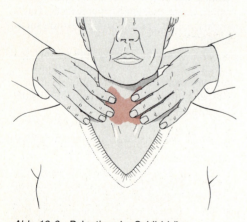

Abb. 18-6   Palpation der Schilddrüse.

Konsiliaruntersuchungen: HNO-BEURTEILUNG: Funktion der Nn. recurrentes, Einengung und Verdrängung der Trachea. OPHTHALMOLOGIE: Exophtalmus, Beurteilung des Fundus und Intraokulardruckes. RADIOLOGIE: Röntgen-Thorax, -Breischluck und Tracheazielaufnahmen: Ösophagusverlagerung, -einengung? Intrathorakale oder retrosternale Struma? Sonographie. NEUROLOGIE: Reflexstatus (Achillessehnenreflex), EMG. KARDIOLOGIE: EKG, Ausschluß kardialer Ursachen (paroxysmale Tachykardie u. a. m.).

Schilddrüsen-Op.: Prä- und postoperative Kontrolle der Rekurrensfunktion

C. Lokalisationsdiagnostik

Szintigraphie: Wichtigstes Verfahren. Verabreichung von Spürdosis 20–40 µCi ^{131}J oder 500 µCi*) ^{99m}Tc.**). Darstellung auch ektopen Schilddrüsengewebes. Hinweis auf Gewebebeschaffenheit. Das Szintigramm spiegelt die Jod-131- (bzw. Technetium-99 m-)Speicherung des Schilddrüsengewebes wider. Speicherdefekte werden als „kalte Knoten" bezeichnet. Diese finden sich bei Thyreoiditis, Zysten oder Karzinomen (Abb. 18-7).

Kalter Knoten: Zyste, Thyreoiditis oder Karzinom?

Eine vermehrte Anreicherung wird als „warmer" Knoten bzw. als „heißer" Knoten bezeichnet, z. B. toxisches Adenom (s. u.).

Sonographie und *Computertomographie:* Beide Verfahren zeigen das Gewebevolumen und die Beziehung zu Nachbarorganen. Sie erlauben die Abgrenzung der zystischen von soliden Knoten.

---

*) Schreibweise heute auch – druck- und computerfreundlicher – J-131 und Tc-99 m.
**) Ci = Abkürzung für Curie-Einheit der radiologischen Aktivität (entsprechend der Aktivität von 1 g Radium). Nicht mehr zugelassen und ersetzt durch Angabe der Aktivität in Becquerel (Bq) 1 Ci = $37 \cdot 10^9$ Bq; 1 µCi = $37 \cdot 10^3$ Bq.

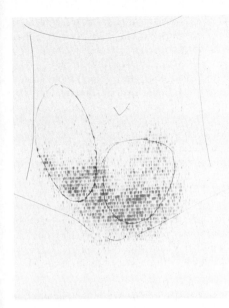

Abb. 18-7 Szintigramm bei Struma multinodosa mit kaltem Knoten im kranialen Abschnitt.

D. Funktionsdiagnostik

Hormonbestimmung im Serum: In vitro Diagnostik → Bestimmung von Gesamtthyroxin (T_4) und Trijodthyronin (T_3) und „thyroid stimulating hormone" (TSH) mit und ohne Stimulation durch „thyrotropin releasing hormone" (TRH-Test).
Die Hormonbestimmung erfolgt meistens durch die Radioimmunoassay (RIA). Die Ergebnisse der radioimmunologischen Bestimmung werden als $T_{4\,RIA}$, $T_{3\,RIA}$ und TSH_{RIA} angegeben.
ETR-Test („effective thyroxine ratio"), Prinzip: Die Relation von gebundenem zu freiem Thyroxin.
TRH-Test, Prinzip: TRH steuert die Synthese und Freisetzung des TSH aus dem Hypophysenvorderlappen.
TSH-Stimulationstest, Prinzip: Bei unzureichender thyreotroper Stimulierung der Schilddrüse kann TSH appliziert werden. Unter TSH-Stimulierung kommt eine intakte Schilddrüse oder Struma szintigraphisch zur Darstellung und zeigt eine gute Radiojodaufnahme.
Suppressionstest: Zur Prüfung der Integrität des Regelmechanismus. Exogene Applikation von Schilddrüsenhormonen drosselt die Thyreotropinsekretion der Hypophyse.

Radiojod-Zweiphasen-Studium: Traditionelles Verfahren zur Beurteilung der Dynamik des thyreoidalen Jodumsatzes.
Prinzip: Inkorporation einer Spürdosis von 5–30 µCi ^{131}J und Messung der Aktivität über der Schilddrüse nach 2, 24, und 48 Stunden.
Thyroxine-binding-globulin-(TGB-)Spiegel: Die Hormone sind zu 99% an spezifische Transportproteine im Blut gebunden. Da eine äquimolare Bindung der Hormone an TGB besteht, gibt es ein gleichsinniges Verhalten der Hormone und des TBG-Spiegels. Die Relation von freiem T_4 zu TBG ergibt den T_4/TGB-Quotienten.
Antikörperbestimmung: Nachweis von Schilddrüsenantikörpern.

E. Feinnadelpunktion

Prinzip: Zytologische Abklärung von solitären Knoten. Fragestellung: Malignität, Zyste oder entzündliche Genese? Die Trefferquote hängt von der Erfahrung des Untersuchers und des Pathologen ab (70–90%). Ggf. Punktion unter sonographischer Kontrolle.

F. Intraoperative Schnellschnittdiagnose

Besteht intraoperativ der Verdacht auf Malignität, sollte eine Gefrierschnitt-Histologie durchgeführt werden. Die Treffsicherheit dieses „Schnellschnittes" ist allerdings begrenzt (ca. 80%).

Erkrankungen der Schilddrüse

Entzündungen (GK 3: 17.2.1)

Sie machen 1–3% aller Schilddrüsenerkrankungen aus.

Definition

Thyreoiditis: Entzündung einer normal großen Schilddrüse.
Strumitis: Entzündung einer vergrößerten Schilddrüse.

Akute Thyreoiditis: Meistens bakteriell bedingt und durch hämatogene oder lymphogene Verschleppung bei extrathyreoidalem Infekt (z. B. Tonsillitis, Sinusitis und Pha-

ryngolaryngitis). Seltene Formen: Virale, radiogene und traumatische Thyreoiditis.
Klinik: Im Anschluß an einen Infekt zweiter Fieberanstieg mit Zeichen der Entzündung am Hals, Heiserkeit, Leukozytose, BSG-Erhöhung. Bei Abszedierung Fluktuation oder spontane Perforation.
Diagnostik: Zur Lokalisation, z. B. bei Einschmelzung, kann die Sonographie helfen. Szintigraphie, T_3- und T_4-Erhöhung im Serum deuten auf eine passagere Hyperthyreose hin.
Therapie: Bettruhe, kalte Umschläge; Medikamentös: Antiphlogistika (z. B. Cortison) und Breitbandantibiotika auch bei viraler Genese. Resistenzbestimmung, Ruhigstellung der Schilddrüse mit 50–150 µg L-Thyroxin täglich gleich zu Beginn der Entzündung. Bei der traumatischen Form und der Strahlenthyreoiditis Steroidderivate nach Abklingen der entzündlichen Erscheinung, um die reaktive Bindegewebsproliferation mit postinfektioneller Hypothyreose zu verhindern. Bei Abszedierung: Inzision und Drainage.

Subakute Thyreoiditis: (Subakute, nicht eitrige Thyreoiditis, *De Quervain*-Thyreoiditis): Ätiologie nicht bekannt. Erwogen wird eine Virusinfektion nach Mumps, Masern, Mononukleose durch Adeno-, Echo- und Coxsackieviren.
Klinik: Akuter Beginn, einseitige Schwellung mit heftigen Schmerzen. Das Allgemeinbefinden ist herabgesetzt. BSG deutlich erhöht. Geringe Leukozytose. Schilddrüsenantikörper sind positiv, aber Titerhöhe niedriger als bei der lymphozytären Thyreoiditis.
Diagnostik und Verlauf: Blutbild, T_3 und T_4, Szintigramm, Feinnadelbiopsie. Funktionell besteht ein biphasischer Verlauf. Zunächst hyperthyreote Stoffwechsellage, dann Normalisierung. Als Spätfolge Hypothyreose.
Therapie: Acetylsalicylsäure bei leichten Formen. Substitution von Schilddrüsenhormonen (100–200 µg L-Thyroxin). Ggf. Antibiotika oder Kortison. Therapie der Wahl ist die Gabe von Glukokortikoiden (40 mg Prednisolon/die). Operation kontraindiziert.

Chronische lymphozytäre Thyreoiditis (*Hashimoto*-Thyreoiditis): Autoimmunerkrankung.
Klinik: Langsam zunehmende Schwellung am Hals über Wochen oder Monate. Selten mit Schmerzen, bei gutem Allgemeinbefinden. Keine Temperaturerhöhung. Die Schilddrüse zeigt eine gummiartige Konsistenz mit lokaler Lymphadenopathie. Die Funktion ist meist *euthyreot*, kann aber auch *hypothyreot* sein. Selten ist sie hyperthyreot. BSG-Erhöhung bei normaler Leukozytenzahl. Gammaglobuline sind vermehrt.
Diagnostik: Hohe Antikörpertiter im Serum. Feinnadelbiopsie, T_3- und T_4-Test, TRH-Test.
Verlauf: Spontane Remission ist bekannt.
Therapie: L-Thyroxin 100–200 µg täglich. Kortikoide bei akutem Beginn. Thyreoidektomie bei Verdacht auf Malignität oder zunehmender mechanischer Beeinträchtigung.

Thyreoditis fibrosa (= *Eisenharte Struma* nach *Riedel*): Seltene Form der Thyreoiditis mit progredienter Fibrosierung der Schilddrüse. Die Ätiologie ist unbekannt, ggf. Sonderform der Hashimoto-Thyreoiditis.
Klinik: Zunehmende Verhärtung der Schilddrüse mit Druckgefühl, Schluckbeschwerden und Einengung der Trachea.
Therapie: Resektion zur mechanischen Entlastung.

Struma (GK 3: 17.2.2)

Als Struma wird die Vergrößerung der Schilddrüse bezeichnet. Je nach Stoffwechsellage unterscheidet man *euthyreote, hypothyreote* und *hyperthyreote* Strumen. Pathologisch-anatomisch liegt in der Mehrzahl der Fälle eine *multinodöse* Struma, d. h. ein

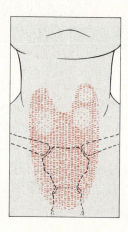

Abb. 18-8 Struma multinodosa mit retrosternalem Anteil.

mehrknotiger Kropf (Knotenstruma) vor. *Uninodöse* Strumen sind demgegenüber seltener (s. u.). Gelegentlich hat die Knotenstruma auch einen *retrosternalen* Anteil (Abb. 18-8). Demgegenüber sind rein *intrathorakale* Strumen (Gefäßversorgung aus dem Thorax) extrem selten.

Struma = Kropf

Die meisten Knotenstrumen sind euthyreot (= „*blande Strumen*"). Das gesteigerte Schilddrüsenwachstum resultiert aus einer vermehrten TSH-Freisetzung. Dies ist Ausdruck des intakten Regulationsmechanismus der Schilddrüse auf eine initial quantitativ oder qualitativ ungenügende Versorgung des Organismus mit Schilddrüsenhormonen.

Ursachen: THYREOIDALE GENESE – angeborene Defekte der Hormonsynthese, exogener Jodmangel, diätetische strumige Substanzen und Medikamente.

EXTRATHYREOIDALE GENESE – Hemmung der Hormonverwertung, vermehrter Hormonbedarf und Jodverlust, Gravidität, juvenile Struma, Pubertätskropf.

Die Hyperplasie kann diffus, später knotig oder auf dem Boden eines lokal präformierten Drüsenprozesses solitär knotig sein. Durch regressive und exsudative Alterationen entstehen Zysten. Entzieht sich der Gewebsumbau der hypothalamisch-hypophysären Regulation, resultiert eine Autonomie = AUTONOMES ADENOM (TOXISCHES ADENOM, s. u.).

Klinik: Da die Schilddrüsenfunktion normal ist, beschränkt sich das Beschwerdebild auf den lokalen, d. h. mechanischen Befund: Verlagerung oder Einengung von Trachea

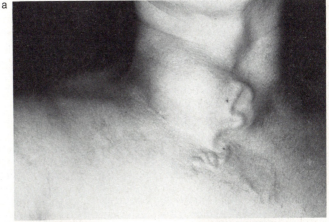

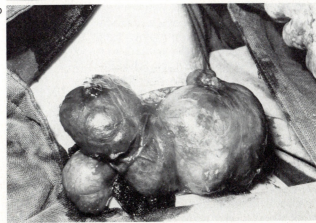

Abb. 18-9 Struma multinodosa mit venöser Einflußstauung:
a) klinischer Befund
b) intraoperativer Befund

und/oder Ösophagus mit daraus resultierendem Stridor, Dyspnoe und Schluckbeschwerden, selten Rekurrensparese mit Heiserkeit oder intermittierenden Phonationsbeschwerden, Einflußstauung der Gefäße (Abb. 18-9). Deskriptive Einteilung der blanden Struma entsprechend der Größe (Tab. 18-1).

Tab. 18-1 Deskriptive Einteilung der blanden Struma bezüglich der Größe

Grad 0: Drüse nicht palpierbar, nicht sichtbar, weniger als 4fach vergrößert

Grad 1: Drüse palpierbar, in der Regel nicht sichtbar, mehr als 4fach vergrößert

Grad 2: Drüse palpierbar und sichtbar

Grad 3: große Struma, auf Entfernung sichtbar

Diagnostik: T_3, T_4, TSH-Bestimmung und TRH-Test zum Nachweis, daß der Regulationsmechanismus intakt ist, Szintigraphie, Röntgen-Ösophagusbreischluck und Tracheazielaufnahme zur Beurteilung des Ausmaßes der mechanischen Beeinträchtigung und als präoperative Vorbereitung. Präoperativ HNO-Konsil zur Stimmbandprüfung.

Therapie der *blanden (= euthyreoten)* Struma:
1. Medikamentöse Therapie
2. Operative Resektion
3. Radiojodtherapie

1. MEDIKAMENTÖSE THERAPIE: Suppression der TSH-Stimulation durch exogene Hormonzufuhr. Indiziert bei diffuser Struma ohne örtliche Komplikation bis zur Struma II. Grades. Der Therapieerfolg kann frühestens nach einem Jahr beurteilt werden. Eine Dauermedikation mit Schilddrüsenhormon ist prinzipiell als Basisbehandlung aller blanden Strumen anzusehen.

2. OPERATION: Eine Operation ist grundsätzlich indiziert bei Strumen III. Grades sowie bei Malignitätsverdacht.

3. RADIOJODTHERAPIE: Voraussetzung ist genügende *Jodavidität* der Struma. Degenerative Areale nehmen das Jod nicht auf. Sie kann auch zur präoperativen Verkleinerung der Schilddrüse angewandt werden. Wegen der Nebenwirkung ionisierender Strahlen kontraindiziert bei Frauen im gebärfähigen Alter.

Postoperative Betreuung:

Keine Struma-Chirurgie ohne medikamentöse Rezidivprophylaxe!

Nach jeder Resektion ist eine Rezidivprophylaxe mit T_3 und T_4 indiziert, dadurch Senkung der Rezidivquote von ca. 13% auf 3%. Im allgemeinen reichen 100 µg T_4 täglich, nach Rezidivstrumen 150 µg. Vorsicht ist geboten beim Vorliegen einer koronaren Herzkrankheit und bei Hepatopathien. Kontrolle von TSH 4–6 Wochen postoperativ zur Beurteilung der Suffizienz der medikamentösen Rezidivprophylaxe.

Sonderformen der blanden Struma sind die *einknotige Struma:* szintigraphisch *kalt* = Speicherdefekt, kalter Knoten, szintigraphisch *warm* = Adenom, szintigraphisch *heiß* = autonomes Adenom (toxisches Adenom) und die *mehrknotige Struma (Struma multinodosa)*.

Einknotige Struma

Kalter Knoten: Szintigraphischer Speicherdefekt bei normaler Schilddrüsenfunktion. Das hormonell inaktive Areal kann eine Thyreoiditis, Zyste, Einblutung oder malignes Gewebe sein. Die Bedeutung der kalten Knoten für die Chirurgie liegt in der Tatsache, daß je nach geographischer Herkunft 3–50% der kalten Knoten maligne sind (Abb. 18-10).

Solitärer kalter Knoten: Malignitätsverdacht!

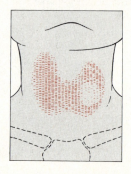

Abb. 18-10 Szintigramm bei linksseitigem kalten Knoten.

Diagnostik: Szintigraphie, T_3- und T_4-Bestimmung, Sonographie, Feinnadelpunktion (= FNP).
Ein präoperatives diagnostisches Kriterium des Malignitätsverdachts ist: Die Kombination von echoarmem, szintigraphisch kaltem Knoten und zytologisch suspektem Befund. Aufgrund präoperativer klinischer Kriterien läßt sich bereits anamnestisch ein Malignitätsverdacht äußern:

- Rasches Wachstum über Wochen bzw. Monate.
- Vergrößerung der zervikalen Lymphknoten.
- Konsistenzänderung.
- Latenzzeit von 10–20 Jahren nach vorausgegangener Strahlentherapie der Halsregion.
- Veränderung der Stimme ohne laryngoskopisches Äquivalent.
- Rekurrens-Parese.
- Abgelaufene Thyreoiditis.
- Rezidivstruma.

Operationsindikation:
Präoperativ in Abhängigkeit von der Feinnadelzytologie bei
- positivem zytologischen Befund,
- negativem zytologischen Befund und eindeutigem klinischen Verdacht,
- hämorrhagischem Punktionsaspirat.

Intraoperativ erfolgt die Diagnosesicherung durch histologische Schnellschnittuntersuchung.
Operation: Hemithyreoidektomie. Bei Malignität totale Thyreoidektomie. Bestätigt sich die Diagnosestellung erst im Paraffinschnitt, sollte die Thyreoidektomie möglichst bald (6.–10. Tag) angeschlossen werden.

Warmer Knoten (fokale Autonomie): Knoten mit beschleunigter Aktivität bei normalem Hormongehalt des Blutes *(= euthyreot)*. Meist Adenom oder Zystadenom. Malignität selten, aber möglich.
Therapie: Schilddrüsenhormon, Radiojodtherapie, operative Entfernung mit intraoperativem Schnellschnitt. Die chirurgische Therapie ist absolut indiziert bei erfolgloser konservativer Behandlung, Größenzunahme unter der Hormonsubstitution oder zytologischem Malignitätsverdacht.

Toxisches Adenom (Fokale Autonomie, Autonomes Adenom = heißer Knoten): Knoten mit szintigraphisch beschleunigter Aktivität bei erhöhtem Hormongehalt des Blutes *(= hyperthyreot)*. Klinische Symptomatik der Überfunktion (s. u.). In Abhängigkeit vom szintigraphischen Befund ohne Bezug auf die klinische Symptomatik werden ein kompensiertes und dekompensiertes Adenom unterschieden (Abb. 18-11a, b).

Kompensiertes Adenom: Szintigraphisch heißer Knoten mit schwacher paranodulärer Aktivität. Nach Supression (T_3-Gabe) Unterdrückung der Aktivität des paranodulären Gewebes (= kompensiert), nicht der des Knotens.

Dekompensiertes Adenom: Szintigraphisch heißer Knoten ohne Anfärbung des parano-

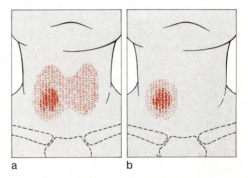

Abb. 18-11 Szintigramm bei kompensiertem autonomen Adenom:
a) Ausgangslage
b) T 3-Supression

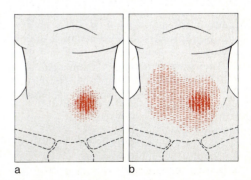

Abb. 18-12 Szintigramm bei dekompensiertem autonomen Adenom:
a) Ausgangsbefund
b) nach TSH-Stimulation

dulären Gewebes (= dekompensiert). Paranoduläres Gewebe läßt sich nur durch TSH-Stimulation darstellen (Abb. 18-12a, b). Cave: Nebenwirkungen von exogenem TSH. Besser Nutzung des endogenen TSH's nach Bremsung mit Carbimazol.
Symptomatik: Beginnende Zeichen der Überfunktion (s. u.).
Therapie: Enukleationsresektion, eine spezielle präoperative Vorbereitung ist je nach Ausmaß der hyperthyreoten Stoffwechsellage erforderlich. Konservative Therapie mit Schilddrüsenhormon erfolglos, da autonom. Histologische Untersuchung zur Abklärung von Frühkarzinomen im paranodulären Gewebe.

Hyperthyreose (z. B. Morbus Basedow)
(GK 3: 17.2.3)

Auftreten in jedem Lebensalter mit Geschlechtsbevorzugung der Frauen (5:1). Selten im Kindesalter (1,3%).

Ätiologie: Ursache unklar, neuerdings wird eine Autoimmunpathogenese angenommen. Daher auch als „immunogene Hyperthyreose" im Unterschied zur autonomen (toxisches Adenom) bezeichnet. Im Vordergrund stehen „thyroid-stimulating antibodies". Sie umfassen:
1. „long-acting thyroid stimulator" (LATS).
2. „long-acting thyroid stimulator protector" (LATS-P).
Die beiden imitieren praktisch alle Wirkungen von TSH. Der LATS-P schützt die LATS vor der Adsorption an die Schilddrüsenmembran und wird in 60–100% im Serum von Kranken mit M. Basedow nachgewiesen.
3. Thyroid-stimulating immunoglobulin (TSI). Mitbeteiligt sollen lymphozytäre Antikörper sein. Ferner werden genetische Aspekte diskutiert.

Symptomatik:
KARDIOVASKULÄR: Herzklopfen, Tachykardie bis zu Rhythmusstörungen.
NEUROMUSKULÄR: Diskrete, muskuläre Ermüdbarkeit, leichte Paresen bis zur völligen Lähmung. Augenmuskellähmungen – chronische *thyreotoxische Myopathie* –. Symptome von seiten des autonomen Nervensystems: Nervosität, Schlaflosigkeit, vermehrtes Schwitzen, feiner Tremor bei gestreckten Armen und gespreizten Fingern.
HAUT UND HAARE: Die Haut ist durchscheinend, weich, zart und überwärmt. Heiße und feuchte Hände. Die Haare sind fein und brüchig, ergrauen schnell und fallen aus. Die Nägel lösen sich vom Nagelbett.
MAGEN- UND DARMTRAKT: Diarrhoe.
ALLGEMEIN: Fieber, Unruhe, Konzentrationsschwäche, Wärmeintoleranz, Schlafstörungen, Gewichtsabnahme.

Symptome der Hyperthyreose = Symptome der Examensangst

Endokrine Ophthalmopathie: In ca. 30–60% *Exophthalmus,* außerdem Lidschwellungen, Augenmuskellähmungen, Kornealulzerationen, Visusabnahme. Meist doppelseitig, selten einseitig (Abb. 18-13).

– *Ätiologie:* Durch Wirkung der Exophthalmus-produzierenden Faktoren (EPF), Ablagerung von Mukopolysacchariden und Wasser als muzinöses Ödem im retro-okularen Raum.

– *Symptome:*
1. *Dalrymple-*Zeichen: Retraktion des Oberlides.
2. *Graefe-*Zeichen: Beim Blick von oben nach unten werden die weißen Skleren zwischen Oberlid und Limbus der Cornea sichtbar.
3. *Stellwag-*Zeichen: Seltener Lidschlag.

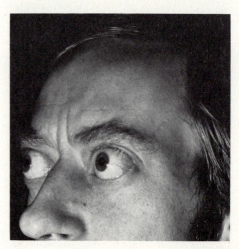

Abb. 18-13 Exophthalmus bei Hyperthyreose.

4. *Moebius*-Zeichen: Konvergenzschwäche bei Nahsicht.

Morbus Basedow: Merseburger Trias = Struma, Exophthalmus, Tachykardie

Lagophthalmus: Schlaf mit offenen Augen wie ein Hase (griech.: *Lagos*). Exophthalmus und Lidretraktion kombiniert bewirken ungenügenden Lidschluß. Als Folge können Läsionen der Corneae durch Austrocknung entstehen.
Prophylaxe: Physikalisch: Schutzbrille bzw. Sonnenbrille, Augensalbe oder -tropfen, Augenverband zur Nacht. Prednison-Medikation 50–100 mg/die.

Therapie der Hyperthyreose: Drei Verfahren stehen zur Verfügung: Thyreostatika, Radiojod-Behandlung und chirurgische Resektion. Angesichts der unbekannten Ätiologie sind alle Verfahren symptomatischer Natur.
Indikation zur Radiojodtherapie: Patient über 40 Jahre, normal große bis gering vergrößerte Struma. Rezidiv nach Operation. Endokrine Ophthalmopathie bei nicht vorhandener Operabilität.
Indikation zur Operation: Große, multinodöse oder diffuse Kröpfe mit mechanischer Beeinträchtigung. Hyperthyreose bei Kindern, Jugendlichen und Erwachsenen bis zum 50. Lebensjahr bei erfolgloser thyreostatischer Therapie. Schwere Hyperthyreose mit endokriner Ophthalmopathie. Hyperthyreose in der Gravidität. Dekompensiertes autonomes Adenom.
RELATIVE INDIKATION: Hyperthyreose in der Gravidität, kleine Struma mit mäßiger Überfunktion. Progressive endokrine Ophthalmopathie bei J-131-Therapie, Rezidivhyperthyreose.
KONTRAINDIKATION: Ältere Patienten in schlechtem Allgemeinzustand, irreversible Thyreokardiopathie, Hyperthyreose ohne Struma. Hyperthyreose nach Infektion, Trauma und im Frühstadium einer Thyreoiditis. Medikamentös bedingte Hyperthyreose.
Indikation zur thyreostatischen Therapie: Patienten unter 40 Jahren mit normal großer oder nur gering vergrößerter Schilddrüse.

Präoperative Vorbereitung: Jede Hyperthyreose bedarf der präoperativen Vorbehandlung, um eine Operation im euthyreoten Zustand zu ermöglichen. Eingesetzt werden Thyreostatika (*Carbimazol* 30–40 mg/die) über 3–4 Wochen; orale Jodlösung, intravenöse Jodgabe (Endojodin®, Plummern), Beta-Rezeptoren-Blocker (*Propranolol* 120–160 mg/die 5 Tage lang) sowie Sedierung mit *Diazepam* oder Luminaletten®. Allein die medikamentöse Vorbehandlung verringert das Risiko der postoperativen thyreotoxischen Krise.

Hyperthyreose: OP nur nach medikamentöser Vorbereitung

Operation: Fast totale Strumaresektion rechts und links mit 2–4 g Rest auf jeder Seite. Unterbindung aller 4 Hauptarterien unter sorgfältiger Schonung der Nervi recurrentes und der Epithelkörperchen.
Prognose: Die definitive postoperative Funktionslage kann erst nach einem Jahr entschieden werden. In 2–5% resultiert eine Resthyperthyreose, eine Hypothyreose in 20–40% und ein euthyreoter Zustand in 60–80%. Letalität: unter 1%; Hypoparathyreoidismus: unter 0,5%; Rekurrensparese bei Ersteingriff: 0,5–2%, bei Rezidivoperation bis zu 5%.

Thyreotoxische Krise
(Coma basedowicum)

Sie stellt eine akut bedrohliche Dekompensation des peripheren Regulationsmechanismus gegenüber den pathologisch erhöhten Schilddrüsenhormonen dar. Die Wirkung von Katecholaminen wird verstärkt bei gleichzeitiger Nebennierenrindeninsuffizienz. Die Häufigkeit wird mit 1% beziffert und tritt meistens postoperativ auf. Unbehandelt ist die Letalität hoch (mehr als 20%).
Ätiologie: Auslösende Ursachen sind extrathyreoidale Operationen, mechanische Manipulation an der Schilddrüse, Streßsituation, exogene Jodzufuhr, z. B. Kontrastmittel, Broncholytika und Spasmolytika mit Latenzzeiten von 2 Wochen bis zu 2 Monaten.
Symptomatik: Tachykardie mit evtl. Herzrhythmusstörungen und Kreislaufinsuffi-

zienz; Hyperthermie in Verbindung mit Hyperhydrosis, Erbrechen, profuse Durchfälle, Dehydratation bewirken zusammen eine bedrohliche *Hyperosmolarität* (s. Kap. 3.4).
Psychomotorische Symptome: Unruhe, Angst, Verwirrtheit oder Apathie, Adynamie und Psychose, Bewußtseinseintrübungen, Stupor, Somnolenz bzw. Koma.

Thyreotoxische Krise: Lebensbedrohlicher Notfall

Therapie: Synchrone Medikation von Endojodin®, Hydrokortison 100–250 mg, Thiamazol i. v. 120–240 mg und Lithium. Neben diesen spezifischen Maßnahmen muß eine Flüssigkeitssubstitution mit isotonischen und hyperkalorischen Lösungen erfolgen.

Digitalisierung und Beta-Rezeptorenblokker, Antibiotika, Antipyretika und Sedierung. Plasmapherese und Dialyse stellen erweiternde Maßnahmen dar.

Schilddrüsentumoren (GK 3: 17.2.4)

a) **Gutartige:** Adenome, Zysten, Narben nach Thyreoiditis.
Diagnostik: Szintigraphisch kalter oder warmer Knoten.
Therapie: Enukleationsresektion mit Schnellschnittdiagnose.

b) **Bösartige:** Ca. 1% aller Karzinome und ca. 0,1% aller Schilddrüsenerkrankungen.

Einteilung: Unter Berücksichtigung der Klassifikation der Deutschen Sektion Schilddrüse der WHO (s. Tab. 18-2)

Tab. 18-2 Charakteristika maligner Schilddrüsen-Tumoren

Tumorausbreitung Histologie	Alter	Progredienz	lok.-infilt.	reg. LK	Fern-Met.	TSH-abh.	^{131}J.-Spch.	Häufigkeit
differenziert:								80 %
papillär	jünger	+...	(−)	++	(+)	+++	++	62 %
follikulär	mittel	+(+)..	(+)	+	++	+++	+++	18 %
C-Zell-Karzinome (parafollikuläre Zellen)	fortgeschritten	++	+	++	+	−	−	6 %
entdifferenziert:								20 %
anaplastisch und sarkomatös	älter	+++(+)	+++(+)	+++	+++	(+) Metastasen	(+)	

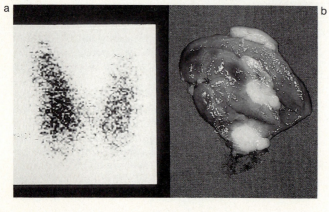

Abb. 18-14 Papilläres Schilddrüsenkarzinom:
a) Szintigraphie (kalte Bezirke)
b) Operationspräparat

Klinik: Malignitätsverdächtig sind kalte Knoten bei männlichen Patienten unter 40 Jahren, schlechte Verschieblichkeit, derbe bis harte Konsistenz, zervikale oder supraklavikuläre Lymphknoten. Hinweis auf infiltratives Wachstum: *Horner*-Syndrom, Rekurrensparese, Schluckstörung und Dyspnoe, Rezidivstruma. Hinzu kommen allgemeine Symptome bösartiger Geschwülste: Leistungsknick, Gewichtsabnahme, Anämie, BSG-Erhöhung.
Diagnostik: Szintigraphie, Feinnadelbiopsie, Kalzitonin-Spiegel bei C-Zellkarzinom, Sonographie.

Tab. 18-3 Stadieneinteilung nach TNM-System (s. Kap. 8.1.3, Tumorklassifikationen und Abb. 8-3)

T	=	(Primärtumor)
T_0	=	Nicht tastbar
T_1	=	Kleiner Tumor, gut verschieblich
T_2	=	Tumor mit Drüsendeformierung in beiden Lappen aber gut verschieblich
T_3	=	In die Umgebung infiltrierender und fixierter Tumor
N	=	(Lymphknoten)
N_0	=	Kein Knoten befallen
N_1	=	Verschiebliche, homolaterale Lymphknoten
N_2	=	Kontralaterale oder bilaterale Lymphknoten
N_3	=	Fixierte Lymphknotenpakete
M	=	(Metastasen)
M_0	=	Keine Metastasen
M_1	=	Fernmetastasen nachweisbar

Tumorformen

Papilläres Karzinom (ca. 40%)

Beste Prognose unter den SD-Malignomen. Die 5-Jahres-Überlebensrate bei unter 40jährigen liegt bei 80%, bei Patienten über 40 Jahre 50%. Bei intrathyreoidalem Wachstum ohne oder mit beweglichen Lymphknotenmetastasen ist die 10-Jahres-Überlebensrate 95%. Bei extrathyreoidalem Wachstum beträgt die 10-Jahres-Überlebensrate 20%. Die Letalität der okkulten papillären Karzinome (Durchmesser unter 1 cm) ist fast Null.

Strategie chirurgischer Therapie:
Stadium- und Risiko-orientiertes Operationsverfahren:
– Okkultes papilläres Karzinom ohne Lymphknotenmetastasen als Zufallsbefund im Operationspräparat – *keine Reintervention*.
– Bei intrathyreoidalem, solitärem, papillärem Karzinom ohne Lymphknotenmetastasen, bei Patienten unter 40 Jahren mit Durchmesser 1,0–1,5 cm Hemithyreoidektomie, eventuell mit subtotaler Resektion der kontralateralen Seite.
– Postoperative HORMONELLE SUPPRESSION.

Follikuläres Karzinom (ca. 35%)

Entweder isolierte, abgekapselte oder die Drüse invasiv durchsetzende bzw. überschreitende Tumoren. Sie neigen zum Gefäßeinbruch mit früher *hämatogener Metastasierung*. Die Prognose ist recht günstig. Der Altersgipfel liegt bei ca. 50–55 Jahren.
Strategie chirurgischer Therapie:
– Totale Thyreoidektomie, selektive Lymphknotendissektion bei LK-Befall, postoperative Radiojodtherapie und hormonelle Suppression.
– Bei drüsenüberschreitendem Primärtumor – *erweiterte Thyreoidektomie, modifizierte radikale Lymphknotendissektion*.
– Bei Fernmetastasierung: Versuch der Metastasenentfernung.

Anaplastisches Karzinom (ca. 15%)

Besonders aggressiv, infiltriert die Nachbarorgane schnell. Fernmetastasierung bevorzugt in die Lunge, Leber, Knochen und Gehirn und erfolgt frühzeitig. 80–90% der meist über 60jährigen Patienten kommen mit schilddrüsenüberschreitendem Primärtumor (Stadium T_4) in die Klinik. Bei kombinierter operativer und radiologischer Therapie liegt die 5-Jahres-Überlebensrate bei 7–15%. Ergebnisse der kombinierten prä- und postoperativen fraktionierten Strahlentherapie stehen noch aus.
Strategie chirurgischer Therapie:
– Auf die Schilddrüse begrenzter Tumor – *radikale Tumorentfernung*.
– Bei schilddrüsenüberschreitendem Tumor
 – *ausgiebige palliative Reduktion der Tu-*

mormasse. Verzicht auf komplikationsträchtige heroische Erweiterung.

Meduläres oder C-Zell-Karzinom (ca. 5%)

Man unterscheidet die sporadische und familiäre Form.
Sporadische Form: Meist unizentrisch und auf einen Schilddrüsenlappen begrenzt (70%).
Familiäre Form: Multizentrisch in beiden Schilddrüsenlappen. Sie ist häufig kombiniert mit einem Phäochromozytom oder einer Nebenschilddrüsenhyperplasie (multiple endokrine Neoplasien – MEN II) (s. Kap. 18.3).
Eine Lymphknotenmetastasierung ist von entscheidender prognostischer Relevanz.
Strategie chirurgischer Therapie:
– Präoperative Sicherung der Nosologie.
– Da die C-Zellen in dorsalen Anteilen der Schilddrüse zu finden sind, hat der Tumor meistens einen dorsalen Sitz, d. h. – *stets extrakapsuläres Vorgehen.*
– Wegen häufiger und früherer Manifestation von Lymphknotenmetastasen – obligate Lymphknotendissektion.
– Postoperative Kontrolle – Kalzitonin als Tumormarker.

Ein wirksames alternatives Therapieverfahren gibt es nicht. Die suffiziente chirurgische Erstbehandlung ist deshalb für die Prognose entscheidend!
Postoperativ: Ganzkörperszintigraphie zum Ausschluß extrathyreoidaler Metastasen in der 6. postoperativen Woche beim papillären und follikulären SD-Karzinom. Vor dieser Untersuchung keine Schilddrüsenhormonsubstitution (Steigerung der *Jodavidität*).
Nuklearmedizinische Therapie: (Radiojodtherapie): Die Radiojodtherapie ist eine selektive Strahlenbehandlung ohne Schädigung der benachbarten Organe. Indikation: Postoperativer Nachweis von jodspeicherndem Gewebe in der Halsregion, regionalen Lymphknoten oder Fernmetastasen (nur bis zu 65% der Metastasen speichern Jod).
Externe Hochvolttherapie*): Ergänzung der sehr wirksamen Therapieformen – Operation und Radiojodtherapie.
Polychemotherapie: Nach Ausschöpfung der anderen Therapien können die Mono- und Polychemotherapie erwogen werden.
Prognose: Sie richtet sich nach dem TNM-Stadium und histologischen Befund. Beim kleinen follikulären und papillären Karzinom resultiert nach radikaler Entfernung keine nennenswerte Einschränkung der Lebenserwartung (ca. 80% 5-Jahresheilung). Am schlechtesten ist die Prognose beim undifferenzierten Karzinom mit einer 5-Jahresheilung von nur 1–5%.

Technik der Schilddrüsenoperation

Subtotale Strumaresektion (Struma diffusa nodosa; fokale oder disseminierte Autonomie) (Abb. 18-15):
Hautschnitt: *Kocher*-Kragenschnitt. Bei Asymmetrie des Halses präoperativ am sitzenden Patienten den Schnittverlauf markieren. Durchtrennung der Gewebsschichten bis zur Freilegung der Strumakapsel. Die lateralen Grenzen sind die Mm. sternocleidomastoidei. Gefäße werden abgeklemmt und durchtrennt. – Mobilisierung der Struma: Darstellung der oberen Polgefäße. Durch leichten Zug an der Schilddrüse nach kaudal werden Muskelfasern und Bindegewebe abgeschoben. Es liegen dann die Polgefäße frei. Bei der Unterbindung der

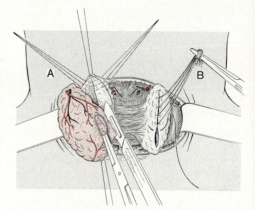

Abb. 18-15 Beidseitige subtotale Strumaresektion mit Durchtrennung der Arteria thyreoidea superior und des Isthmus:
A) Phase der Resektion
B) Kapselnähte

---

*) physikalisch korrekter: Hochenergie-Strahlentherapie.

oberen Polgefäße müssen verschiedene Variationen im Verlauf der A. thyreoidea superior berücksichtigt werden. Ansonsten besteht die Gefahr der Nachblutung.
Danach Darstellung der A. thyreoidea inferior und Unterbindung mit resorbierbarem Material. Dabei sollten die Nn. recurrentes stets dargestellt werden, da sie in dieser Phase leicht geschädigt werden können. Bei Hyperthyreose ist die Ligatur obligatorisch, um die Hormonproduktion des Restgewebes zu drosseln. Bei der subtotalen Resektion wegen blander oder hypothyreoter Struma kann sie unterbleiben, vor allem bei schwacher Entwicklung des Gefäßes mit schwieriger Lokalisation. Cave: N. recurrens. Resektion der Schilddrüse auf Normgröße (jeder Lappen von ca. 4 × 2,5 × 1,4 cm auf jeder Seite). – Keilförmige Exzision zum besseren Kapselverschluß.

Schilddrüsenoperation: Aufklärung über potentielle Rekurrensläsion zwingend!

Enukleation (eines Adenoms): Vorgehen: Ausschälen des Adenoms (Abb. 18-16).

Thyreoidektomie (Struma maligna): Gleiches Vorgehen wie bei der Resektion mit dem Unterschied, daß sämtliches Schilddrüsengewebe entfernt wird. Dementsprechend ist die Komplikationsrate größer, die Nebenschilddrüsen können nicht immer geschont werden. Darstellung der Nervi recurrentes obligat.

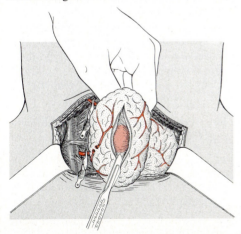

Abb. 18-16 Enukleation eines autonomen Adenoms.

Bei Kombination mit „neck dissection" Türflügelschnitt, Durchtrennung der Mm. sternocleidomastoidei und totale Lymphadenektomie im Halsbereich (s. Abb. 17-23).

Retrosternale Struma: Vom linken Lappen ausgehend und in den Thorax eintauchend; läßt sich meist von oben ohne Sternotomie luxieren und versorgen („was von oben kommt, läßt sich auch von oben operieren"). Echte intrathorakale Strumen erfordern die mediane Sternotomie (eigener Gefäßabgang aus dem Aortenbogen!).

Komplikationen der Schilddrüsenoperation

Frühkomplikation: Heiserkeit bei einseitiger und Atemstörung (Stridor) bei bds. Rekurrensparese (0–2%), Tracheomalazie, Stimmbandschwellung, kollares Hämatom, Blutung, Infektion, Tetanie bei Hypokalzämie (0,1–2%): Hypoparathyreoidismus durch Entfernung oder Devaskularisation der Nebenschilddrüsen.

Postoperativer Stridor nach Schilddrüsenoperation → höchste Gefahr!

Therapie: Laryngoskopie, ggf. Intubation, bei Ödem Kalzium, Kortison, Antiphlogistika i.v. Tetanie: Kalzium i.v. oder oral, AT 10®.

Rezidivstruma

In der Regel Ausdruck insuffizienter Rezidivprophylaxe oder hormonaler Störungen im Schilddrüsenhormon-Regelkreis.

Rezidivstruma: War die Rezidivprophylaxe suffizient? Malignom?

OP-Indikation: Beschwerden, Malignitätsverdacht und kosmetische Gesichtspunkte.
Klinik: Knotenbildung im Narbenbereich, Schluckstörungen, Atembeschwerden. Bei schnellem Wachstum Verdacht auf Malignität.
Therapie: Operative Revision unter sorgfältiger Berücksichtigung der Anatomie. Häufig in Form der Enukleationsresektion unter Belassung der hinteren Schilddrüsenkapsel.

Cave Rekurrensläsion (> 4%) und postoperative Tetanie.

18.3 Nebenschilddrüsen
(GK 3: 17.3)

Hyperparathyreoidismus

Die Nebenschilddrüsenüberfunktion wird als *Hyperparathyreoidismus* (HPT) bezeichnet. Ursachen können sein: Veränderungen der Epithelkörperchen (Adenome, Karzinome, Hyperplasie) oder renale bzw. gastrointestinale Erkrankungen. Klinisch am wichtigsten sind zwei Erscheinungsformen:
1. *Primärer HPT* (autonom). Inkretion von Parathormon unabhängig vom Kalziumregelkreis. Gleiches gilt für den *Tertiären HPT*.
2. *Sekundärer HPT* (regulativ) mit erhöhter PTH-Konzentration als Reaktion auf die Serumhypokalzämie, meistens als Folge chronischer Niereninsuffizienz (Dialyse).

Primärer Hyperparathyreoidismus

Physiologie: Parathormon (PTH) führt in Anwesenheit von Vitamin D zur Kalziumfreisetzung aus den Knochen. Als Gegenspieler fungiert das Kalzitonin aus den C-Zellen der Schilddrüse. Bei Hyperkalzämie bewirkt Kalzitonin eine Bremsung des Knochenabbaus. Das Dihydroxycholecalciferol aus dem Vitamin D_3 steigert demgegenüber die intestinale Kalziumresorption.

Angriffspunkte des Parathormons sind die Knochen, die Nieren und der Dünndarm. Der Anstieg der Kalziumkonzentration im Serum wird durch Kalziummobilisation aus den Knochen über eine vermehrte Osteoklasten- und vermutlich Osteozytentätigkeit bewirkt. Gleichzeitig kommt es zu einer Vermehrung der alkalischen Phosphatase in den Osteozyten und durch Auflösung der Knochenmatrix zu einer Ausscheidung von Hydroxyprolin im Urin. In den Nieren bewirkt das Parathormon eine vermehrte Ausscheidung von Phosphat und eine gesteigerte tubuläre Kalzium- und Magnesiumrückresorption. Dies wird verstärkt durch ein erhöhtes Kalzium- und Magnesiumangebot aus dem Knochenabbau. Die Hyperkalzämie führt zur Nephrokalzinose und Nierensteinbildung. Ferner werden Kalium, Natrium, Chlor, Zitrat, Sulfat, Bikarbonat, Wasser und Ammonium vermehrt mit dem Urin ausgeschieden.

Am Darm bewirkt das Parathormon die verstärkte Resorption von Kalzium, Magnesium und Phosphat. Diese Wirkung ist möglicherweise indirekt oder kann auf eine vermehrte Bildung von Dihydroxycholecalciferol in den Nieren zurückgeführt werden.

Morphologie: Ursache des primären Hyperparathyreoidismus ist in 80–90% ein solitäres Adenom. Multiple Adenome im Rahmen einer endokrinen Adenomatosis (MEN-Syndrom) liegen in 2–7%, eine Hyperplasie aller Nebenschilddrüsen in 2–9% und ein Karzinom der Nebenschilddrüse in 0,5–6% vor. Frauen sind häufiger betroffen als Männer, im Kindesalter ist ein HPT selten. Beim MEN I-Syndrom liegt der HPT in Kombination mit Tumoren des Pankreas und der Hypophyse, beim MEN II-Syndrom zusammen mit Phäochromozytomen und medullären Schilddrüsenkarzinomen vor.

Klinik: Die Vielfältigkeit der Symptome beruht auf der Tatsache, daß die Funktion zahlreicher Organe vom Kalzium abhängig ist oder durch Kalzium beeinflußt wird. Man unterscheidet verschiedene Manifestationsformen des HPT:

- RENALE MANIFESTATION: 75% der Patienten mit HPT leiden an Nephrolithiasis, bei 5% der Nierensteinträger liegt ein HPT vor. Die Steine bestehen aus Kalziumoxalat und Kalziumphosphat. Weitere Symptome können sein Nephrokalzinose, Polyurie, Polydypsie, Hyposthenurie, renale Hypertonie, Niereninsuffizienz bis zum Stadium der *Präurämie*.

> Hyperkalzämie und Nierensteine: Primärer HPT?

- OSSÄRE MANIFESTATION: sog. „braune Tumoren" (Osteodystrophia fibrosa[cystica]generalisata v. Recklinghausen) (Abb. 18-17). In ca. 30% ossäre Symptome: Generalisierte Knochenatrophie, subperiostale Resorption, periostale Knochenbildung, Akro-Osteolyse, Gelenkschmer-

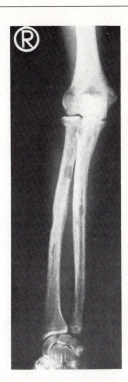

Abb. 18-17 Knochenveränderung beim primären Hyperparathyreoidismus (braune Tumoren).

zen, „Mattglas-Schädel" und Spontanfrakturen.
DIFFERENTIALDIAGNOSE: Osteoporose – bei HPT auch Kortikalisschwund, bei der Osteroporose nur Spongiosaschwund. Kreuz-, Gelenk- und Gliederschmerzen werden häufig als rheumatische Beschwerden oder osteolytisch-neoplastische Prozesse gedeutet.
- NEUROLOGISCH-PSYCHIATRISCHE MANIFESTATION: Charakteristisch sind Adynamie, Hyporeflexie, Myopathie, Müdigkeit, Verstimmung, amnestische Störungen u. ä. m.
- GASTROINTESTINALE MANIFESTATION: Appetitlosigkeit, Brechreiz, Obstipation, Ulkusneigung, Pankreatitis, paralytischer Ileus.

HPT: „Stein, Bein, Magenpein"

Diagnostik: Laborwerte: Hyperkalzämie, Hyperkalzurie, Hypophosphatämie, Hyperphosphaturie, Hydroxyprolinausscheidung im Urin erhöht, alkalische Phosphatase erhöht. PTH-Konzentration im Serum erhöht. Kontrolle der Serumhormonwerte (Hypo-

physe, Pankreas, Schilddrüse, Nebenniere) zum Anschluß eines MEN-Syndroms.
Röntgen: Generalisierte Skelett-Demineralisation, Spongiosierung der Kortikalis, subperiostale Reaktion der Phalangen, Akro-Osteolyse, Knochenzysten, Epulis, Nephrolithiasis und Nephrokalzinose.
Histopathologie: Morphometrische Auswertung.

Adenomlokalisation: Palpation, Sonographie, Computertomographie, Kernspintomographie (= NMR), fraktionierte selektive Venenkatheterisierung mit PTH-Bestimmung. Die Trefferquote liegt bei ca. 60%. Das z. Z. verläßlichste Verfahren der präoperativen Lokalisationsdiagnostik ist die Thallium-Technetium-Sequenz-Szintigraphie und Sonographie (Abb. 18-18). Trefferquote: über 95%. Doch weiterhin gilt:

HPT: Kein diagnostisches Verfahren kann die intraoperative Freilegung aller vier Nebenschilddrüsen ersetzen

Differentialdiagnose: Hyperkalzämie als paraneoplastisches Syndrom bei Malignomen (Lungen-, Mamma-, Pankreaskarzinom). Osteoporose. Altersatrophie etc.
Therapie: Das Verfahren der Wahl ist die chirurgische Exstirpation des Adenoms. Mit der Diagnosestellung ergibt sich die Indikation. Die operative Taktik zielt auf die präoperative Senkung der Kalziumwerte. Zugang und Exploration analog zur Schilddrüsenoperation (s. o.), wobei sämtliche regulären und die häufigsten ektopen Lokalisationen der Epithelkörperchen aufgesucht und auf ein Adenom geprüft werden müssen. Bei Hyperplasie sollten 3½ der 4 Drüsen entfernt werden.
Risiken: Blutung, Infektion, Rekurrensschädigung, Tetanie.
Prognose: Nach erfolgreicher Entfernung des Adenoms gut, vorübergehende Hypokalzämien mit Tetanie bessern sich spontan, ggf. unter Zusatz von AT 10® und oralem Kalzium.

Sekundärer Hyperparathyreoidismus

Gesteigerte Parathormonsekretion zum Ausgleich eines extrazellulären Kalzium-

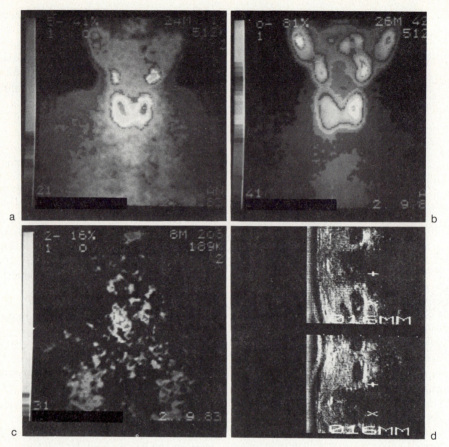

Abb. 18-17 Lokalisationsdiagnostik eines Nebenschilddrüsen-Adenoms (rechts unten) mit ^{99m}Tc/^{201}Tl-Szintigraphie und Sonographie:
a) Technetium-Scan (mit ^{99m}Tc) von Schilddrüse, Nebenschilddrüse und Speicheldrüse
b) Thallium-Szintigraphie (mit ^{201}Tl) der gleichen Region
c) Subtraktionsaufnahme von a) und b) mit Darstellung eines Nebenschilddrüsen-Adenoms (rechts unten)
d) sonographischer Nachweis des Nebenschilddrüsen-Adenoms

mangels. Dieser beruht auf einer chronischen Niereninsuffizienz oder einer intestinalen Kalzium-Mangelabsorption (Vitamin D-Mangel, Malabsorption, Sprue). Bei länger bestehender Hypokalzämie kommt es zu einer reaktiven sekundären Hyperplasie aller Drüsen. Durch Phosphatstau resultierte eine Überschreitung des Löslichkeitsprodukts von Kalzium und Phosphat, dadurch Ausfällung von Phosphat im Gewebe und Abnahme des Kalziumspiegels. Gleichzeitig ist die Bildung von Dihydroxycholecalciferol in den Nieren gestört.

Klinik: Symptome des HPT bei langdauernder Niereninsuffizienz oder Malabsorption. Das Serumkalzium kann normal (Frühform), erhöht und selten sogar erniedrigt sein.

Therapie: Versuch der konservativen Therapie bei intestinaler Ursache. Bei renaler Genese gelegentlich totale Parathyreoidektomie erforderlich mit autologer Transplantation eines Epithelkörperchens in die Unterarmmuskulatur. Bei Entwicklung autonomer Reaktionsmechanismen im Rahmen eines sekundären Hyperparathyreoidismus spricht man vom *tertiären Hyperparathyreoidismus*.

Hypoparathyreoidismus

Funktionsverlust der Epithelkörperchen mit Abfall des Serum-Kalziums und gesteigerter neuromuskulärer Erregbarkeit. Ursächlich können sein: idiopathische und häufiger sekundäre – postoperative nach Schilddrüsen- oder Nebenschilddrüsenoperation – Veränderungen. Intermittierend treten reaktive Formen des Hypoparathyreoidismus auf nach Entfernung eines Nebenschilddrüsenadenoms sowie bei Neugeborenen von Müttern mit einem HPT.

Tetanie nach Schilddrüsenoperation: iatrogener Hypoparathyreoidismus!

Klinik: Tetanische Anfälle mit tonischen Muskelkrämpfen, Parästhesien, viszeralen Spasmen, epileptischen Anfällen, Tetanie. Im Serum findet sich eine Hypokalzämie, Hyperphosphatämie, erniedrigter Parathormonspiegel sowie eine Hypokalzurie.
Therapie: Konservativ mit oraler oder intravenöser Kalziumsubstitution (2–3 g/die per os oder 1–2 Amp. Kalzium i. v.). Medikation mit AT-10®, Vitamin D_3.

Nebenschilddrüsenkarzinom

Die Inzidenz ist ca. 1% aller Schilddrüsentumoren. Davon sind 90% hormonell aktiv. Demnach ähnliche klinische Symptome wie die Adenome. Hyperkalzämie! Neigung zur lymphogenen Metastasierung und hartnäckige Neigung zu lokalen Rezidiven. Sie können in ektopischer Nebenschilddrüse vorkommen. Bei Diagnosestellung liegt bereits Lymphknotenmetastasierung in einem Drittel der Fälle vor.
Intraoperative makroskopische Kriterien: Infiltratives Wachstum in die Umgebung, keine oder schwere Abgrenzung zur Umgebung, derbe Konsistenz und grau-weißliche Schnittfläche.
Die makroskopischen Befunde müssen dem Pathologen bei der Schnellschnittuntersuchung mitgeteilt werden.
Chirurgische Therapie: Radikales Vorgehen. Bei Metastasierung gibt es keine radikale Therapie mehr. Lediglich symptomatische Kalziumsenkung.

19 Brustdrüse (GK 3: 18)

19.1.1 Anatomie

Die Brustdrüse entwickelt sich in den ersten Fetalmonaten im Bereich der Milchleiste durch Einstülpen der Epidermis. Sie liegt zwischen der 3. und 6. Rippe auf der Faszie des M. pectoralis major. Die erst durch eine Schwangerschaft voll ausreifende Drüse besteht aus 15 bis 20 Lappen mit radiärer Anordnung. Jeder Drüsenlappen besteht aus 10–15 Läppchen (Lobuli) und hat einen einzelnen Milchgang (Ductus lactiferus), der in der Brustwarze ausmündet. Drüse und Milchgänge sind von derbem Bindegewebe umgeben, das reich an Gefäßen und Fett ist (Abb. 19-1).

Arteriell wird die Mamma im medialen oberen Abschnitt versorgt durch Rami perforantes, im unteren lateralen Abschnitt durch Rami mammarii laterales aus der A. thoracica lateralis.

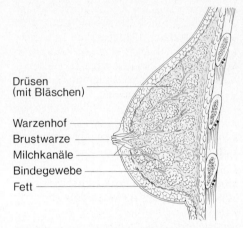

Abb. 19-1 Anatomie der weiblichen Brustdrüse.

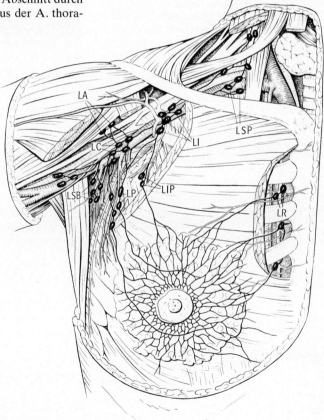

Abb. 19-2 Lymphabflußgebiete der Brustdrüse (LA = Lymphonodi apicales, LC = Lymphonodi centrales, LI = Lymphonodi infraclaviculares, LIP = Lymphonodi interpectorales, LP = Lymphonodi pectorales, LR = Lymphonodi retrosternales, LSB = Lymphonodi subscapulares, LSP = Lymphonodi supraclaviculares).
(Aus Stegner, Gynäkologie, Enke, Reihe AO [Ä])

Der Lymphabfluß erfolgt in erster Linie nach axillär in tiefe und oberflächliche Lymphknotengruppen. Diese stehen in enger Verbindung mit den Lymphknoten des Armes sowie der infra- und supraklavikulären Lymphknotenregionen. In diesem Bereich besteht auch eine Verbindung zu der medialen Lymphabflußbahn der Mamma, die durch den M. pectoralis major und die Interkostalräume entlang der V. thoracica interna zieht. Nach lateral drainiert die Lymphe zu den Lymphonodi axillares pectorales und subpectorales, deren prominentester der *Sorgius*-Lymphknoten ist. Sie verlaufen entlang der Vasa thoracica lateralia (Abb. 19-2).

Ein dritter Abflußweg läuft intramuskulär durch den M. pectoralis major nach medial zu den Lymphonodi interpectorales, die zwischen beiden Brustmuskeln liegen (*Rotter*-Lymphknoten). In diesem Bereich bestehen Beziehungen zur kontralateralen Seite.

19.1.2 Diagnostik

Anamnese: Familiäre Disposition, gynäkologische Anamnese, Risikofaktoren, Veränderungen der Brustdrüse, Brustgröße, Hautveränderungen, Schmerzen?
Inspektion: Hautfarbe, Hautoberfläche, Beschaffenheit der Brustwarze, Brustform?
Palpation: Tumor, Abgrenzbarkeit, Verschieblichkeit, Beschaffenheit, Konsistenz, Oberflächenstrukturen?
Palpation der regionären Lymphknoten: Axillär, subpektoral, supra- und infraklavikulär, interpektoral.
Selbstuntersuchung: Die regelmäßige Untersuchung der eigenen Brustdrüsen durch die Frau ist die beste Maßnahme der Vorsorge. Voraussetzung ist allerdings, daß jeder verdächtige Tastbefund zu sofortiger ärztlicher Konsultation führt.

> **Mammakarzinom: Beste Vorsorge ist die aufmerksame und regelmäßige Selbstuntersuchung!**

In der Hand des erfahrenen Untersuchers hat die Palpation der Brustdrüse eine Treffsicherheit von bis zu 80%.

Mammographie: Die röntgenologische Darstellung der Brustdrüse hat bei erfahrenen Untersuchern eine Treffsicherheit von 95%. Krebsverdacht besteht bei Tumorschatten, Krebsfüßen und vor allem Mikroverkalkungen. Ergänzende Verfahren sind die *Xerographie* sowie bei sezernierenden Brustdrüsen die *Galaktographie* in Kombination mit einer Zytologie und die Sonographie.
Thermographie: Sie dient dem Nachweis lokaler Hyperthermie im Bereich maligner Tumoren. Falsch negative Befunde sind nicht selten.
Feinnadelbiopsie: Sicherung verdächtiger Befunde soweit nicht ohnehin klinisch oder mammographisch die Indikation zur chirurgischen Biopsie gegeben ist.

- Klinische Untersuchung, Mammographie und Feinnadelbiopsie werden auch als *Tripel-Diagnostik* bezeichnet. Hiermit ist eine Treffsicherheit von über 95% zu erreichen.

Chirurgische Biopsie:

> **Chirurgische Mamma-Biopsie = lokale Tumorexstirpation („Alles oder nichts!")**

Bei jedem Verdacht auf das Vorliegen eines Malignoms sollte eine diagnostische Tumorexstirpation vorgenommen werden. Auf diese kann nur bei Vorlage des zytologisch eindeutig malignen Befundes zugunsten der sofortigen definitiven Operation verzichtet werden. Die exakte präoperative mammographisch-topographische Lokalisation des verdächtigen Bezirkes ist eine Voraussetzung des Eingriffs (Blaumarkierung!). Die kosmetische Schnittführung (perimamillär, schlechter radiär) und die Entfernung des gesamten verdächtigen Areals sind obligat (Abb. 19-6a, b).

Rezeptoranalyse: Die Bestimmung der Hormonrezeptoren hat weitreichende Konsequenzen für die Therapie des Mammakarzinoms. Sie sollte daher immer durchgeführt werden, weil die Geschlechtshormon-Abhängigkeit des Tumors für die chirurgische Diagnostik und Therapie und vor allem für die postoperative Nachbehandlung (Hormontherapie, s. u.) äußerst wichtig sind.

Ergänzende Untersuchungen: Zum Ausschluß von Fernmetastasen Röntgen-Tho-

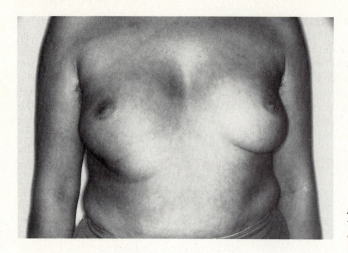

Abb. 19-3 Mamma aberrata mit doppelseitiger Brustdrüsenanlage rechts unten.

rax, Knochenszintigramm, Röntgen-Skelett, Hirnszintigramm, Computertomogramm.

19.2 Fehlbildungen
(GK 3: 18.1.1)

Angeborene Fehlbildungen

Athelie: Fehlen einer oder beider Brustwarzen.
Therapie: Kosmetischer Ersatz aus der gegenseitigen Mamille, der Schamlippe oder durch Tätowierung.

Amastie: Fehlen (Aplasie) einer Brustdrüse.
Therapie: Kosmetischer Ersatz durch Schwenklappenbildung aus dem M. latissimus dorsi, Protheseniplantation.

Polythelie und Polymastie: Multiple Brustwarzen bzw. Brustdrüsen entlang der Milchleisten.
Therapie: Entfernung nach kosmetischen Gesichtspunkten.

Mamma aberans: Zusätzliches Brustdrüsengewebe in Nachbarschaft der normalen Brustdrüse, meist im oberen äußeren Quadranten mit erhöhtem Entartungsrisiko (Abb. 19-3).
Therapie: Entfernung unter Berücksichtigung kosmetischer Gesichtspunkte.

Wachstumsbedingte Fehlbildungen

Mikromastie (Mammahypoplasie): Wachstumsstörung meist beider Brüste.
Therapie: Bei Wunsch nach kosmetischer Korrektur und grober Abweichung von der Norm unter Berücksichtigung psychischer Faktoren und der sozialen Indikation Durchführung einer Mammaaugmentationsplastik. Hierzu durch eine kleine Hautinzision Implantation von Silastic-Mammaprothesen unter die Drüsenkörper auf die Pektoralisfaszie.
Prognose: Im Langzeitverlauf Neigung zur Verhärtung der Prothese durch fibröse Kapselschrumpfung.

Makromastie (Mammahypertrophie, -hyperplasie): Abnorme, meist bilaterale Brustvergrößerung (siehe Kap. 10).

> **Mammareduktionsplastik: Behutsame Indikationsstellung!**

19.3 Entzündungen
(GK 3: 18.1.2)

Thelitis: Entzündung der Mamille, meist durch oberflächliche Gewebeläsion beim Saugakt verursacht. Durch lymphogene Ausdehnung kann eine Mastitis resultieren.

Prophylaxe: Strenge Asepsis und Hygiene beim Stillvorgang, richtige Stilltechnik.
Therapie: Desinfektion, Kühlung, Antiphlogistika, Antibiotika, bei Bedarf Abstillen, trockene Wundbehandlung.

Akute Mastitis: Meist in Form der Mastitis puerperalis (85–95%). Eintrittspforte ist eine Thelitis mit Infektion der Milchgänge durch Staphylokokken.
Klinik: Erhöhte Temperatur, Schüttelfrost. Nach anfänglich umschriebenem Schmerz später diffuser Druckschmerz der gesamten Brust mit Infiltration, Rötung und Schwellung. Abszedierung und Nekrose von Brust und Drüsengewebe ist möglich.
Therapie: Abstillen, Abpumpen der Milch, Alkoholverbände, Antibiotika, bei Abszedierung in Allgemeinnarkose radiäre Inzision, Drainage der Abszeßhöhle, ggf. Abtragen der Nekrose, lokale Spülung.
Bei chronischen Abszessen Ausschluß eines verjauchenden Karzinoms durch histologische Untersuchung.
Die tuberkulöse Mastitis als Sonderform der Brustdrüsenentzündung ist heute selten und steht meist im Zusammenhang mit einer Lungen-Tbc.

19.4 Tumoren

19.4.1 Gutartige Tumoren
(GK 3: 18.1.4)

Dysplasien

Zysten: Meist im Rahmen der Mastopathia chronica fibrosa cystica, selten als sog. Involutionszysten, d. h. Retentionszysten *(Galaktozelen)*. Diese durch eine Abflußstörung verursachten Zysten können bis zu faustgroß werden.
Therapie: Exstirpation.

Mastopathia chronica fibrosa cystica: Die Mastopathie ist die häufigste Brustdrüsenerkrankung der Frau. Hiermit werden verschiedenste pro- und regressive, dysplastische Veränderungen der Brust und des Brustdrüsengewebes bezeichnet. Neben multiplen Zysten können papilläre Wucherungen der Zystenwand, aber auch der Drüsenläppchen mit adenomartigen Strukturen auftreten. Ursächlich liegt eine hormonelle Dysregulation zugrunde. Die proliferativen Veränderungen des Bindegewebes bewirken derbe Gewebsverhärtungen. In Abhängigkeit von Dauer und Ausprägung der einzelnen Veränderungen überwiegt der fibröse oder zystische Anteil. Die Proliferationstendenz bedingt das hohe Entartungsrisiko. Histopathologisch läßt sich die Mastopathie nach *Prechtel* in 4 Grade einteilen (Tab. 19-1).
Die häufigste Erscheinungsform der Mastopathie ist Grad I (70%), das Entartungsrisiko wird unter 1% angegeben. Bei der Mastopathie Grad II (20%) liegt das Entartungsrisiko um 2,5%, beim Grad III a zwischen 30 und 50%, beim Grad III b liegt bereits ein sicheres Carcinoma in situ vor.
Klinik: Teils schmerzlose, teils schmerzhafte, knotige Verdickungen des Drüsenparenchyms, bei kleinzystisch-knotiger Veränderung in Form der *„Schrotkugelbrust"*. Zysten sind prall elastisch und von Knoten gelegentlich abgrenzbar. Subjektiv Zunahme der Beschwerden prämenstruell.
Therapie: Sicherung der Diagnose durch Knotenexstirpation, bei Mastopathie Grad I und II regelmäßige (halbjährlich) klinische Nachuntersuchung, Mammographie in jährlichen Abständen. Bei Mastopathie Grad III prophylaktische subkutane Mastektomie mit Prothesenimplantation.

Tab. 19-1 Grad-Einteilung der Mastopathie (nach *Prechtel*)

I	Benigne Parenchymdysplasie ohne intraduktale/intraduktuläre Epithelproliferation
II	Benigne Parenchymdysplasie mit intraduktaler/intraduktulärer Epithelproliferation ohne zyto- und histomorphologische Atypie
III a	Parenchymdysplasie mit intraduktaler/intraduktulärer Epithelproliferation mit mäßiger zyto- und histomorphologischer Atypie
III b (Carcinoma in situ)	Parenchymdysplasie mit intraduktaler/intraduktulärer Epithelproliferation mit gehäufter zyto- und histomorphologischer Atypie

Gynäkomastie: Die Vergrößerung einer oder beider Brustdrüsen bei einem Mann kann hormonelle Ursachen (Hodentumoren, Nebennierenrindentumoren, Hypophysentumoren, Leberzirrhose) haben! Dabei liegt meist eine bds. Gynäkomastie vor. Auch im Adoleszentenalter ist eine bds. Gynäkomastie nicht selten. Die einseitige Gynäkomastie mit Mastodynie ist eine Erkrankung des fortgeschrittenen Erwachsenenalters ohne direkten Bezug zu hormonellen Dysfunktionen. Differentialdiagnostisch ist das Mamma-Karzinom des Mannes abzugrenzen (s. u. 19.4.3).
Therapie: Entfernung des gesamten Drüsenkörpers durch perimamillären oder transmamillären Schnitt, histologische Dignitätskontrolle (Abb. 19-6a).

Gutartige Geschwülste

Die gutartigen Geschwülste der Brustdrüse machen etwa 15–20% aller Mammatumoren aus.

Fibroadenom: Es ist der häufigste (70–75%) der gutartigen Tumoren und tritt meistens zwischen dem 20. und 25. Lebensjahr bei jungen Frauen auf. Während der Schwangerschaft und Laktation starkes Wachstum der Fibroadenome. Matrix der Tumoren sind fetal versprengte Drüsen mit epithelialen und bindegewebigen Anteilen. Meist liegen perikanalikuläre Fibroadenome vor.
Therapie: Lokale Tumorexstirpation.

Adenom: Seltene Geschwulst der Brustdrüse, meist während der Schwangerschaft auftretend.

Lipom: Relativ häufig aus dem Brustdrüsenfettgewebe sich entwickelnde Geschwulst, die weich, gelappt und leicht verschieblich ist.
Therapie: Lokale Exstirpation.

Milchgangspapillom: Papillomatöse Wucherung des Milchgangepithels im Bereich der Ausführungsgänge. Meist zentral in der Nähe der Mamille (75%) gelegen. Bei generalisiertem Befall (Papillomatose) besteht ein erhöhtes Entartungsrisiko (30%). Aus diesem Grund stets zytologische Untersuchung der Mamillensekretion und Galaktogramm.

Klinik: Häufig Blutung oder seröse Sekretion aus der Mamille.
Therapie: Lokale Exstirpation des betroffenen Lappens.

19.4.2 Präkanzerosen der Mamma

Präkanzerosen können von den Drüsenenden bzw. den Acini ausgehen (interlobulär/lobulär) oder von den Drüsengängen und den Ausführungsgängen der Lappen (intraduktal/duktulär).
Präkanzerosen des *duktalen* Typs sind die Mastopathia fibrosa cystica mit atypischen Proliferationen (s. o.), insbesondere im Stadium III a und b, sowie die Milchgangspapillome, seltener bei retromamillärer als bei duktaler Lokalisation. Ein duktales Milchgangspapillom hat ein Entartungsrisiko von knapp 10%.
Lobuläre Präkanzerosen treten nur als Carcinoma lobulare in situ (CLIS) auf. Diese nichtinvasiven Karzinome, die auch als *Komedokarzinome* oder *nicht infiltrierende papilläre Karzinome* bezeichnet werden, befallen vor allem Frauen im mittleren Lebensalter meist prämenopausal. In ca. 30% entwickeln sich aus diesen Tumoren invasive Karzinome. Wegen der in 20–25% beobachteten Bilateralität hat die Diagnostik und Therapie auch die andere Seite zu berücksichtigen.
Therapie: Großzügige subkutane Tumorexstirpation (Quadrantenexzision) oder subkutane Mastektomie.

19.4.3 Mammakarzinom
(GK 3: 18.2; GK 4: 3.4)

Das Mammakarzinom ist der häufigste Krebs der Frau in unseren Breiten. Die Inzidenz in Europa liegt 8–10mal höher als in Japan und Südamerika. Etwa 5–6% der Frauen entwickeln ein Mammakarzinom, 10–12% der durch Krebs bedingten Todesfälle sind auf ein Mammakarzinom zurückzuführen. Nur in 1–2% sind Männer betroffen (s. Kap. 8).

Ätiologisch werden verschiedene Risikofaktoren diskutiert: So sind Nullipara, Spätgebärende (jenseits des 35. Lebensjahres), ledige, familiär vorbelastete, nicht-stillende Frauen signifikant häufiger betroffen als andere. Auch wird die Einnahme von Antikonzeptiva, frühes Menarchenalter, spätes Menopausenalter sowie das Vorliegen einer zystisch-fibrösen Mastopathie als Risikofaktor angesehen. Die Erkennung dieser Risikofaktoren dient der Abschätzung des individuellen Risikos im Hinblick auf die Früherfassung eines Karzinoms. Besonders gefährdete Gruppen sollten immer zusätzlich zur Selbstuntersuchung einer regelmäßigen Vorsorgeuntersuchung durch den Arzt zugeführt werden.

Morphologie: Das Mammakarzinom entsteht im Bereich der Drüsengänge, der Lobuli oder der Lobi (intraduktal) oder der Drüsenläppchen (intralobulär). Nach *Stegner* bestehen ca. 85% aller Mammakarzinome aus duktalen und 10–15% aus lobulären Tumoren (Tab. 19-2).
Während die Gruppe I vor allem die nichtinvasiven Carcinomata in situ (s. o.) darstellt, sind unter den infiltrierenden Tumoren am häufigsten die Milchgangskarzinome in ihrer unterschiedlichen Differenzierung (ca. 80%). Lobuläre Karzinome in Form des kleinzelligen Mammakarzinoms sind in etwa 5–10% zu beobachten. Infiltrierende Karzinome mit ungewöhnlicher Differenzierung, mit dem medullären Karzinom als Hauptvertreter (4%), stellen eine weitere Gruppe dar. Seltene Mammamalignome sind Sarkome sowie metastatische Geschwülste. Prognostisch am günstigsten sind die papillär gebauten Tumoren, gefolgt vom Gallertkarzinom sowie dem medullären Karzinom mit lymphozytärer Reaktion. Am ungünstigsten sind die entdifferenzierten Adenokarzinome, die soliden und die anaplastischen Karzinome.

Lokalisation: Hauptlokalisation des Mammakarzinoms ist der obere äußere Quadrant (45–60%). Der innere obere Quadrant ist in 12–18% der Fälle betroffen. 10–12% der Karzinome verteilen sich im unteren äußeren, 5–7% im inneren unteren Quadranten. In ca. 13% liegt Multizentrizität vor. Hierbei befindet sich in mehr als 80% der Fälle der Zweittumor im gleichen Quadranten.

Metastasierung: Die Metastasierung erfolgt initial lymphogen. Die Lokalisation des Tumors ist dabei richtungsweisend für den Befall der jeweiligen Lymphknotengruppen. Tumoren des oberen äußeren Quadranten setzen ihre Metastasen zunächst in die axil-

Tab. 19-2 Klassifikation der Mammakarzinome

I. Nichtinfiltrierende Karzinome
   a) intraduktale (solide) und kribriforme Komedo-Karzinome
   b) intraduktale papilläre Karzinome
   c) nicht-infiltrierende lobuläre Karzinome (CLIS)
   d) Morbus Paget ohne nachweisliche Infiltration

II. Infiltrierende Milchgangskarzinome (80 %)
   a) überwiegend solide (undifferenzierte) Karzinome
      – mit geringer Fibrosierung
      – mit starker Fibrosierung
   b) überwiegend adenoide Karzinome
      – mit geringer Fibrosierung
      – mit starker Fibrosierung
   c) infiltrierende Komedokarzinome

III. Infiltrierende lobuläre Karzinome (small-cell carcinomata)

IV. Infiltrierende Karzinome mit ungewöhnlicher Differenzierung
   a) medulläre Karzinome; desgleichen mit lymphozytärer Randinfiltration
   b) papilläre Karzinome
   c) adenoid-zystische Karzinome
   d) hochdifferenzierte tubuläre Karzinome
   e) Gallertkarzinome
   f) Karzinome mit apokriner Differenzierung
   g) invasive Pagetkarzinome
   h) Plattenepithelkarzinome
   i) nicht klassifizierbare Karzinome

V. Sarkome
   a) Cystosarcoma phylloides (maligne Variante)
   b) fibro- und lipoplastische Sarkome
   c) chondro- und osteoplastische Sarkome
   d) angioplastische Sarkome
   e) Sonstige Sarkome

VI. Metastatische Geschwülste

lären Lymphknoten. Tumoren mit zentralem Sitz metastasieren gleich häufig nach axillär und parasternal, bei Tumoren des inneren Quadranten werden die parasternalen Lymphknoten häufiger befallen. Eine hämatogene Aussaat ist in jedem Stadium möglich. Schon bei Tumoren unter 1 cm Durchmesser können Lymphknoten- und Fernmetastasen entstehen. Solche Tumoren sind nicht palpabel und nur bei Mikroverkalkung mammographisch nachweisbar. Fernmetastasen treten vor allem im Skelett (Brust-, Lendenwirbel, Becken, Femur), in der Leber, der Haut, den Ovarien, der Lunge und der Bauchhöhle auf. Auch die kontralaterale Mamma kann metastatisch befallen sein.

Stadieneinteilung: Die Kategorisierung des Mammakarzinoms gibt konkrete Hinweise für das therapeutische Vorgehen. Darüber hinaus ermöglicht sie prognostische Aussagen und dient als Vergleichsgrundlage für wissenschaftliche Fragestellungen. Geläufig sind 2 Einteilungen (Tab. 19-3 und 19-4) (s. Kap. 8).

In den letzten Jahren hat sich das TNM-System zunehmend auch für die Mamma durchgesetzt.

Klinik: Erstsymptom ist in der Regel der von der Patientin selbst getastete Tumor (75%). Die durchschnittliche Tumorgröße bei positivem Tastbefund ist 2,5 cm, der Tumor ist nicht druckschmerzhaft. Die Tumorkonsistenz ist gegenüber der Mastopathie hart, höckerig, oft größer. Klassische Zeichen der Malignität sind (Abb. 19-4a–f):
1. Einziehung der Haut über einem Knoten oder Einziehung der Mamille
2. Hochstand der Brust bei einem zirrhösen Karzinom (Abb. 19-6)
3. Einziehung der Haut über dem Tumorbereich *(Apfelsinenhaut = Peau d'orange)*
4. Adhärenz des Tumors an Haut oder Subkutangewebe (Nichtverschieblichkeit)
5. Ödem und Hautinfiltration mit Rötung und ggf. Exulzeration
6. Fixation von Haut, Tumor und Brustdrüse auf der Muskulatur bzw. der Thoraxwand *(Cancer en cuirasse = Panzerkrebs)*
7. Erysipelähnliche Hautveränderungen ohne Anhalt für entzündliche Genese
8. Ekzem der Mamille, evtl. nässend (Morbus Paget).

Bei Metastasierung sind nicht selten ossäre Metastasen mit hartnäckigen Wirbelsäulen-, Gelenk- oder Extremitätenbeschwerden Erstsymptom.

> **Persistierender Knochenschmerz der Frau: Knochen-Metastase eines Mammakarzinoms?**

Diagnostik: (s. o.): Stets Palpation beider Brüste, sämtlicher Lymphknotenregionen, Auskultation und Perkussion der Lunge, Prüfung der Wirbelsäule, des Beckens, der Trochanteren und des Brustkorbs auf Klopfschmerzhaftigkeit. Mammographie, Thermographie (Abb. 19-5). Ggf. Biopsie (Abb. 19-7a).

Tab. 19-3 Stadieneinteilung nach *Steinthal*

Stadium I =	Der Tumor befällt nur den Drüsenkörper
Stadium II =	Absiedlung in die axillären Lymphknoten
Stadium III =	Lymphknotenmetastasen auch supraklavikulär
Stadium IV =	Befall der Thoraxwand oder Fernmetastasen

Tab. 19-4 TNM-System

T_0 =	Keine Evidenz für Tumor
T_1 =	Tumordurchmesser bis 2 cm ohne oder mit Fixation an der Haut bzw. Pektoralisfaszie
T_2 =	Tumordurchmesser 2–5 cm ohne oder mit Fixation an der Pektoralisfaszie oder am Muskel
T_3 =	Tumordurchmesser größer als 5 cm ohne oder mit Fixation an der Pektoralisfaszie oder am Muskel
N_0 =	Kein palpabler Lymphknoten
N_1 =	Palpabler, nicht fixierter Lymphknoten
N_2 =	Palpabler Lymphknoten, fixiert u. a. auch an anderen Strukturen
N_3 =	Befall der supra- und infraklavikulären Lymphknoten
M_0 =	Keine Fernmetastasen
M_1 =	Nachweisbare Fernmetastasen

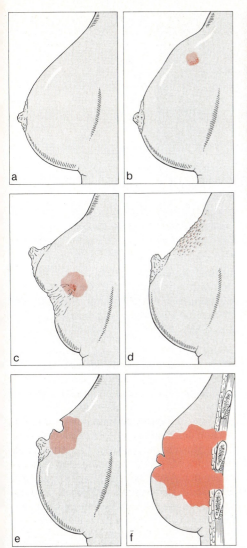

Abb. 19-4 Klinische Zeichen des Mammakarzinoms:
a) Normalbefund
b) tastbarer Tumor
c) Adhärenz des Tumors an Haut- und Subkutangewebe
d) Apfelsinenhaut
e) Exulzeration
f) Fixation von Hauttumor und Brustdrüse auf der Muskulatur und Thoraxwand (Panzerkrebs)

Labor: BSG, alk. Phosphatase, Kalzium (cave Hyperkalzämie bei diffuser osteogener Metastasierung).

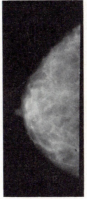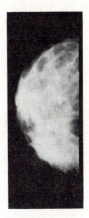

Abb. 19-5 Mammakarzinom: Mammographischer Befund in Ebenen.

Therapie: Die Behandlung des Mammakarzinoms ist mit Ausnahme der generalisiert metastasierten Fälle operativ. Folgende chirurgische Behandlungsmöglichkeiten stehen zur Verfügung:

QUADRANTENRESEKTION (LUMPEKTOMIE, TYLEKTOMIE): Exstirpation des Tumors und des angrenzenden Gewebes entsprechend dem jeweiligen Quadranten. Vertretbar nur im Stadium $T_1N_0M_0$ sowie bei suspekten Befunden. Bei Tumornachweis muß dieses Verfahren durch eine Nachbestrahlung ergänzt werden. Die Indikation für ein derartiges Vorgehen ist nur beim sehr kleinen (unter 2 cm) Tumor mit sicher freier Achselhöhle (Lymphknoten-PE) zu stellen (Abb. 19-7b). In letzter Zeit wird dieses Verfahren vermehrt favorisiert.

SUBKUTANE MASTEKTOMIE: Auch sie ist nur wenigen Indikationen vorbehalten, so dem nichtinfiltrierenden lobulären Carcinoma in situ (CLIS). Hierbei wird über einen 4–5 cm langen Hautschnitt in der Submammarfalte die Brustdrüse dargestellt und zwischen subkutaner Fettschicht und Pektoralisfaszie die Drüse mobilisiert und entfernt. Zum Ersatz des Drüsenkörpers wird eine Silastic-Prothese implantiert. Die langfristige Prognose ist bei örtlicher Radikalität aufgrund der ästhetischen Dauerresultate der Silastic-Implantate kosmetisch nicht immer befriedigend.

MASTEKTOMIE (ABLATIO MAMMAE SIMPLEX): Die einfache Mastektomie durch eine

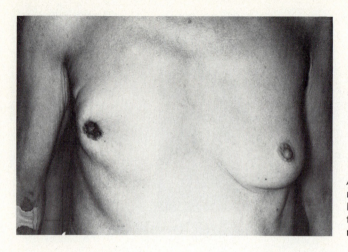

Abb. 19-6 Mammakarzinom rechts mit Einziehung der Mamille, Fixation der Haut, tastbaren Knoten und beginnender Exulzeration.

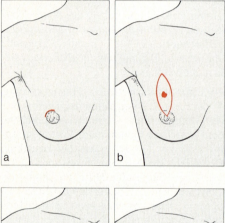

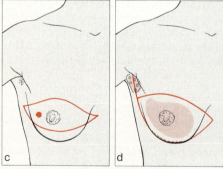

Abb. 19-7 Schnittführungen:
a) Perimamillär-Schnitt (Biopsie)
b) radiäre keilförmige Exzision (Lumpektomie)
c) querovalärer Schnitt (Mastektomie)
d) querovalärer Schnitt mit Exzision der Achselhöhle (radikale Mastektomie nach *Patey* oder *Rotter-Halsted*)

querovaläre Hautinzision mit Entfernung des gesamten Drüsenkörpers ohne Einschluß von Achsellymphknoten ist den palliativen Eingriffen des Greisenalters vorbehalten. Sie dient lediglich der lokalen Tumorentfernung, nicht der Lymphknotenausräumung und berücksichtigt nicht die Stadieneinteilung, bzw. leistet dazu keinen Beitrag (Abb. 19-7c).

MODIFIZIERTE, RADIKALE MASTEKTOMIE (*Patey*-Operation): Kombination der einfachen Mastektomie mit der therapeutischen und diagnostischen Axillarevision. Ausräumung auch der interpektoralen Lymphknoten. Hierzu quer ovale Hautinzision und Resektion der Mamma entsprechend der einfachen Mastektomie (Abb. 19-7d). Einkerbung des M. pectoralis minor und Ausräumung der Axilla bis zur Vena axillaris bei Belassung der supraklavikulären Lymphknotengruppe. Dieses Verfahren bietet gegenüber der Operation nach *Rotter-Halsted* eindeutig bessere kosmetische Resultate durch Erhaltung des Schultergürtelprofils und der Beweglichkeit des Armes. Die prognostischen Ergebnisse sind der Operation nach *Rotter-Halsted* vergleichbar; heute Routineverfahren in der Behandlung des Mammakarzinoms.

Mamma-Ca: so radikal wie nötig, so kosmetisch wie möglich operieren!

RADIKALE MASTEKTOMIE NACH *Rotter-Halsted:* (Abb. 19-7d) Diese Operation beinhaltet neben der radikalen Mastektomie die Entfernung der Musculi pectorales major und minor sowie die Ausräumung des gesamten axillären Lymph-, Binde- und Fettgewebes. Das kosmetische Ergebnis dieser Operation ist häufig unbefriedigend, Lymphabflußstörungen des Armes sind nicht selten (Abb. 19-8). Aus diesem Grunde ist das Verfahren heute nur noch speziellen Indikationen mit definiertem intrapektoralem Tumorsitz ($T_2N_1M_0$) vorbehalten.

STRAHLENTHERAPIE: Als Primärmaßnahme bei nichtoperablen Tumoren *(Cancer en cuirasse)* können schnelle Neutronen oder Elektronen mit Erfolg angewandt werden. Als adjuvante Maßnahme nach lokaler Tumorentfernung ist sie nur angezeigt, wenn es sich um ein fortgeschrittenes Tumorstadium (T_2 oder mehr) handelt. Die axillären Lymphknoten werden nachbestrahlt, wenn mehrere positive Lymphknoten bei der Lymphadenektomie nachgewiesen wurden. Bei Verzicht auf eine axilläre Lymphknotenrevision ist ebenfalls eine axilläre Lymphknotenbestrahlung indiziert (4500–6000 R*). Gleiches gilt für die brusterhaltenden Techniken (Lumpektomie, Tylektomie) auch ohne axillären LK-Befall. Eine Indikation zur Nachbestrahlung ergibt sich auch bei Tumoren mit medialer oder zentraler Lokalisation.

HORMONTHERAPIE: Die endokrine Therapie des Mammakarzinoms hat durch den Nachweis von Steroidhormonrezeptoren in den Tumorzellen neue Aktualität erfahren. Es ist davon auszugehen, daß 60–70% der Mammakarzinome Östrogenrezeptor-positiv und von denen zusätzlich noch 70% Progesteronrezeptor-positiv sind. Allerdings sprechen nur ⅔ der rezeptorpositiven Tumoren auf eine Hormontherapie an, d. h. nur 40% aller Mammakarzinomträgerinnen profitieren von einer Hormontherapie. In jedem Fall sollte die Primärtherapie mit einer Rezeptorenanalyse kombiniert sein.

Die hormonelle Therapie kann *ablativ* (Ovarektomie, Adrenalektomie, Hypophysektomie) oder *additiv* (Östrogene, Gestagene, Androgene) erfolgen. Von den *ablativen* hormonellen Maßnahmen hat heute nur noch die Ovarektomie praktische Bedeutung, sie kommt bei rezeptorpositiven, prämenopausalen Patientinnen mit prognostisch günstigen Voraussetzungen zum Einsatz. Adrenalektomie und Hypophysektomie sind wegen ihrer erheblichen Morbidität verlassen.

Unter den *additiven* Hormontherapeutika ist das *Tamoxifen* heute bei Östrogenrezeptor-positiven Patientinnen nach der Menopause das Mittel der Wahl. Bei hoher Dosierung (30–40 mg/die) wird über Remissionsraten von 40% berichtet. Die viszeralen Absiedlungen des Tumors bleiben allerdings von der Hormontherapie unbeeinflußt.

ZYTOSTATIKATHERAPIE: Das Ziel einer adjuvanten Chemotherapie ist die Elimination okkulter Fernmetastasen. Verwendung findet u. a. die Kombination von *Cyclophosphamid, Methotrexat* und *5-Fluorouracil* (CMF). Zielgruppe einer palliativen Zytostatikatherapie sind dagegen Patientinnen mit manifesten Fernmetastasen.

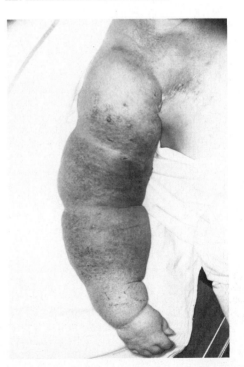

Abb. 19-8 Lymphödem nach radikaler Mastektomie und Bestrahlung.

---

*) Einheit Röntgen (R) für Ionendosis (Strahlendosis) wird ersetzt durch Angabe in Coulomb/Kilogramm (C/kg): 1 R ≙ 2,58 · 10^{-4} C/kg [4500 R ≙ 1,16 C/kg; 6000 R ≙ 1,55 C/kg]. Neue Einheit ab 1986 verbindlich.

Prognose: Die Lebenserwartung beim Mammakarzinom korreliert naturgemäß mit dem histologischen Typ, dem Tumorsitz, der Tumorgröße, der Fernmetastasierung und der Art der Primärtherapie.
Falls es zu einem Rezidiv kommt, ist mit diesem in 80% in den ersten 3 Jahren zu rechnen. Doch auch nach 15–20 Jahren sind noch Rezidive möglich. Die Therapie richtet sich nach dem Lokalbefund und besteht aus lokal-chirurgischer Entfernung in Kombination mit Strahlentherapie. Bei diffuser Metastasierung gelten die Regeln der Palliativtherapie.

Mammakarzinom des Mannes

Das Brustdrüsenkarzinom des Mannes ist selten und von aggressiver Malignität, häufig liegen bereits zum Zeitpunkt der Diagnose Fernmetastasen vor.
Therapie: Radikale Mastektomie mit Axillarrevision und Nachbestrahlung, bei Metastasierung ggf. doppelseitige Orchiektomie bzw. antiandrogene Hormontherapie oder Antiöstrogene *(Tamoxifen)* je nach Ausfall der Rezeptor-Analyse.

Postoperatives Lymphödem

Die operative Revision der Achselhöhle ist in 10%, in Kombination mit einer Nachbestrahlung in bis zu 50%, von einem Lymphödem des Armes gefolgt (Abb. 19-8). Aus diesem Grunde sollte nicht routinemäßig die Achselhöhle nachbestrahlt werden. Auch ist die Belassung des M. pectoralis minor sowie der perivaskulären Lymphbahnen entlang der V. axillaris und der V. cephalica von großer Bedeutung für den Lymphabfluß.

Therapie: Konservative Lymphdrainage durch intermitterend rhythmische Kompressionsmanschetten, Gummistrümpfe, Hochlagerung, lymphotrope Substanzen (Venalot®). Die chirurgische Lymphdrainage nach *Clodius* sollte demgegenüber nur extremen Lymphschwellungen vorbehalten sein.

20 Thorax (GK 2: 2.5; GK 3: 13; GK 4: 1.2; 2.3–2.7; 4: 3.2, 4: 3.7)

Allgemeines

Die Thoraxchirurgie befaßt sich mit der operativen Behandlung von VERLETZUNGEN, ANGEBORENEN MISSBILDUNGEN und ERWORBENEN ERKRANKUNGEN der Thoraxwand sowie der Thoraxorgane (Pleura, Lunge, Trachea sowie Teilen des Mediastinums) mit Ausnahme des Herzens (s. Kap. 21).

20.1.1 Anatomie

Die erhobenen Befunde werden dem Brustkorb anhand von festgelegten topographischen Orientierungslinien zugeordnet (Abb. 20-1).

VORNE (= ventral):
1. Mediosternallinie: Sie verläuft von der Jugulargrube (Fossa jugularis) durch die Mitte des Sternums vertikal bis zur Linea alba des Abdomens.
2. Medioklavikularlinie: Vertikallinie von der Mitte des Schlüsselbeins.
3. Parasternallinie: Sie verläuft in der Mitte zwischen und parallel zu den beiden Erstgenannten.

Orientierungspunkte sind ventral die Fossae jugularis, supra- und infraclavicularis.

SEITLICH (= lateral):
4. Vordere Axillarlinie,
5. Mittlere Axillarlinie,
6. Hintere Axillarlinie.

HINTEN (= dorsal):
7. Mediovertebrallinie: Die Verbindungslinie aller Dornfortsätze.
8. Skapularlinie: Vertikale, die durch den Angulus inferior scapulae verläuft.
9. Paravertebrallinie: Sie verläuft zwischen und parallel zu 7 und 8.

Die Brusthöhle (Cavum thoracis) enthält im wesentlichen die Organe des kardiopulmonalen Systems. Diese Höhle wird gebildet durch das knöcherne Gerüst (ventral, lateral und dorsal) des Brustkorbes (= Thorax), das Zwerchfell (= Diaphragma) (kaudal) und die sog. obere Thoraxapertur (kranial).

Das *Zwerchfell* ist eine Sehnen-Muskel-Platte, die die Brusthöhle von der Bauchhöhle trennt und so den Boden des Cavum thoracis bildet (s. Kap. 23). Die obere Thoraxapertur wird von dem Schultergürtel und den Pleurakuppeln gebildet.

Das *Cavum thoracis* selbst wird in 3 Räume unterteilt: die rechte und linke Brusthöhle – mit den jeweiligen Lungenflügeln – sowie das *Mediastinum*. Als Mediastinum (Abb. 20-2) wird der Mittelteil des Thoraxinnenraums bezeichnet, der zwischen den beiden Pleurasäcken (seitliche Begrenzung), dem Sternum (vordere) und den Brustwirbelkörpern (hintere) liegt. Nach unten bildet der sehnige Anteil des Diaphragmas die Begrenzung. Nach oben ist das Mediastinum praktisch offen. Durch die Öffnung ziehen hinten Ösophagus und Trachea, vorne die supraaortalen Äste.

Tracheobronchialbaum und Lunge (Abb. 20-3): Die Trachea zieht im hinteren Mediastinum vor dem Ösophagus abwärts bis kurz unterhalb des Aortenbogens, um sich in einen rechten und linken Hauptbronchus auf-

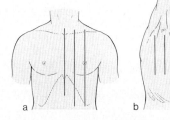
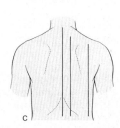

Abb. 20-1 Topographische Orientierungslinien des Thorax (s. Text):
a) ventral
b) lateral
c) dorsal

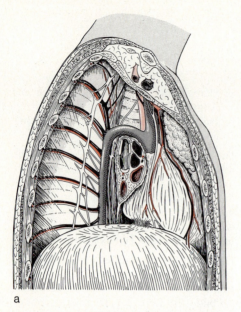
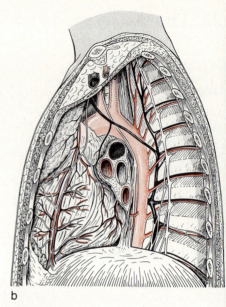

Abb. 20-2 Topographie des Mediastinums: a) rechts, b) links.

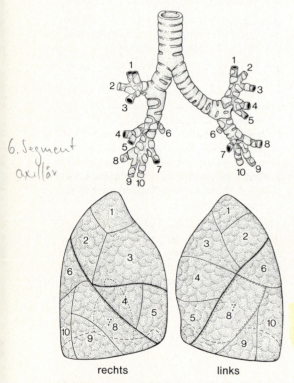

6. Segment axillär

Abb. 20-3 Topographische Bezeichnung von Bronchialbaum und Lunge.
Tracheobronchialbaum und Topographie der Segmente.

zuteilen. Über letztgenannten zieht die Aorta hinweg und im hinteren Mediastinum abwärts. Den 2 bzw. 3 Lappen der Lungenflügel entsprechend, teilen sich die Hauptbronchien anschließend in Lappenbronchien und in die entsprechenden Segmentbronchien auf.

Lungen: Die Lungenflügel bestehen links aus 2 und rechts aus 3 Lappen, die wiederum aus 2–5 Segmenten zusammengesetzt sind. Die rechte Lunge hat 10, die linke 9–10 Segmente, die nach internationaler Nomenklatur numeriert werden. Diese Segmente sind die kleinsten anatomisch-funktionellen Einheiten. Sie werden von zentralverlaufenden Segmentarterien und Bronchien versorgt. Zwischen 2 Segmenten erfolgt über Intersegmentalvenen die Drainage des venösen Blutes.

Rechts: 3 Lappen (10 Segmente)
Links: 2 Lappen (9 Segmente) + 1 Herz!

Lymphsystem: Insbesondere im Rahmen der Tumorchirurgie ist die lymphatische Drainage der Lungen von großer Bedeutung. Am Lymphtransport aus der Lunge sind folgende Stationen beteiligt (Abb. 20-4):

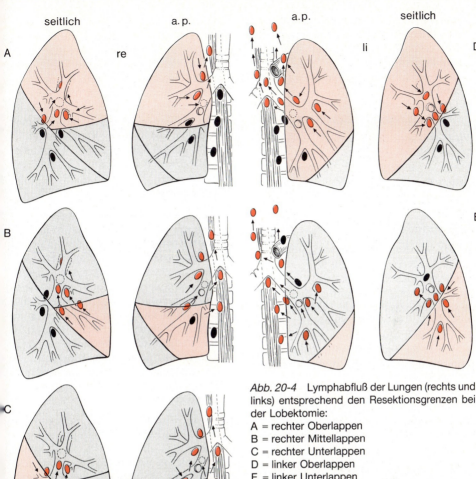

Abb. 20-4 Lymphabfluß der Lungen (rechts und links) entsprechend den Resektionsgrenzen bei der Lobektomie:
A = rechter Oberlappen
B = rechter Mittellappen
C = rechter Unterlappen
D = linker Oberlappen
E = linker Unterlappen

1. Nodi lymphatici pulmonales: Vorwiegend an der Gabelung größerer Bronchien gelegen – *intrapulmonale* Lymphknoten.
2. Nodi lymphatici bronchopulmonales: Diese Lymphknoten befinden sich am Lungenhilus, dort, wo Blutgefäße und Hauptbronchien in das Lungengewebe hineinziehen – *Hilus*-Lymphknoten.
3. Nodi lymphatici tracheobronchiales (superiores et inferiores): Lymphknoten, die sich direkt oberhalb und unterhalb der *Bifurkation* der Trachea befinden.
4. Nodi lymphatici tracheales: Lymphknoten an den Seitenflächen sowie der Vorderseite der *Trachea*.
5. Nodi lymphatici *cervicales* profundi.

Pleura: Die äußere Begrenzung der beiden Brusträume wird durch die *Pleura parietalis* (Pars mediastinalis, costalis und diaphragmatica) gebildet. Die *Pleura visceralis* überzieht die Lungenoberfläche.

20.1.2 Pathophysiologie der Atmung (GK 3: 13.1.1)

Gemeinsames Merkmal vieler Erkrankungen der Thoraxorgane sind Störungen des Gasaustauschs, die zu arteriellen *Hypoxämien* und/oder zur *respiratorischen Azidose*

führen können. Entsprechend dieser, mit einer einfachen Blutgasanalyse erfaßbaren Werte, erfolgte bislang eine vereinfachende Einteilung in
1. Gasaustauschstörungen allein für Sauerstoff *(Partialinsuffizienz)*,
2. Gasaustauschstörungen für Sauerstoff und Kohlendioxid *(Globalinsuffizienz)*.

Wir bevorzugen dagegen die Einteilung der Atmungsstörungen nach pathophysiologischen Gesichtspunkten und teilen sie in Störungen der DIFFUSION, VENTILATION und PERFUSION ein.

Diffusionsstörungen

Definition: Störungen des Gasaustausches zwischen Alveolarraum und Blut.
Klinische Bedeutung: Erfassung von Diffusionsstörungen für *Sauerstoff,* nicht für CO_2, da die Diffusionskapazität für CO_2 mindestens 20fach höher ist. Diffusionsstörungen für CO_2 sind also nur von theoretischem Interesse, da eine rein diffusionsbedingte Hyperkapnie infolge der damit verbundenen schweren Hypoxämie mit dem Leben nicht vereinbar wäre. Im Gegenteil: Diffusionsbedingte Hypoxämien gehen in der Regel sogar mit niedrigen pCO_2-Werten als Folge der kompensatorischen Hyperventilation einher.
Pathophysiologie: Die sog. „Diffusionskapazität" der Lunge ist u. a. abhängig:
1. vom Partialdruckgradienten der Gase zwischen Alveolarraum und Blut,
2. von der Dicke und Dichte der alveolokapillären Diffusionsstrecke (Membran) und
3. von der Diffusionsoberfläche.

Die Diffusionskapazität wird in ml O_2 oder CO_2, die je 1 mm Hg ($\triangleq$ 0,13 kPa) Druckgradient pro Minute in den Lungen ausgetauscht werden, angegeben.

Therapie der Diffusionsstörung: Erhöhung der inspiratorischen Sauerstoffkonzentration, PEEP-Beatmung

Ursachen:
Verdickung der alveolo-kapillären Membran bis hin zum sog. alveolo-kapillären Block, z. B. bei alveolären und interstitiellen Fibrosen sowie vor allem beim Lungenödem (die Verkleinerung der Diffusionsoberfläche durch Verlust von Alveolaroberfläche und/oder Kapillaren spielt demgegenüber nur eine untergeordnete Rolle).
Das heißt, nicht nur durch Vergrößerung von Alveolaroberfläche (Respiratorbehandlung), sondern auch durch Neueröffnung von zuvor kollabierten Kapillaren (z. B. HZV*)-Steigerung) kann die Diffusionskapazität verbessert werden.

Ventilationsstörungen

Definition: Störungen des Gaswechsels innerhalb der Alveolen (mit Auswirkung auf das Volumen und Verteilung der die Alveolen ventilierenden Luft).
Extremformen der Ventilationsstörungen:
a) *Nicht*-ventilierte, jedoch perfundierte Lungenareale = Kurzschlußdurchblutung (Blut läuft ohne Gasaustausch an nicht-ventilierten Alveolen vorbei, d. h. Rechts-Links-Shunt = Shuntperfusion).
b) Ventilierte, jedoch nicht perfundierte Lungenareale = Totraumventilation (Alveolarluft kommt nicht mit Blut in Kontakt).

Klinische Bedeutung: In der Regel führen Ventilationsstörungen zur alveolären Hypoventilation, die sich bei Luftatmung (20,9% O_2) in arterieller Hypoxämie und gleichzeitiger respiratorischer *Azidose* (!) dokumentiert, bei erhöhter inspiratorischer Sauerstoffkonzentration dagegen nur durch respiratorische Azidose erkannt werden kann. Der Extremfall wird immer wieder in der Klinik beobachtet: Unter Narkosebedingungen kann eine 100%ige Sauerstoffbeatmung in Kombination mit extremer Hypoventilation zu noch normalen arteriellen Sauerstoffkonzentrationen – jedoch zu höchstgradig pathologischen pCO_2-Werten führen (mehr als 100 mm Hg).

Kriterium der alveolären Ventilation unter übernormaler inspiratorischer Sauerstoffkonzentration: arterieller pCO_2

---

*) HZV = Herzzeitvolumen.

Ursachen von Ventilationsstörungen betreffen:
a) Atemzentrum (Narkose, Toxine, Trauma, Tumoren).
b) Atemmechanik (Zwerchfellruptur, Phrenikusparese, Rippenfrakturen, Pneumothorax, Pleuraerguß).
c) Lungenparenchym (Zunahme des *statischen* Widerstandes durch Verlust von Flexibilität und Elastizität [Compliance-Verlust], bei alveolärer und interstitieller Fibrose, Lungenödem bzw. Emphysem. Zunahme des *dynamischen* Widerstandes durch Einengung der Luftwege bei Bronchospasmus bzw. Schleimbildung [Asthma, Bronchitis, Emphysem]).

VENTILATIONSSTÖRUNGEN werden in erster Linie durch die Spirometrie erfaßt, mit deren Hilfe eine klinische Einteilung in die restriktiven und obstruktiven Ventilationsstörungen erfolgt. Die für die Praxis wichtigsten spirometrischen Parameter sind Vitalkapazität (VK), Ein-Sekunden-Wert *(Tiffeneau)* und die funktionelle Residualkapazität (FRC).

Perfusionsstörungen

Definition: Störungen der Lungendurchblutung, die mit *erhöhten Pulmonalarteriendrücken* bzw. -widerständen, *pathologischen Stromvolumina* und vor allem mit *Blut-Verteilungsstörungen* einhergehen.

Erhöhter Pulmonalarteriendruck bzw. -widerstand:
Die Adaptation des Widerstandes der Lungenstrombahn an unterschiedliche Herzzeitvolumina erfolgt im Gegensatz zum Körperkreislauf physiologischerweise *druckpassiv*. Durch Dilatation bzw. Eröffnung vorher nicht perfundierter Kapillaren führen Steigerungen der Lungenperfusion bis zum Mehrfachen der Ruhedurchblutung normalerweise zu keiner nennenswerten Druckerhöhung.

URSACHEN:
a) PRÄKAPILLÄR:
– Thrombose, Embolie (wenn mehr als 70% der Lungenstrombahn verlegt ist)
– sekundäre vaskuläre, pulmonale Hypertonie infolge chronischer Lungenerkrankungen (Emphysem!) bzw. kongenitaler Links-Rechts-Shunt-Vitien mit *Eisenmenger-Reaktion*
– primäre vaskuläre, pulmonale Hypertonie
b) POSTKAPILLÄR:
– Herzklappenfehler (Mitralstenose)
– Linksherzinsuffizienz

Klinische Auswirkungen: Wichtigstes klinisches Symptom bei Perfusionsstörungen ist die arterielle Hypoxämie! Zusätzlich kann es infolge HZV-Reduktion bei Rechtsherzinsuffizienz zu einer peripheren Zyanose kommen (Stagnations- bzw. Ausschöpfungshypoxie).

Pathologische Stromvolumina:
a) Erniedrigt: Vermindertes HZV, Hypovolämie, kongenitale Vitien (Pulmonalstenose, Fallot).
b) Erhöht: Kongenitale Vitien mit Links-Rechts-Shunt (ASD, VSD, PDA) sowie intrapulmonale AV-Fistel.

Verteilungsstörungen der Perfusion

Vorbemerkung: Verteilungsstörungen der Perfusion sollten nur im Zusammenhang mit Verteilungsstörungen der Ventilation betrachtet werden, da sie in der Regel gemeinsam vorkommen und zu den häufigsten und wichtigsten Ursachen von Gasaustauschstörungen überhaupt zählen.
Eine geringfügig ungleichmäßige Perfusion der Lungen ist ebenso physiologisch wie eine geringfügig ungleichmäßige Ventilation. Das normale Verhältnis von Ventilation zu Perfusion, das sog. Ventilations-Perfusions-Verhältnis, beträgt 0,8 (d. h. 4 l alveoläre Ventilation zu 5 l Kapillarperfusion pro min). Ein Ventilations-Perfusionsverhältnis von mehr als 0,8 heißt: Alveoläre Hyperventilation bis hin zur Totraumventilation (entspricht auch der Mangelperfusion bis hin zum Perfusionsstop). Ventilations-Perfusionsverhältnis von weniger als 0,8 heißt: Alveoläre Hypoventilation bis hin zur Kurzschlußdurchblutung (entspricht Hyperperfusion bis hin zur AV-Fistel).
Für den Gasaustausch sind weniger die Absolutwerte der Perfusions- bzw. Ventilationsvolumina als vielmehr ihr Verhältnis zueinander von entscheidender Bedeutung. Die beiden Extremfälle der Perfusions- bzw. Ventilationsstörungen sind:

a) *Kurzschlußdurchblutung* (Ventilations-Perfusionsquotient geht gegen Null): Die Perfusion nicht belüfteter Alveolen führt zu einer vermehrten Beimengung von venösem Blut zum arterialisierten Lungenvenenblut (physiologisch bis zu 4% des HZV). Die Folge ist eine Hypoxämie, deren Ausmaß allein von der Shuntgröße abhängig ist und durch Hyperventilation der intakten Lungenabschnitte praktisch *nicht* kompensiert werden kann. Auch die Gabe von O_2-reichen Atemgasen vermag die Auswirkung vermehrter Shuntperfusion nur unwesentlich zu beeinflussen.
KLINISCHE URSACHEN FÜR SHUNTPERFUSION: Schock und Trauma (Ventilationsstörung), Lungenödem (Diffusionsstörung), Atelektasen durch Bronchusverschluß bzw. Surfactant-Mangel (alveoläre Hypoventilation).

Shunt-bedingte Gasaustauschstörung: typische Lungenkomplikation der Intensivpatienten (z. B. Pneumonie)

b) *Totraumventilation* (Ventilations-Perfusionsquotient gegen unendlich): Hierbei ist ein mehr oder weniger großer Anteil der Alveolen wegen fehlender Durchblutung vom Gasaustausch ausgenommen. Dies bleibt so lange ohne Folgen für die Gasaustauschfunktion der gesamten Lunge, wie das verbleibende intakte Lungenparenchym durch Hyperventilation in der Lage ist, den Ausfall zu kompensieren. Bei Ausfall von mehr als 50% des Lungenparenchyms kommt es zur Hypoxämie und Hyperkapnie.
KLINISCHE URSACHEN FÜR TOTRAUMVENTILATION: Lungenembolie, Kapillarthrombosierung, bullöses Lungenemphysem, iatrogene Totraumvergrößerung (fehlerhafte O_2-Insufflation) sowie zu hohe Atemfrequenz.

Verteilungsstörungen allgemein

Definition: Örtliches Nebeneinander einer Vielzahl von Lungenarealen mit unterschiedlich pathologischem Ventilations-Perfusions-Verhältnis (mehr bzw. weniger als 0,8), das im allgemeinen nur zur arteriellen Hypoxämie, jedoch nicht zu einer respiratorischen Azidose führt, da das *globale* Ventilations-Perfusions-Verhältnis mit 0,8 noch normal bleibt. Erst bei *globaler* Verringerung des Quotienten tritt im Rahmen der alveolären Hypoventilation zusätzlich auch eine respiratorische Azidose auf.

Störung des Ventilations-Perfusions-Verhältnisses ohne Verschiebung des *globalen* Ventilations-Perfusions-Quotienten = Verteilungsstörung

Zusammenfassung

Abgesehen von der Totraumventilation führen alle Störungen der Atmung letztlich hin zur Kurzschlußdurchblutung (Shunt). Dies gilt gleichermaßen für DIFFUSIONSSTÖRUNGEN (bei einem alveolo-kapillären Block), für VENTILATIONSSTÖRUNGEN (bei extremer Hypoventilation) sowie natürlich für PERFUSIONSSTÖRUNGEN (bei arterio-venöser Fistel). Arterielle Hypoxämie und respiratorische Azidose sind also relativ uniforme Antworten auf Störungen der Diffusion, Ventilation und Perfusion. Es ist wichtig zu bedenken, daß bei den meisten Erkrankungen der Lungen und ihrer benachbarten Organe diese 3 Störungen gleichzeitig – jedoch jeweils in unterschiedlichem Ausmaß – vorliegen. Unter diesem Aspekt ergeben sich für die Klinik folgende therapeutische Konsequenzen:
1. Bei Hypoxämie infolge DIFFUSIONSSTÖRUNG – Erhöhung der inspiratorischen Sauerstoffkonzentration sowie ggf. mit Hilfe der Respiratortherapie Vergrößerung der Diffusionsoberfläche
2. Bei Hypoxämie bzw. respiratorischer Azidose infolge VERTEILUNGSSTÖRUNG – Verbesserung der alveolären Ventilation durch Hyperventilation und Erhöhung der inspiratorischen Sauerstoffkonzentration. Bei überwiegender Shunt-Perfusion Respiratorbehandlung mit positiv-endexspiratorischem Druck (PEEP).

Zusätzliche Maßnahmen

– Erhöhung des zentral-venösen (d. h. präpulmonalen) Sauerstoffgehaltes durch Verbesserung des Herzminutenvolumens und der Sauerstofftransportkapazität (Transfusion von Erythrozyten).

- Verkleinerung der avDO$_2$ (Arteriovenöse O$_2$-Differenz) durch Reduktion des peripheren Sauerstoffverbrauches, z. B. durch Sedierung bzw. Narkose oder durch Normalisierung der Körpertemperatur bei Fieber.

Erhöhung der zentral-venösen Sauerstoffsättigung: wichtigste therapeutische Maßnahme bei Shunt-bedingten Gasaustauschstörungen!

20.2 Präoperative Untersuchungsmethoden

Zu den klinischen Untersuchungsmethoden am Thorax gehören Anamnese, Inspektion, Palpation, Perkussion und Auskultation.

Anamnese: Schmerz (Art, Heftigkeit, Zeitpunkt des Auftretens, Atemabhängigkeit), Zeit der Atembeschwerden bzw. Atemnot sowie Husten und evtl. Auswurf?

Inspektion:
1. Anomalien und Deformitäten (Trichterbrust, Hühnerbrust, Aplasie des M. pectoralis, Kyphose, Skoliose usw.).
2. Art der Atmung: Der gesunde Mensch hat eine gleichmäßige, ruhige (14–16 Atemzüge/min) seitengleiche Atmung.

Stridor: (In- und/oder exspiratorisch). Einengung der Trachea und Hauptbronchien.

Dyspnoe: Subjektiv empfundene Atemnot bei organischen Erkrankungen (z. B. Pneumonie, Herzkrankheit usw.) sowie obstruktiven broncho-pulmonalen Prozessen und restriktiven pulmonalen Erkrankungen (Lungenfibrose).

Röntgen: Thoraxbild (a. p. und seitlich!), Durchleuchtung und Tomographie. In vielen Kliniken ist die letztgenannte Methode durch das Computertomogramm abgelöst worden. Eine Angiographie der Pulmonalgefäße sowie des Aortenbogens dienen zur Abgrenzung der Tumoren von Aneurysmen, aber auch zur Darstellung der Beziehung der Tumoren zu den großen Gefäßen.

Kardio-respiratorische Funktionsuntersuchung: Alle kardiorespiratorischen Funktionsuntersuchungen dienen in erster Linie der Beurteilung der Operabilität, d. h. der Beurteilung des Operationsrisikos und der postoperativen Folgen. Fast alle Lungenresektionen gehen mit einem Verlust an funktionstüchtigem Lungengewebe einher. Daher ist die präoperative Abklärung, welches Ausmaß an Parenchymverlust funktionell noch toleriert werden kann, von großer Bedeutung. Zu den Testen gehören routinemäßig Spirometrie bzw. Spiroergometrie, Blutgasanalysen, Hämodynamik des kleinen Kreislaufes (s. o., Pathophysiologie der Atmung).

20.2.1 Endoskopische Untersuchungen (GK 3: 13.1.2)

In der Diagnostik, Differentialdiagnostik und Behandlung von Erkrankungen des Tracheobronchialsystems, der Lunge und der Pleura sind endoskopische Untersuchungen unerläßlich. Insbesondere die Indikationen zum konservativen (= internistischen) und/oder operativen (= chirurgischen) Vorgehen und die Beurteilung der Operabilität werden durch die endoskopischen Befunde bestimmt. Zu den heutigen Standardverfahren gehören: *Bronchoskopie, Mediastinoskopie, Thorakoskopie.*

Bronchoskopie (Abb. 20-5):

Im Mittelpunkt aller endoskopisch-bronchologischen Verfahren steht die Bronchoskopie. Mittels eines starren Rohres (ca. 0,8–1 cm im Durchmesser, 30–35 cm lang) und/oder eines flexiblen Fiberbronchoskopes ist in allgemeiner oder örtlicher Betäubung die Betrachtung des Tracheobronchialbaumes bis zu den Segmentbronchien möglich. Sie gestattet die Erkennung anatomischer oder funktioneller Veränderungen und die Gewinnung von Sekret und Gewebsmaterial zur histologischen, zytologischen und bakteriologischen Untersuchung. Zu den gängigen Verfahren der Gewebsgewinnung zählen:
1. *Zangenbiopsie* aus der Bronchialschleimhaut oder aus Fremdgewebe,
2. *„Gezielte Absaugung"*: Absaugung von Bronchialsekret aus den Segment- und Subsegmentbronchien,
3. *Bürstenabstrich* aus verdächtigen Schleimhautbereichen und

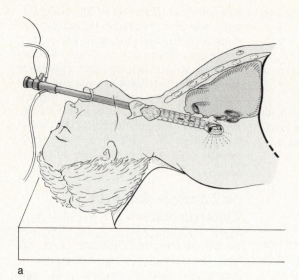
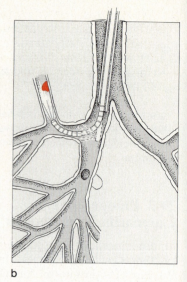

Abb. 20-5 Schema der Bronchoskopie: a) Einführung des Geräts, b) Beweglichkeit der Glasfiberoptik.

4. transbronchiale *Lymphknotenpunktion* oder Lungenbiopsie.

Neben diesen diagnostischen Indikationen wird die Bronchoskopie auch zu therapeutischen Zwecken eingesetzt:
1. Fremdkörperentfernung.
2. Gezielte endobronchiale Absaugungen (postoperative Intensivmedizin).
3. Beseitigung von „Wucherungen" (Abtragung entzündlicher Schleimhautgranulome, Papillome).
4. Lokalbehandlung von
   – postoperativer Bronchusinsuffizienz
   – Bronchiektasen, Lungenabszessen (transbronchial endokavitär)
   – ulzeromembranösen Schleimhauterkrankungen
   – ösophago-trachealen Fisteln
5. Lasertherapie endobronchialer Tumoren.

Das flexible Bronchoskop, das die Einsicht bis in die Bronchien 3. und 4. Ordnung ermöglicht, ist nicht der Ersatz für das starre Bronchoskop, sondern eine Ergänzung und Erweiterung der Methode. So gibt es durch den Einsatz des flexiblen Fiberbronchoskopes bei topischer Inhalationsanästhesie praktisch keine Kontraindikation (s. unten) mehr für die Durchführung einer Bronchoskopie überhaupt.

Als weitere Ergänzung der Bronchoskopie kommt noch – speziell bei Bronchiektasen – die *Bronchographie* in Frage, die röntgenologische Darstellung der Bronchien und ihrer feinen Aufzweigungen mit Hilfe eines direkt in das Bronchialsystem applizierten Kontrastmittels.

Kontraindikationen:
Allgemein: Floride Kehlkopftuberkulose, extrem schlechter Allgemeinzustand (in der Regel auch ohne therapeutische Konsequenz).
Relativ: (für starres Bronchoskop geltend): Koagulopathie, schwere, degenerative Halswirbelsäulenerkrankungen, Aneurysmen der thorakalen Aorta, nicht sanierter Pneumothorax.
Komplikationsarten: Selten Blutungen, Pneumothorax, Luftembolien. Letalität 0,3–1,0‰).

Mediastinoskopie (Abb. 20-6):

Die Mediastinoskopie dient der endoskopischen Inspektion der paratrachealen Lymphknoten bis zur Bifurkation der Trachea und den tracheobronchialen Winkeln. Der Eingriff erfolgt in Vollnarkose von einer Querinzision in der Fossa jugularis aus.

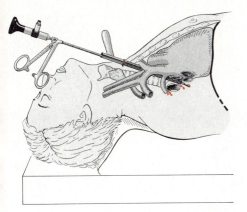

Abb. 20-6 Schema der Mediastinoskopie und Biopsie.

Indikation:
1. Zur präoperativen Stadieneinteilung des Bronchialkarzinoms.
2. Differentialdiagnose benigner und maligner Adenopathien.

Komplikationen: Selten Blutung, äußerst selten Mediastinitis, Komplikationsrate: ca. 1%, Letalität 1‰.

Thorakoskopie:

In Allgemeinnarkose (auch häufig in Lokalanästhesie) wird mit oder ohne Anlegen eines Pneumothorax ein ca. 20 cm langes, starres Rohr (Thorakoskop) mittels eines Troikars in die Pleurahöhle eingeführt.
Indikation: Möglichkeit der Inspektion von Pleura, Lunge und Mediastinum und damit Entnahme gezielter Biopsien.
Komplikationen: Selten Pneumothorax.

20.2.2 Lungenbiopsie

Die bioptische Untersuchung der Lunge kann in dreierlei Weise durchgeführt werden:
1. *Perkutane Nadelbiopsie:* Die perkutane Nadelbiopsie unter CT-Kontrolle eignet sich zur Abklärung thoraxwandständiger Tumoren als auch für die chronisch diffuse Lungenerkrankung (Cave: Blindmethode mit hoher Komplikationsrate).
2. *Transbronchiale Biopsie:* Durchführung im Rahmen der Bronchoskopie (s. o.).
3. *Offene oder chirurgische Biopsie* (= sog. „kleine Thorakotomie", besser „diagnostische Thorakotomie"): Möglichkeit der Inspektion und gezielten Gewebsentnahme mittels einer kleinen latero-posterioren Thorakotomie.

20.3 Verletzungen und spezielle Erkrankungen

20.3.1 Thoraxverletzungen
(GK 3: 13.2)

Allgemeines:

Von Thoraxverletzungen können die knöcherne Thoraxwand, die Pleura parietalis, die Lunge einschließlich des Tracheobronchialsystems, das Herz mit den angrenzenden großen Gefäßen sowie die Speiseröhre und das Rückenmark betroffen werden. Verletzungen des kardio-pulmonalen Systems bedrohen vitale Funktionen des Organismus und müssen daher entsprechend diagnostiziert und behandelt werden.

Initiale diagnostische Maßnahmen bei Thoraxverletzungen:

Inspektion des Patienten unter besonderer Berücksichtigung der Bewußtseinslage sowie der Güte der Ventilation. Zusätzliche Maßnahmen: Bestimmung des arteriellen und zentral-venösen Blutdrucks, Analyse der arteriellen Blutgase, Urinausscheidung und EKG. Unerläßlich bei allen Thoraxverletzungen ist die Röntgenkontrolle des Thorax in 2 Ebenen (Abb. 20-7).

Komplikationen bei Thoraxverletzungen:

1. *Kreislaufinsuffizienz:* Niedriger arterieller Blutdruck in Kombination mit niedrigem Venendruck spricht für Volumenmangel. Therapie der Wahl: Volumenersatz durch Blut (im Notfall zunächst Infusion von Elektrolytlösungen!).
Niedriger Systemdruck in Kombination mit hohem Venendruck spricht entweder für myogene Herzinsuffizienz oder für eine Herzbeuteltamponade. Hier ist die initiale Gabe von Volumen kontraindiziert. Die Therapie richtet sich nach der zugrundeliegenden Komplikation, z. B. Punktion bei Herzbeuteltamponade bzw. Gabe von Sym-

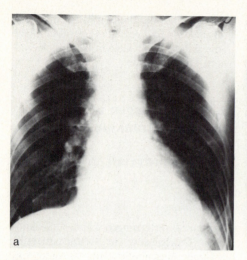
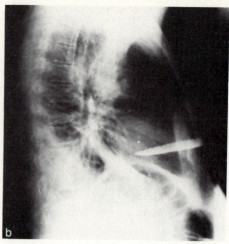

Abb. 20-7 a+b Parakardiale, nichttödliche Messerstichverletzung. Abgebrochene Messerklinge nur in der seitlichen Ebene (b) diagnostizierbar.

pathikomimetika in Kombination mit Vorlastsenkern bei myogener Herzinsuffizienz.

2. *Respiratorische Insuffizienz:* Ist ein erniedrigter pO_2 und erhöhter pCO_2 (Globalinsuffizienz) Folge einer schmerzbedingten Hypoventilation, so ist die Behandlung relativ einfach. Problematisch wird die Therapie dann, wenn trotz Erhöhung der inspiratorischen Sauerstoffkonzentration und Normalisierung der Ventilation die arteriellen pO_2-Werte nicht über 60–70 mm Hg ansteigen. Ist in solchen Fällen eine höhergradige Lungenparenchymkompression infolge Pneumo-Hämatothorax bzw. eine Bronchusverlegung bzw. -verletzung ausgeschlossen, so ist in den allermeisten Fällen die traumatische Lungeninsuffizienz (Schocklunge) mit überwiegend Shunt-bedingter Gasaustauschstörung Ursache der respiratorischen Insuffizienz. Sie erzwingt die unmittelbare Einleitung intensiv-medizinischer Maßnahmen mit Thoraxdrainage, Intubation und Respiratorbehandlung (s. o., Pathophysiologie der Atmung).

3. *Pneumothorax: Einfacher Pneumothorax:* Lungenkollaps ohne Verdrängung des Mediastinums (Abb. 20-8a, 20-9).
Offener Pneumothorax: (bei penetrierenden Thoraxverletzungen) führt zum sog. Mediastinalflattern bzw. -pendeln (Abb. 20-8b).

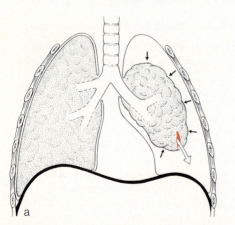
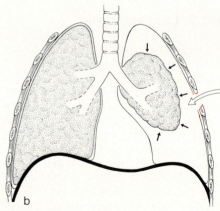

Abb. 20-8 a) einfacher Pneumothorax, b) offener Pneumothorax.

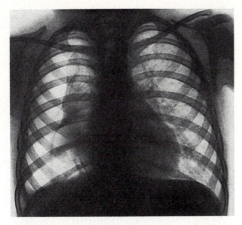

Abb. 20-9 Einfacher Pneumothorax rechts ohne Mediastinalverdrängung.

Spannungspneumothorax: Bei Verletzungen der Lungenoberfläche (innerer Spannungspneumothorax) bzw. Verletzungen der äußeren Brustwand (äußerer Spannungspneumothorax) (Abb. 20-10, 20-12).
Alle Pneumothorax-Formen können zur hochgradigen respiratorischen Insuffizienz führen, der Spannungspneumothorax zusätzlich zur Kreislaufinsuffizienz infolge mechanischer Behinderung des venösen Rückstroms zum Herzen. Vor diesen Folgen schützt auch die Beatmung nicht, sie führt eher noch zu einer Verschlimmerung des Spannungspneumothorax. Alle Formen des traumatischen Pneumothorax erfordern die sofortige Pleuradrainagebehandlung (s. Kap. 1.5.1, 2.5, 4.2).

Spannungspneumothorax: es geht um Minuten!

4. *Hämatothorax:* Blutungen in die Pleurahöhle können zur tödlichen Hypovolämie führen und sind daher besonders gefürchtet (Abb. 20-13). Maßnahme der Wahl: Pleuradrainage! Diese erlaubt nicht nur die Wiederentfaltung der Lunge und die Quantifizierung des Blutverlustes, sondern führt in einem großen Teil der Fälle durch Expansion der Lungen und Verklebung der Pleuren sogar zur Blutstillung. Typisch ist der große initiale Blutverlust über die frisch eingelegte Pleuradrainage (u. U. bis zu 1,5 l) mit dem anschließenden raschen Abfall der stündlichen Blutungsmenge bis hin zur völligen Bluttrockenheit. Lediglich der anhaltende Blutverlust von mehr als 200–300 ml/h über die nächsten Stunden stellt die Indikation zur Thorakotomie.

5. *Rippenfrakturen* (Abb. 20-14): In Abhängigkeit vom Ausmaß der Rippenfrakturen reicht das klinische Bild von der schmerzausgelösten Hypoventilation bis hin zum sog. instabilen Thorax. Früher wurde die im Zusammenhang mit instabilem Thorax auftretende Gasaustauschstörung der sog. „Pendelluft" (Pendeln der Luft zwischen beiden Bronchialsystemen ohne über die Trachea nach außen abgeatmet und damit erneuert zu werden) zugeschrieben – heute wird allgemein angenommen, daß die durch das Trauma bedingte Lungenkontusion Ursache der respiratorischen Insuffi-

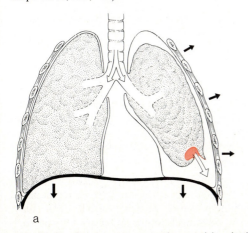
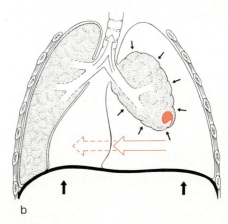

Abb. 20-10 Spannungspneumothorax: a) Inspiration, b) Exspiration.

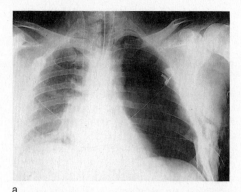

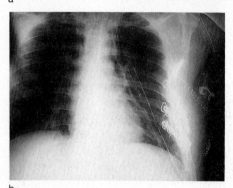

b

Abb. 20-11 Operative Rippenstabilisierung bei instabilem Thorax nach Rippenserienfraktur links:
a) Unfallaufnahme mit Pneumothorax
b) 8. p.o.-Tag mit Bülau-Drainage, Fixationsplatten und Hautklammern links.

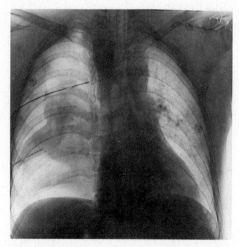

Abb. 20-12 Spannungspneumothorax bei insuffizienter Drainage rechts mit Mediastinalverdrängung nach links.

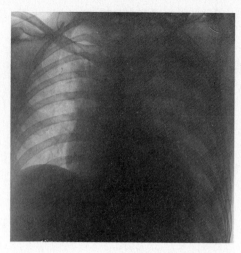

Abb. 20-13 Typisches Rö-Bild eines Hämatothorax, links.

zienz ist (Schocklunge). Gelingt es nicht, durch Schmerzausschaltung und Erhöhung der inspiratorischen Sauerstoffkonzentrationen die arterielle Hypoxämie zu beseitigen, so ist die sog. „innere Stabilisierung" des Brustkorbs mit Hilfe der Respiratorbehandlung oder die operative Stabilisierung die Therapie der Wahl (s. Abb. 20-11a, b). Dabei sollte vor jeder Intubation eine Bülau-Drainage zur Vermeidung eines Spannungspneumothorax unter der Beatmung gelegt werden. Eine maschinelle Beatmung ist hierbei, wegen stattgehabter Lungenkontusion, die sich erst nach 48–72 Stunden im Röntgenbild zeigen kann, häufig erforderlich.

6. *Zwerchfellruptur:* Bei jedem stumpfen bzw. penetrierenden Thoraxtrauma kann das Zwerchfell mitverletzt werden. Dabei ist neben der Zwerchfellverletzung an sich und der durch das Hochtreten von intraabdominellen Organen in den Brustkorb bedingten Verdrängung der Lunge, auch die Möglichkeit einer Mitverletzung angrenzender intraabdomineller Organe (Leber, Milz, Magen, Kolon, Dünndarm) bedeutsam (s. Kap. 24).

7. *Verletzungen anderer Organe:* Bei der Behandlung thoraxverletzter Patienten muß immer daran gedacht werden, daß auch Verletzungen weiter entfernter Organe vorliegen könnten. So sollte das besondere Au-

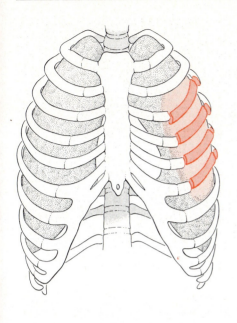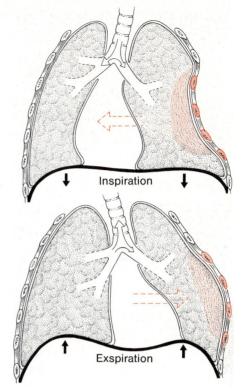

Abb. 20-14 Instabiler Thorax bei Rippenserien- und Stückfrakturen links.

genmerk den Verletzungen des zentralen Nervensystems gelten, von denen vor allem die nach einem tückischen Intervall von einigen Stunden auftretende Epiduralblutung gefürchtet wird (s. Kap. 16).

8. *Herzbeuteltamponade:* Verletzungsbedingte Herzbeuteltamponaden gehen in der Regel mit einem dramatischen Krankheitsbild einher und führen im Gegensatz zur chronischen – nicht traumatisch bedingten – Herzbeuteltamponade durch vergleichsweise kleineren Blutansammlungen zu einer bedrohlichen Kreislaufinsuffizienz. Besonders gefährlich sind Blutungen aus dem Hochdruckteil des Kreislaufsystems (intraperikardialer Anteil der Aorta ascendens, linker Ventrikel); demgegenüber können Blutungen aus den Vorhöfen bzw. dem rechten Ventrikel relativ unauffällig bleiben. Entscheidend für die hämodynamische Auswirkung ist nicht die im Herzbeutel befindliche Blutmenge, sondern vielmehr der im Herzbeutel vorherrschende Druck. Insofern hat die Herzbeutelpunktion nicht nur eine therapeutische, sondern vor allem auch eine diagnostische Bedeutung – z. B., wenn sich mit arteriellem Druck Blut aus dem Herzbeutel entleert, und somit eine sofortige Not-Thorakotomie indiziert ist.

Typische klinische Symptome bei Thoraxverletzungen (GK 13.2.1)

Stumpfe Thoraxverletzungen
(Abb. 20-16, 20-17)

Im folgenden seien die wichtigsten, vitalbedrohenden Verletzungsfolgen mit ihren klinischen Symptomen genannt:

1. *Rippenserienfrakturen* können nicht nur zum instabilen Thorax, sondern auch durch Verletzung der Lungenoberfläche zum Pneumothorax bzw. Spannungspneumothorax führen. Bei stumpfer Gewalteinwirkung von ventral (Lenkradanprall) kann eine *Sternumfraktur* (Impressions-, Stückfraktur) als weitere knöcherne Thoraxverletzung auftreten. Während hier die Herzkontusion

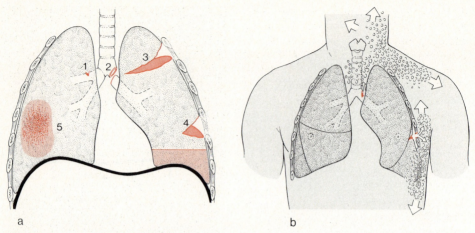

Abb. 20-15 a) Verletzung der Atmungsorgane: 1 Bronchusruptur, 2 Bronchusabriß, 3 Lungenzerreißung, 4 Lungeneinriß mit 5 Lungenkontusion. b) mit subkutanem Gewebsemphysem.

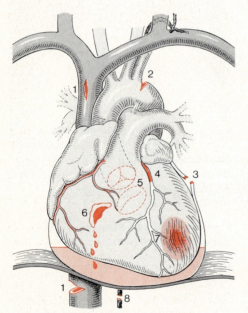

Abb. 20-16 Verletzungen des Herzens und herznaher Gefäße:

1 Cavaruptur
2 Aortenruptur
3 Herzbeutelruptur
4 Koronarart.-Verletzung (Thrombose)
5 Verletzung innerer Strukturen (z. B. Klappen)
6 Penetrierender Herzschaden
7 Herzkontusion
8 Verletzung des Ductus thoracicus (Chylothorax, Chylaskos)

im Vordergrund steht, führt bei der Rippenserienfraktur die respiratorische Insuffizienz zu Dyspnoe und sichtbarer Zyanose.

2. *Lungenkontusion bzw. Lungenkompression* mit Entwicklung Shunt-bedingter Gasaustauschstörungen bis hin zu hämorrhagischen Lungeninfarkten, die eine Resektionstherapie erzwingen können.

3. *Herzkontusion:* Herzmuskelinsuffizienz infolge eines Herzmuskelödems, Auftreten von Rhythmusstörungen bis hin zu AV-Blockierungen und in Einzelfällen Entwicklung von Koronarthrombosen mit Myokardinfarkt. Papillarmuskelriß, Klappenabriß/-einriß.

4. *Pleuraverletzungen:* Verletzung der Pleura visceralis führt in der Regel zum Hämato-Pneumothorax und kann in Einzelfällen auch einen Spannungspneumothorax verursachen. In Verbindung mit Verletzungen der Pleura parietalis kann dann ein Gewebsemphysem entstehen.

5. *Verletzung der Trachea und des Bronchialbaums:* Wichtigstes klinisches Symptom ist das Mediastinalemphysem, das über die obere Thoraxapertur in die Hals- und Supraklavikularregion vordringen kann. Durch Blutungen in das Bronchialsystem entstehen Atelektasen, die wiederum Ursache Shunt-bedingter Gasaustauschstörungen sind.

6. *Verletzungen der großen herznahen Gefäße:* Nicht gedeckt, d. h. freie Blutungen aus der thorakalen Aorta, den Aortenbogenästen sowie den Hohlvenen sind in der Regel tödlich. Häufig werden diese Verletzungen jedoch zunächst durch das umliegende Gewebe und das unter Druck stehende und geronnene Blut gedeckt, so daß ein Überleben zunächst möglich ist. In der Regel kommt es bei diesen Patienten röntgenologisch zu erheblichen Verschattungen in der Umgebung der Verletzungsstelle (Mediastinalverbreiterung).

7. *Verletzung des Ductus thoracicus:* Je nach Höhenlokalisation resultieren ein Chylaskos (subdiaphragmal) oder ein Chylothorax (thorakal) (s. u.).

8. *Verletzung des Ösophagus* (z. B. Ruptur).

Offene Thoraxverletzungen

Das entscheidende klinische Krankheitsbild bei nahezu allen offenen Thoraxverletzungen ist der offene Pneumothorax mit Kollaps des betroffenen Lungenflügels. Kollabiert der Lungenflügel total, so reduziert sich die respiratorische Oberfläche auf ca. 50%; es entwickelt sich eine erhebliche Shunt-bedingte Gasaustauschstörung, die zur zentralen Zyanose mit arterieller Hypoxämie und respiratorischer Azidose führt. Dies ist wahrscheinlich auch der entscheidende pathophysiologische Mechanismus, der der sog. „Pendelluftatmung" zugrunde liegt, die in vielen Lehrbüchern immer noch als die entscheidende Ursache der respiratorischen Insuffizienz beim offenen Pneumothorax angeschuldigt wird.

Therapie von Thoraxverletzungen
(GK 13.2.2)

Stumpfes Thoraxtrauma:

Wiederherstellung bzw. Aufrechterhaltung der vitalen Funktionen (Atmung und Kreislauf). Diesem Prinzip hat sich alles unterzuordnen! Nur etwa 10% aller Patienten mit einem stumpfen Thoraxtrauma, die das Krankenhaus lebend erreichen, müssen notfallmäßig operiert werden (Abb. 20-17a, b).

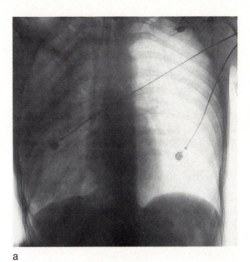

a

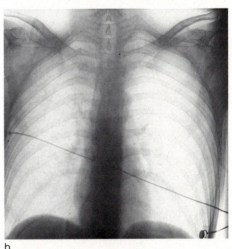

b

Abb. 20-17 Stumpfes Thoraxtrauma rechts. a) Aufnahmebefund, b) nach 10tägiger konservativer Therapie (EKG-Kabel im Bild).

> **Thoraxtrauma:**
> **Operation führt häufig zur Resektion – Pleuradrainage ist meist parenchymerhaltend**

Nur bei massiven, persistierenden Blutungen, bei akuter Herzbeuteltamponade, bei Verletzung der Aorta bzw. der Aortenbogenäste, bei Trachea- bzw. Bronchusrupturen, Zwerchfellrupturen und vor allem Ösophagusrupturen sind notfallmäßige Operationen indiziert. Durch frühzeitige Pleuradrainage ist häufig eine operative Intervention zu vermeiden.

Offenes Thoraxtrauma:

Wie beim stumpfen Thoraxtrauma. Die Operationsindikation ist in jedem Fall bei penetrierenden bzw. perforierenden Verletzungen des Herzens und der großen herznahen Gefäße gegeben und liegt auch vor, wenn der Verdacht auf Verletzungen der Trachea, der Bronchien und der Speiseröhre aufkommt.

Operative Zugänge:

Man sollte stets den Zugang wählen, bei dem die größtmögliche Übersicht besteht bzw. eine Erweiterung des Operationszuganges durchführbar ist. Es stehen die lateralen Thorakotomien (antero-lateral bzw. postero-lateral) zur Verfügung. Die mediane Sternotomie (Standardthorakotomie in der Herzchirurgie) ist nur indiziert, wenn mit Sicherheit Verletzungen des Herzens und des vorderen Mediastinums vorliegen.

> **Verdacht auf penetrierende Verletzung von Herzbeutel bzw. Herz:** *immer* chirurgisch explorieren!

Zweihöhlenverletzungen (GK 13.2.3)

Verletzungen von thorakalen und abdominellen Organen können grundsätzlich gleichzeitig vorkommen. In Abhängigkeit vom klinischen Beschwerdebild bzw. der im Vordergrund stehenden örtlichen Symptomatologie erfolgt das therapeutische Vorgehen. Dabei hat sich bewährt, mit Hilfe der sog. Peritoneal-Lavage eine intraabdominelle Blutung zu diagnostizieren bzw. auszuschließen. Liegt eine intraabdominelle Blutung vor, so steht die operative Versorgung der intraabdominellen Verletzung ganz im Vordergrund. Vor allem Blutungen aus dem Leberparenchym bzw. Milzrupturen können u. U. innerhalb kürzester Zeit zum Verblutungstod führen (s. Kap. 31). Ansonsten empfiehlt sich folgendes Vorgehen: Bei gegebener Operationsindikation zunächst operative Revision der Thoraxverletzung im Sinne der Erhaltung bzw. Wiederherstellung vitaler Funktionen und erst sekundär die Inspektion der Bauchhöhle (s. Kap. 5).

20.3.2 Erkrankungen der Thoraxwand und Pleura
(GK 3: 13.3)

Thoraxwand

Angeborene Mißbildungen der Thoraxwand (s. Kap. 52)

Tumoren der Thoraxwand
(GK 3: 13.3.3)

Zu den häufigsten *benignen* Tumoren der Thoraxwand gehören Chondrome (ca. 50%), eosinophile Granulome, fibröse Dysplasien, Hämangiome sowie Weichteiltumoren (Fibrome, Neurofibrome, Lymphangiome).

Als *maligne* Tumoren kommen Chondrosarkome, osteogene Sarkome, Myelome, *Ewing*-Sarkome sowie Karzinommetastasen vor (besonders nach Mammakarzinom, Bronchialkarzinom, Hypernephrom und Prostatakarzinom).

Auch direkte Infiltration der Brustwand bei malignen Pleuratumoren, beim Mamma-Karzinom oder beim Bronchialkarzinom (*Pancoast*-Tumor) wird beobachtet.

Symptome: Schwellung und/oder Schmerz.

Diagnostik: Röntgen-Thorax, Tomogramm, Knochenszintigraphie, Biopsie.

Therapie: Geschwulstexstirpation. Die Radikalität (z. B. partielle Thoraxwandresektion mit Plastik = Deckung der kleineren Defekte mit mobilisierten Muskeln, Rippen usw. aus der Umgebung bzw. Brustwandresektionen mit Fremdmaterial bei größeren Defekten) wird von der Dignität und der dadurch bedingten Prognose der Erkrankung bestimmt. Eine primär radikale Resektion im Gesunden sollte stets auch dann durchgeführt werden, wenn der Tumor nach der histologischen Diagnostik strahlensensibel ist (z. B. eosinophiles Granulom, Retikulosarkom). Die Bestrahlung als alleinige Therapie sollte nur gewählt werden, wenn der Allgemeinzustand des Patienten eine Operation nicht mehr zuläßt oder eine Resektion des Tumors im Gesunden nicht möglich erscheint.

Pleura

Pleuraerguß: Die Pleura als gleitfähige, seröse Membran mit ihrem feinen arteriellen und venösen Gefäßnetz und einem besonders ausgebildeten Netz von Lymphbahnen ist geradezu prädestiniert, bei allen (entzündlichen, nicht-entzündlichen, neoplastischen, traumatischen usw.) Erkrankungen im Pleuraraum und der benachbarten Organe mitzureagieren. Die Reaktionsform besteht in der Ausbildung von Ex- oder Transsudaten. Nach der Beschaffenheit der Flüssigkeit unterscheidet man Serothorax, Hämothorax, Pyothorax, Chylothorax.

Serothorax:

Ein *Transsudat* entsteht als Folge kardiovaskulärer Erkrankungen, Hypo- oder Dysproteinämie (z. B. bei Leberzirrhose, nephrotischem Syndrom, Urämie), entzündlicher und maligner Erkrankungen der Pleura selbst, aber auch als sympathische Reaktion auf lymphatischem Wege beim Vorliegen akuter entzündlicher Prozesse im Oberbauch (Cholezystitis, Pankreatitis, subphrenischer Abszeß, Leberabszeß), als auch bei systemischen Erkrankungen (rheumatischer Formenkreis, Septikämie, Osteomyelitis).
Diagnostik: Perkutorisch und auskultatorisch (Dämpfung, abgeschwächte Atemgeräusche); Röntgen-Thorax: Verschieblichkeit der Verschattung durch Lageänderung.

Therapie: Pleurapunktion (Abb. 20-18) zur genauen Diagnose (zytologische, mikrobiologische, laborchemische Untersuchung) und zur akuten Behandlung (Verbesserung der kardio-respiratorischen Funktion durch Druckentlastung). Ausheilung nur durch Behandlung des Grundleidens möglich.
Komplikationen: Übergang in chronische Formen. Sekundärinfektion durch multiple Punktionen.

Hämatothorax (= Hämothorax):

Ursache: Nach Traumen (am häufigsten Rippenfrakturen); postoperative Nachblutung; iatrogen nach diagnostischen Eingriffen wie Pleura- und Lungenbiopsie bzw. Punktion der V. subclavia für das Legen eines V. subclavia-Katheters; bei malignen Erkrankungen der Pleura; spontan bei Ruptur blasiger Lungenveränderungen.
Symptome: Die Symptome sind bestimmt durch die Größe des Ergusses, d. h. der Beeinträchtigung der kardio-respiratorischen Funktion.
Diagnostik: Anamnestisch: Vorangegangenes Trauma, Operation, Punktion usw., sonst wie bei Serothorax.
Therapie: Pleurapunktion und Drainage (Abb. 20-18). Wichtig ist die vollständige Entleerung des Blutes aus der Pleurahöhle, um die Gefahr der Infektion sowie funktionelle Spätfolgen durch Schwartenbildung zu vermeiden. Bei rezidivierenden und größeren Blutungen kann Absaugen über *Bülau-Drainage* (Abb. 20-19) oder Thorakotomie notwendig werden (s. Kap. 2.5).

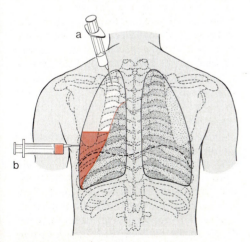

Abb. 20-18 Pleurapunktion:
a) Pneumothorax
b) Hämatothorax

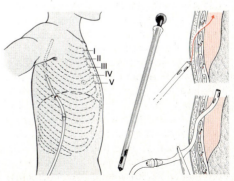

Abb. 20-19 Bülau-Drainage.

Pyothorax (= Pleuraempyem):

Ursache: Am häufigsten (mehr als 80%) nach spezifischen und unspezifischen Infektionen der Lunge (Infarkt-, Staphylokokken- und Pneumokokkenpneumonie) und des Mediastinums, gefolgt von hämatogenen, metastatisch gestreuten Infektionen aus dem Bauchraum und seltener postoperativ bzw. posttraumatisch.
Symptome: Akute Infektionszeichen: Hochfieberhafter Temperaturverlauf, Leukozytose, BSG-Beschleunigung. Kardiorespiratorische Störungen als Folge des Ergusses häufig mit einer septischen Kreislaufdepression verbunden.
Diagnostik: Klinische (Fieber, Dyspnoe, Dämpfung) und radiologische Befunde (Verschattung mit oder ohne Luftansammlung). Pleurapunktion und bakteriologische Untersuchung sichern die Diagnose.
Therapie: Entleerung des Empyems und Lokalbehandlung der Empyemhöhle mit Spülung über eine Thoraxdrainage. Nach 2–3 Wochen erfolgloser konservativer Behandlung soll der operativen Therapie in Form der *Frühdekortikation* der Vorzug gegeben werden.
Prognose: Operativ in ca. 70% Ausheilung, Letalität bis 10%.

Chylothorax:

Ansammlung von Chylus (Lymphflüssigkeit) im Pleuraraum als Folge einer Eröffnung des Ductus thoracicus (Milchbrustgang) oder der Cysterna chyli.
Ursachen:
1. *Traumatisch:* direkt durch Kantenabriß oder Luxation von Wirbelkörpern, Rippenfrakturen, indirekt nach Schleudertrauma (HWS), iatrogen nach Eingriffen am Aortenbogen bzw. der Aorta descendens, Ductus arteriosus Botalli, Coarctatio u. ä.
2. *Spontan symptomatisch:* Nach Abflußbehinderung bei Tbc, parasitären Infektionen, Infiltration mit metastasierenden Karzinomen u. ä.
3. *Idiopathisch:* stets gemeinsam mit einem Chylaskos auftretend.
4. *Kongenital:* Aplasie des Ductus oder perinatale Traumen.
Diagnostik: Punktion und laborchemische Untersuchung der milchig-trüben Flüssigkeit (Fettgehalt 0,4–4%, Eiweißgehalt ca. 30%, steril, Lymphozyten!).
Therapie: Konservativ: Punktionen (evtl. *Bülau*-Drainage), Flüssigkeits- und Elektrolytersatz, Diät (mittelkettige Triglyceride-MCT).
Operativ: Ligatur des Ductus thoracicus.

Tumoren

Gutartige Tumoren (Lipome, Hämangiome, Fibrome) der Pleura sind äußerst selten. Alle primären **bösartigen** Geschwulstbildungen werden als *Pleuramesotheliome* zusammengefaßt. Sie nehmen ihren Ausgang von der Serosadeckepithelzelle. Der enge Zusammenhang zwischen dem Entstehen der Pleuramesotheliome und einer oft Jahre zurückliegenden Asbestexposition gilt heute als unstrittig.

Es werden 2 Formen unterschieden:
1. BREITBASIGE ODER GESTIELTE PLEURAMESOTHELIOME (lokale Form, günstigere Prognose).
2. FLÄCHENHAFT WACHSENDE, in der Regel mit Pleuraerguß vergesellschaftete (diffuse) Form, schlechte Prognose.

Symptome: Meistens durch den begleitenden, häufig hämorrhagischen Pleuraerguß bestimmt, in zweiter Linie durch den Thoraxschmerz.
Diagnostik: Es vergehen 6 Monate und mehr vom Beginn der Symptome bis zur endgültigen Diagnose. Beim Verdacht auf das Vorliegen eines Pleuramesothelioms gilt es, alle pulmologischen diagnostischen Mittel (Zytologie, thorakoskopische Gewebsentnahme, Computertomographie u. a.) einzusetzen.
Therapie: Da das Grundleiden in der Regel innerhalb von 1–2 Jahren nach Diagnosestellung zum Tode führt, ist es gerechtfertigt, ein höheres operatives Risiko einzugehen. Im Frühstadium ist je nach Ausdehnung eine partielle Pleurektomie teilweise mit Thoraxwandresektion bis zur Pleuropneumektomie in erweiterter Form (= Mitnahme aller vom Tumor befallener Teile des Diaphragmas, des Perikards und der Interkostalmuskulatur) die Methode der Wahl. Im Spätstadium beschränkt sich die Behandlung auf Palliativmaßnahmen wie Pleurekto-

mie, tangentiale Bestrahlung mit Telekobalt oder schnellen Elektronen.

Sekundäre Pleuratumoren: Die metastatischen Pleuratumoren sind im Vergleich zu den Pleuramesotheliomen relativ häufig. Als Primärtumoren finden sich am häufigsten das Mamma- und Bronchialkarzinom, aber auch beim Magen- und Ovarial-Ca wird eine Absiedlung in die Pleura beobachtet. Kardiorespiratorische Funktionsstörungen als Folge massiver hämorrhagischer Ergüsse stehen im Vordergrund des klinischen Bildes. Operative Eingriffe sind selten indiziert. Alle Maßnahmen haben primär palliativen Charakter. Sie entsprechen den beim diffusen Pleuramesotheliom im Spätstadium angewendeten Maßnahmen.

20.3.3 Erkrankungen des Mediastinums (GK 3: 13.4)

Mediastinalemphysem

Ursache: 1. Traumatisch: Nach geschlossenem oder offenem Thoraxtrauma (Bronchusruptur, Ösophagusperforation). 2. Spontan: Tumorperforation (Trachea, Ösophagus). 3. Iatrogen: nach Endoskopie und Bougieren bzw. Fremdkörperentfernung.
Symptome: Emphysem im subkutanen Gewebe tastbar, oft bis zur Schädelbasis reichend, Dyspnoe, Heiserkeit, Einflußstauung, Entzündungszeichen.
Diagnostik: Röntgen-Übersichtsaufnahme des Thorax, KM-Schluck, evtl. Endoskopie (Ösophagus, Tracheobronchialsystem).
Therapie: Behebung der Ursache. Operative Versorgung der Organperforation und Thoraxdrainage.

Mediastinitis (GK 3: 13.4.1)

Ursache: Alle Ursachen eines Mediastinalemphysems (s. o.), aber auch nach Operationen (Nahtinsuffizienz nach Eingriffen am Tracheobronchialsystem oder Ösophagus) sowie Pleuraempyem und Lungenabszessen.
Symptome: Allgemeine schwere Entzündungszeichen (Schüttelfrost, septische Temperaturen, Tachypnoe, Tachykardie, retrosternale Schmerzen) sowie in der Regel lokale Entzündungszeichen im Jugularbereich, oft mit Einflußstauung und/oder Gewebeemphysem.
Diagnostik: Die Röntgen-Übersichtsaufnahme des Thorax zeigt meistens ein verbreitertes Mediastinum, ein Pneumo-Mediastinum oder bereits eine Abszeßformation. Evtl. Endoskopie des Tracheobronchialsystems und des Ösophagus.
Therapie: Eröffnung und Drainage des Mediastinums, je nach Lokalisation durch eine jugulare, parasternale (selten) oder eine posteriore (paravertebrale) Mediastinotomie; Behandlung des Grundleidens; hochdosierte Antibiotika.
Prognose: Letalität bei konservativer Behandlung 60–70%, bei operativer ca. 30%.

Tumoren im Mediastinum
(GK 3: 13.4.2)

Im Mediastinum findet sich eine Vielfalt an Tumoren (Tab. 20-1). Häufig sind Thymome mit der neurologischen Symptomatik einer Myasthenia gravis vergesellschaftet. Aber auch ohne den Nachweis eines Thymoms ist bei der Myasthenia gravis die Thymektomie indiziert, da in den meisten Fällen (ca. 60%) eine Hyperplasie vorliegt. Einen orientierenden Hinweis auf die wahrscheinliche Histologie gibt bereits die Lage

Tab. 20-1 Tumoren im Mediastinum

1. Vorderes Mediastinum	
Oben	Unten
retrosternale Struma	Perikardzyste
Thymom	Lipom
Lymphom	Hiatushernie
selten: Lipom, Sarkom, Teratom	

2. Hinteres Mediastinum

Neurogene Tumoren
(Neurinome, Neurofibrome, Ganglioneurome, Paragangliome, Meningiome, Sympathikoblastome)
selten: Chondrome, gastrointestinale Zysten, Ösophagusdivertikel

3. Zentrales Mediastinum

Lymphome, Granulome
selten: teratoide Zysten, bronchogene Zysten

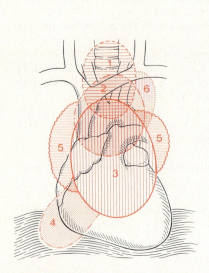
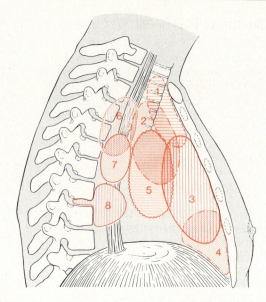

Abb. 20-20   Lage der Mediastinaltumoren:
1 retrosternale Strumen
2 Thymome
3 Teratome
4 Perikardzysten
5 Lymphome
6 Neurogene Tumoren
7 bronchogene Zysten
8 Meningeale Zysten
} von a.-p. in der Regel nicht erkennbar

der röntgenologischen Verschattung (Abb. 20-20).

Symptome: Meist erst im fortgeschrittenen Stadium (Einflußstauung, dumpfer, tiefer Thoraxschmerz). Funktionsstörungen je nach Art, Lage und Größe des Tumors: Stridor, Heiserkeit, Schluckstörungen, Horner-Syndrom, Singultus, Zwerchfellparese.

Diagnostik: Häufig Zufallsbefund bei Röntgenreihenuntersuchungen. Neurologische Untersuchung (Myasthenia gravis?). Bei jedem Mediastinaltumor ist eine zusätzliche Computer-Tomographie indiziert (Abb. 20-21).

Therapie: Die transthorakale Exstirpation des Tumors ist wegen der differentialdiagnostischen Schwierigkeiten häufig gleichzeitig Diagnostik und Therapie der Wahl. Bei Thymektomie wegen Myasthenie transsternaler oder transzervikaler Zugang. Auch bei strahlen- bzw. chemotherapiesensiblen Tumoren ist die Tumorexstirpation im Sinne der primären Tumorreduktion einer verzögernden Diagnostik vorzuziehen.

Mediastinaltumor: Immer abklären (Histologie!)

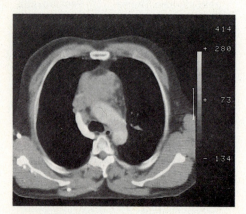

Abb. 20-21   Computer-Tomographie bei einem Thymom im vorderen-oberen Mediastinum.

Eine Bestrahlung oder Chemotherapie *ohne histologischen Befund* darf nur als „onkologischer Notfall" bei oberer Einflußstauung durchgeführt werden.

20.3.4 Erkrankungen des Tracheobronchialsystems
(GK 3: 13.5)

ANGEBORENE MISSBILDUNGEN: Zystische Adenomatose, lobäres Emphysem, bronchogene Zysten (s. Kap. 52.2.4–6).
(GK 3: 13.5.1)

Entzündliche Erkrankungen
(GK 3: 13.5.2)

Tuberkulose

Die chirurgische Behandlung der Tuberkulose beschränkt sich heute auf die Beseitigung der Komplikationen nach oder unter der tuberkulostatischen konservativen Therapie:
- das progrediente Tuberkulom
- die narbige Bronchusstenose
- die therapieresistente Restkaverne
- das Kavernensystem (destroyed lung)
- das Empyem
- die Lymphknotenkompression des Tracheobronchialsystems.

Die chirurgische Therapie richtet sich nach der Ausdehnung des Prozesses (Segmentresektion, Lobektomie, Pneumektomie bzw. Dekortikation). Die tuberkulostatische Behandlung wird präoperativ, intraoperativ und 3–12 Monate postoperativ durchgeführt.

Bronchiektasen

Definition: Bronchiektasen sind tubuläre oder sakkuläre Erweiterungen der Segment- und Subsegmentbronchien, in der Regel mit einer chronischen, produktiven Infektion. Häufigste Lokalisation sind die basalen Segmente der Unterlappen, die Lingula und der Mittellappen. Es werden 2 Formen unterschieden:
1. Primär erworben: Angeborene Wandschwäche der Bronchien mit Hypertrophie der Bronchialschleimhaut.
2. Sekundär erworben: Auf dem Boden einer spastischen, chronisch-asthmatischen Bronchitis. Die organische Bronchusstarre und -stenose mit Sekretverhaltung und verminderter Belüftung begünstigen die Infektion mit Zerstörung der Bronchuswand und folgender Ektasie.

Symptome: Chronische, morgendliche, produktive Hustenanfälle (mundvolle Expektoration); rezidivierende pulmonale Infektionen, Hämoptysen, mittel- bis grobblasige Rasselgeräusche.
Diagnostik: Das Röntgenbild des Thorax zeigt als Ausdruck der peribronchialen Infiltration streifige Verschattungen im Unterlappenbereich (häufig linksseitig hinter dem Herzschatten versteckt!). CT. Die Bronchographie verifiziert den Verdacht.
Therapie: Konservativ internistisch.
Die Indikation zur Operation (= Resektion des betroffenen Gebietes) soll nur dann gestellt werden, wenn die Veränderungen lokalisiert sind (auf Segmente beschränkt, max. auf einen Lappen) und eine erhebliche Beeinträchtigung des Allgemeinzustandes *trotz* korrekt durchgeführter konservativer Therapie bestehen bleibt. Bei massiven Hämoptysen besteht selten auch eine Indikation im Sinne der Herdsanierung, z. B. bei Dialysepatienten, die zur Nierentransplantation anstehen.
Prognose: Gut, Rezidivneigung in Restlunge!

Lungenabszeß

Definition: Eine umschriebene, primäre, nichttuberkulöse Eiterung des Lungengewebes mit Einschmelzung und Höhlenbildung nennt man Lungenabszeß.
Ursache: Akute bakterielle, nekrotisierende Pneumonie, Aspiration von infiziertem Material oder Fremdkörpern, Superinfektion eines Lungeninfarktes oder von Emphysemblasen, Tumoren mit Bronchusobstruktion, Einbrechen von Bronchiektasen ins Parenchym, nach penetrierenden Thoraxverletzungen, transdiaphragmale Ausweitung eines primär subphrenischen Abszesses.
Symptome: Häufig Alkoholismus oder Drogenmißbrauch in der Anamnese mit Infektabwehrschwäche. Zeichen der chronischen schweren Infektion. Oft plötzlicher Husten (meist lageabhängig) mit großen Mengen eitrigen, übelriechenden Auswurfes. Der hervorstechende Befund ist eine Höhle mit regelmäßigen Wänden und Spiegelbildung (häufig zu Beginn des Abszesses nur in der Tomographie sichtbar, manchmal von breiten Verdichtungszonen umgeben).

Therapie: Primär stets konservativ (Antibiotika), Fokussanierung (HNO-Trakt, Urogenitaltrakt usw.), Lagerungsdrainage, Vibrationsmassage, bronchoskopische Absaugung, selten Abszeßdrainage oder Operation.

Die *chirurgische* Behandlung ist den chronischen und/oder rezidivierenden Formen, den superinfizierten Komplikationen (z. B. Aspergillom) und bestimmten Ursachen (Tumoren, Bronchiektasen) vorbehalten. Sie besteht in der Regel in einer Lobektomie.

Lungenabszeß: okkultes *Karzinom*? Alkoholismus?

Tumoren im Tracheobronchialsystem
(GK 3: 13.5.3)

Bronchial-Karzinom

Allgemeines: 98% aller Lungentumoren sind Bronchialkarzinome. In den Industrienationen ist es die häufigste Krebstodesursache beim Mann zwischen dem 50. und 70. Lebensjahr. Männer erkranken ca. $10 \times$ häufiger als Frauen. Bei Frauen nimmt die Inzidenz des Bronchialkarzinoms zu und steht bereits je nach Land an der 1.–6. Stelle unter den malignen Tumoren. Gegenwärtig sterben jährlich ca. 28000 Menschen an Lungenkrebs in der Bundesrepublik Deutschland mit steigender Tendenz (für

Tab. 20-2   TNM-Klassifikation und Stadieneinteilung der Lungentumoren (gültig seit 1.1.1987)

T_1 = Tumor mißt in seiner größten Ausdehnung 3 cm oder weniger, ist umgeben von Lungengewebe oder viszeraler Pleura, ohne bronchoskopische Evidenz einer Infiltration proximal des Lappenbronchus

T_2 = Tumor jeder Größe, mit einem folgenden Kennzeichen hinsichtlich Größe oder Ausbreitung:
  – mehr als 3 cm im größten Durchmesser
  – Befall des Hauptbronchus 2 cm oder weiter distal der Carina
  – Invasion der viszeralen Pleura
  – tumorassoziierte Atelektase oder obstruktive Pneumonie bis zur Hilusregion, aber ohne Befall der gesamten Lunge

T_3 = Tumor jeder Größe, mit direkter Invasion einer der folgenden Strukturen: Brustwand (einschließlich Tumoren des Sulcus superior), Zwerchfell, mediastinale Pleura, Perikard (nicht Herz).
  Oder Tumor mit Hauptbronchus weniger als 2 cm distal der Carina, aber Carina selbst nicht befallen.
  Oder Tumor mit Atelektase oder obstruktiver Pneumonie der ganzen Lunge.

T_4 = Tumor mit Invasion einer der folgenden Strukturen: Mediastinum, Herz, große Gefäße, Trachea, Ösophagus, Wirbelkörper, Carina.
  Oder Tumor mit malignem Erguß.

N_0 = Keine regionären Lymphknotenmetastasen.

N_1 = Metastasen in ipsilateralen, peribronchialen und/oder ipsilateralen Hiluslymphknoten (einschließlich direkte Ausbreitung des Primärtumors).

N_2 = Metastasen in ipsilateralen mediastinalen und/oder subkarinalen Lymphknoten.

N_3 = Metastasen in kontralateralen mediastinalen, kontralateralen Hilus-, ipsi- oder kontralateralen Scalenus- oder supraklavikulären Lymphknoten.

M_0 = Keine Evidenz für Fernmetastasen.

M_1 = Fernmetastasen vorhanden.

M_x = Die Minimalerfordernisse zur Feststellung von Fernmetastasen liegen nicht vor.

Stadium I   = $T_{1-2} N_0 M_0$
Stadium II = $T_{1-2} N_1 M_0$
Stadium III = Alle $T_3 N_1$ und T_4 und N_2
Stadium IV = Alle M_1

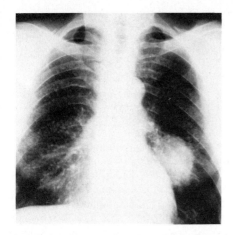

Abb. 20-22 Röntgenbild eines Bronchialkarzinoms linker Unterlappen (a. p.).

das Jahr 2000 wird mit rund 40000 jährlich gerechnet). Exogen inhalierte Karzinogene, insbesondere die Verbrennungsprodukte bei Tabak- und Zigarettenkonsum spielen ätiologisch die Hauptrolle. Die Expositionszeit beträgt 15-25 Jahre (Abb. 20-22).

Klassifizierung

Die derzeit gültige internationale Klassifizierung des Bronchialkarzinoms richtet sich nach Vorschlägen des „American Joint Committee For Staging and End Results Reporting" und der UICC von 1979 (Tab. 20-2).

Histologisch werden 5 Hauptformen unterschieden (Tab. 20-3).

Symptome: Ein führendes Symptom des Bronchialkarzinoms gibt es nicht. Das frühe Bronchialkarzinom ist klinisch in der Regel stumm. Es wird oft als Zufallsbefund bei Röntgenuntersuchungen festgestellt. Bei Reizhusten, Fieber, Nachtschweiß und/oder Hämoptysen, sollte immer der Verdacht auf ein Neoplasma des bronchopulmonalen Systems erhoben werden (Tab. 20-4). Gewichtsverlust mit und ohne Leistungsknick, allgemeine Brustschmerzen oder direkte Thoraxwandschmerzen und Dyspnoe sind weitere Hinweise, die den unbedingten Ausschluß eines Neoplasmas erfordern. Späte Hinweise auf ein bereits fortgeschrittenes Stadium, häufig verbunden mit der Inoperabilität, sind Nervenlähmungen (Heiserkeit/

Tab. 20-3 Histologische Klassifikation des Bronchialkarzinoms in der überarbeiteten Fassung der WHO (nach *Sobin* 1977) und ihrer Häufigkeitsverteilung

Histologischer Typ	Häufigkeit
1. Plattenepithelkarzinom – Spindelzellkarzinom	ca. 50 %
2. Kleinzelliges Karzinom – Haferzellkarzinom – Intermediäres Karzinom – Kombiniertes Haferzellkarzinom	ca. 20 %
3. Adenokarzinom – Azinäres Adenokarzinom – Papilläres Adenokarzinom – Bronchioloalveoläres Karzinom – Solides Karzinom mit Schleimbildung	ca. 15 %
4. Großzelliges Karzinom – Riesenzellkarzinom – Klarzellkarzinom	ca. 15 %
5. Adenosquamöses Karzinom	ca. 1-2 %

Tab. 20-4 Symptome des Bronchialkarzinomes (in der Reihenfolge abnehmender Häufigkeit)

1. Reizhusten
2. Fieber
3. Nachtschweiß
4. BSG-Beschleunigung
5. Hämoptoe (Hämoptyse)
6. Gewichtsverlust und/oder Leistungsknick
7. Schmerzen im Brustkorb
8. Dyspnoe

N. recurrens, Zwerchfellähmung/N. phrenicus, Schulterschmerzen/Plexus brachialis, Abflußbehinderung der rechten oder linken oberen Extremität (V. subclavia).

Diagnostik: Das Bronchialkarzinom kann im Röntgenbild jede andere Lungenerkrankung imitieren (Abb. 20-23). Jeder tumorverdächtige Befund ist unter Einsatz aller diagnostischen Verfahren abzuklären. Hierbei nimmt die Bronchoskopie eine Sonderstellung ein. Sie sichert in bis zu 70% aller Fälle die Diagnose des Bronchialkarzinoms.

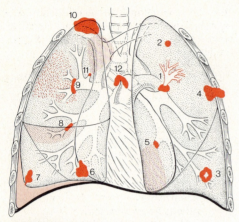

Abb. 20-23 Erscheinungsformen des Bronchialkarzinoms (nach *Grunze* 1962):
1 Hilärer Lungenkrebs mit endobronchialem Wachstum
2 typischer Rundherd
3 Tumorkaverne
4 in die Brustwand infiltrierender Herd
5 Atelektase, die sich hinter dem Herzschatten verbirgt
6 auf das Perikard übergreifendes Karzinom
7 pleuranaher Herd mit Ergußbildung
8 obstruierender Segmentabbruch mit Abszeßbildung
9 Obstruktionsemphysem durch Ventilverschluß
10 Pancoast-Tumor
11 Segmentatelektase
12 Bifurkationstumor

Die Bronchoskopie ist stets durchzuführen bei unklarer, aber tumorverdächtiger Symptomatik (Zunahme eines Reizhustens, langanhaltende »Erkältung«, Hämoptyse). Im Vorfeld des „Screenings" steht die Zytologie.
Wenn die Röntgenuntersuchung einen verdächtigen Befund ergibt oder sich die Veränderung eines bekannten Befundes herausstellt, hat sich heute die Computertomographie neben der herkömmlichen Tomographie als ausgezeichnetes diagnostisches Hilfsmittel bewährt. Sie sollte auch vor jedem operativen Eingriff an der Lunge, bei hilusnahen Prozessen sowie bei der Suche nach Metastasen eingesetzt werden.
Daneben erweist sich die Zytologie (mindestens 3×) als zunehmend wertvolles Instrument in der Diagnostik von malignen Bronchialtumoren.

Jeder pulmonale solitäre Rundherd gilt so lange als Neoplasma, bis das Gegenteil bewiesen ist!

Das heißt, die Probethorakotomie ist zur Sicherung der Diagnose und gleichzeitig als Therapie indiziert, wenn die diagnostischen Untersuchungen keine endgültige Klärung ergeben.
Therapie: Das therapeutische Konzept wird vom klinischen Stadium und dem histologischen Typ des Bronchialkarzinoms bestimmt. Prinzipiell stehen zur spezifischen Tumortherapie Operation, Radiotherapie und Chemotherapie und ihre Kombinationen zur Verfügung. Die Indikation zur Operation ist immer dann gegeben, wenn durch den Eingriff eine Heilung, zumindest aber eine Lebensverlängerung erzielt werden kann (= kurative Therapie), wenn die Resektion dem Kranken funktionell zumutbar ist (Tab. 20-2).
Die 5-Jahres-Überlebensrate im Stadium I nach Operationen liegt über 50%. Auch im fortgeschrittenen Stadium ist eine Resektion des Tumors indiziert als Palliativmaßnahme zur Verhinderung der lokalen Tumorkomplikationen: zerfallendes Karzinom mit Abszeßbildung, Tumorblutung, poststenotische Retentionspneumonie, unbeeinflußbare Schmerzen bei Tumoreinbruch in die Brustwand. Bis auf das kleinzellige Bronchialkarzinom, sollte im Stadium I, II und III die operative, radikale Entfernung des Karzinoms die Methode der Wahl sein. Je nach der Ausdehnung wird eine Lobektomie, Bilobektomie, einfache oder erweiterte Pneumonektomie durchgeführt. Hierbei gilt so radikal wie nötig, so parenchymsparend wie möglich zu operieren.
Das kleinzellige Bronchialkarzinom unterscheidet sich von allen anderen durch eine kürzere Generationszeit der Tumorzellen mit der daraus resultierenden raschen Tumorverdoppelung, der frühzeitigen hämatogenen Metastasierung und hoher Sensibilität gegenüber der Radio- und Chemotherapie. Wegen der frühzeitigen Dissemination des kleinzelligen Bronchialkarzinoms spielt die CHEMOTHERAPIE in seiner Behandlung eine dominierende Rolle.
Eine primäre RADIOTHERAPIE wird nur bei Patienten vorgenommen, die eine Opera-

tion ablehnen oder bei denen eine Operation aus anderen Gründen nicht durchführbar ist. Als palliative Behandlungsform des nichtkleinzelligen Bronchialkarzinoms hat sie jedoch einen festen Platz.

Prognose: Nach Resektion des Tumors beträgt die 5-Jahres-Überlebensquote im Stadium I über 50, im Stadium II bis 30%. Die Prognose aller Patienten mit Bronchialkarzinom ist *nicht* günstig, da nur 25–30% aller Patienten zum Zeitpunkt der Entdeckung des Karzinoms noch in einem Stadium mit Aussicht auf kurative Resektionsbehandlung sind. Je undifferenzierter das Karzinom, um so schlechter. Die 5-Jahres-Überlebensrate liegt zwischen 5 und 10%. Die *operative Letalität* der Lobektomie beträgt 2–4%, die der einfachen Pneumonektomie 7–10% und die der erweiterten Pneumonektomie 7–15%.

Das Karzinoid der Lunge zählt zu der malignen Erkrankungen und wird nach den selben Richtlinien wie das Bronchialkarzinom behandelt. Es ist nur ausnahmsweise hormonproduzierend.

Lungenmetastasen

Während bis vor wenigen Jahren das Auftreten von Lungenmetastasen verschiedener Organkrebse (Mamma-, Schilddrüsen-, Prostata-, Magen- und Hodenkarzinom, Hypernephrom, ossäre Sarkome) als infaustes Tumorstadium angesehen wurde, wird heute in einem nicht geringen Prozentsatz erfolgreich und nach sorgfältiger Abwägung von Alter, Allgemeinzustand des Patienten, Art des entfernten Primärtumors, Länge des rezidivfreien Intervalls eine operative Entfernung vorgenommen.

Gutartige Lungentumoren

Nur 2% aller Lungentumoren sind gutartig wie z. B. Papillome, Polypen, Hamartome und Chondrome.

20.4 Operationsverfahren

Pleurapunktion (Abb. 20-18): Der Ort der Punktion wird mittels Röntgenbild (oder Sonographie) und Perkussion bzw. Auskultation bestimmt. Typische Punktionsstellen sind: 7. und 8. ICR in der hinteren Axillarlinie, bei Pneumothorax 2. und 3. ICR paravertebral oder Mediaclavicularlinie ventral. Die ausgewählten Stellen werden desinfiziert und mit sterilen Lochtüchern abgedeckt. Je nach Allgemeinzustand des Patienten wird er in Seitenlage oder, besser, in eine bequem sitzende Position gebracht (s. Kap. 1.5.1).

Vorgehen: Unter strengen, aseptischen Kautelen wird zunächst die gesamte Schicht der Thoraxwand inkl. der parietalen Pleura lokalanästhesiert. Korrekte Lokalanästhesie macht die Punktion für den Patienten praktisch schmerzlos. Die Punktion selbst wird mit einer 8–10 cm langen Nadel, verbunden mit einem Dreiwegehahn und einer 20–50-ml-Spritze, stets an der Oberkante der Rippe, durchgeführt. Das gewonnene Punktat ist immer bakteriologisch, zytologisch und auf Tumormarker zu untersuchen.

Pleurapunktion: operativer Eingriff, d. h. unter allen Regeln der Asepsis

Pleuradrainage (Abb. 20-19): Um Blut, Exsudat und Luft zu entfernen, wird eine Drainage eingelegt; dies geschieht auch routinemäßig nach jeder Thorakotomie, um so die Entfaltung der Lunge zu garantieren. Daneben ist jeder traumatische oder spontane Pneumothorax, Hämatothorax oder rezidivierender Serothorax mit einer Drainage zu versorgen. Das Legen einer Pleuradrainage erfolgt immer am liegenden Patienten. Vorbereitung wie bei der Pleurapunktion. Einführungsstellen beim Serothorax und Hämatothorax: 5. oder 6. ICR, vordere Axillarlinie, bei reinem Pneumothorax auch 2. ICR der Medioklavikularlinie. Nach einer Hautdesinfektion ist die sicherste Methode das Spreizen mit einer Schere und Austasten mit dem Finger, um sich zu vergewissern, daß man den Pleuraraum und nicht den Peritonealraum an dieser Stelle eröffnet hat bzw., daß keine Pleuraverwachsungen vorliegen, die beim blinden Einführen zu einer intrapulmonalen Lage der Drainage führen können.

Chirurgische Zugänge zur Brusthöhle: Die wichtigsten Zugänge zur Brusthöhle mit ihren Vor- und Nachteilen sind in Tab. 20-5 aufgeführt.

Tab. 20-5 Typische Zugangswege zum Brustkorb – Vor- und Nachteile

Zugang	Indikation	Vorteile	Nachteile
Längssternotomie	– Tumoren des vorderen Mediastinums – Bilaterale Lungentumoren – Lungenmetastasen – alle offenen Herzoperationen	minimale postoperative Atmungsstörungen, besonders wenn Pleurasäcke intakt geblieben sind	Wundheilungsstörungen mit Sternumdehiszenz (selten!)
Axilläre Thorakotomie	– diagnostische Eingriffe – Tumoren im oberen zentralen und hinteren Mediastinum – Grenzstrangresektion (thorakale Sympathektomie)	gewebsschonend, da nur geringe Verletzung der Muskulatur und somit geringe Störung der Atemfunktion	begrenzter Zugang, lateraler Zwerchfellbereich schlecht einsehbar
Antero-laterale Thorakotomie	– Eingriffe am Herzen und an den großen Gefäßen – Tumoren im vorderen Mediastinum (Perikardzyste) – diagnostische Thorakotomie	geringe Störung der Atemmechanik, da Gliedmaßenmuskulatur nur wenig beeinträchtigt	Knorpelnekrose und Sequestrierung
Posterolaterale Thorakotomie (Standardthorakotomie)	– alle Eingriffe am Tracheobronchialsystem – Tumoren im hinteren Mediastinum (Ösophagus) – Eingriffe an der thorakalen Aorta – Thoraxverletzungen – Eingriffe am Zwerchfell	beste operative Übersicht, einfach auch transsternal bis auf die gegenüberliegende Seite erweiterbar	erhebliche Beeinträchtigung der oberen Gliedmaßenmuskulatur mit entsprechenden Störungen der Atemmechanik postoperativ

Resektionsverfahren: Die operative Behandlung von Lungenerkrankungen besteht in Resektionsverfahren, die der jeweiligen Erkrankung und dem Zustand des Patienten angepaßt sind (Abb. 20-24) (Tab. 20-6):

Atypische Lungenresektion = Entfernung von Lungengewebe bei peripheren Prozessen ohne Einhaltung von anatomischen Grenzen (Keil- oder Klemmenresektion).

Segmentresektion = Entfernung eines Lungensegmentes.
Sie hinterläßt praktisch keine Funktionseinbuße und wird in der Regel nur bei gutartigen Prozessen (Tumoren, Tbc, Bronchiektasen) durchgeführt.

Lobektomie = Entfernung eines Lungenlappens.
Dieser Eingriff wird in der Regel bei Tumoren, die sich auf einen Lungenlappen beschränken, durchgeführt. Reicht der Prozeß bereits bis an das Ostium des Lappenbronchus heran, so wird gleichzeitig eine Manschette aus dem Haupt- bzw. Zwischenlappenbronchus mit herausgeschnitten und der verbleibende Lappenbronchus mit dem Hauptbronchus End-zu-End anastomosiert. (MANSCHETTENRESEKTION ODER „SLEEVE RESECTION"). Dieses Verfahren vermeidet die Pneumonektomie, ist also parenchymsparend und damit funktionserhaltend.

Pneumonektomie (Pneumektomie) = Entfernung eines Lungenflügels.
Sie ist indiziert bei ausgedehntem Bronchialkarzinom, Befall der regionären Lymphknoten und des Hauptbronchus oder bei sekundär zerstörten Lungen (Endstadien bei Tuberkulose oder Bronchiektasen). Von ERWEITERTEN PNEUMONEKTOMIEN spricht man, wenn aus Gründen der Radikalität Nachbargebilde mit entfernt werden (Perikard, Diaphragma und/oder Brustwand).

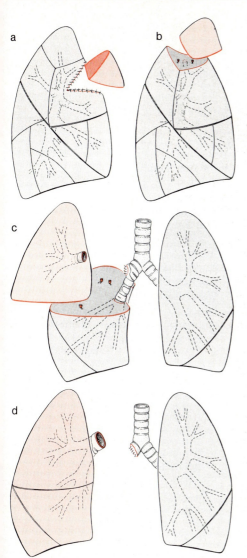

Abb. 20-24 Resektionsverfahren in der Lungenchirurgie:
a) atypische Segmentresektion
b) Segmentresektion
c) Lobektomie
d) Pneumonektomie

Tab. 20-6 Ventilatorische Grenzbereiche (Basisdiagnostik)

	Sekundenkapazität (l)	Atemgrenzwert (l/min)
Pneumonektomie	1,20–1,7	45–65
Lobektomie	1,20–1,5	40–55
Segmentresektion, Keilexzision	0,95–1,2	35–40

Probethorakotomie = Explorative Eröffnung des Thorax.
Nach Ausschöpfung aller präoperativen diagnostischen Maßnahmen kann häufig erst durch die Probethorakotomie die Operabilität eruiert werden. Die verbesserte Diagnostik und die verfeinerten Operationsmethoden haben die Quote der Operationen, die als „Probethorakotomien" bei inoperablem Tumor endeten, auf unter 10% gedrückt.
Nach jeder Thorakotomie wird die Pleurahöhle drainiert (s. o.). Die Entfernung des Drains erfolgt nach 2–3 Tagen, kann aber auch erst nach 10–14 Tagen möglich sein. In der Regel wird die Brusthöhle dadurch ausgefüllt, daß das Zwerchfell etwas höher tritt und die Restlunge sich kompensatorisch leicht überdehnt. Nach Pneumonektomien hingegen, füllt sich der Raum mit Exsudat, das sich nach Monaten organisiert (Serothorax → Serofibrothorax → Fibrothorax).

Komplikationen nach Lungeneingriffen:
Nachblutung, Bronchusstumpf-Insuffizienz, Kardiorespiratorische Insuffizienz, Sekretresektion mit Pneumonie.
Spätpostoperativ: Chronische Bronchusfistel mit und ohne Empyem, Interkostalneuralgie (Narbenneurinome), Schultersteife (Zwangs- und Schonhaltung).

21 Herz (GK 3: 14)

Herzchirurgie umfaßt die operative Behandlung angeborener und erworbener Erkrankungen des Herzens sowie der großen herznahen Gefäße.
Die wichtigste Voraussetzung für eine moderne Herzchirurgie war die Einführung der Herz-Lungen-Maschine (HLM) im Jahre 1953. Erst mit ihrer Hilfe wurden Korrekturen komplizierter Fehler am eröffneten und stillstehenden Herzen möglich (s. Tab. 21-1).

21.1 Operationsverfahren
(GK 3: 14.1.1; GK 4: 2.8)

A. Geschlossene Herzoperationen

Eingriffe am schlagenden und nicht eröffneten Herzen *ohne* HLM, z. B. Perikardiolyse bei Panzerherz, Übernähen von Herzverletzungen, geschlossene Kommissurotomie bei Mitralklappenstenose.

B. Offene Herzoperationen

Eingriffe am eröffneten Herzen *mit* HLM (extrakorporale Zirkulation = EKZ).
Prinzip: Temporärer Ersatz der Herz- und Lungenfunktion. Die Herzfunktion wird durch *Blutpumpen,* die Lungenfunktion durch *Oxygenatoren* übernommen. Die HLM ermöglicht Eingriffe innerhalb des blutleeren Herzens unter Sicht.

Herz-Lungen-Maschine (HLM)

Wichtigste Funktionselemente der HLM sind: Blutpumpen, Oxygenator und Wärmeaustauscher (Abb. 21-1).
1. *Blutpumpen:* Meist Rollerpumpen, die eine kontinuierliche (= nicht pulsatile) Körperperfusion erzeugen. Da diese Perfusionsform unphysiologisch ist, werden in zunehmendem Maße pulsatile Pumpen eingesetzt.
2. *Oxygenatoren:* Extrakorporaler Gasaustausch (O_2-Aufnahme und CO_2-Abgabe) mit Hilfe von Blasen-, Membran- oder Filmoxygenatoren.
   - Blasenoxygenator (Bubble-Oxygenator):
     Dispersion von kleinsten Sauerstoffbläschen im Blut, der Gasaustausch erfolgt durch direkten Gas-Blutkontakt. Gebräuchlichster Oxygenatortyp.
   - Membranoxygenator:
     Imitation des physiologischen Gasaustausches über semipermeable Membranen (Prinzip der menschlichen Lunge). Trennung von Blut und Gas, daher schonender Gasaustausch.
   - Filmoxygenator:
     Gasaustausch durch direkten Blut-Gaskontakt über „filmähnlich" verdünnte und vergrößerte Blutschich-

Tab. 21-1 Wichtigste Operationen **mit** und **ohne** extrakorporale Zirkulation

Eingriffe **ohne** Herz-Lungen-Maschine	Eingriffe **mit** Herz-Lungen-Maschine (ab 1953)
Ductus arteriosus Botalli	Thorakale Aortenaneurysmen
Aortenisthmusstenose	Offene Herz-OP: Kongenitale Vitien
Geschlossene Herz-OP: Mitralstenose	Klappenfehler
Panzerherz	Coronare Herzkrankheit
Verletzungen	

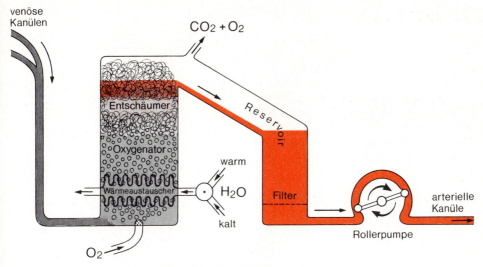

Abb. 21-1 Schema der Herz-Lungen-Maschine (HLM).

ten (z. B. rotierende Scheiben im sog. Scheibenoxygenator). Als Oxygenatoren der ersten Stunde nur noch von historischem Interesse.
3. *Wärmeaustauscher:* Integraler Bestandteil aller modernen Oxygenatoren. Ermöglicht rasche Körpertemperaturänderungen (bis zu 1°C/min) bzw. Temperaturkonstanz auf einem erwünschten Niveau. Entscheidende Voraussetzung für das Operieren in tiefer Ganzkörperhypothermie.

Postperfusionssyndrom:

Die EKZ ist trotz aller Bemühungen um den Ersatz einer adäquaten Herzlungenfunktion doch immer noch so unphysiologisch, daß Perfusionszeiten von mehr als 6 Std. nur in Ausnahmefällen überlebt werden.

Technik der EKZ

a) Standardverfahren (Herzoperationen) (Abb. 21-2)

Mediane Sternotomie, Herzbeuteleröffnung, Vollheparinisierung (300 I.E. *Heparin*/kg KG i. v.), Anschluß an die EKZ durch venöse Kanülierung über den rechten Vorhof (Hohlvenen), sowie arterielle Kanülierung über die Aorta ascendens bzw. über eine Femoralarterie. Übernahme der gesamten Herzarbeit durch die HLM (sog. „totaler Bypass"). Das entlastete Herz schlägt unter diesen Bedingungen zunächst weiter, da die Koronararterien noch perfundiert werden. Erst nach Unterbrechung der Koronarzirkulation durch queres Abklemmen der Aorta ascendens wird das Operieren am blutleeren und stillstehenden Herzen möglich. Dann Korrektur des Herzfehlers. Anschließend Wiederbelebung des Herzens durch Freigabe der Koronarzirkulation (Öffnen der Aortenklemme). Wenn Herzfunktion und Kreislauf sich wieder normalisiert haben: Abstellen der HLM und Neutralisierung des Heparins durch *Protaminchlorid* (300 I.E./kg KG i. v.).

b) Sonderformen der EKZ

Bei Säuglingen ist eine Verkürzung der Perfusionsdauer besonders wichtig.

Prinzip: Unterbrechung der Perfusion in Ganzkörperhypothermie und damit Einsparung von Perfusionszeit.

Technik: Tiefe Ganzkörperhypothermie von 18–20°C *mit Hilfe der HLM.* Danach Abstellen der HLM (!) und Korrektur des Herzfehlers im Kreislaufstillstand bzw. bei minimalem Perfusionsfluß (bis zu 60 min möglich). Anschließend Wiederaufwärmung *mit Hilfe der HLM.*

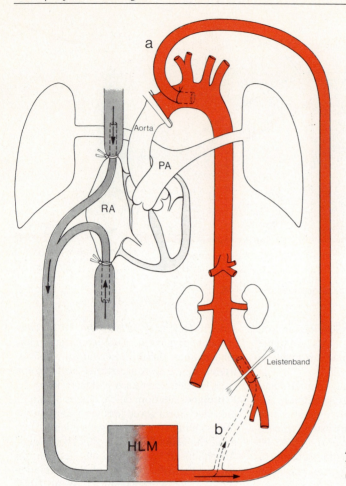

Abb. 21-2 Prinzip der **Ex**tra-**K**orporalen-**Z**irkulation (EKZ oder ECC [engl.]).

– **Linksherzbypass** (Abb. 21-3a)
Prinzip: Versorgung der *unteren* Körperhälfte durch die EKZ, Perfusion der oberen Körperhälfte durch das normal arbeitende Herz.
Indikation: Operationen an der Aorta thoracalis descendens (z. B. Aortenaneurysma).

– **Femoro-femoraler Bypass** (Abb. 21-3b)
Prinzip: Versorgung der unteren Körperhälfte mit Hilfe der EKZ *ohne* Thorakotomie.
Indikation: Wie bei Linksherzbypass bzw. zur extrakorporalen Langzeitoxygenierung bei schwerster transitorischer respiratorischer Insuffizienz (Schocklunge, Pneumonie) mit Hilfe eines Membranoxygenators.

C. Hypothermie ohne HLM:

Prinzip: Eingriffe innerhalb des eröffneten Herzens ohne den Einsatz der HLM.
Technik: Externe Kühlung. Nach Erreichen einer Körpertemperatur von 28–30°C Thorakotomie. Abklemmen der Hohlvenen („inflow occlusion") sowie ggf. der Aorta ascendens bzw. der A. pulmonalis. Eröffnung des Herzens – intrakardiale Korrektur. Nach spätestens 10 min Freigabe der Körperzirkulation und externe Wiederaufwärmung.
Indikation: Unkomplizierte Vitien (ASD II, valvuläre Pulmonalstenose) bzw. bei Noteingriffen im Säuglingsalter (valvuläre Aorten-, Pulmonalstenose). Nur noch selten angewandt.

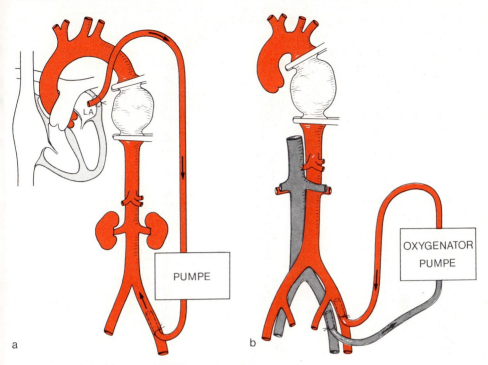

Abb. 21-3 Sonderformen der extrakorporalen Zirkulation:
a) Linksherzbypass (ohne Oxygenator)
b) Femoro-femoraler Bypass (mit Oxygenator)

Intraoperative Myokardprotektion

Maßnahmen zum Schutz des Herzmuskelgewebes während der operativen Korrektur des Herzfehlers. Wir unterscheiden Verfahren *mit* und *ohne* Koronardurchblutung.

1. Mit Koronardurchblutung

Prinzip: Aufrechterhaltung des oxydativen Stoffwechsels. Nachteil: Das Herz bleibt elektro-mechanisch aktiv, tonisiert und ist nicht blutleer.

2. Ohne Koronardurchblutung

a) Ischämisch induzierter Herzstillstand (durch Abklemmen der Aorta ascendens):
Prinzip: Der eingeleitete Herzstillstand ist Folge eines Energiemangels.
Nachteil: Unkalkulierbare Ischämietoleranz.

b) Kardioplegie
Wichtigstes und gebräuchlichstes Verfahren zum intraoperativen Myokardschutz!

Prinzip: Elektrolytverschiebungen (Natriumentzug, Hyperkaliämie), Lokalanästhetika sowie Kalziumantagonisten führen zur Membranstabilisierung und elektromechanischer Entkoppelung. Dies leitet einen abrupten Herzstillstand bei noch unverbrauchten intramyokardialen Energievorräten ein. Durch Kombination mit Hypothermie sicherer Myokardschutz des stillstehenden und blutleeren Herzens bis zu 2 Std.!

Assistierte Zirkulation

Prinzip: Temporäre Kreislaufunterstützung bei myogenem Herzversagen, z. B. nach Herzoperationen oder Herzinfarkt. Reduktion der Herzarbeit und damit des myokardialen Sauerstoffverbrauchs.

a) Hilfsventrikel

– **Univentrikuläre Kreislaufpumpe:**
Prinzip des Linksherzbypass (s. Abb. 21-3a): Volumenentlastung des linken Ventrikels.

Indikation: Isolierte Linksherzinsuffizienz nach Herzoperationen.
- **Biventrikuläre Kreislaufpumpe:**
Prinzip des *künstlichen Herzens,* d. h. biventrikulärer Pumpenbypass (ohne Oxygenator).
Indikation: Kombinierte Rechts-Linksherzinsuffizienz, z. B. nach Herzoperationen bzw. als Überbrückungsmaßnahme vor einer geplanten Herztransplantation (insgesamt sehr selten).

b) Intraaortale Ballonpumpe (IABP)
(Abb. 21-4)

Prinzip: EKG-synchronisierte „Gegenpulsation" eines intraaortal gelegenen Ballonkatheters. Rasches Kollabieren des Ballons während der Anspannungsphase des Herzens senkt den Aortendruck und damit die linksventrikuläre *Nachlast* (Abb. 21-4a). Wiederaufblasen während der Diastole erhöht den Aortendruck und verbessert damit die *Koronarperfusion* (Abb. 21-4b).

Technik: Einführen des Ballonkatheters (Volumen: 30–40 ml) über eine Femoralarterie bis in den proximalen Anteil der Aorta thoracalis descendens. Über elektronisch gesteuerte Pumpen wird der Ballon entweder mit Luft oder Helium betrieben.

Indikation: Medikamentös nicht beherrschbare isolierte Linksherzinsuffizienz (Myokardinfarkt nach Herzoperationen).

Kontraindikation: Aortenklappeninsuffizienz, Aortenbogenaneurysma, isolierte Rechtsherzinsuffizienz.

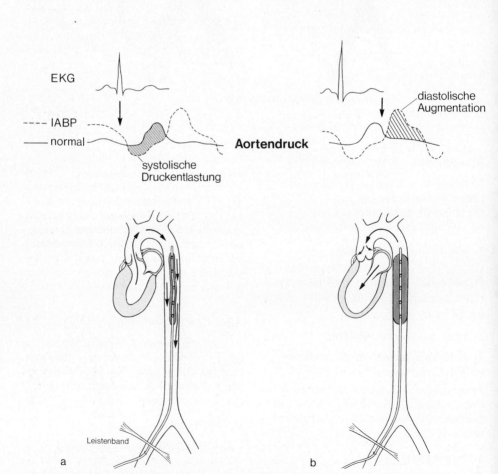

Abb. 21-4 Prinzip der **I**ntra-**A**ortalen-**B**allon-**P**umpe (IABP).

21.2 Kongenitale Herz- und thorakale Gefäßfehler
(GK 3: 14.1.2; 14.1.3; 14.1.4)

Kongenitale Herz- und thorakale Gefäßfehler kommen bei 0,6–0,8% aller Lebendgeborenen vor (s. a. Tab. 21-2). Sie zählen damit zu den häufigsten angeborenen Fehlbildungen überhaupt (etwa 4000 pro Jahr in der BRD). 80% der angeborenen Herzfehler sind operabel.

Kongenitale Herz- und Gefäßfehler: Operation möglichst im Vorschulalter

Tab. 21-2 Kongenitale Herz- und Gefäßfehler (Häufigkeit in %)

Ohne Kurzschluß	Aortenisthmustenose	10
	Pulmonalstenose	8
	Aortenstenose	5
Links-Rechts-Kurzschluß (ohne Zyanose)	Ventrikelseptum-defekte	25
	Vorhofseptumdefekte	10
	Ductus arteriosus apertus Botalli	12
Rechts-Links-Kurzschluß (mit Zyanose)	*Fallot*-Tetralogie	14
	Transposition der großen Arterien	6
Übrige		10

Kongenitale Herz- und thorakale Gefäßfehler ohne Kurzschluß (GK 3: 1.2)

1. Aortenisthmustenose (Coarctatio)
(Abb. 21-5)

Allgemeines: Häufigkeit 10%. Knaben : Mädchen = 2 : 1. Typisch ist die Kombination mit offenem Ductus arteriosus Botalli, VSD sowie vor allem mit valvulärer Aortenstenose (bikuspidale Aortenklappe!). Je nach Lage zum Ductus Botalli Untergliederung in die seltenere „präduktale" und die häufigere (typische) „postduktale" Isthmusstenose.

a) Postduktale Aortenisthmusstenose
(Abb. 21-5a)

In der Kindheit oft asymptomatisch. Erst später liegt das Vollbild der Erkrankung mit Hypertonie der oberen Körperhälfte, Linksherzbelastung, frühzeitiger Zerebralarteriensklerose und aneurysmatisch dilatierten Interkostalarterien vor, die zu Rippenusuren führen können.

b) Präduktale Aortenisthmusstenose (sog. infantile Form) (Abb. 21-5b)

Pathophysiologie: Hypertonie der oberen Körperhälfte. Linksherzbelastung. Versorgung der *unteren* Körperhälfte vom rechten Herzen über A. pulmonalis und Ductus (bei fehlenden Septumdefekten sogar mit rein venösem Blut). Zyanose der unteren Körperhälfte! *Tastbare Femoralispulse!* Schweres Krankheitsbild mit Links- und Rechtsherzinsuffizienz. Erfordert notfallmäßiges Operieren bereits in der Neugeborenenperiode. Hohe Letalität (20–50%).

Hypertonie in der oberen Körperhälfte mit fehlenden oder schwachen Femoralispulsen: Aortenisthmusstenose?

OP-Indikation: Nach Diagnosestellung gegeben! Nur frühzeitige Operationen verhindern Zerebralsklerose (Apoplexie bereits im Jugendalter), Linksherzversagen, Ruptur aneurysmatischer Interkostalarterien sowie die bakterielle Endokarditis (Aortitis), (mittlere Lebenserwartung ohne Operation: 35 Jahre).

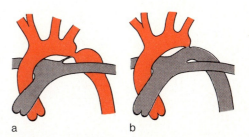

Abb. 21-5 Formen der Aortenisthmusstenose:
a) „Postduktaler" Typ (umschriebene Enge im Bereich des obliterierten Ductus[-bandes])
b) „Präduktaler" Typ (offener Ductus Botalli)

Operative Behandlung (Abb. 21-6)

- Resektion mit End-zu-End-Anastomose (bei kurzstreckigen Stenosen) (Abb. 21-6a).
- Resektion mit End-zu-End-Interposition einer Kunststoffprothese (bei längerstreckigen Stenosen) (Abb. 21-6b).
- Patch-Erweiterung (Kunststoffpatch bzw. Subklavia-Patch in der Säuglingsperiode (Abb. 21-6c).
- Prothesen-Bypass (in seltenen Fällen bei lokaler Inoperabilität).

Operationszugang: Laterale Thorakotomie links, in der Regel ohne EKZ.

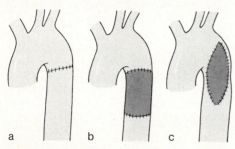

Abb. 21-6 Operationsprinzipien bei Aortenisthmusstenose.

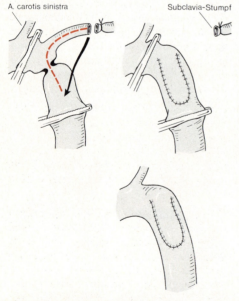

Abb. 21-7 „Subclavian-flap"-Technik (Patch-Erweiterung des Aortenisthmus durch A. subclavia sinistra).

Intraoperative Komplikationen:
In 0,4% ischämische Rückenmarksschädigung mit Paraplegie der unteren Körperhälfte sowie krisenhafte Hypertonie (jetzt auch in der *unteren* Körperhälfte), die in seltenen Fällen zur Mesenterialarteriitis und damit zur Darmgangrän führen kann.

Ergebnisse:
NEUGEBORENENPERIODE: Hohes Operationsrisiko nur bei Noteingriffen (20–50%), Restenosierung in etwa der Hälfte der Fälle (seit Einführung der „subclavian-flap"-Technik [Abb. 21-7] jedoch deutlich bessere Ergebnisse).

SÄUGLINGS- UND KINDERPERIODE: Niedriges Operationsrisiko (unter 1%). Gute Spätergebnisse.

2. Aortenbogenanomalien (Aortenringsyndrom)

Kompression bzw. Umklammerung von Trachea und Ösophagus infolge
- doppeltem Aortenbogen
- rechtsseitig deszendierender Aorta in Kombination mit Ductus arteriosus Botalli bzw. Duktusband sowie
- Arteria lusoria (A. subclavia dextra entspringt als letztes Gefäß aus dem Aortenbogen und zieht hinter Trachea und Ösophagus nach rechts).

Klinik: Dyspnoe, Stridor und Dysphagien vor allem beim Genuß fester Nahrung. Gefahr der *Tracheomalazie!*

OP-Indikation: Nach Diagnosestellung gegeben (z. T. als Noteingriff).

Technik: Linkslaterale Thorakotomie, Entfesselung von Trachea und Ösophagus durch
- Durchtrennen des vorderen, in der Regel schwächeren Aortenbogens,
- Durchtrennen des Ductus arteriosus Botalli bzw. des Duktusbandes,
- Abtrennen der A. lusoria vom Aortenbogen (eine ausreichende Versorgung des rechten Armes ist über Kollateralgefäße gewährleistet).

Ergebnisse: Niedriges Operationsrisiko (unter 1%), postoperativ jedoch häufig zunächst noch für einige Zeit Fortbestehen des Stridors bis zur Stabilisierung der Trachealwand. Gute Langzeitergebnisse.

3. Kongenitale Aortenstenosen
(GK 3: 14.1.2, GK 4: 2.10)

Stenosierung des linksventrikulären Ausflußtraktes in verschiedenen Ebenen – *valvulär, sub- und supravalvulär* (Abb. 21-8).

a) Kongenitale valvuläre Aortenstenose

Häufigkeit 5%. Knaben:Mädchen = 4:1. Typische begleitende Mißbildungen: Coarctatio, offener Ductus.
Pathogenese: Verdickung des Klappengewebes und Verklebungen der Aortenklappenkommissuren führen zur „bikuspidalen Aortenklappe", der häufigsten Form angeborener Aortenstenosen. (Die *nicht* stenosierte „bikuspidale" Aortenklappe ist die wichtigste Ursache der „erworbenen" Aortenstenose des Erwachsenen).
Pathophysiologie: Druckbelastung der linken Kammer, Linkshypertrophie.

Isolierte Klappenstenose: Poststenotische Dilatation!

Klinik: Bei hochgradiger Aortenklappenstenose bereits in der Neugeborenenperiode schweres Krankheitsbild. Typisch ist jedoch die subjektive Beschwerdefreiheit im Vorschulalter. Erst später Belastungsdyspnoe, Stenokardien, Rhythmusstörungen und Synkopen.
OP-Indikation: Linksventrikuläre Schädigungszeichen im EKG. Systolischer Druckgradient größer als 60 mm Hg in Ruhe. Spätestens jedoch nach Auftreten von Angina pectoris, Rhythmusstörungen sowie Synkopen.
Technik: Nach medianer Sternotomie Anschluß an die EKZ, supravalvuläre Eröffnung der Aorta ascendens und Kommissurotomie unter Sicht des Auges (Methode der Wahl).
Ergebnisse:
Operationsrisiko: Hohes Risiko bei Notoperationen im Neugeborenen-/Säuglingsalter. Niedriges Risiko (1%) bei elektiven Eingriffen im Kindes- und Jugendalter.
Spätresultate: In der Regel bleibt nach Kommissurotomie sowohl ein Restgradient als auch eine Klappeninsuffizienz zurück. Die erneute klinische Verschlechterung vom 10. postoperativen Jahr an ist typisch.

Kommissurotomie: Nur Palliativmaßnahme

b) Subvalvuläre Aortenstenosen

Untergliederung in subvalvulär *membranöse* Aortenstenosen und in den Formenkreis der primär *hypertrophischen* Kardiomyopathien. Insgesamt selten.

Subvalvuläre membranöse Aortenstenose: Umschriebene Ausflußbahnstenose der linken Kammer durch eine Membran bzw. fibröse Leiste. Keine poststenotische Dilatation der Aorta ascendens. Systolikum und Schwirren wie beim VSD.
Klinik, OP-Indikation und Ergebnisse: Wie bei valvulärer Aortenstenose, jedoch gute Spätresultate, da nur selten Rezidive auftreten.

Primär hypertrophische Kardiomyopathien: Ätiologie unbekannt, zur Hälfte familiär (nicht geschlechtsgebunden), zur Hälfte sporadisch (überwiegend ist das männliche Geschlecht betroffen) vorkommend.
Pathogenese: Asymmetrische Septumhypertrophie durch nicht arbeitsbedingte Hypertrophie pathologischer Muskelzellen.
Pathophysiologie: Linksventrikuläre Druck-

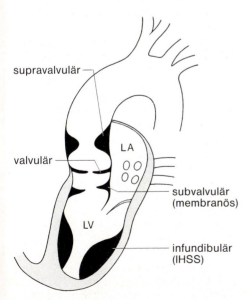

Abb. 21-8 Lokalisation der Stenosen des linksventrikulären Ausflußtraktes.

belastung, in 30–50% mit begleitender Mitralklappeninsuffizienz infolge pathologischer Kontraktionsabläufe der Hinterwand- bzw. Papillarmuskulatur.
Klinik: In der Regel unauffälliges Vorschulalter. Erstes Auftreten von Belastungsdyspnoe, Rhythmusstörungen und Synkopen im Schulalter. Unbehandelt beträgt die mittlere Lebenserwartung 30–40 Jahre. Typisch ist der plötzliche Tod in jungen Jahren infolge Rhythmusstörungen.
OP-Indikation: Angina pectoris, Zeichen der Ruheinsuffizienz trotz maximaler Beta-Rezeptorenblockade bzw. Kalzium-Antagonisierung (dies ist bei etwa 25% aller Patienten mit obstruktiver Kardiomyopathie der Fall).
Technik: Stets mit Anschluß an die EKZ. Transvalvuläre bzw. transventrikuläre Resektion der hypertrophischen Muskulatur, ggf. in Kombination mit einem Mitralklappenersatz. In Extremfällen kann u. U. nur mit Hilfe eines sog. „Apico-aortalen Conduit" (extraanatomische Gefäßprothese mit integrierter Kunstklappe zwischen der Spitze des linken Ventrikels und der benachbarten thorakalen Aorta) eine ausreichende Entlastung des linken Ventrikels erreicht werden.
Ergebnisse: Operationsrisiko: 3–10%. Spätresultate: ⅔ sind postoperativ gebessert bzw. beschwerdefrei. Nur bei gegebener Operationsindikation günstigere Lebenserwartung im Vergleich zur rein medikamentösen Therapie.

c) Supravalvuläre Aortenstenosen

Häufigkeit weniger als 0,5%. Einteilung in lokalisierte und langstreckige (tubuläre) supravalvuläre Aortenstenosen. Häufig in Kombination mit zusätzlichen arteriellen Stenosen, vor allem im Bereich der Aortenbogenäste sowie der Mesenterial- und Nierenarterien. Typisch ist die Kombination mit supravalvulären Pulmonalstenosen.
Ätiologie: Am wichtigsten ist die idiopathische Hyperkalzämie (*Fanconi-Schlesinger-*Syndrom) in Verbindung mit einer Vitamin-D-Überempfindlichkeit, woraus in schweren Fällen das sog. „*Williams-Beuren-*Syndrom" entsteht (supravalvuläre Aortenstenose, supravalvuläre Pulmonalstenose, geistige Retardierung, Minderwuchs, Gesichtsdysplasie).

> **Supravalvuläre Stenosierungen sind progredient**

OP-Indikation: Spätestens nach Auftreten von Zeichen der Linksherzschädigung bzw. Linksherzinsuffizienz, Angina pectoris und Synkopen.
Technik: Stets mit Hilfe der EKZ. Supravalvuläre Erweiterungsplastik (Kunststoffpatch); bei langstreckigen, supravalvulären Stenosierungen ist eine ausreichende Entlastung des linken Ventrikels u. U. nur mit Hilfe eines „Apico-aortalen Conduit" möglich.
Ergebnisse: Operationsrisiko nur bei lokalisierten Stenosen niedrig.

4. Pulmonalstenosen

Häufigkeit: Isolierte Pulmonalklappenstenose 8%, bei weiteren 25–30% kongenitaler Vitien als begleitende Mißbildung zusätzlich vorkommend. Knaben:Mädchen = 1:1. Untergliederung in *valvuläre, sub-* und *supravalvuläre* Pulmonalstenosen (Abb. 21-9).

> **Pulmonalstenosen: Eingeschränkte Lungendurchblutung mit der Gefahr hypoxämischer Zustände**

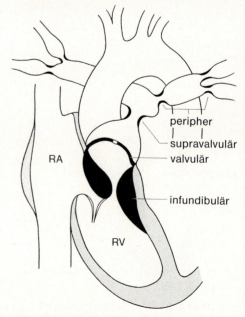

Abb. 21-9 Lokalisation der Stenosen des rechtsventrikulären Ausflußtraktes.

a) Isolierte, valvuläre Pulmonalstenose

Häufigste Form der Pulmonalstenosen. Verklebung der Kommissuren. Kennzeichnend ist die poststenotische Dilatation der A. pulmonalis.

Klinik: In Abhängigkeit vom Stenosegrad und begleitenden kardialen Mißbildungen reicht das Spektrum von der klinisch asymptomatischen „leichten Pulmonalstenose" bis hin zur „kritischen Pulmonalstenose" des Neugeborenen mit intaktem Ventrikelseptum.

In neuerer Zeit ist bei isolierten, valvulären Pulmonalstenosen im Säuglings- und Kindesalter die perkutan-transvenöse Ballonkatheter-Dilatation eine effektive Alternativmethode zur Operation geworden.

In der Regel sind Kinder mit Pulmonalstenosen häufig jahrelang beschwerdefrei

OP-Indikation: Systolischer Druckgradient von mehr als 50 mm Hg in Ruhe. Rechtshypertrophie in Verbindung mit Schädigungszeichen im EKG.
Technik: Kommissurotomie (Methode der Wahl). In der Regel mit Anschluß an die EKZ. Bei Noteingriffen in der Neugeborenen-Säuglingsperiode u. U. *ohne EKZ* („geschlossene Kommissurotomie") nach *Brock* (= instrumentelle Sprengung der Pulmonalklappe) oder Kommissurotomie unter Sicht des Auges.
Ergebnisse: Operationsrisiko: Noteingriffe in der Neugeborenen-Säuglingsperiode 10–20%, bei elektiven Eingriffen unter 1%. Spätresultate: Reststenose bzw. Klappeninsuffizienz machen nur ausgesprochen selten einen Pulmonalklappenersatz erforderlich.

b) Subvalvuläre Pulmonalstenose

Untergliederung in *infundibuläre* und *subinfundibuläre* Pulmonalstenosen.

– **Infundibuläre Pulmonalstenose:** Obstruktion *innerhalb* der rechten Ausflußbahn durch sekundäre Hypertrophie der Crista supraventricularis, z. B. infolge valvulärer Pulmonalstenosen.

– **Subinfundibuläre Pulmonalstenose:** Obstruktion unterhalb bzw. am Beginn des Infundibulums durch fibromuskuläre Verdickungen bzw. pathologische Muskelbündel meistens infolge einer *Fallot*-Tetralogie bzw. bei Ventrikelseptumdefekten.

c) Supravalvuläre Pulmonalstenosen

Selten isoliert. Fast ausschließlich im Rahmen komplexer Krankheitsbilder vorkommend, z. B. bei supravalvulären Aortenstenosen, *Williams-Beuren*-Syndrom, *Fallot*-Tetralogie. Einteilung der supravalvulären Pulmonalstenosen in *zentrale* Stenosen (Stamm- + Hauptäste der A. pulmonalis) und *periphere* Stenosen (Lappen- bzw. Segmentpulmonalarterienäste). Typisch sind poststenotische Dilatationen und – bei einseitigen Stenosen – die kompensatorische Dilatation der gesunden Seite.

Zentrale, supravalvuläre Pulmonalstenose: operabel
Periphere Pulmonalstenose: inoperabel

Klinik, Operationsindikation, operative Therapie und *Ergebnisse* werden ganz überwiegend von den begleitenden bzw. zugrunde liegenden kongenitalen Herz- und Gefäßfehlern bestimmt.

Kongenitale azyanotische Herz- und Gefäßfehler mit Links-Rechts-Kurzschluß
(GK 3: 14.1.3, GK 4: 2.7)

Pathophysiologie: Septumdefekte und Kurzschlußverbindungen im Bereich der großen herznahen Gefäße (z. B. Ductus) führen aufgrund der physiologischen Druck- und Widerstandsverhältnisse im allgemeinen zu einem Links-Rechts-Shunt mit pathologisch gesteigerter Lungendurchblutung (bei normalem Körperzeitvolumen).
Definition der Shunt-Größe bei Links-Rechts-Shunt: Derjenige Prozentanteil des gesamten Lungenstromvolumens, der über den Defekt rezirkuliert (Nicht-Prozentanteil des Körperstromvolumens!). Das heißt: Bei einem Links-Rechts-Shunt von 50% kommen 50% des gesamten Lungenstromvolumens über den Kurzschluß oder – mit anderen Worten – das Shuntvolumen erhöht den

Lungendurchfluß auf insgesamt 200%. Unter der Voraussetzung normaler Widerstandsverhältnisse im Lungenkreislauf beträgt bei einem HZV von 5 l/min im Körperkreislauf und einem Links-Rechts-Shunt von 50% das Lungenstromvolumen insgesamt 10 l/min.

Vitien mit Links-Rechts-Shunt: Lungenstromvolumen beträgt ein Mehrfaches des Körperstromvolumens

Eisenmenger-Reaktion: Irreversible Widerstandserhöhung im kleinen Kreislauf infolge eines kongenitalen Herz- oder Gefäßfehlers. Sie entwickelt sich bevorzugt bei Vitien mit großem Links-Rechts-Shunt und vor allem bei Einwirkung systemarteriellen Drucks auf die Pulmonaliszirkulation (ohne Operation entwickelt sie sich bei 25% der Kinder mit einem VSD und bei 10% mit einem Ductus innerhalb der ersten 2 Lebensjahre – dagegen nur in 2–5% bei Kindern mit einem Vorhofseptumdefekt, da hier die systemarterielle Druckkomponente fehlt). Nach Shunt-Umkehr: Inoperabilität.

Vitien mit Links-Rechts-Shunt: Cave Shuntumkehr!

Vorhofseptumdefekt

Häufigkeit: 10%. Knaben:Mädchen = 1:2.
Allgemeines: Untergliederung in 1. Ostium secundum-Defekt (ASD II), 2. Ostium primum-Defekt (ASD I), 3. offenes Foramen ovale und 4. Sinus venosus-Defekt (Abb. 21-10).

1. Ostium secundum-Defekt (ASD II)

Häufigster Vorhofseptumdefekt. Typisch ist die Kombination mit Fehleinmündung rechter Lungenvenen (25%). Vereinzelt wird ein Mitralklappenprolaps beobachtet.
Pathophysiologie: Links-Rechts-Shunt. Volumenüberlastung des rechten Herzens, der Lungenstrombahn und des linken Vorhofs – *nicht* jedoch des linken Ventrikels! Normales Herz-Zeit-Volumen im Körperkreislauf! *Keine* systemarterielle Druckeinwirkung auf die Lungenstrombahn, daher nur relativ selten und verzögert auftretender pulmonaler Widerstandshochdruck.

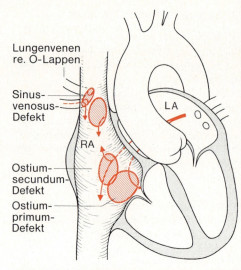

Abb. 21-10 Lokalisation der Vorhofseptumdefekte.

Klinik: In der Regel weitgehende Symptomlosigkeit im Säuglings- und Vorschulalter. Beschwerden in Form gehäufter Bronchitiden, Dyspnoe und Leistungsinsuffizienz treten meist erst im Schulalter auf. Zeichen der Rechtsherzinsuffizienz und vor allem Vorhofrhythmusstörungen sind prognostisch ungünstige Spätsymptome. Ohne Operation entwickelt sich nur bei 4% innerhalb der ersten 20 Lebensjahre eine *Eisenmenger*-Reaktion, nach dem 40. Lebensjahr jedoch bei mehr als 40%. Durchschnittliche Lebenserwartung ohne Operation: Etwa 40 Jahre.
OP-Indikation: Asymptomatische Sekundumdefekte mit einem Links-Rechts-Shunt von mehr als 30% sollten im Vorschulalter operiert werden! Bei deutlicher Herzvergrößerung, gehäuften Bronchitiden, Trinkschwäche und Gedeihstörungen trotz medikamentöser Therapie sowie bei beginnender Widerstandserhöhung im kleinen Kreislauf, jedoch unabhängig vom Alter, unmittelbar nach Diagnosestellung.
Technik: Mediane Sternotomie, Anschluß an die EKZ, Eröffnung des rechten Vorhofes, Defektverschluß durch Naht oder mit Hilfe eines Kunststoff-Flickens (Patch).
Ergebnisse: Operationsrisiko: Bei elektiven Eingriffen unter 1%. Steigendes Operationsrisiko mit Zunahme des pulmonalen Widerstandes sowie bei manifesten Vor-

hofrhythmusstörungen im Erwachsenenalter. Spätresultate: Nach elektiven Eingriffen im Vorschulalter völlige Normalisierung der Hämodynamik und der Lebenserwartung! (Unbefriedigend bei symptomatischen Patienten im Erwachsenenalter).

2. Ostium primum-Defekt (ASD I)

Häufigkeit: 25% aller Vorhofseptumdefekte (bei über 30% dieser Kinder liegt zusätzlich eine Trisomie 21 [= M. Down] vor). Im Gegensatz zum unkomplizierten ASD II, ist der tiefer gelegene ASD I Bestandteil einer komplizierten Hemmungsmißbildung der Endokardkissen (daher auch die Bezeichnung Endokardkissendefekt bzw. Fehlbildung des Atrioventrikularkanals). Je nach Ausmaß der Fehlbildung im Bereich des »Atrioventrikularkanals« erfolgt eine vereinfachte Untergliederung in
a) *partieller gemeinsamer AV-Kanal* (eigentlicher ASD I oder auch Ostium primum-Defekt genannt),
b) *kompletter gemeinsamer AV-Kanal.*

Zu a) PARTIELLER GEMEINSAMER AV-KANAL: Tief sitzender Vorhofseptumdefekt. Leichte Mißbildung der AV-Klappen in Form einer Spaltbildung im anterior-septalen Segel der Mitralklappe mit in der Regel leichter Mitralklappeninsuffizienz. Links-Rechts-Shunt nicht nur auf Vorhofebene, sondern auch zwischen dem linken Ventrikel und rechten Vorhof (über die Mitralklappeninsuffizienz).

Zu b) KOMPLETTER GEMEINSAMER AV-KANAL: Fehlende Endokardkissenverschmelzung. Tiefsitzender Vorhofseptumdefekt, hochsitzender Ventrikelseptumdefekt, schwere Mißbildung im Bereich der AV-Klappen in Form eines gemeinsamen vorderen und hinteren Segels aus Anteilen beider Klappen. Dadurch Kurzschlußverbindungen auf Vorhof- und Ventrikelebene mit Druck- und Volumenüberbelastung *aller* Herzhöhlen. Hohes Risiko einer früh auftretenden *Eisenmenger*-Reaktion (Abb. 21-11).

Klinik der Primumdefekte: Herzinsuffizienz, respiratorische Insuffizienz, Gedeihstörungen.

OP-Indikation: Herzinsuffizienz u. U. bereits im Säuglingsalter gegeben.

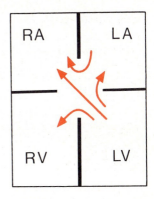

Abb. 21-11 Shuntmöglichkeiten beim kompletten AV-Kanal.

Technik:
– Stets mit Hilfe der HLM.
– *Partieller AV-Kanal:* Patchverschluß des tief sitzenden Vorhofseptumdefektes, Nahtverschluß des Spalts im septalen Mitralklappensegel.
– *Kompletter AV-Kanal:* Trennung der gemeinsamen AV-Klappe in einen Mitral- und Trikuspidalklappenanteil. Einnähen eines zweiteiligen Patches zum kombinierten Vorhof- und Ventrikelseptumdefektverschluß. Anheften der getrennten AV-Klappenanteile am dazwischen liegenden Patch.

Ergebnisse: Operationsrisiko: *Partieller AV-Kanal:* Niedriges Risiko (Vergleichbar mit ASD II). *Kompletter AV-Kanal:* Vor allem bei Noteingriffen hohes Risiko, bei elektiven Eingriffen im Vergleich zu früheren Jahren jetzt auch im Säuglingsalter zu verantworten (unter 20%). Jenseits des Säuglingsalters unter 10%. Spätresultate: Vor allem abhängig vom Ausmaß der postoperativen Mitralklappeninsuffizienz (30–50% aller Primumdefekte weisen postoperativ eine hämodynamisch wirksame Mitralklappeninsuffizienz auf).

3. Offenes Foramen ovale

25% aller Menschen haben ein für eine Sonde passierbares Foramen ovale (anatomisch offen), jedoch nur etwa 5% aller funktionell wirksamen Vorhofseptumdefekte gehen auf ein offenes Foramen ovale zurück.

Pathophysiologie, Klinik, OP-Indikation, Therapie und Ergebnisse: s. ASD II.

4. Sinus venosus-Defekt

Hochsitzender Vorhofseptumdefekt, der in über 90% mit partieller Fehleinmündung einer oder mehrerer rechter Lungenvenen einhergeht.
Technik: Vorhofseptumdefektverschluß in Kombination mit funktioneller Verlagerung der Lungenveneneinmündung von „rechts" nach „links".
Pathophysiologie, Klinik, OP-Indikation und Ergebnisse: s. ASD II.

Ventrikelseptumdefekte (VSD)
(Abb. 21-12)

Häufigkeit: 25% isoliert, 25% in Kombination mit anderen kardiovaskulären Fehlbildungen. 25% der kleineren Defekte verschließen sich innerhalb der ersten drei Lebensjahre spontan, ein weiteres Drittel verkleinert sich.
Pathophysiologie: Links-Rechts-Shunt in Kombination mit systemarterieller Druckeinwirkung auf den kleinen Kreislauf (bei ¼ der Patienten muß daher mit einer *Eisenmenger*-Reaktion gerechnet werden).
Ohne operative Therapie beträgt die mittlere Lebenserwartung 40 Jahre.

Je nach Größe des Links-Rechts-Shunts bzw. in Abhängigkeit vom pulmonalen Gefäßwiderstand erfolgt die klinische Einteilung der Ventrikelseptumdefekte in 3 Gruppen.
Gruppe 1
– Kleiner Links-Rechts-Shunt (weniger als 40%), *normale* Drucke im kleinen Kreislauf. In der Regel keine OP-Indikation.
Gruppe 2
– Großer Links-Rechts-Shunt (mehr als 40%), leichte bis mittelgradige Druckerhöhung im kleinen Kreislauf (shunt-bedingt). Ideale Operationsvoraussetzungen.
Gruppe 3a
– Großer Links-Rechts-Shunt mit starker (shunt-bedingter) und noch reversibler Druckerhöhung im kleinen Kreislauf. *Noch operabel!*
Gruppe 3b
– Nur noch kleiner Links-Rechts-Shunt bzw. schon Rechts-Links-Shunt (Kreuzshunt) infolge Widerstandszunahme im kleinen Kreislauf (*Eisenmenger*-Reaktion). Inoperabilität.

Klinik:
GRUPPE 1: Normale Entwicklung und Leistungsfähigkeit.
GRUPPE 2 UND 3A: Gedeihstörungen, Dyspnoe, Bronchitiden, Leistungseinschränkungen.
GRUPPE 3B: Infolge Abnahme des Links-Rechts-Shunts weniger broncho-pulmonale Komplikationen, jedoch Zyanose, Rechtsinsuffizienz und Rhythmusstörungen.
OP-Indikation:
GRUPPE 2: Elektive Eingriffe im Vorschulalter.
GRUPPE 3A: u. U. bereits in der Säuglingsperiode.
Technik: Stets mit Hilfe der EKZ, in der Regel Patch-Verschluß des Defektes – entweder vom rechten Vorhof durch die Trikuspidalklappe hindurch (transatrial) oder nach Eröffnung der rechtsventrikulären Ausflußbahn (transventrikulär).
Ergebnisse: Operationsrisiko: Hohes Risiko bei Notoperationen innerhalb der ersten 6 Lebensmonate (bis zu 30%). Bei allen elektiven Eingriffen unter 4%.
Spätresultate: Nach rechtzeitiger Korrektur-

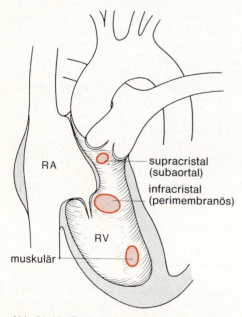

Abb. 21-12 Typische Lokalisation der Ventrikelseptumdefekte.

operation normale Leistungsfähigkeit und Lebenserwartung. In etwa 10% jedoch ist ein Zweiteingriff infolge VSD-Rezidivs bzw. eines Restdefektes erforderlich. Typisch ist ein postoperativer Rechtsschenkelblock.

Persistierender Ductus arteriosus Botalli (PDA) (Abb. 21-13)

Häufigkeit: 12% isoliert, 15% als begleitende Fehlbildung bei anderen kongenitalen Vitien. Knaben:Mädchen 1:2.
Ätiologie: a) Bei Kindern mit postpartaler Hypoxie sowie bei 80% aller Frühgeborenen bleibt die postpartale Obliteration des Ductus aus. b) Bei *reifen* Neugeborenen persistiert der Ductus dagegen möglicherweise wegen einer besonderen histologischen Struktur der Duktuswand. c) Bei einer anderen Gruppe von *reifen* Neugeborenen ist der persistierende Ductus nicht Ursache, sondern Folge eines persistierenden pulmonalen Hochdrucks durch mangelhafte Involution der embryonalen Mediahypertrophie im Bereich der Lungenarteriolen und einem der Fetalzeit entsprechenden Rechts-Links-Shunt (Persistierende fetale Zirkulation). Bei Vitien mit pathologisch verminderter Lungendurchblutung kann ein offener Ductus von lebenserhaltender Bedeutung sein.

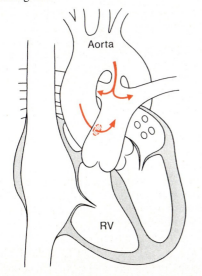

Abb. 21-13 Lokalisation des Ductus Botalli (oben) und Lokalisation des aorto-pulmonalen Fensters (unten).

ANMERKUNG: In Einzelfällen ist es in der Neugeborenenperiode möglich, durch Einwirkungen von Pharmaka operative Eingriffe zu vermeiden. *Indometacin* (Amuno®) kann u. U. den Ductus definitiv verschließen, *Prostaglandin* E_1 zumindest temporär offen halten.
Pathophysiologie: Links-Rechts-Shunt-Vitium mit Volumenbelastung der Lungen, des *linken* Herzens und Einwirkung systemarteriellen Drucks auf die Lungenstrombahn (Gefahr der *Eisenmenger*-Reaktion!).
Klinik: Gedeihstörungen, Bronchitiden, Dyspnoe, Leistungsschwäche. Ohne operative Behandlung sterben Kinder mit einem großen Ductus zu etwa 30% bereits in der Säuglingsperiode. Ohne Operation würde sich bei weiteren 10% eine *Eisenmenger*-Reaktion entwickeln. Mittlere Lebenserwartung ohne Operation: 30 Jahre. Nach erfolgter Shunt-Umkehr tritt sichtbare Zyanose vor allem im Bereich der unteren Körperhälfte auf.

Auch der kleinste Ductus muß verschlossen werden!

OP-Indikation: Bei Frühgeborenen mit Atemnotsyndrom (auch bei einem Geburtsgewicht von weit unter 1000 g) und bei Kindern mit kardiorespiratorischer Insuffizienz sofort nach Diagnosestellung. Ansonsten noch innerhalb des Vorschulalters.
Technik: Linkslaterale Thorakotomie, in der Regel ohne Anschluß an die EKZ. Ligatur des Ductus bei Frühgeborenen, ansonsten stets Durchtrennung mit Übernähung der beiden Stümpfe (zur Vermeidung einer Rekanalisierung).
Ergebnisse: Operationsrisiko: Im allgemeinen liegt das Risiko bei isolierten Ductusoperationen deutlich unter 1%.
Spätresultate: In der Regel normale Lebenserwartung und Leistungsfähigkeit.

Kongenitale Herzfehler mit Zyanose (GK 3: 14.1.4)

Rechts-Links-Shunt: Überlauf von venösem Blut in den arteriellen Teil des Körperkreislaufs und *Verminderung* des *Lungenstromvolumens* um diesen Betrag (andererseits erhöht sich aufgrund der peripheren Widerstandsverhältnisse das Körper-HZV nicht!). Kongenitale Herz- und Gefäßfehler mit zentraler Zyanose untergliedern sich in Abhängigkeit vom Ausmaß der Lungendurchblutung in eine Gruppe mit pathologisch *verminderter* Lungendurchblutung (z. B. *Fallot*-Tetralogie) und in eine zweite Gruppe mit pathologisch *vermehrter* Lungendurchblutung (z. B. Transposition der großen Arterien, Truncus arteriosus persistens).

Fallot-Tetralogie (Tetrade)

Häufigkeit: 14%. Die Namensgebung (Tetrade) ergibt sich aus einer Kombination von vier zusammenhängenden Fehlbildungen (Abb. 21-14a):
1. Valvuläre bzw. infundibuläre Pulmonalstenose mit
2. konsekutiver Rechtsherzhypertrophie,
3. Ventrikelseptumdefekt mit
4. überreitender Aorta.

Pathophysiologie: Minderperfusion der Lungen mit Rechts-Links-Shunt auf Ventrikelebene (zentrale Zyanose). Valvuläre und infundibuläre Pulmonalstenose kommen meistens gemeinsam vor. Durch den Rechts-Links-Shunt auf Ventrikelebene leistet der rechte Ventrikel einen Teil der peripheren Druck- und Volumenarbeit, während der linke Ventrikel infolge des über die Lungen vermindert angebotenen Volumens relativ unbelastet und klein bleibt.

> **Fallot: Zyanose erst 6. Lebensmonat!**

Klinik: Häufig sind die Kinder postpartal azyanotisch, da sich die rechtsventrikuläre Ausflußbahnobstruktion erst während der Säuglingszeit verstärkt und bei etwa 30% der Ductus zunächst noch offen bleibt. Eine sichtbare Zyanose tritt regelhaft erst in der zweiten Hälfte des ersten Lebensjahres auf, hypoxämische Anfälle in Form von Synkopen, Apnoe und Krämpfen dagegen meist schon zwischen dem 3. und 4. Monat. Typisch ist die reflektorisch eingenommene sog. »Hockstellung«, die wahrscheinlich über eine Erhöhung des peripheren Gefäßwiderstandes mit Verminderung des Rechts-Links-Shunts zu einer verbesserten Lungenperfusion führt.

OP-Indikation: Hypoxämische Anfälle, Zeichen der Rechtsherzinsuffizienz, Anstieg des Hämatokrits auf über 60% (reaktive Polyglobulie).

Therapie:
a) PALLIATIV-OPERATION (zur Verbesserung der Lungenperfusion):

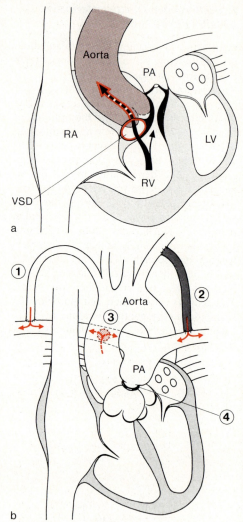

Abb. 21-14 *Fallot*-Tetralogie: a) Schema, b) Operationsverfahren
1. *Blalock-Taussig-Shunt* (A. subclavia dextra)
2. Modifizierter *BL-T-*Shunt (Gefäßprothese)
3. *Waterstone*-Anastomose

Zur Verbesserung der Lungenperfusion

4. Banding

Zur Verminderung der Lungenperfusion

- Systempulmonale Shunt-Operationen (z. B. *Blalock-Taussig*-Anastomose (zwischen A. pulmonalis und A. subclavia) bzw. *Waterston*-Anastomose (zwischen Aorta descendens und A. pulmonalis) (Abb. 21-14b).
- Transventrikuläre instrumentelle Pulmonalkommissurotomie (Operation nach *Brock* ohne Anschluß an die EKZ).

INDIKATION ZUR PALLIATIV-OPERATION:
- Bei ungünstigen anatomischen Voraussetzungen innerhalb der ersten 6 Lebensmonate (Hypoplasie der rechten Ausflußbahn bzw. des Pulmonalisstamms, abnormer Verlauf der linken Koronararterie über die Ausflußbahn der rechten Kammer, kleine linke Kammer).

Im allgemeinen wird jedoch die primäre Korrekturoperation auch innerhalb des ersten Lebensjahres empfohlen, um die mit der Zeit zunehmende Ausflußbahnobstruktion der rechten Kammer zu verhindern und die höhere kumulative Letalität von Palliativ- und Korrekturoperation zu vermeiden.

b) KORREKTUROPERATION: (sog. Totalkorrektur)
- Stets mit Anschluß an die EKZ. Nach medianer Sternotomie Eröffnung der rechten Ausflußbahn, VSD-Patchverschluß, Resektion der Ausflußbahnstenose, Pulmonalklappenkommissurotomie, u. U. Spalten des Pulmonalklappenringes und Erweiterung der A. pulmonalis. Verschluß der Ausflußbahneröffnung mit einem Erweiterungspatch.

Ergebnisse: Operationsrisiko: 5–15% bei Eingriffen innerhalb des ersten Lebensjahres. Bei elektiven Eingriffen im Vorschulalter unter 5%.

Spätresultate: Mittlere körperliche Belastungen sind möglich, eine normale Leistungsbreite kann jedoch nicht erreicht werden (Belastungsinsuffizienz des rechten Herzens durch verbleibende Restgradienten im Ausflußtrakt, Pulmonalklappeninsuffizienzen durch den häufig eingenähten Ausflußbahnerweiterungspatch).

Komplette Transposition der großen Arterien (TGA) (Abb. 21-15)

Häufigkeit: 6%.
Pathophysiologie: Zentrale Zyanose mit *vermehrter* Lungendurchblutung. Eine vorn gelegene Aorta entspringt aus einem morphologisch *rechten* Ventrikel und eine hinten gelegene Pulmonalarterie aus einem morphologisch *linken* Ventrikel. Da die Vorhöfe mit ihren jeweiligen Ventrikeln verbunden sind, leitet die Aorta *venöses* Blut in den Körperkreislauf und die A. pulmonalis arterielles Blut in den Lungenkreislauf. Die beiden Kreisläufe bei TGA sind also parallel und nicht hintereinander geschaltet! (Abb. 21-16). Nur bei vorhande-

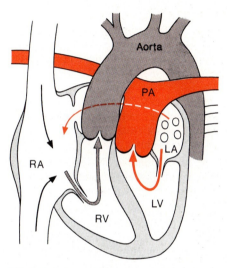

Abb. 21-15 Komplette Transposition der großen Arterien.

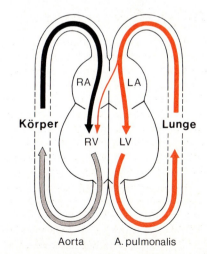

Abb. 21-16 Kreislaufprinzip bei kompletter Transposition der großen Arterien.

nen Kurzschlußverbindungen (VSD, PDA) ist ein Überleben möglich.
Wichtigste begleitende Fehlbildungen sind in 40% ein isolierter Ventrikelseptumdefekt, in 25% Ventrikelseptumdefekte in Kombination mit valvulärer bzw. subvalvulärer Pulmonalstenose (d. h. *links*ventrikuläre Ausflußbahnobstruktion).
Klinik: In der Regel erzwingt die schwere Zyanose bereits innerhalb der Neugeborenenperiode Diagnostik und erste Therapie. Wichtigste Maßnahme in der Neugeborenenphase bei Kindern mit TGA: Vergrößerung bzw. Neuschaffung eines Vorhofseptumdefektes zur Verbesserung der interatrialen Blutdurchmischung mit Hilfe der „Ballon-Atrio-Septostomie" nach *Rushkind.*
Korrektur-Operation: Indikation: zunehmende Zyanose, metabolische Azidose und Herzinsuffizienz trotz ausreichender intraatrialer Verbindung.
Technik: Anschluß an die EKZ mit tiefer Ganzkörperhypothermie und (bei Säuglingen) intermittierendem Kreislaufstillstand.
- Korrektur nach dem Prinzip der sog. „Vorhofumkehr" (Methoden nach *Mustard* bzw. *Senning). Prinzip:* Umleitung einerseits des Hohlvenenblutes über die Mitralklappe zum linken Ventrikel und damit dann zur A. pulmonalis sowie andererseits des Lungenvenenblutes über die Trikuspidalklappe zum rechten Ventrikel und damit zur Aorta.
- Anatomische Korrektur (sog. „Switch-Operation"): *Prinzip:* Wiederherstellung normaler anatomischer Verhältnisse. Austausch von Aorta und A. pulmonalis oberhalb der Klappenebene.

Ergebnisse: Operationsrisiko: Unter 10% bei Vorhofumkehroperationen, noch deutlich höheres Risiko bei der anatomischen Korrektur.
Spätresultate: Nach Vorhofumkehroperationen vor allem von der spät auftretenden Rechtsherzinsuffizienz überschattet. Demgegenüber sind die ersten Spätresultate nach der Switch-Operation so ermutigend, daß es trotz der gegenwärtig noch hohen Operationsletalität gerechtfertigt erscheint, den Weg zur anatomischen Korrektur weiter zu verfolgen.

Totale Fehleinmündung aller Lungenvenen (TAPVD)

Häufigkeit: 2–3%. Unter den Shuntvitien nimmt die Totale-Anomale-Pulmonal-Venen-Drainage (TAPVD) wegen ihrer besonderen anatomischen und pathophysiologischen Situation eine Sonderstellung ein.
Pathophysiologie: Fehlende Verbindung zwischen Lungenvenen und dem *linken* Vorhof. Stattdessen Verbindung der Lungenvenen indirekt über das Körpervenensystem bzw. direkt mit dem *rechten* Vorhof. Die Verbindung zum linken Vorhof erfolgt über einen Vorhofseptumdefekt.
Einteilung in
- *suprakardialer Typ* (Drainage in die obere Hohlvene) (Abb. 21-17, 1)
- *kardialer Typ* (Drainage über den Koronarvenensinus bzw. direkt in den rechten Vorhof) (Abb. 21-17, 2)
- *infrakardialer bzw. infradiaphragmaler Typ* (Drainage über ein gemeinsames Gefäß unterhalb des Zwerchfells in die Pfortader) (Abb. 21-17, 3).

Die Mischung des Lungenvenenblutes mit dem Körpervenenblut führt zunächst zu einem *Links-Rechts-Shunt,* danach kommt es jedoch durch den Abfluß des Mischblutes über den Vorhofseptumdefekt zum linken Vorhof und damit in den Körperkreislauf zu einem *Rechts-Links-Shunt* mit zentraler Zyanose! (Der Shunt auf Vorhofebene entspricht dem Körper-HZV) (Abb. 21-17).
Klinik: Schweres Krankheitsbild mit Zyanose, Lungenödem und Low-output-Syndrom und hoher Letalität bereits in der Neugeborenenperiode.
OP-Indikation: Unmittelbar nach Diagnosestellung gegeben, da weiteres Abwarten die Prognose verschlechtert.
Therapie: Palliativ-Maßnahme: Bei zu kleinem Vorhofseptumdefekt kann mit Hilfe der Ballon-Atrio-Septostomie *(Rushkind)* die Lungenstauung vermindert und das Körper-HZV erhöht werden.
Korrekturoperation stets mit Hilfe der EKZ. *Prinzip:* Bilden einer Anastomose zwischen dem gemeinsamen Lungenvenenstamm und dem linken Vorhof, Verschluß des Vorhofseptumdefektes.
Ergebnisse: Operationsrisiko: Meist Notoperationen in der Säuglingsperiode mit

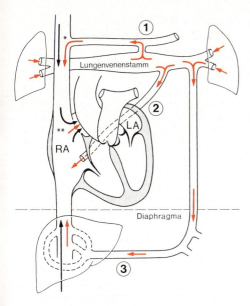

* = Li-Re-Shunt
** = Re-Li-Shunt

Abb. 21-17 Shuntverhältnisse bei verschiedenen Formen der totalen Fehleinmündung aller Lungenvenen.

kompliziertem intra- und unmittelbar postoperativen Verlauf. Letalität 15–50%! (häufig langfristige postoperative Nachbeatmung erforderlich).
Spätresultate: Bei einem Teil der überlebenden Kinder durch verbleibende anatomische und funktionelle Lungenvenenobstruktionen unbefriedigend.

Seltenere kongenitale Herz- und Gefäßfehler

Häufigkeit: Jeweils weniger als 1%. Kleine Gruppen operabler Fehlbildungen, die z. T. noch vor wenigen Jahren als inoperabel galten und in der Regel bereits in der Säuglingsperiode zu Notoperationen zwingen.

1. Aorto-pulmonales Fenster
(s. Abb. 21-13)

Supravalvuläre „fensterartige" Kommunikation zwischen Aorta ascendens und A. pulmonalis. Nahezu ungehinderte systemarterielle Druck- und Volumenbelastung der Lungenstrombahn (wie bei einem großen Ductus). Hohes Risiko einer *Eisenmenger*-Reaktion!

2. Ursprung der linken Koronararterie aus der A. pulmonalis (*Bland-White-Garland-Syndrom*)

Pathologischer Abgang der linken Koronararterie aus der A. pulmonalis und Versorgung des linksventrikulären Myokards mit venösem Blut bei normalem Abgang der rechten Koronararterie aus der Aorta. Klinischer Verlauf und Ausmaß der linksventrikulären Mangelversorgung sind im wesentlichen von der Kollateralzirkulation zwischen beiden Koronararterien abhängig.

3. Truncus arteriosus persistens (– communis)

Pathophysiologie: Ausgebliebene Trennung zwischen Aortenwurzel und A. pulmonalis. Ursprung einer einzigen großen Arterie (Truncus) oberhalb eines großen Ventrikelseptumdefektes aus dem Herzen. Beide Kammern entleeren sich in den Truncus, der eine gemeinsame Semilunarklappe hat und aus dem die Aorta, Koronararterien und Pulmonalarterien abgehen. Hämodynamische Folgen sind: Zentrale Zyanose, Druckbelastung der rechten Kammer (großer VSD!) und eine in der Regel *vermehrte* Lungendurchblutung mit hohem Risiko einer *Eisenmenger*-Reaktion.

4. Trikuspidalatresie

Pathophysiologie: Fehlende Kommunikation zwischen rechtem Vorhof und rechter Kammer. Die Drainage des Hohlvenenblutes ist nur über eine Lücke im Vorhofseptum zum linken Vorhof möglich. Hier Vermischung mit dem Lungenvenenblut und Abstrom des Mischbluts einerseits in die Aorta (zentrale Zyanose) und andererseits über einen meist vorhandenen Ventrikelseptumdefekt in die Lungenstrombahn. Die Lungendurchblutung ist abhängig von der Größe des Ventrikelseptumdefektes, dem Ausmaß der – häufig vorhandenen – valvulären und infundibulären Pulmonalstenose, einem offenem Ductus und vor allem von einer etwaigen Transpositionsstellung der großen Arterien. In über ¾ aller Fälle liegt jedoch eine ausgeprägte zentrale Zyanose mit stark *verminderter* Lungendurchblutung vor.

21.3 Erworbene Herz- und thorakale Gefäßfehler
(GK 3: 14.1.5; 14.1.6; 14.1.7)

Mit dem Begriff „erworbene Erkrankungen des Herzens und der großen herznahen Gefäße" sind vor allem die rheumatischen und bakteriellen Endokarditiden der Aorten- und Mitralklappe sowie die koronare Herzkrankheit gemeint. Im Vergleich zu kongenitalen Fehlbildungen treten sie wesentlich häufiger auf. Während die pro Jahr und pro 1 Mio. Einwohner erforderliche Operationsfrequenz bei kongenitalen Vitien etwa 40 beträgt, beläuft sie sich auf 100 bei Klappenfehlern und auf über 400 (!) bei koronarer Herzkrankheit (die Anzahl notwendiger Operationen mit Hilfe der HLM liegt also für ein Land mit 60 Mio. Einwohner (Bundesrepublik Deutschland) bei über 30000 pro Jahr, nämlich 2400 kongenitale Vitien, 6000 Klappen- und über 24000 Koronaroperationen).

21.3.1 Aorten- und Mitralklappenfehler

a) **Rheumatische Endokarditis:** *Nicht*bakterielle Klappenerkrankung als Folge immunologischer Reaktionen im Rahmen eines rheumatischen Fiebers (Durchschnittsalter bei Krankheitsbeginn 5–15 Jahre). Zu ⅔ ist die Mitralklappe, zu 10% die Aortenklappe allein und in 20% sind beide Klappen befallen. Die typische Funktionsstörung der rheumatisch erkrankten Klappe ist eine Stenose, die von einer durch narbige Schrumpfung bedingten Insuffizienz begleitet werden kann.

b) **Bakterielle Endokarditis:** Direkte Besiedlung des Klappengewebes durch Bakterien. Die typische Funktionsstörung der bakteriell befallenen Klappe ist eine durch Destruktion bedingte *Klappeninsuffizienz*. Bevorzugt werden rheumatisch veränderte bzw. kongenital mißgebildete Klappen befallen. Zusätzliche disponierende Faktoren sind u. a. Drogenkonsum, Alkoholabusus, Steroidtherapie, chronische Dialyse-Behandlung, Zahnextraktionen sowie Eingriffe im Urogenitalbereich. 80% der bakteriellen Endokarditiden sind medikamentös behandelbar, 20% jedoch müssen wegen drohender Herzinsuffizienz und/oder Sepsis notfallmäßig operiert werden. Der klinische Verlauf ist vor allem von den Erregern abhängig: Beim sog. subakuten Verlauf werden überwiegend vergrünende Streptokokken und Enterokokken gefunden, dagegen beim akuten Verlauf Staphylokokken. Streptokokken und Staphylokokken sind die Ursache für etwa 90% aller bakteriellen Endokarditiden.

> Bakterielle Endokarditiden verlaufen unberechenbar

Klinische Stadieneinteilung (New York Heart Association)

Klassifikation erworbener Vitien nach klinischen Kriterien. Ursprünglich für die Mitralklappenstenose geschaffen, hat sie sich jedoch auch bei anderen Vitien mit chronischem Verlauf bewährt.

STADIUM I: Keine Einschränkung der körperlichen Belastbarkeit (keine subjektiven Beschwerden).
STADIUM II: Leichte Einschränkung der körperlichen Belastbarkeit (Beschwerden bei normaler körperlicher Belastung).
STADIUM III: Erhebliche Einschränkung der körperlichen Belastbarkeit (Beschwerden bei leichter körperlicher Belastung).
STADIUM IV: Zeichen der Herzinsuffizienz bereits in Ruhe.

Probleme des Klappenersatzes: Im wesentlichen stehen heute 2 unterschiedliche Materialien für Klappenprothesen zur Verfügung.

1. Klappen aus *Kunststoff* und *Metall* (alloplastische Prothesen): Gute mechanische Haltbarkeit, jedoch Förderung von thromboembolischen Komplikationen; lebenslange Antikoagulantienbehandlung erforderlich (Abb. 21-18, 21-19).

2. Klappen aus *biologischen Materialien* (z. B. homologe Leichenaortenklappen, heterologe Schweineaortenklappen): Geringe Neigung zu thrombembolischen Komplikationen, keine dauernde Antikoagulantienbehandlung erforderlich (Ausnahme: Vorhofflimmern), in der Regel jedoch nur begrenzte Haltbarkeit (7–12 Jahre).

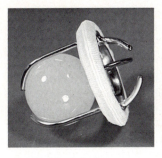
Abb. 21-18
Alloplastische Kugelklappe.

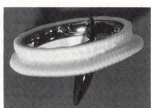
Abb. 21-19
Alloplastische Scheibenklappe (Björk-Shiley).

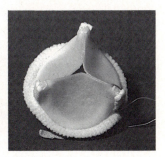
Abb. 21-20
Biologische Herzklappe.

Derzeit empfohlenes Vorgehen: *Biologischer Klappenersatz:* Für Patienten, bei denen eine Antikoagulantienbehandlung problematisch ist (Frauen mit Kinderwunsch, Patienten über 65 Jahre, Patienten, deren Gerinnungsstatus aus beruflichen oder geographischen Gegebenheiten nicht zuverlässig bestimmt werden kann). Leider neigten biologische Klappen bislang bei *Jugendlichen* (vor allem in Aorten- und Mitralklappenposition) zur frühzeitigen Verkalkung und damit Dysfunktion! (Abb. 21-20)

Aortenklappenstenose

Männer sind 2–3mal häufiger als Frauen betroffen.
Ätiologie: Gehäuft bei kongenitalen bikuspidalen Aortenklappen auftretend. Im Rahmen eines rheumatischen Fiebers in der Regel mit gleichzeitigem Befall der Mitralklappe. Andere Ursachen: Degenerative Fibrosierung bzw. Verkalkung bei älteren Menschen.
Pathologie: Verdickung und Fibrosierung des Klappengewebes sowie Verklebung der Kommissuren. Sekundäre Verkalkungen sind typisch.
Pathophysiologie: Druckbelastung des linken Ventrikels mit kompensatorischer, konzentrischer Hypertrophie. Bei Reduktion der Klappenöffnungsfläche auf unter $0,75\ cm^2$ (d. h. weniger als ¼ der Norm) ist die Grenze der myokardialen Kompensationsfähigkeit erreicht und Dyspnoe, Angina pectoris und Synkopen treten auf. Die Folgen sind chronische Myokardhypoxie, myokardiale Fibrosierungen und Verminderung von Kontraktilität und Compliance mit Erhöhung der linksventrikulären Füllungsdrucke sowie Druckerhöhung im Pulmonaliskreislauf. Das klinische Symptom Dyspnoe dokumentiert, daß die Grenze der linksventrikulären Kompensationsfähigkeit erreicht ist.

> **Ruhedyspnoe bei Aortenklappenfehler: Spätsymptom, irreversible Funktionseinschränkung des linken Ventrikels**

Klinik: Typisch ist nach einem jahre- bis jahrzehntelangen beschwerdefreien Intervall die abrupte kardiale Dekompensation aus völligem Wohlbefinden. Durchschnittsalter zum Zeitpunkt der Operation: 50 Jahre. Nach Auftreten von Angina pectoris, Synkopen oder Ruhedyspnoe beträgt die durchschnittliche Lebenserwartung ohne operative Behandlung nur 2 bis max. 4 Jahre.
OP-Indikation: Linksventrikuläre Schädigungszeichen im EKG! Angina pectoris, Synkopen oder Dyspnoe sind Spätsymptome!
Technik: Klappenersatz mit Hilfe der EKZ.
Ergebnisse: Operationsrisiko: Unter 2% bei elektiven Eingriffen. Spätresultate: 90%ige 5-Jahres- und 70%ige 10-Jahres-Überlebensrate.

Aortenklappeninsuffizienz

Ätiologie: Am häufigsten rheumatische Endokarditis. Seltener im Rahmen angeborener Bindegewebsdefekte (z. B. *Marfan*-Syndrom) bzw. bei hochsitzenden Ventrikelseptumdefekten (Aortenklappenprolaps).

Pathophysiologie: Volumenbelastung der linken Kammer mit „exzentrischer" Muskelhypertrophie, die Folge einer sog. „Längenhypertrophie" der Muskelfasern sein soll. Sie stellt eine spezielle Form der Volumenadaptation des linken Ventrikels dar und geht – zunächst – mit einer „erhöhten Compliance" einher, die annähernd normale Füllungsdrucke bei pathologisch erhöhten Füllungsvolumina ermöglicht. Da bei körperlicher Belastung das Ausmaß der Regurgitation durch Abnahme des peripheren Widerstandes und Verkürzung der Diastolendauer (Frequenzzunahme) zusätzlich abnimmt, haben Patienten mit Aortenklappeninsuffizienz eine z. T. erstaunliche Leistungsbreite. Verringert sich jedoch die Compliance oder fehlt – bei akuter Klappeninsuffizienz – die zur Adaptation notwendige Zeit, so steigen die Füllungsdrucke und die Patienten werden klinisch symptomatisch (Dyspnoe!). Dyspnoe bei leichten körperlichen Belastungen ist bei Patienten mit Aortenklappeninsuffizienz das Zeichen beginnender kardialer Dekompensation.
OP-Indikation, Therapie und *Ergebnisse:* s. Aortenklappenstenose.

Erworbene Mitralklappenfehler
(GK 3: 14.1.6)

Häufigste erworbene Herzklappenfehler. Im Gegensatz zu den Aortenklappenfehlern umgekehrtes Geschlechtsverhältnis (Männer:Frauen = 1:3).

Mitralklappenstenose

Ätiologie: Ganz überwiegend rheumatischer Genese!
Pathologie: Fibrosierung und Schrumpfung des Klappenapparates (Segel und Sehnenfäden), Verklebung der Kommissuren sowie häufig sekundäre Verkalkungen.
Pathophysiologie: Durch Verkleinerung der Klappenöffnungsfläche
1. Reduktion des HZV und
2. Druckerhöhung vor der Mitralklappe.

Zu 1. Auswirkungen auf das HZV: Bei Verkleinerung der Klappenöffnungsfläche auf 1,5–2,5 cm^2 (normal 4–6 cm^2) nur noch normales Ruhe-HZV, jedoch schon eingeschränktes Belastungs-HZV (Stadium II–III). Unterhalb einer Klappenöffnungsfläche von 1 cm^2 ist bereits das Ruhe-HZV eingeschränkt (Stadium IV).

Zu 2. Auswirkungen der Druckerhöhung vor der Mitralklappe:

- Dilatation des linken Vorhofes mit Gefahr des Vorhofflimmerns. Entstehung von Stagnationsthromben, die zu peripheren arteriellen Embolien werden können.
- Lungenstauung bis hin zum Lungenödem.
- Hypoxie-bedingte reaktive Widerstandserhöhung im kleinen Kreislauf (präkapillär), die jedoch in der Regel durch eine Klappenkorrektur reversibel ist,
- Rechtsherzbelastung, Rechtsherzinsuffizienz, u. U. mit Trikuspidalklappeninsuffizienz vom Dilatationstyp (fälschlicherweise auch „relative Trikuspidalinsuffizienz" genannt).

Die Mitralklappenstenose ist durch Limitierung des HZV und Druckerhöhung im kleinen Kreislauf bei unbelastetem linken Ventrikel charakterisiert.

Klinik: Nach rheumatischem Fieber (Durchschnittsalter bei Krankheitsbeginn 12 Jahre), häufig beschwerdefreies Intervall von 15–25 Jahren. Die Krankheit verläuft dann entsprechend der Stadieneinteilung der New York-Heart-Association insgesamt langsamer und berechenbarer als bei Aortenvitien. Beim Übergang in das Vorhofflimmern mit absoluter Arrhythmie ist jedoch auch eine abrupte Verschlechterung der Leistungsfähigkeit oder sogar ein plötzlich auftretendes Lungenödem möglich. Das klinische Leitsymptom bei Mitralklappenstenosen ist die Dyspnoe schon bei geringen Belastungen. Bei Rechtsherzinsuffizienz tritt Dyspnoe als Leitsymptom dagegen wieder in den Hintergrund.

OP-Indikation: a) Klinische Kriterien: Klinisches Stadium II bis III; Auftreten von Vorhofflimmern. b) Hämodynamische Kriterien: Druckerhöhung im kleinen Kreislauf in Ruhe bzw. bei geringer körperlicher Belastung (systole Drucke in der A. pulmonalis über 50 mm Hg) sowie Abfall der zentralvenösen Sauerstoffsättigung (unter 70% in Ruhe, unter 60% bei geringer körperlicher Belastung).

Technik: Geschlossene Kommissurotomie (ohne EKZ) bzw. offene Kommissurotomie (mit EKZ) werden nur relativ selten durchgeführt. Am häufigsten ist der Klappenersatz mit Hilfe der EKZ.
Ergebnisse: Operationsrisiko: Bei elektivem Klappenersatz unter 3%. Spätresultate: Nach Klappenersatz 85%ige 5-Jahres- und 70%ige 10-Jahres-Überlebensrate; im Vergleich zum Aortenklappenersatz etwas häufigere klappen-bedingte thrombembolische Komplikationen (1–2% pro Jahr). Nach klappenerhaltender Kommissurotomie kommt es in der Regel innerhalb von 10–15 Jahren zu einem Stenoserezidiv, das dann den definitiven Klappenersatz erforderlich macht.

Mitralklappeninsuffizienz

Im Gegensatz zur Mitralklappenstenose überwiegend *nicht* rheumatischer Genese.

Ätiologie:

a) *Akute* Mitralklappeninsuffizienz:
– Bakterielle Endokarditis
– Sehnenfadenruptur bei mukoider Degeneration
– Nach Myokardinfarkt (1% aller Myokardinfarkte gehen mit einer akuten Mitralklappeninsuffizienz infolge Papillarmuskelnekrose einher)
– Stumpfes Thoraxtrauma

b) *Chronische* Mitralklappeninsuffizienz:
– Rheumatische Endokarditis (nur in ⅓ aller Fälle)
– Mitralklappenprolaps bei *Marfan*-Syndrom, myxomatöser Degeneration und ASD II sowie bei der IHSS

Pathophysiologie: Reine Volumenbelastung des linken Ventrikels, Volumen- und Druckbelastung des linken Vorhofs, Druck- und reaktive Widerstandserhöhung im kleinen Kreislauf. Rechtsherzbelastung. Der Reflux in den linken Vorhof (Niederdrucksystem) bedeutet für den volumenbelasteten linken Ventrikel eine Nachlastsenkung.

> **Mitralklappeninsuffizienz: Compliance-Verlust des linken Ventrikels: gravierendes Spätsymptom**

Klinik: Schweres Krankheitsbild bei akut auftretender Mitralklappeninsuffizienz. Der chronische Verlauf ist durch Adaptationsprozesse charakterisiert. Klinisches Leitsymptom bei allen Formen der Mitralklappeninsuffizienz ist die Dyspnoe.
OP-Indikation: Übergang klinisches Stadium II nach III, spätestens jedoch bei Auftreten von Vorhofflimmern bzw. einem Refluxgrad von mehr als 50% des Schlagvolumens und spätestens bei den ersten Zeichen einer eingeschränkten linksventrikulären Kontraktilität. Grenzwertige OP-Indikationen ergeben sich bei der Konstellation Mitralklappeninsuffizienz und hochgradig myopathisch verändertem linken Ventrikel – Ejektionsfraktion unter 30% –, da mit der operativen Beseitigung der Klappeninsuffizienz eine plötzliche Nachlasterhöhung verbunden ist, die dann den linken Ventrikel u. U. überfordern kann.
Technik: Stets mit EKZ: a) Klappenerhaltende Maßnahmen durch Raffung des Mitralklappenansatzringes (z. B. *Carpentier*-Ring oder *Puig-Massana*-Ring). b) Klappenersatz.
Ergebnisse: s. Mitralklappenstenose

Erworbene Trikuspidalklappenfehler
(GK 3: 14.1.6)

Isolierte Trikuspidalklappenfehler sind wesentlich seltener als Mitral- bzw. Aortenklappenfehler (in letzter Zeit im Zusammenhang mit Drogenabhängigkeit von zunehmender Bedeutung).

Erworbene Mehrklappenfehler

a) *Doppelklappenersatz:* Bei etwa 30% aller Klappenersatzoperationen müssen Aorten- und Mitralklappe gleichzeitig ersetzt werden. Am häufigsten ist die Fehlerkombination Aortenklappeninsuffizienz in Verbindung mit einem kombinierten Mitralvitium sowie die Kombination Aortenklappen- und Mitralklappenstenose.

b) *Dreifachklappenersatz:* Der *zusätzliche* Trikuspidalklappenersatz wird nur in Ausnahmefällen beim Mehrfachklappenersatz durchgeführt (Häufigkeit weniger als 1%), da klappenerhaltende Maßnahmen wie

Kommissurotomie bzw. Raffung des Klappenansatzringes in der Regel durchführbar sind.
OP-Indikation und *Therapie:* Entspricht weitgehend den Prinzipien des Einzelklappenersatzes.
Ergebnisse: Operationsrisiken und Spätkomplikationsraten sind vergleichsweise höher als nach Einzelklappenersatz, da die Patienten sich häufig zum Zeitpunkt der Operation körperlich und vor allem kardial in einem fortgeschritteneren Stadium der Erkrankung befinden.

21.3.2 Koronare Herzerkrankung (GK 3: 14.1.7; GK 4: 2.11)

Etwa 1 Mio. Menschen in der BRD haben eine koronare Herzkrankheit, 130 000 bis 150 000 davon erleiden pro Jahr einen tödlichen Herzinfarkt. Ein Großteil dieser Patienten könnte bei rechtzeitiger Diagnostik und Therapie nicht nur am Leben, sondern auch arbeitsfähig gehalten werden. Man geht heute davon aus, daß 400–550 Patienten pro 1 Mio. Einwohner eine operationswürdige koronare Herzkrankheit haben – d. h., daß rund 25 000 Koronaroperationen in der Bundesrepublik Deutschland jährlich durchgeführt werden müßten (tatsächlich werden jedoch derzeit nicht mehr als ⅔ davon ausgeführt).

Definition der koronaren Herzerkrankung:

Mangelversorgung eines (primär) intakten Myokardgewebes infolge stenosierender Erkrankung der Koronararterien.
Ätiologie: Genetische Disposition (!), Fettstoffwechselstörungen, Nikotinabusus und Hypertonus. Übergewicht, Diabetes mellitus, Bewegungsmangel und der sog. „negative Streß" sind weitere disponierende Faktoren.
Pathophysiologie: Da der Herzmuskel bereits unter Ruhebedingungen 60–70% des Sauerstoffs aus dem Blut extrahiert (die $AVDO_2$ des Koronararterienblutes liegt bei rund 10 Vol.% im Vergleich zu nur 4 Vol.% des gesamten Körperkreislaufs), kann eine Erhöhung des myokardialen Sauerstoffverbrauchs nur durch Steigerung der Koronardurchblutung kompensiert werden. Koronarstenosen von mehr als 70–75% verursachen belastungsabhängige Angina pectoris, Koronarstenosen von über 90% verursachen in der Regel Ruhe-Angina, *Unterbrechungen* der Durchblutung führen zum Myokardinfarkt.

> **Durchblutungsstop (Ischämie) → Zellnekrose (Myokardinfarkt)**
> **Mangelversorgung (erhaltene Restperfusion) → reversibler Funktionsverlust**

Therapie:
a) Medikamentös: Reduktion des Sauerstoffverbrauchs.
b) Operativ: Normalisierung des Sauerstoffangebotes.

OP-Verfahren:

Direkte Revaskularisierung – *A*orto-*C*oronarer *V*enen-*B*ypass (ACVB) (Abb. 21-21). Alle indirekten Verfahren der myokardialen Revaskularisierung gehören der Vergangenheit an! Seit 1969 ist die ACVB-Chirurgie die Methode der Wahl (zur Koronarchirurgie im weiteren Sinne gehört die operative Therapie postinfarzieller linksventrikulärer Aneurysmen, Ventrikelseptumdefekte und Mitralklappeninsuffizienzen). Entscheidende diagnostische Maßnahme vor jeder Koro-

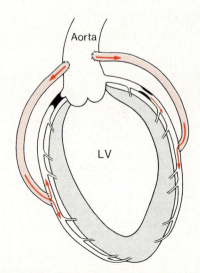

Abb. 21-21 Prinzip des **A**orto-**C**oronaren-**V**enen-**B**ypass (ACVB).

naroperation ist die selektive Koronarangiographie.
Technik der ACVB-Chirurgie: Stets mit Anschluß an die EKZ. Überbrückung der Koronarstenosen durch autologe V. saphena magna-Transplantate. Bei schmalkalibrigem R. descendens anterior kann auch die linke A. mammaria benutzt werden (End-zu-Seit-Anastomose – nicht mit dem *Vineberg*-Verfahren verwechseln). Für das Bypassverfahren sind Koronararterien mit einem Innendurchmesser von mehr als 1 mm geeignet. Durchschnittlich müssen 2–3 Koronararterien pro Patient revaskularisiert werden (Abb. 21-22 a, b).

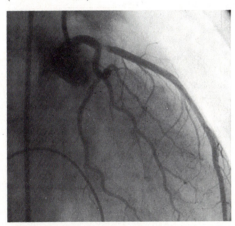

a

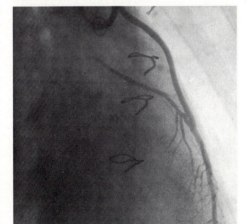

b
Abb. 21-22
a) Hochgradige LAD-Stenose präoperativ
b) LAD-Bypass postoperativ

OP-Indikation:
a) *Gesicherte Indikationsstellungen:*
- Stammstenose der linken Kranzarterie (mehr als 70%ige Stenosierung)
- Dreigefäßerkrankung (d. h. mehr als 70%ige proximale Einengungen der rechten Koronararterie, des R. descendens anterior und des R. circumflexus der linken Kranzarterie)
- Therapierefraktäre Angina pectoris bzw. drohender Myokardinfarkt

Absolute ACVB-Indikationen:
– **Stammstenose (li.)**
– **3-Gefäßerkrankung**
– **therapieresistente Angina pectoris**

b) *Relative Operationsindikationen:*
- Belastungsabhängige Angina pectoris bei 1- bis 2-Gefäßerkrankungen
- Isolierte, hochgradige proximale Stenose des Ramus descendens anterior

c) *Indikation zur Aneurysmektomie:*
- Ruhe-Herzinsuffizienz (Stadium IV nach New York-H.-A.)
- Thrombembolische Komplikation bzw. therapierefraktäre Rhythmusstörung
- Wenn Bypasschirurgie ohnehin indiziert ist.

d) *Sonderindikationen:*
Indikation zur Notoperation ist (in wenigen Ausnahmefällen) dann gegeben, wenn nach akutem Myokardinfarkt innerhalb der ersten Stunden noch nicht Zeichen irreversibler Myokardnekrosen vorliegen (als Überbrückungsmaßnahme zwischen Infarkt und erforderlicher Koronarographie und Notoperation hat sich zunehmend die intravenöse Fibrinolysetherapie bewährt, mit deren Hilfe vital bedrohtes Myokardgewebe u. U. erhalten werden kann). Weitere Indikationen für Notoperationen sind postinfarzielle Ventrikelseptumdefekte (in 1% aller Myokardinfarkte vorkommend) sowie akute Mitralklappeninsuffizienzen durch Papillarmuskelnekrose.

Ideale Operationsvoraussetzungen: Keine Myokardinfarkte in der Vorgeschichte, proximale Stenosen, normale Myokardfunktion in Ruhe.

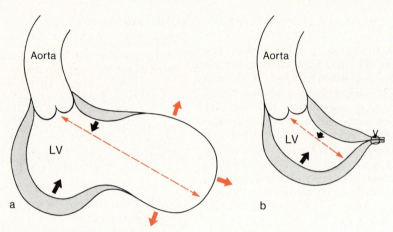

Abb. 21-23 Prinzip der LV-Aneurysmektomie: a) präoperativ, b) postoperativ.

Ergebnisse: Operationsrisiko: Elektive Bypasschirurgie 1–3% (unabhängig von der Zahl der Bypassvenen). Kombinierte Eingriffe (zusätzlich Aneurysmaresektion, Klappenersatz) 5–10%. Bei Noteingriffen im Rahmen eines Myokardinfarktes jedoch deutlich höher (hier entscheidet die Reversibilität der Myokardfunktion über das Ausmaß des Risikos). Niedriges Risiko bei LV-Aneurysmektomien (die Resektion des Aneurysmas führt über eine Normalisierung des linksventrikulären Innendurchmessers und Abnahme der zuvor pathologischen Wandspannung zur Normalisierung der Myokardfunktion in Ruhe) (Abb. 21-23).

Spätresultate: 85–95% der Bypassvenen bleiben primär offen (sog. patency-rate). 90% der Patienten sind subjektiv beschwerdefrei. 60% sind normal belastbar und benötigen keine antianginösen Medikamente. Die jährliche Venenverschlußrate liegt bei 2–3%, d.h. nach 5 Jahren sind etwa 70% der Patienten immer noch ohne Beschwerden. Die 5-Jahres-Überlebensquote im Kollektiv der Patienten mit Stammstenose links bzw. Dreigefäßerkrankung beträgt nach operativer Therapie 80–85% im Vergleich zu etwa 50% nach rein medikamentös-konservativer Therapie.

PTCA (Perkutane Transluminale Coronararterien Angioplastie)

In etwa 10% aller Patienten mit koronarer Herzkrankheit bietet sich die PTCA (Ballondilatation einer Koronarstenose) als alternatives Verfahren zur Bypass-Chirurgie an. Ideale Voraussetzungen sind: isolierte, kurzstreckige und nicht-verkalkte Stenosen in großkalibrigen Koronararterien. Das Verfahren der PTCA ist in geeigneten Fällen nicht nur eine wertvolle Alternative zur Operation, sondern ermöglicht Verbesserungen der Myokarddurchblutung auch noch bei ansonsten inoperablen und polymorbiden Patienten (z.B. Patienten im hohen Lebensalter oder bei systemischen Erkrankungen).

Nachteil der PTCA: Die langfristige Restenosierungsrate liegt bei etwa 30% und erzwingt dann doch noch eine Operation, und in etwa 3% aller PTCA-Prozeduren kommt es zu einem akuten Koronararterienverschluß, der zu einer Notoperation zwingt.

21.4 Erkrankungen des Reizleitungssystems
(GK 3: 14.1.8; GK 4: 12)

Die Implantation eines kompletten Schrittmachersystems (Elektrode + Batterie) erfolgte erstmalig im Jahre 1958. Seither ist die Elektrotherapie der Reizleitungsstörungen des Herzens weltweit zur Routine geworden. Etwa 7000 Patienten werden in der BRD pro Jahr zum ersten Mal mit einem Schrittmachersystem versorgt, bei 25000 muß die Batterie gewechselt werden. In der BRD leben insgesamt 130 000 Patienten mit einem Schrittmacher. Moderne Schrittmachersysteme sind in der Lage, nicht nur bedrohliche AV-Blockierungen bzw. tachykarde Rhythmusstörungen zu verhindern, sondern auch durch eine Vorhof-Kammersynchronisation eine nahezu physiologische Leistungsbreite zu ermöglichen. Sie sind programmierbar und können den individuellen Anforderungen der Patienten angepaßt werden. Man kann davon ausgehen, daß etwa 70% aller schrittmacherbedürftigen Patienten ein derartig individuell angepaßtes „physiologisches" Schrittmachersystem benötigen, davon 40% wegen AV-Blockierungen und 30% wegen eines Sick-Sinus-Syndroms. Tatsächlich werden jedoch 90% der Patienten mit dem zwar sicheren, aber im Grunde unphysiologischen Ventrikelschrittmacher versorgt, der nur für etwa 30% dieser Patienten adäquat ist.

Prinzipien der Schrittmachertherapie

a) Nomenklatur:

(Wichtig, da bereits in die Praxis eingeführt).

Basisfunktionen:
1. Stimulation (output), entspricht neurophysiologisch der sog. Efferenz.
2. Sensing (Wahrnehmung), entspricht neurophysiologisch der sog. Afferenz. Stimulation oder Sensing erfolgt entweder im Vorhof (A) oder im Ventrikel (V) oder in beiden.

Höhere Funktionen:
3. Inhibiert (I) = stimuliert nur bei unzureichender Eigenfrequenz (entspricht damit sog. „Demand-Funktion").
4. Getriggert (T) = registriert in der Regel eine Vorhofaktion und stimuliert daraufhin die Kammern. Vor allem für Vorhof-Kammer-Synchronisation und Frequenzanpassung bei totalem AV-Block mit erhaltener Sinusknotenfunktion gedacht.
5. Dual (D) = kann sowohl inhibiert als auch getriggert arbeiten (s. Tab. 21-3).

b) „Physiologische Elektrostimulation":

Die Entwicklung physiologischer Schrittmachersysteme zur Vorhof-Kammersynchronisation begann vor 20 Jahren und führte dann zu dem DDD-Schrittmacher (sog. „Alleskönner"), der bei Bedarf den Vorhof und sequentiell Vorhof/Kammer stimulieren kann (abgesehen vom Vorhofflimmern bringt er unter allen denkbar möglichen Bedingungen die Vorhof-Kammersynchronisation zustande).

c) Temporäre Versorgung:

Indiziert bei reversiblen Überleitungsstörungen, z. B. nach einem Myokardinfarkt, nach Herzoperationen oder Digitalisüberdosierungen bzw. vor Narkosen bei Patienten mit AV-Block 1. Grades zum Schutz vor höhergradigen Blockierungen unter der Anästhesie.
Prinzip: Epikardiale Elektroden (bei Herzoperationen befestigt) bzw. transvenös endokardial verlegte Elektroden („*Cournand*-Elektrode") werden mit einem externen Im-

Tab. 21-3 Funktionsprinzipien der wichtigsten Schrittmachertypen

Bezeichnung	Ort der Stimulation	Ort der Steuerung	Funktion
1. AAI (Vorhof-Demand)	A (Vorhof)	A (Vorhof)	I (inhibiert*)
2. VVI (Ventrikel-Demand)	V (Ventrikel)	V (Ventrikel)	I (inhibiert*)
3. DDD („Physiologischer" Schrittmacher)	D (Vorhof + Ventrikel)	D (Vorhof + Ventrikel)	D (inhibiert* + getriggert)

* inhibiert = demand oder auch „stand-by"

pulsgeber konnektiert und bei Bedarf wieder entfernt.

d) Permanente Versorgung:

Atriale bzw. ventrikuläre Elektroden werden entweder transvenös-endokardial oder nach Thorakotomie bzw. Mediastinoskopie epikardial plaziert. Verbindung der zuvor gelegten Elektroden mit den entweder subfaszial oder subkutan im Bereich der Pectoralis- bzw. Bauchdeckenmuskulatur implantierten Schrittmacheraggregaten.

Indikation zur Schrittmachertherapie

a) Anfallsprophylaxe nach *Adams-Stokes*-Anfällen bzw. beim Karotis-Sinus-Syndrom.
b) Permanente Reizleitungsstörungen bei AV-Block III. Grades, trifaszikulärem Block, SA-Blockierungen, Sinus-Knoten-Syndrom (sog. Bradykardie-Tachykardiesyndrom) sowie pathologische Sinusbradykardie bzw. Bradyarrhythmia absoluta und symptomatischer AV-Block II. Grades.

Relative Indikationen: Bifaszikulärer Block mit AV-Block I. Grades sowie asymptomatischer AV-Block I. und II. Grades, wenn eine notwendige medikamentöse Therapie (z. B. Digitalis) eine höhergradige Blockierung befürchten läßt.
Ergebnisse: Sehr niedriges Operationsrisiko.
Spätkomplikation: Elektrodendislokationen, vorzeitiges Batterieversagen sowie vereinzelt Infektionen.

Operative Therapie tachykarder Rhythmusstörungen

Ventrikuläre und supraventrikuläre Tachykardien sind u. a. Folge kreisender Erregungen bzw. sog. Re-entry-Phänomene (regionale Myokardischämien, WPW-Syndrom*). Die Indikation zur operativen Ausschaltung der Arrhythmieursache ist bei lebensbedrohlichen Rhythmusstörungen trotz maximaler medikamentöser Therapie gegeben

---
*) *Wolff-Parkinson-White*-Zeichengruppe im EKG.

(wichtige diagnostische Voraussetzung: His-Bündel-Elektrokardiographie sowie Möglichkeit zum intraoperativen „Mapping" der Herzoberfläche bzw. des Vorhofendokards, mit deren Hilfe arrhythmogene Herde identifiziert werden können).
Seit einiger Zeit haben sich zwei weitere Maßnahmen bei tachykarden Rhythmusstörungen bewährt:
1. Sogenannte Anti-Tachykardie-Schrittmacher
Prinzip: a) Terminierung tachykarder Vorhof- bzw. Ventrikelrhythmusstörungen durch Hochfrequenzstimulation,
b) Frequenzanhebung durch sog. „Overdriving",
c) Programmierte Stimulation zur Terminierung von Tachykardien durch zeitgerechte Applikation von Einzel- bzw. Mehrfachstimulationen.
2. Implantierbare Defibrillatoren
Prinzip: R-Wellen-gesteuerte interne Defibrillation über zuvor am Herzen aufgebrachte großflächige Elektroden, die über ebenfalls implantierte Batterien bzw. Steuergeräte lebensbedrohliche ventrikuläre Rhythmusstörungen erkennen und terminieren können.

21.5 Erkrankungen des Perikards (GK 3: 14.2; GK 4: 2.14)

a) Akute Herzbeutelerkrankungen

Leitsymptom der akuten Herzbeutelerkrankung ist die *Herzbeuteltamponade*.
Ätiologie: Entzündliche Ursachen (Viren, Bakterien), urämische Perikarditis, Herzwandruptur im Rahmen eines Myokardinfarktes bzw. eines Thoraxtraumas (Abb. 21-24). In Abhängigkeit vom Druck, unter dem die Flüssigkeit im Herzbeutel steht, wird die diastolische Füllung der Kammern behindert. Dies führt u. U. zur erheblichen Reduktion des Schlagvolumens und damit des Herzzeitvolumens sowie vor allem zur Erhöhung des extravasalen Koronararterienwiderstandes mit hypoxisch-bedingter Herzmuskelinsuffizienz!
OP-Indikation: Lebensbedrohliche Kreislaufdepression trotz Punktion bzw. Behandlung der Grundkrankheit.

Dip" (Abfall) in der rechten Ventrikeldruckkurve.
OP-Indikation: Eingeschränkte körperliche Belastbarkeit.
Technik: Mediane Sternotomie, Befreiung des Herzens von den verkalkten bzw. bindegewebig umgewandelten Perikardanteilen unter sorgfältiger Schonung der Koronararterien (dies gelingt u. U. nur mit Hilfe der EKZ).
Ergebnisse: Operationsrisiko: 1–3%. Spätresultate: Dauerhafte Verbesserung der Leistungsfähigkeit in 70–80%.

21.6 Tumoren (GK 4: 2.13)

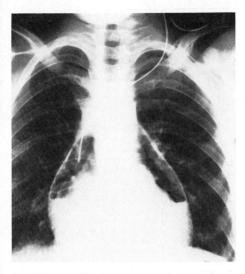

Abb. 21-24 Hämato-Pneumoperikard nach penetrierender Thoraxverletzung.

Technik: Bei Thoraxtraumen und Verletzungen des Herzens bzw. des Herzbeutels Übernähen der Verletzungsstelle (in der Regel nach linkslateraler Thorakotomie). Rezidivierende hämorrhagische Herzbeutelergüsse (z. B. bei Urämie) werden entweder durch Perikardfensterung (linkslaterale Thoraktomie) oder durch großzügige Resektion der ventralen Herzbeutelanteile nach medianer Sternotomie (bevorzugtes Verfahren) behandelt. Herzwandrupturen bzw. Aneurysmaperforationen in den Herzbeutel kommen nur unter glücklichen Umständen noch für eine operative Behandlung in Betracht.

b) *Chronische Herzbeutelerkrankungen*

Ätiologie: Zustand nach akuter Perikarditis (30% der akuten Perikarditiden wandeln sich in eine konstriktive Perikarditis unter zunehmender Verschwielung und Verkalkung um). Bakterielle, Pilz-, Virus- und urämische Perikarditiden haben die früher so häufige tuberkulöse Perikarditis abgelöst (eine Sondergruppe stellt die zunehmende Zahl herzoperierter Patienten dar).
Klinik: Gestaute Jugularvenen, Aszites und Zeichen eines reduzierten Herz-Minuten-Volumens. Pathognomonisch ist der hohe Füllungsdruck des rechten Ventrikels in Verbindung mit dem sog. „frühdiastolischen

Primäre und sekundär-metastatische Tumoren des Herzens sind ausgesprochen selten. Befallen werden Peri-, Myo- und Endokard. 75% der Tumoren sind gutartig, 25% bösartig. Der häufigste Herztumor überhaupt ist das gutartige linksatriale Myxom. Nur 20% aller primären Herztumoren sind bösartig (Rhabdomyosarkome).

21.7 Herztransplantation

OP-Indikation: Finale, progrediente, myogene Herzinsuffizienz bei normalen Widerstandsverhältnissen im kleinen Kreislauf und ansonsten normaler bzw. annähernd normaler Funktion aller anderen Organe des Körpers.
Ideale Voraussetzungen: Alter unter 55 Jahre. Kein insulinpflichtiger Diabetes mellitus, keine bösartigen bzw. System-Erkrankungen, keine floriden bzw. rekurrierenden Infektionen, stabile psycho-soziale Situation, keine Drogenabhängigkeit.
Infolge zunehmender Erfahrungen und verbesserter Ergebnisse konnte in letzter Zeit die Indikationsstellung zur Herztransplantation in praktisch allen Bereichen gelockert bzw. erweitert werden.

Technik:

a) *Orthotope Herztransplantation:*
Implantation eines menschlichen Spenderherzens am Ort des zuvor resezierten Herzens des Empfängers. Übernahme der

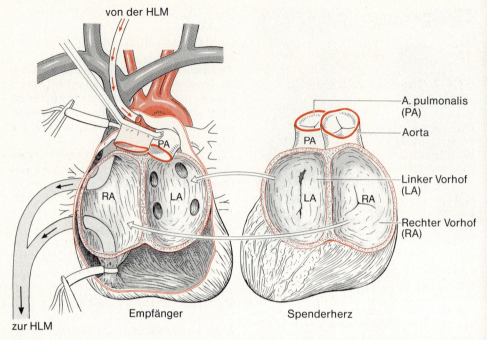

Abb. 21-25 Prinzip der orthotopen Herztransplantation.

Kreislaufarbeit durch das transplantierte Herz (Abb. 21-25).

b) *Heterotope Herztransplantation:*
Implantation eines menschlichen Spenderherzens in den Brustkorb des Empfängers, dessen Herz belassen wird. Verbindung beider Herzen miteinander über Seit-zu-Seit-Anastomosierung der Vorhöfe und End-zu-Seit-Anastomosierung der großen Arterien. In Abhängigkeit von der Arbeitskapazität des Empfängerherzens partielle bis zur totalen Übernahme der Kreislaufarbeit durch das Spenderherz (Prinzip des sog. „Huckepackherzens").

Ergebnisse: Nach den ersten ernüchternden Ergebnissen der Herztransplantationen zwischen 1967 und 1977 ist durch die Einführung wirksamerer immunsuppressiver Maßnahmen (vor allem das Medikament „Cyclosporin A" hat hier zu einem Durchbruch verholfen) die Transplantation des Herzens wieder zu einer denkbaren Behandlungsalternative geworden. Die derzeitige 1-Jahres-Überlebensquote nach Herztransplantationen liegt bei 80–90%, die erwartete 5-Jahres-Überlebensrate bei 60–70% (entspricht den Ergebnissen nach Nierentransplantation, s. Kap. 9).

Bei einer Reihe von angeborenen und erworbenen Herzfehlern kommt es im Rahmen der Erkrankung zu einer irreversiblen Widerstandserhöhung im kleinen Kreislauf. Bei diesen Patienten müßten Herz und Lunge gleichzeitig transplantiert werden. Erste sehr ermutigend verlaufende Herz-Lungentransplantationen bei Patienten mit einer *Eisenmenger*-Reaktion sind bereits erfolgt und werden in Zukunft von gleicher Bedeutung wie die isolierte Herztransplantation sein.

22 Speiseröhre (GK 3: 19; GK 4: 3.5)

22.1.1 Topographische Anatomie

Die Speiseröhre beginnt hinter dem Krikoidknorpel und geht aus der Pars laryngica des Pharynx hervor, dort liegt auch die *erste Enge* (16 cm). Der Verlauf der Speiseröhre ist angedeutet S-förmig. Sie verläuft im Halsbereich leicht linkskonvex, in der Höhe der Bifurkation *(zweite Enge)* (23 cm) leicht rechtskonvex und tritt auch so am Hiatus oesophageus des Zwerchfells (s. Kap. 23) *(dritte Enge)* (38 cm ab Zahnreihe) in das Abdomen ein. In Höhe des 8. und 9. Brustwirbels liegt die Speiseröhre der Vorderseite der Wirbelsäule an. Von dort entfernt sie sich ventralwärts zum Hiatus oesophageus.
Aus chirurgischen Erwägungen wird der Ösophagus in 3 Abschnitte eingeteilt:
1. Proximales Drittel, vom oberen Ösophagussphinkter (OÖS) bis zur Trachealbifurkation;
2. Mittleres Drittel (vom 4. bis 7. BWK);
3. Distales Drittel (vom 7. BWK bis zur Kardia).

Am Ösophagus werden 3 Wandschichten unterschieden:
1. Mukosa und Submukosa;
2. Tunica muscularis;
3. Adventitia, d. h. es fehlt im Gegensatz zum sonstigen Intestinum die Serosa.

Eine Abgrenzung von innerer Ring- und äußerer Längsmuskulatur ist beim entspannten Ösophagus gut möglich. Beim in situ befindlichen Ösophagus zeigt sich aber eine Verflechtung von äußerer und innerer Muskelschicht. Sie wird als apolares Muskelfaserschraubensystem angesehen. Durch Kontraktion kann es dadurch zur Erweiterung des Ösophaguslumens kommen (Abb. 22-1).

Die arterielle Versorgung des Ösophagus geschieht im ersten Drittel, aus den Ästen der A. thyreoidea inferior sowie des Truncus thyreocervicalis. Das zweite Drittel wird über Interkostalarterien oder direkt aus segmentalen Ästen der Aorta ebenso wie das distale Drittel versorgt, das zusätzlich Äste aus der A. phrenica sowie der A. gastrica sinistra erhält. Der venöse Abfluß geschieht über ein äußeres und inneres Gefäßsystem mit einem ausgedehnten venösen Plexus in der Mukosa und Submukosa.

Das Lymphgefäßsystem bildet in der gesamten Ösophaguswand ein dichtes, maschenförmiges Netz. Der Abfluß aus dem proximalen Drittel der Speiseröhre erfolgt über mediastinale, bronchiale und subklavikuläre Lymphknoten. Die Lymphgefäße im mittleren und unteren Drittel der Speiseröhre haben ihren Abfluß entlang der A. gastrica sinistra zum Truncus coeliacus.

Die Innervation der Speiseröhre erfolgt im Halsbereich durch den N. recurrens, in den

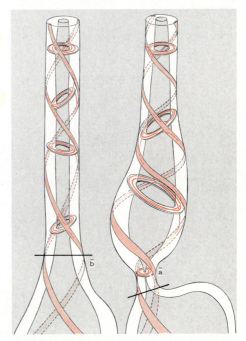

Abb. 22-1 Muskelfasersystem der Speiseröhre, apolares Schraubensystem mit Verflechtung von äußerer und innerer Muskelschicht:
a) Verschluß des unteren Ösophagussphinkters durch Relaxation (Prinzip des „Mädchenfängers") der spiraligen Muskulatur.
b) Öffnung des unteren Ösophagussphinkters durch Kontraktion.

distal gelegenen Anteilen durch den N. vagus.

22.1.2 Funktionelle Anatomie

Entsprechend den unterschiedlichen Funktionen lassen sich *quergestreifte* (willkürliche) und *glatte* (unwillkürliche) Muskulatur unterscheiden. Die quergestreifte Muskulatur überwiegt im oberen Teil der Speiseröhre (Schlingfunktion), während die untere Hälfte glatte Muskulatur aufweist. Die proximale Speiseröhre beginnt am M. cricopharyngeus, dem sog. oberen Ösophagussphinkter (OÖS). Das muskelschwache Dreieck zwischen diesem und der darüber gelegenen Schlundmuskulatur (M. constrictor pharyngis) (*Killian*-Dreieck) (s. Abb. 22-2) ist die Durchtrittsstelle des Zenker-Divertikels (s. u.). Der Übergang des distalen Ösophagus in den Magen ist durch eine sphinkterartige Hochdruckzone vor Reflux geschützt, dem sog. unteren Ösophagussphinkter (UÖS). Eine definitive Sphinktermuskulatur läßt sich nicht nachweisen, vielmehr könnte die spiralige Anordnung der Ösophagusmuskulatur mit der Möglichkeit eines Dehnverschlusses den Schließmechanismus erklären. Charakteristisch ist die schluckreflektorische Erschlaffung des UÖS, der in der Regel einen Ruhedruck von 18–20 mm Hg aufweist. Der reguläre Schluckakt besteht in einer propulsiven Peristaltik über die Speiseröhre mit einer zum Magen hin fortschreitenden Hochdruckzone (40–60 mm Hg). Der zu Beginn des Schluckaktes geöffnete UÖS verschließt sich sofort wieder, um so eine Regurgitation und Aspiration zu verhindern. Die reguläre Peristaltik mit schluckreflektorischer Erschlaffung der Sphinkteren wird als *primäre* Peristaltik bezeichnet. Propulsive Kontraktionen aufgrund lokalisierter Dehnungsreize

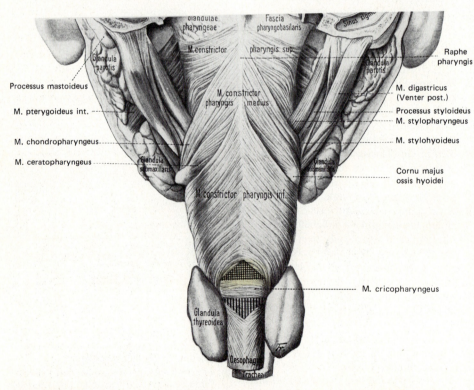

Abb. 22-2 Anatomie der dorsalen Schlundregion mit Darstellung des *Killian*-Dreiecks (kariert) und des *Laimer*-Dreiecks (gestreift). Im *Killian*-Dreieck Austritt der Zenker-Divertikel proximal des M. cricopharyngeus möglich.

werden als *sekundäre*, ungeordnete, nicht propulsive Kontraktionen als *tertiäre* Peristaltik beschrieben.

22.1.3 Diagnostik

Klinik: Häufigstes Symptom einer Speiseröhrenerkrankung ist die Dysphagie, d. h. die schmerzlose Schlingstörung. Eine schmerzhafte Dysphagie wird auch als Odynophagie bezeichnet. Die Ursache kann funktioneller oder mechanischer Art sein.

Jede Dysphagie erfordert die diagnostische Abklärung!

Fremdkörpergefühle im Schlundbereich werden als Globusempfindung bezeichnet. Hierfür können extra- und intraösophageale Erkrankungen ursächlich sein. Retrosternales Brennen, Sodbrennen, Foetor ex ore, Luftaufstoßen, Regurgitation von Nahrung sind weitere häufige Symptome. Seltener können auch Würgereiz, Husten, Erbrechen, Singultus auf eine Ösophaguserkrankung weisen.

Röntgen: Breischluck zur Orientierung über Lage, Form und Funktion des Ösophagus, Nachweis von Stenosen, Divertikeln, Hiatushernien, funktionellen Störungen und Wanddefekten (Abb. 22-3, 22-4 a–d).

Endoskopie und Biopsie: Wichtigstes Verfahren mit Möglichkeit zur direkten Inspektion und Biopsie. Es stehen flexible (Fiberglas) und starre Ösophagoskope zur Verfügung. Die starren Endoskope werden nur noch selten eingesetzt, so gelegentlich bei Fremdkörperentfernung und Varizenverödung (s. Kap. 11).

Zytologie: Endoskopische Abrasionszytologie durch spezielle Bürsten oder Ballons (in China geübte Technik) zum Nachweis von Ösophaguskarzinomen. Treffsicherheit 80–95%. Geeignet als Screening-Verfahren bei Reihenuntersuchungen gefährdeter Populationen.

Manometrie: Intraluminäre Druckmessung durch 3-Punkt-Manometrie, d. h. Druckmessung über drei mit einem konstanten Flüssigkeitsvolumen perfundierte Katheter. Zu unterscheiden sind die stationäre 3-Punkt-Manometrie (funktionelle und qualitative Beurteilung der Ösophagusmotilität) und die Durchzugsmanometrie (Lokalisation und Quantifizierung der Sphinkterfunktion).

pH-Metrie: Säureanalyse im Ösophaguslumen zur Bestimmung der regurgitierten Magensäure. Sie bietet die Möglichkeit zur direkten Registrierung des gastro-ösophagealen Refluxes durch Langzeit-pH-Messung (die Aufzeichnung erfolgt telemetrisch oder über einen elektronischen Mikrospeicher). Subjektiv kann die Refluxsymptomatik durch den sog. Säureperfusionstest

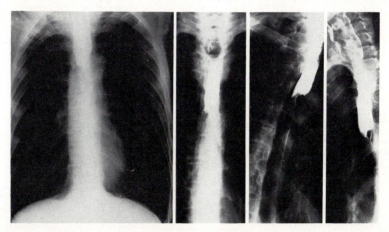

Abb. 22-3 Stenosierendes Ösophaguskarzinom im mittleren Abschnitt, Röntgenbild des Thorax a.-p., Barium-Breischluck a.-p. und 2 Schrägaufnahmen.

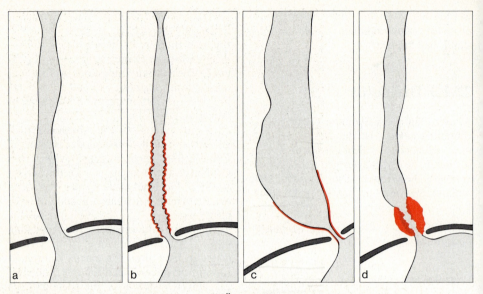

Abb. 22-4 Schema der Röntgenbefunde am Ösophagus:
a) Normalbefund
b) Idiopathischer Ösophagusspasmus
c) Achalasie
d) distales Ösophaguskarzinom

(*Bernstein*-Test) über eine Instillation von Salzsäure in das mittlere Ösophagusdrittel ausgelöst werden (s. Abb. 22-5).
Computertomographie: Sie dient vor allem dem Nachweis extraluminärer Tumor- oder Lymphknotenlokalisationen im Verlauf des mediastinalen Teils der Speiseröhre.

22.2 Mißbildungen

Ösophagusatresie (s. Kap. 52)
(GK 3: 19.1.1)

Dysphagia lusoria

Stenosierung der Speiseröhre durch Kompression des oberen Speiseröhrendrittels aufgrund von Gefäßanomalien (doppelter Aortenbogen oder atypischer Abgang der A. subclavia dextra).
Klinik: Behinderung von Atmung und Schluckakt.
Diagnostik: Nachweis der Kompression durch Röntgenbreischluck, Endoskopie.
Komplikationen: Druckulzera, Tracheomalazie.
Therapie: Gefäßplastik, ggf. Unterbindung der akzessorischen Gefäße.

Kongenitale Ösophagusstenose

Seltene Anomalie, die in jeder Höhe der Speiseröhre auftreten kann. Mögliche Formen sind: 1. Sanduhrstenose, 2. umschriebene Membranen, 3. exzentrische Stenosen durch fibröse oder fibromuskuläre Wandverdickung.
Klinik: Dysphagie oder Regurgitation bei Übergang von flüssiger zu fester Nahrung. Die ersten Wochen nach der Geburt können völlig unauffällig sein.
Diagnostik: Endoskopie, Röntgen-Kinematographie.
Therapie: Die Behandlung richtet sich nach Ausdehnung und Stenosetyp. Endoskopische Spaltung. Bei ausgedehnteren Stenosen transpleurales Vorgehen mit Exzision, extramuköse Resektion oder Teilresektion der Speiseröhre.
Prognose: Gut, evtl. Bougierungsbehandlung.

Schatzki-Ring

Der sog. untere Ösophagusring wird röntgenologisch im unteren Ösophagus bei axialer Hiatushernie gefunden. Es besteht eine ringförmige, segelartige Einengung am Übergang vom Zylinder- zum Plattenepi-

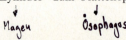

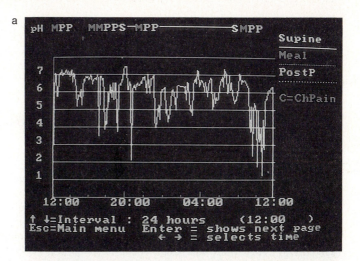

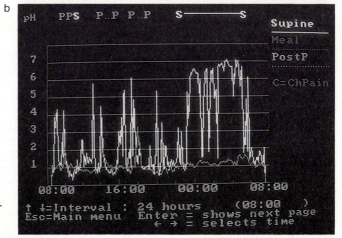

Abb. 22-5 Ösophagus-24-Stunden-pH-Metrie.
a) Normalbefund
b) „combined" Reflux (= Refluxepisoden tags und nachts)

thel, wo bei engem Ringdurchmesser eine Dysphagie resultieren kann. Die Therapie besteht in der endoskopischen Durchtrennung des Ringes.

22.3 Entzündungen

Ösophagitis

Häufigste Form der Ösophagitis ist die Refluxösophagitis (s. Kap. 23). Andere Formen der Entzündung können im Rahmen spezifischer Erkrankungen auftreten (Tuberkulose, Herpes, Diphtherie, Lues). Die Therapie richtet sich nach der Grundkrankheit. Häufig sind auch Pilzbesiedlungen der Speiseröhre. Meist handelt es sich um Soor-Infektionen in der Folge von Behandlungen mit Antibiotika, Zytostatika, Steroiden oder Immunsuppressiva. Hierbei kann die Speiseröhre mit Pseudomembranen ausgekleidet sein. Die Therapie besteht in der antimykotischen Behandlung mit *Nystatin* (Moronal®).

Plummer-Vinson-Syndrom

Erkrankung unbekannter Ätiologie mit Eisenmangelanämie, Dysphagie bei fibrösen Membranen am Ösophaguseingang und Glossitis. Überwiegend Frauen über 40 Jahre betreffend. Karzinomatöse Entartung in 10%. Bei Eisensubstitution und Vitamin B-Gabe Rückgang der Beschwerden.

22.4 Funktionelle Erkrankungen

Krikopharyngeale Achalasie („Hohe Achalasie")

Öffnungslähmung des oberen Ösophagussphinkters (OÖS) auf der Basis einer idiopathischen Innervationsstörung *(primäre Form)* oder genereller neuromuskulärer Erkrankungen *(sekundäre Form)* bei M. Parkinson, multipler Sklerose etc. Häufig mit *Zenker*-Divertikel vergesellschaftet.
Klinik: Schluckstörung, häufig mit rezidivierenden Aspirationen (chronische Bronchopneumonie!) assoziiert, Globusgefühl.
Diagnostik: Röntgen-Kinematographie, Manometrie, Ausschluß zervikaler Bandscheibenprozesse.
Therapie: Myotomie des M. cricopharyngeus wie beim *Zenker*-Divertikel (s. u.).

Achalasie (Abb. 22-6) (GK 3: 19.1.4)

Neuromuskuläre Erkrankung der glatten Ösophagusmuskulatur mit Fehlen einer geordneten propulsiven Peristaltik und einer gestörten schluckreflektorischen Erschlaffung des UÖS. Die Ursache ist unbekannt. Es kommt zur Degeneration von intramuralen Ganglienzellen *(Plexus myentericus = Auerbach-Plexus)* der Ösophaguswand. Eine symptomatische Achalasie wird bei der *Chagas*-Krankheit beobachtet. Psychische Faktoren spielen bei der Auslösung der Erkrankung eine gewisse Rolle, ohne aber die alleinige Ursache zu sein. Aufgrund der Ähnlichkeit mit der südamerikanischen *Chagas*-Krankheit wird auch eine infektiöse Genese diskutiert. Gleichzeitig wird das Vorliegen einer Störung des autonomen Nervensystems für möglich gehalten.

Achalasie = Öffnungslähmung des UÖS

Klinik: In jedem Alter, doch unter Bevorzugung des 3.–6. Lebensjahrzehnts können die Symptome dieser Erkrankung auftreten. Leitsymptom ist die Dysphagie. Häufig wird postprandial über einen retrosternalen Schmerz geklagt. Im Stadium der Dekompensation mit Dilatation des Ösophagus (Megaösophagus, Dolichoösophagus) kommt es besonders nachts zur Regurgitation und Aspiration, mit Bronchopneumonien, Lungenabszessen und Bronchiektasen als Folge.
Diagnostik: Röntgen-Breischluck: Charakteristisch ist die trichterförmige Einengung im Bereich der Kardia (s. Abb. 22-6). Hierbei kann der Korpusanteil des Ösophagus unterschiedlich weit sein. Die Differentialdiagnose zum Karzinom bereitet gelegentlich Schwierigkeiten. Glukagon (1 ml i.v.) führt zur Erweiterung des engen Segments und dient zum Ausschluß einer organischen Stenose (peptische Striktur, Karzinom etc.). Endoskopie: Bei Malignitätsverdacht Biopsie. Manometrie: Sie ermöglicht den Nachweis der Öffnungslähmung.

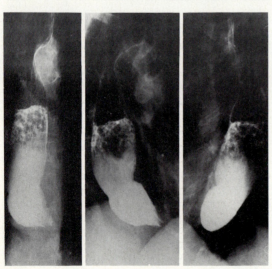

Abb. 22-6 Röntgen-Breischluck bei Achalasie.

Manometrisch lassen sich eine hyper-, eine hypo- und eine amotile Form der Achalasie unterscheiden.

Ösophagusstenose: Ausschluß eines Karzinoms obligat!

Differentialdiagnose: Kardiakarzinom, Sklerodermie, *Chagas*-Krankheit (Erregernachweis im Blut mit KBR), Presbyösophagus, diffuser Ösophagusspasmus.

Therapie: Eine kausale Therapie ist nicht bekannt. Symptomatisch lassen sich die Beschwerden durch Nitroglycerin und Amylnitrit bessern. Beide Medikamente erwirken eine Erschlaffung der glatten Muskulatur. Die hypermotile Form der Achalasie kann durch den Kalziumantagonisten *Nifedipin* (Adalat®) konservativ gut behandelt werden.

Bei der hypo- oder amotilen Form sollte primär zwei- bis dreimal eine pneumatische Dilatation versucht werden, die in 80–90% zur Heilung führt (s. Abb. 22-7a, b). Hierbei wird unter Röntgen-Durchleuchtungskontrolle ein Kunststoffdehnungsballon im engen Segment plaziert und durch rasches Aufpumpen die Stenose gesprengt (s. Kap. 11). Die Komplikationsrate liegt unter 5%. – Der von *Starck* früher verwendete, mechanische Dilatator wird wegen der Perforationsgefahr heute kaum noch eingesetzt.

Bei Erfolglosigkeit der pneumatischen Dilatation ist die Indikation zur Operation gegeben. Hierbei ist die transabdominelle Kardiomyotomie nach *Gottstein-Heller* (1914) das geeignetste Verfahren. Prinzip ist die Spaltung der Muskulatur ohne Eröffnung der Schleimhaut über eine Strecke von 5–7 cm am distalen Ösophagus und proximalen Magen. Die Letalität des Eingriffes liegt unter 1%. Die Myotomie kann mit einer Fundusmanschette (Fundoplikatio) oder einem Funduslappen (Funduspatch) gedeckt werden.

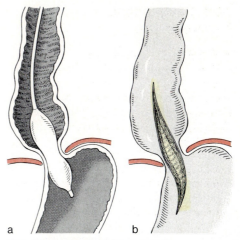

Abb. 22-7 Therapie der Achalasie:
a) pneumatische Dilatation
b) Kardiomyotomie

Idiopathischer, diffuser Ösophagusspasmus

Der diffuse Ösophagusspasmus ist gekennzeichnet durch unkoordinierte, lang anhal-

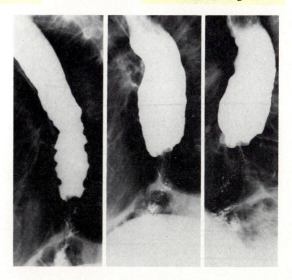

Abb. 22-8 Röntgen-Breischluck bei diffusem Ösophagusspasmus.

tende, spastische Kontraktionen des Ösophagus nach dem Schlucken *(tertiäre Peristaltik)* ohne Störung des unteren Ösophagussphinkters. Die Ätiologie ist unbekannt.
Klinik: Intermittierende Dysphagien, bisweilen krampfartige retrosternale Schmerzen, die spontan oder nach Nahrungsaufnahme ausgelöst werden. Betroffen sind überwiegend Patienten im höheren Lebensalter.
Diagnostik: Der Breischluck zeigt charakteristischerweise eine korkenzieherartige Konfiguration des Ösophagus. Derartige Röntgenveränderungen können allerdings auch fehlen. Manometrisch finden sich tertiäre Kontraktionen mit hohen Drucksteigerungen bei normalem Ruhedruck des unteren Ösophagussphinkters (s. Abb. 22-8).
Therapie: Möglichst konservative Behandlung (Nitroglycerin, Spasmolytika, Sedativa). Bei heftigen Beschwerden chirurgische Maßnahmen, d. h. Myotomie des mittleren und distalen Ösophagus mit Fundoplikatio zur Vermeidung eines häufig auftretenden Refluxes. Die Ergebnisse sind naturgemäß am besten bei einem sog. hypertensiven gastroösophagealen Sphinkter, schlechter bei langstreckigen Motilitätsstörungen.

Gastroösophagealer Reflux – Kardiainsuffizienz – (s. Kap. 23)

22.5 Divertikel (GK 3: 19.1.2)

Unter einem *falschen* Ösophagusdivertikel versteht man die umschriebene Ausstülpung von Mukosa und Submukosa durch die Muscularis. Von *echten* Divertikeln wird bei Ausziehung sämtlicher Wandschichten gesprochen. Unterschieden werden *Pulsionsdivertikel* von den *Traktionsdivertikeln*. Erstere entstehen durch Erhöhung des intraluminären Druckes bei angeborenen oder erworbenen lokalen Muskelschwächen. Traktionsdivertikel entwickeln sich durch Ausziehung sämtlicher Wandschichten meist im Rahmen extraluminärer, entzündlicher Prozesse (Lymphangitis, Tbc, etc.). Pulsionsdivertikel finden sich überwiegend im präsphinktären Bereich (zervikal, epiphrenal), Traktionsdivertikel sind überwiegend parabronchial gelegen (s. Abb. 22-9).

Diagnostik: Röntgenbreischluck, Endoskopie, ggf. Manometrie.

Pharyngo-ösophageales Divertikel (= Zenker-Divertikel, Grenzdivertikel)

Ausstülpung von Mukosa und Submukosa an der Pharynxrückwand oberhalb der Pars horizontalis des M. cricopharyngeus (*Killian*-Muskellücke), meist nach links paravertebral.
Ätiologie: Kombination von pathologischer Drucksteigerung im OÖS mit anatomisch schwacher Muskelwand durch die *Killian*-Muskellücke im Hypopharynx. Hierdurch Ausstülpung von Mukosa und Submukosa in den Halsbereich.

> ***Zenker*-Divertikel: Unkoordinierter OÖS**

Klinik: Leitsymptom ist eine zunehmende Dysphagie, gurgelndes Geräusch beim Schlucken von Flüssigkeit, Hustenreiz und Foetor ex ore. Regurgitation. Bronchopneumonien.

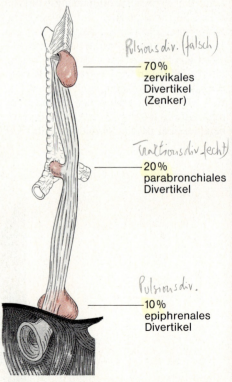

Abb. 22-9 Lokalisation und Häufigkeit der Ösophagusdivertikel.

Diagnostik: Röntgenbreischluck, ggf. Manometrie des OÖS, Vorsicht bei der Endoskopie (Perforationsgefahr!) (Abb. 22-10).
Therapie: Ausschließlich chirurgisch. Freilegen des Halsösophagus von links und Abtragen des Divertikels mit Myotomie des OÖS zur Vermeidung eines Rezidivs.
Komplikationen: Postoperativ entstandene kleine Speichelfisteln heilen gewöhnlich in kurzer Zeit ab. Rekurrensparese. Perforation bei Endoskopie.

Verdacht auf *Zenker*-Divertikel: keine blinde Endoskopie!

Epiphrenales Divertikel

Divertikel im distalen Ösophagusdrittel unmittelbar über dem Zwerchfell, meist an der rechten Speiseröhrenwand, jedoch nach links sich entwickelnd.
Ätiologie: Funktionsstörung des unteren Ösophagussphinkters. Häufig kombiniert mit einer Achalasie, diffusem Ösophagusspasmus oder axialer Hiatushernie.

Epiphrenales Divertikel: Unkoordinierter UÖS

Klinik: Dysphagie, nächtlicher Druckschmerz hinter dem Brustbein. Unklare Oberbauchbeschwerden.
Diagnostik: Röntgenbreischluck, Manometrie des UÖS (Abb. 22-11).
Therapie: Nur bei Beschwerden (Dysphagie, Erbrechen, entzündlicher Spasmus), die auf das Divertikel zurückgeführt werden müssen, ist ein chirurgisches Vorgehen angezeigt. Das Divertikel wird nach linksseitiger Thorakotomie (8. ICR) oder Laparotomie abgetragen und die Schleimhaut sowie der Muskelmantel mit Einzelnähten verschlossen. Eine zirkuläre Myotomie des UÖS ist obligat.

Traktionsdivertikel

Sie betreffen sämtliche Wandschichten, die meist durch entzündliche Prozesse irritiert sind. Lokalisation ist ausschließlich im mittleren Drittel der Speiseröhre. In der Regel von geringerer Größe als die zervikalen und epiphrenalen Divertikel, stellen sie häufig einen röntgenologischen Zufallsbefund dar.
Klinik: Oft symptomlos. Durch Entzündungen im Divertikel kann es zu Husten und Dysphagie kommen. Komplikationen durch Perforation in den Trachealbaum *(ösopha-*

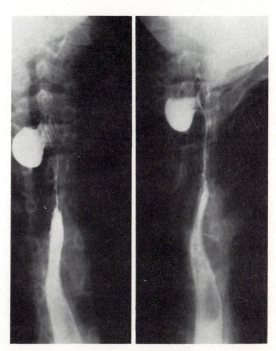

Abb. 22-10 Röntgen-Breischluck beim zervikalen *(Zenker)* Divertikel.

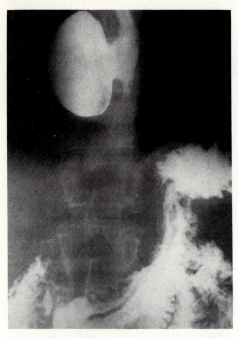

Abb. 22-11 Röntgen-Breischluck bei epiphrenalem Divertikel.

go-bronchiale Fistel) mit Aspiration, Bronchopneumonie und Lungenabszeß. Selten Divertikulitis oder Blutung.
Diagnostik: Röntgenbreischluck, CT, Endoskopie zum Ausschluß von Tumoren.
Therapie: Symptomlose Divertikel werden nicht operiert. Bei Beschwerden, die eindeutig auf das Divertikel zurückzuführen sind, bei Größenzunahme oder drohenden Komplikationen ist die Abtragung des Divertikels angezeigt. Der Eingriff besteht in der Resektion des Divertikelsackes über einen rechtsthorakalen Zugang. Liegt eine Fistel vor, so ist die chirurgische Intervention immer angezeigt; der Eingriff läuft dann so ab: Durchtrennen des Fistelganges, Nahtverschluß der Speiseröhre und der Trachealöffnung.

22.6 Verletzungen (GK 3: 19.1.3)

Spontane Ösophagusperforation (Boerhaave-Syndrom)

Nach heftigen Hustenanfällen oder profusem Erbrechen (Alkoholexzeß!) kann es zu einem Riß postero-lateral links im distalen Ösophagusdrittel kommen.
Klinik: Vernichtungsschmerz hinter dem Brustbein. Mediastinalemphysem. Im weiteren Verlauf treten Mediastinitis, hohe Temperaturen und Leukozytose auf.
Diagnostik: Luft im Mediastinum, röntgenologisch nachweisbar, nach Gabe von wasserlöslichem Kontrastmittel Nachweis eines Kontrastmittelaustritts.
Therapie: Innerhalb der ersten 24 Stunden nach Perforation Übernähung des Defektes und Deckung mit Magen, Pleura oder Lunge. Bei schlechtem Allgemeinzustand und bei alter Perforation Magensonde, Drainage des Mediastinums, der Pleura und Anlegen einer Magenfistel.
Prognose: Gut bei Frühoperation. Bei septischen Komplikationen beträgt die Letalität 50% und mehr.

Traumatische Perforation der Speiseröhre

Perforationen kommen instrumentell (Endoskopie, PE, Bougierung) sowie durch Schuß- oder Stichverletzungen vor.
Klinik: Spontanschmerz, Hautemphysem. Nach Ausbildung einer Mediastinitis mit oder ohne Pleuraempyem treten septische Temperaturen und Leukozytose auf.
Röntgen: Freie Luft unter Zwerchfell (tiefe Perforation), im Mediastinum (mittlere Perforation) oder zervikal (hohe Perforation), Austritt wässerigen Kontrastmittels (Gastrografin).
Therapie: Bei instrumentellen und kleinen Perforationen Zuwarten unter Antibiotikagabe, Dauerabsaugung und Intensivüberwachung, ansonsten frühzeitige Freilegung der Perforationsstelle und Übernähung.
Prognose: Bei kleinen und instrumentellen Perforationen sowie bei frühzeitiger operativer Versorgung größerer Läsionen gut. Fortschreitende Entzündung, Mediastinitis und Pleuraempyem verschlechtern die Prognose.

Fremdkörper

Alle Arten von Fremdkörpern (Münzen, Knochen, Gebißteile, Spielzeug usw.) können im Bereich der physiologischen Engen des Ösophagus stecken bleiben.

Klinik: Schmerz unterschiedlichsten Charakters. Auch schmerzfreie Intervalle sind nicht ungewöhnlich.
Diagnostik: Anamnese, Röntgen, Endoskopie (s. Kap. 11).
Therapie: Endoskopische Entfernung; selten wird chirurgisches Vorgehen notwendig.
Komplikationen: Druckulzera mit Perforation der Ösophaguswand oder Durchspießung.

Verätzung

Schleimhautverletzung durch Säuren oder Laugen. Die Säuren bilden Koagulations-, die Laugen Kolliquationsnekrosen. Die Schädigung der Ösophaguswand ist von der Einwirkungsdauer abhängig. Am heftigsten ist die chemische Wirkung an den physiologischen Engen. Wie bei der Hautverbrennung werden 3 Grade der Verätzungen unterschieden.

Grad I : Hyperämie und Ödem.
Grad II : Ulzera und Fibrinbeläge.
Grad III: Oberflächliche Ulzerationen bzw. Nekrosen, die sämtliche Wandschichten durchsetzen. Perforation. Eine Ausheilung führt zur narbigen Striktur.

Klinik: Stärkstes Brennen im Schlund und retrosternal, Vernichtungsgefühl.
Komplikationen: Akutes Larynxödem, Bronchopneumonie, Ösophagus- bzw. Magenperforation, allgemeine Intoxikation.
Diagnostik: Anamnese, Frühendoskopie.
Therapie: Schockbehandlung, Analgetika, Versuch der chemischen Neutralisierung. Bei Säuren: Wasser, Natriumbikarbonat. Bei Laugen: Zitronensäure, verdünnter Essig. Keine orale Nahrungsaufnahme. Parenteral Breitbandantibiotika. Nach 2–4 Tagen: Kortikosteroid-Behandlung über 4–5 Wochen. Frühbougierung entweder nach operativer *Witzel*-Fistelung über einen Endlosbougie oder ösophagoskopisch kontrolliert mit ständiger Wiederholung über Wochen und Monate.
Prognose: Ist von der Konzentration und Einwirkungsdauer abhängig. Letalität bis 10%. 10–15 Jahre nach Verätzung besteht die Gefahr eines Narbenkarzinoms.
Verätzungsstriktur: Im Spätstadium können narbig-fibröse Strikturen ohne entzündliche Restzustände oder aber eine chronisch-stenosierende Ösophagitis über mehrere Jahre bestehen.

Striktur: Auch bei adäquater Therapie muß bei Verätzungen in 5–7% mit Strikturen gerechnet werden.
Klinik: Dysphagie.
Diagnostik: Röntgen, Endoskopie mit Versuch der Bougierung.
Therapie: Bougierung über mehrere Jahre, bei ausgedehnter Verätzungsstriktur chirurgische Therapie. Ist ausschließlich der Ösophagus durch die Verätzung betroffen, kann eine Magentransposition nach Resektion der Stenose durchgeführt werden. Ist der Magen – wie in der Regel – auch betroffen, bleibt die Koloninterposition. Die verätzte Speiseröhre sollte wegen des erhöhten Krebsrisikos, wenn möglich, entfernt werden.

22.7 Tumoren (GK 3: 19.1.7)

a) Gutartige Tumoren

Gutartige Tumoren der Speiseröhre (Leiomyome, Fibrome, Lipome und Adenome sowie Hämangiome) sind selten. Noch seltener werden Retentions- und Epidermoidzysten gefunden.
Klinik: In der Hälfte der Fälle bleiben diese Tumoren symptomlos, bei der anderen Hälfte überwiegt die Dysphagie. Schmerzen werden selten angegeben.
Diagnostik: Röntgenuntersuchung, Endoskopie.
Therapie: Die Entfernung der Tumoren ist aus differentialdiagnostischen Erwägungen zum Ausschluß eines Karzinoms immer angezeigt. Die Ergebnisse sind gut, da die Tumoren meist extramukös gelegen sind und sich ohne Eröffnung der Schleimhaut ausschälen lassen. Je nach Lage wird rechts oder links thorakal eingegangen, der Tumor herausgeschält und die Entnahmestelle mit dem Muskelmantel durch Einzelnähte verschlossen.

b) Maligne Tumoren

Nahezu 7% der Karzinome des Gastrointestinaltraktes entfallen auf die Speiseröhre. Die häufigste und typische Tumorformation ist das Plattenepithelkarzinom. Mit Abstand folgen die Adenokarzinome, das adenozystische, das Mukoepidermoid-, das adenosquamöse Karzinom und schließlich der undifferenzierte und kleinzellige *Oat-cell-Tumor*.

Die Ätiologie des Ösophaguskarzinoms ist unbekannt. Als exogene Faktoren werden Alkohol und Tabakabusus, heiße Getränke sowie kanzerogene Nahrungsbestandteile (Nitrosamine) diskutiert. Als Präkanzerosen können chronische Refluxösophagitis mit Endobrachyösophagus, Verätzungsstrikturen und das *Plummer-Vinson*-Syndrom angesehen werden. Der Erkrankungsgipfel liegt zwischen dem 5. und 7. Lebensjahrzehnt, regional sind unterschiedliche Häufigkeiten bekannt, mit maximaler Erkrankungsinzidenz in China, Japan und unter der schwarzen Bevölkerung Südafrikas. Männer sind dreimal so häufig betroffen wie Frauen.

Bei den distalen Ösophaguskarzinomen überwiegt das Adenokarzinom als Folge eines sekundären Endobrachyösophagus. Hier sind die Übergänge zum Kardiakarzinom fließend.

Häufigster Sitz des Adenokarzinoms ist der ösophago-gastrale Übergang im Bereich der Kardia (ca. 50%). Als Matrix dieser Tumoren gelten angeborene Magenschleimhaut- oder Zylinderepithelinseln in der Speiseröhre sowie der Endobrachyösophagus (*Barrett*-Syndrom) als Folge einer chronischen Refluxösophagitis mit drüsiger Schleimhautmetaplasie und entzündlicher Stenose (s. Kap. 23). Im oberen und mittleren Drittel (ca. 60–70%) überwiegt das Plattenepithelkarzinom.

Das Karzinom breitet sich innerhalb der Ösophaguswand, bevorzugt in Längsrichtung aus. Diese Eigenart erklärt sich aus der Biostruktur mit apolarem Muskelfaser-Schraubensystem (s. Kap. 22.1.1). Das dichte Netz der Lymphwege, das vorwiegend in Längsrichtung angeordnet ist, führt sehr früh zu lymphogener Metastasierung in die paraösophagealen, mediastinalen, zöliakalen und suprapankreatischen Lymphknoten (Abb. 22-12). Die Metastasierung auf hämatogenem Weg erfolgt in Leber, Lunge und Skelett. Auch bei den echten Frühkarzinomen kann bereits eine generalisierte Metastasierung vorliegen.

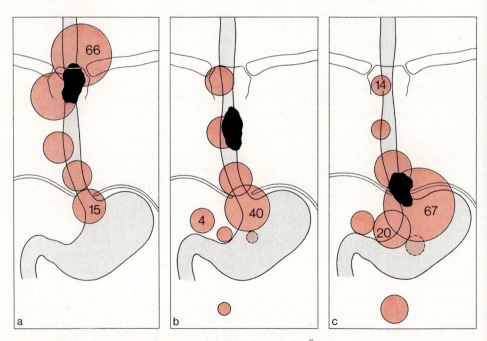

Abb. 22-12 Lymphknotenstationen und Befallshäufigkeit beim Ösophaguskarzinom mit Lokalisation im a) proximalen Drittel, b) mittleren Drittel, c) distalen Drittel.

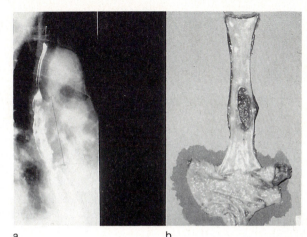

Abb. 22-13 Ösophaguskarzinom:
a) MDP
b) Operationspräparat

Klinik: Die Dysphagie ist meist ein Spätsymptom. Retrosternales Mißempfinden, Brennen oder Schmerzen, Gefühl der Stagnation beim Schlucken grober Nahrung sollten an ein Karzinom als Ursache denken lassen. Vom Auftreten der ersten Beschwerden bis zur Diagnose vergehen mindestens 3 Monate. Spätsymptome sind Foetor ex ore, Sodbrennen, Gewichtsabnahme und Anämie. Durch Tumorwachstum können Trachea, linker Stamm-Bronchus, N. recurrens und Aorta einbezogen werden. Begleitsymptome sind Husten, Heiserkeit, Pleuraerguß und bei Fistelbildung Fieber, Dyspnoe und Pneumonien.

Ösophaguskarzinom: Dysphagie meist schon Spätsymptom

Diagnostik: Röntgenuntersuchung der Speiseröhre, Endoskopie mit PE. Computertomographie zur Beurteilung der Tumorausbreitung und zum möglichen Nachweis von Metastasen. Bronchoskopie bei Verdacht auf Tumorinfiltration in die Atemwege.
Differentialdiagnose: Gutartige Tumoren, Stenosen oder Strikturen, Achalasie sowie Kardiakarzinom (Abb. 22-13).

Therapie

Allgemeines: Unbehandelt lebt der Patient nur in Ausnahmefällen länger als ½–1 Jahr. Die einzige Chance auf kurative Behandlung besteht in der Operation. Allerdings sind zum Zeitpunkt der stationären Einweisung bereits 60% der Tumoren nicht mehr resektabel. Die Spätergebnisse der Operation sind mit einer durchschnittlichen 5-Jahres-Überlebenszeit von 10% überdies nicht befriedigend. Die Operationsletalität richtet sich nach Ausdehnung und Lokalisation des Tumors mit einem Durchschnittswert von ca. 5–15%. Karzinome im proximalen Drittel haben höhere, im mittleren und distalen Drittel niedrigere Sterblichkeitsziffern (5–10%). Deshalb sollte gerade in den unteren ⅔ des Ösophagus stets der Versuch einer kurativen Resektion unternommen werden. Die Kriterien zur Auswahl der Kranken für einen kurativen Eingriff sind, neben einem guten Allgemeinzustand, das Fehlen von Zweitkrankheiten, der Aus-

Tab. 22-1 Historisches zur Ösophaguschirurgie

Erste thorakale (extrapleurale) Ösophagotomie	– Enderlen (1901)
Ösophagusersatz durch Querkolon	– Kelling (1911)
Erste thorakale (transpleurale) Ösophagusresektion	– Torek (1913)
Ösophagusersatz durch Magen	– Kirschner (1918)
Erste Kardiaresektion	– Ohsawa und Seoŭ (1933)
Thorakale Ösophagektomie mit zervikaler Ösophagogastrostomie	– Nissen (1948)

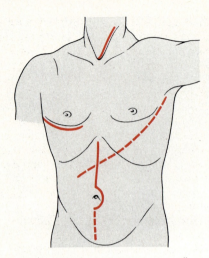

Abb. 22-14 Operative Zugänge beim Ösophaguskarzinom.

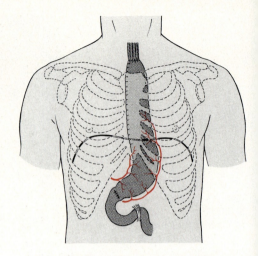

Abb. 22-15 Ösophagusersatz durch hochgezogenen Magen mit kollarer Ösophagogastrostomie und Pyloroplastik.

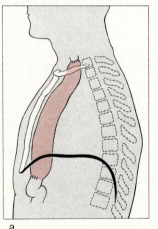
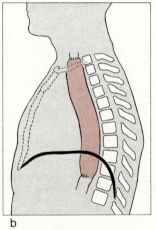
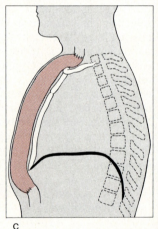

a b c

Abb. 22-16 Möglichkeiten der Plazierung des Ösophagusersatz: a) retrosternal, b) im Ösophagusbett, c) prästernal subkutan.

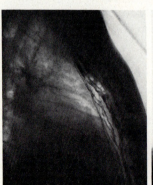
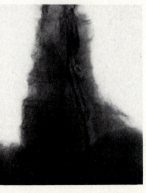

Abb. 22-17 Röntgen-Breischluck bei kollarer Ösophagogastrostomie mit retrosternaler Lage des Magenschlauchs.

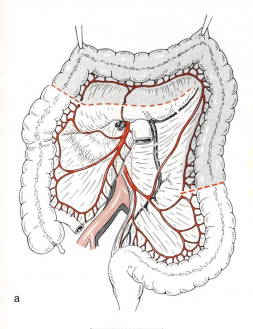

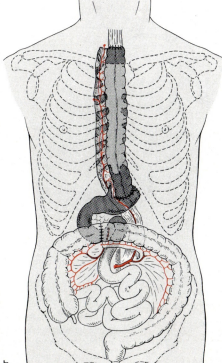

Abb. 22-18 Ösophagusersatz durch Kolon:
a) Skelettierungsgrenzen bei Transversum-Interposition
b) Interposition des ausgeschalteten Kolonsegmentes und Aszendotransversostomie

schluß mediastinaler und tracheo-bronchialer bzw. zervikaler Lymphome. Zweitkarzinome, Leberzirrhose oder starke Gewichtsabnahme sind Faktoren, die auf ein hohes Risiko hinweisen.

Die chirurgische Therapie besteht in der subtotalen Entfernung der Speiseröhre und Wiederherstellung der Speisepassage durch Transposition des Magens oder durch Interposition von Kolon bzw. in seltenen Fällen Jejunum. Die Anastomosierung kann *intrathorakal* in der Pleurakuppel oder *extrathorakal* am Hals *(kollare Anastomose)* vorgenommen werden (s. a. Tab. 22-1).

Praktisch geht man so vor, daß zunächst von einem medianen Oberbauchschnitt (Abb. 22-14) die Bauchhöhle revidiert und Lymphknoten subkardial und aus dem Bereich des Truncus coeliacus entnommen werden und diese mit Lymphknoten, die nach Freilegung des Halsösophagus von der linken Halsseite aus entnommen wurden, zur histologischen Untersuchung gebracht werden. Sind diese Lymphknoten tumorfrei, wird eine rechtsseitige Thorakotomie im 5. ICR durchgeführt, der Ösophagus mit dem Karzinom dargestellt, der Ösophagus reseziert und die medialen und tracheo-bronchialen Lymphknoten exstirpiert. Der Magen wird unter Erhaltung der A. gastro-epiploica dextra schlauchförmig reseziert. Dieser Magenschlauch kann danach entweder durch eine intrathorakale oder zervikale Anastomose mit dem oberen Speiseröhrenanteil verbunden werden (Abb. 22-15). Der Ma-

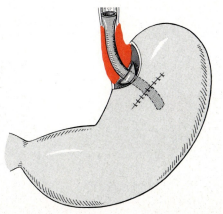

Abb. 22-19 Intubation mit *Häring*-Tubus bei nichtresektablem Kardiakarzinom.

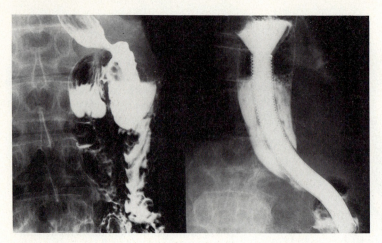

Abb. 22-20 Röntgen-Breischluck bei nichtresektablem Kardiakarzinom nach Billroth II-Resektion (links), Zustand nach Einlage eines Celestintubus (rechts).

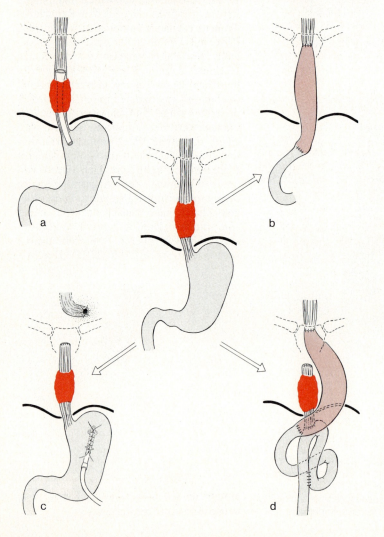

Abb. 22-21 Palliativoperation bei nicht kurativ resektablem Ösophaguskarzinom:
a) Tubuseinlage
b) palliative Resektion
c) *Witzel*-Fistel, Speichelfistel
d) Magenbypass

genschlauch kann retrosternal oder subkutan in den Halsbereich oder durch das hintere Mediastinum (ehemaliges Ösophagusbett) geführt werden (Abb. 22-16, 22-17). Zur Entleerungserleichterung des vagotomierten Magenschlauchs kann eine Pyloroplastik hinzugefügt werden. Ist eine Transposition des Magens (vorangegangener B II oder B I) nicht möglich, können rechtes, linkes oder transversales Kolon zur Interposition zwischen Halsösophagus und Restmagen bzw. Duodenum oder Jejunum verwendet werden (s. Abb. 22-18a, b). Bei langem Mesojejunum ist auch ein Versuch angebracht, ein Dünndarminterponat zwischen kollarem Ösophagus und Magen herzustellen.

Komplikationen der Ösophagusresektion sind Bronchopneumonien, Nahtinsuffizienz, Interponatnekrosen, Peritonitis etc. Spätkomplikationen sind eine Stenose im Anastomosenbereich sowie das Tumorrezidiv.

Ösophagus-Ersatz: Interposition von Magen oder Kolon

Palliativeingriffe: Die Wiederherstellung der Nahrungspassage ist das Ziel derartiger Operationen. Hierzu zählen die palliative subtotale Ösophagusresektion mit Umgehungsanastomosen durch Magen, Dünn- oder Dickdarm, die chirurgische oder endoskopische Anlage eines Tubus *(Celestin, Häring)* (Abb. 22-19, 22-20), die zervikale Halsfistel (= Speichelfistel) mit gleichzeitiger gastraler Ernährungsfistel *(Witzel)* und das Jejunostoma (Abb. 22-21).

Radiotherapie: Strahlensensibel ist das Plattenepithelkarzinom, das vor allem auf schnelle Neutronen eine deutliche Remission zeigt. In Einzelfällen läßt sich durch präoperative Bestrahlung (2000–4000 R*) eine Verbesserung der lokalen Operabilität erreichen. Als alleinige Therapie wird die Bestrahlung bei nicht resektablen großen Tumoren sowie zervikalen Ösophaguskarzinomen angewandt. Bei manifester oder drohender Fistelbildung ist eine Radiotherapie kontraindiziert.

Prognose: Bei radikaler Entfernung des Karzinoms im mittleren oder unteren Speiseröhrendrittel liegt die 5-Jahres-Überlebenszeit bei 10–15%. Eine Verbesserung ist nur durch frühzeitigeres Erfassen des Tumors zu erreichen. Die Ergebnisse der adjuvanten Chemotherapie sind eher enttäuschend. Die Letalität der Palliativeingriffe liegt bei 10%, die Prognose beträgt ca. 6–12 Monate.

---

*) Neue Einheit für Strahlendosis s. Fußnote in Kap. 19.4.3

23 Zwerchfell (GK 3: 20; GK 4: 3.6)

23.1.1 Anatomie

Das Zwerchfell ist die Grenzschicht zwischen Thorax und Bauchraum. Es besteht aus einer Muskelsehnenplatte, die am Rippenbogen, dem Sternum sowie an den LWK I–III fixiert ist. In der lateralen Zirkumferenz findet sich Muskulatur, die am Rippenbogen ansetzt und nach medial in eine Sehnenplatte übergeht *(Centrum tendineum)* (Abb. 23-1).

Präformierte Durchtrittsstellen bestehen prävertebral für die Aorta, ventral davon für die Speiseröhre *(Hiatus oesophageus)* und rechts ventral davon für die Vena cava inferior. Zwischen den Ansatzstellen des Zwerchfells befinden sich muskelfreie, nur bindegewebig verschlossene Lücken. Sie können Austrittsstellen für Zwerchfellhernien sein. Unterschieden werden die *Larrey*-Spalte am sternokostalen Übergang sowie das *Trigonum lumbocostale* zwischen den kostalen und lumbalen Muskelbündeln als Austrittsstelle der *Bochdalek*-Hernie. Dies ist die Lücke, durch die z. B. Abszesse aus der Bauchhöhle in den Brustkorb übergreifen können.

Das Zwerchfell wird motorisch innerviert durch die Nervi phrenici (aus dem Plexus cervicalis), ein Funktionsausfall führt zum gleichseitigen Zwerchfellhochstand. Dieser ist bedingt durch den abdominellen Überdruck, der auch im Falle einer Zwerchfellverletzung durch eine Zwerchfell-Lücke Eingeweide in den Thorax eintreten läßt.

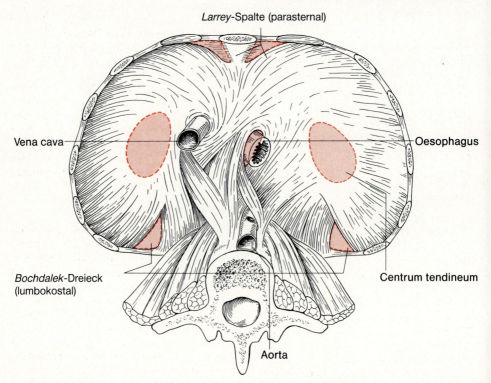

Abb. 23-1 Anatomie des Zwerchfells mit den präformierten Durchtrittsstellen und muskelfreien Lücken.

23.1.2 Diagnostik

Anamnese: Thorax- oder Bauchtrauma, Dyspnoe, Refluxbeschwerden, Sodbrennen, Völlegefühl, retrosternales Brennen?
Klinische Untersuchung: Lungenauskultation und Perkussion?
Röntgen: Thorax, Durchleuchtung, Zwerchfellstand, -beweglichkeit, Magendarmpassage (MDP), Lagekontrolle des Magens in Kopftieflage.
Endoskopie: Zur Sicherung einer Refluxösophagitis (s. u.).
Manometrie: Intraösophageale Druckmessung mit an der Spitze offenen (open tip), wasserperfundierten Kathetern, entweder unter konstanter Lage im Bereich des UÖS als 3-Punkte-Manometrie oder, bei definierter Passage durch den UÖS, als Durchzugsmanometrie (s. Kap. 22)
pH-Metrie: Intraösophageale pH-Messung über pH-Sonde im terminalen Ösophagus zur Erfassung von saurem (Magensaft-)Reflux (s. Kap. 22).
Bernstein-Test: Provokation der Refluxbeschwerden durch peroral zugeführten Säurebolus.

23.2 Hernien

Angeborene Hernien
(GK 3: 20.1.1)

Zwerchfellbruch des Neugeborenen (s. Kap. 52)

Bochdalek-Hernie:

Hernierung durch das linksseitige Trigonum lumbocostale (rechts: Leber!) (s. Abb. 23-1). Wie bei der Neugeborenen-Hernie handelt es sich um eine Hemmungsmißbildung, die allerdings im Gegensatz zu dieser kleiner und auf das *Bochdalek*-Dreieck beschränkt ist. Manifestationszeitpunkt je nach Ausmaß der Hernierung häufig erst im späten Kindesalter, gelegentlich auch im Erwachsenenalter.
Klinik: Bei kleinen Bruchlücken Einklemmungsbeschwerden, bei größeren Verdrängungen von Lunge und Mediastinum mit Tachykardie und Dyspnoe.

Therapie: Defektverschluß.
Prognose: Gut.

Morgagni-Hernie:

Angeborene oder erworbene Bruchlücke durch Erweiterung des präformierten, muskelfreien, ventralen *Larrey*-Dreiecks (s. Abb. 23-1). (Ggl. auch als *Larrey*-Hernie bezeichnet.) Symptome meist erst im Erwachsenenalter, überwiegend bei Frauen.
Klinik: Druckgefühl hinter dem Brustbein, unspezifische Oberbauchschmerzen, selten Einklemmungsbeschwerden. Röntgenologisch luftgefüllte Dünndarmschlingen im Thorax bei retro- oder parasternalem Schatten oder Spiegelbildung.
Therapie: Defektverschluß.
Prognose: Gut.

Hiatushernie (GK 3: 19.1.6)

Häufigste Form der Zwerchfellhernie (90%), die Bruchpforte ist der Hiatus oesophageus. Unterschieden werden 3 Formen (Abb. 23-2):
1. AXIALE GLEITHERNIE: Etwa 80% aller Hiatushernien, mit Lockerung der kardialen Aufhängemechanismen und Verlagerung der Kardia in den Thorax (Abb. 23-3).
2. PARAÖSOPHAGEALE HERNIE: Bei regelrechter Lokalisation der Kardia paraösophageale Hernierung von Magenanteilen. Extremform ist der „upside-down stomach" (Abb. 23-4, 23-5).
3. MISCHFORMEN axialer und paraösophagealer Hernien, ggf. mit Hernierung auch des Kolons etc. (Abb. 23-6).

Axiale Gleithernie

Erkrankungsalter meist über 50 Jahre, Frauen häufiger als Männer betroffen. Ursache ist eine Lockerung der elastischen Kardiaaufhängung. Begünstigende Faktoren sind Adipositas und Emphysembronchitis. Eine Hiatushernie findet sich bei bis zu 50% der über 60jährigen und läßt sich vor allem durch Kopftieflage provozieren.
Klinik: 70% asymptomatisch, 10% mechanische Reizung mit retrosternalem Schmerz und Druckgefühl, 20% Refluxkrankheit (s. u.). Syntropie von Hiatushernie und Gallensteinen in 30–40%.

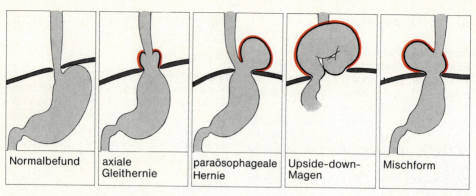

Abb. 23-2 Formen der Hiatushernie.

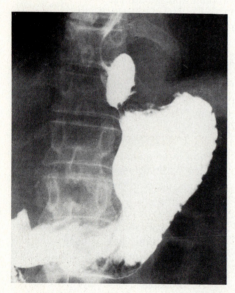

Abb. 23-3 Röntgen-Breischluck bei axialer Hiatushernie.

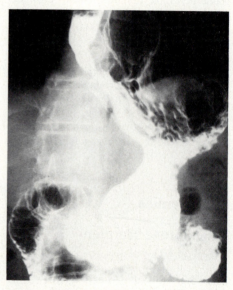

Abb. 23-4 Röntgen-Breischluck bei paraösophagealer Hernie.

Nur jede 3.–4. Hiatushernie hat Krankheitswert

Therapie: Asymptomatische Hernien sind nicht therapiepflichtig. Vorgehen bei manifester Refluxkrankheit s. u. Bei mechanischer Irritation mit Verdacht auf rezidivierende Inkarzeration operative Reposition, Fixation und Sicherung mit Fundoplicatio oder Hiatoplastik und Fundopexie. Operationsindikation auch bei großen, kardiorespiratorisch negativ wirksamen Hernien.
Prognose: Gut.

Paraösophageale Hernie

Fixation der Kardia an regelrechter Stelle mit paraösophagealer Hernierung von Magen, gelegentlich auch von Kolon, Milz, Netz, Dünndarm in den Thoraxraum. Bei Totalverlagerung des Magens entsteht ein sog. „upside-down stomach".
Klinik: Kardiorespiratorische Symptome durch Verdrängung, Dysphagie, Völlegefühl und Übelkeit. Bei Abknickung, Strangulation oder Inkarzeration von Darmanteilen, Ileussymptomatik.
Therapie: Absolute Operationsindikation

wegen Komplikationsgefahr. Transabdominelle Reposition der Eingeweide, Verschluß der Bruchlücke, Fixation des Magens durch ventrale Fundopexie. Der Bruchsack verbleibt in situ und atrophiert durch Schrumpfung.
Prognose: OP-Risiko unter 5%, 20% Rezidivgefahr.

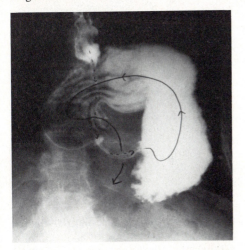

Abb. 23-5 Röntgen-Breischluck bei „upside-down stomach".

Paraösophageale Hernie: Operationsindikation!

Endobrachyösophagus (= Barrett-Ösophagus)

Auskleidung des terminalen Ösophagus mit Magenschleimhaut (Zylinderepithel). Selten primär, d. h. angeboren, sehr viel häufiger aber sekundär, d. h. im Rahmen der Refluxkrankheit erworben (s. u.). Pathogenetisches Entscheidungskriterium ist neben der Anamnese die Gefäßversorgung, die bei der primären Form segmental aus der Aorta, bei der sekundären aus der A. gastrica sinistra stammt (Abb. 23-7). Darüber hinaus weist die weitaus häufigere sekundäre Form eine Peritonealbekleidung auf. Auch zeigt der sekundäre Endobrachyösophagus eine mit wachsendem Lebensalter zunehmende Häufigkeit.
Klinik: Meist asymptomatisch, Zufallsbefund bei Endoskopie. Symptomatisch nur im Rahmen der Refluxkrankheit (s. u.), so z. B. in Kombination mit peptischer Striktur.
Therapie: Nur bei gleichzeitig manifester

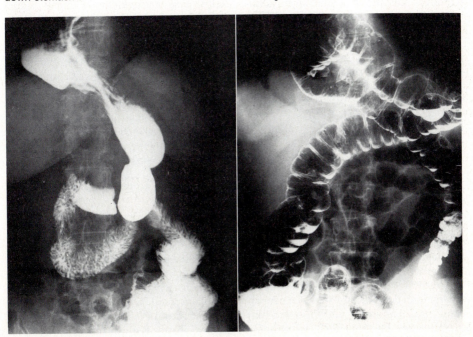

Abb. 23-6 Axiale und paraösophageale Hernie mit Mediastinalverlagerung des Kolons. Links Röntgen-Breischluck, rechts Röntgen-Kolon-Doppelkontrast.

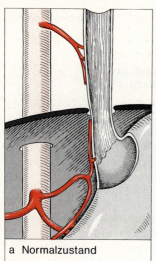 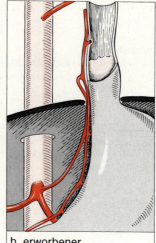 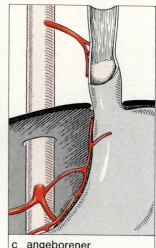

a Normalzustand   b erworbener Brachyösophagus   c angeborener Brachyösophagus

Abb. 23-7 Endobrachyösophagus und Gefäßversorgung: a) Normalzustand   b) erworbener B.   c) angeborener B.

Refluxösophagitis Versuch mit konservativer Therapie; bei Erfolglosigkeit Operation: Fundoplikatio, meist durch transthorakalen Zugang. In Ausnahmefällen auch Resektion angezeigt. Ansonsten regelmäßige (jährliche) endoskopische Kontrolle, da maligne Entartung in 10–15% beschrieben.

> **Endobrachyösophagus: regelmäßige endoskopische Kontrolle!**

23.3 Refluxkrankheit der Speiseröhre (GK 3: 19.1.5)

Ösophagus und Magen sind durch den unteren Ösophagussphinkter (UÖS) getrennt. Diese muskuläre Hochdruckzone wirkt als Ventil zur Verhinderung der Regurgitation von saurem Magensaft in die Speiseröhre. Refluxpräventiv wirken außerdem die spitzwinklige Einmündung der Speiseröhre in den Magen (*His*-Winkel) sowie der positive intraabdominelle Druck am abdominellen Ösophagus.

Regurgitierende Salzsäure sowie Duodenalsekret (Gallensäuren und Lysolecithin) schädigen das Plattenepithel der Ösophagusschleimhaut. In der Regel besitzt die Speiseröhre eine gute Selbstreinigungsfunktion (Clearance) zur Entleerung des im physiologischen Rahmen auftretenden, gelegentlichen Refluxes. Ist der Reflux durch Kardiainsuffizienz verstärkt oder versagt die Selbstreinigungsfunktion, so kommt es zum definitiven Schleimhautschaden, der sog. Refluxkrankheit. Diese manifestiert sich endoskopisch als Refluxösophagitis. Der Ruhetonus des UÖS von 18–24 mm Hg wird durch Anticholinergika, Nitrate, Ca-Antagonisten, Glukagon, Fettsäuren, Triglyzeride, Alkohol und Nikotin herabgesetzt. Die Sphinkterfunktion des UÖS ist weitgehend unabhängig von der anatomischen Aufhängung im Hiatus oesophageus und dem *His*-Winkel.

> **Hiatushernie: in 75% keine Refluxkrankheit**

Klinik: Sodbrennen, retrosternaler Schmerz, Anämie, Dysphagie, Schmerzverstärkung beim Bücken, im Liegen und nach den Mahlzeiten. Die Klinik der Refluxkrankheit korreliert nicht unbedingt mit dem endoskopischen Befund (s. u.). Klassische Refluxbeschwerden sind auch ohne endoskopisch nachweisbare Refluxösophagitis denkbar (Stadium 0 der Refluxkrankheit). Bei fortschreitender Refluxösophagitis Zunahme der Dysphagie bis hin zur Obstruktion (peptische Striktur), Hämatemesis. Im Spätstadium einer peptischen Stenose absoluter Passagestop und fortschreitende Exokarenz.

Sodbrennen: Verdacht auf Refluxkrankheit

Diagnostik: Die Refluxkrankheit ist eine klinische, die Refluxösophagitis eine endoskopische Diagnose. Es werden verschiedene Stadien unterschieden (Tab. 23-1).

Tab. 23-1 Stadien der Refluxkrankheit

Stadium 0:	Refluxkrankheit ohne Refluxösophagitis
Stadium I:	Geringe fleckförmige Schleimhautdefekte
Stadium II:	Konfluierende Schleimhautläsionen
Stadium III:	Zirkuläre Konfluation der Schleimhautläsionen
Stadium IV:	Peptische Stenose

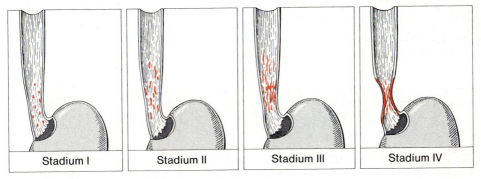

Abb. 23-8 Stadieneinteilung der Refluxösophagitis.

Zu den Stadien I–IV siehe auch Abb. 23-8.

Refluxösophagitis ist eine endoskopische Diagnose

Komplikationen (Abb. 23-9): Eine persistierende Refluxösophagitis kann zu Komplikationen führen. Hierzu rechnet man die Stenose, das peptische Geschwür (*Barrett*-Ulkus mit Perforation, Blutung oder Striktur) und der erworbene Endobrachyösophagus mit dem Risiko der malignen Entartung.

Therapie

STADIUM I UND II: Konservativ mit Alkohol- und Nikotinverbot, Gewichtsreduktion, Verzicht auf beengende Kleidung (Gürtel), Vermeidung von Nahrungsaufnahme vor dem Schlafengehen, Hochstellen des Bett-Kopfendes, H_2-Antagonisten*), Antacida, Schleimhautprotektiva.

STADIUM III UND KONSERVATIVE THERAPIERESISTENZ IM STADIUM II: Operative Behandlung mit Fundoplikatio (*Rosetti*) (Abb. 23-10 a–c), d. h. Faltung einer Fundusmanschette um die terminale Speiseröhre nach Reposition der Hernie. Diese Manschette steigert die Kontraktilität des UÖS und wirkt damit refluxpräventiv. Ein anderes, weniger eindeutiges Verfahren ist die Fundopexie mit Hiatoplastik (Abb. 23-11 a, b), d. h. die Wiederaufrichtung des *His*-Winkels und die hintere bzw. vordere Einengung des Hiatus oesophageus. Weitere Verfahren sind die Fixation der Kardia durch das Ligamentum teres hepatis (Lig. teres-Plastik), die Anlage einer Kunststoffmanschette um die Kardia (*Angelchick*-Prothese) und die transthorakale Plication nach *Belsey* (Mark IV).

---

*) oder H_2-Antihistaminika; vollständig: Histamin-H_2-Rezeptor-Antagonisten oder Histamin-H_2-Rezeptorenblocker. Sie schalten u. a. die sekretionsfördernde Wirkung des Histamins aus, indem sie es kompetitiv von seinen H_2-Rezeptoren verdrängen. Präparate: *Cimetidin* (Tagamet®), *Ranitidin* (Zantic®, Sostril®)

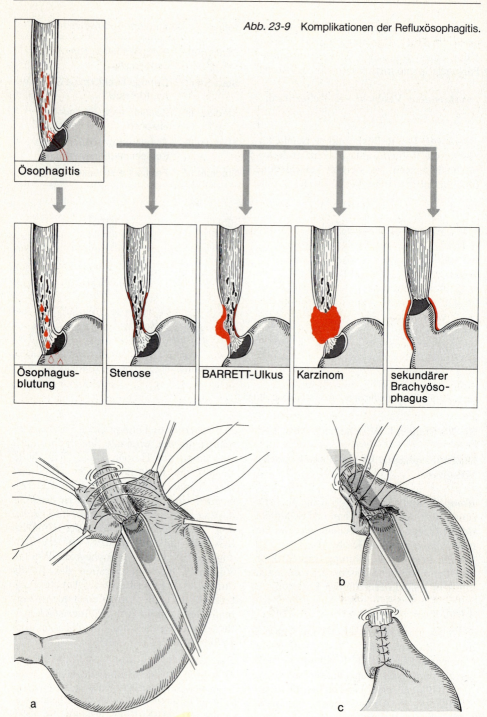

Abb. 23-9 Komplikationen der Refluxösophagitis.

Ösophagitis — Ösophagusblutung — Stenose — BARRETT-Ulkus — Karzinom — sekundärer Brachyösophagus

Abb. 23-10 Technik der Fundoplikatio:
a) Bildung einer Fundusmanschette
b) Fixation der Fundusmanschette vor der Speiseröhre
c) vollständige Fundoplikatio

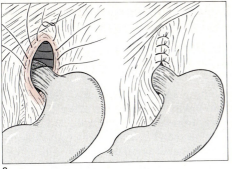
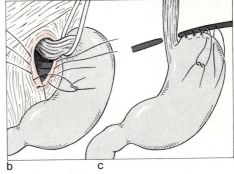

Abb. 23-11 Rekonstruktionsverfahren bei Refluxösophagitis:
a) vordere Hiatoplastik
b) hintere Hiatoplastik (Einengung des Zwerchfellschlitzes)
c) Fundo-Phrenikopexie

STADIUM IV: Im Narbenstadium Bougierung unter endoskopischer Kontrolle, Biopsie (DD: Karzinom). Bei florider Ösophagitis: Fundoplikatio. Bei Therapieversagern ggf. auch distale Hemigastrektomie und Roux-Y-Gastroenterostomie (s. Kap. 24) zur Reduktion der Magensäure und Ableitung des alkalischen Refluxes. Eine chirurgische Resektion des stenotischen Abschnittes ist extremen Ausnahmefällen vorbehalten, da eine erhebliche Operationsletalität resultiert.

Prognose: OP-Letalität 1–2%, akzidentelle Milzverletzungen mit Splenektomie 2%, postoperative Beschwerdefreiheit in 60–70%. „*Gas bloat*"-Phänomen mit Unfähigkeit zum Aufstoßen 20–40%, Abgleiten der Fundusmanschette („Teleskopphänomen") in 5–10%.

Refluxösophagitis:
Stadium I: Konservativ
Stadium II: Kons. oder Fundoplikatio
Stadium III: Fundoplikatio
Stadium IV: Bougierung, später Fundoplikatio

23.4 Zwerchfellruptur
(GK 3: 20.1.2)

Stumpfe Bauch- und Thoraxtraumen können durch thorakale Scherkräfte und abrupte intraabdominelle Druckerhöhung zur Ruptur des Zwerchfells führen. Wegen der schützenden Funktion der Leber ist in 95% das *linke* Zwerchfell betroffen. Der Locus minoris resistentiae ist hier das Centrum tendineum am Übergang vom sehnigen zum muskulären Anteil. Da zugleich die peritoneale Bedeckung zerreißt, treten die Eingeweide ohne Bruchsack (daher Prolaps und *keine* Hernie) entsprechend dem Druckgradienten in die Brusthöhle. Hier können Magen, Milz, Netz, Dünndarm, Dickdarm und

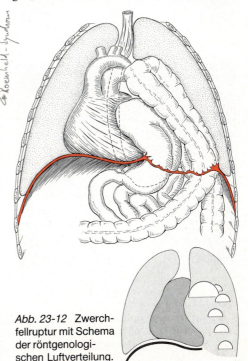

Abb. 23-12 Zwerchfellruptur mit Schema der röntgenologischen Luftverteilung.

auch Leberanteile gelegen sein (Abb. 23-12).

Klinik: Nicht selten wird eine traumatische Zwerchfellruptur übersehen, da die anderen Verletzungen des Polytraumatisierten im Vordergrund stehen. Insgesamt gehört die Zwerchfellruptur zu den am häufigsten verkannten Unfallfolgen. Klinische Symptome entstehen nur bei kardiopulmonaler Verdrängung (Arrhythmie, Dyspnoe), bei intestinaler Inkarzeration (Ileus, Blutung) sowie bei intraabdomineller Blutung durch Milz-, Leber- oder Mesenterialverletzung.

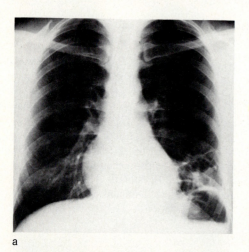

a

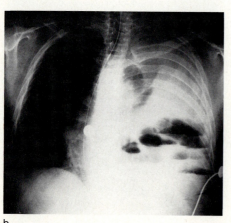

b

Abb. 23-13 Röntgen-Thorax bei Zwerchfellruptur:
a) alte Ruptur mit Dünndarmschlingen im Thorax und unscharf begrenztem Zwerchfell links,
b) frische Zwerchfellruptur mit Dünndarmileus, Mediastinalverlagerung und Hämatothorax.

Schweres, linksseitiges thorako-abdominelles Trauma: Zwerchfellruptur?

Diagnostik: Auskultatorisch Darmgeräusche über dem Thorax, perkutorisch Dämpfung.
Röntgen-Thorax: Unscharfe Begrenzung des linken Zwerchfells, basale Verschattung, Dünndarmspiegel (Abb. 23-13a, b).
Röntgen-MDP: Nachweis von Magen-Darm-Anteilen im Thorax, ggf. in Kopftieflage. Häufig wird die Diagnose erst anläßlich einer Routineuntersuchung Jahre nach einem entsprechenden Trauma gestellt.
Therapie: Magensonde, Schockbehandlung, nach Stabilisation des Allgemeinzustandes Laparotomie oder seltener Thorakotomie, Darstellung des Defektes, Reposition der Eingeweide und Nahtverschluß der Ruptur. Bei Inkarzeration, Blutung, respiratorischer Insuffizienz oder kardialen Störungen durch Mediastinalverlagerung: sofort Operation. Ansonsten aufgeschobene Dringlichkeit, Operation erst nach Stabilisation des Allgemeinzustandes und Versorgung anderer vitalbedrohlicher Verletzungen. Cave!: Pleurapunktion und Bülaudrainage ohne Röntgenkontrolle.

Verdacht auf Zwerchfellruptur: keine blinde Pleurapunktion oder Bülaudrainage

Relaxatio diaphragmatica: Erschlaffung der einen Zwerchfellhälfte mit einseitigem Hochstand. Während bei den konnatalen Formen eine Entwicklungsanomalie oder eine fetale N. phrenicus-Läsion Ursache ist, geht die erworbene Form auf eine degenerative Gefügedilatation oder eine Parese des N. phrenicus zurück (s. Kap. 16). Überwiegend ist die linke Seite betroffen. Die Differentialdiagnose zur Zwerchfellruptur ist häufig schwierig, zumal auch bei der Relaxatio diaphragmatica eine Mediastinalverdrängung mit Ausfüllung der gesamten Pleurahöhle bestehen kann. Häufig gelingt die Sicherung der Diagnose erst intraoperativ (Abb. 23-14).
Klinik: Zu mehr als 50% asymptomatisch, ansonsten Tachypnoe, rezidivierende Pneumonie, Herzrhythmusstörungen.
Therapie: Operationsindikation nur bei symptomatischen Formen. Raffung des

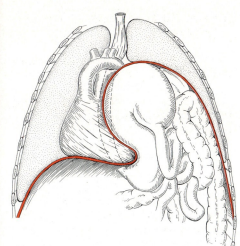

Abb. 23-14 Relaxatio diaphragmatica.

Zwerchfells auf transthorakalem oder transabdominalem Weg unter Schonung des N. phrenicus. Bei vollständig ausgedünntem Zwerchfell Muskelplastik aus dem M. latissimus dorsi. Die Operationsindikation sollte restriktiv gehandhabt werden, da Rezidive nicht selten sind.

23.5 Tumoren

Tumoren der Nachbarorgane können das Zwerchfell sekundär einbeziehen (Magen, Leber, Kolon, Lunge). Primäre Zwerchfelltumoren sind demgegenüber sehr selten. Benigne (Lipome, Angiome, Fibrome) und maligne (Sarkome) Formen sind möglich.
Klinik: Meist Zufallsbefund, häufig als Milz-, Magenfundus- und Lebertumor mißdeutet, gelegentlich auch als Pleura- oder Bronchialtumor angesehen.
Therapie: Exzision, soweit noch radikal möglich.
Prognose: Abhängig von der Histologie.

24 Magen und Duodenum (GK 3: 21; GK 4: 3.3; 3.7)

24.1.1 Topographische Anatomie

Magen

Der Magen ist ein muskuläres Hohlorgan. Er wird in drei verschiedene Abschnitte unterteilt: Fundus, Korpus und Antrum. Der Mageneingang wird als Kardia, der Magenausgang als Pylorus oder Magenpförtner bezeichnet (Abb. 24-1).
In unmittelbarer Nachbarschaft liegen das Zwerchfell, die Milz, die Bauchspeicheldrüse, die Leber und das Querkolon. Die Hinterwand des Magens ist die ventrale Begrenzung der Bursa omentalis. Fixiert ist der Magen am Zwerchfell im Bereich der Kardia, an der Leber durch das Ligamentum hepatogastrale, an der Milz durch das Ligamentum gastrolienale und schließlich am Querdarm durch das Ligamentum gastrocolicum. Das *Omentum minus* nimmt von der kleinen Kurvatur, das *Omentum majus* von der großen Kurvatur seinen Ausgang.
Arteriell wird der Magen an der kleinen Kurvatur von den *Aa. gastricae sinistra et dextra*, an der großen Kurvatur durch die *Aa. gastroepiploicae sinistra et dextra* versorgt (Abb. 24-2). Die venöse Drainage erfolgt über die gleichnamigen Venen in die V. portae. Im Bereich der proximalen großen Kurvatur besteht über die *Rami gastrici breves* eine Gefäßverbindung zur Milz und zu den Ösophagusvenen. Hier kann bei portaler Hypertension ein Umgehungskreislauf mit Ausbildung von *Ösophagusvarizen* entstehen (s. Kap. 34).
Die *Lymphbahnen* des Magens sammeln subserös die Magenlymphe, vornehmlich im Bereich der kleinen Kurvatur. Es besteht eine enge Verbindung zu den hepatischen, suprapankreatischen, lienalen, mesenterialen und mediastinalen Lymphknoten sowie zu den Noduli lymphatici coeliaci am Truncus coeliacus und paraaortal (Abb. 24-3, Nr. 8–11). Am Magen selbst werden vier *Lymphknotengruppen* in folgenden Lagen unterschieden:

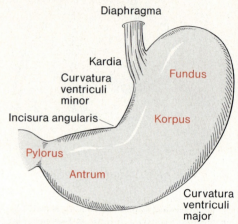

Abb. 24-1 Topographie des Magens.

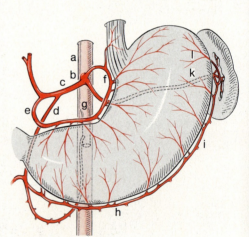

Abb. 24-2 Gefäßversorgung des Magens:
a Aorta
b Truncus coeliacus
c A. hepatica communis
d A. gastroduodenalis
e A. gastrica dextra
f A. gastrica sinistra
g A. mesenterica superior
h A. gastroepiploica dextra
i A. gastroepiploica sinistra
k A. lienalis
l Rr. gastricae breves

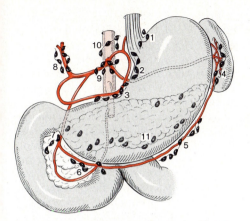
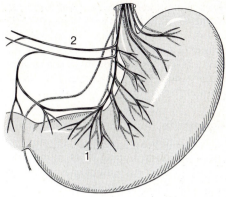

Abb. 24-3 Lymphknotenstationen des Magens:
1 Nodi lymphatici paracardiale
2 Nodi lymphatici gastrici sinistri
3 Nodi lymphatici gastrici dextri
4 Nodi lymphatici lienale
5 Nodi lymphatici gastroepiploici sinistri
6 Nodi lymphatici gastroepiploici dextri
7 Nodi lymphatici pylorici
8 Nodi lymphatici hepatici
9 Nodi lymphatici coeliaci
10 Nodi lymphatici paraaortale
11 Nodi lymphatici pancreatici

Abb. 24-4 Vagale Versorgung des Magens mit den Nn. Latarjet (1) zum Antrum und den Rami hepatici (2).

1. Hohe Kleinkurvatur und Kardia (im Schema Nr. 1 und 2).
2. Tiefe Kleinkurvatur (Nr. 3).
3. Untere Großkurvatur (Nr. 6 und 7).
4. Obere Großkurvatur (Nr. 4 und 5).

Diese Lymphknotengruppen sind für die Radikalitätsgesichtspunkte beim Magenkarzinom bedeutsam (s. u.).

Nerval wird der Magen sympathisch über das *Ganglion coeliacum* und parasympa-

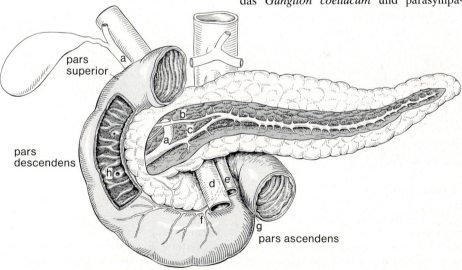

Abb. 24-5 Anatomie von Duodenum, Pankreas und Gallengängen:
a Ductus choledochus
b Ductus pancreaticus minor
c Ductus pancreaticus major
d V. mesenterica superior
e A. mesenterica superior
f A. pancreaticoduodenalis inferior
g Flexura duodenojejunalis
h Papilla Vateri

thisch durch den *N. vagus* versorgt. Der N. vagus tritt in Form zweier Trunci vagales in zwei Ästen durch den Hiatus oesophageus in den Bauchraum ein und verteilt sich an der Magenvorder- und -hinterfläche nach Abgabe der Rami hepatici und der Rami antrales *(Nervi Latarjet)* (Abb. 24-4).

Duodenum

Hinter dem Pylorus beginnt mit der sog. *Pars superior* das obere freie Duodenum. Es schließt sich die *Pars descendens* an, die am duodenalen Knie in die *Pars horizontalis* mündet. Der letzte Schenkel des Duodenums (Pars ascendens) mündet am *Treitz*-Band (Flexura duodenojejunalis) in das Jejunum. Bis hier liegt das Duodenum mit Ausnahme der *Pars superior* retroperitoneal.
Arteriell ist das Duodenum über die A. pancreaticoduodenalis, die A. gastroduodenalis und die A. supraduodenalis versorgt (Abb. 24-5). Die Arterien entspringen aus dem Truncus coeliacus und aus der A. mesenterica superior. Der venöse Abfluß geschieht über gleichnamige Gefäße in das portale Stromgebiet.
Gallengang und Pankreasgang münden retroperitoneal im Bereich der mittleren Hinterwand der Pars descendens ein. Der Wandaufbau des Duodenums entspricht der des Magens mit Serosa, Muscularis propria, Submukosa und Mukosa. In der Pars descendens sind zwischen Pylorus und Papilla duodeni major (Vateri) die *Brunner*-Drüsen lokalisiert mit alkalischer Schleimproduktion. Nerval wird das Duodenum vom Plexus coeliacus sympathisch und über Vagusäste parasympathisch versorgt.

24.1.2 Physiologie und Pathophysiologie (GK 3: 21.1.1)

Motorik

Die motorische Funktion des Magens besteht in Speicherung, Durchmischung und portionierter Entleerung von Speisebrei. Gerichtete Peristaltik und ventilartige Verschlußsegmente am Ein- und Ausgang, wie der untere Ösophagussphinkter (UÖS) (s. Kap. 22) und der Pylorus, gewährleisten den Nahrungsstrom nach aboral ins Duodenum und schützen vor Richtungsumkehr, d. h. *Reflux.* Bei Insuffizienz der Verschlußmechanismen *(Kardiainsuffizienz, Pylorusresektion)* oder Störung der Peristaltik (z. B. Darmatonie) resultiert ein pathologischer gastroösophagealer bzw. duodeno-gastraler Reflux. Umgekehrt führt die Stenosierung der Segmente (z. B. Achalasie bzw. Pylorusstenose) zum Passagestop mit prästenotischer Ektasie. Die motorische Steuerung unterliegt der parasympathischen und sympathischen Innervation. Eine Reizung des Vagus führt zur Kontraktion, des Sympathikus zur Dilatation. Darüber hinaus sind die exakten Steuerungsmechanismen der gastralen Motilität nur unvollständig bekannt.

Sekretion

Die wichtigsten Sekretionsorte sind:
Belegzellen
 (Fundus und Korpus) → Salzsäure, Intrinsic-Faktor
Hauptzellen
 (Fundus und Korpus) → Pepsinogen und Kathepsin
Nebenzellen
 (Kardia und Pylorus) → Schleim
G-Zellen
 (Antrum) → Gastrin
Brunner-Drüsen
 (Duodenum) → Duodenalsekret

Insgesamt werden von ca. 800 cm^2 sezernierender Magenoberfläche pro Tag 1,5 bis 3 l Sekret gebildet. Wichtigster Sekretionsort ist die Korpus-Fundus-Region mit ca. 75–80% der Gesamtschleimhaut. Hier finden sich pro mm^2 ca. 100 Grübchen mit jeweils 3–7 Drüsen, d. h. insgesamt 30–40 · 10^6 Drüsen.

Säuresekretion

Die Magenschleimhaut sezerniert HCl mit einer Konzentration von etwa 0,1 mol/l, entsprechend einem pH-Wert von 1 gegenüber dem Serum-pH von 7,4. Dies bedeutet im Vergleich zum Serum eine Anreicherung der Wasserstoffionen um den Faktor 10^6, eine einzigartige, energetisch aufwendige Leistung der Magenschleimhaut. Zur Aufrechterhaltung des Konzentrationsunterschiedes bedarf es *aktiver* (Ionenaustausch) und *passiver* (Kittleisten-Schleimschicht) Schutzmechanismen. Die Gesamtheit dieser Vorgänge wird als *Magenschleimhautbarriere* bezeichnet. Sie verhindert die *Rückdiffusion von Wasserstoffionen* entlang des Konzentrationsgradienten vom Magenlumen in das Interstitium. Substanzen, die die Magenschleimhautbarriere zerstören, sog. *„barrier breakers"*, sind Acetylsalicylsäure, Phenylbutazon, Indometacin, Detergentien, Alkohol sowie endogene Substanzen wie Gallensäuren und Lysolecithin aus dem Duodenalsekret. Eine Zerstörung der Magenschleimhautbarriere ist an einer Zunahme der Wasserstoffionenrückdiffusion durch intramurale Ansäuerung oder Abnahme der Potentialdifferenz zu messen.

Die Menge der Säureproduktion korreliert mit der Zahl der Belegzellen. Bei durchschnittlich 1 Milliarde Belegzellen liegt die basale Sekretion (BAO = basal acid output) bei 2–5 mmol/h. Das mittlere Saftvolumen beträgt 60–80 ml/h. Nach maximaler Stimulation (z. B. mit *Pentagastrin* s. u.) beträgt die MAO (= maximal acid output) durchschnittlich 20–25 mmol/h bei einem Saftvolumen von 100–200 ml/h.

> BAO = 2– 5 mmol/h
> MAO = 20–25 mmol/h

Pepsin

Protease der Magenschleimhaut, die aus Vorstufen (Pepsinogen) im sauren Milieu (pH = 1,8–3,5) entsteht. Wichtiger Initiator der intestinalen Proteolyse.

Gastrin

Sekretorisch aktives Polypeptid, vornehmlich der G-Zellen des Antrums, aber auch extragastralen (z. B. duodenalen) Ursprungs. Biochemisch überwiegend ein Heptadeka-Peptid (G 17), jedoch auch in anderen Kettenlängen vorkommend (big-Gastrin, little-Gastrin etc.). Die Freisetzung von Gastrin wird durch mechanische Dehnung des Antrums, Vagusstimulation und chemische Reize bewirkt. So führen intragastrale Aminosäuren, Alkohol, Eiweiß, Acetylcholin und Gallensäuren zur Gastrinsekretion. Eine gastrinähnliche Sekretionsstimulation läßt sich durch *Pentagastrin* (Gastrodiagnost®) erreichen. Dieses Gastrin-Analogon wird für die diagnostische Magensaftanalyse verwendet (s. u.). Pathologische Bedeutung hat das Gastrin im Rahmen des *Zollinger-Ellison*-Syndroms (s. u.).

Intrinsic-Faktor

Von Fundusdrüsen sezerniertes Glykoprotein (MG 55 000) mit der Funktion der Komplexbildung mit Vitamin B_{12}; es ermöglicht dessen intestinale Resorption. Der normalerweise im Überschuß vorhandene Intrinsic-Faktor ist bei bestimmten Magenerkrankungen wie z. B. atrophischer Gastritis, Magenkarzinom mit Achlorhydrie stark reduziert, so daß sich ein Vitamin-B_{12}-Mangel u. a. mit perniziöser Anämie ausbilden kann.

Regulation der Magensaftsekretion

Komplizierter Regelkreis mit Elementen der Förderung und Hemmung. Die Beeinflussung der Säuresekretion geschieht auf mechanische, chemische, nervale und hormonelle Weise (s. Tab. 24-1).

Wichtigster physiologischer Stimulus der Magensaftsekretion ist die Einnahme einer Mahlzeit. *Nervale* (Vagus) und *hormonale* Komponenten der Sekretion ergänzen sich hierbei. Grob unterscheiden kann man zwi-

Tab. 24-1 Regulation der Magensaftsekretion

	hemmend	fördernd
mechanisch	–	antrale Dehnung
chemisch	antrale und duodenale Ansäuerung	Koffein, Alkohol, Eiweiß, Röstprodukte, Gewürze, Gallensäuren, Bikarbonat
nerval	Sympathicus	Vagus
hormonal	Sekretin, GIP, VIP, Pankreozymin, Glucagon, Enterogastron, Bulbogastron	Gastrin, Kortikoide, LTH, Parathormon, Androgene, Insulin, ACTH, STH

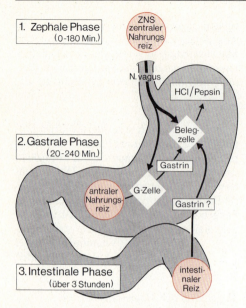

Abb. 24-6 Phasen der Magensekretion.

schen einer Interdigestiv- oder Nüchternphase der Sekretion und der Verdauungsphase. Letztere gliedert sich in die *zephale*, die *gastrale* und *intestinale* Phase (Abb. 24-6).

1. Interdigestive Phase:
Sie stellt den Nüchternzustand der Magensekretion dar. Pathologisch gesteigerte Sekretionswerte der interdigestiven Phase lassen sich beim *Zollinger-Ellison*-Syndrom (s. u.) und bei hypersekretorischen Formen des Ulcus duodeni beobachten.

2. Zephale Phase:
Der sensorische Nahrungskontakt („sehen, riechen, schmecken") führt über eine Zwischenhirnstimulation zum Vagusreiz mit Stimulation der Belegzellen sowie Gastrinfreisetzung. Beginn der Säuresekretion 5–7 min nach Scheinfütterung, Dauer bis zu 3 h. Experimentell durch Insulin-Hypoglykämie (Insulintest, s. u.) oder 2-Desoxyglukose (2-DOG) zu simulieren.

3. Gastrale Phase:
Chemischer, mechanischer und thermischer Kontakt der Nahrung im Magen mit antraler Gastrinfreisetzung (ca. 20–240 min postprandial).

4. Intestinale Phase:
Freisetzung intestinalen Gastrins durch Nahrungsreiz auf Dünndarmschleimhaut, ca. 2–3 Std. postprandial.

24.1.3 Diagnostik

Klinische Untersuchung

Anamnese:
Nahrungsunverträglichkeit
  (Kaffee, Alkohol, Gewürze, Röstprodukte)
Beschwerdetyp
  (Völlegefühl, Übelkeit, Erbrechen, Inappetenz, Schmerz)
Beschwerdelokalisation
  (Oberbauch, Rücken, retrosternal, diffus)
Beschwerdedauer
  (Periodizität: Tag-Nacht, Frühjahr-Herbst, Nüchternschmerz, postprandialer Schmerz)

Gewichtsverhalten, Stuhlverhalten, Leistungsknick, Begleiterkrankungen, Medikamente (Antirheumatika, Zytostatika).

Inspektion:
Ernährungszustand, Anämie, sichtbare Magendilatation, Teerstuhl, Kaffeesatzerbrechen.

Palpation:
Resistenz, Abwehrspannung, tastbare Lymphknoten (links supraklavikulär = „Virchow"), Lebermetastasen, Magenektasie.

Labordiagnostik

Blut: Rotes und weißes Blutbild, Gerinnungsstatus, Leberenzyme, Säure-Basen-Haushalt, Elektrolyte.

Röntgen

– *Abdomenübersicht a. p. und im Stehen oder Linksseitenlage:*
Beurteilung der Lage, Größe und des Füllungszustandes des Magens durch Nachweis der Fundus- und Bulbusluftblase. Bei Ulkusperforation charakteristischer Nachweis *freier Luft unter dem Zwerchfell* (Abb. 24-7) (nicht obligat).

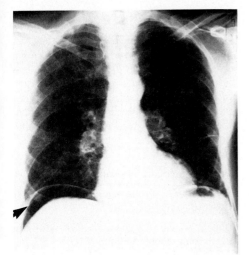

Abb. 24-7 Röntgen-Thorax bei Magenperforation mit freier Luft unter beiden Zwerchfellen.

nerung der Reliefdarstellung ermöglicht die *Doppelkontrastdarstellung* (durch zusätzliche Luftfüllung (z. B. Brausepulver).

– *Sonographie:*
Nachweis extraluminärer Tumoren, Metastasen oder Rezidive.

– *Computertomographie:* wie Sonographie

– *Szintigraphie:* Neuerdings stehen nichtinvasive Isotopenverfahren zur Bestimmung der Magenentleerungszeit und des duodenogastralen Refluxes zur Verfügung.

Gastroduodenoskopie:

Die Gastroduodenoskopie ist heute das aussagekräftigste Verfahren in der Magendiagnostik. Neben der Inspektion bieten sich Möglichkeiten zur Biopsie (Zangen-, Schlingen-) und zur gleichzeitigen endoskopischen Therapie (s. Kap. 11).

– *Magen-Darm-Passage (MDP):*
Darstellung des Magenlumens durch Kontrastbrei mit Nachweis von Ulkusnischen (Abb. 24-8), Wanddefekten (Abb. 24-9), Stenosen oder Lageanomalien. Eine Verfei-

Laparoskopie:

Beurteilung der Magenserosa (extramuraler Tumor) sowie der Leber und der paragastralen Region (Metastasen?); im Falle einer geplanten Laparotomie entbehrlich.

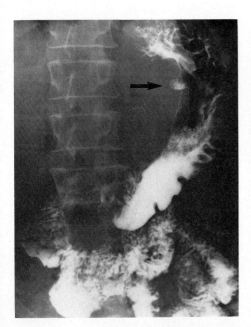

Abb. 24-8 MDP bei Ulcus ventriculi, Typ I (Ulkusnische an der kleinen Kurvatur).

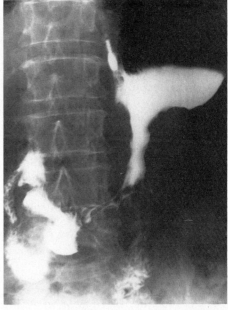

Abb. 24-9 MDP bei Magentotalkarzinom mit Impression der kleinen und großen Kurvatur.

Sekretionsteste:

Sie sind für die Routinediagnostik des Magenkranken nicht erforderlich. Beim chirurgischen Patienten dienen sie der Dokumentation des Therapieerfolges und dem Ausschluß hypersekretorischer Syndrome. Zur Erfassung der sekretorischen Ausgangslage erfolgt der Pentagastrin-Test, postoperativ zur Vollständigkeitskontrolle einer Vagotomie der Insulintest.

PENTAGASTRINTEST:
Nach 12stündiger Nüchternheit transnasale Plazierung einer Magensonde in Korpusmitte unter röntgenologischer Kontrolle. In Linksseitenlage Absaugung des gesamten Nüchternsekrets. Danach in 4 Portionen à 15 min Gewinnung des basalen Magensekrets (BAO). Nach s.c.-Injektion von 6 µg/kg KG *Pentagastrin,* Absaugen von 4 weiteren 15-min-Portionen (MAO). Nach Titration mit NaOH gegen pH 7 Bestimmung der Säurewerte durch Addition der jeweiligen 4 Portionswerte. Der häufig angegebene PAO (peak acid output) berechnet sich aus 2 konsekutiven Maximalwerten der 15-min-Portionen in der stimulierten Phase, multipliziert mit dem Faktor 2. Die Relation von BAO zu MAO ist von diagnostischer Bedeutung. Der Quotient von normalerweise 0,1–0,2 kann beim Ulcus duodeni auf 0,2–0,4, beim *Zollinger-Ellison-*Syndrom auf über 0,6 ansteigen.

INSULINTEST:
Das Prinzip ist die Auslösung eines zentralen vagalen Sekretionsreizes durch Induktion einer Hypoglykämie. Nach Durchtrennung des Vagus (Vagotomie) bleibt die Reaktion aus. Technisches Vorgehen wie beim Pentagastrintest, nur Injektion von 0,2 I.E. Insulin/kg KG i.v. Bestimmung der stimulierten Magensaftsekretion in 6–8 Portionen über 15 min. Der Test ist nur gültig, wenn der Blutzucker unter 40 mg% abfällt. Bei kompletter Vagotomie darf die Säuresekretion nach Stimulation nicht über 20 mmol/l ansteigen.
Ausschlußkriterien des Insulintests sind Alter über 65, Koronarinsuffizienz, Diabetes, Epilepsie, organischer Hyperinsulinismus.
Die Durchführung des Testes ist wegen der Gefahr eines hypoglykämischen Schocks unbedingt ärztlich zu überwachen.

24.2 Fehlbildungen (GK 3: 21.1.2)

Magenfehlbildungen: Insgesamt selten, vereinzelt wurden Fälle von Agastrie, Mikrogastrie, Gastromegalie oder Doppelbildung beschrieben. Seltener noch sind Atresien und kongenitale Stenosierungen. Die Diagnostik besteht aus Röntgen-Abdomenübersicht, MDP, Endoskopie. Die Behandlung richtet sich nach dem jeweiligen Befund.

Duodenalatresien: (s. Kap. 52).

Hypertrophe Pylorusstenose: (kindlicher Pylorospasmus) (s. Kap. 52).

Magenvolvulus: Drehung des Magens um seine Längsachse *(organo-axial)* z. B. bei Magenausgangsstenose mit Ektasie (s. Kap. 23) oder um seine Querachse *(mesenterico-axial)* z. B. bei Zwerchfellhernie (Abb. 24-10).

Klinik: Je nach Ausmaß der Drehung, von leichten dyspeptischen Beschwerden bis zum hohen Ileus. Bei komplettem Volvulus mit Strangulation: Gastrointestinale Blutung.

Diagnostik: Röntgen: MDP, Endoskopie.

Therapie: Versuch der Entlastung durch Magensonde oder der Detorsion durch endoskopische Auffädelung. Falls erfolglos: operative Reposition und Fixation des Ma-

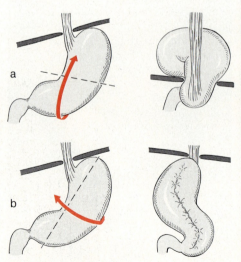

Abb. 24-10 Magenvolvulus:
a) mesenterico-axial
b) organo-axial

24.3 Verletzungen (GK 3: 21.1.3)

Allgemeines (s. auch Kap. 30)

Trotz der geschützten Lage des Magens hinter dem Rippenbogen und der retroperitonealen Lage des Duodenums sind Gastroduodenalverletzungen durch äußere Gewalteinwirkungen möglich. Häufiger sind allerdings mechanische, thermische und chemische Traumata von der Lumenseite her, so z. B. durch Fremdkörper oder Verätzungen.

Magenruptur

Berstung des gefüllten Magens bei stumpfem Bauchtrauma (Fahrradlenker, Steuerrad, s. Kap. 29), bei Überdruckinsufflation (Fehlintubation, Maskenbeatmung, s. Kap. 1.3) perforierenden Schuß- und Stichverletzungen sowie anderen Formen der direkten Gewalteinwirkung.
Klinik: Oberbauchperitonitis mit freier Luft unter dem Zwerchfell, peritonealer Schock.
Diagnostik: Röntgen: Thorax, Abdomenübersicht, MDP mit Gastrografin.
Therapie: Sofortige Laparotomie, Resektion oder Übernähung des Defektes.

Mallory-Weiss-Syndrom

Schleimhautläsion der Kardiaregion, hervorgerufen durch forciertes Erbrechen (Alkohol!), Vorstufe des *Boerhaave-Syndroms* (s. Kap. 22).
Klinik: Obere gastrointestinale Blutung (s. Kap. 31) mit akutem Beginn nach Erbrechen.
Diagnostik: Gastroskopie.
Therapie: Endoskopische Blutstillung, Ballontamponade, ggf. operative Gastrotomie und Umstechung.

Verätzungen

Magenwandschädigung durch versehentlich oder absichtlich (suizidal) oral zugeführte Säuren und Laugen.
Klinik: Ausgedehnte Nekrose von Mund und Ösophagus (s. Kap. 22) stehen symptomatisch im Vordergrund. Die Magenwandveränderungen verlaufen schleichend. Bei

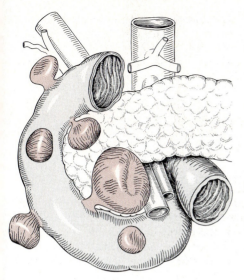

Abb. 24-11 Duodenaldivertikel.

gens in physiologischer Stellung durch ventrale Fundopexie.

Divertikel: Wandaussackungen des Duodenums, seltener des Magens (Fundushinterwand). Ausstülpungen der gesamten Wand (= *echte Divertikel*) sind von *Pseudodivertikeln* (Schleimhautausstülpung durch Muskellücken) zu unterscheiden. Hauptlokalisation am Duodenum ist die Innenseite des duodenalen C (Abb. 24-11).
Klinik: Zufallsbefund, nur in 2–5% symptomatisch durch Entzündung, mechanische Einengung, Blutung oder Perforation. Klinisch relevant können sein die juxtapapillären Divertikel mit der Möglichkeit zur intermittierenden Verlegung des Gallen- und Pankreasganges.
Diagnostik: Röntgen-Abdomenübersicht im Stehen, MDP, Endoskopie.

> **Duodenaldivertikel: Krankheitswert nur bei juxtapapillärer Lage**

Therapie: Meist konservativ. Operationsindikation nur bei Abflußbehinderung von Galle- und Pankreassekret, chronischer Entzündung (Duodenaldivertikulitis) sowie Komplikationen. Resektion des Divertikels und Nahtverschluß der Bruchlücke. Das Gros der Duodenaldivertikel bedarf keiner operativen Therapie.

Wandnekrose Entwicklung einer Oberbauchperitonitis.
Diagnostik: Äußerst vorsichtige Endoskopie, cave Perforationsgefahr!
Therapie: Schmerzmittel, Magenspülung, parenterale Ernährung, hochdosierte Kortison-Gabe, Antibiotikaprophylaxe, intensivmedizinische Überwachung. Bei Wandnekrose und Perforation Resektion und Deckung des Defektes. Strikturen als Spätfolge machen eine plastische Erweiterung oder die Resektion erforderlich.

Fremdkörper

Corpora aliena, die die Speiseröhre passieren, verweilen im Magen als Zwischenstation. Sperrige Gegenstände (Durchmesser über 2–3 cm) passieren den Pylorus nicht und können über lange Zeit im Magen verbleiben.
Klinik: In der Regel asymptomatisch. Symptome nur bei Passagestop durch Magenektasie oder beginnender Perforation mit regionaler Peritonitis und lokaler Abwehrspannung.
Diagnostik: Röntgen-Abdomenübersicht, Gastroskopie.
Therapie: Versuch der endoskopischen Extraktion (s. Kap. 11); heute besteht nur noch selten bei sperrigen Fremdkörpern die Notwendigkeit zur operativen Gastrotomie und Entfernung. Nach erfolgreicher Pyloruspassage kann unter schlackenreicher Kost (z. B. Sauerkraut) sowie regelmäßiger klinischer und röntgenologischer Kontrolle abgewartet werden.

Bezoare

Fremdkörper aus Faserbestandteilen. Man unterscheidet *Tricho-* (Haar), *Myko-* (Pilz), *Phyto-* (Pflanzenfasern) und *kombinierte Bezoare*. Ursachen sind Besonderheiten der Nahrungsaufnahme (Schlingen ohne Kauen, Subazidität des Magensaftes sowie psychopathische Verhaltensweisen, z. B. Trichophagie = Haaresser).
Klinik: Häufig asymptomatisch. Bei großen Bezoaren postprandiale Beschwerden durch intermittierenden Passagestop.
Diagnostik: Röntgen-Abdomenübersicht, MDP, Gastroskopie.

Therapie: Versuch der endoskopischen Auflösung und Extraktion, ansonsten Gastrotomie und Ausräumung.

24.4 Gastritis

Entzündungsreaktion der Magenschleimhaut. Unterschieden werden spezifische und unspezifische Formen.

1. Spezifische Formen

Bei Tuberkulose, Lues, Aktinomykose, Histoplasmose, Morbus Crohn.
Klinik: Je nach Manifestationsform – Schmerzen, Blutung, Stenose, Ulzeration, Fistelung.
Diagnostik: Gastroskopie, Biopsie.
Therapie: Konservative Behandlung der Grundkrankheit; bei Komplikationen Magenresektion.

2. Unspezifische Formen

Erosive Gastritis: Multiple, meist punktförmige, überwiegend im Antrum gelegene, oberflächliche Schleimhautdefekte (Erosionen). Ursächlich ist eine Minderdurchblutung der Magenschleimhaut, ausgelöst durch Schock, Verbrennungen, Sepsis u. ä. m. Der Übergang zum Streßulkus ist unscharf (s. Kap. 3.3).
Klinik: Obere gastrointestinale Blutung (s. Kap. 31), je nach Ausmaß der Veränderungen von leichter Blutbeimengung bis zur Massenblutung reichend, mit Kaffeesatz-Erbrechen und Meläna.
Diagnostik: Gastroduodenoskopie, Diagnostik der gastrointestinalen Blutung.
Therapie: Magensonde, Spülung mit kaltem Wasser, Versuch der endoskopischen Blutstillung durch Laser, Elektrokoagulation oder Unterspritzung mit Suprarenin. Bei persistierender Blutung ggf. Vagotomie und Umstechung, distale Hemigastrektomie oder bei Totalbefall mit schwerer generalisierter Gastritis u. U. auch einmal Gastrektomie.

Phlegmonöse Gastritis: Bakterielle Besiedlung des Magens mit aeroben oder anaero-

ben Keimen bei resistenzgeschwächten Patienten.
Klinik: Septische Temperaturen, Peritonitis.
Diagnostik: Gastroskopie.
Therapie: Antibiotika nach Testung, Magensonde, Nahrungskarenz, bei Komplikationen Magenresektion oder Gastrektomie.

Atrophische Gastritis: Chronische Atrophie der Magendrüsen mit zunehmender Achlorhydrie. Ursächlich sollen sein: Autoimmunprozesse, natürliche Alterungsvorgänge sowie der Fortfall des trophischen Gastrineffekts durch die Antrektomie nach Magenresektionen oder ein vermehrter duodeno-gastraler Reflux. 80% der Mägen mit atrophischen Gastritiden sind zusätzlich bakteriell besiedelt.
Klinik: Meist asymptomatisch, nur gelegentlich Dyspepsie, Völlegefühl, Inappetenz, perniziöse Anämie bei Vitamin B_{12}-Mangel.
Diagnostik: Gastroskopie, Biopsie.
Therapie: Konservativ, 1–2jährliche endoskopische Kontrollen, da erhöhtes Krebsrisiko.

Morbus Ménétrier (Gastritis polyposa):

Riesenfalten der Magenschleimhaut durch *foveoläre Hyperplasie* (hyperplastische Grübchen). Sie ist von der glandulären Hyperplasie (hyperplastische Drüsen bei *Zollinger-Ellison*-Syndrom) (s. Kap. 36) abzugrenzen. Die Ursache ist nicht bekannt.
Klinik: Unspezifische, vermehrte Schleimproduktion mit Eiweißverlust bis hin zur Hypoproteinämie mit Ödemen. Die Krankheit gehört in den Formenkreis der sog. *exsudativen Gastroenteropathie.*
Diagnostik: MDP, Gastroskopie, Serum-Eiweiß, Elektrophorese.
Therapie: Symptomatisch mit Antacida, motilitätsanregenden Mitteln oder H_2-Antagonisten; jährliche endoskopische Kontrollen, da Krebsrisikoerkrankung. Häufig ist die prophylaktische Gastrektomie die letzte Konsequenz.

> **Morbus Ménétrier: Krebsrisikoerkrankung**

24.5 Ulkuskrankheit (GK 3: 21.1.4)

Definitionen

Erosion
– Nekrose ausschließlich der Mukosa (intakte Muscularis mucosae).
Ulkus
– Nekrose von Mukosa, Submukosa und ggf. auch Muscularis mucosae.
Kallöses Ulkus
– Chronisches Ulkus mit Beteiligung aller Wandschichten und fibrinösem Randwall.
Kissing-ulcer
– Gegenüberliegendes Doppelgeschwür.
Peptisches Ulkus
– Alle Geschwüre, an deren Pathogenese Salzsäure und Pepsin beteiligt sind (im Gegensatz z. B. zu *Strahlenulzera*).

Pathogenese

Allgemeines:

Die hohe Säurekonzentration (pH = 1–2) und starke proteolytische Aktivität (Pepsin) des Magensafts bedeuten eine latente Gefahr für die Integrität der Schleimhaut von Magen und Duodenum. Allein durch komplexe Schutzmechanismen vermag sich die Schleimhaut der peptischen Autoaggression des Magensafts zu widersetzen. Diese protektiven Faktoren sind die schützende Schleimschicht, Zellmauserung, lokale Bikarbonatsekretion, hohe Durchblutungskapazität, die Magenschleimhautbarriere sowie im Duodenum die duodenale Säurebremse durch Sekretin und Enterogastron. Ein Ungleichgewicht zwischen *Aggression* und *Protektion* durch Schwächung der defensiven oder Stärkung der aggressiven Momente führt unweigerlich zur Schleimhautnekrose. Der in letzter Zeit häufig gelungene Nachweis von Campylobacter im Bereich eines Ulkus läßt eine bakterielle Komponente bei der Ulkusentstehung vermuten.
Im Normalfall sind die Kompensationsmechanismen selbst bei eingetretener Schleimhautnekrose beträchtlich. Ein traumatischer Schleimhautdefekt (z. B. Biopsie) heilt im gesunden Magen spontan nach etwa 7–10 Tagen folgenlos aus. Die Erfahrung, daß diese Selbstheilung beim ulkuskranken Ma-

gen nicht erfolgt, weist auf ein persistierendes Ungleichgewicht hin; dies rechtfertigt die Bezeichnung „Ulkuskrankheit". Diese kann sich als chronisch rezidivierendes Ulcus ventriculi oder als Ulcus duodeni manifestieren. Abzugrenzen hiervon sind die akuten Schleimhautnekrosen auf der Basis einer vorübergehenden Imbalanz der aggressiven und defensiven Faktoren. Diese kann exogen herbeigeführt *(Arzneimittelulkus)*, durch Begleiterkrankungen bedingt *(Streßulkus)* oder anatomisch begründet sein *(Ulcus Dieulafoy)*.

Akute Geschwüre

Ulcus Dieulafoy: Oberflächliche Schleimhautläsion, meist im proximalen Magen, mit mechanischer oder peptischer Ätiologie. An der Ulkusbasis Fehlanlage einer weitlumigen, submukös gelegenen Arterie, deren Ruptur bzw. Arrosion die charakteristische starke, lebensbedrohliche Blutung bedingt.

Arzneimittelulkus: Akute Magenschleimhautschädigung durch ulzerogene Medikamente. Hierzu gehören die Mehrzahl der Antirheumatica wie *Acetylsalicylsäure, Phenylbutazon, Indometacin,* aber auch Zytostatika, konzentrierter Alkohol u. ä. m.

Streßulkus: Akute Schleimhautnekrose infolge schwerer Schockzustände, bei Polytrauma, Hämorrhagie, Sepsis, Peritonitis sowie renaler, hepatischer oder respiratorischer Insuffizienz. Pathogenetisch liegt eine schockbedingte Magenschleimhaut-Minderdurchblutung mit Zusammenbruch des Stoffwechsels der *Mukosabarriere* zugrunde. Ca. 80% aller Schwerverletzten weisen in den ersten 24 Stunden zahlreiche Erosionen und flache Ulzerationen des proximalen Magens auf. Begleitfaktoren sind ein gesteigerter *duodeno-gastraler* Reflux von *Gallensäuren* und *Lysolecithin* sowie eine ca. mit dem 3. posttraumatischen Tag zunehmende Magensäuresekretion. Besonders gefährdet sind Patienten mit septischem Verlauf, paralytischem Ileus, Verbrennungskrankheit und Ulkusdiathese. Gefürchtete Komplikationen der Streßulzera sind Blutung und Perforation.

Klinik: Meist plötzlicher Beginn mit akuter Blutung (s. Kap. 31) oder Geschwürsperforation. Betroffen sind schwerkranke Patienten (Intensivstation) mit entsprechenden Risikofaktoren. Vorboten der schweren Blutung sind gelegentlich Hämatinbeimengungen im Magensaft, die eine sofortige Endoskopie erfordern.

Therapie: Die Behandlung der Streßblutung richtet sich nach den allgemeinen Prinzipien der Therapie gastrointestinaler Blutungen (s. Kap. 31). Initial sollte versucht werden, konservativ mit H_2-*Antagonisten* oder *Antacida* eine Blutstillung zu erreichen. Bei Blutungspersistenz (über 4 Konserven/24 Std.) wird die Operation erforderlich. Operationsverfahren sind Vagotomie mit Ulkusumstechung, Resektion oder gelegentlich die Gastrektomie. Perforierte Streßulzera erfordern die proximal selektive Vagotomie und Übernähung. Bei ausgedehnten erosiven Veränderungen der Magenschleimhaut mit flächenhaften Ulzerationen kann ggf. die subtotale oder totale Magenresektion erforderlich werden.

> **Schock oder septischer Verlauf: Streßulkusprophylaxe!**

Chronische Geschwüre (Ulkuskrankheit im engeren Sinne)

Im Gegensatz zur akuten Ulzeration besteht bei der Geschwürskrankheit eine langandauernde, chronische Disposition zur Ulkusbildung. Betroffen sind etwa 10% der Bevölkerung, Männer 3–4mal häufiger als Frauen. Zahlenmäßig wichtigste Erscheinung ist das Ulcus duodeni mit einer etwa 3- bis 4fach so hohen Inzidenz wie das Ulcus ventriculi.

Pathogenetisch gilt für alle Formen des Gastroduodenalulkus das 1910 von *Schwarz* aufgestellte Diktum „ohne Säure kein Ulkus". Allerdings ist die Salzsäure bei den einzelnen Geschwürslokalisationen von unterschiedlicher Bedeutung (s. u.).

Ulcus ventriculi: Pathogenetisch lassen sich nach *Johnson* 3 Typen des Magengeschwürs unterscheiden: das Hochsitzende (Typ I), das Pylorusnahe (Typ III) sowie das Kombinationsgeschwür (Typ II, s. Abb. 24-12).

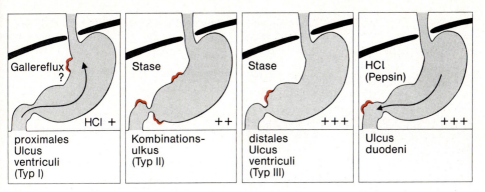

Abb. 24-12 Pathogenetische Faktoren der Ulkusbildung.

Ulcus ventriculi (Typ I) (Abb. 24-13): Häufigste Erscheinungsform (60%) des Magengeschwürs mit typischem Sitz an der Kleinkurvatur proximal der Incisura angularis. Magensekretionsverhalten *hypacid*. Pathogenetisch werden eine gestörte Schleimhautmikrozirkulation, eine Veränderung des protektiven Magenschleims, eine Störung der Zellregeneration und ein gesteigerter duodeno-gastraler Reflux von Gallensäuren und Lysolecithin diskutiert. 90% der Magengeschwüre liegen im Bereich der Antrum-Korpusgrenze, die sich im Alter nach oral verschiebt. Durch die hiermit verbundene Reduktion der sezernierenden Belegzellen erklärt sich die Regel „je höher das Ulkus, desto geringer die Säure".

Ulcus ventriculi (Typ II): Kombination von Magen- und Zwölffingerdarmgeschwür, ca. 20% der Ulcera ventriculi. Pathogenetisch wird das Vorliegen einer antralen Stase durch Abflußbehinderung im Magenausgang angenommen. Über antrale Dehnung kommt es zur Gastrinfreisetzung mit Hypersekretion. Dieser sog. „*Dragstedt*-Mechanismus" gilt als Prototyp der Ulzerogenese durch Stase, so z. B. auch bei malignen Ausgangsstenosen.

Ulcus ventriculi (Typ III) (Abb. 24-14): Das präpylorische Ulcus ventriculi ist morphologisch vom Duodenalgeschwür durch den Pylorus getrennt. Pathogenetisch steht die Hypersekretion im Vordergrund, die möglicherweise auch auf einer Enleerungsstörung beruht.

> **Ulcus ventriculi: Je höher gelegen, desto weniger Säure**

Klinik: Das Magengeschwür hat seinen Häufigkeitsgipfel zwischen dem 50. und 70. Lebensjahr. Diese Altersdisposition und die Lokalisation teilt es mit dem Magenkarzinom, seiner zugleich wichtigsten Differentialdiagnose (s. u.).
Symptomatisch stehen Oberbauchschmerz, Inappetenz, Völlegefühl, gelegentlich Erbrechen und Gewichtsabnahme im Vordergrund. Häufig nahrungsabhängiger

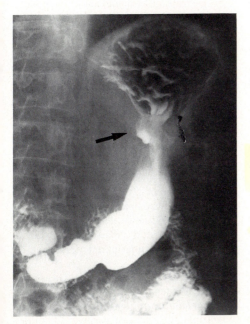

Abb. 24-13 MDP: Ulcus ventriculi Typ I.

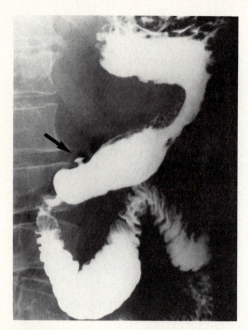

Abb. 24-14 MDP: Ulcus ventriculi, Typ III.

Schmerz, keine Periodizität der Beschwerden.
Diagnostik: MDP, Gastroskopie mit Biopsie.
Differentialdiagnose: Magenkarzinom, Magendivertikel, Cholelithiasis, Refluxösophagitis, Pankreatitis.

Jedes Ulcus ventriculi bioptisch sichern!

Therapie: Endoskopische Biopsie unabdingbar. Nur histologisch gesicherte, gutartige Magengeschwüre sollten konservativ mit Antacida, H_2-Antagonisten*) oder anderen Protektiva behandelt werden.
Bei erfolgloser konservativer Therapie (länger als 6 Wochen), rezidivierendem Auftreten oder unsicherer Dignität ist die Operation angezeigt. Das Verfahren der Wahl ist die Magenresektion unter Einschluß des Geschwürs. Wiederherstellung der Kontinuität nach *Billroth* I, *Billroth* II oder *Roux*-Y (s. u.). Zur Erhaltung der orthograden Duodenalpassage sollte dem Verfahren nach *Billroth* I der Vorzug gegeben werden.

---

*) Siehe Anm. in Kap. 23.3.

Chirurgie des Ulcus ventriculi: Magenresektion

Ulcus duodeni: Häufigste Form der chronischen Geschwürskrankheit, Altersgipfel zwischen 30 und 50 Jahren, ca. 80% männliche Patienten. Pathogenetisch liegt eine relative Hypersekretion an saurem Magensaft zugrunde: „zu viel Säure, zu lange, zu oft" zerstört die Duodenalschleimhaut. Hierbei muß die Säuremenge nicht unbedingt über dem Normalmaß liegen, wenn die Defensivkapazität des Duodenums herabgesetzt ist. Häufig zeigen Patienten mit Ulcera duodeni pathologische Sekretionswerte. Als Ursachen werden ein gesteigerter Vagotonus, eine höhere Anzahl und vermehrte Sensibilität der Belegzellen, eine verstärkte Gastrinfreisetzung sowie ein Versagen der sekretorischen Hemmechanismen diskutiert. Hastiges Essen, schlechtes Kauen, fehlende Säurepufferung der Nahrung steigern die duodenale Säureexposition. In gleicher Weise wirkt eine zu rasche Magenentleerung durch fehlende Koordination der duodenalen Neutralisation. Auf dieser Basis bestehen vielfältige Möglichkeiten der psychosomatischen Fehlregulation.
Extragastrale ulzerogene Faktoren können sein: das Zollinger-Ellison-Syndrom (s. Kap. 36), der Hyperparathyreoidismus, der Morbus Cushing, die Akromegalie, die Leberzirrhose, die Lungentuberkulose u. ä. m.

Ulcus duodeni: Zuviel Säure, zu lange, zu oft

Klinik: Epigastrische Schmerzen, vornehmlich nachts und im Nüchternzustand. Periodizität der Beschwerden im Frühjahr und im Herbst. Druck und Völlegefühl im Oberbauch, Aufstoßen, Meteorismus, Erbrechen, Gewichtsabnahme, Dyspepsie. Zunahme der Beschwerden bei Streßbelastung, Kaffee- und Nikotingenuß. Linderung durch Nahrungsaufnahme für einige Stunden.
Diagnostik: MDP (Abb. 24-15), Gastroskopie, ggf. Pentagastrintest.
Differentialdiagnose: Gallenkoliken, Refluxösophagitis, Magengeschwür, Pankreatitis, Stenokardien.

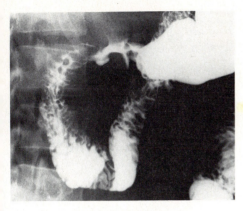

Abb. 24-15 MDP: Ulcus duodeni.

Therapie: Primär immer konservativ durch Säuredepression mit H_2-*Antagonisten**) oder Antacida. Bei mehreren (2–3) erfolglosen konservativen Therapieversuchen sowie bei Komplikationen Indikation zur Operation.
Als Verfahren der Wahl gilt heute die selektive proximale Vagotomie (= SPV) (s. u.). Das erhöhte Rezidivrisiko (6–10%) gegenüber den früher geübten Magenresektionen wird durch eine geringere Letalität (0–0,3%) und das Fehlen von Spätfolgen (Dumping, Gallereflux) mehr als kompensiert. Magenresektionen beim Ulcus duodeni sind nur noch bei Kontraindikationen der SPV und bei schweren Ulkuskomplikationen indiziert.

Chirurgie des Ulcus duodeni: Selektive proximale Vagotomie (SPV)

Ulkuskomplikationen

Die wichtigsten Komplikationen des Geschwürsleidens sind (Abb. 24-16): *Perforation, Penetration, Blutung* und *Stenosierung.* Die karzinomatöse Entartung wird für das Ulcus ventriculi diskutiert, ist allerdings nicht schlüssig bewiesen. Komplikationen des Geschwürsleidens sind der Grund dafür, daß jährlich noch ca. 4500 Patienten in der Bundesrepublik Deutschland an einem Gastroduodenalulkus sterben.

---

*) Siehe Anm. in Kap. 22.3.

Ulkusperforation: Tiefe Ulzera, die alle Wandschichten durchsetzen, führen schließlich auch zum Durchbruch der Serosa. Mageninhalt tritt in die freie Bauchhöhle, mit ihm Speisereste und Magenluft.
Klinik: Akuter Beginn mit stechendem Schmerz und regionaler Abwehrspannung im Oberbauch. Beim Verkleben des Defektes mit Umgebungsgewebe (Netz, Kolon, Gallenblase) – der sog. gedeckten Perforation – kann die Symptomatik dezent sein. Bei freier Perforation mit zunehmender Perforationsdauer Entwicklung einer diffusen Peritonitis.
Diagnostik: In der Röntgen-Abdomenübersicht im Stehen mit Darstellung des Zwerchfells, findet sich in 80% der röntgenologische Nachweis *freier Luft* unter dem Zwerchfell (s. Abb. 24-7). In 20% ist keine „freie Luft" nachweisbar!

Ulkusperforation: In 20% *keine* freie Luft nachweisbar!

Differentialdiagnose: Perforation eines anderen Hohlorganes (Dickdarm, Dünndarm, Ösophagus).
Therapie: Im allgemeinen absolute Operationsindikation, Verschluß der Perforationsöffnung mit Einzelknopfnähten und Reinigung des Bauchraums. Bei schwerer Peritonitis einfache Übernähung, bei geringer oder fehlender Peritonitis und längerer (mehr als ein halbes Jahr) Ulkusanamnese ist eine zusätzliche Vagotomie bzw. Resektion zu erwägen.
Prognose: Die Letalität der Geschwürsperforation steigt direkt proportional mit dem Lebensalter und der Perforationszeit. Sie liegt im Durchschnitt bei 10–15%. Nach einfacher Übernähung sind ca. ⅓ der Patienten zeitlebens beschwerdefrei, ⅓ sind konservativ therapiepflichtig und ⅓ bedürfen der Nachoperation. Bei fehlender Ulkusanamnese müssen nur 10–15%, bei langer Ulkusanamnese bis zu 60% der Patienten mit einfacher Übernähung nachoperiert werden.

Ulkusperforation: Je länger die Anamnese, desto wahrscheinlicher nach einfacher Übernähung das Rezidiv

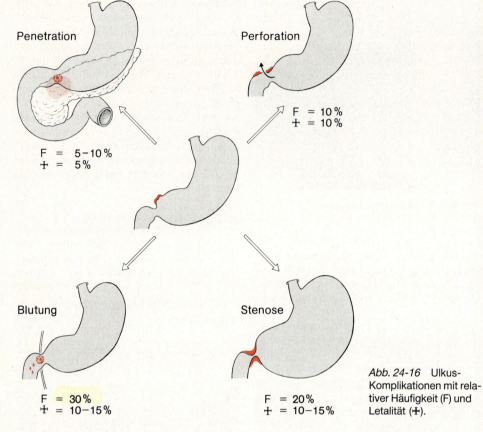

Abb. 24-16 Ulkus-Komplikationen mit relativer Häufigkeit (F) und Letalität (✝).

Ulkuspenetration: Einbruch des Geschwürs in benachbarte Organsysteme. Am häufigsten sind Pankreas, Kolon und die Leberpforte betroffen. Im Gegensatz zur Perforation besteht keine freie Kommunikation zur Bauchhöhle. Damit fehlt die vitale Bedrohung durch Peritonitis. Durch das Eindringen in ein benachbartes Hohlorgan (z. B. Kolon) kann eine Fistel (gastrokolische Fistel) entstehen.

Klinik: Hartnäckige, zum Teil therapieresistente Ulkusschmerzen, häufig mit Ausstrahlung in den Rücken. Bei Pankreasbeteiligung Begleitpankreatitis mit Amylasämie. Gastrokolische Fisteln mit stark beschleunigter Nahrungspassage.

Diagnostik: Röntgen-Abdomenübersicht, MDP, Gastroskopie, Amylase im Serum.

Therapie: Bei gegebener Operationsindikation Vorgehen wie beim unkomplizierten Ulkus. Gastrokolische Fisteln werden durch Resektion von Magen und Kolon ein- bzw. zweizeitig versorgt (s. Kap. 26).

Ulkusblutung: Gefährlichste Komplikation des Geschwürsleidens, ca. 30% aller Ulzera betreffend. Ursache ist die Arrosion eines größeren arteriellen Gefäßes, meist der A. gastroduodenalis, seltener der A. gastrica dextra sive sinistra.

Klinik: Je nach Ausmaß der Blutung kann eine okkulte Blutung mit chronischer Anämie, Teerstuhl bzw. Hämatemesis oder eine akute Massenblutung mit hämorrhagischem Schock vorliegen (s. Kap. 31). Hierbei führen präpylorische Ulzera in der Regel zum Bluterbrechen *(Hämatemesis)*, postpylorische zu Teerstuhl *(Meläna)*.

Diagnostik: (s. Kap. 31).

Differentialdiagnose: (s. Kap. 31).

Therapie: Die wichtigste Erstmaßnahme ist die Schockbehandlung mit Volumensubstitution. Gleichzeitig erfolgen die Notfallendoskopie und die Abklärung der Operationsindikation. Tiefe Hinterwandgeschwüre mit spritzender arterieller Blutung aus einem starklumigen Gefäß werden sofort operiert. Bei schwächeren Blutungen sollte zuerst der Versuch der endoskopischen Blutstillung unternommen werden. Ein Großteil der Blutungen kommt spontan zum Stehen (ca. 60–80%). Primär nicht operierte Blutungen, die trotz endoskopischer Maßnahmen zur Blutstillung weiter bluten, stellen dann eine Indikation zur Operation dar, wenn mehr als 4–6 Konserven Blut pro 24 Stunden zur Kreislaufstabilisation erforderlich sind.

Oberstes Ziel der chirurgischen Intervention ist die sichere, anhaltende und risikoarme Blutstillung. Sie wird beim Ulcus duodeni durch Umstechung und Vagotomie, beim Ulcus ventriculi in der Regel durch Resektion erreicht. Abweichungen beim Ulcus ventriculi ergeben sich beim *Ulcus Dieulafoy* (s. o.) sowie beim *Mallory-Weiss*-Syndrom, wo auch am Magen lokale Maßnahmen ausreichen.

Die Prognose korreliert mit dem Blutverlust, dem Alter sowie etwaigen Begleiterkrankungen. Die durchschnittliche Letalität liegt bei 10%.

Ulkusstenosierung: Klinisch am bedeutsamsten ist die Stenosierung des Magenausganges durch prä-, para- oder postpylorische Geschwüre. Folgen sind eine Magenektasie mit antraler Dehnung. Hierdurch können sekundär Magengeschwüre (Typ II) ausgelöst werden (s. o.). Demgegenüber sind Stenosierungen des Magens durch primäre Magengeschwüre mit dem typischen Bild des *Sanduhrmagens* seltener.

Klinik: Bei Pylorusstenose zum Teil gigantische prästenotische *Magenektasie*, der Magen kann bis in das kleine Becken reichen. Protrahiertes Erbrechen mit *hypochlorämischer Alkalose* durch chronischen Chlorid- und Protonenverlust, *Aspirationsgefahr*, Exokarenz mit Hungerstühlen. Bei *Sanduhrmagen* Passagestop und Inappetenz.

Pylorusstenose: Cave hypochlorämische Alkalose!

Diagnostik: Röntgen-Abdomenübersicht (große Magenblase), MDP, Gastroskopie, Magenaushebung durch Magensonde.

Therapie: Magenentlastung durch Sonden und Ausspülung von Nahrungsresten. Vagotomie zur Säuredepression, bei hochgradigen Stenosen unter Einschluß einer Pyloroplastik, Gastroenterostomie oder auch Antrektomie *(Billroth I)* (s. u.). Bei Sanduhrmagen Resektion der Stenose.

Prognose: Gut, nach Resektion oder Säuredepression durch Vagotomie gute Retonisierung des dilatierten Magens.

Ulkusoperation

Allgemeines

Die Chirurgie der Ulkuskrankheit richtet sich nach Ulkuslokalisation und dem Vorliegen etwaiger Komplikationen. Hauptziel, vor allem beim Ulcus duodeni und präpylorischen Ulcus ventriculi, ist die Säuredepression, bei allen Formen des Ulcus ventriculi zusätzlich die Entfernung des Geschwürs. Bei Komplikationen steht die Abwendung vitaler Gefährdung durch Maßnahmen der lokalen Blutstillung oder des Defektverschlusses im Vordergrund. Unter den Verfahren zur operativen Reduktion der Magensäureproduktion sind resezierende von nichtresezierenden Operationstechniken zu unterscheiden (s. auch Tab. 24-2):

Tab. 24-2 Historisches zur Ulkusoperation

Erste Magenresektion (*Billroth* I) (beim Karzinom)	– *Billroth*, Januar 1881
Erste Magenresektion (beim Geschwür)	– *Rydygier*, Nov. 1881
Erste Ulkusübernähung	– *Mikulicz*, 1882
Magenresektion nach (*Billroth* II)	– *Billroth*, 1885
Y-Gastroenterostomie	– *Roux*, 1897
Ulkusumstechung bei Blutung	– *Roux*, 1898
Vagotomie beim Ulkus	– *Dragstedt*, 1943
Selektive proximale Vagotomie	– *Holle*, 1965

Resektionsverfahren

Das Prinzip der Magenresektion beim Ulkus besteht im Entfernen des distalen Magens. Dies beinhaltet die Entfernung des Antrums (G-Zellen) sowie von Teilen des Korpus (Belegzellen). Die Resektion kann die Hälf-

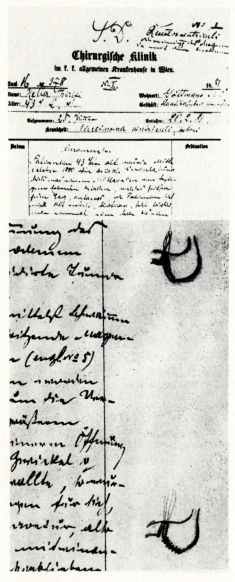

Abb. 24-17 Original-Krankengeschichte der Chirurgischen Universitätsklinik Wien von 1881 mit handschriftlicher Eintragung und Zeichnung der ersten erfolgreichen Magenresektion durch *Theodor Billroth*.

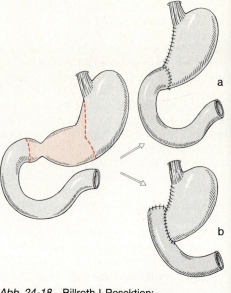

Abb. 24-18 Billroth I-Resektion:
a) termino-terminal (End-End-Anastomose)
b) termino-lateral (End-Seit-Anastomose)

te des Magens (Hemigastrektomie oder Antrektomie) oder ⅔ (große Magenresektion) betreffen. Letztere war über viele Jahrzehnte das Verfahren der Wahl in der Behandlung des Ulcus duodeni. Heute wird das Ulcus duodeni zeitgemäß mit der SPV behandelt. Beim Ulcus ventriculi ist die Resektion das Verfahren der Wahl. Das Resektionsausmaß hat sich nach der Lokalisation des Geschwürs zu richten; es kann durch Hinzufügen einer Vagotomie *(kombinierte Operation)* verringert werden.
Die einzelnen Formen der Magenresektion unterscheiden sich in der Art und Weise der Wiederherstellung der Magen-Darm-Kontinuität:

1. **Billroth I-Resektion:** Direkte Verbindung des Magenrestes mit dem Duodenum in End-zu-End- oder End-zu-Seit-Anastomosierung (Abb. 24-17, 24-18).
Risiken: Nahtdehiszenz, Verletzung des Gallengangs, Dumping und Refluxgastritis als Folgekrankheit.

2. **Billroth II-Resektion:** Verbindung des Magenrestes mit einer retrokolisch (Abb. 24-19b) (hinter dem Kolon) oder antekolisch (Abb. 24-19a) (vor dem Kolon) hoch-

gezogenen Jejunalschlinge. Bei dem seltener angewandten antekolischen Verfahren kann die zuführende und abführende Schlinge durch eine sog. *Braun*-Fußpunktanastomose kurzgeschlossen werden (Abb. 24-19a). Der Duodenalstumpf wird durch Nähte verschlossen.

Risiken: Duodenalstumpfinsuffizienz, Nahtdehiszenz, Verletzung des Gallengangs, Dumping, Refluxgastritis, Stumpfkarzinom als Folgekrankheit.

3. **Roux-Y-Gastroenterostomie:** Vorgehen wie bei B-II-Resektion, nur Verbindung des Magenrestes mit einer Y-förmig ausgeschalteten Jejunalschlinge (Abb. 24-20).

Risiken: Duodenalstumpfinsuffizienz, Nahtinsuffizienz, Verletzung des Gallengangs, Dumping, Ulcus pepticum jejuni als Folgekrankheit.

Vagotomie

Sie zielt auf die Denervierung der Belegzellen zur Ausschaltung der vagalen Säurestimulation. Das Ausmaß der Säuredepression ist zwar etwas geringer als nach der ⅔-Magenresektion (Reduktion der BAO um 50–60% gegenüber 80–90%), erweist sich aber in der Behandlung des Ulcus duodeni meist (ca. 90–95%) als ausreichend. Als therapeutisches Konzept der Vagotomie gilt: so viel Säuredepression wie nötig zu erreichen, so viel Magenfunktion wie möglich zu erhalten. Insgesamt werden 3 Verfahren unterschieden:

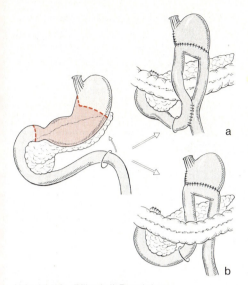

Abb. 24-19 Billroth II-Resektion:
a) antekolisch mit *Braun*-Fußpunktanastomose
b) retrokolische Form

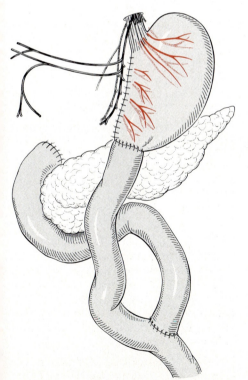

Abb. 24-20 Roux-Y-Gastrojejunostomie mit selektiver gastraler Vagotomie.

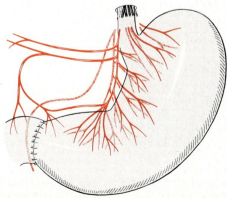

Abb. 24-21 Trunkuläre Vagotomie und Pyloroplastik.

Trunkuläre Vagotomie (TV) (Abb. 24-21): Durchtrennung sämtlicher Vagusfasern auf subdiaphragmalem Niveau unter Einschluß der gastralen, aber auch der extragastralen Vagusäste zur Leber, zum Dickdarm, zum Pankreas und Intestinum. Hieraus können sich schwerwiegende Nebenwirkungen wie Cholelithiasis, Diarrhoe und exokrine Pankreasinsuffizienz entwickeln. Die Durchtrennung der antralen Vagusäste (N. Latarjet) führt zur Öffnungslähmung des Pylorus, so daß eine *Pyloroplastik* erforderlich wird (Abb. 24-22). Die Anwendung der trunkulären Vagotomie ist heute wegen der Nebenwirkungen nur noch beim Rezidivulkus gerechtfertigt.

Selektive totale Vagotomie (STV): Diese, auch als selektive gastrale Vagotomie (SGV) bezeichnete Vagotomieform, beinhaltet die Durchtrennung sämtlicher gastraler Vagusfasern unter Aussparung extragastraler Äste. Auch sie macht die Magendrainage durch eine *Pyloroplastik* erforderlich (Abb. 24-23). Ihre Indikation liegt heute bei schweren Magenausgangsstenosen oder technisch unmöglicher SPV (s. u.).

Selektive proximale Vagotomie (SPV): Beschränkung der Denervierung auf den proximalen Magen, d. h. den Bereich der belegzellenhaltigen Fundus- und Korpusareale. Hierbei kann die antrale Innervation erhal-

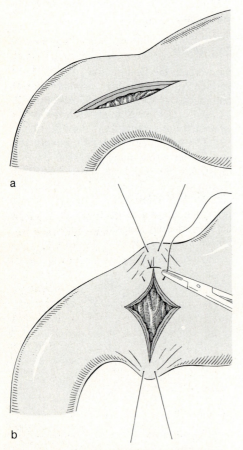

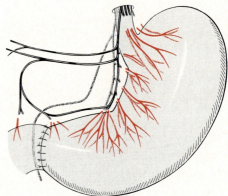

Abb. 24-23 Selektive totale Vagotomie und Pyloroplastik.

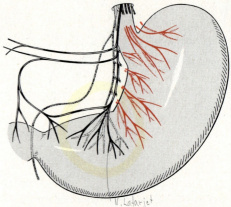

Abb. 24-22 Pyloroplastik nach *Heineke-Mikulicz*:
a) Inzision
b) Quervernähung der Längsinzision

Abb. 24-24 Selektive proximale Vagotomie.

ten werden, so daß eine Pyloroplastik nicht erforderlich wird (Abb. 24-24). Die SPV (Synonym: PGV = proximale gastrale Vagotomie) ist heute das Standardverfahren beim Ulcus duodeni.

Um das Risiko einer Rezidivulkusentstehung zu senken, muß die Denervierung des proximalen Magens im Rahmen der SPV vollständig sein. Hierzu werden die kleine Kurvatur bis zur Incisura angularis, die terminale Speiseröhre und ein Teil des proximalen Magenfundus systematisch denerviert und devaskularisiert. Intraoperativ kann die Vollständigkeit der Vagotomie durch den elektromotorischen Test nach *Burge* geprüft werden. Hierzu wird subdiaphragmal der Vagus elektrisch gereizt und der Druckanstieg im Magen vor und nach der Vagotomie verglichen. Bei Vollständigkeit der SPV darf im proximalen Magen kein Druckanstieg durch Elektrostimulation mehr auslösbar sein.

Risiken: Milzverletzung (1–2%), Ösophagusverletzung (1–2%), Letalität (0–0,5%), Rezidivulkus (6–10%).

Geschwürsübernähung

Nach Exzision aus dem Ulkusrand (Histologie zum Ausschluß von Malignität) Nahtverschluß der Geschwürsperforation mit Einzelknopfnähten (Abb. 24-25). Risiken: Pylorusstenose, Peritonitis, Letalität 10–12%, Rezidivulkus.

Ulkusumstechung

Lokale Maßnahme zur Blutstillung bei Ulkusblutung, ggf. Kombination mit SPV oder Resektion. Hierzu durchgreifende Einzelknopfnähte entsprechend dem Gefäßverlauf, am besten in Form der Quadrantenumstechung (s. Abb. 24-26). Risiken: Rezidivblutung, Nahtdehiszenz, Letalität 10–15%.

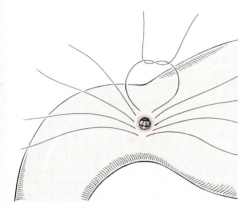

Abb. 24-25   Ulkusperforation: Übernähung.

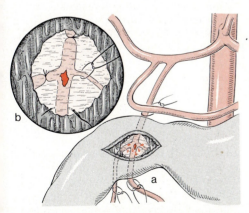

Abb. 24-26   Ulkusblutung: Gefäßligaturen und Umstechung.
a) Blutung aus der A. gastroduodenalis, extraluminäre Gefäßligaturen
b) Blutstillung durch „Quadranten"-Umstechung am Ulkusgrund mit Umstechung der zuführenden Gefäße

24.6 Krankheiten des operierten Magens

Magenoperationen wegen Gastroduodenalulkus führen zum Teil zu tiefgreifenden Veränderungen (z. B. *Billroth* II-Resektion) in der Anatomie und Physiologie des oberen Intestinaltraktes. Folgekrankheiten sind nicht selten, sie werden als sog. *Postgastrektomiesyndrome* bezeichnet. Sie können *akut* (Rezidivulkus) oder *chronisch* (Refluxgastritis, Stumpfkarzinom) auftreten. Insgesamt sind sie die Begründung für die heutige Tendenz, den Ersteingriff beim Ulkusleiden möglichst physiologisch zu gestalten (SPV, *Billroth* I).

Rezidivulkus

Wiederauftreten des Geschwürsleidens im postoperativen Verlauf. Die Häufigkeit hängt ab von der Primärlokalisation des Ulkus und der Art des Eingriffs. Ulcera duodeni sind häufiger betroffen als Ulcera ventriculi, Magenresektionen seltener als Vagotomien.

Wichtigste Ursache ist eine *mangelhafte Säuredepression* durch inkomplette Vagotomie eliminierten alkalischen Reflux oder Belassung eines zu großen Restmagens bei der Resektion. Persistierende Stenosen und Anastomosenengen wirken über eine *Stase* ulzerogen. Im *Billroth* II-Magen kann ein *belassener Antrumrest* am Duodenalstumpf durch fehlende Säurebremsung hypersekretorisch und damit ulzerogen wirken.

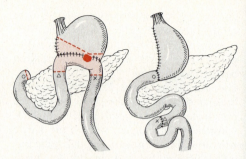

Abb. 24-27 Billroth II- Billroth I-Umwandlungsnachresektion (Resektionsgrenzen schraffiert).

Häufigste Ursache des Rezidivulkus: Mangelhafte Säuredepression (z. B. inkomplette Vagotomie, Antrumrest)

Bei jedem Rezidivulkus sind *extragastrale Ursachen* auszuschließen. Am wichtigsten ist in diesem Zusammenhang das *Zollinger-Ellison*-Syndrom, d. h. das Gastrinom mit Sitz im Pankreas (s. Kap. 36). Charakteristisch ist hierbei die Erhöhung des BAO/MAO-Quotienten auf über 0,6, das stark vermehrte Serumgastrin und die endoskopisch-bioptisch bestimmte glanduläre Hyperplasie des Magens. Weitere extragastrale Ursachen können ein Hyperparathyreoidismus oder Nebennierenrindentumore sein.

Klinik: Oberbauchschmerz, Übelkeit, Erbrechen, Gewichtsabnahme. Nach Vagotomien durch Fehlen der vagalen sensorischen Afferenzen häufig auch asymptomatisch. Komplikationen der Rezidivulzera sind Blutung, Perforation, Penetration oder die gastrojejunokolische Fistelbildung.

Therapie: Konservativer Therapieversuch mit Antacida und H_2-Antagonisten nach Ausschluß extragastraler Faktoren. In ca. 50% erfolgreich. Ansonsten Reintervention: Bei Vagotomien Resektion ggf. Nachvagotomie, bei Resektionen Nachresektion in Kombination mit Vagotomie oder auch alleinige transthorakale trunkuläre Vagotomie. Beim Rezidivulkus im *Billroth* II-Magen Umwandlung nach *Billroth* I mit gleichzeitiger Nachresektion (Abb. 24-27). Gastrojejunokolische Fisteln werden je nach Befund ein- oder zweizeitig verschlossen, d. h. mit oder ohne entlastenden Anus praeter (s. Kap. 26). Beim *Zollinger-Ellison*-Syndrom Pankreasteilresektion, falls ein isoliertes Gastrinom identifiziert werden konnte. Ansonsten Versuch der konservativen Therapie mit Antacida und H_2-Antagonisten. Nur bei Erfolglosigkeit totale Gastrektomie zur Entfernung des Rezeptororgans Magen.

Dumping-Syndrom

Unterschieden werden das Früh- und Spät-Dumping-Syndrom.

Früh-Dumping-Syndrom: Durch rasche, unverdünnte hyperosmolare Nahrungspassage in das Jejunum (vor allem nach B II, Roux-Y) Entzug von bis zu 20% des zirkulierenden Plasmavolumens. Vor allem auslösbar durch Süßspeisen, Bouillon, Zucker, ggf. auch Milch.

Klinik: 10–30 Min. postprandial Kollaps, Schwitzen, Übelkeit.

Diagnostik: MDP, Magenentleerungszeit, Szintigraphie, Gastroskopie zum Ausschluß anderer Ursachen.

Spät-Dumping-Syndrom: Hypoglykämische Attacken durch verzögerte Insulinfreisetzung (vor allem nach B II).

Klinik: Übelkeit, Schock, Ohnmacht, 2–3 h postprandial.

Diagnostik: s. o., Bestimmung des Blutzuckers.

Therapie: B II → B I-Umwandlung, falls notwendig Vergrößerung des Magenreservoirs durch Jejunuminterposition nach *Henley-Soupault* (Abb. 24-28) oder freies Interponat (Abb. 24-29).

Schlingensyndrome

Spezifische Folgekrankheit des *Billroth* II-Magens. Unterschieden werden das Syn-

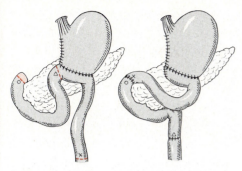

Abb. 24-28 Billroth II-Umwandlungsoperation nach *Henley-Soupault* (Interposition des abführenden Schenkels).

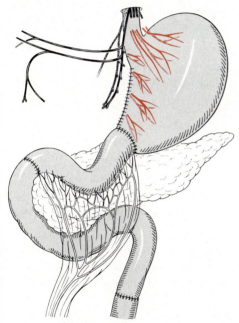

Abb. 24-29 Isoperistaltische Jejunuminterposition mit selektiver proximaler Vagotomie.

drom der zuführenden und das der abführenden Schlinge.

Syndrom der zuführenden Schlinge: Durch Stase und Abflußbehinderung Keimbesiedlung und Retention in der zuführenden B II-Schlinge.
Klinik: Inappetenz, Völlegefühl, plötzliches galliges Erbrechen, Diarrhoe.
Diagnostik: MDP, Gastroskopie, Szintigraphie.
Therapie: s. o.

Syndrom der abführenden Schlinge: Durch Abknickung, Anastomosenenge oder Invagination Behinderung der Entleerung des Magens in die abführende Schlinge.
Klinik: Völlegefühl, Erbrechen, röntgenologisch Magenektasie.
Diagnostik: Gastroskopie, MDP, Szintigraphie.
Therapie: Billroth II → *Billroth* I-Umwandlung, Wiederherstellung der Duodenalpassage.

Refluxgastritis

Der Verlust des Pylorus als *Refluxbarriere* für Duodenalsaft nach Magenresektion führt zur kontinuierlichen Überschwemmung des Restmagens mit *Gallensäuren* und *Lysolecithin*. Insbesondere der retrokolische *Billroth* II-Magen mit obligatem jejuno-gastralen Reflux ist maximal exponiert. Spätveränderungen nach Magenresektion (z. B. Stumpfkarzinom, Gastritis u. ä. m.) werden verschiedentlich mit diesem postresektionellen Reflux in Verbindung gebracht. Akut bedingt der Reflux eine erythematöse, meist nur endoskopisch festzustellende Gastritis („red-green disease").
Klinik: Unspezifisch, gelegentlich Völlegefühl, Galleerbrechen, Inappetenz, meist aber asymptomatisch.
Diagnostik: Gastroskopie, MDP, szintigraphische Refluxmessung, biochemische Refluxanalyse (Gallensäuren und Lysolecithin).
Therapie: Konservativ mit Peristaltika *(Metoclopramid)*, Refluxbindung durch *Aluminium-Magnesium-Antacida* (z. B. Riopan®). *Operativ* Ausschaltung des Duodenalsafts aus der Magenpassage durch *Roux*-Y-Gastroenterostomie oder isoperistaltische Jejunuminterposition.

Stumpfkarzinom

Ab dem 15. postoperativen Jahr nach Magenresektion steigt die Disposition des Magenresezierten zum Magenkarzinom an. Ob hier eine eigene Entität eines „Magenstumpfkarzinoms" oder nur ein Altersphänomen vorliegt, muß offen bleiben. Mögliche Ursachen könnten chronische Schleimhautveränderungen sein, die durch Reflux,

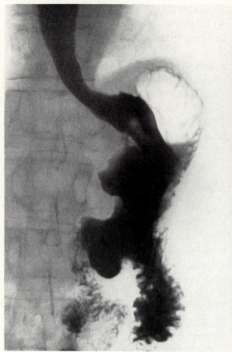 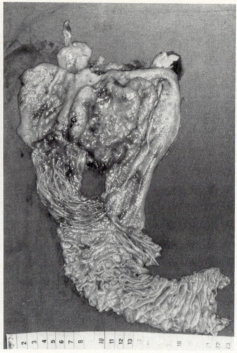

Abb. 24-30 Magenstumpfkarzinom:
a) MDP
b) Operationspräparat

bakterielle Besiedlung und Anazidität begünstigt werden. Aber auch der Ulkustyp bei der Resektion (vor allem Ulcus ventriculi) und das Lebensalter (ca. 60 Jahre) scheinen bedeutsam zu sein. Aus diesem Grunde sollten ältere Magenresezierte ab dem 15. postoperativen Jahr in jährlichen Abständen endoskopisch kontrolliert werden, sie gelten als Krebsrisikogruppe (Abb. 24-30).

Magenresektion: ab 15. postoperativen Jahr jährliche Endoskopie!

Klinik: Inappetenz, Gewichtsabnahme, Oberbauchschmerz, in Frühstadien meist asymptomatisch (Vorsorgeuntersuchung!).
Diagnostik: Gastroskopie, MDP, CEA*)-Bestimmung, Metastasensuche, Sonographie.
Therapie: Gastrektomie, falls noch radikal möglich.

---

*) Carcino-embryonales Antigen.

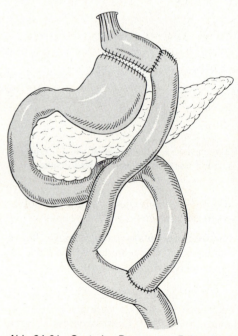

Abb. 24-31 Gastraler Bypass zur Behandlung der extremen Adipositas (sehr selten indiziert!).

Magenbypass: In den letzten Jahren, vor allem in den USA propagiertes Operationsverfahren zur Behandlung exzessiver Adipositas. Durch Kapazitätseinschränkung des Magenreservoirs auf $1/5$ wird ein frühes Sättigungsgefühl erreicht. Der Magenbypass ist ein metabolisch gering belastendes Ersatzverfahren für den *jejunalen Bypass* (s. Kap. 41), der wegen seiner Nebenwirkungen nicht mehr angewendet werden sollte. Anstelle des Magenbypass wird auch eine *Magenfaltung* sowie eine *intra-* oder *extragastrale Ballonkompression* propagiert.
Indikation: Nach Ausschöpfung aller konservativen Verfahren zur Gewichtsreduktion (stationäre Null-Diät, psychosomatische Beratung, Diät-Club etc.) und Darstellung der gesamten Problematik des Eingriffs sehr zurückhaltende Indikationsstellung. Ausschluß einer Ulkuskrankheit (Rezidivgefahr!).
Therapie: Querdurchtrennung des Magens im proximalen Fünftel und partielle Anastomosierung mit Jejunumschlinge unter Freilassung einer 1,5 cm breiten Nahrungspassage (s. Abb. 24-31).

24.7 Tumoren (GK 3: 21.1.5)

Tumoren des Magens

a) *Gutartig*

Ausgangspunkt können alle Schichten der Magenwand sein, häufigste Form sind Adenome, Myome, Lipome, Neurofibrome und Angiome. Polypöse Adenome (Polypen) werden meist endoskopisch diagnostiziert und zur Diagnosesicherung gleichzeitig mit der Schlinge abgetragen. Eine generalisierte Polypose des Magens kann im Rahmen eines *Peutz-Jeghers*-Syndroms auftreten. Je nach histologischem Typ besteht unterschiedliche Malignitätspotenz. – Tumoren tiefer Wandschichten sind demgegenüber seltener (Neurinom).
Klinik: Völlegefühl, Inappetenz, Oberbauchschmerz, Blutung (Neurinom), Diarrhoe, Proteinverlust.
Diagnostik: Gastroskopie, MDP.
Therapie: Endoskopische Abtragung ggf. chirurgische Nachresektion. Bei ausgedehnten intramuralen oder serosaseitigen Tumoren: primäre chirurgische Exzision.

b) *Bösartig*

Magenkarzinom

Vierthäufigstes Karzinom des Mannes (nach Haut-, Bronchial- und kolorektalem Karzinom), an dem pro Jahr mehr Menschen in der Bundesrepublik Deutschland sterben (18000) als im Straßenverkehr (ca. 10000). Die Ursache des Magenkarzinoms ist nicht bekannt, seine Häufigkeit ist zur Zeit leicht rückläufig. Außer genetischen Faktoren werden Umwelteinflüsse (Ernährung) sowie disponierende Risikoerkrankungen diskutiert, so die chronisch-atrophische Gastritis, die perniziöse Anämie, Adenome und die Refluxkrankheit des Resektionsmagens.
Magenkarzinome sind überwiegend Adenokarzinome unterschiedlichen Differenzierungsgrades. Nach *Laurén* werden Karzinome vom *diffusen (infiltrativen)* und *intestinalen (polypösen)* Typ unterschieden. Sie wachsen meist solitär, nur in 10% multizentrisch. Vom Wachstumstyp können endo- oder exophytische, infiltrative (Linitis plastica oder Scirrhus) und ulzerierende Erscheinungsformen unterschieden werden. Bewährt hat sich die Einteilung nach *Borrmann* (Abb. 24-32). Prognostisch bedeut-

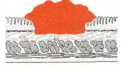
Typ I: 35%
nicht infiltrierendes polypoides Magenkarzinom

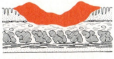
Typ II: 35–40%
nicht infiltrierendes lokal exulcerierendes Magenkarzinom

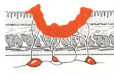
Typ III: 19%
lokal exulcerierendes und infiltrierend wachsendes Magenkarzinom

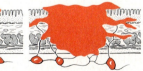
Typ IV: 10%
diffus infiltrierendes Magenkarzinom

Abb. 24-32 Stadieneinteilung des Magenkarzinoms nach *Borrmann* und durchschnittliche 5-Jahres-Heilung.

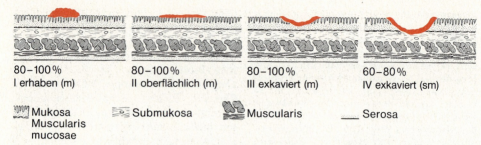

Abb. 24-33 Stadieneinteilung des Magen-*Frühkarzinoms* und durchschnittliche 5-Jahres-Heilung.

sam ist die Tiefeninfiltration beim Typ *Borrmann* III und IV.

Die beste Prognose hat das *Frühkarzinom*, das auf die Mukosa bzw. Submukosa beschränkt ist. Innerhalb des Frühkarzinoms werden verschiedene Formen mit unterschiedlicher Prognose unterschieden (Abb. 24-33). Unter ihnen finden sich die besten Ergebnisse bei dem auf die Mukosa beschränkten Frühkarzinom (m), hier läßt sich eine fast 90%ige 5-Jahres-Heilung erreichen.

Das Magenkarzinom tendiert wie alle bösartigen Tumoren zum *infiltrativen* und *metastatischen* Wachstum. Infiltrativ wächst es per continuitatem in der Magenwand (intramural) bis hin zur Serosa. Nach Serosadurchbruch erfolgt die intraperitoneale Infiltration mit Abtropfmetastasen (Netz, Mesenterium, Peritoneum, Douglas, Ovarien, Querkolon). Außerdem besteht die Tendenz zur *lymphogenen* und *hämatogenen* Metastasierung. Die *lymphogene* Aussaat erfolgt in die Lymphknoten der großen und kleinen Kurvatur, die Lymphknoten des Truncus coeliacus, die suprapankreatischen und die periportalen Lymphknoten (s. Abb. 24-3). *Hämatogen* kommt es über die V. coronaria ventriculi via Pfortader zu Lebermetastasen. Magenkarzinome werden nach dem *TNM-System* eingeteilt (s. Kap. 8). Hiermit werden Penetrationstiefe, Lymphknotenbefall und Fernmetastasen prognostisch aussagekräftig klassifiziert. Meistens ist allerdings diese Klassifikation erst postoperativ möglich.

Die häufigste Lokalisation des Magenkrebses ist das Antrum, die kleine Kurvatur und der kardianahe Fundus. Die große Kurvatur ist nur selten betroffen, bei präpylorischer Lokalisation Magenausgangsstenose mit Erbrechen. Die heute noch immer schlechte Gesamtprognose des Magenkarzinoms ist begründet in der Tatsache, daß gut ⅔ der Patienten zu spät in ärztliche Behandlung kommen. Bei systematischem *Screening* der entsprechenden Altersgruppe (Japan mit obligatorischer Reihenuntersuchung) läßt sich der Anteil der Frühkarzinome deutlich heben, d. h. die Prognose drastisch verbessern.

Anhaltende Magenbeschwerden bei über 50jährigen: Endoskopie obligat!

Klinik: Haupterkrankungsalter zwischen dem 50. und 70. Lebensjahr, eindeutige Prävalenz der Männer (2:1). Meist uncharakteristischer Oberbauchschmerz mit Völlegefühl, Inappetenz, Druck im Epigastrium. Dann Leistungsknick mit Gewichtsverlust, Anämie, Teerstühlen, Aversion gegen Fleisch.

Diagnostik: Bei klinischem Verdacht *Endoskopie* und *Röntgenuntersuchung* (Abb. 24-34). Bei radiologischem Verdacht oder unsicherem Befund endoskopisch bioptische Diagnosesicherung. Radiologische Verdachtskriterien sind *Wandstarre, Kontrastmittelaussparung, Ringwallulkus* und *Faltenabbruch*. Das Frühkarzinom ist überwiegend eine endoskopische Diagnose!

Die beste Therapie des Magenkarzinoms ist die Frühdiagnose

Therapie: Ohne Operation wird das Magenkarzinom innerhalb eines Jahres zur Todeskrankheit. Nur die ausgedehnte Entfernung des krebstragenden Magenanteils unter Mitnahme der regionalen Gefäße und Lymphknotenstationen sowie des großen und klei-

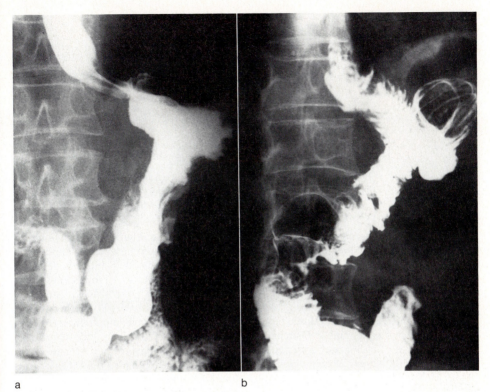

Abb. 24-34 MDP bei Magenkarzinom:
a) präoperativ
b) postoperativ nach Gastrektomie und Ersatzmagenbildung durch isoperistaltisches Jejunuminterponat

nen Netzes und meist der Milz bietet eine Heilungschance.

Magenkarzinom: Eine sorgfältige Lymphadenektomie kann die Operationszeit, aber auch die Lebenserwartung verdoppeln

Hierbei muß – je nach Tumortyp – die orale Sicherheitszone 5–7 cm, die aborale 3–5 cm betragen. Beim diffusen Typ (z. B. Siegelringkarzinom) wird man sich eher für die Gastrektomie entscheiden. Zu unterscheiden sind *kurative* Maßnahmen mit Entfernung des Krebses und seiner etwaigen Absiedlungen von *palliativen*, die auf eine Wiederherstellung der freien Nahrungspassage zielen. Während für die kurativen Eingriffe die Regeln radikaler Krebschirurgie gelten, orientieren sich palliative Maßnahmen ausschließlich an der Passagewiederherstellung zu einem dem Patienten zumutbaren Risiko. Die Entscheidung, ob radikal oder kurativ operiert werden kann, fällt erst intraoperativ, d. h. nach Kenntnis der bestehenden Absiedlungen. Bei den einzelnen Karzinomlokalisationen ergibt sich folgendes Vorgehen:

Antrum-Ca.: Distale ⅔- bis ⅘-Magenresektion und Kontinuitätsherstellung nach *Billroth* I, *Billroth* II oder *Roux*-Y.

Corpus-Ca.: Gastrektomie unter Mitnahme der Milz, des großen und kleinen Netzes, ggf. des Pankreasschwanzes, Leberlappens und Querkolons *(erweiterte Gastrektomie)*. Entfernung sämtlicher erreichbarer Lymphknotenstationen (Truncus coeliacus, Pankreasoberkante, Leberhilus, Milzhilus). Hierdurch läßt sich eine Prognoseverbesserung erreichen sowie eine objektive Klassifizierung im TNM-System gewährleisten (s. u.) (Abb. 24-35).

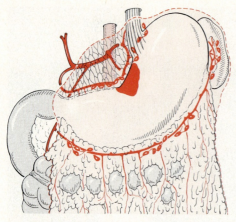

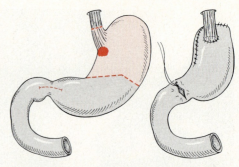

Abb. 24-35 Resektionsausmaß bei totaler Gastrektomie, Lymphknotendissektion, Omentektomie und Splenektomie.

Abb. 24-36 Proximale Magenresektion (Kardiaresektion) mit abdominaler Ösophagogastrostomie und Pyloroplastik.

Kardia-Ca.: Resektion des betroffenen Ösophagusabschnittes und des proximalen Magens, besser Gastrektomie. Kontinuitätsherstellung durch intraabdominelle Ösophagogastrostomie (Abb. 24-36) oder besser collar durch Hochzug eines Magenschlauches (Abb. 24-37) bzw. Ösophagojejunostomie als Ersatzmagen. Bei einer ausgedehnten Resektion von Magen und Ösophagus auch Kolon-Interposition möglich (s. Kap. 22).

Ersatzmagen: Die Magenfunktion nach Gastrektomie kann durch Interposition eines isoperistaltischen Jejunalsegments, durch eine *Roux*-Y-Anastomose oder durch eine End-zu-Seit-Verbindung mit dem Jejunum unter Bildung eines Reservoirs (Enteroanastomose) erfolgen (Abb. 24-38). Am funktionell günstigsten ist die Wiederherstellung der Duodenalpassage durch Interposition, am einfachsten (z. B. beim Palliativeingriff) die *Roux*-Y-Ösophago-Jejunostomie. Jeglichem Ersatzmagen fehlen der Intrinsic-Faktor, HCl- und Pepsinsekretion, so daß Vitamin B_{12} und Pankreasfermente substituiert werden müssen.

Gastrektomie: Regelmäßig parenterales Vitamin B_{12} und Pankreasfermente!

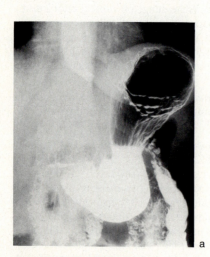

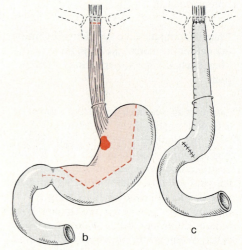

Abb. 24-37 Kardiakarzinom:
a) MDP bei Kardiakarzinom, b) Kardiaresektion mit Schlauchmagenbildung, und c) collarer Ösophagogastrostomie, Pyloroplastik

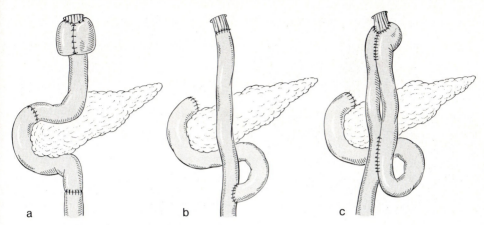

Abb. 24-38 Formen der Ersatzmagenbildung:
a) isoperistaltische Jejunuminterposition mit Jejunoplikatio
b) Roux-Y-Ösophagojejunostomie
c) End-zu-Seit-Ösophagojejunostomie mit hochgezogener Schlinge und *Braun*-Fußpunktanastomose

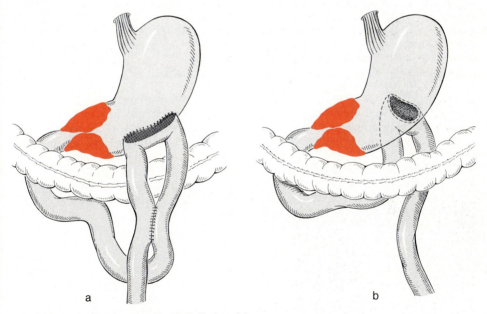

Abb. 24-39 Gastroenterostomie als Palliativverfahren:
a) vordere antekolische GE mit *Braun*-Fußpunktanastomose
b) hintere retrokolische GE

Palliativverfahren: Bei nicht resektablen Tumoren kann durch Anlage einer Gastroenterostomie (GE) (Abb. 24-39), einer Ösophagogastrostomie nach *Heyrowsky*, eines Tubus *(Celestin, Häring)* oder als ultima ratio einer *Witzel*-Fistel (Abb. 24-40) die enterale Nahrungszufuhr wiederhergestellt werden. In jedem Fall sollte der Versuch unternommen werden, durch Chemotherapie (5-*Fluorouracil,* BCNU u. ä. m.) sowie mit schnellen Elektronen oder Neutronen den Tumorprogreß aufzuhalten.

Prognose: Die Heilungsrate korreliert mit dem Lymphknotenbefall, der Tumorausdehnung und der Organmetastasierung. Bei

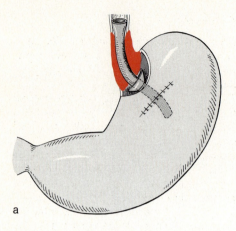
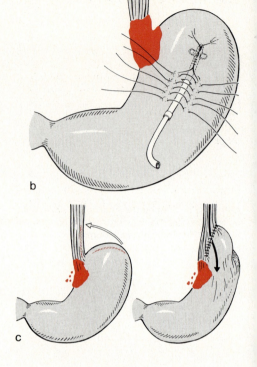

Abb. 24-40 Palliativverfahren bei Kardiakarzinom:
a) Tubus
b) *Witzel*-Fistel
c) Operation nach Heyrowsky (Seit-Seit-Ösophagogastrostomie)

Frühkarzinomen liegt die 5-Jahres-Heilung je nach Tiefenausdehnung (Mukosa oder Submukosa) zwischen 60 und 100%. Beim fortgeschrittenen Karzinom, d. h. der Mehrzahl der Fälle, sind ca. 90% operabel, aber nur 45% resektabel, sterben 10% an der Operation und liegt die 5-Jahres-Heilungsquote bei 11–12%. Der Gastrektomierte bedarf der Substitution von Vitamin B_{12} (parenteral!) und Pankreasfermenten. Er sollte in enger ärztlicher Überwachung mit zuerst viertel-, dann halb-, dann ganzjährigen endoskopischen und sonographischen Kontrollintervallen bleiben. Bei CEA-positivem Tumor ist das CEA postoperativ zu kontrollieren. Ansonsten in ¼jährlichen Abständen in den ersten 3 Jahren Nachuntersuchungen mit Labor, Sonographie (extraluminäres Rezidiv = 35%) und Endoskopie (intraluminäres Rezidiv = 65%).

Nichtepitheliale Malignome

Etwa jeder 100. bösartige Magentumor ist mesenchymalen Ursprungs. Wir unterscheiden das häufigere Non-Hodgkin-Lymphom (früher Rundzellsarkom) und neurogene bzw. myogene Sarkome. Sie sind meist an der großen Magenkurvatur gelegen und können von sämtlichen mesenchymalen Strukturen ihren Ausgang nehmen.
Klinik: Schmerz, Blutung, Völlegefühl.
Diagnostik: Gastroskopie, MDP, Sonographie.
Therapie: Resektion, ggf. Gastrektomie. Je nach Geschwulsttyp, radiologische und zytostatische Behandlung. Maligne Lymphome des Magens sind gut chemotherapeutisch und strahlentherapeutisch beeinflußbar. Das Non-Hodgkin-Lymphom des Magens erfordert die Magenresektion aus Gründen der Komplikationsgefährdung (Blutung, Stenose) unter der Chemo- bzw. Strahlentherapie. Meist ist der Magenbefund nur Symptom einer generalisierten Manifestation, d. h. nicht isoliert zu behandeln. Die Prognose richtet sich nach dem Staging und Grading (30–70% 5-Jahres-Heilung).

Magentumor der großen Kurvatur mit Blutung und Schmerz → Lymphom?

Tumoren des Duodenums

a) Gutartig

Brunnerinome sowie Adenome, Myome, Myofibrome, Lipome und versprengte Pankreasgewebeanteile (z. B. *Gastrinome*).

Klinik: Blutung, Cholestase bei Obstruktion der Papilla Vateri.

Therapie: Endoskopische Entfernung; falls dies nicht möglich: Duodenotomie und chirurgische Exstirpation. Hierbei ist sorgfältig auf die Einmündung von Gallen- und Pankreasgang zu achten.

b) Bösartig

Insgesamt sehr selten, häufigste Vertreter: Karzinom und Sarkom, meist an der hinteren Duodenalwand, in den Pankreaskopf infiltrierend.

Klinik: Gelegentlich Magenausgangsstenose, Cholestase oder auch asymptomatisch. Diagnosesicherung durch Endoskopie und Biopsie.

Therapie: Je nach Ausdehnung und Lokalisation Entfernung von duodenalen Wandanteilen oder – häufiger – proximale Duodenopankreatektomie (s. Kap. 36). Die Operabilität liegt bei 70%, die Resektabilität bei 50%, die 5-Jahres-Heilung unter 30%, die Operationsletalität bis zu 20%.

25 Dünndarm (GK 3: 22; GK 4: 3.8)

25.1.1 Anatomie

Da das Duodenum entwicklungsgeschichtlich und funktionell den Organen des Oberbauchs zuzurechnen ist, werden klinisch überwiegend Jejunum und Ileum als Dünndarm bezeichnet (Duodenum s. Kap. 24). In diesem Bereich liegt der Dünndarm intraperitoneal. Er ist an der hinteren Bauchwand durch die Radix mesenterii aufgehängt, die von links oben nach rechts unten verläuft. 40% der Dünndarmlänge (in situ ca. 3 m) sind Jejunum, 60% Ileum. Nach Resektion und bei der Obduktion beträgt die Dünndarmlänge wegen der Streckung des Mesenteriums zwischen 5 und 8 m. Arteriell wird der Dünndarm über die A. mesenterica superior versorgt; die venöse Ableitung erfolgt über die V. mesenterica superior. Das Mesenterium ist von einem ausgedehnten Lymphnetz durchzogen, das in die Cisterna chyli drainiert.

ze. – Resorptionsstörungen (Malassimilation) können auf einer *Maldigestion* oder einer *Malabsorption* beruhen. Unter *Maldigestion* wird die mangelnde Aufschlüsselung der Nahrung durch die Verdauungsenzyme (exogene Pankreasinsuffizienz, Enterokinasemangel), Verminderung der Gallensalze, Störung der Magenentleerung u. ä. m. verstanden. Eine *Malabsorption* ist Folge gestörter resorptiver Kapazität der Darmoberfläche; diese kann durch Schädigung der Enterozytenfunktion, Mukosadefekte, Kurzdarmsyndrom oder stark beschleunigte Darmpassage entstehen.

Darüber hinaus kommen dem Dünndarm vielfältige immunologische Funktionen zu (z. B. Ig-G- + Ig-A-Produktion), die zur Zeit noch unvollständig bekannt sind.

Totalverlust des Dünndarms: Nicht mit dem Leben vereinbar!

25.1.2 Physiologie

Die Funktion des Dünndarms ist geknüpft an eine normale Digestion, histologisch und biochemisch intakte Schleimhaut und ausreichend lange Kontaktzeit zwischen Chymus und Mukosa. Seine Aufgaben sind die Resorption von Nahrungsbestandteilen (Wasser, Elektrolyte, Vitamine, Gallensäuren etc.) sowie im oberen Dünndarmabschnitt die Enzymsekretion und Hormonproduktion (Amylasen, Proteinasen). Der motorische Transport wird gewährleistet durch Pendelperistaltik sowie propulsive peristaltische Wellen unterschiedlicher Geschwindigkeit.

Der Dünndarm weist unterschiedliche Resorptionsareale auf. Im Duodenum werden Eisen, Kalzium, Magnesium, Saccharide und wasserlösliche Vitamine resorbiert, im Jejunum vor allem fettlösliche Vitamine, Fette, Cholesterin und Eiweiß. Das terminale Ileum ist der Resorptionsapparat des Vitamin-B_{12}-Komplexes und der Gallensal-

25.1.3 Diagnostik

Anamnese: Meteorismus, Stuhlunregelmäßigkeiten, Appetitlosigkeit, Erbrechen, Gewichtsabnahme und Tenesmen weisen auf eine Darmstörung hin. Weitere Symptome sind Bauchschmerz, Fieberschübe, Hämatemesis, Meläna, Fettstühle, Pruritus sowie Obstipation.

Palpation: Resistenzen, Abwehrspannung, lokalisierte Schmerzen, Darmsteifungen.

Auskultation: Beurteilung der Peristaltik: klingende Stenoseperistaltik, Plätschern, Gurgeln (mechanischer Ileus), Hyperperistaltik (Enteritis) oder Parese (paralytischer Ileus).

Röntgen: Abdomenleeraufnahme, Magen-Dünndarm-Passage (= fraktionierte MDP) ergänzt durch Jejunalsondierung nach *Bilbao*, ggf. Fistelfüllungen, Angiographie.

Endoskopie: Zwischen *Treitz*-Band und *Bauhin*-Klappe wenig ergiebig (s. Kap. 11).

Dünndarmbiopsie: Enterale Sonde mit Kapsel (z. B. *Crosby*) zur blinden oder rönt-

genologisch gesteuerten Schleimhautbiopsie.
Stuhluntersuchung: Bakteriologische und mikroskopische Untersuchung (Parasiten). Blutnachweis (Haemoccult®), Fett- und Stickstoffgehalt.
Funktionsdiagnostik: Bilanzuntersuchung, Ausscheidungstest, Toleranztests etc.
Computertomographie und Sonographie: Nachweis intraabdomineller pathologischer Befunde.
Laparoskopie: Sicherung intraabdomineller pathologischer Befunde.
Laparotomie: Explorative Laparotomie zum Nachweis und zur Therapie vermuteter Dünndarmveränderungen.

Im chirurgischen Krankengut stehen die Mißbildungen, Passagestörungen, Tumoren, Divertikel, Fisteln und Blutungen des Dünndarms im Vordergrund. Differentialdiagnostisch sind stets Veränderungen höherer oder tieferer Darmabschnitte abzugrenzen (s. Kap. 24 und 26).

25.2 Mißbildungen und Anomalien (GK 3: 22.1.1)

Angeborene Miß- oder Fehlbildungen des Dünndarms geben selten Anlaß zur chirurgischen Intervention im Erwachsenenalter. Dünndarmatresien oder -stenosen sowie Dünndarmduplikaturen werden überwiegend bereits im Kindesalter symptomatisch (s. Kap. 52).
Lediglich Lageanomalien durch Malrotation können sich gelegentlich im Erwachsenenalter manifestieren. Mögliche Varianten sind das Duodenum inversum, das Duodenum mobile, die arterio-mesenteriale Duodenalstenose und die Malrotation I und II. Hieraus kann sich z. B. eine Linkslage des Zökums und der Appendix ergeben mit der Gefahr der diagnostischen Verkennung einer akuten Appendizitis. Die endgültige Klärung ist häufig erst durch eine Laparotomie möglich.

Ductus omphaloentericus (Dottergang): Unvollständige Rückbildungen des Dottergangs können auch im Erwachsenenalter symptomatisch werden. Dabei können auftreten (Abb. 25-1):

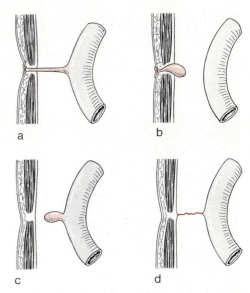

Abb. 25-1 Rückbildungsstörungen des Ductus omphaloentericus (Dottergang):
a) persistierende Dünndarm-Nabelfistel
b) inkomplette Nabelfistel
c) *Meckel*-Divertikel
d) Atresie mit Bindegewebsstrang

– ein persistierender kompletter Ductus omphaloentericus in Form einer angeborenen *Dünndarm-Nabelfistel,*
– ein persistierender distaler Anteil in Form einer inkompletten *Nabelfistel,*
– ein persistierender proximaler Anteil in Form des *Meckel-Divertikels,*
– ein persistierender intermediärer Anteil in Form einer *Dotterganzyste,*
– eine unvollständige narbige Atresie in Form eines intraabdominellen *Bindegewebsstranges.*

Meckel-Divertikel: Proximales Rudiment des Dotterganges

Angeborene Dünndarm-Nabelfistel: Gelegentlich erst im Erwachsenenalter bemerkte, partielle Fistelung des Dünndarms paraumbilikal (persistierender Dottergang).
Klinik: Papillenartige, rötliche Effloreszenz mit Absonderung von Darminhalt, oft ohne eindeutiges Lumen. Cave intraabdominelle Perforation bei Manipulation (Spülung, Sondierung).
Diagnostik: Röntgenologische Fisteldarstellung.

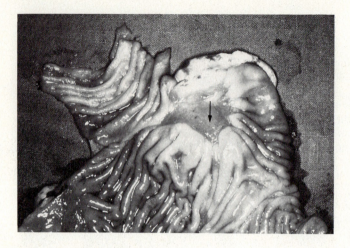

Abb. 25-2 *Meckel*-Divertikel mit Magenschleimhautheterotopie und Ulkus (Pfeil), Operationspräparat.

Therapie: Laparotomie, Fistelverschluß, Exzision des Dottergangs.
Prognose: Gut.

Inkomplette Nabelfistel: Chronischer Nabelinfekt ohne Dünndarmabsonderung.
Diagnostik: Fehlender Kontrastmittelübertritt in den Dünndarm bei Fistelfüllung.
Therapie: Operative Exzision.
Prognose: Gut.

Meckel-Divertikel (s. a. Kap. 52): Die Komplikationsträchtigkeit des *Meckel*-Divertikels (Entzündung, Ulkus durch heterotope Magenschleimhaut, Blutung) (Abb. 25-2) bedingt auch im Erwachsenenalter, daß bei jeder Laparotomie wegen eines unklaren Befundes (z. B. Ausschluß akuter Appendizitis) der Dünndarm auch auf ein *Meckel*-Divertikel zu untersuchen ist. Bei positivem Befund ist die Entfernung angezeigt.

Appendektomie mit unklarem Befund: *Meckel*-Divertikel?

Dottergangzysten und intraabdominelle Bindegewebsstränge nach unvollständiger Rückbildung des Ductus omphaloentericus werden bei Diagnosestellung entfernt.

Divertikel: Dünndarmdivertikel sind selten (0,5–1%), überwiegend multipel und meist (80–90%) an der Mesenterialseite des oberen Jejunums gelegen (Abb. 25-3).
Klinik: In der Regel symptomlos. Erst Komplikationen weisen auf sie hin. Diese sind: Divertikulitis, Malabsorption, Blindsackbildung, Ileus, Perforationen, Fisteln und Blutungen.
Diagnostik: fraktionierte MDP, bei Perforation freie Luft unter dem Zwerchfell. Abdomenübersicht im Stehen.
Therapie: Resektion des betroffenen Darmabschnitts.
Prognose: Gut.

Pneumatosis cystoides intestinalis: Plötzliches Auftreten von Gasblasen in Subserosa

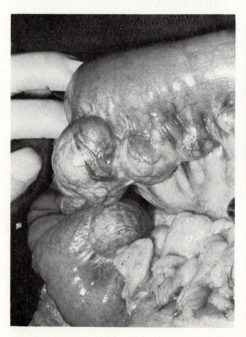

Abb. 25-3 Dünndarmdivertikulose, Operationsbefund.

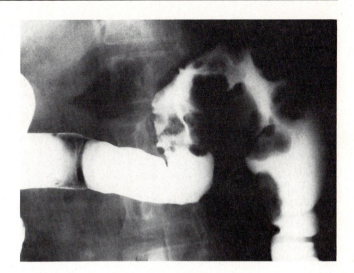

Abb. 25-4 Fraktionierte MDP bei Pneumatosis cystoides intestinalis.

und Mukosa des Dünn- und Dickdarms unbekannter Ätiologie. Häufig bei Patienten mit fortgeschrittener Kachexie, rezidivierenden Duodenalgeschwüren oder entzündlichen Dünn- und Dickdarmerkrankungen. Die Gasbildung ist Folge einer bakteriellen Besiedlung der Lymphwege mit Gasentwicklung im Interstitium.
Klinik: Meist Zufallsbefund, keine spezifische Symptomatik (Abb. 25-4).
Therapie: In der Regel nicht erforderlich.

25.3 Verletzungen, Fremdkörper, Parasiten (GK 3: 22.1.2)

Im Rahmen eines Bauchtraumas können auch Verletzungen des Dünndarms auftreten (s. Kap. 30). Am häufigsten sind die Dünndarmquetschungen oder -zerreißungen und der Mesenterialeinriß (Abb. 25-5).

Fremdkörper

Oral zugeführte Fremdkörper (s. Kap. 24), gastral gebildete Bezoare, Gallensteine (Gallensteinileus, s. Kap. 32) oder von extern eingedrungene (Schuß-, Stich-, Explosionsverletzungen) können im Bereich der Flexura duodeno-jejunalis oder der Ileozökalklappe hängenbleiben (Abb. 25-6). Bei der Mehrzahl der Fremdkörper kann allerdings mit einem spontanen Abgang gerechnet werden.
Klinik: Häufig asymptomatisch, nur bei Komplikationen (Penetration, Perforation, Ileus, Peritonitis, Blutung) können sie zu Beschwerden führen.
Diagnostik: Abdomenübersicht im Stehen, fraktionierte MDP (Gastrografin!)
Therapie: Zuwarten, Kartoffelbrei-, Sauerkraut-Diät unter klinischer und röntgenologischer Kontrolle.

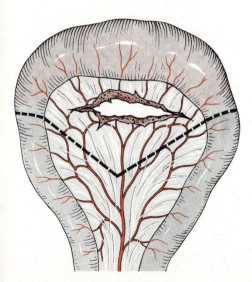

Abb. 25-5 Mesenterialeinriß durch stumpfes Bauchtrauma und Resektionslinien.

Intestinaler Fremdkörper: Ohne Symptomatik → Zuwarten unter Röntgenkontrolle

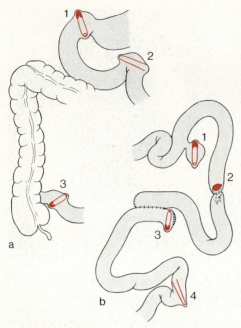

Abb. 25-6 Lokalisation von Dünndarmfremdkörpern:
a) physiologische Engen:
   1. Pylorus
   2. Flexura duodenojejunalis *(Treitz)*
   3. *Bauhin*-Klappe
b) angeborene, erworbene oder postoperative, zur Fremdkörperretention disponierte Areale:
   1. Divertikel
   2. Stenose
   3. Blindsack
   4. Dünndarmadhäsionen

Bei Zunahme der Bauchbeschwerden, Leukozytose, regionaler Peritonitis und Ileussymptomatik: Laparotomie mit Enterotomie und operativer Entfernung.
Prognose: Gut.
Bei Persistenz im Intestinum Gefahr der Perforation oder Penetration in benachbarte Darmschlingen (innere Fisteln), Organe (Aorta, A. iliaca mit arterio-intestinaler Fistelung und massiver gastrointestinaler Blutung) oder Bauchdecken (spontaner Abgang mit Fistelbildung).

Parasiten

Dünndarmparasiten, insbesondere Askariden können durch Verknäuelung zu einem Ileus führen. Besonders spektakulär war in letzter Zeit der Heringsbandwurmbefall (Anisakiasis). Durch Genuß rohen Fisches (Sushi, Matjes) gelangen Wurmlarven in den Dünndarm, wo sie zu stenosierende Entzündungen führen können.
Klinik: Meist tiefer Dünndarmileus und Blutungen.
Diagnostik: Nachweis des Askaridenknäuels durch Kontrastmittelspeicherung 12-Stunden nach Breipassage. Stenose wie bei Tumor, Eosinophilie wie bei Anisakiasis.
Therapie: Dekompression durch *Dennis*-Sonde, lokale Anthelmintika (via Sonde), ggf. Laparotomie und Ausmelken in den Dickdarm, nur selten Enterotomie erforderlich.

25.4 Entzündliche und lokale Erkrankungen (GK 3: 22.1.3)

Morbus Crohn

Diese auch *Enteritis regionalis* oder *Ileitis terminalis* genannte, unspezifische Entzündung kann den Gastrointestinaltrakt in seinem gesamten Verlauf befallen. Bevorzugte Lokalisation (80%) ist das terminale Ileum. In letzter Zeit wird zunehmend auch ein Befall des Kolons beobachtet. Gastroduodenale Manifestationen finden sich in ca. 5% aller Fälle.
Die Ätiologie ist unbekannt. Angeschuldigt werden Umwelt- und Nahrungseinflüsse, so z. B. hoch raffinierte Zucker- und Getreideprodukte, Konservierungsstoffe, chemisch aufbereitete Nahrungsfette wie Margarine. Auch eine virale Genese sowie die Mitbeteiligung von Anaerobiern wird diskutiert.
Epidemiologisch findet sich eine zweigipfelige Kurve (20. bis 30., 50. bis 60. Lebensjahr) mit Bevorzugung des jüngeren Erwachsenenalters. Insgesamt nimmt die Erkrankungshäufigkeit in den „industrialisierten" Ländern zu. Pathologisch-anatomisch lassen sich 4 Stadien unterscheiden:
1. *Akutes Stadium* = ödematös phlegmonöse Entzündung (hot Crohn).
2. *Subakutes Stadium* = von der Submukosa ausgehende Geschwürsbildung.
3. *Narbenstadium* = Stenosierung.
4. *Stadium der Fistelbildung* = entero-enterale oder entero-kutane Fistelung.

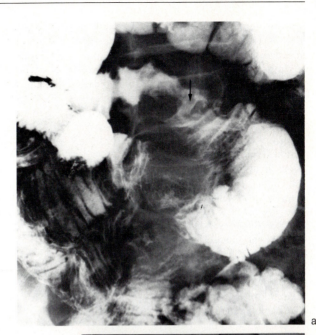

Abb. 25-7 Morbus Crohn: fraktionierte MDP
a) mit typischem „Pflasterstein"-Relief
b) Operationspräparat

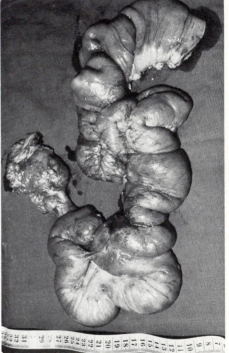

Klinisch ist zwischen der *akuten* und der *chronischen Verlaufsform* zu unterscheiden:

Klinik:
1. AKUTE VERLAUFSFORM: Rechtsseitiger Unterbauchschmerz, Fieber, Erbrechen, Durchfälle, palpable Resistenz. Anamnestisch (im Gegensatz zur Appendizitis) seit Tagen bis Wochen bestehende Leibschmerzen. Gelegentlich Gelenkschmerz, Arthritis, Iridozyklitis, Erythema nodosum oder eine Purpura als Begleitbefunde. Wird in dieser Phase unter dem Verdacht einer Appendizitis laparotomiert, so stellt sich folgender intraoperativer Befund (Abb. 25-7b): Die mesenterialen Lymphknoten sind geschwollen, die Darmwand und das Mesenterium des terminalen Ileums ödematös verdickt und geschrumpft, das Ileum ist wandverdickt und hochrot. Die Appendektomie ist in dieser Situation nur dann indiziert, wenn Appendix und Zoekum sicher frei von Morbus Crohn sind; sonst besteht Gefahr der Fistelbildung (s. Kap. 26).

M. Crohn der Appendix: Keine Appendektomie!

Die hochakute Verlaufsform des Morbus Crohn („hot Crohn") kann bei Manifestation im Kolon zu einem toxischen Megakolon führen.

2. CHRONISCHE VERLAUFSFORM: Bei Stenosierung anhaltende Leibschmerzen mit

rezidivierenden inkompletten Ileuszuständen. Gelegentlich komplette Stenose mit mechanischem Ileus. Septische Temperaturzacken, entero-kutane Fistelbildungen, Malassimilation durch entero-enterale Fistelungen, retroperitoneale Abszesse durch gedeckte Perforation ins Retroperitoneum (Psoas-Zeichen!), Thrombose der V. cava inferior etc. Häufigstes Symptom sind die Analfisteln (s. Kap. 27).

Komplikationen des chronischen Verlaufs sind Ileus, Blutung, Fistelung, Perforation, Sepsis, karzinomatöse Entartung.

Diagnostik: Röntgen-Dünndarmpassage mittels *Bilbao*-Sonde (Abb. 25-7a), Koloskopie, ggf. Gastroskopie, CT, Rektoskopie zum Ausschluß analer Manifestationen. Intraoperativ (z. B. Appendektomie) Sicherung der Diagnose durch mesenteriale Lymphknotenentnahme.

Differentialdiagnose: Akute Appendizitis, Yersinien-Enteritis, perityphlitischer Abszeß, Ileozökal-Tbc, Aktinomykose, Endometriose, Morbus Hodgkin, Colitis ulcerosa.

Therapie: Der Morbus Crohn ist zur Zeit noch nicht heilbar. Die Therapie dient der Linderung der Beschwerden und der Verzögerung einer Rezidiventwicklung.

Im akuten Stadium ist die Behandlung stets konservativ mit *Salazosulfapyridin* und *Glukokortikoiden,* im Einzelfall mit *Azathioprin*. Zusätzlich werden Elementardiäten bzw. voll resorbierbare Sondenkost verabreicht.

Bei *toxischem Megakolon* in Analogie zum Vorgehen bei der Colitis ulcerosa (s. Kap. 26) Anlage eines ableitenden Ileostomas und multipler Gasfisteln des Kolons.

Bei Therapieresistenz oder Komplikationen muß operiert werden.

Morbus Crohn: Operation bei Therapieresistenz oder Komplikationen

Methode der Wahl ist die Resektion (Abb. 25-8). Der häufigste Eingriff ist eine Ileozökalresektion oder rechtsseitige Hemikolektomie mit primärer Ileo-Aszendo- oder Ileo-Transversostomie (s. Kap. 26). Unter entsprechender Vorbereitung mit voll resorbierbarer Elementardiät („Astronauten-Kost") und Antibiotikagabe (über 4–6 Wo-

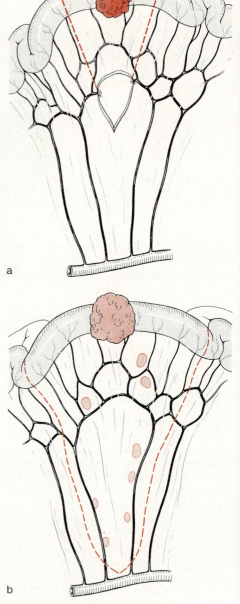

Abb. 25-8 Dünndarmresektion:
a) Keilresektion
b) Segmentresektion

chen) sind die frühpostoperativen Ergebnisse gut. Die früher durchgeführten Umgehungsoperationen (Abb. 25-9) haben sich nicht bewährt und sind deshalb heute ganz verlassen worden.

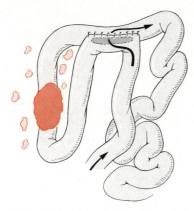

Abb. 25-9   Enteroanastomose zur Ausschaltung nichtresektabler Dünndarmtumoren oder -stenosen.

Das Prinzip jeglicher Operation beim Morbus Crohn muß sein: *so viel Darm wie nötig, so wenig wie möglich zu entfernen,* da kein Zusammenhang zwischen Resektionsausmaß und Rezidiverwartung besteht.
Eine medikamentöse Rezidivprophylaxe ist zur Zeit nicht möglich.

> **Morbus Crohn: Chirurgisch nicht heilbar, deshalb nur sparsame Resektion**

Bauhinitis: Die Entzündung der Valvula Bauhini mit pseudotumoraler Verdickung der Ileozökalregion ohne Lymphknotenbeteiligung ist eine seltene Erkrankung des Erwachsenenalters unklarer Ätiologie. Beziehungen zum Morbus Crohn werden diskutiert.
Klinik: Rezidivierender, inkompletter tiefer Dünndarmileus.
Diagnostik: Fraktionierte Dünndarmpassage, Koloskopie.
Therapie: Konservativ, Antiphlogistika, bei Persistenz der Beschwerden ggf. Ileozökalresektion.

Ulcus jejuni simplex: Solitäres Ulkus im oberen Jejunum bzw. unteren Ileum unklarer Ätiologie, meist mit Perforation (freie Luft!) oder Blutung einhergehend. Vaskuläre Faktoren werden diskutiert.
Klinik: Akutes Abdomen unklarer Ursache, intestinale Blutung, "freie Luft" meist Spätsymptom.
Therapie: Exzision, ggf. Dünndarmteilresektion.

Lymphadenitis mesenterica (Yersinien-Enteritis): In letzter Zeit zunehmend beobachtete, spezifische Entzündung des terminalen Ileums bei Infektion durch Pasteurella pseudotuberculosis oder häufiger Yersinia enterocolica. Klinisch imponierend als akute Appendizitis oder akuter Morbus Crohn.
Therapie: Konservativ mit Antibiotika, bei akzidenteller Laparotomie Lymphknotenbiopsie (Ausschluß Morbus Crohn!).

Darmtuberkulose: Meist auf enterogenem, selten auf hämatogen-lymphogenem Weg entstandene Dünndarmmanifestation der Tbc. Prädilektionsort ist die Ileozökalregion mit Befall der benachbarten Lymphknoten. Ausheilung unter Stenosierung mit Neigung zur malignen Entartung.
Klinik: Durchfälle, Darmblutung, Leibschmerzen, tastbarer Tumor, Lungen-Tbc in der Anamnese.
Therapie: Tuberkulostatika. Nur bei Stenose operative Revision mit Resektion des betroffenen Darmabschnitts.

Mesenteriallymphknoten-Tuberkulose: Tuberkulös veränderte Lymphknoten im Ileozökalbereich können die Symptomatik einer Appendizitis vorspiegeln. Die Therapie besteht in histologischer und bakteriologischer Diagnosesicherung sowie der Anwendung von Tuberkulostatika.

Syphilis: Häufig Befall des Jejunums mit gummösen Geschwüren, die narbige Strikturen hinterlassen. Insgesamt sehr selten, noch seltener operationspflichtig.

Aktinomykose: Bevorzugter Sitz in der Ileozökalregion, häufig von der Appendix ausgehend, in 30% Fistelung in die Bauchdecken.
Klinik: Hautfisteln mit chronischer Eiterung.
Diagnostik und Therapie: Diagnosesicherung durch Biopsie und Bakteriologie, antibiotische Therapie, ggf. Ileozökalresektion.

Typhus abdominalis: Typhöse Geschwüre des unteren Ileums können durch Perforation oder Blutung chirurgisch therapiepflichtig werden. Häufigster Zeitpunkt ist die dritte Krankheitswoche, wenn sich die Ulzera reinigen und demarkieren.
Klinik: Zusätzlich zum Typhusverlauf schwere, konservativ nicht beeinflußbare Blutung oder Entwicklung eines akuten Abdomens.
Therapie: Lokale Übernähung oder Umstechung, Resektion mit Anastomosierung im Gesunden.

Weitere seltene Dünndarmerkrankungen, die zu Perforationen führen können, sind die Enteritis phlegmonosa, die Panarteriitis nodosa sowie die Amöben- und Bakterienruhr.

Dünndarmstrikturen

Erworbene Strikturen des Dünndarms können radiogen (s. Kap. 26), vaskulär (lokale Ischämie), entzündlich (Morbus Crohn, Ulcus simplex, Panarteriitis nodosa) oder durch Tumoren (s. u.) ausgelöst werden.

Verwachsungsbauch: Praktisch wichtigste Form der exogenen Dünndarmstriktur sind die postoperativen Adhäsionen, d. h. die Ausbildung von Verwachsungen und Briden im Operationsbereich. Ursächlich hierfür sind Traumatisierung und Ischämie der Darmwand bei der Voroperation. Folge ist eine regionale Fibrinausschwitzung mit konsekutiver Entwicklung von Adhäsionen (Verklebung der Darmschlingen) und Bildung von Bindegewebesträngen *(= Briden)*. Die Entstehung von Briden und Adhäsionen ist operationstechnisch und medikamentös kaum beeinflußbar. Jeder abdominelle Eingriff birgt die Gefahr eines späteren Verwachsungsbauches in sich. Die Häufigkeit schwankt zwischen 1% (blande Appendektomie) bis zu 24% (schwere Peritonitis). Die Gefahr eines späteren Verwachsungsbauches ist ein Grund dafür, die Indikation zu jedweder Laparotomie sorgfältig abzuwägen.

Die unnötige Appendektomie von heute kann der Verwachsungsbauch von morgen sein!

Klinik: Häufig über Jahre anhaltende hartnäckige Beschwerden mit rezidivierenden inkompletten oder kompletten Ileuszuständen, episodenartigen Leibschmerzen, Dyspepsie, Stuhlgangsunregelmäßigkeiten, Blähbauch, tastbare Darmsteifungen, Stenoseperistaltik (s. Kap. 28).
Therapie: Operative Adhäsiolyse, innere Darmschienung über *Dennis-* bzw. *Miller-Abbot*-Sonde zur Erzeugung geordneter Verwachsungen. Alternativverfahren sind die Fixation der Darmschlingen durch seröse Nähte nach *Noble* oder transmesenteriale Nähte nach *Childs-Phillips* (s. auch Kap. 28, Abb. 28-15).
Prognose: Meist gut, aber in ca. 10% Rezidive.

Dünndarmfisteln

Innere und äußere Fisteln treten als Komplikationen von Bauchverletzungen, Morbus Crohn, Tbc, Aktinomykose, Karzinom, Perforation etc. auf (s. o.).
Klinik: Bei *äußerer* Fistelung Sekretentleerung mit Mazeration der Bauchhaut im Be-

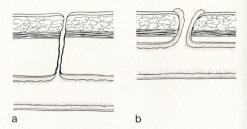

Abb. 25-10 Dünndarmfisteln:
a) langstreckige Fisteln
b) Lippenfistel (= entero-cutane Schleimhautauskleidung)

reich der Fistelöffnung. Bei *innerer* Fistelung Malabsorption durch intestinalen Kurzschluß und Blindsackbildung mit bakterieller Fehlbesiedlung.
Therapie: Konservativ mit parenteraler Ernährung, Flüssigkeits- und Elektrolytersatz bzw. voll resorbierbarer elementarer Diät, Hautschutz vor Mazeration (ätzender Dünndarmstuhl!) durch *Karaya-* oder *Pectin-* (Stomahäsiv®) -Platten, Klebebeutel. Instillation von Milchsäure zur Pufferung des alkalischen Dünndarmsaftes. Bei Persistenz der Fistel operative Revision, Resektion des fisteltragenden Abschnitts und End-zu-End-Anastomosierung.

Dünndarmfistel: Je langstreckiger, desto wahrscheinlicher die spontane Heilung

Prognose: Eine direkte entero-kutane Dünndarmfistel (Lippenfistel) (z. B. Ileostoma) ist spontan nicht heilungsfähig, sie bedarf des operativen Verschlusses. Langstreckige Fisteln neigen eher zur spontanen Heilung (Abb. 25-10).

25.5 Dünndarmtumoren
(GK 3: 22.1.6)

Sie machen etwa 4% der Darmtumoren aus; von ihnen sind 75% gutartig.

a) Gutartig:

Fibrome, Lipome, Adenome, Neurinome, Hämangiome, Myome und Adenomyome. Gutartige Darmtumoren sind charakteristisch für folgende Syndrome:

***Peutz-Jeghers*-Syndrom:** Intestinale, familiäre Polyposis im Jejunum und proximalen Ileum, selten im Magen und Kolon. Abnorme, periorale Pigmentierung mit Melaninflecken, in 15% maligne Entartung der Dickdarmpolypen.

***Gardner*-Syndrom:** Intestinale Polypose mit Weichteiltumoren und Osteomen (Kieferbereich!).

***Cronkhite-Canada*-Syndrom:** Intestinale Polyposis unter Mitbeteiligung des Dünndarms, Alopezie, Hautpigmentierungen, Hypoproteinämie, Fingernagelatrophie.

Morbus *Recklinghausen*: Im Rahmen der generalisierten Neurofibromatose (Haut, ZNS, Intestinum) auch intestinale neurofibromatöse Tumoren mit Stenosierungs- oder Blutungsneigung. Charakteristisches äußerliches Zeichen sind multiple Neurofibrome der Haut sowie *Café-au-lait*-Flecken.

Klinik: Meist stumm, nur gelegentlich Ileus durch Invagination und Obturationen oder Blutung aus Exulzeration (Neurinome, Hämangiome).
Therapie: Exzision (Abb. 25-11a), ggf. mit plastischer Erweiterung (Abb. 25-11b) oder Resektion. Wenn diese Verfahren nicht möglich sind: entlastende Umgehungsanastomose.
Prognose: gut.

b) Karzinoid:

Karzinoide sind Neoplasmen vornehmlich des Gastrointestinaltrakts, die zu den semimalignen Tumoren zählen. Neben der Appendix ist der Ileozökalbereich die häufigste Lokalisation (ca. 20%). Aber auch andere Abschnitte des Magen-Darm-Kanals, des Bronchialbaums und der Genitale können betroffen sein.
Kennzeichnend ist die Produktion von Serotonin; in Abhängigkeit von Zelltypen können auch *Kinine, Prostaglandine, Histamin, Insulin* u. a. Substanzen produziert werden.
Klinik: Durch submuköses Wachstum über viele Jahre asymptomatischer Verlauf. Bei fortschreitender Ausdehnung mit Tumorzerfall Blutung oder Ileus. In der Regel liegen zu diesem Zeitpunkt bereits Metastasen vor.

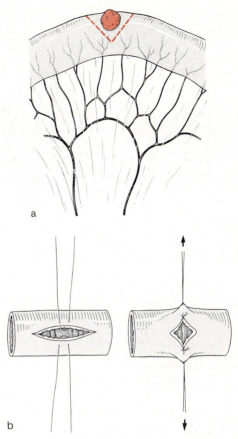

Abb. 25-11 Dünndarmwandexzision bei benignem Tumor:
a) Exzision
b) Längsspaltung, Quervernähung

In 5% entwickeln Karzinoide das sog. Karzinoid-Syndrom.

Karzinoid-Syndrom: Durch vermehrte *Serotonin*ausschüttung in die Blutbahn anfallsartige *Flush*-Zustände, Durchfallepisoden, Bauchkoliken sowie manchmal Asthma bronchiale. Späte Organfolgen sind eine rechtsseitige Kardiopathie (Fibrose der Trikuspidalklappe) sowie retroperitoneale Fibrosierungen. Das Karzinoid-Syndrom ist in der Regel mit einer Lebermetastasierung verbunden, so daß das intestinal anfallende Serotonin nicht mehr durch die Mono-Amino-Oxidasen der Leber abgebaut werden kann.
Diagnostik: Nachweis von *5-Hydroxy-Indol-Essigsäure* (= 5-HIES) als Serotonin-Meta-

bolit im Urin, notfalls durch wiederholte Bestimmungen.
Therapie: Dünndarmresektion unter Einschluß der Metastasenstraße. Cave: multizentrische Tumoren! Bei ausgedehnter Metastasierung palliative Resektion und Lymphknotenexstirpation zur Tumorverkleinerung. Symptomatisch mit Glukokortikoiden und Serotonin-Antagonisten.

c) Bösartig:

Malignome des Dünndarms sind Raritäten (ca. 5% aller malignen Darmtumoren). Ursache für die Tumorresistenz des Dünndarms soll die „ruhige Schleimhaut" (frühe embryonale Differenzierung), das alkalische Milieu ohne Stase (kurzer lokaler Schleimhautkontakt) sowie die chemische Indifferenz des Darminhalts sein. Proportional ist der Anteil der Sarkome an den Malignomen sehr hoch (1:4 im Dünndarm, 1:110 im Magen und 1:190 im Dickdarm). Bevorzugte Lokalisation beim Karzinom ist das Jejunum, beim Sarkom das Ileum (Abb. 25-12).

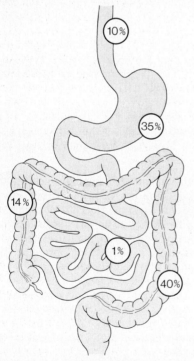

Abb. 25-12 Häufigkeit der Neoplasmen im Bereich des Gastrointestinaltraktes.

Klinik: Anfangs asymptomatisch, bei zunehmender Größe Ileus, gelegentlich freie Perforation oder Blutung. Meist Zufallsdiagnose.
Therapie: Radikale Resektion unter Einschluß des regionären Lymphabflusses wegen später Diagnose nur in 50% der Fälle noch möglich. Ansonsten palliative Resektion oder Entero-Entero-Umgehungsanastomose.
Prognose: Schlecht, 25% 5-Jahres-Heilung bei radikaler Resektion. Adjuvante chemotherapeutische und radiotherapeutische Behandlung ohne sicheren Erfolg.

25.6 Sonstige chirurgische Dünndarm- und Mesenterialerkrankungen

Mesenterialtumoren

Tumoren des Mesenteriums sind selten. Es besteht eine Verwandtschaft zu den primär retroperitonealen Tumoren (s. Kap. 38).

Mesenterialzysten: Zysten unterschiedlicher Ätiologie, z. B. zystische Lymphangiome (s. Kap. 38).
Klinik: Im Kindesalter oft akuter Ileus durch Abknickung, beim Erwachsenen abdomineller, gut beweglicher, häufig die Lage wechselnder Tumor.
Diagnostik: Palpation, Abdomenübersicht, Sonographie, Computertomographie.
Therapie: Exstirpation, ggf. unter Mitentfernung des abhängigen Darmabschnitts.

Blindsacksyndrom (GK 3: 22.1.4) (Abb. 25-13, 25-14): Blindsäcke (Divertikel, Darmstümpfe bei Seit-zu-Seit- und Seit-zu-End-Anastomosen oder ausgeschaltete Darmschlingen, innere Fisteln oder Umgehungsenteroanastomosen, z. B. Ileotransversostomie) bedingen eine Überwucherung des Darminhaltes mit Bakterien. Diese führt zur Dekonjugation der Gallensäuren sowie zur Konsumption von Vitamin B_{12}. Folge sind Diarrhoe, Steatorrhoe mit Hypokalzämie, chologene Diarrhoen und Vitamin-B_{12}-Mangel.
Klinik: Steatorrhoe, Diarrhoe, Meteorismus, Gewichtsverlust, Hypokalzämie, Zeichen des Vitamin-B_{12}-Mangels mit perniziöser Anämie bis hin zur funikulären Myelose.

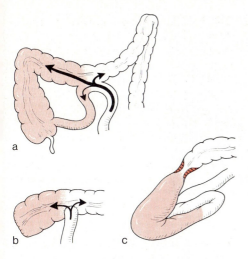

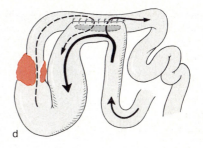

Abb. 25-13 Ursachen und Formen des Blindsacksyndroms:
a) Zustand nach Ileotransversostomie
b) End-zu-Seit-Anastomose
c) poststenotische Dilatation
d) Blindsack durch Enteroanastomose

Therapie: KONSERVATIV: *Tetracycline, Cholestyramin* (Gallensäurenbindung), Vitamin-B$_{12}$ zur Linderung der Beschwerden.
OPERATIV: Resektion des Blindsackes und End-zu-End-Anastomosierung.
Prophylaxe: Vermeidung von Seit-zu-Seit- oder Seit-zu-End-Anastomosen sowie Ausschaltungsoperationen bei gutartigen Erkrankungen (z. B. Ileotransversostomie).

Diarrhoe + Steatorrhoe + perniziöse Anämie → Blindsacksyndrom?

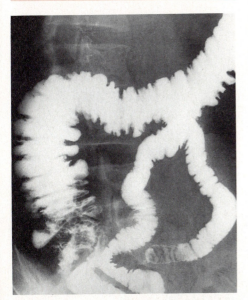

Abb. 25-14 Kolonkontrasteinlauf (KKE) bei Ileotransversostomie mit Blindsacksymptomatik.

Kurzdarmsyndrom: Ausgedehnte Dünndarmresektionen (M. Crohn, Karzinom, Trauma oder Mesenterialinfarkt s. u.) können zum Verlust großer Anteile des Dünndarmes führen.
Klinik: Chologene Diarrhoen, Malassimilation, Flüssigkeits- und Elektrolytverluste, Anorexie.
Therapie: Parenterale Langzeiternährung, *Cholestyramin.* Eine kausale operative Therapie im Sinne der Dünndarmtransplantation steht zur Zeit noch nicht zur klinischen Verfügung. Palliativ läßt sich eine Peristaltikbremsung durch Interposition eines anisoperistaltischen Jejunumsegmentes erreichen und hierdurch die Kontaktzeit verlängern. Allerdings ist ein derartiger Eingriff frühestens nach einem halben Jahr indiziert, da der Dünndarm eine erstaunliche Adaptationsfähigkeit besitzt.

Mesenterialinfarkt (GK 3: 22.1.5)

Arteriell embolischer Verschluß im Bereich der A. mesenterica superior oder A. mesenterica inferior. Auf den arteriellen Verschluß folgt die venöse Thrombosierung durch Stase. Bei Totalverschluß der A. mesenterica superior reicht die Infarzierung bis zur Mitte des Colon transversum. Bei peripherer Streuung der Embolien können auch umschriebene Areale infarziert sein. Selten liegt auch eine primäre Mesenterialvenenthrombose vor.
Klinik: Charakteristisch sind 3 Stadien: Ein

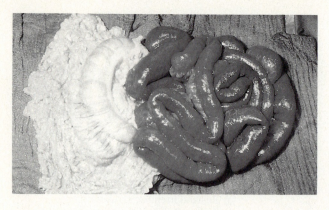

Abb. 25-15 Mesenterialinfarkt mit ausgedehnter Dünndarmnekrose.

schmerzhaftes Initialstadium von 6 Stunden (Infarzierung), das nachfolgende schmerzfreie („fauler Friede") Stadium von 12 Stunden (Wandnekrose) und das dritte Stadium der Peritonitis. Typisch ist die Vorgeschichte einer kardiovaskulären Erkrankung (z. B. absolute Arrhythmie), der Bauchschmerz im linken Mittel- bis Unterbauch (Maximum der Darmschlingen), der Schock sowie gelegentlich die blutige Stuhlentleerung. Klinisch besteht ein akutes Abdomen mit Druckschmerz meist im linken Mittel- bis Unterbauch (s. Kap. 28).
Diagnostik: Röntgen-Abdomenübersicht, Sonographie (Embolusnachweis im Gefäß, allerdings wenig verläßlich), Arteriographie, Laktat im Serum, bei Verdacht explorative Laparotomie.
Therapie: Versuch der Embolektomie innerhalb der ersten 6 Stunden, später Darmresektion entsprechend der Demarkierung (Abb. 25-15).

> **Mesenterialinfarkt:**
> Bei Verdacht → Angiographie
> Bei begründetem Verdacht → Laparotomie

Prognose: Sie korreliert mit dem Ausmaß und der Zeitdauer der Infarzierung. Bei über 12stündigem Verlauf beträgt die Letalität 80–100%.

Dünndarmresektion: Das Prinzip der Dünndarmresektion besteht in dem Bemühen, den krankhaften Abschnitt so radikal wie nötig und so sparsam wie möglich zu entfernen. Da der Dünndarm das einzige nicht entbehrliche Organ des Gastrointestinaltrakts ist, kommt seiner Erhaltung im Rahmen der resezierenden Maßnahmen eine erhebliche Bedeutung zu. Als Regel kann gelten, daß 30% der Gesamtlänge ohne Folgen reseziert werden können. Bei 50% Resektionslänge muß zumindestens vorübergehend, bei 75% langdauernd parenteral substituiert werden, da sonst Mangelerschei-

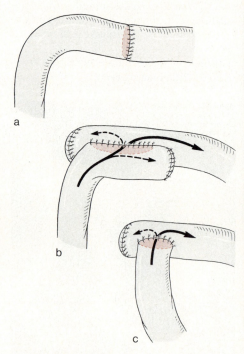

Abb. 25-16 Formen der Dünndarmanastomose:
a) End-zu-End
b) Seit-zu-Seit
c) End-zu-Seit

nungen unvermeidlich sind. Jüngere Menschen besitzen größere Kompensationsfähigkeiten als ältere, doch ist auch ein Kind mit weniger als 10% Dünndarm nur durch parenterale Ernährung lebensfähig.

Dünndarmresektion: So sparsam wie möglich, so radikal wie nötig

Die Anastomosen werden zur Vermeidung eines Blindsacksyndroms End-zu-End angelegt; Umgehungen (Entero-Enterostomien) werden nur bei Palliativ-Maßnahmen angewandt (Abb. 25-16). Die Ausleitung des Dünndarms als Ileostoma kann doppelläufig oder endständig erfolgen (Abb. 25-17).
Zur Steigerung der Reservoirfunktion kann ein Reservoir nach *Kock* (Abb. 25-18) aus der endständigen Dünndarmschlinge angelegt werden (Kontraindikation: M. Crohn). Die Pflege der peristomalen Haut durch *Karaya*-Paste, *Pectinplatten* (Stomahäsiv®) sowie Klebebeutel ist Bedingung zur Toleranz derartiger Stomata, da der ätzende Dünndarmstuhl die peristomale Haut sonst in erheblichem Maß schädigt.

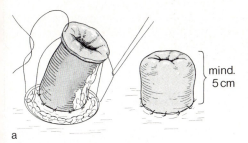

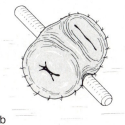

Abb. 25-17 Ileostoma:
a) endständiges Ileostoma prominens
b) doppelläufiges Ileostoma

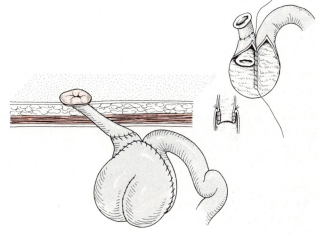

Abb. 25-18 Kock-Reservoir bei endständigem Ileostoma.

26 Kolon und Rektum (GK 3: 23; 24; GK 4: 3.3; 3.9; 3.10)

26.1.1 Anatomie

Topographie

Der Dickdarmrahmen umspannt die Leibeshöhle im Uhrzeigersinn. Colon ascendens und descendens sind sekundär retroperitoneal angeheftet, Colon transversum und sigmoideum mesenterial gestielt; ebenfalls sekundär retroperitoneal liegt in der Kreuzbeinhöhlung der Mastdarm, der ab der peritonealen Umschlagsfalte (*Douglas*-Raum), extraperitoneal auf dem Beckenbodentrichter verläuft und mit scharfem Knick das muskuläre Diaphragma durchsetzt. Diese Abwinkelung wird durch einen Verstärkungszug des M. levator ani, der Puborektalisschlinge, bewirkt. Im Bereich der Linea dentata geht der Mastdarm in den Analkanal über (s. Kap. 27).

Gefäßversorgung (Abb. 26-1)

Stammgefäße sind die A. ileocolica, die A. colica media aus der A. mesenterica superior und die A. mesenterica inferior. Die A. colica dextra kann als eigenständiges Gefäß oder als Ast der A. ileocolica entwickelt sein. Die A. mesenterica inferior verzweigt sich in die Hauptgefäße A. colica sinistra, A. sigmoidalis und A. hämorrhoidalis superior. Von größter praktischer Bedeutung ist eine Gefäßarkade zwischen den Stromgebieten der A. mesentericae superior und inferior im Bereich der linken Flexur, die *Riolan*-Arkade. Hierüber kann eine Durchblutung bis in den Sigmabereich über die A. mesenterica superior erfolgen. Das untere Rektum erhält Zuflüsse durch die Aa. hämorrhoidalis media und inferior aus der A. iliaca interna.

Lymphabfluß

Die Lymphdrainage erfolgt entlang der großen Gefäße, d. h. segmentär unipolar (Abb. 26-1). Lediglich im Versorgungsgebiet von Arkaden (Flexurenumgebung, Colon descendens) ist ein bipolarer Abstrom möglich. Die untere Rektumetage drainiert entsprechend der Gefäßversorgung zusätzlich über die parailiakalen Lymphknoten und findet in Analnähe Abfluß zu den inguinalen Lymphbahnen.

26.1.2 Physiologie

Kolorektum und After bilden eine Funktionseinheit mit der Aufgabe, aus dünnflüssigem Dünndarmstuhl einen geformten Kot zu bereiten, der kontrolliert abgegeben werden kann. Die wesentlichen resorptiven Leistungen des Kolon beschränken sich auf die Wasser- und Elektrolyt-Aufnahme. Aus der Stoffwechselaktivität der Darmbakterien anfallende Produkte (z. B. Vitamine) sind für die Ernährung unerheblich. Symbioti-

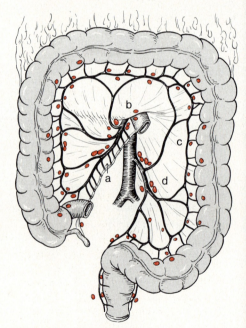

Abb. 26-1 Gefäßversorgung und Lymphabfluß des Kolon und Rektums:
a) A. ileocolica
b) A. colica media
c) A. colica sinistra
d) A. mesenterica inferior

sche Eigenschaften ergeben sich hinsichtlich der Aufschlüsselung von Ballaststoffen (pflanzliche Zellulose). Die durch Quellung bedingte Stuhlvolumenzunahme fördert die motorische Dickdarmaktivität. Neben örtlichen Misch- und Knetbewegungen erfolgt der eigentliche Stuhltransport in episodischen großen Transportbewegungen. Sie weisen deutliche zirkadiane Rhythmen auf mit Maxima in den Morgenstunden nach dem Aufstehen. Fördernd wirken Nahrungsaufnahme (gastrokolischer Reflex) und körperliche Arbeit. Dagegen läßt Ruhe die Transportbewegungen auslaufen. Als vorwiegend parasympathisch innerviertes Organ ist das Kolon entsprechend pharmakologisch stimulierbar. Abführende Wirkung haben darüber hinaus Substanzen oder Maßnahmen, die zur Volumenzunahme führen (Quellstoffe, Na- od. Mg-Salze [z. B. -sulfate], Klysma, Einlauf) und schleimhautreizende Pharmaka. Gleitmittel (Paraffin) fördern die Kotpassage.

26.1.3 Allgemeine Klinik

Leitsymptome von Erkrankungen des Dickdarms sind:

1. Störungen der Stuhlbereitung und Passage:
   - Stuhlverstopfung (Obstipation), d. h. weniger als 2 Stühle pro Woche.
   - Stuhlverhaltung (Ileus).
   - Durchfall (Diarrhoe), wiederholt wässerige bis breiige Stühle.
   - Stuhlirregularitäten (Wechsel von Obstipation und Diarrhoe vornehmlich bei Stenose; Verflüssigung der Randpartien des Kots durch vermehrte Sekretion und gesteigerte Peristaltik bewirken einen Abstrom des verflüssigten Kots: paradoxe Diarrhoe).
   - Blähungsbeschwerden (Meteorismus, häufig jedoch keine vermehrte Gasbildung nachweisbar: *Colon irritabile*).
2. Schmerzen:
   - gesteigerte Peristaltik (bei Passagehindernis, Reizzustand → krampfartiger Stuhldrang = Tenesmen).
   - Darmdistention (der Darm ist lediglich dehnungsempfindlich).
   - Entzündliche Darmwandprozesse, auch lokale oder diffuse Peritonitis.
   - Durchblutungsstörungen; akut: Strangulation, Volvulus, Inkarzeration, Invagination, Infarkt; chronisch: sklerotische Gefäßprozesse (Angina abdominalis), Bestrahlungsfolgen.
   - Tumorinfiltration.
3. Blutungen (s. auch Kap. 31):
   Wichtig sind Beziehungen zur Defäkation, Kotsäule, Farbe (hell = arteriell, z. B. Hämorrhoiden, Divertikel), dunkel = venös (Tumoren), gemischt (Entzündung), Intensität, Häufigkeit.
   - Defäkationsblutungen (Blutauflagerung auf dem Stuhl oder Nachblutung nach dem Stuhlgang).
   - Blutstuhl (überwiegend Blut oder koagelhaltiger Stuhl = Hämatochezie).
   - Teerstuhl = Melaena (Blutung aus höheren Darmabschnitten, Hämoglobin wird zu schwarzem Hämatin abgebaut).
   - Okkulte Blutung (kleinere Blutungen aus höheren Darmabschnitten werden durch Kot maskiert, Nachweis durch Peroxidasereaktion → Okkultblutteste).
4. Schleimabgang:
   - Schleimige Auflagerungen auf dem Kot.
   - Reine Schleimstühle, bei Entzündungen auch Schleim-Eiterstühle.
5. Eiterabgang (meist bei Erkrankung von Anus und Rektum):
   - Auch perianale Eiterungen (Fisteln).

26.1.4 Allgemeine Diagnostik

(Tab. 26-1)

Klinische Untersuchung

Inspektion: Leibesasymmetrien, Blähbauch, speziell auch Rahmenblähung mit eingesunkenem Zentrum (Kolonmeteorismus bei suffizienter *Bauhin*-Klappe), Prominenzen, Darmsteifungen (durch dünne Bauchdecken sich abzeichnende gesteigerte Peristaltik des Dünndarms), Operationsnarben, Hernien (auch als sog. Bruchzufall), Fistel zur

Tab. 26-1 Diagnosemaßnahmen bei Verdacht auf Dickdarmerkrankungen

Anamnese, klinischer Befund
Digitale Mastdarmuntersuchung
Rektoskopie / Proktoskopie
Koloskopie bzw. Rö-Kolon-Doppel-KE
Labor (bei positivem Befund)
Okkultbluttest
Zusatzuntersuchungen bei gesichertem Befund:
    Computertomographie (Becken, Leber)
    i.v.-Urographie
    Sonographie (Leber)
    Angiographie
    CEA, evtl. CA 19/9

Bauchdecke, Hautverfärbungen und andere. Unverzichtbar: Inspektion des Anus (s. Kap. 27).
Palpation: Druckschmerz (Lokalisation, Ausdehnung lokal-diffus, Intensität), Klopfschmerz, Abwehrspannung (lokal-diffus), Resistenzen (= Tumoren): Lokalisation (Größe, Verschieblichkeit, Dolenz), rektale Tastuntersuchung.
Perkussion: Meteorismus (Rahmenblähung, u. U. an einer Stenose endend), Aszites, Dämpfung über Resistenzen.
Auskultation: Darmgeräusche (Intensität, Charakter: spritzend, gurgelnd, klingend, spastisch [= ohrnah, knarrend] plätschernd, etc., Stimulierbarkeit).
Endoskopie: Untersuchungspositionen: Linke Seitenlage (bevorzugt), Steinschnittlage, Knie-Ellenbogenlage.
Proktoskopie (s. Kap. 27.1.2).
Rektoskopie: Möglichst schlanke Rektoskope verwenden (1,5 cm Durchmesser), da bessere Passage der Sigmaflexur. Untersuchung bis 25–30 cm möglich (in diesem Abschnitt sind 65% aller kolorektalen Neoplasmen lokalisiert!). Hauptinformation beim Rückführen des Geräts unter leicht kreisender Bewegung, Zeitaufwand 3–5 min (!) Biopsiemöglichkeit (Zangen-, Saug-, Schlingenbiopsie), operative Rektoskopie (Probeexzision, Polypenabtragung, Blutstillung usw.).
Koloskopie: (s. Kap. 11).

Röntgenverfahren

Abdomen-Übersichtsaufnahme (s. Kap. 28).
Kolonkontrasteinlauf (= KKE): Möglichst nur noch als Doppelkontrastverfahren nach *Welin* (Kontrastmittel und Luftinsufflation → bessere Schleimhautreliefdarstellung). Bei guter Technik Auflösungsvermögen unter 5 mm reichend, damit auch alle suspekten polypösen Formationen darstellbar (s. Kap. 26.3.3).
Computertomographie (= CT): Durch Erfassung von Dichteunterschieden geeignet zur Darstellung und Abgrenzung peri- und extraintestinaler Prozesse (Abszesse, Tumoren, Metastasen, vergrößerte Lymphknoten usw.).
Sonographie: Vielfach alternativ zur CT möglich, speziell Abszeß- und Metastasensuche (im Oberbauch der CT gleichwertig). Ungeeignet für Prozesse im Beckenbereich (ossärer Schallschatten, deshalb hier CT).
Endorektale Sonographie: Über endoskopisch eingeführten Schallkopf Beurteilung der Rektumwand und Bestimmung der Infiltrationstiefe von Tumoren.
I.v.-Urographie: Wegen der engen topographischen Nachbarschaftsbeziehungen bedeutsam (Entzündungen, Tumoren, Ureterenverlagerung), auch für die Nachsorge.

Ergänzende Untersuchungen: Magen-Darm-Passage (MDP). Für Prozesse im Ileozökalbereich Doppelkontrastverfahren in der *Sellink*-Technik bevorzugen. Thorax (u. a. Zwerchfellhochstand, -beweglichkeit, Ergüsse, Rundherde), nuklearmedizinische Untersuchungen (für Kolonerkrankungen wenig bedeutsam, Leberszintigraphie durch CT bzw. US entbehrlich. Knochenszintigraphie zum Metastasennachweis (selten bei kolorektalem Karzinom), fallweise Angiographie (Blutungen, Tumoren). Lymphographie durch CT entbehrlich.

Laboruntersuchungen: Bedeutsam nur im Hinblick auf Krankheitsfolgen (z. B. Entzündungsparameter, Eiweißstoffwechsel, Elektrolythaushalt, Harnstoff, Kreatinin). Tumorassoziierte Antikörper (speziell CEA) Normwerte bis 2,5 ng/ml (Nichtraucher), bis 5 ng/ml (Raucher). Als ergänzender Marker CA 19-9 (Normwert bis 36 U/ml) bei negativem CEA.

26.2 Allgemeine Probleme der Dickdarmchirurgie

Lokale Risiken: Blutversorgung, teilweise fehlender Peritonealüberzug (Rektum), Kollagenasengehalt, immanentes Infektionsrisiko (Tab. 26-2).
Allgemeine Risiken: Hohes Durchschnittsalter, große Häufigkeit komplizierter Krankheitsstadien, beträchtliche Komorbidität.

Tab. 26-2 Infektionsquellen in der Dickdarmchirurgie

Darmlumen
Darmschnittränder
Eröffnete Lymphbahnen
  (Lymphkontamination bei Entzündung und Stenose)
Analumgebung
Rektumexstirpationshöhle („horror vacui")
Darmfisteln
Abszesse und periintestinale Infiltrate
Stenosen
  („stagnant loop" bzw. Stase-Syndrom)
Präexistente Stomata
Pathologische Darmflora durch
  Grundkrankheit,
  Passagestörung,
  medikamentöse Therapie

Tab. 26-3 Operationsvorbereitung

Aktuell	Konventionell
Ernährung mit vollresorbierbaren Diäten (2400 kcal/die[1])	Flüssigkost (600 kcal/die[2])
oder	
Parenterale Hyperalimentation (fakultativ)	Nahrungskarenz über 24 Std.
Perorale Darmspülung	Wiederholte Reinigungseinläufe
	Wiederholte Abführmittelgabe
Perioperative Antibiotikaprophylaxe	

[1] ≙ 10 000 kJ/die   [2] ≙ 2 500 kJ/die

Operationsvorbereitungen
(Tab. 26-3)

Dickdarmoperation: Darmvorbereitung entscheidend!

Sie wurde wesentlich durch die orthograde Darmspülung verbessert (z. B. über eine Magensonde ca. 10 l körperwarmer Ringerlösung in 2–4 Std. am Vorabend der Operation, bis die Spülflüssigkeit klar ist). Auf Elektrolyt- und Säure-Basenhaushalt achten! Kontraindikationen: dekompensierte Darmstenosen, Herzinsuffizienz, Niereninsuffizienz. Die Antibiotikaprophylaxe, lange umstritten, erreicht eine deutliche Senkung infektiöser Komplikationen (nur systemisch wirksame Breitbandantibiotika als hochdosierte perioperative Kurzzeittherapie).

Notfalleingriffe

Hier bewährt sich das Prinzip der *Mehrzeitigkeit*, d. h. die Zergliederung der therapeutischen Aufgabe in weniger risikoreiche Einzelschritte. Beispiel: Ileus durch Sigmakarzinom: 1. Darmentlastung über Anus praeter transversalis, 2. Sigmaresektion: Anus praeter wird zur Protektion der Anastomose belassen, 3. nach Anastomosenheilung Anus praeter-Rückverlagerung. Alternative: Inkontinenzresektion zur Vermeidung intraabdomineller Nähte mit endständigem Colon descendens-A. p. und Rektumstumpfverschluß (Abb. 26-4a) oder Vorlagerungsresektion. Dies gilt vor allem für Fälle gestörter Asepsis mit primärer (Fisteln, Abszesse, Perforationen) oder sekundärer (Darmeröffnung, Kotaustritt) Kontamination des Bauchraumes. Bei Anlage einer primären Anastomose muß sie zunächst aus der Stuhlpassage ausgeschaltet werden *(protektiver Anus praeter)*.
Zusätzliche Maßnahmen: Intraabdominelle Spülungen. Antibiotikaprophylaxe, Abriegelung des Entzündungsraumes durch Induktion von peritonealen Verklebungen durch Tamponaden. Großzügige Drainagen, partielles oder gänzliches Offenlassen von Operationswunden (speziell sakrale

Amputationshöhle – offene Wundbehandlung, s. Kap. 1.4).

> **Dickdarm – Notfalleingriff: Protektiver Anus praeter**

Elektiveingriffe

Dank optimierter Vorbereitungsmöglichkeiten konnte das Therapierisiko deutlich gesenkt werden. Betrug früher die Letalität bei resezierenden Eingriffen je nach Art 8–15%, so liegt sie heute deutlich unter 5%. Damit wird Einzeitigkeit zunehmend zum vertretbaren Therapieprinzip.

Standardoperationen

Aus den anatomischen Verhältnissen lassen sich die Standardoperationen am Kolorektum entwickeln (Abb. 26-2 a–d).

Rechtsseitige Hemikolektomie: Entfernung des von der A. ileocolica versorgten Gebietes, Anastomose am rechten Colon transversum. Durch Fortfall der Ileozökalklappe kann eine (vorübergehende) Durchfallneigung auftreten (Abb. 26-2 a).

Segmentresektion: Sie orientiert sich in ihrer Ausdehnung an einem Hauptgefäß bzw. einer Hauptarkade (Typ Sigma-, Transversumresektion) (Abb. 26-2 b, c).

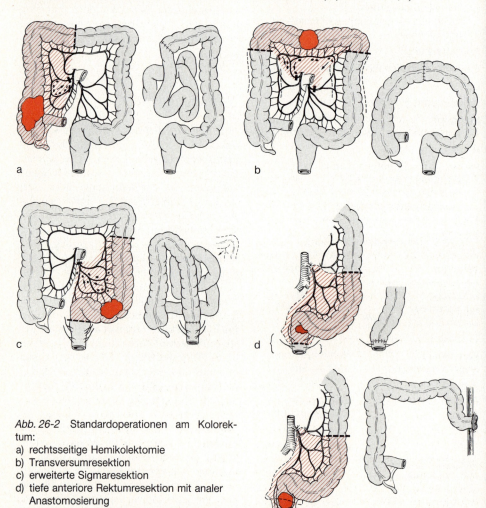

Abb. 26-2 Standardoperationen am Kolorektum:
a) rechtsseitige Hemikolektomie
b) Transversumresektion
c) erweiterte Sigmaresektion
d) tiefe anteriore Rektumresektion mit analer Anastomosierung
e) abdominoperineale Rektumamputation

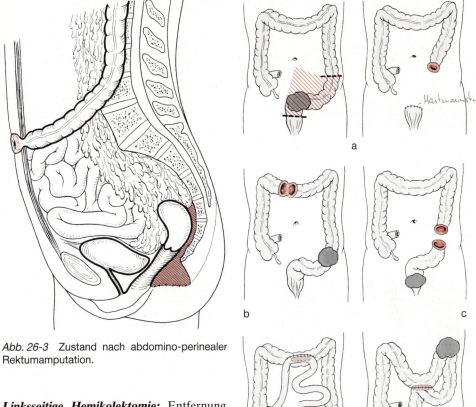

Abb. 26-3 Zustand nach abdomino-perinealer Rektumamputation.

Linksseitige Hemikolektomie: Entfernung des von der A. mesenterica inferior versorgten Gebietes. Anastomose zwischen dem linken Colon transversum und mittlerem Rektum.

Anteriore Rektumresektion: Entfernung des von der A. hämorrhoidalis superior (A. mesenterica inferior) versorgten Gebietes (Abb. 26-2d). Anastomose zwischen Sigma-Descendens-Übergang und Rektum (anterior = von vorne, vom Bauchraum im Gegensatz zu der von posterior = von hinten, para- oder transsakral erfolgenden Resektion, s. u.).

Inkontinenzresektion: Verzicht auf die Wiederherstellung der Darmkontinuität zur Verminderung des operativen Risikos. Der orale Darmschenkel wird endständig ausgeleitet (Anus praeter naturalis = A. p. oder Kolostoma, kurz Stoma). Der aborale Schenkel kann bei genügender Beweglichkeit ebenfalls ausgeleitet werden (Typ *Devine*) oder wird blind verschlossen (Typ *Hartmann* (Abb. 26-4a).

Abb. 26-4 a–e Palliativoperationen am Kolorektum:
a) Inkontinenzresektion nach Hartmann (auch als Radikaloperation möglich)
b) doppelläufiger Transversum-A. p.
c) doppelläufiger Sigma-A. p.
d) Ileotransversostomie
e) Transversosigmoidostomie

Rektumamputation (Abb. 26-2e und 3): Totalentfernung von distalem Sigma, Rektum und Anus. Endständige Ausleitung des Sigma als A. p. Die hintere Mastdarmauslösung kann von perineal (abdomino-perineale Rektumamputation nach *Miles*) oder mit Entfernung des Steißbeins und eines Kreuzbeinanteils erfolgen (abdomino-sakrale Amputation nach *Quénu*). Bei Kontamination der Sakralhöhle (Infektion, Darmaufbruch) wird die hintere Wunde offen tamponiert und heilt sekundär durch Granulation (s. Kap. 1.4).

Kolektomie: Entfernung des Gesamtkolons mit Ausnahme eines Rektumrestes entweder mit endständiger Ausleitung des Ileums (Ileostomie) und Blindverschluß des Rektums oder mit Passagewiederherstellung (Ileorektostomie; hierfür zahlreiche Anastomosenvarianten).

Proktokolektomie: Totalentfernung des Dickdarms entweder mit Ileoanostomie (selten, da funktionell unbefriedigend) oder mit Exstirpation des Anus und endständiger Ileostomie.

Seltenere Resektionsformen

Durchzugsoperation: Ziel: Erhaltung des Sphinkterapparates und damit der Kontinenz bei analnahen Erkrankungen. Bei genügend langem oralen Kolonschenkel wird dieser durch den Anus und/oder das nach außen ausgewendete Rektum gezogen. Die Anastomose erfolgt ein- oder zweizeitig vor dem Anus. Nach Naht oder nach Verklebung der Darmzylinder (sog. Kontaktanastomose) erfolgt die Reposition durch den Anus.

Vorlagerungsresektionen *(von Mikulicz, Bloch):* Ziel: Vorlagerung eines Krankheitsprozesses (Entzündung, Perforation, Karzinom) vor die Bauchhöhle, um ihn später mit geringerem Risiko vor der geschlossenen Bauchdecken resezieren zu können. Die Resektion erfolgt in gleicher Sitzung (einzeitig) oder nach einigen Tagen. Es verbleibt ein doppelläufiger A. p., der später zurückverlegt werden kann. Nur an gut beweglichen Darmabschnitten möglich.

Ausschaltungsoperation: Palliative Behandlungsmaßnahme. Ein erkrankter Darmabschnitt wird durch die Anlage eines doppelläufigen A. p. aus der Kotpassage ausgeschaltet (Abb. 26-4a, b, c). Die A. p.-Anlage erfolgt an den gut mobilen Darmabschnitten Sigma, Transversum oder distalem Ileum (Abb. 26-5). Da sich der ausgeschaltete Darmabschnitt drainieren muß, wird immer ein doppelläufiger A. p. angelegt.

Umgehungsoperation: Ebenfalls palliative Maßnahme. Bewegliche Darmabschnitte werden aboral eines Krankheitsprozesses mit dem Dickdarm anastomosiert (z. B. Ileotransversostomie). Die Verbindung erfolgt Seit-zu-Seit, iso- oder anisoperistaltisch (Abb. 26-4d, e).

Darmfistel: Im Gegensatz zur A. p.-Anlage, bei der der ganze Darmquerschnitt ausgeleitet wird,

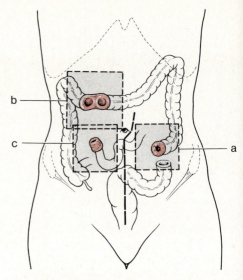

Abb. 26-5 Optimale Anus praeter-Positionen:
a) Sigmaafter
b) Transversumafter
c) Ileostoma

handelt es sich bei der Fistel um eine seitliche Darmöffnung zur Bauchdecke. Die Passage bleibt erhalten. Man unterscheidet Lippen- und Röhrenfisteln. Bei Lippenfisteln grenzt Schleimhaut an Haut; Röhrenfisteln weisen einen Granulationszylinder zwischen Schleimhaut und Haut auf; sie sind daher durch Schrumpfung spontan heilungsfähig.

Pouch-Anastomosen: Bilden eines Reservoirs aus den unteren Ileumschlingen, das mit dem After unter Erhaltung der unteren Rektummuskulatur vereinigt wird (Abb. 26-12).

Postoperative Komplikationen

Heilungsstörungen an der Anastomose werden in etwa 10% klinisch manifest (Kotfistel, Peritonitis). Ist der Entzündungsraum gut abgegrenzt, kann zugewartet werden. Bei Peritonitis ist die Relaparotomie obligat (s. Kap. 28).

Kotfistel: Meist spontan heilungsfähig (Ausnahme: Lippenfistel)

Insgesamt machen entzündliche Komplikationen (Fisteln, intraabdominelle Abszesse, Wundheilungsstörungen) über 60% der

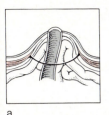 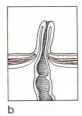 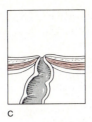 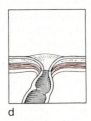 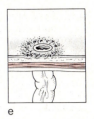

Abb. 26-6 Stomakomplikationen:
a) Peristomale Hernie
b) Prolaps
c) Stenose
d) trichterförmige Einziehung
e) Mazeration der Haut

postoperativen Komplikationen aus, deren Häufigkeit durch die optimierte Vorbereitung jedoch drastisch gesenkt werden konnte.
Spezielle Komplikationen nach Rektumamputation: Primärheilung problematisch („horror vacui"), lange persistierende Resthöhlen. Frühileus durch Dünndarmeinklemmung in Peritonealschlitzen, Spätileus durch Verwachsungen. Beeinträchtigung des Urogenitalsystems durch sekundäre retroperitoneale Darmfibrose (s. Kap. 38), Harnblasenverlagerung, Zystozelen, Innervationsschäden durch Läsionen autonomer Nerven mit Miktions- und Potenzstörungen (20–60% je nach Grundkrankheit), dorsale Scheidendeviation; dagegen direkte Verletzungen (Harnblase, Ureteren) mit 2–6% selten.

Anus praeter-Versorgung

Die schwerwiegendsten Probleme (Geruchsbelästigung, Hautschäden, Verschmutzung) sind durch geruchsdichte Klebebeutel und Hautschutzfolien gelöst. Bei Sigmastomata kontrollierte Stuhlentleerung durch Selbstirrigation. Künstliche Verschlußsysteme: Freie Transplantation glatter Muskulatur; der Magnetverschluß hat enttäuscht. Viele Versorgungsprobleme resultieren aus Anlagefehlern. Selbsthilfeorganisation für Stomaträger: Deutsche ILCO (*Ile*ostomie + *Col*ostomie). Kunstafterkomplikationen sind häufig und bis zu einem gewissen Grade unvermeidlich. Typisch sind peristomale Hernie, Prolaps, Stenose, Retraktion, peristomale Dermatitis (Abb. 26-6) und die prästomale Siphonbildung. Als Spätkomplikation wird das Karzinom am A. p. diskutiert.

Ein Stoma ist kein Berentungsgrund

Diätvorschriften entbehrlich, Berufswechsel nur bei schwerer körperlicher Arbeit erforderlich. Für den Stomaträger sollte eine möglichst normale Lebensführung angestrebt werden. Für Sport und Freizeit keine Einschränkung. Bei Ileostomieträgern auf ausreichende Trinkmengen achten (Gefahr von Nierensteinen); Gallensäureverluste begünstigen Gallensteinbildung. Sexualprobleme sind lösbar. Die Zahl der Schwangerschaften bei verheirateten Ileostomieträgerinnen entspricht der ihrer Altersgenossinnen. Die Geburt ist auf natürlichem Weg möglich.

26.3 Spezielle Chirurgie von Kolon und Rektum

26.3.0 Mißbildungen

(GK 3: 23.1.1, 24.1.1) (s. Kap. 52)

26.3.1 Verletzungen

(GK 3: 23.1.2, GK 4: 3.11) (s. Kap. 30)

Ursachen: Stumpfe Traumen vorwiegend im Übergangsbereich fixierter zu beweglichen Darmabschnitten (Zökum, Sigma): Quetschungen über Widerlagern (außen: z. B. Lenkstange, Gurt, innen: Wirbelsäule), auch Berstungen (Luftkammern!).
Perforierende Verletzungen durch Messerstiche, Glassplitter (Sturz durch Glastür), Geschosse, Granatsplitter, passierende Fremdkörper (z. B. Zahnstocher).
Iatrogen (häufigste Ursache von Kolonverletzungen durch – operative – Endoskopie

und Irrigation). Besonders gefürchtet: Perforation beim Barium-Kontrasteinlauf, da potenzierte Wirkung von kotig kontaminiertem Barium (extraperitoneal schwerste rezidivierende Phlegmonen und Abszesse, sekundär ausgedehnte Fisteln und Stenosen; intraperitoneal schwere toxische Peritonitis).
Anorektalbereich: Pfählung, Masturbation (oft monströse Fremdkörper wie Sektflaschen u. a.), Knocheneinspießungen bei Beckenfrakturen, iatrogen (Fieberthermometer, Klysmen, Irrigatoren), Verletzungen bei Kinderspielen, manchmal Manipulation bei Geisteskranken.
Klinik: Abhängig von Begleitverletzungen; diffuse Peritonitis bei freier Perforation, lokale Peritonitis bei gedeckter (auch retroperitonealer) und zweizeitiger Perforation, äußere Verletzungsspuren (Schürfungen, Quetschmarken, Einstichwunden) beachten. Bei anorektalen Verletzungen auf Sphinkterläsionen achten (Analkanal klafft).
Diagnostik: Diagnostische Lavage, Röntgen-Abdomenübersicht im Stehen, Sonographie, Gastrographin®-KKE, fallweise CT.

Verdacht auf Kolonperforation: Keine Endoskopie, kein Barium-KKE!

Therapie: Stumpfe Verletzungen sorgfältig überwachen, bei Auftreten peritonitischer Zeichen explorative Laparotomie. Bei perforierenden Verletzungen immer sofort laparotomieren. Bei penetrierenden Darmverletzungen die Gegenseite (Ausstich) beachten.
Die primäre Rekonstruktion ist mit einem protektiven A. p. zu verbinden, besser ist oft bei kotverschmutztem Abdomen die Inkontinenzresektion (s. o.). Bei geringfügigen Verletzungen im extraperitonealem Rektum kann zunächst zugewartet werden, ansonsten Sigmakolostomie. Unter ihrem Schutz Sphinkterrekonstruktion erst Monate nach Ausheilung.
Prognose: Stets ernst, Letalität von 2% (endoskopische Perforation) über 10% (Messerstiche) bis 50% (Geschoßverletzungen). Bei anorektalen Verletzungen Kontinenzverlust möglich.

26.3.2 Entzündliche Erkrankungen

Appendizitis (GK 3: 23.1.3; GK 4: 1.3)

Häufigste operationsbedürftige intraabdominelle Erkrankung.

Häufiges ist häufig: z. B. Appendizitis

Appendicitis acuta

Ursachen: Unklar, offenbar im Bauplan dieses rudimentären Organs begründet (mangelhafte Schwellfähigkeit, Versorgung durch funktionelle Endarterien). Unbekannt ist, welche Bedeutung dem Reichtum an lymphatischem Gewebe für den speziellen Entzündungsablauf zukommt (vgl. Tonsillitis). Begünstigende Faktoren sind Entleerungsstörungen der Appendix (Kotstein, Narben, Abknickungen, Zökalblähungen, Zökumtumore u. a.). Auslösend wirken vielfach allgemeine und intestinale Infekte (lokale Dekompensation).
Pathologisch-anatomische Erscheinungsformen und Komplikationen: Voll reversibel ist nur das *katarrhalische Stadium* (Rötung, Schwellung, kein Eiter). Das *seropurulente Stadium* markiert den Übergang zur destruktiven Entzündung mit den Stufen Appendicitis ulcero-phlegmonosa, empyematosa und gangraenosa. Mit zunehmender Zerstörung wird die Wand durchlässig für Bakterien (*Periappendizitis, lokale Peritonitis*). Kann diese durch Peritonealverklebungen eingegrenzt werden, entwickelt sich ein sog. *perityphlitischer Abszeß*. Versagt die Abriegelung, kommt es zur *diffusen Peritonitis*. Beim *appendizitischen Infiltrat* fehlt die freie Eiterbildung. Die den Entzündungsraum abschottenden Strukturen wie Zökumpol, Netz und Dünndarmschlingen verkleben zu einem Konglomerattumor. Bei freier Eiterbildung finden sich Abszesse (nach ihrer Häufigkeit geordnet) im *Douglas*-Raum, Zwischenschlingenbereich, subphrenisch und subhepatisch.

Klinik: Im Beginn oft allgemeine intestinale Beschwerden (Oberbauchschmerzen), die sich in den rechten Unterbauch verlagern, Inappetenz, Übelkeit, Erbrechen, seltener

Durchfälle oder Stuhl- und Windverhaltung. Später zunehmende rechtseitige Unterbauchbeschwerden. Fieber anfangs gering, später ansteigend. Nach Perforation u. U. kurzzeitige Erleichterung, dann rasch zunehmende Verschlechterung mit den Zeichen des akuten Abdomens (s. Kap. 28). Schmerzausbreitung vom Unterbauch über die gesamte Bauchhöhle. Schwere Beeinträchtigung des Allgemeinzustandes mit septisch toxischem Krankheitsbild.

Das Schicksal der akuten Appendizitis entscheidet sich in den ersten 24–48 Stunden

Schleichender ist oft der Verlauf bei der *Altersappendizitis* (geminderte Allgemeinreaktion, Indolenz, Spannungsverlust der Gewebe), heftiger und mit frühzeitig ausgeprägten allgemeinen Symptomen bei Kleinkindern. Kaschiert wird die Symptomatik meist bei gleichzeitiger Einnahme von Kortikoiden oder Zytostatika.

Diagnostik:

Akute Appendizitis: Klinische Diagnose

Klinische Untersuchung:
Leitbefund ist der Druckschmerz im rechten Unterbauch mit Maximum am *McBurney* – und/oder *Lanz*-Punkt (Abb. 26-7a), kontralateraler Loslaßschmerz *(Blumberg)* (= tiefe Impression des linken Unterbauchs mit plötzlicher Entlastung: Schmerz rechts), Ausstreichschmerz *(Rovsing)* (= Schmerzen bei Ausstreichen des Kolons gegen den Zökumpol). Zur Abwehrspannung kommt es erst bei Beteiligung des parietalen Peritoneums (lokale Peritonitis).

Appendizitis: Ausbreitung der Abwehrspannung über den rechten Unterbauch hinaus → höchste Gefahr

Darmgeräusche anfangs oft lebhaft (begleitende Enteritis), später abgeschwächt, Sistieren bei diffuser Peritonitis (paralytischer Ileus). Rektal kann inkonstant ein rechtssei-

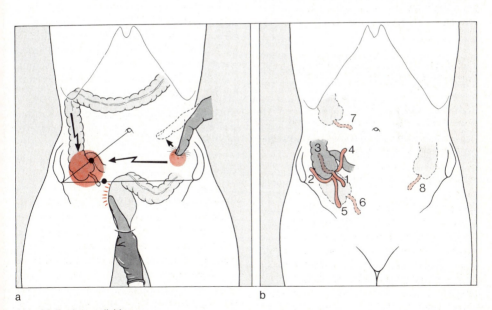

Abb. 26-7 Appendizitis:
a) typische Druckpunkte bei Appendizitis (s. Text)
b) Lageanomalien der Appendix
1 regulär
2 parazökal
3 retrozökal
4 paraileal fixiert
5 im kleinen Becken
6 Zökum-Tiefstand
7 Zökum-Hochstand
8 situs inversus

tiger Druckschmerz bestehen (*Douglas*-Schmerz = Exsudat im kleinen Becken). Die Zunge ist meist belegt, später auch trokken. Solange der Befund umschrieben ist, übersteigt das Fieber selten subfebrile Werte. Axilläre-rektale Temperaturdifferenz von über 0,8 °C in ca. 50%.

Diagnoseerschwerung durch (häufige) *Lageanomalien* der Appendix (Abb. 26-7b). Besonders häufig führt die *retrozökale Lage* zur Diagnoseverschleppung, da das Entzündungsfeld gut abgedeckt ist. Deutlicher tritt bei diesen Fällen das *Psoas-Zeichen* hervor: die schmerzhafte Reizung der Psoasfaszie führt zur Entlastungshaltung des Muskels, also zur Beugung des rechten Beines im Hüftgelenk. Bei Streckung des Beines wird ein Dehnungsschmerz empfunden. Beim *Zökumhochstand* (unvollständige Darmdrehung) lokalisiert sich das Entzündungsgeschehen in den rechten Oberbauch. Zur Seitenvertauschung kommt es bei noch weitergehenden Rotationsstörungen des Darms und beim (sehr seltenen) Situs inversus.

Labor: Leukozytose (> 12000 µl), ihre Höhe korreliert jedoch nur bedingt mit der Akuität der Erkrankung. Bei alten Patienten kann sie ausbleiben, bei Kleinkindern schon bei blanden Formen hohe Werte erreichen. Zur Abgrenzung von Harnwegsprozessen: Urinsediment, jedoch bei Frauen nur verwertbar bei Katheterurin (einfacher: Urostix-Untersuchung).

> **Eine fehlende Leukozytose schließt die akute Appendizitis nicht aus**

Röntgen-Abdomenübersicht: Zökummeteorismus und Spiegelbildungen im rechten Unterbauch, gelegentlich ein Verstreichen des rechtsseitigen Psoasrandschattens. Bei ausgedehnter Peritonitis paralytischer Ileus. Auch bei Perforation keine freie Luft. Extraintestinal lokalisierte Spiegel (parazökal, subhepatisch, subphrenisch) weisen auf Abszesse hin.

Differentialdiagnose: Entsprechend den einzelnen Lebensabschnitten ergeben sich unterschiedliche Schwerpunkte (s.a. Kap. 28):

KLEINKINDER: Allgemeininfekte, Angina tonsillaris (sehr häufig!), Pneumonie, Ileozökalinvagination, Coecum mobile, Sigmavolvulus, Morbus Hirschsprung, Enterocolitis necroticans.

SCHULKINDER: Enteritis, Yersiniose, Coecum mobile, Wurmerkrankungen, intestinale Duplikaturen, Malrotation.

PUBERTÄT UND JUNGES ERWACHSENENALTER: Morbus Crohn, Enterokolitis, Betäubungsmittelentzug, abdominelle Tuberkulose, Menarche, Mittelschmerz (Ovulation), Follikelpersistenz, Adnexitis, Tubargravidität, Endometriose, Harnwegsinfekte.

MITTLERES LEBENSALTER: Ulcus ventriculi und duodeni, Cholezystitis, -lithiasis, Pankreatitis, Morbus Crohn, Colon irritabile („Coecocolon dolorosum"), Urolithiasis, Harnwegsinfekte, Adnexitis, Endometritis, Ovarialzyste (evtl. Stieldrehung). Tubargravidität.

HÖHERES LEBENSALTER: Kolonkarzinom, Divertikulitis coli, Ileus, Gallenblasenempyem, Darminfarkt, ischämische Kolitis, Dünndarmtumoren, Nierentumoren, Hydronephrose, Koronarinfarkt, Aneurysma dissecans der Aorta abdominalis.

OHNE FESTE ALTERSBINDUNG: Komplikationen eines *Meckel*-Divertikels, innere Hernien, Karzinoide (auch die der Appendix – meist Zufallsbefund), Typhus und Paratyphus, Porphyrie, Intoxikation (Arzneimittel, Blei), verschluckte passierende Fremdkörper, Psychose.

Operationsindikation: Die einzig kausale und erfolgreiche Therapie der akuten Appendizitis ist die Appendektomie. Die Operation bedeutet Diagnosesicherung und Therapie.

> **Akute Appendizitis: Unverzügliche Operation!**

Bei begründetem Verdacht sollte man angesichts der geringen Belastung des Eingriffs operieren. Jedoch: keine Appendektomie ohne hinreichenden Verdacht. In verschleppten Fällen mit gut abgegrenztem Lokalbefund im Sinne des perityphlitischen Abszesses kann unter stationären Bedingungen das Abklingen der Entzündungsreaktion abgewartet werden (Gefahr der operativen Keimverschleppung durch Lösen der Verklebungen). Nur in diesen Fällen zunächst konservative Therapie mit Nulldiät, parenteraler Ernährung, Eisblase, schonendem Nahrungsaufbau, Antibiotika fragwürdig. Appendektomie im Intervall von 2–3 Monaten.

Operation (Abb. 26-8 a–c):

Häufigster Zugang ist der Wechselschnitt im rechten Unterbauch (die Schnittführung wechselt in den einzelnen Schichten der Bauchdecke entsprechend den Spaltlinien bzw. dem Faserverlauf). Nachteil: Geringe Erweiterungsfähigkeit bei unübersichtlichen Situationen. In dieser Hinsicht günstiger: Pararektalschnitt, daher vor allem bei primär noch unklarer Situation bevorzugt. Nachteil: häufiger Hernien, auch Lähmungen des M. rectus abdominis, kosmetisch ungünstiger. Bei akutem Abdomen (diffuse Peritonitis) oder primär unklaren abdominellen Krankheitsbildern: unterer Mittelschnitt. Die Appendix wird nach Durchtrennung des Mesenteriolums zwischen Ligaturen (= Skelettierung) an der Zökumbasis ligiert und abgesetzt, der Stumpf in das Zökum eingestülpt und durch Naht versenkt (Tabaksbeutel-, Z-Naht und/oder sero-muskuläre Reihennaht). Der untere Dünndarm ist nach einem *Meckel*-Divertikel abzusuchen. Die Eitersammelstellen (Zökumlager, Douglas, subhepatischer oder subphrenischer Raum) sind sorgfältig zu reinigen, evtl. mit zusätzlichen Spülungen (Vorgehen bei diffuser Peritonitis s. Kap. 28.2). Findet sich freier Eiter, wird eine Drainage eingelegt. Stößt man auf einen perityphlitischen Abszeß und ist die Appendix nicht ohne weiteres zu entfernen, genügt die alleinige Drainage. Bei Vorliegen einer perforierten Appendizitis oder Abszedierung Antibiotikaprophylaxe!

Verhalten bei nicht bestätigter Appendizitis: Erweist sich die Diagnose als Irrtum, ist wegen des geringen Risikos bei fehlenden Abdominalerkrankungen dennoch eine prophylaktische Appendektomie vertretbar. Liegt eine andere abdominelle Krankheit vor, unterbleibt die Appendektomie. Bei Vorliegen eines Morbus Crohn wird wegen der Gefahr einer Crohn-Fistelbildung auf eine Appendektomie verzichtet, wenn die Appendix unverändert oder vom Morbus Crohn betroffen ist. Ist die Appendix eitrig entzündet, wird sie exstirpiert. Die Crohn-erkrankten Darmabschnitte werden nur angegangen, wenn vitalbedrohliche Komplikationen vorliegen (Perforation, Ileus).

Postoperative Therapie:

Bei störungsfreiem Verlauf anfangs kurzfristige Infusionstherapie, Flüssigkeitskarenz für 24 Stunden, Nahrungsaufbau nach 48 Stunden. Bei komplizierten Fällen individuelle Therapie entsprechend dem Abdominalbefund. Bei Peritonitis zunächst Breitbandantibiotika in hoher Dosierung, später nach Vorliegen der Resistenzbestimmung ggf. Umstellung. Frühzeitige Darmstimulation bei Peritonitis, bei fortgeschrittenen Fällen auch Dekompression über nasoenterale Sonde.

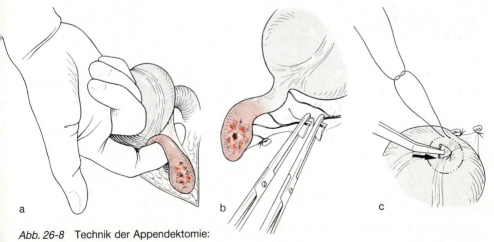

Abb. 26-8 Technik der Appendektomie:
a) Luxation der Appendix
b) Skelettierung der Appendix
c) Abtragung und Versenkung des Stumpfes mit Tabaksbeutelnaht

Postoperative Komplikationen:
Häufigkeit abhängig vom Stadium der Appendizitis. Bei eitriger Appendizitis hohe Rate an Wundinfektionen. Intraabdominelle Abszesse wesentlich seltener (Prädilektionen: Zökumlager, Douglas, Zwischenschlingenabszesse). Protrahierte postoperative Darmparalyse bei eitriger Appendizitis und Peritonitis. Frühileus (5.–10. postoperativer Tag) durch Verklebungen, Spätileus auch nach Jahren und Jahrzehnten durch Briden. Kotfistel gelegentlich durch Stumpfinsuffizienz, sehr oft bei Morbus Crohn (vielfach erster Hinweis auf Manifestation eines Morbus Crohn).
Prognose: Bei Frühoperation sehr gut, Heilung in 7 Tagen. Todesfälle vornehmlich durch septische Komplikationen bei verspäteter Intervention (über 10% bei diffuser Peritonitis).

Chronische Appendizitis

Der Krankheitswert der chronischen Appendizitis ist umstritten. Pathologisch-anatomisch finden sich Vernarbungen, periappendizitische Verwachsungen und restliche Entzündungsinfiltrate. Klinisch bestehen wechselnde Schmerzen im rechten Unterbauch. Im Kolonkontrasteinlauf sowie in der fraktionierten Magen-Darm-Passage kann ein fehlender Appendix-Nachweis ein indirektes Hinweiszeichen sein. Die Appendektomie hat nicht selten den Charakter einer Verlegenheitslösung. Immerhin wird die Mehrzahl der Operierten postoperativ beschwerdefrei.

Colitis ulcerosa (GK 3: 23.1.4)

Ätiologie: Weitgehend ungeklärt, auch der Verlauf ist kaum prognostizierbar. Diskutiert werden Mechanismen des autoaggressiven Formenkreises, Virusinfektionen, diätetische Zusammenhänge. Auffällige psychische Züge und die stark affektive Färbung des Krankheitsverlaufes lassen an psychosomatische Zusammenhänge denken, jedoch weniger in Form der Krankheitsauslösung als der Krankheitsprägung.
Morphologie: Primär eine Entzündung der Mukosa des Kolons, die je nach Heftigkeit von der einfachen Hyperämie bis zur ulzerösen Schleimhautzerstörung reicht. Bei sehr heftiger Reaktion wird auch die übrige Wand bis hin zur Perforation einbezogen. Bei chronischen Prozessen kommt es zur narbigen Erstarrung der Kolonwand mit Verlust der Haustrierung. Schleimhautregenerate können sich polypoid auffalten (Pseudopolypen). Die chronische Irritation begünstigt die Fehlregeneration, die über die schwere Dysplasie zur malignen Transformation führt. Ihr Risiko wächst in Abhängigkeit von der Schwere mit der Laufzeit der Krankheit und übersteigt nach 25 Jahren 40%.
Bevorzugt entwickelt sie sich aszendierend aus dem Rektum (distale Form) schließlich über das ganze Kolon (totale Kolitis). Die deszendierende (proximale) Form mit Beginn im rechten Kolon ist wesentlich seltener. Früher häufiger beschriebene segmentäre Formen müssen dem M. Crohn (s. Kap. 25) zugerechnet werden. Als Abortivform kann sie sich auf die distale Rektumampulle beschränken.
Klinik: Zwei Altersgipfel im 3. und nach dem 5. Lebensdezennium. Kann auch schon im Kindesalter auftreten. Vielfach hochintelligente Kranke (pathologische Bindung an Bezugspersonen).

> **Colitis ulcerosa → Leitsymptom: blutig-schleimige, frequente Stühle**

Stuhlfrequenz und Krankheitsintensität korrelieren eng. Tenesmen, Gewichtsverluste bis zu anorexieartigen Zuständen, Anämie, Eiweißmangel, Abwehrschwäche und Allgemeinintoxikation bei schwergradigen Verläufen. Eine Unterscheidung nach akutem und chronischem Verlauf ist nur bedingt sinnvoll, da auch im chronischen Verlauf schwere akute Exazerbationen möglich sind. Überwiegend nimmt die Krankheit einen schubweisen Verlauf mit durchaus längerfristigen spontanen Remissionen.

Komplikationen (Abb. 26-9):

> **Toxisches Megakolon: Lebensgefahr!**

Am gefährlichsten ist das toxische Megakolon mit plötzlichem Sistieren des Stuhlab-

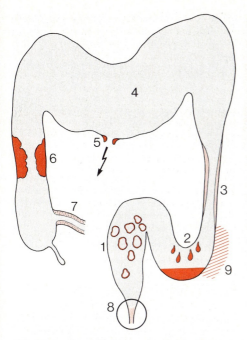

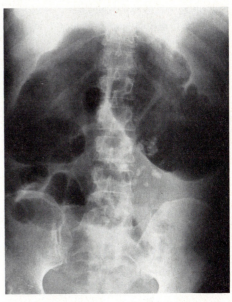

Abb. 26-10 Röntgenbild eines toxischen Megakolons bei Colitis ulcerosa.

Abb. 26-9 Komplikationen der Colitis ulcerosa:
1 Pseudopolyposis
2 Blutung
3 Stenose
4 Toxisches Megakolon
5 Perforation
6 Karzinom
7 Ileitis („back wash")
8 Proktitis
9 Perisigmoiditis

gangs, schmerzhaft geblähtem, akuten Abdomen, Erbrechen und schwerer allgemeiner Intoxikation (Abb. 26-10). Bei konservativer Therapie letaler Ausgang in 80–100%. Todesursache: Perforation, Peritonitis, Sepsis. Perforationen ereignen sich jedoch auch ohne toxisches Megakolon. Nur wenig dramatischer ist die Verlaufsform der Colitis gravis. Vor allem hierbei können profuse therapierefraktäre Blutungen auftreten. Die Prognose des Colitiskarzinoms ist ernst (zu späte Diagnose, hohes malignes Potential, frühe Metastasierung). Nicht selten entstehen Karzinome polytop. Anale Komplikationen sind selten (im Gegensatz zum Morbus Crohn).
Diagnostik: Rektoskopie und Koloskopie mit Biopsien in verschiedenen Kolonabschnitten (Stufenbiopsie, Cave: Perforationsgefahr!). Ergänzend Kolon-Doppelkontrasteinlauf. Beweisende blutchemische Untersuchungen gibt es nicht. Alterationen (speziell Blutbild, Elektrolyte, Standardbikarbonat, Eiweißhaushalt, Immunelektrophorese, Kreatinin, Serum-Eisen) sind Krankheitsfolgen.

Operationsindikation und Verfahrenswahl (Tab. 26-4)

Grundsätzlich ist die Operationsanzeige restriktiv zu handhaben. Absolute Indikationen: toxisches Megakolon, freie Perforation, unstillbare Blutungen, therapierefraktärer Verlauf bei Colitis gravis, Karzinomentwicklung.
Ein toxisches Megakolon, das nicht innerhalb 48 Stunden eine eindeutige Besserung zeigt, muß operiert werden: Ausschaltung über eine doppelläufige Ileostomie sowie Darmdekompression über Transversumfistel und retrograde Intubation bzw. Sigmafistel = *Turnbull*-Operation. Nach Stabilisation des Zustandes regelhaft Intervall-Proktokolektomie. Das Risiko einer primären (Prokto-)Kolektomie liegt wegen der Größe des Eingriffs und der Gefahr des Aufbrechens des maroden Kolons mit Entwicklung einer Peritonitis wesentlich höher. – Auch

Tab. 26-4 Operationsindikation und Verfahrenswahl bei Colitis ulcerosa und Morbus Crohn

Indikation	Verfahrenswahl
Akut	
Toxisches Megakolon	Multiple Enterostomien (Kolektomie)
Unstillbare Blutung	(Prokto-)Kolektomie
Perforation	Kolektomie (Vorlagerung)
Colitis gravis	ausschaltende Ileostomie
Chronisch	
therapierefraktärer Verlauf	(Prokto-)Kolektomie Ileorektostomie selten: Teilresektion; bei schlechtem AZ: mehrzeitiges Vorgehen
Fisteln	
Stenose	
schwere Dysplasie	
karzinomatöse Entartung	
Entwicklungsstörung beim Kind	
Abszeß	Entlastung, evtl. (Prokto-)Kolektomie im Intervall
Anale Läsionen	
Abszeß	Drainage
Fisteln	Drainage, fallweise Radikal-Operation

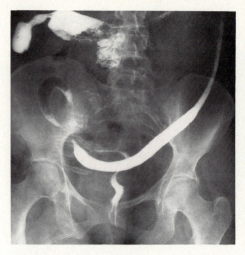

Abb. 26-11 Barium-KKE bei „ausgebrannter" Colitis ulcerosa mit Haustrenverlust und langstreckiger Stenosierung.

mit Invagination des abführenden Schenkels, Entleerung durch Einführung eines Darmrohres). Bei geringer Rektumbeteiligung Ileorektostomie oder Ileoanostomie – ggf. unter Hinzufügung eines Ileum-Pouches (Abb. 26-12) – vertretbar; dauerhafte Kontinenzerhaltung in mehr als 50%. Bei Kranken mit höherem Operationsrisiko: Kolektomie (evtl. später Exstirpation des

bei der schweren Kolitis, die sich nicht in einer Woche unter intensiver konservativer Therapie bessert, ist zweizeitiges Vorgehen mit primär ausschaltender doppelläufiger Ileostomie empfehlenswert.

Bei chronischer Kolitis (Abb. 26-11) ergibt sich die Indikation aus dem therapierefraktären Verlauf (3 Krankenhausaufenthalte und 6 Monate Arbeitsunfähigkeit pro Jahr), Sekundärkomplikationen, bei Kindern Gedeihstörungen und dem Entartungsrisiko bei langer Laufzeit (über 20 Jahre, Nachweis von schwerer Dysplasie und neoplastischen Polypen). Meist Proktokolektomie mit endständigem Ileostoma prominens bzw. kontinenter Ileostomie nach *Kock* (s. Kap. 25) (Bilden einer Ileumtasche *[pouch]*

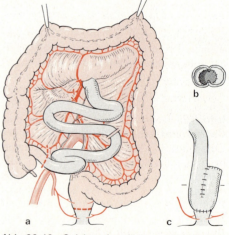

Abb. 26-12 Colektomie mit Ileoanostomie und J-Pouch:
a) Resektionsgrenzen der Colektomie
b) J-Pouch-Bildung durch Seit-zu-Seit-Anastomierung (Querschnitt)
c) J-Pouch-anale Anastomose

blindverschlossenen Rektumstumpfes von dorsal). Teilerkrankungen des Kolons geben nur ausnahmsweise eine Indikation für chirurgisches Vorgehen ab (daher kaum partielle Kolektomien).
Prognose: Mit der Kolonentfernung ist die Krankheit somatisch geheilt. Das früher hohe Operationsrisiko (15-20%) ließ sich durch konsequente Langzeitvorbereitung (s. Kap. 25) bei planmäßiger Intervention auf unter 5% senken. Bei toxischem Megakolon haben die Frühindikation und die *Turnbull*-Operation eine drastische Reduktion der erschreckenden Letalität von 30-80% auf 5-10% gebracht.

Morbus Crohn (GK 3: 23.1.5; GK 4: 3.12) (s. auch Kap. 25)

Während die Häufigkeit der Colitis ulcerosa offenbar stagniert oder sogar rückläufig ist, nimmt der Morbus Crohn des Kolons zu. Teilweise beruht diese Zunahme auf einer veränderten Klassifikation. Neben vielen Gemeinsamkeiten gibt es wesentliche Unterschiede (Tab. 26-5).
Ätiologie und Morphologie (s. Kap. 25).
Klinik: Bevorzugtes Erkrankungsalter 2.-3. Lebensjahrzehnt, spätere Manifestationen oft mit abgeschwächtem Verlauf. Diarrhoe, insbesondere Blut- und Schleimstühle, sind weniger ausgeprägt, häufiger Schmerzen infolge Stenose, Passagestörung und wegen des Entzündungsprozesses selbst. Ausgeprägte Neigung zu schleichender Perforation, zu Abszessen und sekundären Fistelbildungen zur Haut (kolo-kutane Fistel) bzw. zu Nachbarorganen (Dünndarm, Harnblase, Harnleiter, Scheide). Anale Manifestationen (Abszesse, Fisteln, vielfach mit atypischem Verlauf, atypische, wenig schmerzhafte Fissuren, Stenose) überaus häufig und pathognomonisch. Sie können der Manifestation des Morbus Crohn vorauseilen (vgl. auch Appendizitis und Morbus Crohn in Kap. 25). Extraintestinale Manifestationen sind Uveitis, Arthritis, Dermatopathien u. a. Verlauf schubweise, jedoch weniger ausgeprägte Remissionen wie bei Colitis ulcerosa. Akute Verlaufsformen mit toxischem Megakolon möglich. Der Morbus Crohn kann als reine Kolitis auftreten, häufig liegt jedoch auch ein Befall des Ileums vor (Ileokolitis). Insgesamt ist heute das Kolon häufiger betroffen als der Dünndarm.
Diagnostik: Endoskopie (tiefe Biopsien [Cave: Perforation], beweisend ist der Nachweis epitheloidzelliger Granulome) und Ko-

Tab. 26-5 Differentialdiagnose Colitis ulcerosa / Morbus Crohn

Symptom	Colitis ulcerosa	Morbus Crohn
Starke Beeinträchtigung des Allgemeinbefindens	seltener	häufig, ausgeprägt
Gewichtsverlust	gering	deutlich
Diarrhoe-Frequenz	stark	gering
Blutungsneigung	stark	gering
Abdominalschmerzen	selten	häufig
Tenesmen	häufig	selten
abdominale Abszesse und Fisteln	kaum	häufig
Ausbreitung	diffus	örtlich betont
Anämie	nach Stärke der Blutung	auch ohne Blutung
Übergreifen auf Ileum	back-wash-Ileitis, selten	Ileitis Terminalis Crohn, häufig
Anale Läsionen (Fisteln, atypische Ulzera, Stenosen etc.)	kaum	sehr häufig (oft Indikatorkrankheit)
Remission	häufig	selten

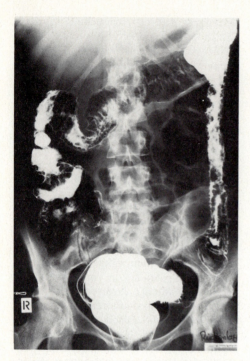

Abb. 26-13 Gastrografin®-KKE bei floridem Colitis granulomatosa des Kolons (Morbus Crohn).

lon-Doppelkontrasteinlauf. Charakteristisch sind: segmentärer Befall mit mehr oder weniger starker Stenose, tiefe, längsgestellte, fissurale Ulzerationen und polypoide Schleimhautauffaltungen (Abb. 26-13), Pflastersteinrelief, gedeckte Perforationen (daher wasserlösliche Kontrastmittel), Fisteln. Keine beweisenden Laborparameter.
Differentialdiagnose: Colitis ulcerosa, kolorektales Karzinom, Divertikulitis, Tuberkulose, Sarkom.

Therapie:
Der Morbus Crohn ist derzeit nicht heilbar. Daher hat die konservative Therapie Vorrang (*Kortison, Salazosulfapyridin* bzw. 5-Aminosalizylsäure = 5 ASA, Ernährung mit voll resorbierbaren Diäten, Substitution von Elektrolyten, Spurenelementen und Vitaminen, bei Fisteln und Abszessen scheint die Behandlung mit *Metronidazol* in etwa 50% erfolgreich). Operationsindikationen ergeben sich aus den Komplikationen. Bei toxischem Megakolon und schwerem toxischen Verlauf Vorgehen wie bei der Colitis ulcerosa. Chronische Verlaufsformen soll-

ten nur nach mehrwöchiger Ernährungstherapie operiert werden (funktionelle Darmausschaltung und Besserung des Allgemeinzustandes). Entzündliche Komplikationen wie Abszesse, schlecht drainierte Fisteln und Abszeßresthöhlen sind zuvor ausreichend zu entlasten. Bei Resektionsbehandlung sollte sparsam im makroskopisch Gesunden (5–10 cm) reseziert werden. Mehrheitlich handelt es sich jedoch um Totalerkrankungen, so daß die (Prokto-)Kolektomie letztlich nicht zu umgehen ist. Die Chancen zur Rektumerhaltung sind gering (anale Manifestationen). Die Bildung eines Dünndarmreservoirs anal oder prästomal verbietet sich, da dieses die Rezidivmanifestation begünstigt. Anale Manifestationen sind kein Anlaß zu exstirpierenden Eingriffen; sie sollten lokal saniert oder drainiert werden, sie schränken jedoch die Chancen der Kontinenzerhaltung ein.

Prognose:

> **Therapieziel beim M. Crohn: Nicht Heilung (unmöglich), aber Kontrolle**

Dem Crohn-Patienten muß eine erträgliche Lebensführung möglich werden. Nach Langzeitvorbereitung lassen sich postoperative septische Komplikationen trotz ungünstiger Ausgangsbedingungen weitgehend vermeiden (globales Risiko 10% trotz vorbestehender septischer Herde bei annähernd 50% Operierten!). Damit sinkt auch das Operationsrisiko auf nahezu 0% ab. Die Operationstoleranz des Crohn-Patienten ist bemerkenswert.

> **Das Risiko jedes Crohn-Patienten ist das Rezidiv**

Nach Proktokolektomie ist das Risiko eines Übergreifens auf den Dünndarm offenbar geringer als nach Teilentfernung (kumulativ 20% gegenüber 50% bei Kolonteilerhaltung).

Divertikulose und Divertikulitis
(GK 3: 23.1.6)

Ätiologie: Im weiteren Sinne eine Altersveränderung des distalen Kolons. Die Mehrzahl der über 60jährigen ist Divertikelträger. Ursächlich ist eine vermehrte Spastik bei zu geringer Ballaststoffbelastung. Die gesteigerte motorische Aktivität und Stimulierbarkeit ist dabei vornehmlich an die Längsmuskulatur, die Taenien gebunden. Durch die erhöhten intrakolischen Drucke kommt es zum Schleimhautprolaps entlang der Durchtrittsöffnung der Kolongefäße. Das Divertikel kann im Wandniveau liegen *(inkomplett)* oder sich durch die Wand nach außen stülpen *(komplett)* (Abb. 26-14).

Begünstigend wirkt eine Adipositas (Aufweitung der Gefäßkanäle durch Fetteinlagerungen). Syntropie mit Cholelithiasis und Hiatushernie (*Saint*-Trias). Neben diesen häufigen (falschen) Divertikeln sind echte Divertikel, also Ausstülpungen der gesamten Kolonwand selten, sie kommen, wenn überhaupt, vorwiegend am rechten Kolon (Wandfehlbildungen) vor.

Klinik: Die Divertikulose macht keine spezifischen Beschwerden, mehrheitlich ist sie ein Zufallsbefund. Erst bei Komplikationen (Abb. 26-14) hat sie Krankheitswert.

Divertikulose: Erst die -itis macht die Krankheit (Ausnahme: Blutung!)

Symptom der Divertikulitis ist der linksseitige Unterbauchschmerz („Linksappendizitis der Greise"). Das Sigma ist als druckschmerzhafte Walze tastbar. Perforationen meist gedeckt, nachfolgend Abszeßentwicklung, vielfach nach retroperitoneal. Bei Einbruch in abdeckende Nachbarorgane Fistelbildung (Harnblase, Scheide, seltener Dünndarm). Freie Perforation weniger häufig. Nachweis freier Luft unzuverlässiges Zeichen (nur in etwa 50% positiv). Bei freier Perforation schwere kotige Peritonitis. Sekundäre Stenosen bei chronifizierter Entzündung durch Wandverdickung, narbiger Erstarrung und fixierter Abknickung des Sigma. Insgesamt mehr konische Form der Stenose. Abgrenzung gegen Karzinom häufig schwierig; auch intraoperative Fehldeutungen keineswegs selten. Bei Ausbreitung der Entzündung auf den Retroperitonealraum sind Ureterstenosen möglich.

Unabhängig von Entzündungen können Gefäßarrosionen am Divertikelhals zu heftigen Blutungen führen (hohe spontane Blutstillungsrate) (Abb. 26-15).

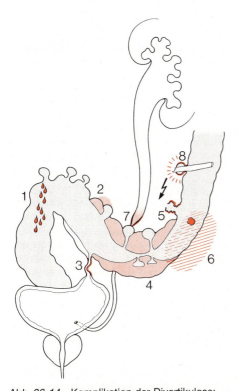

Abb. 26-14 Komplikation der Divertikulose: 1) Blutung, 2) Perisigmoiditis, 3) Blasen- oder Scheidenfistel, 4) inkomplette Divertikel mit Perisigmoiditis, 5) Perforation, 6) perikolische Infiltration, 7) Sigmoideouretrale Fistel, 8) Verfangen von Fremdkörpern mit Perforation.

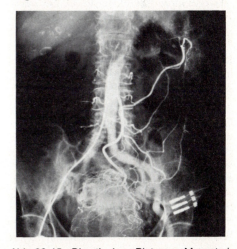

Abb. 26-15 Diverticulosa-Blutung: Mesentericographie mit Kontrastmittelaustritt im Bereich der linken Kolon-Flexur (↑).

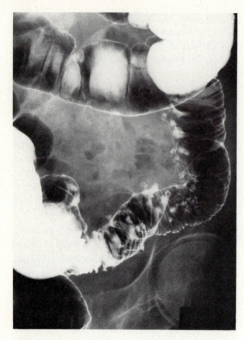

Abb. 26-16 Röntgen Kolon-Doppelkontrast bei Sigma-Divertikulitis.

Diagnose: Ausdehnung und Entzündungsausmaß am besten im Kolon-Doppelkontrasteinlauf darstellbar (Abb. 26-16). Endoskopie zur Abklärung der Dignität einer Stenose.

Divertikulitis: Bei lokaler Peritonitis oder Verdacht auf Perforation keine apparative Diagnostik!

Leukozytose und BSG (-Verlauf) als Gradmesser der Entzündungsaktivität, ansonsten keine spezifischen Laborparameter.

Therapie (Tab. 26-6): Bei akuten Komplikationen mit Peritonitis notfallmäßige Laparotomie. Wenn irgendmöglich, Resektion des erkrankten Darmabschnittes (unabdingbar bei Perforation), sonst Ausschaltung über eine Transversostomie (rechtes Kolon). Bei akuter Divertikulitis ohne Peritonitis konservative stationäre Therapie (Bettruhe, anfangs Infusionstherapie, später vollresorbierbare Diät, systemisch wirksame Antibiotika, Eisblase). Bei chronisch komplizierter Divertikulitis (gedeckte Perforation, Fisteln, Stenose) ist nach gründlicher Langzeitvorbereitung die einzeitige Resektion im freien Intervall anzustreben. Die unkomplizierte Divertikulitis wird primär konservativ behandelt (Stuhlregulation durch schlackenreiche Kost). Bei Beschwerden oder Rezidiven Elektivoperation.

Prognose: Bei Elektivoperation Operationsletalität 2%, bei Peritonitis > 20%, bei kotiger Peritonitis > 50%.

Tab. 26-6 Therapie bei Divertikulitis

Stadium	Befund	Therapie
I	unkompliziert, akut oder chronisch	konservativ
II a	chronisch, therapierefraktär	Elektivresektion
II b	kompliziert	
	Stenose	Elektivresektion (ggf. zweizeitig nach ausschaltender Transversostomie)
	Fistel	entweder: Ernährungstherapie über 6–8 Wochen (funktionelle Darmausschaltung) + Resektion
		oder: dreizeitig (Transversostomie, Resektion, A.p.-Rückverlagerung)
III	Perforation Peritonitis	Inkontinenzresektion
		sek. Rekonstruktion der Darmpassage

Radiogene Proktokolitis

Toleranzschwelle des Dickdarms = 50 Gy Herddosis. Höhere Dosierungen und lokale Strahlenspitzen (z. B. Radiumeinlagen) bewirken irreversible Wandschäden. Bevorzugt nach Bestrahlungen intrapelviner Karzinome (Gynäkologie, Urologie) sowie von Nierenkarzinomen (Flexurenbereich).

Akute Strahlenreaktion

Schädigung der Proliferationsaktivität der Schleimhaut, Proktokolitis mit geschwollener Schleimhaut, Blutungen, Erosionen und Ulzerationen. Klinisch: blutig-schleimige Diarrhoe, Tenesmen. Klingt nach Wochen spontan ab, selten (kontinuierlicher) Übergang zur

Chronische Strahlenreaktion. Ursachen: Angiosklerose und Fibrosklerose. Manifestiert sich oft erst nach Jahren, wenn sich altersbedingte Schäden aufpfropfen. Da die Schleimhaut auf Hypoxie besonders empfindlich reagiert, entwickelt sich eine hämorrhagische ulzeröse Proktokolitis. Sklerosierende Wandfibrose führt zur Stenose. Stärkergradige lokale Wandschäden können Fistelbildungen (Blase, Scheide, seltener Eingeweidetrakt) bewirken. Auf Begleitschäden achten (Schrumpfharnblase, Harnleiter- und Harnröhrenstenosen, Duodenalstenosen, Dünndarmstenosen). Derbe peritoneale Adhäsionen (sklerosierende konstriktive Peritonitis → chronische, selten akute Darmpassagestörung). Als Spätfolgen erhöhtes Karzinomrisiko.

Differentialdiagnose: Colitis ulcerosa, ischämische Kolitis, Malignom.
Therapie: Häufig unbefriedigend. Konservativ: *Salazosulfapyridin, Panthenol,* Actihaemyl®, Adsorbentien, schlackenreiche Schonkost. Bei therapierefraktärer profuser Blutung, proktogener Diarrhoe, nicht resektionsfähiger Stenose und Fisteln: ausschaltende Kolostomie. Resektion bei Stenosen und Fisteln nur sinnvoll, wenn Kontinenzerhaltung möglich; dann mehrzeitig vorgehen. Lokale Reparationsversuche sind wegen schlechter Heilungstendenz zumeist frustran.
Prognose: Ernst, definitiver Kontinenzverlust in über 60% der Fälle, Operationsletalität bei Resektion 5–10%, ausgeprägte Spätmorbidität und Spätkomplikationen.

Ischämische Kolitis

Seltenes, vorwiegend das distale Kolon betreffende Krankheitsbild bei Obliteration der peripheren Gefäße.
Klinik: Blutig-schleimige Diarrhoe und krampfartige Leibschmerzen. Erinnert an die Colitis ulcerosa und die chronische Strahlenkolitis. Wegen des reduzierten Allgemeinzustandes der Betroffenen oft nur ausschaltende Kolostomie möglich, ansonsten Resektion des betroffenen Darmabschnittes.

Enterocolitis necroticans: (s. Kap. 52)

Sonstige entzündliche Dickdarmerkrankungen

Andere entzündliche Dickdarmerkrankungen haben aus chirurgischer Sicht heute nur eine untergeordnete Bedeutung. So werden Komplikationen bei TYPHUS UND PARATYPHUS (Geschwürsblutungen, -perforation), früher eine der wichtigsten Notfallsituationen der Chirurgie, kaum mehr beobachtet. Auch die ABDOMINAL-TBC (bevorzugt im Ileozökalbereich mit stenosierender Tumorbildung und sekundärer Fistelung, seltener in den übrigen Darmabschnitten) wird nur noch gelegentlich, vornehmlich bei Patienten aus südländischen Regionen (Süditalien, Türkei) angetroffen. Angesichts des Ferntourismus muß mit der Möglichkeit von eingeschleppten Tropenkrankheiten gerechnet werden. Bei den heutigen Lebensumständen sind Parasitosen selten geworden (s. a. Kap. 25.3).

26.3.3 Tumoren
(GK 3: 23.1.7; 24.1.5)

Adenome und Karzinome

Die Neoplasmen des Kolorektums bilden eine einheitliche Gruppe, wenn auch nicht im strengen nosologischen Sinn.

> **90% der kolorektalen Karzinome gehen aus Adenomen hervor (Adenom-Karzinom-Sequenz)**

Ätiologie: Überwiegend umweltabhängig. Enge Korrelation zum Fleisch-Fett-Konsum (positiv) sowie zum Rohfasergehalt (negativ). Mediatoren scheinen die hierdurch gesteuerte Gallensäureausscheidung und ihre Metabolisierung durch anaerobe Darmkeime zu sein. So läßt sich für alle Länder mit hohem sozioökonomischem Niveau und „westlicher" Ernährungsweise eine hohe Darmkrebsbelastung feststellen. In Deutschland folgt die anhaltende Zunahme der Darmkrebshäufigkeit zeitversetzt um 10–15 Jahre der wirtschaftlichen Prosperität.

Aufgrund dieser Zunahme hat das kolorektale Karzinom das in der Häufigkeit rückläufige Magenkarzinom als bislang wichtigsten Eingeweidekrebs überflügelt und liegt heute bei beiden Geschlechtern an zweiter Stelle aller Organkrebse. Die Zunahme betrifft die Karzinome von Sigma und Rektosigmoid. Das eigentliche Rektumkarzinom (Karzinom der Ampulle) und die rechtsseitigen Kolonkarzinome verhalten sich epidemiologisch abweichend, so daß für sie zusätzliche oder andere, derzeit jedoch noch nicht erkennbare Faktoren angenommen werden müssen. Die Verteilung der Adenome entspricht in etwa der der Karzinome (Abb. 26-17). Ihr Altersgipfel stellt sich etwa 10 Jahre vor dem der Karzinome ein, der zwischen dem 70. und 75. Lebensjahr liegt,

Tab. 26-7 Altersverteilung bei kolorektalen Karzinomen in Prozent*⁾

Alter	Kolon (n = 8423)		Rektum (n = 6256)	
	♂	♀	♂	♀
bis 30 Jahre	0,7	0,5	0,4	0,4
30–50 Jahre	5,5	4,6	3,8	6,1
50–70 Jahre	40,2	37,9	44,6	44,7
70–80 Jahre	35,6	37,3	35,3	32,8
> 80 Jahre	18,0	19,7	15,9	16,0

*⁾ Hamburger Krebsregister

ein Hinweis auf die Latenzzeit bis zur malignen Transformation. Die Häufigkeitszunahme an Karzinomen geht fast ausschließlich zu Lasten der über 55jährigen (Tab. 26-7).

Risikomerkmale: Adenomträger (auch ehemalige), geheilte Kolonkarzinompatienten (metachrone Multiplizität), erbliche Belastung (besonders: frühes Erkrankungsalter, naher Verwandtschaftsgrad, primäre Multiplizität des Tumors), Colitis ulcerosa, Morbus Crohn, Uretero-Sigmoidostomien, Anus praeter, Lebensweise (fleischreiche, schlackenarme Ernährung, geringe körperliche Belastung, Streßexposition). Präkanzerosen mit obligater Krebsentwicklung sind die Kolon-Adenomatosen (familiäre Adenomatose, *Gardner-, Turcot-, Oldfield*-Syndrom) (Abb. 26-18). Synätiologische Komorbidität darf vermutet werden mit angiosklerotischen Krankheiten, Cholelithiasis, Adipositas, evtl. auch Divertikulose.

Erscheinungsformen

Adenome (= Polypen): Gutartige drüsenbildende Geschwülste. Exophytisch wachsend, entweder mit mehr oder weniger deutlicher Stielbildung, polypös oder flächig aufsitzend (sessil), seltener rasenartig ausgebreitet. Nach der Histologie unterscheidet man:

Tubuläre Adenome: Meist gestielt, gut differenziert, selten größer als 2 cm, Entartungswahrscheinlichkeit gering (median unter 5%).

Villöse Adenome (auch *Zottentumoren*): Meist flächig, reich (zottig) gegliederte

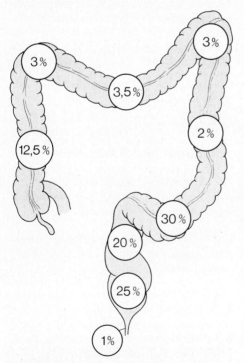

Abb. 26-17 Häufigkeitsverteilung der kolorektalen Karzinome.

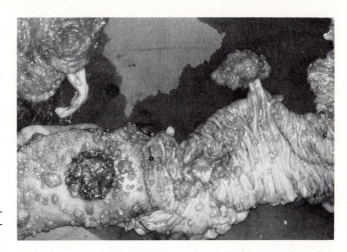

Abb. 26-18 Familiäre Adenomatose mit karzinomatöser Entartung (links im Bild).

Oberfläche. Meist größer als 2 cm, Entartungsrisiko relativ hoch (median 15%) (Abb. 26-19).
Tubulo-villöses Adenom: In jeder Hinsicht eine Mischform.

Adenom: Entartungsrisiko abhängig von der Größe und Histologie

Entartung: Zunächst zelluläre und strukturelle Veränderungen im Schleimhautniveau (schwere Atypie), später Durchbrechen der Lamina muscularis mucosae (Karzinom im Adenom). Schließlich Durchwachsen des Polypenstiels bzw. Invasion der Submukosa (invasives Karzinom). Mit der Karzinomausbreitung wird die polypöse Matrix aufgezehrt.

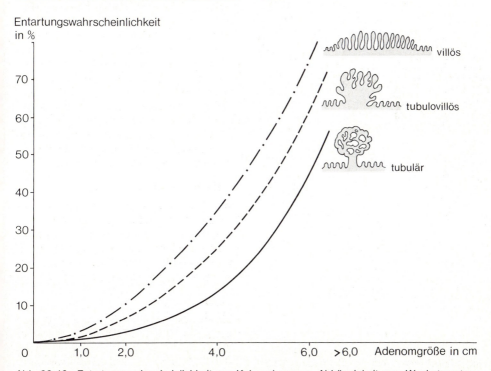

Abb. 26-19 Entartungswahrscheinlichkeit von Kolonadenomen, Abhängigkeit vom Wachstumstyp.

Karzinomtypen: Adenokarzinom (70%), (Unterscheidung nach hoch- [20%], mittel- [50%] und niedrig differenziert [30%]).
Verschleimendes Karzinom (20%) (Siegelringkarzinom – intrazelluläre Form – und Gallertkarzinom – extrazelluläre Form – mit insgesamt schlechter Prognose).
Anaplastisches Karzinom (undifferenzierter, „verwilderter" Tumor).
Raritäten: Adenoakanthom, Plattenepithelkarzinom (u. a. bei Colitis ulcerosa!).
Karzinome wachsen zumeist exophytisch, polypös, häufig zentral zerfallend (ulzeriert) und an den Wandstrukturen orientiert zirkulär. Meist gut begrenzt, mikroskopische Ausbreitung über 2 cm von der makroskopischen Tumorgrenze sehr selten. Wachstum langsam, Metastasierung spät über vergleichsweise lange unipolare Metastasenstraßen (Abb. 26-1). Nur das untere Rektum verfügt über zusätzliche Absiedlungswege. Flach invasive, unscharf begrenzte Karzinome sind aggressiv mit schlechter Prognose. Insgesamt wird die Prognose wesentlich von den Faktoren der lokalen Invasion und Lymphknotenmetastasierung bestimmt (Abb. 26-20). Daran sind die gebräuchlichen Klassifikationen nach *Dukes* und TNM orientiert (Tab. 26-8).

Klinik: Die meisten Adenome sind klinisch stumm, größere bluten, selten Auslösung einer Invagination, analnah gelegentlich Prolaps. Zottentumore können exzessiv stark kaliumhaltigen Schleim produzieren mit konsekutiver Hypokaliämie (→ Herzinsuffizienz, Rhythmusstörungen, speziell bei gleichzeitiger Digitalistherapie, hypokaliämisches Nierenversagen).

Distales Kolon-Karzinom: Blutung, Schleimabgang, paradoxe Diarrhoe

Proximales Kolon-Karzinom: Okkulte Blutung (Anämie), Gewichtsverlust, Leistungsknick, tastbarer Tumor

Die häufigste Fehldiagnose des rektosigmoidalen Karzinoms ist immer noch die Bagatellisierung als Hämorrhoidalleiden, die der höher gelegenen Karzinome als Appendizitis! Jede Appendizitis, jeder Dickdarmileus und jede Anämie jenseits des 60. Lebensjahres muß an ein Kolonkarzinom denken lassen. Die Diagnoseverschleppungszeit *(fatale Pause)* zwischen Symptombeginn und Therapie beträgt unverändert 6–12 Monate. Nur etwa die Hälfte ist durch den Patienten selbst verschuldet.

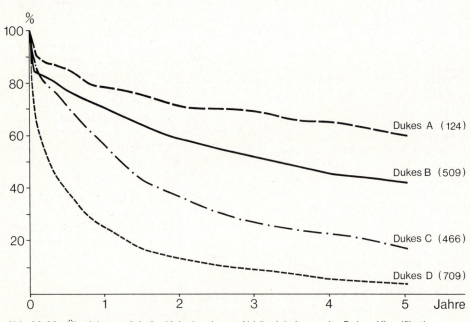

Abb. 26-20 Überlebenszeit beim Kolonkarzinom, Abhängigkeit von der Dukes-Klassifikation.

Tab. 26-8 Klassifikation, Grading und Staging kolorektaler Karzinome

TNM-Klassifikation

T_1 = beschränkt auf Mukosa und Submukosa
T_2 = Ausbreitung auf Muscularis propria
T_3 = Erreichen der Serosa bzw. des perikolischen (perirektalen) Fetts
T_4 = Ausbreitung in Retroperitoneum, Mesokolon (Mesorektum), Nachbarorgane
N_0 = keine Lymphknotenmetastasen
N_1 = juxtakolische Lymphknotenmetastasen
N_2 = regionäre Lymphknotenmetastasen (mesokolisch, mesorektal)
N_3 = Lymphknotenmetastasen im Absetzungsbereich
N_4 = juxtaregionäre Lymphknotenmetastasen (z. B. paraaortal)
M_0 = keine Fernmetastasen
M_1 = Fernmetastasen

Grading

G_1 = hoch differenziert
G_2 = mittel differenziert
G_3 = niedrig differenziert

Staging

I	= $T_1N_0M_0$	Dukes A
II a	= $T_{2-3}N_0M_0$	Dukes B
II b	= $T_4N_0M_0$ (bei Resektion)	
III a	= jedes T N_1M_0	Dukes C
III b	= jedes T $N_{2,3}M_0$	
IV	= jedes T N M_0	Dukes D
	= jedes T jedes N M_1	

Peranale Blutung: Karzinomverdacht bis zum Beweis des Gegenteils!

Komplikationen: Ileus (etwa 10–15%). Freie oder gedeckte Perforationen, Fisteln zu Nachbarorganen (Magen, Harnblase, Vagina, selten Dünndarm), Invagination, Ureterobstruktion (Hydronephrose), Lymphödem der unteren Extremitäten, Miktions- und Potenzstörungen (Schäden der autonomen Innervation). Fernmetastasierung: bevorzugt über Leber und Peritoneum (selten gemeinsam vorkommend), später Lunge, vergleichsweise häufig Gehirn.

Diagnostik (Abb. 26-21, 22, 23):
VORSORGE UND FRÜHERKENNUNGSMASSNAHMEN (Screening) (Tab. 26-9): Anamnese, Inspektion (Analkarzinom), Palpation (⅓ aller Rektumkarzinome liegen im ertastbaren Bereich) und Stuhluntersuchung auf okkultes Blut. Vorteile des Okkultbluttests: Einfach, nicht belastend, billig. Nachteil: Etwa 30% aller Karzinome hiermit nicht nachweisbar. Bewertung: ⅓ aller positiven Tests ist durch Neoplasmen bedingt (ca. 15% Karzinome, 20% Adenome). Von den Karzinomen sind etwa ⅔ klinisch stumm, Anteil prognostisch günstiger Stadien (*Dukes* A und B) um 25% größer als bei – späterer – klinischer Diagnose. Der größte Vorteil ist in der Erfassung einer erheblichen Anzahl von Adenomträgern zu sehen.

Polypektomie = Krebsvorbeugung Nachsorge erforderlich! (Erfassung einer Risikogruppe)

Für einen Adenomträger ist das Risiko der Entwicklung eines neuen Adenoms 3–4mal höher als für einen Gleichaltrigen ohne entsprechende Anamnese (Abb. 26-24).

ZIELUNTERSUCHUNGEN: Rektoskopie, Kolondoppelkontrasteinlauf, Koloskopie (optimale, jedoch auch aufwendigste Methode; besonderer Vorteil: Diagnosesicherung durch PE bzw. definitive Therapie durch endoskopische Abtragung bei Adenomen unter 3 cm Durchmesser).
LABOR: Keine speziellen Laborkonstellationen. Weniger zur Diagnose, als vielmehr für Prognose und Verlaufskontrolle hat das karzinoembryonale Antigen (CEA) erhebliche praktische Bedeutung. Primär hohe CEA-Werte (größer als 20 ng/ml) bedeuten eine schlechte Prognose, noch höhere fast stets eine Fernmetastasierung. CA 19-9 (kann auch bei negativem CEA positiv sein > 36 U/ml).

ERGÄNZENDE UNTERSUCHUNGEN: CT (Becken) bei Rektumkarzinomen (extramurale Tumorausdehnung), endorektale Sonographie, i.v.-Urographie (Verdrängung, Obstruktion der Ureteren), bei Verdacht auf Lebermetastasen US oder CT, Röntgen-Thorax (Lungenmetastasen, evtl. Tomographie), gelegentlich indiziert: selektive Angiographie. Entbehrlich: Lymphographie.
Therapie: Adenome unter 3 cm Durchmes-

488 | Spezielle Chirurgie

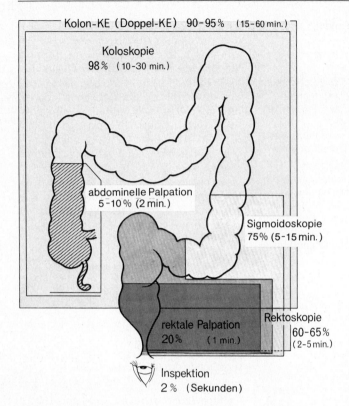

Abb. 26-21 Aussagekraft unterschiedlicher diagnostischer Verfahren beim Kolonkarzinom und durchschnittlicher Zeitaufwand.

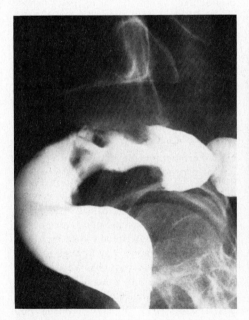

Abb. 26-22 KKE bei Karzinom des rektosigmoidalen Übergangs.

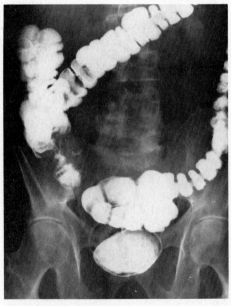

Abb. 26-23 KKE bei Zökumkarzinom.

Tab. 26-9 Diagnosegang bei Vorsorge und Früherkennung*⁾

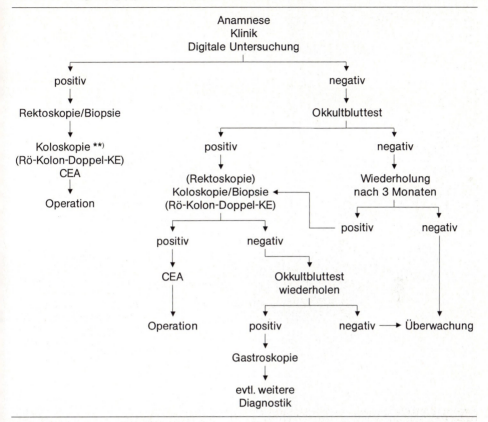

*⁾ Gesetzliche Vorsorgemaßnahmen: Anamnese, Klinik, digitale Untersuchung, Okkultbluttest; wünschenswert: stärkere Einbindung der Rektoskopie
**⁾ Entdeckung synchroner Mehrfachtumoren

ser werden mit der Diathermieschlinge endoskopisch abgetragen. Bei größeren Polypen zweckmäßig chirurgische Exzision nach Kolotomie, bei tiefer Lokalisation transanal oder durch Rectotomia posterior (Abb. 26-25).

Adenome stets total abtragen!

Biopsie kann falsche Situation vortäuschen. Bei Entfernung durch Kolo- oder Rektotomie immer Schnellschnittuntersuchung. Weiteres Vorgehen: Schwere Atypie und Karzinom im Adenom, aber Stiel (Basis) tumorfrei: Polypektomie ausreichend, engmaschige Nachkontrollen. Stiel durchwachsen, Einbruch in die Submukosa (invasives Karzinom): Radikaloperation anschließen. Die chirurgischen Behandlungschancen bei kolorektalem Karzinom sind bemerkenswert gut. Gesamtoperationsquote über 90%. Das Resektionsausmaß bei Radikaloperation wird weniger durch die lokale Tumorausdehnung als durch die trunkuläre Unterbindung der Metastasenstraße am Ursprung der Hauptversorgungsgefäße bestimmt. Bezüglich der Standardoperationen s. Kap. 26.2. Problematisch kann die Kontinenzerhaltung bei tief sitzenden Rektumkarzinomen werden. Bei Einhaltung einer distalen Sicherheitszone von 5 cm können günstigstenfalls Karzinome oberhalb 8 cm kontinent reseziert werden. Tiefere Resek-

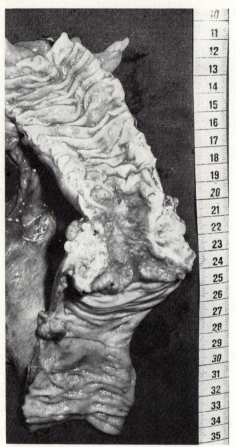

Abb. 26-24 Karzinom des Kolon transversum bei entartetem Adenom (Operationspräparat).

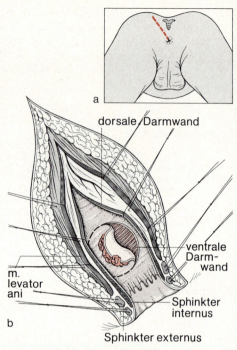

Abb. 26-25 Transsphinktäre Rektotomie nach Mason (Rectotomia posterior):
a) Zugang
b) Anatomie in situ

tionen sind weder krebsbiologisch noch funktionell sinnvoll. Bei kleinen Karzinomen (kleiner als 2-cm-Durchmesser, gut differenziert, Stadium T_1 [bis 2] N_0M_0) ist die lokale Exzision (transanal oder durch Rectotomia posterior) vertretbar. Erweiterte Operationen sind bei kolorektalen Karzinomen eher angezeigt als bei anderen intestinalen Karzinomen (z.B. Exstirpation der inneren Genitalorgane, Resektion der Harnblasenhinterwand oder eines Harnlei-

Abb. 26-26 Protektionsmaßnahmen zur Vermeidung der Tumoraussaat bei der Operation des Kolonkarzinoms (= zentrale Unterbindung der Lymphbahnen, Blockade des Darmlumens, Instillation lokal zytostatischer Spüllösung [z. B. Sublimat], „no touch isolation"-Technik).

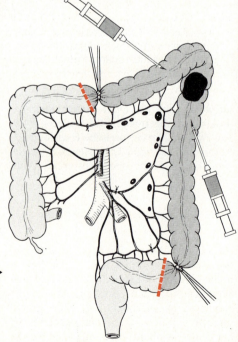

ters, Teilresektion von Dünndarm und Magen, Leberteilresektionen, bei umschriebenem Metastasenbefall auch Exzision solitärer Lebermetastasen). Superradikale Operationen aus Prinzip (z. B. Beckeneviszeration) sind nicht sinnvoll.

Palliativ-Operation (Abb. 26-27): Etwa 25% aller kolorektalen Karzinome sind meist wegen Fernmetastasierung oder Alter der Patienten inkurabel. Passagere Inkurabilität besteht im dekompensierten Ileus. Entlastungsoperationen (Umgehung, Ausschaltung) sind so zu planen, daß eine spätere Radikaloperation nicht behindert wird. Die beste Palliativ-Operation ist die lokal radikale Tumorexstirpation (beim kolorektalen Karzinom vergleichsweise häufig möglich). Diese Form der Resektion folgt den Gesichtspunkten des möglichst geringen Operationstraumas und der einfachen Anastomosierung, nicht den Aspekten der radikalen Tumorchirurgie (s. S. 468). Besteht lokale Inoperabilität, werden Tumoren bis zur Sigmaflexur umgangen, tiefer gelegene durch eine doppelläufige Sigmakolostomie ausgeschaltet. Zur Vermeidung oder Hinauszögerung einer Kunstafteranlage (insbesondere bei sehr alten Kranken über 80 Jahre): kryochirurgische Tumorzerstörung oder elektro-chirurgische Tumorreduktion und evtl. nachfolgende Bestrahlung (50 Gy).

Zusatzbehandlung

Kryochirurgische Tumorbehandlung präoperativ zielt auf Tumorreduktion und Verbesserung der lokalen Operabilität bzw. dient der Passagewiederherstellung bei lokaler Inoperabilität und Stenose.

Durch zusätzliche Strahlentherapie kann bei intrapelvinen Karzinomen (bis 20 cm) die lokale Rezidivquote gemindert bzw. der Manifestationszeitpunkt hinausgezögert werden. Dabei scheint am günstigsten die Vorbestrahlung mit 25 Gy (10 Fraktionen à 2,5 Gy) und sofortige Operation; Aufsättigung auf 50 Gy bei $T_{3-4}N_0M_0$ bzw. $T_xN_1M_0$ (entsprechend *Dukes* B, C). Bei inoperablen Karzinomen kann durch radikale Vorbestrahlung (50 Gy) in der Mehrzahl Exstirpationsfähigkeit hergestellt werden. Als Palliativmaßnahme bei lokaler Inoperabilität und Rezidiv wirkt die Bestrahlung in 80% analgetisch, in 60% werden Obstruktion, Blutung und Tumorverjauchung günstig beeinflußt.

Die *Chemotherapie* hat nur einen geringen Effekt. Monotherapie: Noch am besten wirkt *5-Fluorouracil* (= 5-FU) (20% Remissionsquote). Kombinationstherapie derzeit 5-FU plus Nitrosoharnstoffe (MeCNU bzw. BCNU), evtl. plus *Vincristin* oder 5-FU + Methotrexat (MTX) + Leucovorin-Rescue (Remissionsquoten um 40%). Neue Kombi-

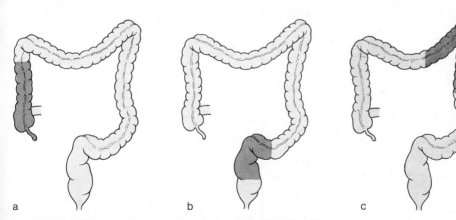

Abb. 26-27 Palliativresektionen beim metastasierten Kolonkarzinom:
a) C. ascendens-Resektion (Zoekumkarzinom)
b) Sigmasegment-Resektion (Sigmakarzinom)
c) Linksflexurresektion (Flexurkarzinom)

nationsschemata sind in Erprobung. Indiziert nur bei schweren, anders nicht beherrschbaren Tumorsymptomen, diffuser Metastasierung bei jungen Patienten (< 60 Jahre) und beim informierten Patienten, der auf Ausschöpfung aller Mittel drängt. Bei Lebermetastasen besteht die Möglichkeit der selektiven arteriellen (A. hepatica) Perfusion über Katheter mit 5-FU (s. Kap. 33.6).

Prognose: Insgesamt relativ günstig, globale 5-Jahres-Überlebenswahrscheinlichkeit 40%, ausgeprägt stadienabhängig (I 85%, II 50–60%, III 25–35%, IV ca. 5%).

Dickdarmkarzinom: Das Schicksal nach Radikaloperation entscheidet sich in den ersten 2 Jahren

Fast 70% der Rezidive ereignen sich im ersten Jahr (meist Stadium III), insgesamt 85–90% bis zum Ende des zweiten Jahres (meist Stadium II). Trotz der großen Operationsradikalität sind ⅔ Lokalrezidive, zumeist ohne Fernmetastasen. Daraus wird die Indikation zur „second-look-Operation" abgeleitet (Früherkennung des asymptomatischen lokalen Rezidivs, planmäßige Operation nach 6 Monaten bei Stadium III, nach 12 Monaten bei Stadium II, heute meist als CEA gestützte Second-look-Operation (> 5 µgl/ml, steigend, kein lokalisierbares Rezidiv oder Metastasen). Bei Exstirpationsfähigkeit entsprechen die Heilungschancen des Lokalrezidivs denen des primären Stadium III. Besonders günstig sind die Sanierungschancen beim Anastomosenrezidiv. Chirurgisch nicht heilbar ist derzeit das Rezidiv am Beckenboden nach Rektumamputation. Solitäre Spätmetastasen (Leber, Lunge) können mit guten Erfolgsaussichten exstirpiert werden.

Nachsorge (Tab. 26-10)

1. Rezidiverkennung

Klinik des Lokalrezidivs: Beim Anastomosenrezidiv wie beim Primärtumor (beachte: viele Rezidive wachsen von außen nach innen). Beim Intrapelvinrezidiv Kreuzschmerzen meist erstes Zeichen, sekundär: Miktionsstörungen, Potenzverlust, Hyperämie

Tab. 26-10 Stufenprogramm zur Nachsorge nach Radikaloperationen wegen kolorektalen Karzinom

Stufe I:	Anamnese, klinischer Befund Stomaversorgung *) CEA, BSG, kleines Blutbild Rektoskopie **) Urinsediment *)
Stufe II:	Stufe I + Rö-Thorax Sonographie Leber i.v.-Urographie *) Koloskopie/Kolon-Doppel-KE
Stufe III:	Stufe II + erweitertes Laborprogramm Computertomographie: Becken/Leber
Stufe IV:	Stufe III + nach Indikation: MDP (Rö-Magen-Darm-Passage) Szintigraphie (Skelett) Computertomographie: Thorax/Schädel Angiographie second-look-Operation

Terminierung:

Zeitpunkt ***)	Programmstufe	
	low-risk ($T_{1-2}N_0M_0$)	high-risk ($T_{3-4}N_0M_0$, $T_nN_+M_0$)
3 Monate	I ****)	I ****)
6 Monate	I	II
9 Monate	I	I
12 Monate	II	II
12–24 Monate	w. o.	w. o.
30–60 Monate ½jährlich	I	I/II
ab 60 Monate jährlich	I	I

Okkultbluttest jährlich ab 2. postop. Jahr

*) nach Rektumexstirpation
**) nach Links-Resektion
***) bei high-risk besser I/II im 8wöchigen Wechsel
****) + Computertomographie: Becken, i.v.-Urographie nach Rektum-Exstirpation

und Hypohidrose der unteren Extremität (Sympathikolyse!), Heilungsstörungen in der Sakralhöhle (persistierende Fistel, Spätabszeß, Durchbruch zur Scheide).
Diagnostik: CEA-Verlaufskontrolle. Endoskopie nach Resektion (70–80% aller Anastomosen im rektoskopisch einsehbaren Bereich!). Kolon-Doppel-Kontrasteinlauf oder Koloskopie alternativ (Anastomose höher 25 cm ab ano), CT (speziell im Beckenraum: extraluminäre Rezidive?).
Zusätzlich: I.v.-Urographie, MDP, Thorax. Sonographie: (Lebermetastasen?), Szintigraphie (Knochenmetastasen?). Aktuelle Arbeitsrichtung: Immunszintigraphie (Tumoridentifikation durch markierte CEA-Antikörper).
Unter den Laborwerten nur BSG-Anstieg (Rezidiv jeder Art) und LDH-Erhöhung (Lebermetastasen) von Bedeutung. Untersuchungsintervalle s. Tab. 26-10.

2. Metachrone Multiplizität

Überproportionales Risiko zur Entwicklung weiterer Neoplasmen, zunehmend ab 2. postoperativen Jahr. Damit wird die Nachsorge gleichzeitig zur Vorsorge. Okkultbluttestung im Wechsel mit Koloskopie bzw. Kolon-Doppel-Kontrasteinlauf.

3. Therapeutische Morbidität

Besonders entscheidend nach Rektumexstirpation wegen aufkommender Probleme bei der Stomaversorgung und der durch Infektionen gefährdeten sakralen Resthöhle, speziell Harntrakt.

4. Übrige Nachsorgeziele (s. Kap. 8)

Sarkome

Insgesamt sehr selten, vorwiegend im Anorektalbereich (wichtigste: Leiomyosarkom, neurogene Sarkome, Melanosarkom). Chirurgische Therapie nach radikalen Gesichtspunkten, Prognose jedoch insgesamt dubios, meist frühes Rezidiv. Zusatztherapie (Chemo- und/oder Radiotherapie) entsprechend dem histologischen Typ.

Karzinoide

5% aller intestinalen Karzinoide sind im Kolon, 17% im Rektum lokalisiert. Die Karzinoide des Kolons metastasieren unabhängig von ihrer Größe vergleichsweise früh (etwa 70% der Zökumkarzinoide haben bereits Metastasen), die Metastasierung bei Rektumkarzinoiden ist größenabhängig (über 50% Metastasen bei Durchmesser über 2 cm).
Klinik und Diagnostik wie bei Karzinomen.
Flush-Syndrom durch Serotoninausschüttung ist selten. Rektumkarzinoide unter 1 cm Durchmesser oft Zufallsbefund bei der Rektoskopie (lokale Exstirpation möglich), ebenso Appendixkarzinoide (Appendektomie ausreichend). Größere Herde müssen radikal operiert werden.

Endometriose

Perirektales oder perisigmoidales, extramuköses tumorartiges Infiltrat. 70% aller intestinalen Endometriosen sind in diesem Bereich lokalisiert.
Klinik: Zyklusabhängige starke Schmerzen, bei Durchbruch durch die Mukosa auch heftige Blutungen. Im Spätstadium Darmpassagestörungen.
Therapie: Im Rahmen der Gesamtbehandlung, bei Kolonwandbefall Resektion.

Colitis (Proctitis) cystica profunda

Pseudotumoröse Schleimhautaufwerfung, vom Erscheinungsbild Gefahr der Verwechslung mit Zottentumoren oder Karzinomen (auch histologisch irrtümliche Karzinomdiagnose möglich infolge Verlagerung zystischer Drüsen in die Submukosa → Pseudoinvasion). Im Rektum meist solitär, im Kolon oft auch multipler oder diffuser Befall.
Klinik: Blutung, Schleimabgang, gelegentlich Schmerzen durch Passagestörung.
Therapie: Lokale Exzision.

27 Anus (GK 3: 24; GK 4: 1.3; 3.3)

27.1.1 Anatomie und Physiologie

Der Anus ist ein kompliziertes Abschlußorgan zur Kontrolle der Ausscheidung des Darminhaltes (Kontinenzfähigkeit). Er ist in enger anatomischer und funktioneller Verbindung mit dem Rektum zu sehen. Störungen und Erkrankungen des Übergangs- und Endbereiches fallen in das Gebiet der Proktologie.

Der ektodermale Anus vereinigt sich mit dem entodermalen Rektum zum sog. Kontinenzorgan. Die Vereinigung erfolgt an der durch taschen- (Krypten) und leistenartigen (Papillen) Verwerfungen markierten Linea dentata. Die muskulären Verschlußelemente bestehen aus der wulstigen Verdickung der glattmuskulären Rektumringmuskulatur, die distal aganglionär wird und damit zur energiefreien Dauerkontraktion befähigt ist (M. sphincter ani internus), sowie den willkürlich gesteuerten Mm. sphincter ani externus und levator ani. Die Puborektalisschlinge als Verstärkungszug des Levators ist ein wesentliches Steuerungselement im Kontinenzgeschehen (Abb. 27-1).

Weitere Verschlußmechanismen: Plexus haemorrhoidalis, Knickbildung (= Angulation) des Rektums (bewirkt durch Verstärkungszug des M. levator ani, die Puborektalisschlinge), Schleimhautfalten, intraabdomineller Druck. Sensorische Komponenten der Kontinenz: Dehnungsrezeptoren der Rektumampulle und Puborektalisschlinge, hochsensibles Anoderm (Konzentration der Rezeptoren an der Linea dentata). Wichtige Reflexe: z. B. Defäkationsreflex, Relaxationsreflex, Kontinenzreflex.

27.1.2 Proktologische Diagnostik

> Das diagnostische Rüstzeug für Analerkrankungen hat man stets bei sich: Anamneseerhebung, Inspektion, Palpation

Zusätzlich meist ausreichend: Proktoskopie und Rektoskopie. Proktoskopie: Röhrenförmige Skope mit hinterer Beleuchtungsquelle, andere mit seitlichem Fenster für Hämorrhoidaltherapie, Spreizspekula speziell für operative Zwecke.

Ergänzende Untersuchungen: Manometrie (abhängig von der Methode: Analruhedruck 50 mm Hg, maximaler Kontraktionsdruck 100 mm Hg) bei Sphinkterschäden, Reflexstörungen und Verdacht auf Aganglionose (M. Hirschsprung). Elektromyographie bei Sphinkterschäden und Verlaufskontrolle von degenerativen Erkrankungen. Rö-Defäkogramm.

Biopsie, Zytologie, Stuhluntersuchungen (Parasiten!), Stuhlkultur. Optimale Lichtquellen (Kaltlicht, Glasfiberleiter) sind unerläßlich.

> Endoskopie: Ohne Licht keine Sicht!

Die Beschreibung von Analläsionen erfolgt im Uhrzeigersinn, bezogen auf die Steinschnittlage (Damm 12 Uhr, Steißbeinspitze 6 Uhr).

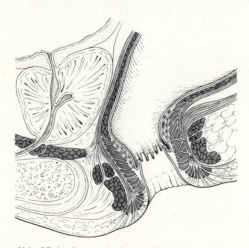

Abb. 27-1 Anatomie des Anorektums.

27.2 Analerkrankungen
(GK 3: 24.1.2)

Hämorrhoiden (Abb. 27-2)
(GK 3: 24.1; GK 4: 3.3)

Vergrößerung des an der Analabdichtung beteiligten arteriellen Plexus haemorrhoidalis, meist bei zu hohem Analdruck, im Alter auch bei Sphinktererschlaffung (→ Scherkräfte und Bindegewebslockerung → Mukosaprolaps). Zunächst nur symptomatisch, nicht schmerzhaft, voll reversibel *(Stadium I)*, dann spontan nicht mehr rückbildungsfähige Vergrößerung unter Bildung von Knoten, die sich in den Analkanal bzw. das Rektum vorwölben *(Stadium II)*, schließlich vollständiger Vorfall vor den Analkanal beim Preßakt oder spontan *(Stadium III)*, dabei Inkarzeration möglich. Vorfall der gesamten Hämorrhoidalzone = *Analprolaps* (25.1.3).

Klinik: Leitsymptom: schmerzlose, hellrote Defäkationsblutungen, meist als Stuhlauflagerungen, auch nachschmierend oder tropfend. Gelegentlich massive Blutungen, be-

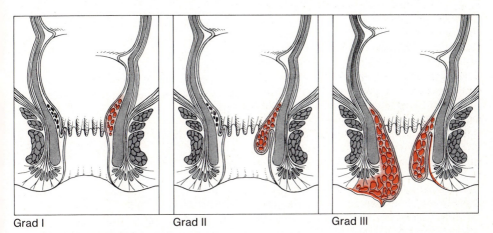

Grad I Grad II Grad III

Abb. 27-2 Stadien des Hämorrhoidalleidens im anatomischen Querschnitt.

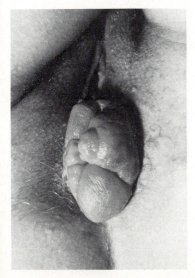

Abb. 27-3 Hämorrhoiden III mit Thrombose und Analprolaps (= radiäres Faltenmuster).

sonders bei arterieller und/oder portaler Hypertension.

Entgegen verbreiteter Annahme korrelieren Blutungsintensität oder -häufigkeit nicht mit den Stadien. Sonstige Zeichen: Stechen, Brennen, Jucken (= Pruritus), Nässen, Verschmutzung, Fremdkörpergefühl, Gefühl unvollständiger Entleerung, Prolaps (Abb. 27-3). Beschwerden durch Bettruhe (Wärme) oft verschlimmert. Bei Inkarzeration heftigste Schmerzen, Nässen, dunkelrote Stauungsblutung. Die größten Knoten sind an den Gefäßzuflüssen bei 3, 7 und 11 Uhr entwickelt. Nebenknoten an Seitenästen bei 3 und 7 Uhr.

Analprolaps: radiäres Faltenmuster
Rektumprolaps: zirkuläres Faltenmuster

Diagnostik: Palpation (Erhöhung des Sphinkterdruckes, fibrosierte Knoten), In-

spektion (beim Preßakt, nach Defäkation), Proktoskopie. Rektoskopie zum Ausschluß höher gelegener Läsionen.
Therapie: Stadium I und II: Sklerosierungstherapie, entweder supranodulär an den Gefäßzuflüssen mit 5% Phenolmandelöl (Technik *Bensaude*) oder punktuell intranodulär mit 20%igen Chininlösungen, Aethoxysklerol u. ä. (Technik *Blond*). Alternativen: Infrarotkoagulation, Gummibandligatur nach *Baron*, maximale Analdilatation nach *Lord*. Ergänzende Maßnahmen: Verbesserung der Analhygiene (Analduschen, Sitzbäder, Bidet!) Selbstbougierung bei hohen Sphinkterdrucken, Diät-Beratung.
Bei Stadium III nur mit der Operation befriedigende Resultate. Grundprinzip: Segmentäre Ausschälung der Hämorrhoidalknoten unter Belassung möglichst breiter Anodermbrücken, von denen die Überhäutung des Defektes erfolgt. Bei hohen Sphinkterdrucken zusätzliche Sphinkterotomie. [handschriftlich: Op. nach Milligan-Morgan; Op. nach Whitehead - zirkulär vollständig - Verlust der Anoderm-Sensibilität]
Medikamentöse Therapie: Wirkprinzip antiphlogistisch adstringierend, sehr verbreitet Präparate auf Kortikoidbasis, meist mit Lokalanästhetikazusätzen. Da sie rasch Linderung bringen, besteht die Gefahr der unkritischen Daueranwendung (Cave: Steroiddermatosen, Mykosen).

> **Medikamentöse Therapie bei Hämorrhoiden nur Überbrückungsmaßnahme!**

Perianale Thrombose

Akut aufschießende, äußerst schmerzhafte, livide Knotenbildung am äußeren Afterrand. Ursache: Thrombosierung in perianalen Gefäßgeflechten, vielfach als „äußere Hämorrhoiden" bezeichnet. Meist nach forciertem Preßakt (auch postpartal), oft nach Alkoholexzeß. Meist mehrkammerig. Deutliches Kollateralödem.
Therapie: Im Frühstadium (Thrombose nicht fixiert) Entleerung der Gerinnsel durch Stichinzision oder Exzision. Nach 4 (bis 7) Tagen nur noch konservative Therapie mit abschwellenden Salben, Blei- oder Borwasserumschlägen, Quell- und Gleitmittel zur Stuhlregulation.

Analmarisken

Meist harmlose schlaffe Überdehnungsfalten der perianalen Region, die sich beim Preßakt nicht füllen. Bei Frauen nach Schwangerschaften gehäuft, auch nach perianalen Thrombosen.
Therapie: Elektrochirurgische Abtragung in Lokalanästhesie, falls Störung der Analhygiene.

Hypertrophe Analpapille

Reaktive Vergrößerung von Resten der Proktodäalmembran (= embryonale Afterverschlußmembran), mit dem Hämorrhoidalleiden verschwistert, durch partiellen Prolaps begünstigt. Mäusezahnartige, bis zu kirschgroße, gestielte Gebilde, wegen ihres Aussehens oft als „Analpolypen" bezeichnet, jedoch keine Neoplasie (Histologie: Analfibrom), daher auch *nie* maligne Entartung.
Therapie: Elektrochirurgische Abtragung in Lokalanästhesie, zusätzlich Hämorrhoidaltherapie.

Analfissur (GK 3: 24.1.4)

Rhagadenartiges Analulkus nach Schleimhauteinrissen bei analem Reizzustand und forcierter Defäkation, besonders bei Frauen mit Obstipation. Elastizitätsverlust des Anoderms, begünstigt durch chronische Entzündungsvorgänge (Kryptitis, inkomplette Analfistel und Hämorrhoidalleiden). Aufgrund der Gewebespannungen fast stereotyp bei 6 Uhr (selten 12 Uhr) gelegen.

> **Atypisch lokalisierte Analfissur: Spezifische Krankheiten? (Analkarzinom, Morbus Crohn, venerische Infektionen)**

Klinik: Defäkationsschmerz, evtl. geringe Blutung, freies Intervall, nach Minuten intensiver krampfartiger Nachschmerz (Sphinkterspasmus; dieser bewirkt die Heilungsunfähigkeit). Aus Angst vor diesen Schmerzen sekundäre Obstipation bis hin zum Ileus. Verlauf: nur ausnahmsweise spontane Heilung der akuten Fissur unter allmählicher Beschwerdeabschwächung mit Übergang in die chronische Fissur. Primär

chronischer Verlauf seltener (meist auf dem Boden analer Narben, inkompletter Fisteln u. ä.).
Diagnose: Bei schonendem Ektropionieren des Afters wird der Unterrand der Fissur sichtbar. An ihrem äußeren Ende längsgestellte Analmariske (Vorpostenfalte). Palpation (tastbares, extrem schmerzhaftes Ulkus plus Sphinkterspasmus), Proktoskopie meist entbehrlich.
Therapie: Beseitigung des Sphinkterspasmus. Bei frischen Fissuren kann dies durch antiphlogistisch adstringierende Salben, zweckmäßig mit Lokalanästhesiezusatz oder Unterspritzung mit Lokalanästhetika, in der Hand des Geübten auch mit Dehnung in Vollnarkose gelingen. Besser: laterale Sphinkterotomie mit subkutaner Durchtrennung der unteren Hälfte des inneren Sphinkters. Bei chronischer Fissur Exzision der Fissur (immer histologisch untersuchen!) und des Narbenriegels (Pectenosis) erforderlich, zusätzliche Sphinkterotomie. Auf inkomplette Analfisteln achten. Nach dem Ausheilen Kontrolle auf begleitendes Hämorrhoidalleiden.

Pruritus ani, Analekzem

Pruritus: Häufiges, u. U. äußerst qualvolles, unspezifisches Begleitsymptom zahlreicher Krankheitsbilder (Tab. 27-1), häufig bei Hämorrhoidalleiden.

Akutes Ekzem: Unspezifische kutane Reizantwort oder eine lokale Standortvariante von Dermatosen (isomorpher Reizeffekt). Mehr oder weniger flammende Rötung, Rhagadenbildung in der Rima ani, ausgeprägter Juckreiz mit Kratzspuren, sekundäre Superinfektion, Schuppung (→ Psoriasis vulgaris).

Chronisches Ekzem: Verdickung und Lichenifikation der Haut, Rhagaden, u. U. tiefe Ulzerationen (wichtigste Differentialdiagnose: Morbus Paget und Bowen, Analkarzinom).

Therapie: Behandlung der Grundkrankheiten. Verbesserung der Analhygiene, Sitzbäder mit Adstringentien (Kamillenextrakte, Kaliumpermanganat) oder Fettzusätzen, Trockenhaltung der Analregion (Wattetupfer), Babypflegemittel, „Hämorrhoidaltherapeutika". Insbesondere bei allergischer Komponente kortisonhaltige Präparate rasch erfolgreich, Farbstofflösungen (Castellani, Malachitgrün), bei infektiöser Komponente: Polyvidonjod. Vermeidung von Reizstoffen (speziell Alkohol, Nikotin, Gewürze, Koffein). Beseitigung analer Begleitkrankheiten (spez. Hämorrhoiden).

Tab. 27-1 Ursachen für Pruritus ani/perianale Dermatitis/Ekzem

Stauungsdermatitis (Hämorrhoiden)
Alkohol, Nikotin, Koffein, Gewürze, Süßigkeiten
Nahrungsmittelunverträglichkeiten

Kontaktdermatitis:
  Seife, Waschpulver, Hygienespray etc.
  lokale Medikamentenapplikation
  (z. B. Lokalanästhetika, Perubalsam u.a.)

Systemische Medikamentengabe
Isomorpher Reizeffekt systemischer Dermatosen (z. B. Psoriasis)
Mykosen
Diarrhoe
Protozoonosen (z. B. Oxyuren)
Morbus Crohn

Eitrige Anal- und Perianalerkrankungen (GK 3: 1.4)

Kryptitis: (Eitrige) Entzündung in den taschenartigen Einfalzungen des Rektums in den Analkanal infolge Koteinpressung. Meist dorsal, da hier die tiefsten Krypten liegen.
Klinik: Stechender Defäkationsschmerz, gelegentlich punktförmiger Sitzschmerz, überaus häufig bei vegetativen Urogenitalsyndromen und chronischer abakterieller Prostatitis.
Diagnose: Palpatorisch druckschmerzhaftes Grübchen in Analmitte, erhöhter Sphinktertonus, proktoskopisch Rötung und vermehrte Vaskularisation, bei Druck auf den Kryptengrund gelegentlich Expression eines Eiterpfröpfchens.
Therapie: Spaltung über der in die Kryptentasche eingeführten Hakensonde.

Analabszesse und -fisteln (GK 4: 3.3; 3.9)

Der Analabszeß ist das akute, die Fistel das chronische Stadium eines Proktodäaldrüseninfektes

95% der Analfisteln folgen dieser Gesetzmäßigkeit. Die anatomische Gliederung des Anus und seiner Umgebung bestimmt den Entzündungsablauf. Die größte Massierung der Proktodäaldrüsen findet sich in der hinteren Kommissur, perianal sind sie radiär verteilt, seitlich fehlen sie fast ganz. Entsprechend nehmen über 80% der Infektionen ihren Ausgang von dorsal. Die Infektausbreitung erfolgt in den lockeren Verschiebeschichten des perianalen Raumes. Sie bestimmen die Nomenklatur (Abb. 27-4 u. 27-5).
– *Subkutan* (5–10%): Absenkung vom Kryptengrund unter die Haut.
– *Submukös* (unter 5%): Aufsteigen unter der Schleimhaut in das Rektum.
– *Intersphinkter** (40–50%, Abszesse seltener): Der innere Schließmuskel wird durchsetzt, im intersphinkteren Spalt senkt sich der Infekt paraanal ab. Seltener, mit dem Levator als Leitschiene, Aszension über den äußeren Schließmuskel (suprasphinkter) oder auf dem Levatortrichter (supralevatorisch). Von hier Sekundäreinbruch in das Rektum möglich (sehr selten).
– *Transsphinkter* (30–40%, davon ⅕ ischiorektal): Vollständige Durchsetzung des Schließmuskelapparates, dorsal bogenförmiges Ausweichen in die Ischiorektalgrube (= ischiorektale Fistel bzw. Abszeß), Übergreifen auf die Gegenseite durch das Foramen coccygicum (Hufeisenfistel) möglich. Perineal radiärer Verlauf mit dem M. bulbocavernosus als Leitschiene. Mit der Abszeßeröffnung hat der Infekt seine natürliche Drainage gefunden. Da die Infektion aber vom Analkanal unterhalten wird, unterbleibt die Heilung. Bei guter Drainage und blandem Entzündungsverlauf passagerer Fistelschluß möglich, späteres Rezidiv jedoch vorgezeichnet.

Klinik: Analrandabszesse verursachen bohrende Schmerzen, nach der Defäkation exazerbierend, kaum Allgemeinreaktion. Sehr heftige Schmerzen (Sphinkterspasmus) und Sitzunfähigkeit bei *intersphinkteren Abszessen*. Langsame Entwicklung bei *ischiorektalem Abszeß* (dumpfe, bohrende Schmerzen

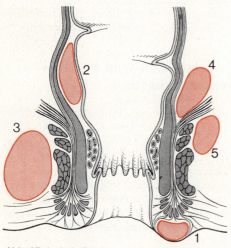

Abb. 27-4 Lokalisation periproktitischer Abszesse:
1 subkutan (paraanal)
2 submukös
3 periproktitisch
4 pelvirektal
5 ischiorektal

* Schreibweise auch „intersphinktär".

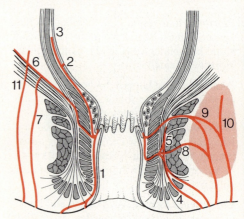

Abb. 27-5 Lokalisation perianaler Fisteln:
1 subkutan
2, 3 submukös
4, 5 intersphinkter
6, 7 transsphinkter supralevatorisch
8 tief transsphinkter
9 hoch transsphinkter
10 ischiorektal
11 pelvirektal

in und neben dem Mastdarm, Sitzbeschwerden, Allgemeinreaktion mit Mattigkeit, Fieber, Leukozytose).
Bei Fisteln Beschwerden meist gering, eitrige, auch kotige Sekretion aus der Fistelöffnung, stechende Schmerzen im Analkanal (innere Öffnung). Beschwerdeverstärkung bei Sekretretention.

Diagnose:
INSPEKTION: Halbkugelige Vorwölbung bei paraanalem Abszeß, starke Rötung und flache Schwellung bei ischiorektalen und perianalen Abszessen; äußere Fistelöffnung perianal (Abb. 27-6).
PALPATION: Innere Öffnung als druckschmerzhafte Einziehung in einem Narbenfeld meist besser tast- als sichtbar, auf Druck Entleerung von Sekret aus den äußeren Öffnungen. Submuköser Abszeß: gut abgrenzbare, druckschmerzhafte Schwellung. Diffuse, sehr schmerzhafte Schwellung und Sphinkterspasmus bei intersphinkterem Abszeß, dabei Eiterexpression über innere Mündung möglich, Frühdiagnose des Ischiorektalabszesses durch Nachweis der Fluktuation von rektal besser als von außen.

Abszeß- oder Fistelnachweis: Operationsindikation

Weitere diagnostische Manöver (Sondierungen, Farbstoffinjektionen, Fistelographie, KKE) bei den typischen Analfisteln entbehrlich. Lediglich Rektoskopie und Proktoskopie zum Ausschluß von Begleitkrankheiten.

Therapie: Breite Freilegung durch oraläre Exzision des Abszeßdaches oder, bei ausgedehnten periproktitischen Abszessen, durch T-förmige Inzision (häufigster Fehler: nur oberflächliche Abszeßeröffnung). Alle Fisteln, mit Ausnahme der supra- und extrasphinktären, können breit nach innen und unten gespalten werden. Bei sphinkterdurchsetzendem Verlauf muß der unterhalb der Fistel liegende Sphinkter-Anteil durchtrennt werden.

⅖ der Sphinktermasse kann ohne Gefährdung der Kontinenz durchtrennt werden

Die Wunde wird der Sekundärheilung überlassen (Heilungsverlauf bei ausgedehnten Fisteln mehrmonatig). Suprasphinktere Fisteln dürfen nicht gespalten werden, nur breite Drainagen. Wenn unzureichend: Lappenplastiken, auch Kolostomie.

Atypische Fisteln der Anorektalregion

Sie machen insgesamt nur 5% aller anorektalen Fisteln aus, stellen aber vor erhebliche diagnostische und therapeutische Probleme. Äußere Öffnung im perianalen Bereich, innere jedoch nicht in der Kryptenregion.

Atypische Analfisteln: Abweichende Ausbreitung, seitlicher Ursprung, nicht von Krypten ausgehend, schwärende Infektion mit Durchbrechung der Leitstrukturen oder Einbruch in die Scheide (anovaginal) oder rückläufig zum Rektum. Sehr typisch für Morbus Crohn, ferner nach Verletzungen, bei Karzinomen, venerischen Infekten, Leukosen.
Extrasphinktere Fistel: Innere Mündung oberhalb der Sphinkteren im Rektum oder auch Sigma. Ursache dazu meist entzündliche Darmerkrankungen, Bestrahlungen, Verletzungen.
Pelvirektale Fistel: Kann eine Sonderform der extrasphinkteren Fistel sein, jedoch auch von extrarektalen pelvinen Entzündungsprozessen ausgehen und durch den Levator in die Ischiorektalgruben und/oder sekundär ins Rektum einbrechen. Meist schweres Krankheitsbild, auch Unterbauchperitonitis.
Rektoorganische Fisteln: Meist zur Scheide (rekto-vaginal) (Abb. 27-7), zur Blase (rekto-vesikal), seltener zur Prostata (rekto-prostatisch) oder

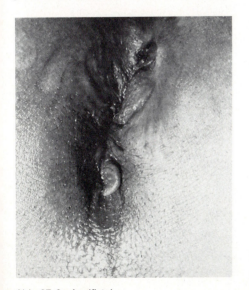

Abb. 27-6 Analfistel.

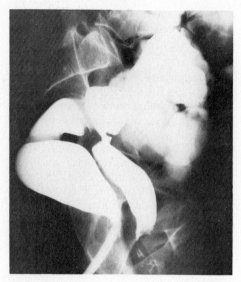

Abb. 27-7 Rektumscheidenfistel (Kolonkontrasteinlauf).

Harnröhre (rekto-urethral). Ursachen: Entzündliche Darmkrankheiten, Bestrahlungen, Verletzungen, Karzinome.
Therapie: Spaltung nur bei infralevatorischem, transsphinkterem Verlauf. Bisweilen großzügige Freilegung ausreichend. Häufig (passagere) Kolostomie nicht zu umgehen. Aufwendige Plastiken mit Hautmuskellappen, ggf. Resektion von Kreuz- und Steißbein.

Sinus pilonidalis (Abb. 27-8)

(Synonym: Haarnestgrübchen, „Steißbeinfistel", „Rekrutenabszeß", „Jeep's disease").

Ursache: Haareinspießungen in die Rima ani, begünstigende Faktoren: starke Behaarung, fettreiches Gesäß, Schwitzen, mangelhafte Analhygiene.
Verlauf: Die subkutan eingetriebenen Haare unterhalten eine chronische Infektion, die in Abszeßbildung exazerbiert. Ausbreitung proximalwärts, präsakral.
Diagnose: Punktförmige Einspießung(en) am unteren Ende der Rima ani (Primäröffnung), bisweilen Haarbüschel herausragend. Abszeß bzw., wenn perforiert oder eröffnet, Sekundäröffnung, fast immer proximal, exzentrisch, nicht selten 10 cm und mehr entfernt.
Therapie: Exzision in toto, Sekundärheilung (haarfreie Narbenplatte), in günstigen Fällen Schrägexzision oder Exzision und primäre plastische Deckung durch von lateral entnommenen Schwenklappen (s. Kap. 10, Abb. 10-5) möglich (etwa bei 40%).

Pyodermia fistulans sinifica (Abb. 27-10)

Ursache: Verwerfungsanomalie der Haut mit Bildung von Retentionstaschen. Begünstigende Faktoren: starke Behaarung, fettreiches Subkutangewebe, mangelhafte Hygiene, Stoffwechselstörungen, Beziehungen zum Akne-Formenkreis (jedoch nicht mit einer *Acne conglobata* zu verwechseln!). Auch in anderen Hautfalten vorkommend (im Schritt, Leistenbeuge, Bauchhautfalten, Brustfalten, Achselhöhle, Kinn).

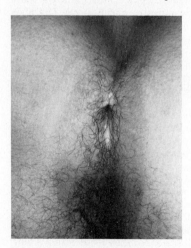

Abb. 27-8 Sinus pilonidalis.

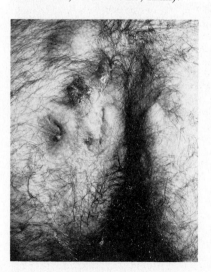

Abb. 27-9 Pyodermia fistulans sinifica.

Klinik: Eigentümlicher, die Subkutis fistelnd und abszedierend unterminierender Entzündungsprozeß. Schmerzen durch die oft in rascher Folge aufschießenden Abszesse. Die chronische Infektion führt zu einer herdförmigen derben Induration mit livider Verfärbung der Haut und mehr oder weniger zahlreichen Fistelöffnungen.
Therapie: Exzision der veränderten Hautareale und Eröffnung der kommunizierenden Gangsysteme. Rezidive im Randbereich sanierter Areale möglich.

Dermoidfistel: Fistelnder Aufbruch der sehr seltenen, anlagebedingten Dermoide, vor dem Kreuzbein oder in der Steißbeinumgebung gelegen. Unter Umständen tumortartige Verdrängung des Rektums. Bei Sekundärinfektion (ideale Nährböden!) ausgedehnte perirektale Fistelung möglich.
Therapie: Weite Exzision in toto, meist unter Mitnahme des Steißbeins.

Sonstige Fisteln oder abszedierende Perianalinfektionen:
Mediane Rhaphefistel (dorsal vom Skrotalansatz), Furunkel, leukämische Infiltrate, Lymphogranuloma inguinale, Bilharziosen, Fisteln nach Dammriß 3. Grades oder Episiotomie.

Proktitis (spezielle Formen)

Venerische und tropische Infektionen:

Trotz genereller Zunahme anale Manifestation sehr selten. Infolge Massentourismus Tropeninfekt auch hier gelegentlich zu beobachten.
Lues I: Atypische derbe Anal-, seltener Rektalulzera mit stinkender Sekretion, schmerzhaft, inguinale Lymphadenitis.
Lues II: Condylomata lata.
Lues III: Ulzerierende Gummata, die zu hochgradigen Anorektalstrikturen führen.
Gonorrhoe: Stark eitrige Proktitis, in schweren Fällen mit Ulzeration, Abszedierung und Fistelbildung, Analekzem, Pruritus.
Ulcus molle: Weiche, unterminierte Analulzera, sehr schmerzhaft. Heute sehr selten.
Granuloma venereum: Tropenkrankheit, genitoinguinale, seltener perianale Papeln und Pusteln, die zu üppigen, leicht blutenden Wucherungen auswachsen. Stinkende Sekretion.
Lymphogranuloma inguinale: Virusbedingte Tropenkrankheit, anale Manifestation selten. Bei Fortschreiten kräftige anale Wulstbildungen, hochgradige Strikturen (Beckenausmauerung und weitläufige Fisteln).

AIDS: Nicht heilende, nässende Infekte mit Lymphknotenschwellungen und proliferativen Tumorbildungen (Kaposi-Sarkome) sind stets auf das Vorliegen der Immunschwäche AIDS (Acquired Immune Deficiency Syndrome) verdächtig. Bei Risikogruppen HIV-Test. Oft wie ein M. Crohn imponierend.

Ulcus simplex recti:

Ätiologisch unklar, häufig in Verbindung mit einem rektalen Schleimhautprolaps. Bevorzugt an der Vorderwand gelegenes, scharf begrenztes Ulkus mit starker vaskulärer Umgebungsreaktion. Sehr heilungsträge.
Therapie: Lokale Exzision weit im Gesunden und Naht, transanal oder nach Rektotomia posterior. Behebung eines Prolaps.

Perianale Tumoren (GK 3: 24.1.5)

Analkarzinom:

Insgesamt selten, Relation zu kolorektalem Karzinom 1:20. Zu unterscheiden sind Analrand- und Analkanalkarzinome.
Histologische Erscheinungsformen: Basaliom (nur lokal destruierend), Spinaliom, verhornendes und nicht verhornendes Plattenepithelkarzinom, kloakogenes Karzinom (= basaloides Karzinom, vom Übergangsepithel ausgehend). Vergleichsweise frühe Metastasierung in inguinaler, iliakaler und, bei intraanalem Sitz, auch mesenterialer Richtung.
Klinik: Chronisches Ulkus, Schmier- und Kontaktblutungen, Pruritus, anale Mißempfindung, Kontinenzstörungen.
Diagnose: Inspektion, Proktoskopie, Probeexzision.

> **Chronische Analgeschwüre: Dignität?**

Therapie: Plattenepithel-Ca.: primär synchrone Chemoradiotherapie (5-FU + Mitomycin-C + 30 Gy). Lokale Exzision des Tumorbettes nach 6–8 Wochen (mindestens bei Restulkus/-tumor, Infiltration). Rektumamputation meist nur noch bei Tumorrest und Anal*kanal*karzinom. Bei basaloiden Karzinomen Vorgehen wie bei Rektumkarzinom. Inguinale Lymphadenektomie nur bei Lymphomen (Staging-Maßnahme, steigert die Radikalität nicht, bedeut-

sam für Strahlenbehandlung → Einschluß der parailiakalen und paraaortalen Abstromgebiete).
Prognose: Da fast 50% der Analkarzinome zum Diagnosezeitpunkt bereits Metastasen gesetzt haben, insgesamt dubios. Heilungschancen nach radikaler Therapie um 70%.

Morbus Paget, Morbus Bowen: Selten. Ekzemähnliche, großlamellär schuppende, girlandenartig begrenzte, semimaligne Perianalerkrankungen. Entartung im Bereich von Ulzerationen. Diagnose meist erst histologisch gestellt.

Sarkome (s. Kap. 25.5)

Gutartige Tumoren

Condylomata accuminata (spitze Feigwarzen):

Relativ häufiger Virusinfekt unter Ausbildung solitärer oder beetartiger, rauchgrauer, derber Warzen (histologisch Papillome). Bevorzugt im feuchtem Milieu (abklatschartig in der Rima ani, Analkanal, auf Anoderm beschränkt). Bei Frauen auf Befall der Vulva und Vagina achten. Sexuell übertragbar (daher Partneruntersuchung, auch auf Geschlechtskrankheiten überprüfen).
Klinik: Kleine Herde meist asymptomatisch. Größere: schmerzhafte Einrisse, Spannungsgefühl, Sekundärekzem.
Therapie: Bei kleinen Herden Betupfen mit Podophyllin-Lösung (10–20%), größere Herde chirurgisch unter sorgfältiger Erhaltung gesunder Haut exzidieren und elektrokoagulieren.
Prognose: Hohes Rezidivrisiko, daher Nachbeobachtung notwendig.

Condylomata lata:

Flache, lappige, warzenartige Formationen bei Lues II. Therapie im Rahmen der Grundkrankheit.

Kontinenzstörungen

Vielfältige Ursachen (Tab. 27-2). Differenzierung nach 3 Schweregraden:
I: Verschmutzung der Wäsche, Streßinkontinenz

Tab. 27-2 Ursachen für Kontinenzstörungen

Ursache	Beispiele
Sensorische Inkontinenz	
Anodermblockierung	Hämorrhoidal- und Analprolaps
Anodermverlust	Analatresie, *Whitehead*-Op., Durchzugsoperationen
Irritation	Hämorrhoiden, Proktitis
Neurogen	Querschnittslähmung, Diskusprolaps
Reservoirverlust	tiefe anteriore Resektion
Muskuläre Inkontinenz	
Sphinkterläsion	Pfählungsverletzung, Fistelchirurgie, Dammriß
Sphinkterlähmung	Altersinvolution, Rektumprolaps
Beckenbodeninsuffizienz	Rektumprolaps, Descending-perineum-Syndrom
Agenesie	Anal- und Rektumatresie
Mechanische Inkontinenz	
Drainagerinnen	Analoperationen („Schlüssellocheffekt")
Angulationsverlust	Rektumprolaps, tiefe Resektion
Rektumfaltenverlust	Proktitis
Bypass	Rektokutane (vaginale) Fisteln
Neurogene Inkontinenz	
peripher	Plexus-pudendalis-Schäden
proximal	Conus-Cauda-Syndrom
zentral	Altersinkontinenz, hirnorganische Prozesse
Gemischte Inkontinenz	Rektumprolaps, Altersinkontinenz

II: Kontrollverlust für Winde und flüssigen bis breiigen Stuhl
III: Komplette Inkontinenz

Therapie:
- Sensorische Inkontinenz: Wiederherstellung der Analauskleidung mit Haut (Analplastik), Hämorrhoidektomie.
- Motorische und neurogene Inkontinenz: Konservativ: Aktives Muskeltraining und Elektrostimulation der Sphinkteren und des Beckenbodens.
Operation: Bei umschriebenen Schäden Sphinkterrekonstruktion, Beckenbodenplastik (post anal repair). Bei vollständiger muskulärer Insuffizienz: Bildung von Muskelschlingen (Gracilis-Plastik) oder Verpflanzung glatter Darmmuskulatur. Wenn keine Rekonstruktionsmöglichkeit: Kolostomie.

Rektumprolaps (Abb. 27-10)
(GK 3: 24.1.3)

Mischform einer Kontinenzstörung, da sowohl durch den Prolaps sowohl sensible als auch durch die Beckenbodenlähmung motorische Ausfälle vorliegen. Vorwiegend bei älteren Patienten mit Beckenbodeninsuffizienz. Lockerung des Aufhängeapparates. Verlust der Rektumangulation. Beginnt als Hernie der Rektumvorderwand; diese kann auch Dünndarmschlingen enthalten. Relativ häufig auch bei Säuglingen infolge fehlender Angulation des Rektums. Beckenboden aber intakt. Auch die sehr seltenen Prolapsformen bei jüngeren Frauen sind vornehmlich Angulationsstörungen.

Klinik: Ausstülpung des Mastdarms, zunächst nur beim Pressen (Defäkation, Husten, Heben etc.), später spontan. Inkontinenz, Blutungen, Nässen.

Diagnose: Beim Preßversuch (oder postdefäkal) Vorfall mit zirkulärer, ringförmiger Schleimhautfaltung, durch Stauung düster rot, schleimige Sekretion, oft tiefe Ulzera (Ulcus recti simplex).

Therapie: Bei Säuglingen konservativ: Redressierende Verbände, Stuhlregulation. Da fast stets spontane Heilung, Operation nur ausnahmsweise angezeigt.

OPERATION BEI ERWACHSENEN: Wenn möglich, abdominelle Rektopexie, Verfestigung des Beckenbodens und Verbesserung der Angulation (retrorektale Einbringung eines Kohlenstoffschwammes, sog. Ivalonsponge), mehrere operative Varianten. Lokale Operationsmaßnahmen wenig sinnvoll. Ausnahme: Muskelplastik nach *Rehn-Delorme*.

Analstenosen

Angeboren: (s. Kap. 52).

Erworben: Ursachen traumatisch (Operation, vor allem Hämorrhoidektomie mit großem Anodermverlust, Verletzungen, Verbrennungen, Bestrahlungsfolge).
Entzündlich (Pectenosis, Morbus Crohn, selten Colitis ulcerosa, venerische Infektion, Tropeninfekte).

Klinik: Schmerzhafte Defäkation, proktogene Obstipation mit ileusartigen Attacken,

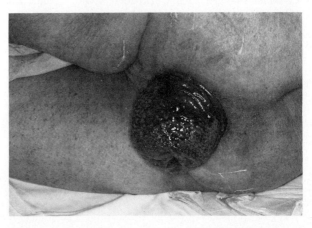

Abb. 27-10 Rektumprolaps
(= zirkuläres Faltenmuster).

bei Entzündungen auch Tenesmen, Blutungen.
Therapie: Abhängig von Ausdehnung und Tiefe der Läsionen. Leichte, vorwiegend kutan fixierte Formen: Inzision der Narben, langzeitige Bougierung. Besser: Schwenklappenplastik, wenn ungeschädigte Hautpartien in der Nachbarschaft verfügbar. Bei tiefgreifenden Zerstörungen: Anlage eines Sigmaafters, fallweise Rektumamputation.

Anorektale Schmerzsyndrome
Kokzygodynie

Starke, emotional geprägte Schmerzen in der Steißbeinumgebung, vielfach ohne morphologisches Korrelat oder erkennbare Ursachen. Neurotische Krankheitszüge; meist bei Frauen im mittleren Lebensalter. Therapeutisch äußerst undankbar: Behandlung analer Begleitkrankheiten, Infiltration der Steißbeinumgebung mit Lokalanästhetika, Akupunktur, Röntgenreizbestrahlung, gelegentlich Steißbeinexstirpation als Ultima ratio-Maßnahme, jedoch nur bedingt erfolgreich (Linderung in 50% der Fälle, selten Heilung).

Proctalgia fugax

Eigentümlicher, krampfartiger Schmerz im Mastdarmbereich, häufig nachts (Proctalgia nocturna), meist nach einigen Minuten sich spontan lösend. Vegetativ neurotische Komponente, Beziehung zu anderen pelvinen Syndromen (Urogenitalsyndrom, Prostatitis, Parametropathia spastica).
Therapie: Unbefriedigend, Sitzbäder, Spasmolytika, Atropinderivate, muskelrelaxierende Substanzen (Diazepam). Der Anfall geht meist vorüber, bevor derartige Medikamente wirksam werden können. Gelegentlich Besserung nach Beseitigung analer Reizzustände (z. B. Hämorrhoidaltherapie).

Analneurosen

Krankhafte Fixierung auf anale Mißempfindungen ohne oder mit nur inadäquatem morphologischen Korrelat. Vielfältige Beziehung zu anderen funktionell geprägten Analerkrankungen. Oft zahlreiche Behandlungsversuche und frustrane Operationen. Da die Beschwerden nicht „ausgeredet" werden können, hilft nur Erziehung zum Leben mit dem Symptom. Also: keine Bagatellisierung, sondern behutsames Eingehen auf die Beschwerden, Gesprächstherapie (→ Psychosomatik).

Nachbehandlung nach Analoperationen

Von wenigen Ausnahmen abgesehen, werden anale Wunden der Sekundärheilung überlassen (s. Kap. 1.4).
Lokalbehandlung: Sitzbäder (Zusätze entbehrlich), Förderung der Wundreinigung durch Dextranpolymere (Debrisorb®), später Salben (z. B. Faktu® oder Vaseline-Verbände). Regelmäßige digitale Austastung zur Verhinderung oberflächlicher Verklebungen oder Taschenbildungen, anfangs wenigstens einmal wöchentlich.
Stuhlregulation: für 2 Wochen Quell- und Gleitmittel.
Schmerzmittel: *Novaminsulfon*-Tropfen.

28 Akutes Abdomen (GK 3: 25; GK 4: 3.17)

28.1 Allgemeines

Definition (GK 3: 25.1.1)

Das akute Abdomen ist die akute abdominelle Manifestationsform von Erkrankungen des Bauchraums oder solchen mit abdomineller Projektion. Es erzwingt die sofortige Diagnostik und therapeutische Entscheidung. Leitsymptome sind Bauchschmerz, Abwehrspannung, Übelkeit, Schockreaktion und ein schwerkranker AZ.

„Akutes Abdomen" → akutes Handeln!!

Ursachen:

1. Akute entzündliche Prozesse
2. Perforation eines Hohlorgans
3. Verschluß eines Hohlorgans
4. Akute arterielle oder venöse Durchblutungsstörungen der Abdominalorgane
5. Traumen (s. Kap. 30)
6. Schwere Blutungen in den Bauchraum bzw. in den Gastrointestinaltrakt (s. Kap. 30 und 31)
7. Extraabdominelle Erkrankungen

Leitsymptome

Schmerz: Zu berücksichtigen sind: Charakter, Intensität, Zeitdauer, Lokalisation und Ausstrahlung der Schmerzen. Unterschieden werden der *viszerale* Schmerz und der *somatische* Schmerz.
Der *viszerale Schmerz* ist dumpf, quälend, stechend, diffus und daher schwer lokalisierbar. Er ist wellenförmig und imponiert als Krampf oder Kolik. Der Patient versucht, durch Lageänderung den Schmerz zu lindern.
Der *somatische* Schmerz ist meist scharf oder brennend und in der Regel gut lokalisierbar. Er tritt auf, wenn das parietale Peritoneum oder die Mesenterialansätze von der Krankheit erfaßt werden. Er wird als kontinuierlich zunehmend (Dauerschmerz) empfunden und führt zu einer Ruhe- und Schonhaltung des Kranken. Häufig Projektion in andere Körperregionen (z. B. Schulter bei Cholelithiasis).

Erbrechen: Singultus und *Erbrechen* werden reflektorisch durch vago-vagale Reize ausgelöst oder sind Ausdruck einer Passagestörung. Erbrechen bei Darmverschluß führt zur vorübergehenden Erleichterung, bei entzündlichen Ursachen im allgemeinen nicht.

Änderung der Peristaltik: Über viszero-viszerale Reflexe (z. B. bei Reizung des Peritoneum nach Perforationen oder Blutungen) kann eine Darmparalyse ausgelöst werden. Darmgeräusche fehlen (*Totenstille* des Abdomen), der Leib ist meteoristisch aufgetrieben. Gesteigerte Peristaltik als Folge vermehrter Darmtätigkeit zur Überwindung mechanischer Hindernisse. Die Darmgeräusche sind gurrend, plätschernd, hochgestellt, metallisch klingend und kullernd. Stuhl- und Windverhaltung.

Störung des Allgemeinbefindens: Jeder peritoneale Reizzustand ist mit starkem Krankheitsgefühl und einer Verschlechterung des Allgemeinbefindens verbunden. Es finden sich Unruhe, Kaltschweißigkeit, Exsikkose, Fieber, Tachykardie und Kreislaufreaktionen (Schock).

Diagnostik

Die Zeitspanne vom Krankheitsbeginn bis zum Einsetzen der Therapie sollte so kurz wie möglich sein, da die Prognose entscheidend von der Latenzzeit abhängt. Die Untersuchungen sollten in folgender Reihenfolge ablaufen:

1. Anamnese
2. Inspektion
3. Palpation
4. Auskultation
5. Rektale Untersuchung

Anamnese: Vorerkrankungen und Voroperationen, zeitlicher Beginn der Beschwerden, Charakter, Intensität und Lokalisation des Schmerzes, Übelkeit und Erbrechen, Stuhlgang, Windverhalten, Wasserlassen, Menstruation, Herz-, Lungen-, Gefäß- und Stoffwechselerkrankungen, endokrinologische, hämatologische und neurologische Krankheiten?
Inspektion: Facies abdominalis (halonierte Augen, spitze Nase), Hautfarbe, Hautdurchblutung (Zyanose, Ikterus, Blässe), Hautturgor. Feuchtigkeit von Schleimhäuten (trockene, borkig belegte Zunge)? Der Kranke liegt mit angezogenen Beinen unruhig im Bett und atmet oberflächlich (Peritonitis).
Palpation: Von den schmerzfreien Arealen beginnend, tastet sich der Untersucher schrittweise an den Krankheitsherd heran und lokalisiert schmerzempfindliche Regionen. Intensität und Ausdehnung der muskulären Abwehrspannung werden festgestellt. Loslaßschmerz und Klopfschmerz sind für die Peritonitis pathognomonisch. Die Palpation ist bei Adipositas, Aszites und Gravidität erschwert.
Auskultation: Sie muß an mehreren Stellen des Abdomen längere Zeit, ggf. wiederholt durchgeführt werden. Nur so können Veränderungen der Peristaltik (s. o.) erkannt werden.
Rektale Untersuchung: Beurteilung von Douglasschmerz oder Douglasvorwölbungen (Flüssigkeitsansammlungen), Füllung oder Leere der Rektumampulle, Tumor?

Weiterführende Untersuchungen:
1. Labordiagnostik
2. Röntgendiagnostik
3. Sonographie
4. Peritoneallavage
5. Laparoskopie

Laboruntersuchungen: Blutbild, Blutzukker, Bilirubin, Elektrolyte, Blutgasanalyse, Nierenfunktionswerte (Harnstoff N, Kreatinin), Urinstatus, Enzyme (Lipase, Amylase), GOT, GPT, Gamma-GT, alk. Phosphatase, LDH, CK-MB), Laktat im Serum.

Röntgendiagnostik:
1. *Abdomenübersicht* im Stehen oder Linksseitenlage (Flüssigkeitsspiegel, Verkalkungen, Konkremente, Darmgasverteilung, freie Luft unter den Zwerchfellkuppen bzw. in den Gallengängen?).
2. *Thorax* (Pneumonie?). Bei entsprechendem Organverdacht ggf. i. v.-Urographie, Cholangiographie, Kontrastmitteluntersuchung des Magen-Darm-Kanals mit wasserlöslichen Kontrastmitteln (Gastrografin®), Sonographie, Computertomographie oder Angiographie.

Diagnostische Peritoneallavage und Laparoskopie: Hiermit können bis 98% der operationspflichtigen intraabdominellen Verletzungen erkannt werden (s. Kap. 30).

Bringen diese diagnostischen Maßnahmen keine Klärung, ist die explorative Laparotomie angezeigt.

Differentialdiagnose des akuten Abdomen unter topographischen Gesichtspunkten (Abb. 28-1, 2, 3)

Intraabdominelle Ursachen des akuten Abdomen:

RECHTER OBERBAUCH: Geschwürsperforation, Cholezysto- und Cholangiopathien mit oder ohne Perforation, akute Pankreatitis, Pyelitis, Appendizitis bei hochgeschlagener Appendix oder hochstehendem Zökum, Leberruptur, subphrenischer Abszeß, Tumor der rechten Kolonflexur, Nierenbeckenstein, Pfortaderthrombose (Abb. 28-1a).
LINKER OBERBAUCH: Subphrenischer Abszeß, Milzinfarkt, Milzruptur, Pankreatitis, Kolontumor der linken Flexur, Nierenbeckenstein, Pyelitis (Abb. 28-2a).
MITTELBAUCH: Inkarzerierte Hiatushernie, Ösophagusperforation, Geschwürsperforation, Pankreatitis, Enteritis regionalis, Mesenterialinfarkt, Aneurysma dissecans der Aorta, rupturiertes Aortenaneurysma, mechanischer Ileus, Harnverhalt mit voller Blase (Abb. 28-3).

Manch „akutes Abdomen" war nur eine volle Blase!

RECHTER UNTERBAUCH: Appendizitis, Adnexitis, Stein, inkarzerierte Hernie, Morbus Crohn, *Meckel*-Divertikel, Invagination, Gallenblasenperforation, Magenperforation, Stieldrehung von Ovarialzy-

28 Akutes Abodmen | 507

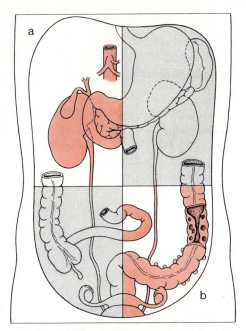

Abb. 28-1 Differentialdiagnose des akuten Abdomen:
a) rechter Oberbauch
b) linker Unterbauch (Näheres siehe Text)

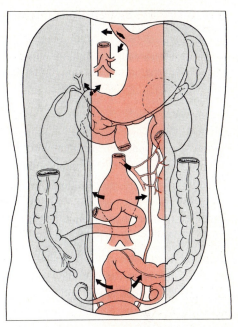

Abb. 28-3 Differentialdiagnose des akuten Abdomen im Mittelbauch (Näheres siehe Text).

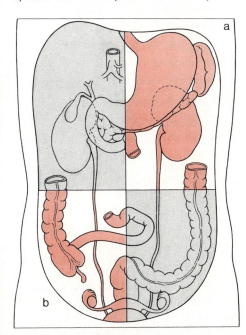

Abb. 28-2 Differentialdiagnose des akuten Abdomen:
a) linker Oberbauch
b) rechter Unterbauch (Näheres siehe Text)

sten, Pyosalpinx, Tubargravidität (Abb. 28-2b).

LINKER UNTERBAUCH: Sigmadivertikulitis, Rektosigmoidtumor, Ureterstein, Stieldrehung von Ovarialzysten, Pyosalpinx, Adnexitis, Tubargravidität, inkarzerierte Hernie (Abb. 28-1b).

Die häufigsten Ursachen des akuten Abdomen aus chirurgischer Sicht sind:
1. Appendizitis
2. Ileus
3. Gallenblasen- und Gallenwegserkrankungen
4. Ulkusperforation
5. Pankreatitis
6. Darmperforation (meist Sigmabereich)

Extraabdominelle Ursachen des akuten Abdomen:
1. *Pulmonale Erkrankungen:* Pleuritis, Pneumonie, Pneumothorax, Lungenembolie.
2. *Kardiovaskuläre Erkrankungen:* Herzinfarkt, Herzinsuffizienz, Aneurysma dissecans der thorakalen Aorta, Perikarditis.

3. *Neurologische Erkrankungen:* Diskusprolaps.
4. *Metabolische und endokrine Erkrankungen:* Diabetes mellitus, Urämie, Porphyrie, Hyperparathyreoidismus, Intoxikationen, Hyperlipidämie.
5. *Hämatologische Erkrankungen:* Leukosen, Hämophilie.

Die Schwierigkeiten der Diagnosefindung beim akuten Abdomen beruhen auf der Vielzahl der Entstehungsmöglichkeiten. Das Alter und die Konstitution des Patienten können die Situation zusätzlich komplizieren, da die Schmerzangaben und Reaktionen schwierig zu beurteilen sind. Wichtiger als die exakte Diagnose ist die richtige und rechtzeitige Indikation zur Operation.

Akutes Abdomen: Zu über 90% chirurgisch behandlungspflichtige Ursache!

28.2 Peritonitis
(GK 3: 25.1.2; GK 4: 3.15)

Definition: Die Peritonitis ist die entzündliche Reaktion des Bauchfells. Sie ist eine schwere und lebensbedrohliche Erkrankung. Ursächlich sind bakterielle Infektionen oder toxische Reaktionen. Sie kann *lokalisiert* (lokale P.) oder *generalisiert* den Bauchraum betreffen. In jedem Fall bedeutet sie eine ernste Bedrohung der vitalen Funktionen des gesamten Organismus.

Primäre Peritonitis:

Infektiöse P. durch hämatogene Keiminvasion, z. B. durch Pneumokokken oder Streptokokken. Auslösende Erkrankungen sind vorwiegend Pneumonie und Angina tonsillaris. Die Diagnosestellung erfolgt durch Erregernachweis.
Therapie: Konservativ (Penicillin-G).

Sekundäre Peritonitis (Tab. 28-1):

Sie ist Folge der Perforation eines Hohlorgans (traumatisch, Ulkusperforation, Darminfarkt, Gallenblasenperforation, Dickdarmperforation), einer iatrogenen Konta-

Tab. 28-1 Ursachen der sekundären Peritonitis

1. Perforationen

Abdominaler Ösophagus:
a) Tumor
b) spontan
c) iatrogen
d) Verätzung
e) Fremdkörper

Magen und Duodenum:
a) Ulkus
b) Tumor
c) Verätzung
d) Fremdkörper
e) iatrogen

Dünn- und Dickdarm:
a) entzündliche Erkrankungen (z. B. Morbus Crohn, Colitis ulcerosa, Divertikulitis, Appendizitis)
b) Fremdkörper
c) iatrogen (Einläufe, Endoskopie)
d) Divertikelperforation (*Meckel*-Divertikel, Dünn- und Dickdarmdivertikel, Divertikulitis), Gallenblasenperforation

2. Penetrationen
a) Strangulation
b) Volvulus
c) Invagination
d) Inkarzeration
e) Entzündliche Erkrankungen der Abdominalorgane
f) Verschluß der Mesenterialgefäße

3. Chemisch-toxisch
a) Magen- und Darminhalt
b) Galle
c) Pankreassaft
d) Bariumsulfat

mination (Operation, Lavage, Laparoskopie) oder die Reaktionsform auf chemisch-toxisch wirksame Sekrete (Galle, Pankreassekret) auf das Bauchfell. Eine Sonderform der chemisch-toxischen Peritonitis ist die Bariumperitonitis nach Perforation während des Kolonkontrasteinlaufes (s. Kap. 26). Klinisch bedeutsam ist die postoperative Peritonitis bei Anastomoseninsuffizienz (Nahtbruch) mit häufig larviertem Verlauf.

Als *Sonderformen* gelten die Gonokokkenperitonitis (durch Aszension aus dem Genitale), die Mekoniumperitonitis des Neugeborenen und die Peritonitis tuberculosa.

Klinisch wird die Peritonitis in eine lokale und eine diffuse Form eingeteilt. Pathologisch-anatomisch werden seröse, fibrinöse und eitrige Entzündungsformen unterschieden.

Erregerspektrum: Es entspricht der Keimflora des Magen-Darm-Traktes. Anaerobe und aerobe Erreger (E. coli, Streptokokken, Staphylokokken, Enterokokken, Proteus, Pseudomonas, Klostridien und Keime der Bakteroidesgruppe) sind zu finden. Bei Patienten in reduziertem Allgemeinzustand findet sich gelegentlich eine sekundäre Pilzbesiedlung.

Pathophysiologie: Der erste Schritt ist die Keimbesiedlung. Die lokale und evtl. später diffuse Entzündung führt zu einem Ödem und einer Fibrinausschwitzung. Das entzündliche Ödem des Bauchfells und der durch Darmatonie bedingte Flüssigkeitsverlust führen zur Hypovolämie und zum hypovolämischen Schock. Verstärkend wirkt die Hypalbuminämie (Abnahme des kolloidosmotischen Druckes, Ödemneigung). Durch zunehmende Überdehnung des Darmes werden biogene Amine (Histamin, Serotonin), Kinine und Katecholamine freigesetzt. Dies führt zu einer Permeabilitätsstörung im Bereich der Kapillaren. Dadurch wird der intravasale Flüssigkeitsverlust verstärkt und der Schock potenziert. Aufgrund der schockbedingten Störung der Mikrozirkulation (Hämokonzentration, Thrombozytenagglomeration) werden zelluläre und plasmatische Gerinnungsfaktoren aktiviert, und es kann eine Verbrauchskoagulopathie entstehen. Mikrothromben blockieren das retikulo-histiozytäre System (RHS) und behindern somit die Endotoxinclearance. Gleichzeitig findet sich eine Schwächung des Immunsystems. Die Hypotonie, die hypoxisch bedingte Azidose und die Mikrozirkulationsstörung beeinträchtigen die Funktion der lebenswichtigen Organe, wie Lunge, Niere, Leber. Endstrecke der Peritonitiskrankheit ist das *multiple Organversagen* mit Nierenversagen, Schocklunge, Leberinsuffizienz.

Klinik: Die Peritonitis zeigt alle Symptome des akuten Abdomen: Pulsanstieg, Blutdruckabfall, Oligurie, Singultus, Brechreiz, Schmerzen, Schonatmung, Kräfteverfall, Fieber, Abwehrspannung der Bauchdecken, Zeichen der Darmparalyse.
Die klinischen Zeichen können im Kindes- und Greisenalter abgeschwächt sein.

Diagnostik
LABOR: Leukozytose, Zunahme der Hämokonzentration (Hkt-Anstieg, Harnstoff- und Kreatininanstieg, Elektrolytentgleisung). Die Blutgasanalyse zeigt eine metabolische Azidose verbunden mit einer kompensatorischen, respiratorischen Alkalose.
RÖNTGEN: Abdomenübersicht im Stehen oder in Linksseitenlage: Spiegelbildung und stehende Darmschlingen, freie Luft? Bei Magenperforation ist nur in 60–80% freie Luft nachweisbar (s. Kap. 24).
Sonographie und Computertomographie dienen dem Nachweis von pathologischen Flüssigkeitsansammlungen.

Therapie:
1. Laparotomie und Beseitigung der Ursache.
2. Entfernung der toxischen Substanzen aus der Bauchhöhle durch ausgiebige Spülung.
3. Intraperitoneale Zieldrainage (z. B. subphrenisch rechts und links, subhepatisch, Drainage des *Douglas*-Raumes). Evtl. Anlage einer Spüldrainage (Abb. 28-4).
4. Ileusprophylaxe durch intraluminäre Schienung des Dünndarmes mit langer Intestinalsonde (*Dennis*-Sonde) (s. u.).
5. Gezielte antibiotische Behandlung entsprechend der Keimflora und den mikrobiologischen Testungen.
6. Begleitende intensivmedizinische Maßnahmen (Ausgleich des gestörten Wasser-Elektrolythaushaltes und Beseitigung metabolischer Störungen).

Diffuse Peritonitis: Letalität zwischen 40 und 60%

Frühkomplikationen:
- Septischer Schock.
- Renale und pulmonale Insuffizienz.
- Gastrointestinale Blutung.

Spätkomplikationen:
- Mechanischer Ileus durch Adhäsionen.
- Abdominelle Abszesse.

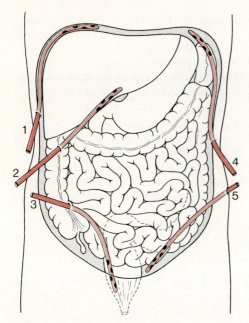
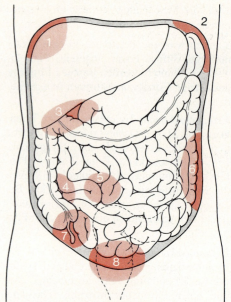

Abb. 28-4 Drainagebehandlung bei diffuser Peritonitis. Drain-Lokalisation:
1 subphrenisch-suprahepatisch rechts
2 subhepatisch
3 *Douglas*-Raum rechts
4 subphrenisch in der Milzloge links
5 *Douglas*-Raum links und parakolisch links

Abb. 28-5 Häufigste Lokalisation intraabdomineller Abszesse:
1 subphrenisch rechts
2 subphrenisch links (Milzloge)
3 subhepatisch (evtl. Bursa omentalis)
4 retrokolisch
5 Schlingenabszeß
6 parakolisch
7 unterer Zoekumpol (Appendix!)
8 *Douglas*-Raum

Lokale Peritonitis

Im Rahmen einer isolierten Organentzündung (z. B. Appendizitis, Cholezystitis) oder einer Perforation, die z. B. durch Netzanteile abgegrenzt und abgekapselt wird (z. B. perityphlitischer Abszeß, Ulkusperforation, Sigmadivertikulitis), entsteht eine umschriebene, lokale Peritonitis. Auch als Folgezustand nach diffuser Peritonitis können abgekapselte Abszesse oder Empyeme übrig bleiben: 1. Subphrenischer Abszeß rechts und links, 2. Subhepatischer Abszeß, 3. Schlingenabszeß, 4. Douglasabszeß, 5. Perityphlitischer Abszeß, 6. Perisigmoidaler Abszeß (Abb. 28-5).
Symptome und Klinik: Fieber, umschriebener Druckschmerz, örtliche Bauchdecken- und Abwehrspannung, Darmlähmung, tastbarer Tumor.
Diagnostik: (s. o.).
Therapie: Laparotomie und Beseitigung der Ursache der Peritonitis (Verschluß von Perforationen, Entfernung entzündlicher Herde, Eröffnung von Abszessen. Spülung und Drainage der Bauchhöhle).

28.3 Ileus (GK 3: 25.1.3; GK 4: 3.14)

Der Ileus (= *Darmverschluß*) gehört in allen Lebensabschnitten zu den gefährlichsten Abdominalerkrankungen. In ca. 20% liegen beim „akuten Abdomen" Krankheitsbilder mit Darmverschluß vor (Tab. 28-2).
Definition: Der Ileus ist eine Störung der Darmpassage unterschiedlicher Ätiologie. Entsprechend des zeitlichen Verlaufs wird ein *akuter, subakuter, chronischer* und *chronisch-rezidivierender* Ileus unterschieden. Je nach Vollständigkeit der Passagestörung gibt es einen *kompletten* und *inkompletten* Darmverschluß. Hinsichtlich der Lokalisation werden ein *hoher* und *tiefer* Dünndarm-

Tab. 28-2 Einteilung und Klassifizierung des Ileus

Mechanischer Ileus:

Strangulation
(mit Störung der Blutzirkulation)
Inkarzeration, Volvulus, Invagination

Obstruktion
(ohne Störung der Blutzirkulation)
Adhäsionen, Briden, Tumor, Gallensteinileus, Askariden, Koprostase, Atresie, Stenose, Darmduplikatur

Paralytischer Ileus:

Metabolisch
Hypokaliämie

Reflektorisch
postoperativ, Kolik, Pankreatitis, Trauma, Herzinfarkt, Apoplexie, Streßsyndrom

Toxisch
Peritonitis, Ischämie, Enteritis, Pneumonie, Urämie

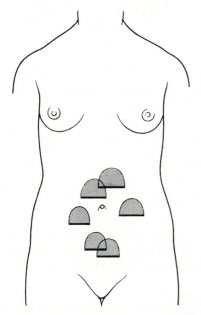

Abb. 28-6 Schematische Darstellung der *Spiegel*verteilung im Röntgenbild des Abdomen bei *Dünndarmileus*.

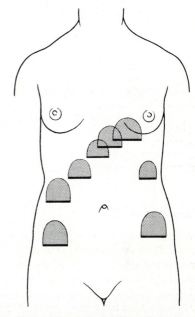

Abb. 28-7 Schematische Darstellung der *Spiegel*verteilung im Röntgenbild des Abdomen bei *Dickdarmileus* (Kolon-Rahmen).

ileus (Abb. 28-6) und ein Dickdarmileus (Abb. 28-7) unterschieden.
Ursachen und Häufigkeit: In ca. ⅔ der Fälle nimmt der mechanische Ileus seinen Ausgang vom Dünndarm: Briden und Adhäsionen (50%), Hernien (25%), Tumor (10%). Weitere Ursachen (15%) sind demgegenüber seltener, z. B. M. Crohn, Gallenstein, Invagination, Bezoare, Volvulus. Beim Dickdarmverschluß findet sich als Ursache das Karzinom in 55%, ein Volvulus in 15%, eine Divertikulitis in 10%, die Pseudoobstruktion (Koprostase) in 20%.
Pathophysiologie: Die Störung der Darmpassage führt zu intraluminärer Flüssigkeits- und Gasansammlung mit Darmwanddistension. Die Stase des Darminhaltes bedingt Bakterienwachstum mit vermehrter Toxinbildung. Es kommt zu lokaler Hypoxie, Darmwandischämie, Mikrozirkulationsstörungen, Hypovolämie, Störungen des intra- und extrazellulären Elektrolythaushaltes

(Hypokaliämie), des Säure-Basenhaushaltes, Eiweißverlust und Freisetzung biogener Amine (Serotonin, Histamin). Die Mukosafunktion bricht zusammen. Der gleichzeitig erhöhte Sympathikotonus verstärkt die bereits bestehende Störung der Makro- und Mikrozirkulation. Dieses zunächst örtliche Krankheitsgeschehen wirkt sich auf den Gesamtorganismus aus und führt zu Schädigungen der Niere, der Lunge, der Leber, des Herzens und des Darmes selbst.

Mechanischer Ileus: Erst Stenoseperistaltik, dann Paralyse
Paralytischer Ileus: Grabesstille

Klinik

Mechanischer Ileus: Die Symptome hängen von der Lokalisation des Darmverschlusses ab.
HOHER DÜNNDARMVERSCHLUSS: Übelkeit, Erbrechen, abdominelles Unwohlsein, „leerer Bauch", da der distale Darm nicht gefüllt ist; hypochlorämische Alkalose wegen Erbrechens.

Erbrechen, Bauchschmerz, Alkalose, „leerer Bauch": hoher Ileus?

TIEFER DÜNNDARMVERSCHLUSS: Kolikartiger Schmerz, Erbrechen, Meteorismus, Stuhl- und Windverhaltung, hochgestellte und spritzende Darmgeräusche (Widerstandsperistaltik).

DICKDARMVERSCHLUSS: Stuhl- und Windverhaltung, Meteorismus, Schmerz, Übelkeit und Erbrechen.
Paralytischer (= funktioneller) Ileus: Singultus, Übelkeit, Erbrechen, Völlegefühl, Fehlen von Darmgeräuschen (passive Plätschergeräusche), gespannte Bauchdecken.
Diagnostik: Labor: Blutbild, Elektrolyte, Nieren- und Leberfunktionswerte, Amylase i. S., Ges.-Eiweiß, Blutgasanalyse.
Beim Ileus mit Störung der mesenterialen Durchblutung (Strangulation) finden sich bereits in den ersten Stunden Fieber, Tachykardie, Leukozytose und Zeichen der Hämokonzentration. Im Gegensatz dazu treten beim Ileus mit intakter mesenterialer Durchblutung (z. B. *Gallensteinileus*) erst sehr spät Fieber, Pulsfrequenzanstieg und Leukozytose auf.
Röntgen: Abdomenübersicht im Stehen oder in Linksseitenlage (Abb. 28-8) mit Nachweis von Gas-/Flüssigkeitsspiegeln. Das Phänomen der Spiegel erklärt sich aus der Grenzschicht zwischen flüssigem und gasförmigem Darminhalt. Im atonischen Darmrohr entwickeln sich Gasblasen, die über der stehenden Flüssigkeit (Spiegel) bei Zunahme der Gasbildung zur Luftkontrastierung ganzer Darmschlingen führen. Die Lokalisation des Ileus kann aufgrund der Verteilung der Luftspiegel ermittelt werden. Ein hoher Ileus weist nur wenige, ggf. nur einen Spiegel im linken Oberbauch (Abb. 28-9), ein tiefer Ileus multiple Spiegel bis hin zum rechten Unterbauch auf (Abb. 28-

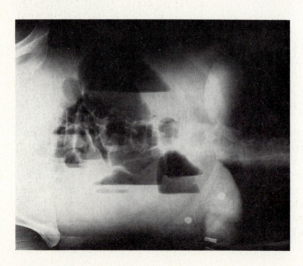

Abb. 28-8 Röntgen-Abdomenübersicht in Linksseitenlage bei Dickdarmileus mit Dünn- und Dickdarmspiegeln.

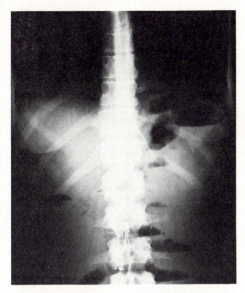

Abb. 28-9 Röntgen-Abdomenübersicht im Stehen bei hohem Dünndarmileus.

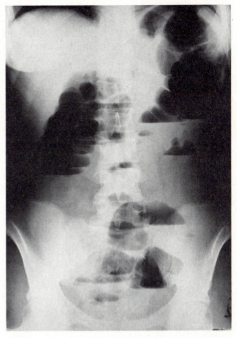

Abb. 28-10 Röntgen-Abdomenübersicht im Stehen bei Dickdarmileus (Sigmakarzinom).

10). Beim Gallensteinileus Luftfüllung der Gallenwege (s. Kap. 32).
Gelegentlich bei fortgeschrittener intestinaler Ischämie auch Luftfüllung der Pfortaderäste. Zur Lokalisation des mechanischen Hindernisses Gastrografinpassage, beim Dickdarmverschluß Kolonkontrasteinlauf mit Gastrografin. Bei Verdacht auf gefäßbedingte Ileusformen Angiographie.

Differentialdiagnose

ERSTE LEBENSWOCHEN: Mekoniumileus, Megacolon congenitum, Darmatresie, Stenosen und Fehlbildungen, Malrotation des Duodenum.
KINDHEIT: Invagination, Volvulus bei Rotationsanomalien, Inkarzeration angeborener Hernien, arteriomesenteriales Kompressionssyndrom.
ERWACHSENENALTER: Briden- und Adhäsionsileus (Abb. 28-11), Volvulus, Invagination, entzündliche Prozesse (Colitis ulcerosa, Morbus Crohn, Divertikulitis), inkarzerierte Hernien, maligne Tumoren, Gallensteine, Mesenterialinfarkt, Koprostase, arterio-mesenteriale Duodenalkompression, gieriges Verschlingen faserreicher Nahrungsmittel (z. B. *Apfelsinen-Ileus*).

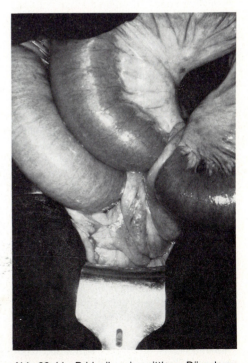

Abb. 28-11 Bridenileus im mittleren Dünndarm. Operationssitus.

Therapie

Die Letalität der Ileuskrankheit liegt zwischen 15 und 25%. Das Schicksal des Patienten hängt im wesentlichen von der Zeitdauer des Bestehens des Darmverschlusses ab.

ALLGEMEINE PRIMÄRMASSNAHMEN: Magensonde, Blasenkatheter, zentral-venöser Zugang zur Bilanzierung.

> Ileus → Blasenkatheter
> → rektale Untersuchung
> → Einlauf
> → intravenöser Zugang
> → Magensonde
> → Operation?

> Volle Blase → Peristaltikbremse!

Spezielle Maßnahmen

Mechanischer Ileus

1. DÜNNDARMILEUS:
   a) Wiederherstellung der Passage und evtl. der Blutzirkulation: Beseitigung von Invaginationen, Strangulationen, Lösen von eingeklemmten Hernien, Durchtrennen von Briden, Adhäsionen und Entfernung von Fremdkörpern, wie z. B. Bezoaren oder Gallensteinen. Auflösen eines Volvulus. Bei Verlegung des Darmrohres durch Tumoren oder Tumormetastasen ist gelegentlich als Palliativmaßnahme eine Umgehung durch Enteroanastomose angezeigt. Durchblutungsgestörte Darmanteile dürfen nur bei Wiedereinsetzen der Zirkulation belassen, sonst sollten sie reseziert werden. Die Darmnaht im Ileus weist eine hohe Komplikationsrate auf.
   b) Entlastung des Darmes: Intraoperativ durch retrogrades Ausstreichen des Darminhalts in den Magen (Magensonde!), Absaugen über Enterotomie oder besser durch prä- oder intraoperativ eingelegte lange Intestinalsonden (Abb. 28-12, 28-13) (*Miller-Abbot-, Dennis-Sonde*) zur intestinalen Dekompression.

2. DICKDARMILEUS: Im Gegensatz zum Dünndarmileus steht die Indikation zum operativen Vorgehen nicht unter dem gleichen Zeitdruck. Erstes Ziel ist die Darmdekompression durch Anlage von Stomata oder Fisteln (s. Kap. 26). Am bewährtesten ist die Anlage eines rechtsseitigen doppelläufigen Querkolonafters. Bei der Behandlung der Ileus-Ursache (z. B. Sigma-Karzinom) wird man sich zum mehrzeitigen Vorgehen entschließen (s. Kap. 25).

Paralytischer Ileus (Abb. 28-14):
Die Behandlung besteht im wesentlichen in der Beseitigung der die Paralyse verursachenden Störung. Ergänzend zu den chirurgischen Maßnahmen, wie z. B. Behandlung der lokalen oder diffusen Peritonitis oder der operativen Behandlung der intestinalen Durchblutungsstörungen, muß gleichzeitig eine Anregung der Peristaltik vorgenommen werden.

Konservative Therapie:
1. Magensonde
2. Schwenkeinlauf
3. Darmrohr

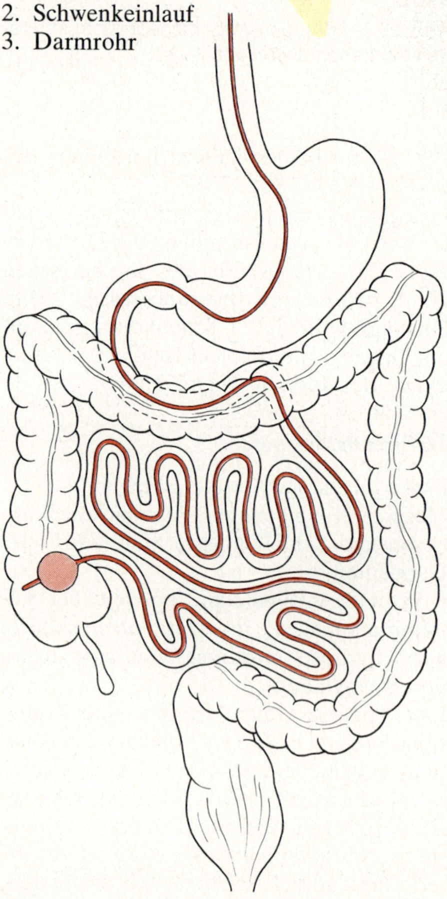

Abb. 28-12 Schematische Darstellung der intestinalen Sondenbehandlung bei Dünndarmileus.

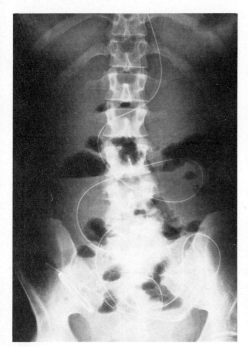
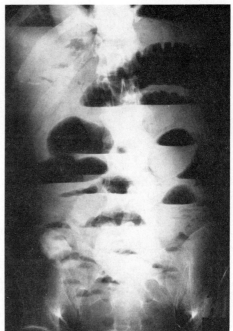

Abb. 28-13 Röntgen-Abdomenübersicht im Stehen bei intestinaler Sondenbehandlung eines Dünndarmileus (die Sicherheitsnadel fixiert das Zieldrain zur Drainage eines Douglasabszesses).

Abb. 28-14 Paralytischer Ileus bei subphrenischem Abszeß rechts (siehe Luftspiegel).

4. Wiederherstellung der Bluthomöostase (Elektrolythaushalt, Säure-Basenhaushalt etc.)

Für die stimulierende Pharmakotherapie kommen folgende Substanzen in Frage:
1. *Metoclopramid* (Raspertin®)
2. *Pantothensäure* (Bepanthen®)
3. *Cerulid* (Takus®)
4. Parasympathikomimetika (Prostagmin®, Mestinon®)
5. Dextran-Sorbit-Infusionen

Da beim paralytischen Ileus gleichzeitig eine Erhöhung des Sympathikotonus vorliegt, hat sich das therapeutische Konzept einer Sympatholyse durch einen Periduralkatheter bewährt. Bei Peritonitis, Abszeß oder kombiniertem Ileus besteht eine absolute OP-Indikation.

Postoperative Magen-Darm-Parese

Es handelt sich um einen physiologischen Zustand, der je nach Größe und Art des operativen Eingriffs ca. 24–72 Std. anhalten kann. Die Übergänge zum paralytischen Ileus sind fließend. Verantwortlich dafür sind die Narkose, die Manipulation im Bauchraum sowie der erhöhte Sympathikotonus als Folge des Operationstraumas. Die Behandlung entspricht der des paralytischen Ileus.

Ileusprophylaxe

Als operative Maßnahmen zur Ileusprophylaxe stehen 3 Verfahren zur Verfügung:
1. Mesenterialplikatur nach *Childs-Phillips* (Abb. 28-15a, b).
   Die Dünndarmschlingen werden ziehharmonikaartig durch transmesenteriale Nähte aneinander fixiert. *Risiko:* Mesenterialverletzung, Rezidivrate ca. 20%.
2. Dünndarmplikatur nach *Noble*.
   Die Dünndarmschlingen werden durch sero-seröse Nähte parallel miteinander vereinigt. *Risiko:* Dünndarmfistel, mechanischer Ileus, Rezidivrate 10% (Abb. 28-15c, d).
3. Innere Darmschienung mit langer Inte-

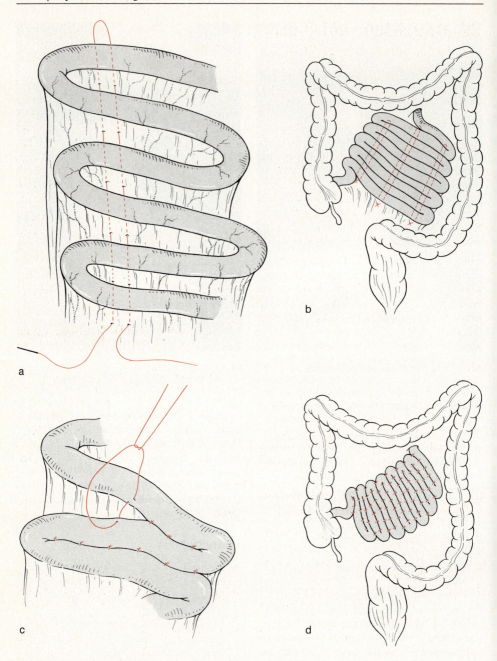

Abb. 28-15 Plikationsverfahren zur Prävention eines Bridenileus, transmesenterial nach *Childs-Phillips* (a, b) oder sero-serös nach *Noble* (c, d)
Childs-Phillips: a) Lage der transmesenterialen Nähte
b) fertiggestellte Plikatur
Noble: c) Lage der sero-serösen Nähte
d) fertiggestellte Plikatur

stinalsonde (Abb. 28-12, 28-13) über 8–12 Tage.
Sie verhindert die spitzwinklige Darmab-knickung und begünstigt die Ausbildung flächenhafter Adhäsionen. *Risiko:* Darmwandulzera. Rezidivrate 10%.

29 Bauchfell und Netz (GK 3: 1.4.2; 1.4.3)

29.1.1 Bauchfell

Anatomie

Das Peritoneum (= Bauchfell) ist eine elastische, membranöse Haut. Sie kleidet den Abdominalraum aus. Beim Mann stellt sie einen geschlossenen Sack dar, bei der Frau ist durch die Tuben eine Verbindung zur Außenwelt vorhanden. Unterschieden werden *parietales* Peritoneum (Bauchwand) und *viszerales* Peritoneum (Darmüberzug).

Histologisch besteht es aus einer Schicht Bindegewebe, die in der tieferen Lage von elastischen Fasern durchsetzt ist, zur Bauchhöhle hin ist die Oberfläche bedeckt von einer Schicht polygonaler Deckzellen, dem Mesothel. Die Flächenausdehnung entspricht annähernd der Körperoberfläche, beim Erwachsenen zwischen 1,5 und 2,25 m^2.

Die Blutversorgung erfolgt über ein dichtes Kapillarnetz, der Abfluß teils über die V. portae, teils über die V. cava. Submesothelial liegt ein dichtes Geflecht von Lymphgefäßkapillaren. Am stärksten ausgeprägt ist dieses Lymphsystem im Bereich des Centrum tendineum des Zwerchfells. Hierdurch ist das nicht seltene Übergreifen von Infektionen der Bauchhöhle in den Brustraum zu erklären.

Das parietale Peritoneum wird vom spinalen System sensibel versorgt. Interkostal- und Lumbalnerven, der N. phrenicus und im Bereich des Beckens der Sakralplexus sind hierbei beteiligt. Das hohe Schmerzempfinden ist für die klinische Lokalisationsdiagnostik enorm wichtig.

Das viszerale Peritoneum wird vom vegetativen Nervensystem versorgt, dessen Fasern über das Ganglion coeliacum und das Ganglion mesentericum inferius zum Rückenmark laufen. In seinem Bereich besteht kaum eine Schmerzempfindung.

Physiologie

Das Bauchfell verfügt über eine hohe Resorptionsfähigkeit. Die Resorption von Wasser und wasserlöslichen Stoffen erfolgt durch Osmose und Diffusion. Korpuskuläre Anteile werden durch aktive Resorption des Mesothels in die Lymphkapillaren geleitet. Zum reibungslosen Gleiten der Organe befinden sich normalerweise etwa 20 ml klarer Flüssigkeit in der Abdominalhöhle (Exsudation, s. Kap. 28.2).

Das Bauchfell verfügt ebenso wie das große Netz über eine enorme Plastizität. Einerseits kann diese Fähigkeit zur Verklebung lebensrettend sein (z. B. Darmnähte), andererseits kann sie zu schweren Wegsamkeitsstörungen führen (z. B. Verwachsungsbauch).

> **Peritoneum: Freund und Feind des Chirurgen**

Das Peritoneum ist selten Ausgangspunkt primärer pathologischer Prozesse. Häufig finden sich jedoch durch den räumlich engen Kontakt mit den Bauchorganen sekundäre Erkrankungen, z. B. Peritonitis (s. Kap. 28.2) und Peritonealkarzinose. Sie werden in den jeweiligen Organkapiteln besprochen.

29.1.2 Netz

Anatomie

Das große Netz (= Omentum majus) überdeckt schürzenförmig die Eingeweide. An der großen Magenkurvatur und dem Colon transversum fixiert, breitet es sich symphysenwärts aus (Abb. 29-1). Es besteht aus 4 Lagen Peritoneum, die fest untereinander verwachsen sind. Längenmaße zwischen 7,5 und 70 cm sind bekannt. Das kleine Netz ist die Ventralfläche der Bursa omentalis (s. Kap. 24).

Die sog. *Milchflecken* der Embryonalzeit wandeln sich in Fettknoten um. Diese Gebilde können sich bei entsprechendem Reiz in sog. *sekundäre Milchflecken* verwandeln (Anhäufung von freien Zellen – vor allem

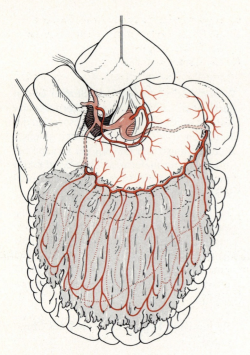

Abb. 29-1 Anatomie des großen Netzes und Gefäßversorgung.

Lymphozyten und Histiozyten, aber auch Mastzellen und Plasmazellen in einem Maschenwerk von Retikulumzellen). Hier darf u. a. wohl eine reaktive Darstellung der biologischen Abwehrkraft des Omentum majus vermutet werden.

Die Blutversorgung erfolgt über die Aa. gastroepiploica dextra et sinistra, der Abfluß über die gleichnamigen Venen. Die Frage der Existenz von Lymphgefäßen und der nervalen Versorgung der freien Schürze des großen Netzes beim Menschen scheint noch nicht endgültig geklärt.

Physiologie

Das Netz dient gemeinsam mit dem Peritoneum dem mechanischen, biologischen und antibakteriellen Schutz der Organe des Bauchraums. Gleitfähigkeit sowie Resorption, Abkapselung und Begrenzung von krankhaften Prozessen sind hierbei wichtige Funktionen. Entzündliche Prozesse im Bauchraum involvieren stets das Netz, das sich ihnen deckend anlagert. Als Folge derartiger Reaktionen verbleiben Verklebungen des Netzes mit ehemaligen Entzündungsbezirken (z. B. Appendizitis, Divertikulitis). Hierin spiegelt sich die Funktion des Netzes als „morphologisches Gedächtnis" wieder.

Netz: „Polizist" des Bauchraums!

29.2 Erkrankungen des Bauchfells und des großen Netzes

Diagnostik

Klinik: Verdrängung von Organen, Verlegung oder Abknickung von Hohlorganen, Spontan- bzw. Druckschmerz.
Inspektion: Evtl. Vorwölbung der vorderen Bauchwand.
Palpation: Tumor (häufig verschieblich), Druckschmerz, Untersuchung in Knie-Ellenbogenlage empfohlen.
Labor: Unspezifische Entzündungsreaktionen (BSG, CRP, Diff. Blutbild) (s. Kap. 28.2), nur im Zusammenhang mit der Klinik zu verwerten. Spezifische Reaktionen auf Tbc (Tine Test) und Lues (TPHA) sowie die Bestimmung des CEA und von KBR*) können nützliche Hinweise geben.
Röntgen:
– ABDOMENÜBERSICHT: Weichteilschatten, Verkalkungen, verschieblicher Tumor, Verdrängungserscheinungen der gastrointestinalen Luftverteilung.
– MDP: Pelottierungseffekte, Kompressionen, Verdrängungen, Verlagerungen.
Angiographie: Pathologisches Gefäßmuster (Zöliakographie), ausgespannte und bogig verlaufende Netzgefäße können Hinweis geben.
Computertomographie und Sonographie: Wertvolle Verfahren der nichtinvasiven Diagnostik.
Laparoskopie: Diagnosesicherung und histologische Abklärung.
Laparotomie: Ermöglicht nicht nur die Diagnose, sondern auch gleichzeitige Therapie.

---

*) Komplementbindungsreaktionen.

Krankheitsformen

Mechanische Verletzungen: Verletzungen durch scharfe oder stumpfe Bauchtraumen können am Peritoneum und am Netz zu Einrissen, Blutungen, Nekrosen, entzündlichen Reaktionen und narbigen Veränderungen sowie Adhäsionen führen.
Therapie: Einrisse müssen geschlossen oder übernäht, Blutungen minutiös mit atraumatischem, resorbierbarem Material umstochen werden. Nekrosen werden reseziert und entzündliche Veränderungen drainiert oder reseziert. Adhäsionen sollte man, falls sie die Darmwegbarkeit behindern, unter Sicht durchtrennen.

Netztorsion oder Infarkt: Durchblutungsstörungen des Netzes sind selten. Eine Rarität ist der Netzinfarkt. Häufiger sind Durchblutungsstörungen als Folge primärer oder sekundären Netztorsionen.
Therapie: Resektion des erkrankten Netzanteiles.

Entzündungen:
Mögliche Formen sind Fremdkörpergranulome, die seltene primäre oder häufigere sekundäre Epiploitis, bakterielle Entzündungen (s. Kap. 28.2) und spezifische Granulome (Lues, Tbc, Aktinomykose).
Klinik: Tastbare Schwellung, Leukozytose, Peritonismus.
Diagnostik: Sonographie, CT.
Therapie: Möglichst konservative Therapie bzw. kausale spezifische Therapie. Operation nur bei Persistieren der Entzündung oder bei mechanischer Behinderung. Hierbei entweder Drainage oder Resektion des Netzes.

Zysten: Idiopathisch, Lymphangiom, Echinokokkus, Zerfallshöhlen bei Tumoren.
Klinik: Tastbare Schwellung.
Diagnostik: Sonographie, CT.
Therapie: Resektion.

Tumoren

a) **Gutartig:** Lipom, Fibrom, Neurinom, Dermoid, Angiom.
Klinik: Tastbarer Tumor, Zufallsbefund.
Diagnostik: CT- oder Sonographiebefund.
Therapie: Lokale Exstirpation.

b) **Bösartig:** Primär: Karzinom, Sarkom. Sekundär: Metastasen, Tumorinvasion (z. B. Kolon, Magen).
Klinik: Tastbefund.
Diagnostik: Sonographie oder CT-Befund.
Therapie: Totale Omentektomie, ggf. unter Einbeziehung von Nachbarorganen.
Prognose: Schlecht.

29.3 Das Netz als operatives Hilfsmittel

Die ausgezeichnete Gefäßversorgung und die Pluripotenz des Netzgewebes bedingen seine vielseitige Verwendungsfähigkeit im Rahmen chirurgischer Maßnahmen. So findet das Omentum majus als technisches Hilfsmittel häufig in folgenden Situationen Verwendung:
1. *Nahtsicherung* (z. B. nach Ulkusperforationen, Anastomosen) (Abb. 29-2).

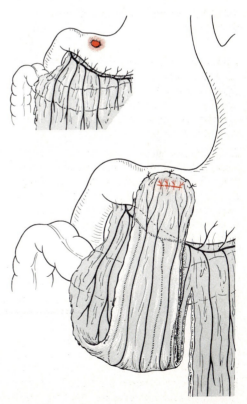

Abb. 29-2 Netzdeckung bei Ulkusübernähung.

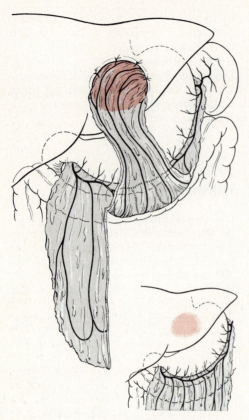

2. *Netzplastik* zur Reperitonealisierung (z. B. nach Pankreatektomie oder kolorektalen Eingriffen).
3. *Netzplombierung* großer Hohlräume (z. B. nach Ausräumung von Leberzysten) (Abb. 29-3).
4. *Biologische Tamponade* bei Parenchymverletzungen.
5. *Omento-Hepato-Cholezystopexie*, zur Aszitesbehandlung (heute nur noch selten praktiziert).
6. Verwendung in der *plastischen Chirurgie* zur Deckung von großen Haut- und Weichteildefekten (z. B. nach Mamma-Amputationen oder z. B. nach Verbrennungen).

Abb. 29-3 Netzplombe bei Defekt im linken Leberlappen (Zyste oder Ruptur).

30 Bauchtrauma (GK 4: 3.7)

Perforierendes Bauchtrauma

Ursachen: 1. Äußere direkte Gewalteinwirkung (z. B. Schuß, Stich, Pfählung) (Abb. 30-1). 2. Iatrogene Verletzungen (z. B. Laparoskopie, Leberblindpunktion, Peritoneallavage, direktes Splenoportogramm). Häufig besteht ein Mißverhältnis zwischen der sichtbaren Bauchwunde und dem Ausmaß der intraabdominellen Verletzung (Blutung, Perforation eines Hohlorganes mit nachfolgender Peritonitis u. ä. m.). Aus diesem Grunde bedarf jede perforierende Bauchverletzung der umgehenden chirurgischen Betreuung.

Erstmaßnahmen: Je nach Zustand des Patienten und Ausmaß der Verletzung notfallmäßiger Transport in die Klinik. Überwachung der vitalen Funktionen. Sterile Abdeckung der prolabierenden Eingeweide, Belassen der Fremdkörper (s. Kap. 4).

Durchspießende Fremdkörper: Erst in der Klinik entfernen!

Maßnahmen in der Klinik: Schnelle Entscheidung, ob
1. notfallmäßige Sofortoperation indiziert ist (hämorrhagischer Schock), oder ob
2. zeitlich vertretbare Notfalldiagnostik noch möglich ist (s. Kap. 1.2). Gleichzeitig hierzu Einleitung der OP-Vorbereitung (venöser Zugang, Blutgruppe, Kreuzblut, Labor, ausreichende Schmerzbekämpfung – z. B. Dolantin® 50–100 mg –, Nahrungs- und Flüssigkeitsverbot).

Diagnostik: 1. Inspektion der Bauchwunde, klinische Untersuchung des Abdomens (Palpation, Auskultation). 2. Röntgen: (Thorax, Abdomen, Fremdkörper, freie Luft?). – Weder ein unauffälliger Palpationsbefund des Bauches, noch eine oberflächlich erscheinende Wunde bei der Wundrevision schließen eine intraabdominelle Verletzung aus. Durch posttraumatische, kulissenartige Verschiebung der Bauchwand kann eine Perforation kaschiert werden. Generell gilt, daß jeder Patient mit Verdacht auf ein perforierendes Bauchtrauma laparotomiert werden sollte. Dies gilt auch dann, wenn im Röntgen kein Fremdkörpernachweis und keine freie Luft nachweisbar ist. In speziell gelagerten Fällen und Kliniken mit großer Erfahrung (10–20 Fälle pro Tag!) kann von dieser starren Regel abgewichen werden. Hier ist es vertretbar, daß unter lückenloser stationärer Kontrolle Stichverletzungen des Bauchraumes primär konservativ behandelt

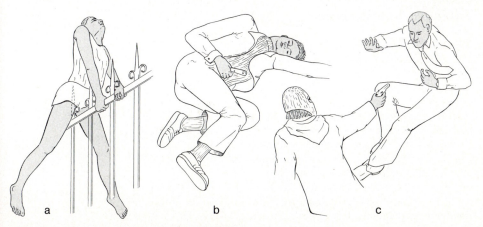

Abb. 30-1 Formen perforierender Bauchtraumen:
a) Pfählung, b) Stichverletzung, c) Schußverletzung

und erst nach Entwicklung sekundärer Symptome (regionale Peritonitis, Austritt von Darminhalt, Blutdruckabfall) die Laparotomie angeschlossen wird. Dieses Vorgehen hat sich in Kliniken durchgesetzt, die mit hohen Fallzahlen an perforierenden Stichverletzungen konfrontiert werden (z. B. in Südafrika, USA u. a.). Bei geringerer Erfahrung ist die generelle Laparotomie bei perforierenden Bauchverletzungen immer indiziert. Die Sondierung von Stich- und Schußkanälen ist zu unterlassen.

Perforierendes Bauchtrauma: Laparotomie obligat

Operation: Revision der Bauchwunde und des Bauchraumes. Lokale Blutstillung, Übernähung von Perforationen, Reinigung der Bauchhöhle, Drainage. Bei Darmzerreißung: Resektion. Bei iatrogenen Verletzungen darf ausnahmsweise eine weitere intraabdominelle Erkrankung im Zuge der Bauchrevision mitbehandelt werden (z. B. Cholezystektomie bei einer durch Blindpunktion verletzten Steingallenblase). Jede nicht aseptische, perforierende Verletzung macht die Tetanusprophylaxe obligat. Antibiotikatherapie bei bakterieller Kontamination.

Perforierendes Bauchtrauma: Tetanusprophylaxe!

Stumpfes Bauchtrauma

Ursachen: Stumpfe Gewalteinwirkung auf den Bauchraum (Schlag, Stoß, Explosion, Lenkradkontusion [Abb. 30-2], Sturz, Einklemmung). Generell gelten folgende Gesichtspunkte: 1. Die Symptomatik des stumpfen Bauchtraumas umfaßt sowohl vital-bedrohliche Zustände als auch larvierte Verläufe über Wochen mit allen Abstufungen. 2. Der Patient ist vital bedroht durch eine intraabdominelle Blutung und/oder eine Organruptur mit nachfolgender Peritonitis. 3. Die Beurteilung des Patienten ist häufig durch gravierende Begleitverletzungen (s. Kap. 5) erschwert. 4. Das rechtzeitige Erkennen des Ausmaßes der intraabdominellen Verletzung ist prognostisch von entscheidender Bedeutung.

Stumpfes Bauchtrauma: sicherer Ausschluß intraabdomineller Verletzungen!

Erstmaßnahmen: Sofortiger Transport des Verletzten in die Klinik unter Aufrechterhaltung der vitalen Funktionen (Schockbekämpfung, evtl. Intubation).

Maßnahmen in der Klinik: Erfassung und Wertung der Begleitverletzungen, kurze, schnelle, abdominelle Diagnostik (Palpation, Prellmarken) zur Entscheidung: 1. ob sofortige Operation erforderlich (große intraabdominelle Blutung), 2. ob weitere gezielte Diagnostik (z. B. Peritoneallavage) abgewartet werden kann, 3. ob Verlaufsbeobachtung ausreicht.
Falls erforderlich, intensiv-medizinische Überwachung, Einleitung der OP-Vorbereitungen (Blutgruppe, Kreuzblut, übliche Laborwerte). Alle weiteren Bemühungen in der Klinik sind auf das Ziel ausgerichtet, Symptome der Blutung oder Peritonitis zu sichern oder auszuschließen.

Diagnostik:
1. Klinische Untersuchung: a) Anamnese, Unfallhergang, Begleiterkrankungen, subjektive Beschwerden. b) Inspektion des Stammes auf Prell- oder Schürfmarken. c) Palpation: bei Blutung – Flankendämpfung, Douglasvorwölbung. Bei Peritonitis – Abwehrspannung, bretthartes Abdomen, Darmparalyse. Der abdominelle Eingangs-

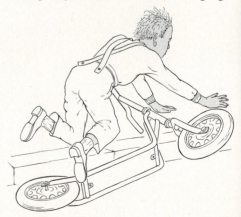

Abb. 30-2 Stumpfes Bauchtrauma durch Sturz auf Roller- oder Fahrradlenker.

befund muß für die Verlaufsbeobachtung dokumentiert werden!

2. *Peritoneallavage:* Einfache und schnelle diagnostische Maßnahme mit hoher Aussagekraft, kontraindiziert bei Verwachsungsbauch oder Ileus.
TECHNIK (Abb. 30-3 a–e): Entlastung der Harnblase durch Verweilkatheter, Urinsediment. Lokalanästhesie: 2 Querfinger unterhalb des Nabels in der Medianlinie. Steriles Abdecken mit Lochtuch, Stichinzision. Senkrechtes stumpfes Vorschieben eines Peritoneal-Dialysekatheters mit Mandrin bis zum Peritoneum unter Anheben der Bauchdecke. Unmittelbar nach Perforation des Peritoneums Zurückziehen des Mandrins. Vorschieben unter gleichzeitiger Absenkung des Katheters in das kleine Becken. Rasche Spülung des Bauchraumes mit 1000 ml Ringerlösung. Beobachtung des Rückflusses der Spülflüssigkeit nach Absenken der Infusionsflasche. Beurteilung der Blutbeimengungen nach stark, schwach oder negativ, evtl. Bestimmung des Hämatokrit-Wertes, der Amylase, Lipase. Auf Galle und Stuhlbeimengungen achten, Bakteriennachweis. Bei positivem Befund der Lavage → Laparotomie. In Zweifelsfällen kann die Lavage in stündlichen Abständen wiederholt werden.

> **Keine Lavage bei Verwachsungsbauch oder Ileus (Perforationsgefahr)**

Bei unsicherem Befund oder zunehmender abdomineller Symptomatik ist eine frühzeitige, diagnostische Laparotomie anzustreben.

3. *Sonographie:* Verfahren der ersten Wahl mit hoher Intensität und Spezifität (s. Kap. 12).

4. *Röntgen:* Abdomenübersicht im Stehen (freie Luft, Organverlagerung?). Thorax (Begleitverletzungen, z. B. Pneumothorax, Zwerchfellruptur).

5. *Urinsediment:* Erythrozyten, wenn positiv i. v.-Urographie.

6. *Labordiagnostik:* Blutgruppe, Kreuzblut, Hb, Hämatokrit, Transaminasen, Amylase, Lipase, Elektrolyte, Harnstoff, Kreatinin, Gerinnung.

7. *Angiographie,* CT, ERCP je nach Verlauf.

Differentialdiagnose:

Bauchdeckenprellung, distale Rippenserienfraktur, Zwerchfellruptur, Wirbelfraktur, Beckenfraktur, retroperitoneales Hämatom.

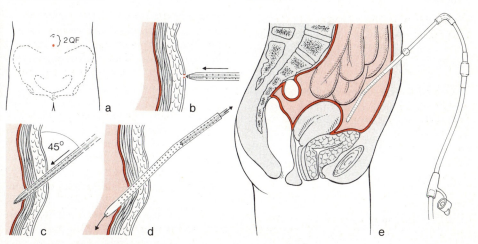

Abb. 30-3 Peritoneallavage:
a) Punktionsort
b) Punktion nach Lokalanästhesie
c) schräg nach unten (45°) zielende Punktionsrichtung
d) Vorschieben des Lavage-Katheters
e) regelrechte Lage des Lavage-Katheters, Fixation an der Haut, Anschluß der Spülung

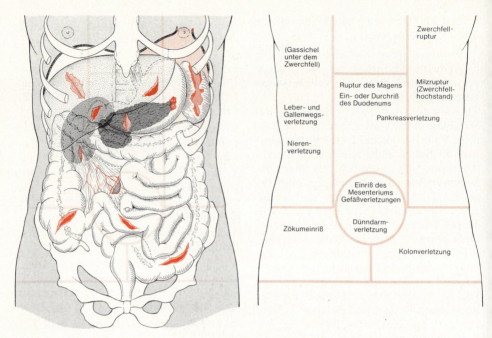

Abb. 30-4 Topographie der intraabdominellen Verletzungsmöglichkeiten bei Bauchtrauma.

Therapie:

Behandlung richtet sich nach jeweiliger Organverletzung (s. u.).

Prognose:

Sie ist abhängig von dem Ausmaß der Verletzung, der Anzahl der beteiligten Organe sowie dem Zeitpunkt der Intervention (Peritonitis, Schock).

> Peritoneallavage: In ca. 5% falsch – negativ (Verwachsungen) oder falsch – positiv (Blutung durch Lavage-Katheter)

Mit folgenden Verletzungen ist entsprechend der Topographie des Traumas zu rechnen (Abb. 30-4):

Milzverletzung (s. Kap. 35)

Leber- und Gallenwegsverletzungen (s. a. Kap. 32 und 33)

Ursache: Stumpfes Trauma des rechten Oberbauches und des unteren rechten Thoraxbereiches, Lenkradprellung, Faustschlag etc.

Der rechte Leberlappen weist zu 70%, der Hilus und der linke Leberlappen jeweils zu 15% Verletzungen auf.

Verletzungsarten (Abb. 30-5): Parenchymprellung, subkapsuläres Hämatom. Zerreißung oder Zerquetschung der Leber mit Eröffnung von Blut- und Gallenwegen, zentrale Rupturen. Häufig Kombination mit rechtsseitiger Zwerchfellruptur.
Klinik: Druckschmerz im rechten Oberbauch mit Ausstrahlung in die rechte Schulter. Flankendämpfung, bei Blutung hämorrhagischer Schock. Zeichen der Peritonitis bei gleichzeitiger Gallenwegsverletzung.
Diagnostik: Peritoneallavage mit Nachweis von Blut oder Galle. Hb-Abfall, Leukozytose, CT, Sonographie, ggf. ERC. Röntgen: In der Abdomenübersicht Zwerchfellhochstand rechts oder Zwerchfellruptur.
Therapie: Direkte Naht, Tamponade oder Leberteilresektion. Generell sollte versucht werden, bei stark zerfetztem Leberparenchym durch primäre Tamponade möglichst viel Leberparenchym zu erhalten. Drainage des Oberbauches. Intraoperativer Aus-

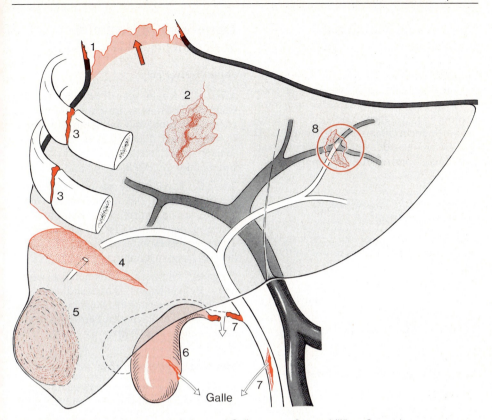

Abb. 30-5 Verletzungsformen von Leber und Gallenwegen (hepatobiliäres System):
1 suprahepatische Zwerchfellruptur
2 Leberruptur
3 Rippenfrakturen mit Einspießungsverletzungen der Leber
4 Ausgedehnte Leberzerreißung
5 Subkapsuläres Hämatom
6 Gallenblasenruptur
7 Verletzung des Ductus cysticus oder Ductus choledochus
8 Zentrale Leberruptur mit portobiliärem Kurzschluß (Hämobilie)

schluß einer Verletzung der intrahepatischen Gallenwege durch Cholangiographie, ansonsten Naht und T-Drain-Versorgung der Gallenwege.

Sonderform der Leberverletzung

Zentrale Leberruptur: Im Rahmen einer derartigen Ruptur kann ein bilio-vaskulärer Shunt auftreten. Folge ist eine *Hämobilie* nach freiem Intervall von Tagen oder Wochen durch Kurzschlußverbindungen von Blutgefäßen mit intrahepatischen Gallenwegen. Hierdurch kommt es zur schwer lokalisierbaren intestinalen Blutung aus der Papille (s. Kap. 31). Bei entsprechenden Druckverhältnissen (z. B. Lebervenen) entsteht eine *Bilhämie* durch Kurzschlußverbindung von intrahepatischen Gallenwegen und Gefäßsystem mit Gallefistelung in das venöse Gefäßsystem und nachfolgendem schweren Ikterus. Selten auch arterio-venöse Fistel.
Diagnostik: s. o., CT, Angiographie, Portographie. ERC.
Therapie: Leberteilresektion.
Komplikationen: Nachblutung aus Lebernekrosen, gallige Peritonitis, Abszesse.
Prognose: Letalität 25–30%.

Magen- und Duodenalverletzung (s. a. Kap. 24):

Ursache: Direktes Oberbauchtrauma, häufig mit Quetschung von Magen und Duodenum gegen die Wirbelsäule. Je nach intraperitonealer (Magen und oberes Duodenum) oder retroperitonealer (pars II, III und IV des Duodenums) Lokalisation der Verletzung unterschiedliche Symptomatik.

Intraperitoneale Magen- und Duodenalverletzung

Klinik: Druckschmerz und Abwehrspannung, bretthartes Abdomen wie bei Ulkusperforation.

Diagnostik: Röntgen: Abdomenübersicht (freie Luft?), Gastrografinschluck (Kontrastmittelaustritt?).

Therapie: Übernähung, ggf. Resektion.

Retroperitoneale Duodenalverletzung

Klinik: Uncharakteristische Schmerzen im Oberbauch, häufig unauffälliger Palpationsbefund des Abdomens. Im Verlauf zunehmender Schmerz, Fieber, Leukozytose, zunehmende Abwehrspannung, Peritonitis, paralytischer Ileus.

Diagnostik: Peritoneallavage meist falsch negativ.

Röntgen: Abdomenübersicht: Der Nachweis eines Pneumoretroperitoneums ist beweisend für eine extra- bzw. retroperitoneale Duodenalruptur. Doch nur selten findet sich freie Luft im Retroperitoneum. Darstellung des Duodenums mit Gastrografin zum Nachweis extraluminären Kontrastmittels, ggf. Duodenoskopie. Gelingt trotz Verdacht eine derartige Diagnosesicherung nicht, ist gelegentlich die explorative Laparotomie zum Nachweis oder Ausschluß der Duodenalverletzung indiziert.

Therapie: Direkte Naht der Duodenalverletzung nach ausgiebiger Duodenalmobilisation. Drainage. Antibiotika, parenterale Ernährung.

Prognose: Meist schlecht, weil Diagnose zu spät gestellt wird.

Darm- und Mesenterialverletzung (s. a. Kap. 24 und 25)

Dünndarmverletzung:

Klinik: Bei Ruptur schnell zunehmende Zeichen der Peritonitis. Im Falle einer einfachen Quetschung mit intramuralem Darmwandhämatom Darmparalyse und druckschmerzhafter, uncharakteristischer Palpationsbefund des Abdomens.

Therapie: Laparotomie mit Nahtversorgung der Perforation. Bei ausgedehnter Dünndarmzerreißung Resektion. Bei einfacher Darmwandquetschung ist ein konservativer Therapieversuch unter stationärer Verlaufsbeobachtung angezeigt.

Prognose: Gut bei rechtzeitiger Erkennung und Behandlung. Darmwandhämatome können selten einmal zur Stenose, Wandnekrose und nachfolgender Peritonitis innerhalb weniger Tage führen.

Mesenterialverletzung (Ein- oder Abriß):

Klinik: Häufig schwere intraabdominelle Blutung mit entsprechender Schocksymptomatik.

Therapie: Laparotomie, lokale Blutstillung, Darmresektion entsprechend der Ausdehnung.

Komplikationen: Ein Mesenterialwurzelhämatom kann nach einem freien Intervall von Tagen zur Darmnekrose mit Ausbildung eines Ileus oder einer Peritonitis führen. In diesen Fällen ist eine erneute Laparotomie *(second-look)* und ggf. Darmresektion angezeigt (s. Kap. 25).

Dickdarmverletzung (s. a. Kap. 26):

Klinik: Kotige Peritonitis mit rascher Progredienz.

Therapie: Übernähung und protektiver Anus praeter oder Zökalfistel, Spülung des Bauchraumes, Reinigung der Bauchhöhle. Bei Pfählungsverletzung des Anus oder des Rektums Anlage eines Sigmaafters; später sekundäre Rekonstruktion des Beckenbodens und Sphinkterapparates.

Prognose: Je nach Grad der Peritonitis 10–50% Letalität.

Pankreasverletzung (s. a. Kap. 36)

Ursachen: 1. Meist Lenkradkontusionen mit Scherung oder Quetschung des Organs zwischen Lenkrad und Wirbelsäule (Abb. 30-6). 2. Zerreißung des retroperitoneal fixierten Organes über der Wirbelsäule bei heftiger Ventralflexion.
Häufig Kombinationsverletzungen mit anderen Organen (Leber, Duodenum, Milz).

Verletzungstypen (Abb. 30-7):
1. KOMPLETTE QUERRUPTUR: Meist über der Wirbelsäule oder im Kopfbereich des Pankreas (Parenchym und Hauptgang durchtrennt).
2. SUBKAPSULÄRE RUPTUR mit Erhaltung der Organkapsel, aber Durchtrennung des Ductus pancreaticus.
3. PANKREASKONTUSION: Hauptgang und Kapsel erhalten, Parenchymeinblutungen.

> Pankreasverletzung: zunächst häufig asymptomatisch

Klinik: Zunächst keine oder uncharakteristische Oberbauchbeschwerden. Nach 12–24 Stunden Zunahme der Beschwerden durch Oberbauchperitonitis, Darmparalyse, Volumenmangelschock.
Diagnostik: Bereits bei Verdacht auf Pankreasverletzung 1. Peritoneallavage (Be-

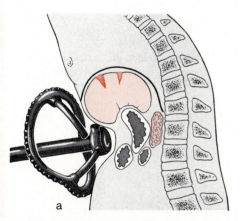
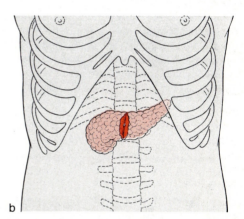

Abb. 30-6 Abdominelle Lenkradverletzung:
a) Milzruptur, Magen-, Dünn- und Dickdarmquetschung, Pankreasquetschung
b) Pankreasruptur über der Wirbelsäule

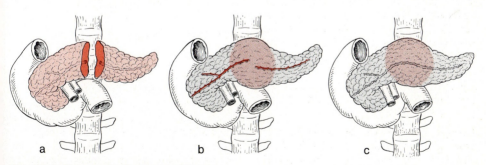

Abb. 30-7 Formen der Pankreasverletzung:
a) komplette Ruptur
b) inkomplette Ruptur mit Hämatom, Nekrosen und Unterbrechung des Pankreasganges.
c) Quetschung ohne Unterbrechung des Pankreasganges.

stimmung von Amylase, Lipase in der Spülflüssigkeit). 2. Serumenzyme (Amylase, Lipase). 3. Sono- oder Computertomographie (Nachweis von Hämatomen oder parapankreatischer Flüssigkeitsansammlung). 4. Endoskopisch retrograde Pankreasgangdarstellung zum Ausschluß einer Gangverletzung.
Therapie: Bei nachgewiesener Pankreasverletzung mit oder ohne Zerstörung des Hauptganges Indikation zur Laparotomie. Im Schwanzbereich Resektion. Sonst Gangrekonstruktion, Drainage des verletzten Organs in eine Dünndarmschlinge, ausgiebige parapankreatische Drainage. Bei stumpfer Verletzung des Pankreas ohne Ruptur genügt oft Dauerabsaugung, Nahrungskarenz, Antibiotika und Analgetika oder die alleinige Drainage.
Komplikationen: Postoperativ traumabedingte Pankreatitis, Nekrosen mit Arrosionsblutung. Gehäufte Abszeßbildung. Bei verspäteter Diagnosestellung kommt meist nur ausgiebige Drainage infrage.

Laparotomie wegen stumpfem Oberbauchtrauma: Immer Revision der Pankreasloge!

Pankreaspseudozysten können Folge einer Pankreaskontusion sein (s. a. Kap. 36). Operation: Wochen nach dem Unfall bei normalisierter Blutsenkungsgeschwindigkeit.
Prognose: Mortalität 15–60%, im Durchschnitt 20%.

Zwerchfellverletzung (s. a. Kap. 23)

Ursachen: Stumpfe Scherkräfte auf die untere Thoraxapertur bei direktem Trauma.
Klinik: Meist symptomlos, pathologischer Röntgen-Thorax-Befund.
Therapie: Naht und anschließende *Bülau*-Drainage.

Laparotomie wegen Thorax-/Bauchtrauma: Immer Revision des Zwerchfells!

31 Gastrointestinale Blutung (GK 3: 21.1.6)

Definitionen

Der Blutabgang aus dem Magen-Darm-Trakt wird als gastrointestinale (GI) Blutung bezeichnet. Ursächlich können sein: Lokale gastrointestinale Erkrankungen (s. u.), Störungen der Blutgerinnung (s. Kap. 3.6) oder aorto- bzw. arterio-intestinale Fisteln (rupturierte Aneurysmen, Pankreaszystenarrosion, Fremdkörpereinspießungen etc.). Häufig gebrauchte Begriffe sind:

Obere GI-Blutung: Blutungsquelle in Ösophagus, Magen oder Duodenum (90% der GI-Blutungen).
Untere GI-Blutung: Blutungsquelle distal des *Treitz*-Bandes, d. h. Dünndarm, Kolon, Rektum, Anus (10% der Blutungen).
Hämatemesis: Bluterbrechen, meist bei oberer GI-Blutung.
Kaffeesatzerbrechen: Hämatemesis, durch Hämatinbildung (Blutzersetzung durch Magensäure) schwarz verfärbt.
Meläna: Teerstuhl, Schwarzfärbung durch Hämatinbildung (obere GI-Blutung) oder verlängerter Intestinalpassage (obere und untere GI-Blutung).
Hämatochezie: Blutstuhl, dunkel- bis hellroter Blutabgang, meist untere GI-Blutung, nur bei massiver Blutung auch bei oberer GI-Blutungsquelle möglich (z. B. Ulkusblutung aus Arosion der A. gastroduodenalis).
Okkulte Blutung: Chronischer Blutverlust ohne Meläna oder Hämatemesis mit hypochromer Blutungsanämie, meist durch Neoplasmen.

Von den gastrointestinalen Blutungen sind die intraperitonealen Blutungen zu unterscheiden. Häufige Ursachen für diese sind:
– rupturiertes Aneurysma,
– Milzruptur,
– Leberruptur,
– Mesenterialblutung,
– Blutungen unter Antikoagulantientherapie,
– Tubarabort, Tubarruptur,
– Corpus-luteum-Zyste, Follikelzyste
– Endometriose.

Sie werden in den speziellen Kapiteln dargestellt.

Obere Gastrointestinale Blutung

9 von 10 GI-Blutungen sind oberhalb des *Treitz*'schen Bandes lokalisiert

Blutungsquellen (Abb. 31-1):

1. *Nase, Mund, Pharynx:*
   Verschlucktes Blut, Nasenblutung (= *Epistaxis*), Verletzungen des Mund-

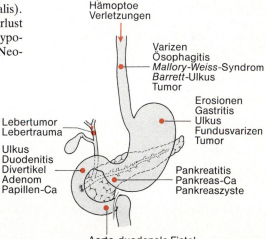

Abb. 31-1 Ursachen einer oberen gastrointestinalen Blutung.

Rachenraums, Blutung aus dem Bronchialsystem mit Bluthusten (= Hämoptoe).
2. *Speiseröhre:* Varizen, erosive Ösophagitis, *Mallory-Weiss*-Syndrom, *Barrett*-Ulkus, Tumoren (Neurinome, Hämangiome, Sarkome, selten Karzinome).
3. *Magen:* Erosive Gastritis, Streßulkus, chronisches Ulcus ventriculi, Ulcus *Dieulafoy,* pharmakologische Ulzerationen *(Acetylsalicylsäure, Phenylbutazon* etc.), Fundusvarizen, Tumoren (Neurinome, Sarkome, Adenome, Karzinome), Teleangiektasien *(M. Osler).*
4. *Duodenum:* Ulkus, Divertikel, Karzinome, Adenome, Duodenitis, Hämobilie bei Lebertrauma, Hämosuccus pancreaticus bei Pankreatitis mit arteriell kommunizierenden Pseudozysten, seltener Pankreaskarzinom oder Papillenkarzinom.
5. *Sonstige:* Erosive hämorrhagische Schleimhautschäden bei Infektionskrankheiten wie Cholera, Malaria, Pocken, Gelbfieber, Salmonellosen.

Anamnese

Vorerkrankungen: (Ulkusdiathese, portale Hypertension, Leberzirrhose, Refluxösophagitis), Gewichtsabnahme, dysphagische Beschwerden, Appetitlosigkeit, Leistungsknick etc.
Medikamente und Genußmittel: Alkohol, Phenylbutazon, Acetylsalicylsäure, Heparin, Cumarine.
Blutungsanamnese: Frage nach Dauer, Menge, Farbe, Verlauf und Häufigkeit der Blutung. Die diagnostische Kernfrage ist nach *Bluterbrechen* (Blutungsquelle meist proximal des Pylorus) oder *Teer-* bzw. *Blutstuhl* (Blutungsquelle meist distal des Pylorus) oder beides (rezidivierende oder anhaltende obere GI-Blutung) zu stellen. Unterschieden werden *Blutungsintensität* (Menge verlorenen Blutes pro Zeiteinheit) und *Blutungsaktivität* (Zeitcharakteristik der Blutung), endoskopische Beurteilung nach *Forrest* in 3 Graden (s. Tab. 31-1).

Diagnostik

Gastrointestinale Blutung: Immer rektaldigitale Untersuchung → Teerstuhl oder rotes Blut am Finger?

Inspektion: Operationsnarben? Ikterus? Periorale Teleangiektasien *(M. Osler)?* Zeichen der portalen Hypertension (Spider naevi, Palmarerythem, Gynäkomastie, Aszites, venöser Umgehungskreislauf der Bauchdecken?) Kachexie (Neoplasma)?
Palpation und Perkussion: Aszites, Meteorismus, Leber- und Milzgröße, Resistenzen. Rektale digitale Untersuchung (Teerstuhl? Blutauflagerungen? Tumor?). Magensondierung (Spülung, Verlaufsbeobachtung auf frisches Blut oder Hämatin.
Labor: Blutbild, Gerinnungsstatus, Blutgruppenbestimmung, Kreuzblut, bei Verdacht auf Lebererkrankungen Leberenzyme; weitere Maßnahmen zur diagnostischen Abgrenzung des Verdachts auf andere Organerkrankungen.
Blutungslokalisation (endoskopisch): Ösophagogastroduodenoskopie (ÖGDskopie) ggf. mit Biopsie (Neoplasie), ERCP (Hämobilie, Hämosuccus pancreaticus) und ggf. therapeutische Blutstillung (s. Kap. 11). Vorbedingung ist die Magenspülung (Leitungswasser = 14°C) zur Gewährleistung ausreichender Übersicht, ggf. Koloskopie

Tab. 31-1 Klassifizierung der Blutungsaktivität nach *Forrest*

Blutungsaktivität		Kriterien
Aktive Blutung:	Forrest-Typ I a	Arterielle (spritzende) Blutung
	Forrest-Typ I b	Sickerblutung
Sistierende Blutung:	Forrest-Typ II	Hämatin bzw. Koagel auf Läsion, sichtbarer Gefäßstumpf
Keine Blutung:	Forrest-Typ III	Läsion ohne o. a. Kriterien

zum Ausschluß einer unteren GI-Blutung (s. u.).

Endoskopische Blutungsdiagnostik: Erste Pflicht – gute Sicht!

Röntgen: Breischluck wenig verläßlich, besser selektive Angiographie bei endoskopisch unklarem Befund oder anhaltender Blutung (Blutungsnachweis nur bei Austritt von mehr als 2 ml/min).
Dieses Vorgehen empfiehlt sich bei geringen gastro-intestinalen Blutungen (ohne Schocksymptomatik). Nach entsprechender Vorbereitung gelingt es meist (90%), eine Diagnose zu stellen. – Anders verhält es sich bei lebensbedrohlichen schweren Blutungen mit beginnender oder bereits manifester Schocksymptomatik. Hier diktiert das Ausmaß der Blutung das Vorgehen, diagnostische Maßnahmen stehen unter erheblichem Zeitdruck.

Verfahrenswahl bei schwerer oberer GI-Blutung

1. *Venöse Zugänge* (mindestens 2) zur diagnostischen Blutentnahme und Volumensubstitution, später zentraler Katheter zur Bestimmung des ZVD.
2. *Intubation* bei Schock, schwerer Hämatemesis, Bewußtlosigkeit oder respiratorischer Insuffizienz.
3. *Befragung* des Patienten, des Hausarztes oder der Angehörigen zu Vorerkrankungen, Risikofaktoren, Medikamenten.
4. *Orientierende klinische Untersuchung* des total entkleideten Patienten nach Zeichen der Leberzirrhose, Voroperationen, Oberbauchresistenzen, etc.
5. *Spülung des Magens* mit einem dicken 32/36 French-Katheter *nach* Stabilisation des Kreislaufs, am besten wenn die ersten Blutkonserven zur Hand sind (ggf. ungekreuzt!)
   Cave: Vagaler Schock durch Spüllösung! (Prämedikation: *Atropin* 0,5 ml i. v.)
6. *Endoskopie* des oberen Gastrointestinaltrakts, wenn Spüllösung klar zurückläuft. Endoskopische Blutstillung soweit möglich, bei Fundus- oder Ösophagusvarizen gleichzeitige Sondenapplikation (s. Kap. 34).

Keine Notfallendoskopie ohne gleichzeitige Schockbehandlung (Volumenersatz!)

7. *Angiographie:* Falls endoskopisch kein Blutungsnachweis, bei persistierender Blutung Zöliakographie, ggf. unter *Vasopressin*-Applikation.
8. *Operation:* Ca. 70–80% der gastrointestinalen Blutungen kommen unter konservativen Maßnahmen zum Stillstand. Die Indikation zur Operation richtet sich nach Blutungsintensität und Blutungsaktivität. Operationsindikationen sind gegeben bei
   a) *Blutungsintensität,* die mehr als 4–6 Konserven Blutersatz/24 Std. erfordert.
   b) *Blutungsaktivität:*
      - arteriell spritzende Blutung (*Forrest* Ia)
      - rezidivierende schwere Blutung
      - Tumorblutungen

Die Letalität der Blutung steigt exponentiell mit der Anzahl der verbrauchten Blutkonserven

Vorgehen bei speziellen Blutungsquellen

Ösophagusvarizen

Kompression mit *Sengstaken-Blakemore*-Sonde (Ösophagus) oder *Linton-Nachlas*-Sonde (Fundusvarizen) für 24–48 Stunden (s. Kap. 34). Wichtig ist die richtige Füllung des Ballons zur Gewährleistung ausreichender Kompression und Vermeidung eines Hochrutschens mit Erstickungsgefahr. Initial oder nach Sondenentblockung Versuch der endoskopischen Varizensklerosierung (s. Kap. 11). Im blutungsfreien Intervall Elektiv-Sklerosierung oder Elektiv-Shunt (s. Kap. 34).

Ulkus (s. Kap. 24)

Spülung mit Leitungswasser (= 14°C). Bei schwachen bis mittleren Blutungen Versuch der endoskopischen Blutstillung. Schwache oder Sickerblutungen sistieren meist spontan, mäßige Blutungen lassen sich häufig erfolgreich endoskopisch stillen (s. Kap. 11).

Arteriell spritzende Blutungen (Hinterwandgeschwüre) und Rezidivblutungen bedürfen der chirurgischen Therapie durch lokale Umstechung und Vagotomie bzw. Resektion (s. Kap. 24).

Erosive Gastritis

Gleiches konservatives Vorgehen wie beim Ulkus. Bei Erfolglosigkeit (mehr als 6 Konserven pro 24 Std. Blutverlust) Operation mit Resektion der betroffenen Areale, selten in Form einer totalen Gastrektomie.

Ösophagitis

Steht meist spontan unter Spülung und H_2-Antagonisten-Gaben (Tagamet® $4 \times 0,4$ g), ggf. *Sengstaken*-Sonde, später Fundoplikatio zur anhaltenden Refluxprävention (s. Kap. 24).

Hämobilie

Häufig verkannt, da seltene und unregelmäßig rezidivierende Blutung. Meist Tumor- oder Traumafolge. Entsprechend angiographischer Lokalisation Teilresektion der Leber (s. Kap. 33). Bei nicht resektablen Lebertumoren angiographische Embolisation mit Fibrinpartikeln.

Zu den *sonstigen Blutungsquellen* sei auf die einzelnen Organkapitel verwiesen.

Untere Gastrointestinale Blutung (Abb. 31-2)

Nur jede 10. GI-Blutung stammt aus dem Darmtrakt aboral des *Treitz*'schen Bandes. 10% dieser Blutungen sind im Dünndarm, 90% im Dickdarm lokalisiert. Schwache Blutungen können durch Zersetzung des Blutes während der Darmpassage als *Meläna*, stärkere als *Hämatochezie* symptomatisch werden. Tief sitzende, rektale und anale Blutungen imponieren durch Blutauflagerungen.

Blutungsquellen:

1. *Dünndarm* (s. Kap. 25): Tumoren (Angiome, Leiomyome, Neurinome, Karzinoide, Sarkome, selten Karzinome), Ulkus, Enteritis (Salmonellosen), Invagination, *Meckel*-Divertikel, Morbus Crohn, Teleangiektasien, Mesenterialinfarkt, postoperative Nachblutung, Divertikel, Polyposis intestini, Ileus.
2. *Dickdarm* (s. Kap. 26): Divertikulose, Angiodysplasie, Colitis ulcerosa, Tumoren, ischämische Kolitis, Morbus Crohn, Polypen, Adenome.
3. *Rektum* (s. Kap. 26): Proktitis, Karzinom, Adenom, Rektumprolaps.
4. *Analregion* (s. Kap. 27): Hämorrhoiden, Analfissur.

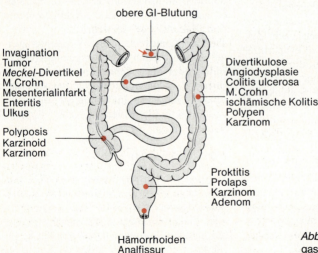

Abb. 31-2 Ursachen einer unteren gastrointestinalen Blutung.

Tab. 31-2 Häufigkeitsverteilung der gastrointestinalen Blutungen im Kindesalter (nach *Daum* und *Bolkenius*)

Invagination	18,2 %
Verschiedene Einzelfälle	15,4 %
Hiatushernie	14,7 %
Ileus	8,2 %
Pylorusstenose	7,4 %
Ösophagusvarizen	7,4 %
Polyp	7,4 %
Duodenalstenose	5,7 %
Unklare Ursache	5,7 %
Meckel-Divertikel	5,0 %
Kardiainsuffizienz	4,9 %

> **Die häufigste untere GI-Blutung ist die Hämorrhoidalblutung**

Häufige Ursachen für die untere GI-Blutung im Kindesalter sind die Invagination, der Ileus sowie das *Meckel*-Divertikel (s. Tab. 31-2). Im jungen Erwachsenenalter überwiegen, abgesehen von den Hämorrhoiden, die entzündlichen Veränderungen, z. B. die Colitis ulcerosa und der Morbus Crohn, ab dem 5. Dezennium die Divertikulose und die Angiodysplasie. Die häufigste Quelle okkulter Blutungen (s. o.) ist das Karzinom.

Anamnese und Diagnostik

Anamnese: Vorerkrankungen, Blutungsanamnese, Begleiterkrankungen, familiäre Disposition, Medikamente (Marcumar®, *Heparin*) (s. o.).
Diagnostik: Klinische Untersuchung: Abdominelle Resistenzen, Aszites, Meteorismus, rektal-digitale Untersuchung, Proktoskopie, Rektoskopie.
Labor: Blutungsdiagnostik wie bei oberer GI-Blutung.

> **Untere GI-Blutung: Zuerst Proktoskopie!**

Spezielle Diagnostik: MDP, Kolonkontrasteinlauf, Angiographie, Kolonoskopie nach adäquater Vorbereitung.

Diese Angaben beziehen sich auf die schwache bis mäßige untere GI-Blutung. Hier bleibt Zeit zur elektiven Diagnostik. Anders verhält es sich bei der schweren unteren gastrointestinalen Blutung, der Hämatochezie:

Verfahrenswahl bei starker unterer GI-Blutung (Hämatochezie)

1. *Venöse Zugänge* (mindestens 2) zur diagnostischen Blutabnahme und gleichzeitigem Volumenersatz.
2. *Intubation und Beatmung* falls im Schock oder bewußtlos.
3. *Prokto- und Rektoskopie* (Hämorrhoiden und Ulcus recti als häufige Blutungsquelle (s. Kap. 26).
4. *Ösophagogastroskopie* zum Ausschluß einer oberen Blutungsquelle oder zumindestens Magensondierung (20% falsch negativ!).
5. Falls technisch möglich, linksseitige *Koloskopie,* ggf. nach orthograder Darmspülung.
6. Bei anhaltender schwerer Blutung (ca. 30%) *Angiographie,* ggf. unter lokaler Applikation von *Vasopressin.*
7. Wenn Blutung steht, *Elektivdiagnostik* im Intervall.
8. Bei starker, anhaltender Blutung und erfolgloser *Vasopressin*-Gabe *Laparotomie* und Exploration des gesamten Darmtrakts mit *Diaphanoskopie* (Betrachtung im durchscheinenden Licht zur Darstellung intramuraler Veränderungen), ggf. Enterotomie und Resektion verdächtiger Areale (ohne genaue präoperative Lokalisation sehr schwierig, häufig Rezidive).

Vorgehen bei speziellen Blutungsquellen

Hämorrhoiden (s. Kap. 27)

Sklerosierung, Umstechung, Tamponade, falls erfolglos: Hämorrhoidektomie.

Divertikulose (s. Kap. 26)

Bei anhaltender Blutung Resektion des im Angiogramm nachgewiesenen blutenden Abschnitts (häufig Colon ascendens und *nicht* typische Sigmalokalisation!). Der röntgenologische Nachweis von Sigmadivertikeln ersetzt nicht die präoperativ notwendige Lokalisation der Dickdarmblutungsquelle.

Angiodysplasie

Resektion des angiographisch nachgewiesenen blutenden Abschnitts (meist Colon ascendens und Coecum).

Invagination

Versuch der Reposition durch Kolonkontrasteinlauf (s. Kap. 52) oder operativ; in 60% ist eine Resektion des Darms erforderlich.

Meckel-Divertikel (s. Kap. 25)

Resektion, fast immer liegt heterotope Magenschleimhaut mit einem Ulcus pepticum vor.

Morbus Crohn (s. Kap. 25)

Ausschaltung durch protektives Ileostoma, bei umschriebenen Befunden Resektion.

Colitis ulcerosa (s. Kap. 26)

Ausschaltung durch protektives Ileostoma oder Kolostomie, bei Blutungspersistenz Resektion.

Zur Therapie der *seltenen Blutungsursachen* sei auf die speziellen Kapitel verwiesen.

32 Gallenblase und Gallenwege (GK 3: 27; GK 4: 3.3)

32.1.1 Anatomie

Das intrahepatische Gallengangsystem geht am Leberhilus in Form der beiden Hauptgallengänge in das extrahepatische System über. Nach kurzer Wegstrecke (5–10 mm) verbinden sich beide im Ductus hepaticus communis. Ca. 3–4 cm unterhalb mündet die Gallenblase über den Ductus cysticus ein. Distalwärts davon beginnt der Ductus choledochus. Die Einmündung des Ductus cysticus weist verschiedene Varianten auf (Abb. 32-1), deren Kenntnis wegen der chirurgischen Bedeutung bei der Cholezystektomie (s. u.) wichtig ist. – An der Gallenblase werden Fundus, Korpus und Hals unterschieden. Die Einmündung in den Choledochus kann Ventilfunktion haben (*Heister*-Klappe).

Der Ductus choledochus ist etwa 7 cm lang, 6–8 mm weit und verläuft in seinem distalen Anteil retroduodenal durch das Pankreasgewebe. Die Einmündung in das Duodenum erfolgt in der Mehrzahl der Fälle (70%) gemeinsam mit dem Ductus pancreaticus in der Papilla duodeni major (Papilla Vateri). Die Einmündung ist durch einen Schließmuskel (M. sphincter Oddi) gegen duodenalen Rückstrom gesichert. In 30% münden Pankreas und Gallengang getrennt in das Duodenum, davon zu 66% als sog. V-Typ in Form einer ovalären Papille, in 33% als zwei separate Öffnungen (s. Abb. 32-2).

Vaskulär wird die Gallenblase aus der A. cystica versorgt (Abb. 32-3), die sich im Regelfall aus der A. hepatica dextra speist. Auch hier sind Varianten möglich mit Abgang aus der A. hepatica communis, A. hepatica sinistra sowie Überkreuzung des Hauptgallengangs. Sie sind bei der Cholezystektomie (s. u.) in gleicher Weise zu berücksichtigen wie die Varianten des Zystikusverlaufs (s. o.). Topographisch-anatomisch liegt die Gallenblase an der Unterfläche des rechten Leberlappens in enger Nachbarschaft zum Lobus quadratus hepatis, zu der Pfortader, der Pars II des Duodenums sowie der rechten Kolonflexur. Die topographische Beziehung der Gallengänge im Bereich des distalen Choledochus zum Pankreas bedingt eine enge Interaktion von Erkrankungen beider Organe. Sie sind stets differentialdiagnostisch voneinander abzugrenzen (s. u.).

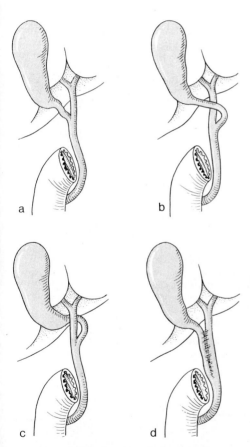

Abb. 32-1 Formen der Einmündung des Ductus cysticus in den Ductus choledochus:
a) Regelbefund
b) Medialabgang mit Überkreuzung des Ductus hepaticus
c) Medialabgang mit Unterkreuzung des Ductus hepaticus
d) langstreckige Verklebung

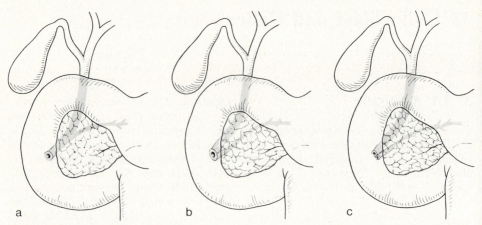

Abb. 32-2   Formen der Einmündung von Ductus pancreaticus und Ductus choledochus in das Duodenum:
a) „common channel" (70%), b) gemeinsame Papille (20%), c) getrennte Papillen (10%)

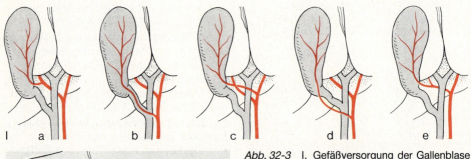

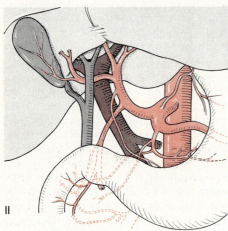

Abb. 32-3   I. Gefäßversorgung der Gallenblase über die Arteria cystica mit unterschiedlichen Abgangsformen. Ursprung aus der/dem
a) Arteria hepatica dextra
b) Arteria hepatica propria
c) Arteria hepatica sinistra
d) Arteria hepatica propria mit getrenntem Verlauf
e) Hauptast der Arteria hepatica dextra

II. Gefäßversorgung der Leberpforte

32.1.2 Physiologie und Pathophysiologie (GK 3: 27.1.2)

Die Leber produziert täglich 600–1500 ml Galle (pH 7,8–8,5). Lebergalle besteht aus 97% Wasser, 1% Gallensäuren, 0,7% Kalziumsalzen und je ca. 0,1% Gallenfarbstoffen (Bilirubin), Cholesterin, Phospholipiden u. a. m. In der Gallenblase erfolgt Eindickung der Lebergalle auf 10–20% durch Wasserentzug, es entsteht Blasengalle (pH 7,0–7,4).

Die Entleerung der Gallenblase geschieht durch Kontraktion der Gallenblasenmuskulatur bei gleichzeitig koordinierter Öffnung des M. sphincter Oddi. Auslösend wirken Nahrungsreize (Sahne, Fett, Röstprodukte, Alkohol) über eine Freisetzung von Cholezystokinin (CCK bzw. CZK).

GALLENSÄUREN fördern die intestinale Fettverdauung durch Emulsion und Mizellenbildung.

GALLENFARBSTOFFE sind Abbauprodukte des Hämoglobins und haben keine Verdauungsfunktion. Klinisch dienen sie als Indikator einer Störung im Leber-Gallensystem: So führt ein Anstieg der Gallenfarbstoffe (Bilirubin) im Blut durch Einlagerung ins Gewebe (Haut, Skleren) zur Gelbsucht (= *Ikterus*). Je nach Lokalisation und Ursache der Störung unterscheidet man:

prähepatischer Ikterus
→ Überangebot an Gallenfarbstoffen (z. B. Hämolyse)

intrahepatischer Ikterus
→ Stoffwechselstörung der Leber (z. B. Hepatitis)

posthepatischer Ikterus
→ Abflußstörung i. B. der Gallenwege (z. B. Tumor, Choledocholithiasis).

Chirurgisch bedeutsam ist der posthepatische Ikterus mit Gallenstau in den abführenden Gallenwegen *(Cholestase)*. Er wird auch als *mechanischer Ikterus* oder *Verschlußikterus* bezeichnet. Charakteristisch ist die Gelbfärbung von Haut und Skleren, der lehmfarbene, entfärbte (= *acholische*) Stuhl, der bierbraune Urin (heterotope Ausscheidung der Gallenfarbstoffe durch die Nieren) und ein Pruritus (Haut-Juckreiz durch Gallensäureneinlagerungen). – Durch Fehlen der intestinalen Gallensäurenexkretion ist die Fettverdauung gestört. Hieraus resultiert eine Steatorrhoe (Fettstühle) und ein Mangel an fettlöslichen Vitaminen (A, D, E, K). Der Vitamin-K-Mangel bedingt eine Störung der Gerinnungsfunktion (Prothrombinzeit).

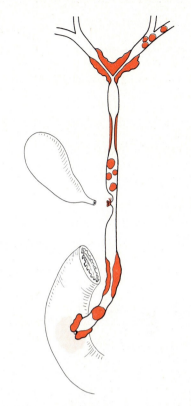

Abb. 32-4 Ursachen des mechanischen Ikterus (von oben nach unten):
– Intrahepatische Steine
– Tumoren der Leberpforte
– sklerosierende Entzündung
– Choledochuskonkremente
– Operationsfolgen („tending effect")
– Gallengangstumoren
– präpapilläre Konkremente
– Papillentumore
– Pankreaskopftumoren

Posthepatischer Ikterus
= **Cholestase**
= **Verschlußikterus**
= **mechanischer Ikterus**

Sämtliche Erkrankungen von Gallenblase und Gallenwegen (Steine, Entzündungen, Tumoren, Strikturen, Fehlbildungen, Operationsfolgen) können zu einer Cholestase führen (Abb. 32-4). Dies betrifft naturgemäß in erster Linie Veränderungen des Gallengangs. Krankheiten der Gallenblase sind in der überwiegenden Mehrzahl primär anikterisch (ohne Ikterus), können aber sekundär (Steinwanderung, Cholangitis, Tumorkompression) ebenfalls zur Stase führen. Weitere Ursachen der Cholestase können im Bereich der Papilla Vateri, des Duodenums und vor allem i. B. des Pankreas liegen.

Cholestase
→ **acholischer Stuhl**
→ **bierbrauner Urin**
→ **Skleren- und Hautikterus**
→ **Hautjucken**

32.1.3 Diagnostik

1. Klinische Untersuchungen

Anamnese:
Nahrungsunverträglichkeit? (Kaffee, Spirituosen, Fett, Ei, Sahne).
Schmerztyp und -lokalisation? (Ausstrahlung in die Schulter, Koliken).
Juckreiz?
Acholischer Stuhl, dunkler Urin?
Fieber, Schüttelfrost?
Begleiterkrankungen?

Inspektion:
Hautfarbe? Skleren? Stuhl-/Urinfarbe? Kratzspuren der Haut? Aszites?

Palpation:
Tastbare Gallenblase? (*Courvoisier*-Zeichen)
Schmerzhafte Gallenblase? (*Murphy*-Zeichen)
Große Leber? (Gallestau)
Abwehrspannung? (lokale Entzündung)

2. Labordiagnostik

Blut:
Bilirubin direkt/indirekt, SGOT, SGPT, Gamma-GT, LDH, alk. Phosphatase, Gerinnungsstatus, Serum-Fe und -Cu, Blutbild, BSG.

Urin:
Bilirubin, Urobilinogen.

Charakteristischer Laborstatus des Verschlußikterus:

Bilirubin i. S.	erhöht
Bilirubin direkt	erhöht
Bilirubin indirekt	erhöht
Bilirubin i. U.	erhöht
Urobilinogen i. U.	fehlt
SGOT, SGPT	normal (anfänglich)
alk. Phosphatase, γ-GT	erhöht
Serum-Fe	erniedrigt
Serum-Cu	erhöht
Gerinnungsstatus: Quick-Wert (PTZ)	vermindert

3. Röntgen

Abdomenübersicht: Nachweis kontrastgebender Konkremente (direkter Steinnachweis (s. u.) sowie von Kalkeinlagerungen in der Gallenblasenwand („*Porzellangallenblase*").

Cholegraphie

a) INDIREKT

„ORALE GALLE": Orale Einnahme eines enteral rückresorbierbaren gallegängigen Kontrastmittels am Vorabend der Untersuchung (z. B. 6 Kapseln Biloptin®).

„INTRAVENÖSE ODER INFUSIONS-GALLE": Direkte, intravenöse Applikation eines gallegängigen Kontrastmittels zur Erhöhung der biliären Konzentration. Evtl. in Verbindung mit Tomographie.

„REIZMAHLZEIT": Kontraktionsreiz auf Gallenblase durch Nahrung (Eigelb, Sahne, Cholebrine®) oder Cholecystokinin.

Bei stärkerem Ikterus (Bilirubin über 3,5 mg%) führt die indirekte Cholangiographie zu keiner ausreichenden Anfärbung der Gallenwege. Deshalb werden direkte Verfahren notwendig.

b) DIREKT

ERC (*e*ndoskopisch *r*etrograde *C*holangiographie): über duodenoskopisch transpapillär eingelegten Katheter (Abb. 32-5).

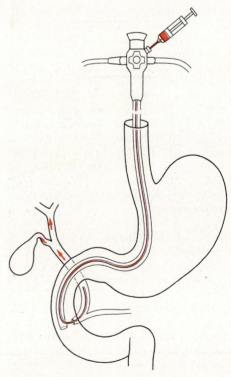

Abb. 32-5 Prinzip der endoskopischen retrograden Cholangio- und Pankreatikographie (ERCP).

PTC (*p*erkutane *t*ranshepatische *C*holangiographie): über direkte Punktion der Gallenwege von außen (Abb. 32-6).

Indirekte Cholangiographie: nur sinnvoll bis Bilirubin ≤ 3,5 mg%, darüber direkte Verfahren

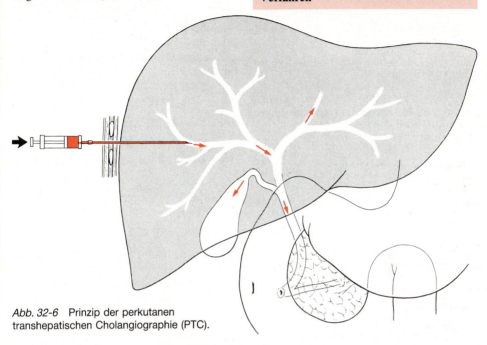

Abb. 32-6 Prinzip der perkutanen transhepatischen Cholangiographie (PTC).

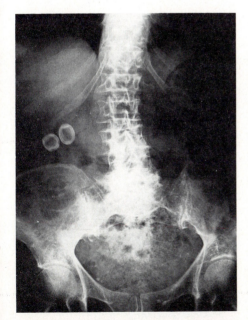

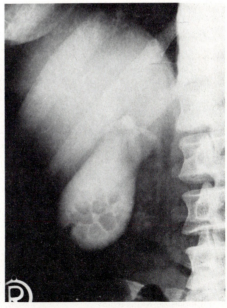

Abb. 32-7a Röntgen-Abdomenübersicht mit 2 kalkdichten „Tonnen"-Steinen der Gallenblase.

Abb. 32-7b Orale Cholangiographie mit Darstellung von röntgennegativen Steinschatten in der Gallenblase.

Röntgenbefunde

„Negatives Cholezystogramm": Keine Gallenblasendarstellung bei Agenesie oder häufiger bei Zystikusverschluß durch Stein, Entzündung oder Tumor.

„Direkter Steinnachweis": Röntgendichte, kalkhaltige Steine im Nativbild des Abdomens (Abb. 32-7a).

„Indirekter Steinnachweis": Steine als Aussparung des Kontrastmittels sichtbar (Abb. 32-7b).

Diesen im wesentlichen durch indirekte Verfahren erhobenen Befunden stehen die charakteristischen Röntgenbilder der direkten Cholangiographie bei fortgeschrittener Cholestase gegenüber (Abb. 32-8). Gelegentlich ist es bei komplettem Stop notwendig, die ERC und PTC zu kombinieren.

5. Sonographie

Nachweis von Steinen („Schallschatten"), Lumen- oder Wandveränderungen durch Ultraschall (Abb. 32-9). Wegen fehlender Strahlenbelastung und einfacher Durchführung ohne Vorbereitung gewinnt die Sonographie zunehmende Bedeutung als Screening-Verfahren. Sie ist dabei, die „orale Galle" als Routineverfahren abzulösen (s. Kap. 12).

6. Computertomographie

Beurteilung von Lage- und Formvarianten des Gallensystems sowie der benachbarten Organe.

7. Sequenzszintigraphie

Beurteilung der Galle-Exkretion (Parenchymfunktion) und des -Abflusses mit Hilfe

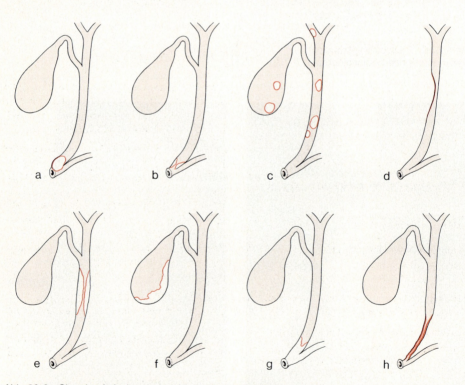

Abb. 32-8 Charakteristische cholangiographische Befunde:
a) präpapilläres Konkrement
b) Papillentumor
c) Choledocho- und Cholezystolithiasis
d) „tending-effect"
e) Gallengangstumor
f) Gallenblasentumor
g) Pankreastumor
h) Pankreatitis

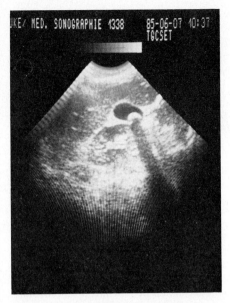 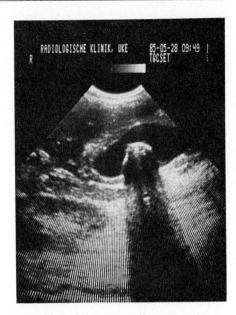

Abb. 32-9 Sonographien bei Solitärkonkrementen der Gallenblase (links: 1 cm, rechts: 3 cm Durchmesser) mit typischen Schallschatten.

der hepato-biliären Sequenzszintigraphie mit HIDA (^{99m}Tc).

8. Laparoskopie

Inspektion der Leber, Leberpforte und Gallenwege (z. B. Metastasen, Tumorkompression etc.).

32.2 Spezielle Erkrankungen

Mißbildungen

Kongenitale Gallengangsatresie: Intra- und/oder extrahepatische Fehlanlage des Gallengangssystems (s. Kap. 52).

Gallengangszysten: Idiopathische Aussakkungen des Gallengangs (s. Kap. 52)

Gallenblasenagenesie oder -duplikatur: Fehl- oder Doppelanlage der Gallenblase.
Klinik: Meist symptomlos, Fehldeutung beim Galle-Röntgen als Zystikusverschluß bzw. als Gallenblasenregenerat bei Doppelanlage und solitärer Cholezystektomie.
Therapie: Agenesie: keine Therapie; Doppelanlage: nur bei Cholelithiasis, dann vollständige Cholezystektomie.

Cholezystopathie

Das unscharf abgegrenzte Krankheitsbild der Cholezystopathie kann aus Formvarianten, der sog. Stippchengallenblase und Gallenblasendyskinesien bestehen.

Formvarianten: Durch Septenbildung oder Abknickung („phrygische Mütze") begründete Entleerungsstörung der Gallenblase (Abb. 32-10).
Klinik: Rezidivierende, kolikartige Oberbauchbeschwerden, häufig postprandial, ohne Steinnachweis.
Therapie: Nach Ausschluß anderer Schmerzursachen Cholezystektomie.
Prognose: Gut.

Stippchengallenblase: Einlagerung von Cholesterin und Lipoiden in die Gallenblasenwand. Vorstufe der Cholelithiasis (s. u.).
Klinik: Unspezifische, häufig postprandiale Oberbauchbeschwerden, gelegentlich Koliken.
Therapie: Cholezystektomie.
Prognose: Gut.

Dyskinesien: Abknickung des Ductus cysticus oder Spasmen des Sphincter Oddi mit Behinderung der Gallenblasenentleerung.

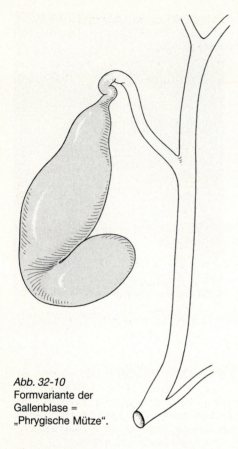

Abb. 32-10
Formvariante der Gallenblase = „Phrygische Mütze".

Klinik: Koliken nach Nahrungsaufnahme ohne Steinnachweis.
Differentialdiagnose: Cholelithiasis, Papillenstenose.
Therapie: Nur bei starken Beschwerden Cholezystektomie.
Prognose: Gut.

Steinfreie Cholezystitis

Insgesamt sehr selten, unter 5% aller Cholezystitiden. Spezifische Gallenblasenentzündung durch Typhus, Paratyphus und Lamblien. Auch postoperativ und als Schockfolge mit Wandnekrose möglich.
Klinik: Schmerzen im rechten Oberbauch, Abwehrspannung, Fieber, Leukozytose. Beim Empyem Schüttelfrost und septischer Verlauf. Bei Perforation regionale oder diffuse Peritonitis. Chronische typhöse Cholezystitiden sind meist asymptomatisch und dennoch infektiös (Patienten als Salmonellendauerausscheider).
Therapie: Bei blandem Verlauf konservativ mit Bettruhe, Nahrungskarenz, Eisblase, Antibiotika und Antiphlogistika. Bei chronisch rezidivierenden Entzündungen oder Dauerausscheidern (Salmonellosen) Cholezystektomie. Bei Empyem, Schocknekrose oder Gallenblasenperforation Cholezystektomie und Drainage.
Prognose: Rezidivneigung, nach Cholezystektomie gut.

32.3 Gallensteinleiden
(GK 3: 27.1.1)

Wichtigste Erkrankungsform des Gallensystems. Steinbildung ist Ausdruck einer Störung im Lösungsgleichgewicht der festen Gallenbestandteile. Konzentrationszunahmen der Gallenfarbstoffe, des Cholesterins und des Kalziumkarbonats fördern die Neigung zur Steinbildung (= *Lithogenität*). Gallensäuren und Phospholipide im Überschuß senken die Lithogenität. Entsprechend dem jeweiligen Konzentrationsverhältnis bilden sich Steine durch Ausfällung von *Cholesterin, Kalk* oder *Pigment* in unterschiedlicher Mischung. 80% der Gallensteine sind *Cholesterin-Pigment-Kalksteine*.

Ort der Steinbildung ist überwiegend die Gallenblase, wahrscheinlich aufgrund spezifischer Wandveränderungen mit erhöhtem lithogenen Potential. Steinbildung in den Gallengängen ist selten und wird begünstigt durch Cholestase, Fadenreste, Fremdkörper, bakterielle Besiedlung und Epitheldefekte.

Zur Steinbildung disponieren Adipositas, weibliches Geschlecht, Gravidität, Alter über 40 und erbliche Belastung. Auch Erkrankungen wie Diabetes mellitus, Kurzdarmsyndrom, Hypercholesterinämie, Morbus Crohn oder hämolytische Anämie können zur Cholelithiasis führen. Begünstigend wirken fettreiche Ernährung, mangelhafte Bewegung und chronische Obstipation.

Risikofaktoren der Steinbildung: „fat – female – fertile – fifty"

Klinik: Ca. 70% der Gallensteine sind symptomatisch stumm oder nur mit leichten dyspeptischen Beschwerden verbunden (Differentialdiagnose: Gastritis, Ulkus, chronische Pankreatitis). Jenseits des 40. Lebensjahres sind 32% der Frauen und 16% der Männer Gallensteinträger. Nur etwa jedem 3. ist seine Krankheit bekannt. In annähernd 100% liegt eine Zystolithiasis, in 10% eine zusätzliche Choledocholithiasis vor.

Cholezystolithiasis

Stumme Gallenblasensteine: Häufigste Erscheinungsform der Cholelithiasis, wird meist nur bei Routineuntersuchung diagnostiziert.
Klinik: Asymptomatisch, gelegentlich unspezifische, dyspeptische Oberbauchbeschwerden.
Differentialdiagnose: Gastritis, Ulkus, Hepatitis, Refluxösophagitis, Pankreatitis.
Therapie: Jede *symptomatische* Cholezystolithiasis sollte kausal behandelt, d. h. in der Regel operiert werden. Die Operation der Wahl ist die Cholezystektomie, d. h. die Entfernung der Gallenblase als Ort und Matrix der Steinbildung. Nach der Cholezystektomie ist die Lithogenität der Galle rückläufig. Für *asymptomatische* Formen gilt: Nicht jeder stumme Stein muß operiert werden! Die Operation, d. h. die prophylaktische Cholezystektomie dient lediglich der Vermeidung von Komplikationen. Am meisten komplikationsträchtig und damit auch in der stummen Phase operationspflichtig sind (Tab. 32-1):
1. Multiple kleine Steine *(Steinwanderung)*
2. Große Solitärsteine *(Wandnekrose)*
3. Scharfkantige Kalksteine *(chronische Cholezystitis)*

Die Cholezystektomie entfernt die Matrix der Steinbildung und senkt die Lithogenität der Galle

Eine weitere Operationsindikation besteht bei negativem Cholezystogramm (Zystikusverschluß) sowie bei Diabetikern (Entzündungsneigung!). Alle anderen Formen der stummen Gallenblasensteine können konservativ unter diätetischen Maßnahmen und ggf. *Cheno-* oder *Urodesoxycholsäure* (CDC, UDC) behandelt werden. Diese me-

Tab. 32-1 Folgen der Cholezystolithiasis

Steinwanderung:
Durch Steinbewegung sind möglich:
  Gallenkoliken
  Hydrops
  Empyem
  Choledocholithiasis
  Verschlußikterus
  Cholangitis
  Pankreatitis

Chronische Wandirritation:
Hierdurch sind möglich:
  rezidivierende Cholezystitis
  Gallenblasenkarzinom (nicht gesichert)

Wandnekrose:
Ein Wandschaden kann führen zu:
  Perforation mit galliger Peritonitis
  Steinpenetration ins Intestinum mit
  Gallensteinileus
  Steinpenetration in den Gallengang mit
  Mirizzi-Syndrom

dikamentöse Auflösungsbehandlung der Gallensteine ist vor allem bei kleinen Cholesterinsteinen (Röntgen negativ) angezeigt, sollte aber auf Männer bzw. Frauen jenseits des gebärfähigen Alters beschränkt bleiben.

Komplikationen der Cholezystolithiasis:

Die Mehrzahl der Gallensteinträger wird wegen Komplikationen des Gallensteinleidens behandlungspflichtig (s. Tab. 32-1 und Abb. 32-11).

Der symptomatische Gallenstein von heute setzt die Komplikation von morgen!

Gallenkoliken: Bei ca. 30% der Steinträger, schmerzhafte Gallenblasenkontraktion mit Steinwanderung bzw. Einklemmung.
Klinik: Starke, sich anfallsartig steigernde Schmerzen im rechten Oberbauch mit Ausstrahlung in die rechte Schulter. Übelkeit, Schweißausbruch, Erbrechen und gelegentlich Schock. Periodische Attacken von 4–6 Std. Dauer. Auslösung meist durch Diätfehler (Kaffee, Fett, Röstprodukte, Alkohol). Bei Untersuchung Druckschmerz und Abwehrspannung im rechten Oberbauch, kein Ikterus, kein oder nur leichtes Fieber.

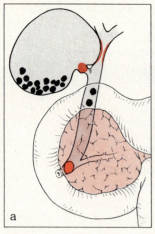 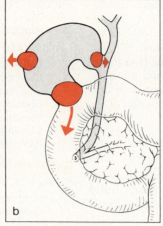 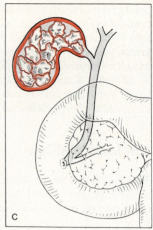

Abb. 32-11 Komplikationen des Gallensteinleidens:
a) Steinpassage mit Zystikusverschluß, *Mirizzi*-Syndrom oder Verschlußikterus mit Begleitpankreatitis
b) Steinperforation mit galliger Peritonitis, Gallensteinileus, cholezystoduodenaler Fistel oder Choledocholithiasis
c) chronische Cholezystitis

Differentialdiagnose: Ulkuspenetration oder -perforation, akutes Ulcus duodeni, Nierenkolik, Myokardinfarkt, Stenokardie, Pankreatitis, Appendizitis, Darmtenesmen (Abb. 32-12).
Therapie: Bettruhe, feuchte Wärme, Nahrungskarenz, Analgetika, Spasmolytika (Buscopan®, Baralgin®). Keine Morphinderivate wegen möglicher Spasmen im Sphincter Oddi. Im Intervall Cholezystektomie.
Prognose: Ohne Cholezystektomie Rezidivgefahr.

Gallenblasenhydrops: Zystikusverschluß mit allmählicher Vergrößerung der Gallenblase durch Sekretionsdruck. Chronische Folgen sind narbige Veränderungen der Wand mit Kalkeinlagerungen *(Porzellangallenblase)* und Rückresorption der Gallenpigmente *(„weiße Galle")* (Abb. 32-13).
Klinik: Tastbarer, gering druckschmerzhafter Tumor unter dem rechten Rippenbogen. Röntgenologisch: negatives Cholezystogramm.
Sonographisch: Hydrops.
Therapie: Cholezystektomie.
Prognose: Nach Cholezystektomie gut.

Cholezystitis: Entzündungsreaktion der steinhaltigen Gallenblase.

Klinik: Je nach Ausmaß der Entzündung lassen sich verschiedene Formen unterscheiden:
1. BLANDE CHOLEZYSTITIS: Leichte Abwehrspannung, Fieber, mäßige Leukozytose.
2. PHLEGMONÖSE ODER GANGRÄNÖSE CHOLEZYSTITIS: Ausgedehnte Umgebungsreaktion mit deutlicher Pericholezystitis. Starker Oberbauchschmerz, Abwehrspannung, peritoneale Reizung, Leukozytose bis 15000/µl.
3. GALLENBLASENEMPYEM: Oberbauchperitonitis mit septischem Schock. Schüttelfrost, extreme Leukozytose (über 20000/µl), schwerkranker Patient.
Therapie:
1. Die BLANDE CHOLEZYSTITIS wird innerhalb der ersten 72 Std. mit gleichgutem Ergebnis operiert oder konservativ therapiert. Später als 72 Std. nach Krankheitsbeginn ist wegen der dann vorliegenden entzündlichen Umgebungsreaktion und Verklebungen das Operationsrisiko höher als das der konservativen Therapie. Unter Bettruhe, Diät, Antiphlogistika, Spasmolytika, Eisbeutel und Antibiotika läßt sich in der Regel (Cave: Empyem!) ein symptomfreies Intervall erreichen. Nach 6–9 Wochen (Normalisie-

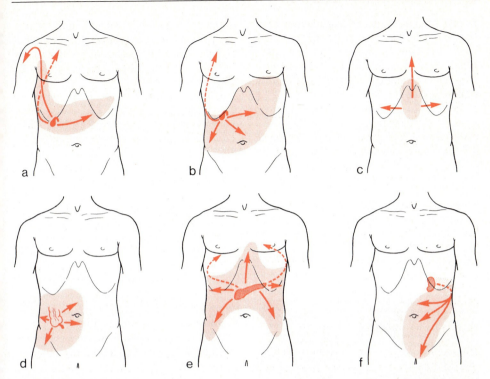

Abb. 32-12 Differentialdiagnose der Bauchschmerzen (Unterschiede der Schmerzlokalisation und -ausstrahlung):
a) Gallenkolik
b) Cholezystitis
c) Gastroduodenalulkus
d) Appendizitis
e) Pankreatitis
f) Nierenkolik

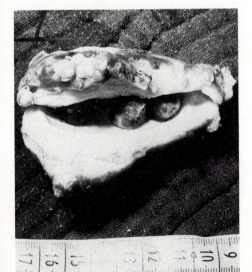

Abb. 32-13 Chronische Cholezystitis mit „Porzellan"-Gallenblase, Operationspräparat.

rung der Entzündungszeichen) kann die sog. INTERVALLCHOLEZYSTEKTOMIE risikolos durchgeführt werden.
2. Bei PHLEGMONÖSER und vor allem GANGRÄNÖSER CHOLEZYSTITIS wegen der Perforationsgefahr absolute Indikation zur Cholezystektomie und Drainage.
3. Beim GALLENBLASENEMPYEM nach der chirurgischen Grundregel „ubi pus ibi evacua" gleiches Vorgehen mit sofortiger Entfernung (Cholezystektomie) und Drainage des Eiterherdes.

Blande Cholezystitis: konservativ oder Frühoperation (bis 72 Std.)
Gangränöse Cholezystitis und Gallenblasenempyem: Sofortoperation!

Prognose: Die Intervallcholezystektomie hat ein Letalitätsrisiko von 0,8%, das Empyem von 15%.

Gallenblasenperforation: Endstadium einer chronisch rezidivierenden Cholezystitis, eines Steindekubitus oder der Schocknekrose.
Klinik: Peritonitis mit diffuser Abwehrspannung und septischem Verlauf, häufig symptomfreies (8–12 Std.) Intervall zwischen akutem Perforationsschmerz und Beginn generalisierter Peritonitis.
Therapie: Cholezystektomie, Drainage, Spülung des Bauchraums (s. Kap. 28).
Prognose: 30–40% Letalität durch bakterielle Kontamination des Gallensystems.

Choledocholithiasis: Bei Cholezystolithiasis durch Steinwanderung, nach Cholezystektomie durch Relikte oder Neubildung von Steinen verursacht (Abb. 32-14).
Klinik: Ca. 30% asymptomatisch. In 70% resultiert durch Steineinklemmung (präpapillär, Zystikuseinmündung) eine Abflußbehinderung mit Cholestase. Bei präpapillärer Einklemmung Begleitpankreatitis (Abb. 32-15).
Therapie: Bei Ikterus besteht eine absolute Indikation zur sofortigen Gallenwegsentlastung (Gefahr der biliären Zirrhose, Cholangitis, hepatischen Gerinnungsstörung). Bei asymptomatischem Verlauf: Aufgeschobene Dringlichkeit. Das Vorgehen richtet sich nach Vorerkrankungen und Lebensalter.

1. *Patienten unter 60 Jahren:* Cholezystektomie und Choledochotomie zur Erhaltung des papillären Sphinkters.
2. *Patienten über 60 Jahren* mit *kleinem* Stein (Durchmesser unter 1,5 cm): endoskopische Papillotomie (EPT) und Steinextraktion, 4–8 Wochen später Cholezystektomie, ggf. auch Verzicht darauf. Alternative: Ultraschallgesteuerte Lithotripsie und transpapilläre endoskopische Entfernung der Fragmente mit Dormiakörbchen.
3. *Patienten über 60 Jahren* mit *großem* Stein: Falls endoskopische Steinzertrümmerung oder Lithotripsie mißlingt und eine lokale Steinauflösung nicht möglich → Cholezystektomie und Choledochotomie.
4. *Zustand nach Cholezystektomie:* Versuch der EPT, falls dies erfolglos Choledochotomie.

Prognose: Operationsletalität je nach Alter: 2–10%.

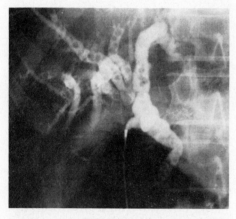

Abb. 32-14 Intrahepatische Cholangiographie, Choledocho- und Cholangiolithiasis.

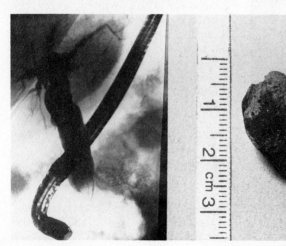

Abb. 32-15 Präpapilläres Konkrement, li. ERCP mit ausgefahrenem Dormia-Körbchen zur Extraktion des Konkrements, rechts entferntes Konkrement.

Gallenstein-Ileus

Ursache: Steinwanderung durch spontane cholezysto-intestinale (-duodenale) Fistel. Intermittierender Obstruktions-Ileus durch Lumenverlegung des Darmes, meist Dünndarm (Abb. 32-16a–d).

Klinik: Intermittierender Ileus mit Phasen der Beschwerdefreiheit, je nach Steingröße komplett oder inkomplett.

Diagnostik: Röntgen-Abdomen-Übersicht: Luft in den Gallenwegen bei Ileusbild (s. Abb. 32-16e).

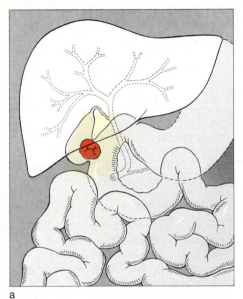
a

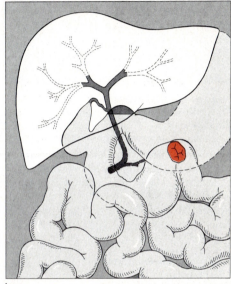
b

c

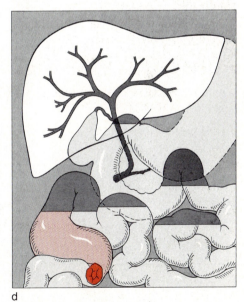
d

Abb. 32-16 Gallensteinileus
a–d) Entstehungsmechanismus:
  a) spontane Cholezystoduodenostomie mit Steinpassage
  b) Intermittierender Passagestop
  c) Weitertransport des Konkrements
  d) Ileus durch irreversiblen Passagestop

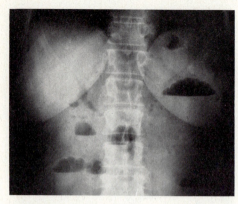

Abb. 32-16 Gallensteinileus
e) Röntgenbild mit Ileuszeichen und Luft in den Gallenwegen.

Therapie: Operation, Dünndarmeröffnung und Steinentfernung; nur bei gutem AZ gleichzeitig Sanierung der Gallenwege, sonst später.
Risiko: Hohe Letalität, da häufig verkannt und vor allem ältere Patienten betroffen sind.

Gallensteinileus: Ileus mit Luft in den Gallenwegen

Cholangitis

Ursache: Aszendierende Infektion bei Abflußhindernis (Stein, Stenose, Blindsack).

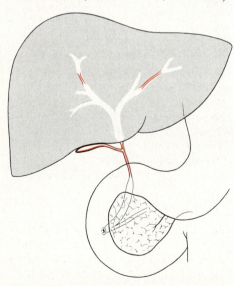

Abb. 32-17 Primär-sklerosierende Cholangitis mit intra- und extrahepatischer Manifestation.

Eine Sonderform ist die idiopathische primär-sklerosierende Cholangitis (Abb. 32-17).
Klinik: Intermittierender Ikterus, Fieberschübe, körperliche Schwäche. Bei idiopathischer Form progredienter Verlauf mit zunehmenden ikterischen Schüben; die Strikturen können extra- oder intrahepatisch gelegen sein.
Therapie: Beseitigung des Abflußhindernisses, ggf. biliodigestive Anastomose. Bei primär sklerosierender Cholangitis mit extrahepatischer Stenose biliodigestive Anastomose; bei progredienten und multiplen intrahepatischen Stenosen ist eine Lebertransplantation zu erwägen.
Prognose: Bei chronischer Form Übergang in biliäre Zirrhose, bei idiopathisch primärsklerosierender Form therapeutisch kaum beeinflußbarer, progressiver Verlauf.

Gallengangsstriktur

Ursache: Wandschäden (Steindekubitus, intraoperative Läsion), Einengung bei Unterbindung des Zystikus nach Cholezystektomie (*„tending effect"*) (Häufigkeit 0,2%), Nahtraffung bei Magenresektion (*Billroth* I 0,6%) oder idiopathisch bei primär-sklerosierender Cholangitis (Abb. 32-18).
Klinik: Intermittierende Schübe von Ikterus und Cholangitis, Dyspepsie, Schüttelfröste, häufig larvierter Verlauf mit progredienter Gewichtsabnahme. Die chronische Cholestase mit Begleitcholangitis ist der Wegbereiter der biliären Zirrhose.
Therapie: Resektion und plastische Erweiterung oder Reanastomosierung. Bei großem Defekt biliodigestive Anastomose.
Prognose: Gut, bei erfolgreicher Beseitigung des Hindernisses, sonst Gefahr der biliären Zirrhose.

Gallengangsstriktur: meist iatrogen, d. h. Komplikation der Voroperation

Papillenstenose

Stenosierung im Bereich des Sphinkterapparates der Papilla Vateri durch Entzündung, Narbe, Adenome oder Neoplasmen.
Klinik: Koliken, Dyspepsie, Ikterus.
Therapie: Sorgfältige Indikationsstellung durch Radiomanometrie (Abb. 32-19) und

32 Gallenblase und Gallenwege | 549

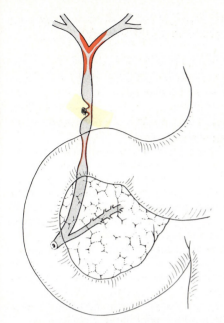

Abb. 32-18 Ursachen der Gallengangsstriktur (von oben nach unten).
- sklerosierende Cholangitis
- Operationsfolge („tending effect")
- Steindekubitus bei Choledocholithiasis

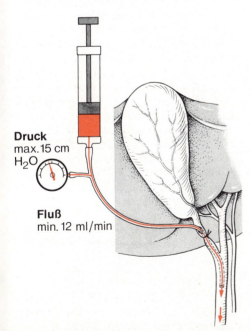

Abb. 32-19 Intraoperative Radiomanometrie mit gleichzeitiger Bestimmung des Öffnungsdruckes und des Flusses.

Festlegung der radiologischen Kriterien in der ERC. Nur bei eindeutigem Röntgenbefund und intraoperativen Durchflußwerten unter 10 ml/min sowie Residualdruckwerten über 15 cm Wassersäule in der Debitometrie ist die Papillotomie indiziert. Die Indikation sollte vorsichtig gestellt werden, da der Verlust des Sphincter papillae zumindestens theoretisch die Gefahr einer aszendierenden Cholangitis in sich birgt. Wahrscheinlich ist allerdings bei guten Abflußverhältnissen das Risiko gering.

Zurückhaltende, radiomanometrisch abgesicherte Indikation zur Papillotomie

32.4 Tumoren (GK 3: 27.1.3)

a) *Gutartig*
Benigne Tumoren des Gallengangs sind selten. Es finden sich Adenome, Papillome sowie mesenchymale Neubildungen.
Klinik: Meist Zufallsbefund, Fehldeutung als röntgennegativer Stein, selten Ikterus.
Therapie: Exzision.

b) *Bösartig*
Häufigster Vertreter ist das Karzinom. Wir unterscheiden das intrahepatische cholangiozelluläre von den extrahepatischen Gallenblasen- und Gallengangskarzinomen.

Gallenblasenkarzinom (Abb. 32-20):

Am häufigsten bei Steinträgern und Frauen, meist im Gallenblasenfundus gelegen.
Klinik: Selten Koliken, Symptome erst bei Metastasierung und Ummauerung des Gallengangs durch Ikterus.
Therapie: Cholezystektomie, ggf. unter Teilentfernung des Gallengangs. Meist nicht radikal, insgesamt schlechte Prognose.

Gallengangskarzinom:

Hauptlokalisation an der Papille, im Ductus choledochus und i. B. der Hepatikusgabel.
Klinik: Plötzlich auftretender, schmerzloser Verschlußikterus mit tastbar vergrößerter Gallenblase („Cóurvoisier-Zeichen") bei fehlender Gallensteinanamnese.

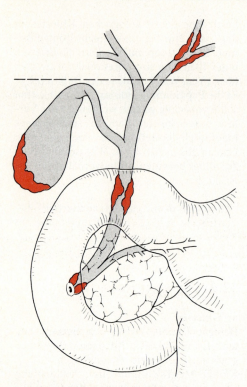

Abb. 32-20 Manifestationsformen des Karzinoms der ableitenden Gallenwege.

Therapie: Resektion, biliodigestive Anastomose. Bei Inresektabilität palliative Gallendrainage nach innen oder außen (s. u.). Papillenkarzinome werden im hohen Alter lokal exzidiert, sonst durch Pankreaskopfresektion (Operation nach *Whipple,* s. Kap. 36) entfernt.

Schmerzloser Ikterus + Courvoisier-Zeichen → Karzinom? (distaler Gallengang, Papille oder Pankreaskopf?)

32.5 Operationsverfahren
(s. a. Tab. 32-2)

Cholezystektomie (Abb. 32-21):

Entfernung der Gallenblase als Steinträger und lithogene Matrix. Die alleinige Steinextraktion nach Gallenblasenöffnung ist nicht ausreichend, da das lithogene Potential der

Tab. 32-2 Historisches zur Operation der Gallenblase und der Gallenwege

Erste Cholezystektomie	– *Langenbuch* (1882)
Erste Choledochotomie	– *Sprengel* (1891)
Erste transduodenale Papillotomie	– *McBurney* (1898)
Erste T-Drainage	– *Kehr* (1898)
Erste biliodigestive Anastomose	– *Kehr* (1904)

Gallenblasenwand bestehen bleibt und zusätzlich sich Steine an der Narbe neu bilden würden. Überdies wäre das Infektionsrisiko zu hoch, da über 60% der steinhaltigen Gallenblasen keimbesiedelt sind. Aus diesem Grunde Entfernung der gesamten Gallenblase.
Zugang: Rippenbogenrandschnitt rechts, selten Mittel- oder Pararektalschnitt.
Operation: Darstellung des Gallenblasenhilus, Unterbindung der A. cystica, Einbringung einer Kanüle in den Ductus cysticus und Radiomanometrie. Danach Durchtrennung des Ductus cysticus und Unterbindung sowie retrogrades (zystiko-fundales) Auslösen der Gallenblase aus dem Leberbett. Falls dies nicht gelingt, anterogrades Vorgehen vom Fundus zum Hilus.

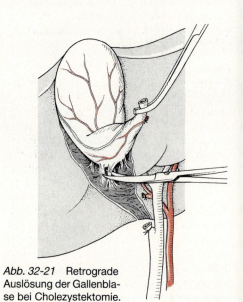

Abb. 32-21 Retrograde Auslösung der Gallenblase bei Cholezystektomie.

Operationsrisiken: Verletzung der A. hepatica, der V. portae und des Gallengangs mit Gallenfistel oder Striktur. Letalität altersabhängig 0,1–2%.

**Größter Fehler: Falsche Hast
Der erste Eingriff an der Gallenblase sollte auch der letzte sein!**

Intraoperative Cholangiographie:
Obligatorisch bei jeder Cholezystektomie zur Beurteilung der Gallengänge und der Abflußverhältnisse.

Keine Cholezystektomie ohne intraoperative Cholangiographie!

Manometrie:
Druckmessung in den Gallengängen über die liegende Cholangiographiekanüle. Am aussagekräftigsten ist die Kombination mit Durchflußmessung (Debitometrie nach *Brücke*). 12 ml Durchfluß/min dürfen nicht unterschritten, 15 cm Wassersäule im Choledochus dürfen nicht überschritten werden. Die Kombination von Cholangiographie und Manometrie wird als Radiomanometrie bezeichnet (siehe auch Abb. 32-19).

Choledochoskopie:
Intraoperativ besteht die Möglichkeit, mit einem Choledochoskop die Gallengänge zu inspizieren, Wandverhältnisse zu beurteilen, Steine unter Sicht zu extrahieren und ggf. Wandanteile zu biopsieren.

Choledochotomie (Abb. 32-22a–c):
Eröffnung des Gallengangs zur Steinentfernung, Papillensondierung, Biopsie oder Druckmessung. Zugang wie bei Cholezystektomie.
Operation: Darstellung des Gallengangs unterhalb der Zystikuseinmündung, Eröffnung des Ductus choledochus zwischen Haltefäden. Entfernung der Steine mit Steinfaßzange, *Fogarty*-Katheter oder Löffel. Inspektion des Gallenganges mit Choledochoskop auf weitere Konkremente. Sondierung der Papille mit *Hegar*-Sonden. Radiomanometrie (s. o.). Bei erhöhten Druckwerten: Abflußstörung → T-Drainage. Sonst direkter Nahtverschluß mit resorbierbarem Nahtmaterial, Zieldrain.

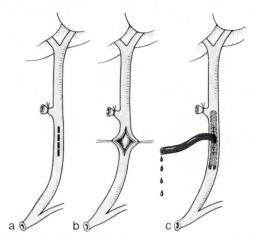

Abb. 32-22 Choledochotomie mit T-Drainage:
a) Inzision
b) Eröffnung
c) Naht mit Einlage eines T-Drains

Risiken: Verletzung der A. hepatica, V. portae, Gallenfistel, Gallengangsstriktur.

T-Drainage:
Sie dient der Druckentlastung im Gallengang nach Nahtverschluß. Zur Förderung eines Granulationskanals, Belassung des T-Drains über 8–12 Tage, danach gefahrlose Entfernung möglich.

Biliodigestive Anastomose:
Operative Herstellung einer Verbindung zwischen Gallengang und Intestinum. Die technisch einfache *Choledochoduodenostomie* wird wegen der Gefahr einer aszendierenden Cholangitis heute nur noch selten angewandt. Das Verfahren der Wahl ist die *Choledocho-* bzw. *Hepaticojejunostomie* mit einer nach *Roux-Y* ausgeschalteten Jejunumschlinge.
Zugang: Rippenbogenrandschnitt rechts, Transrektal- oder Mittelschnitt.

Roux-Y-Hepatico-Jejunostomie: Beste Form der biliodigestiven Anastomose

Operation: Aufsuchen eines prästenotischen, weitlumigen Gallengangsanteils. Bei ausgedehntem Verschluß oder starker Vernarbung der extrahepatischen Gallengänge wird die Präparation in der Leberpforte im Bereich eines Leberlappens erforderlich.

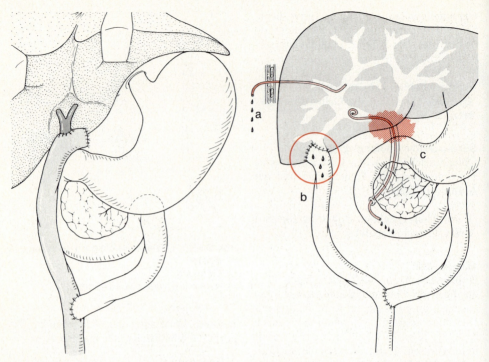

Abb. 32-23 Hepatikojejunostomie mit *Roux*-Y-Anastomose.

Abb. 32-24 Formen der palliativen Gallengangsdrainage:
a) perkutan-transhepatische äußere Drainage
b) Hepatojejunostomie mit ausgeschalteter *Roux*-Y-Schlinge
c) transtumorale Intubation mit pig-tail-Drainage

Nahtvereinigung des Gallengangs mit einer nach *Roux*-Y-förmig ausgeschalteter Jejunumschlinge (Abb. 32-23).
Risiken: Verletzung der A. hepatica, Pfortader, Gallenfistel, Nahtbruch, chronische Cholangitis.

Palliative Gallenwegsdrainage: Sie dient der Ableitung der gestauten intrahepatischen Galle bei nicht resektablen extrahepatischen Stenosen. Die Drainage kann nach außen über einen perkutanen transhepatischen Katheter (Abb. 32-24), nach innen über eine *Hepatojejunostomie* oder über einen transtumoral eingeführten Katheter erfolgen. Die transtumorale Sondierung des Tumors geschieht endoskopisch (s. Kap. 11) oder chirurgisch mit einem „*Pig-tail*"-Katheter (Abb. 32-25) oder einer *Völcker*-Drainage. Gelegentlich gelingt durch periphere Teilresektion eines Leberlappens die Darstellung eines weitlumigen Gallengangs mit der Möglichkeit zur Anlage einer biliodigestiven Anastomose. Diese Anastomose kann mit dem Gallengang (*Hepatikojejunostomie*), multiplen kleinen Gallengängen (*Cholangiojejunostomie*) oder der gesamten Leberresektionsfläche (*Hepatojejunostomie*) erfolgen. Falls technisch möglich, sollte stets die innere Drainage angestrebt werden, um das Cholangitisrisiko, den Gallenverlust und die subjektive Belästigung in Grenzen zu halten.

Chirurgische Papillotomie:
Operative Spaltung der Papillenmuskulatur im Rahmen einer operativen Gallengangsrevision. Analogverfahren zur EPT (s. Kap. 11), durch diese zunehmend ersetzt.
Zugang: Wie Cholezystektomie.
Operation: Duodenotomie, Choledochotomie, Sondierung der Papille, Spaltung der Papille unter Sicht, ggf. T-Drainage (s. Abb. 32-26).
Risiken: Gallenfistel, Nahtbruch des Duodenums, Verletzung der A. hepatica und Pfortader, aszendierende Cholangitis.

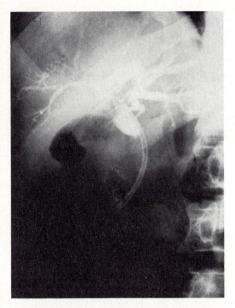

Abb. 32-25 Endoskopisch plazierte pig-tail-Drainage bei nicht resektablem zentralen Gallengangskarzinom.

Postoperatives Syndrom nach Cholezystektomie:

Dieses sog. *Postcholezystektomiesyndrom* umfaßt eine Vielzahl unterschiedlicher Krankheitsformen. Am häufigsten sind belassene Steine, Stenosen des Ductus choledochus, eine chronische Cholangitis, eine Papillenstenose oder eine chronisch rezidivierende Pankreatitis. Als technische Variante kommt ein zu langer Zystikusstumpf mit Steinneubildung hinzu. In jedem Fall bedürfen hartnäckige Beschwerden nach Cholezystektomie der eingehenden Diagnostik unter Einschluß direkter Verfahren der Cholangiographie (ERC bzw. PTC). Es liegen fast immer organische Ursachen zugrunde.

> **Hartnäckige Beschwerden nach Cholezystektomie: ERC obligat**

Therapie: Je nach Befund, EPT und Steinextraktion, Reintervention und Kürzung des Zystikusstumpfes oder Choledochotomie mit Steinextraktion, biliodigestive Anastomose oder plastische Erweiterung bei Striktur.

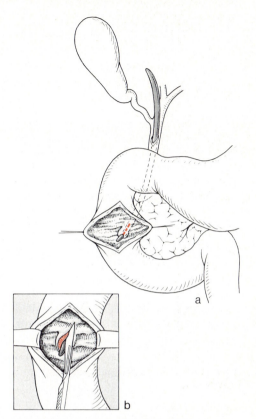

Abb. 32-26 Transduodenale Papillotomie:
a) Sondierung des Gallengangs mit Bougie, Duodenotomie und Inzisionslinie
b) Inzision

Stoßwellenlithotripsie:

Die Lithotripsie von Gallensteinen durch Ultraschall-Stoßwellen hat die Experimentierphase überschritten. Ähnlich wie bei Nierensteinen gelingt es, bestimmte (nichtkalkhaltig, unter 3 cm, maximal 3 Stück) Gallensteine zu zersprengen. Bei gleichzeitiger EPT (endoskopischer Papillotomie) können die Fragmente der Gallensteine frei abgehen. Problematisch ist noch der Einsatz bei Gallenblasensteinen. Hier ist die chirurgische Gallenblasenentfernung unverändert das Verfahren der Wahl. Die Stoßwellenlithotripsie von Gallensteinen ist noch auf wenige Zentren begrenzt und sollte auf jene Gangssteine beschränkt bleiben, die nicht zu extrahieren sind. Die Rezidivquote nach 3 Jahren liegt bei 50%.

33 Leber (GK 3: 26; GK 4: 3.18)

33.1.1 Anatomie

Die Leber ist das größte parenchymatöse Organ des menschlichen Organismus. Sie liegt vornehmlich im rechten Oberbauch, ist fixiert in der rechten Zwerchfellkuppe (Pars affixa und Ligamentum falciforme hepatis) und wiegt beim Erwachsenen ca. 1500 g. Ihre mäßig elastische Kapsel kann bei äußeren Gewalteinwirkungen leicht einreißen. Die subphrenische (= unter dem Zwerchfell) Oberfläche ist konvex, die kaudale Unterfläche (Facies visceralis) leicht konkav.
Wichtig für die Leberchirurgie sind die anatomischen Leberfissuren:
1. SULCUS MEDIALIS: Er zieht vom Gallenblasenbett zum linken Rand der Vena cava. In dieser Ebene wird das rechte und linke arterielle und portale Gefäßsystem getrennt. Es gibt keine funktionell bedeutsamen Querverbindungen!
2. SULCUS SINISTER: Er trennt den rechten vom linken Leberlappen und wird durch den Ansatz des Ligamentum falciforme und des Ligamentum teres hepatis markiert. Seine Lokalisation ist die Medianebene des Körpers: ⅔ des Lebergewebes liegen unter der rechten, ⅓ unter der linken Zwerchfellkuppe. Nachbarorgane der Leber sind dorsal die rechte Niere und Nebenniere sowie die V. cava, medial der Magen und kaudal das Abdomen und Querkolon. Nach ventral und lateral ist die Leber vorwiegend von Rippen bedeckt, weshalb bei Rippenfrakturen häufig eine Mitverletzung der Leber auftritt. Nur im Epigastrium liegt ein kleiner Bereich der Leber direkt unter der vorderen Bauchwand.
Die Blutversorgung der Leber geschieht durch die A. hepatica und V. portae (s. Kap. 34). Der Gesamtblutdurchfluß durch die Leber beträgt etwa 25% des Herzzeitvolumens. In dem sog. *Glisson*-System, bestehend aus Arterie, Pfortader und Gallengang, ist die Pfortader als kaliberstärkstes und funktionell wichtigstes Gefäß die Leitlinie für die chirurgisch-anatomische Betrachtung. Die Aufteilung der Pfortader führt zu einer Gliederung der Leber in 9 Segmente (s. Abb. 33-1a, b).

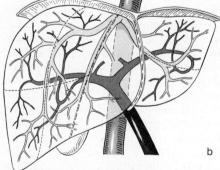

Abb. *33-1* Anatomie der Leber:
a) Gliederung in Segmente
b) Gefäßarchitektur der Pfortader

33.1.2 Pathophysiologie

Die Leber ist das wichtigste Stoffwechselorgan des Organismus. Sie hat folgende Hauptfunktionen:

– *Speicherung:* Die Leber speichert Glykogen, Fett, möglicherweise auch Proteine, ferner Vitamine und andere Substanzen, die für die Blutbildung und Regeneration notwendig sind. Hinsichtlich der Hämodynamik stellt die Leber ein wichtiges Blutdepot dar.

– *Synthese:* Die Leber produziert Plasmaproteine, z. B. Albumin, Alpha- und Betaglobuline, Transferrin, Prothrombin, Fibrinogen und andere Gerinnungsfaktoren. Außerdem Pseudocholinesterase, Zäruloplasmin, Cholesterin, Gallensäuren, Heparin u. ä. m.

– *Galleexkretion:* In der Leber wird die Galle gebildet und über die Gallenwege ausgeschieden. Mit der Galle werden Gallensäuren, Cholesterin und Bilirubin sezerniert. Zusätzlich werden über die Galle eine Vielzahl von Enzymen und anderen Substanzen ausgeschieden.

– *Entgiftung:* Durch Glukuronierung und Oxidierung können Giftstoffe abgebaut und in gallegängiger Form ausgeschieden werden. Eine weitere Entgiftungsmöglichkeit von Schadstoffen besteht in der Phagozytose, die insbesondere in den *v. Kupffer*-Sternzellen möglich ist.

– *Blutzellenbildung:* Neben dem roten Knochenmark hat auch die Leber eine wichtige Funktion bei der Erythropoese, vor allem im Kindesalter. Zusätzlich ist sie am Blutzellabbau durch ihr histiozytäres System beteiligt.

– *Metabolismus:* Stoffwechselfunktionen sind Proteinolyse, Aminosäureaufbau, Glukoneogenese, Harnstoffbildung, Lipolyse, Lipidsynthese, Cholesterinsynthese, Glykogenspeicherung u. ä. m.

Ein Funktionsausfall der Leber ist nicht mit dem Leben vereinbar

Der partielle und totale Ausfall der Leber ist eines der klinisch am meisten gefürchteten Krankheitsbilder. Anders als bei der Niere steht eine „künstliche Leber" trotz aller Bemühungen nicht zur Verfügung. Die vitalen Funktionen können überdies von keinem anderen Organ übernommen werden. Ein kompletter Leberausfall führt ohne Transplantation oder heterologe Leberperfusion (siehe weiter unten u. Kap. 9) unweigerlich zum Tod. – Am Versuchstier zeigt sich die Sequenz der Ereignisse nach experimenteller Hepatektomie wie folgt:
1. Innerhalb weniger Stunden schwerste Hypoglykämie (BZ unter 30 mg% ≙ 1,67 mmol/l), Adynamie, Konvulsionen und Exitus letalis im hypoglykämischen Koma.
2. Im Serum Absinken des Harnstoffes und Zunahme des Aminosäurespiegels durch fehlende Desaminierung.
3. Anstieg des Serum-Bilirubins.
4. Blutgerinnungsstörungen durch Abfall von Prothrombin und Fibrinogen.
5. Tachykardie mit Pulsfrequenzen über 150/min, Hypothermie mit Temperaturen unter 36°C.
6. Terminale Niereninsuffizienz (hepatorenales Syndrom), respiratorische Insuffizienz, Herzkreislaufversagen.

Die Leber besitzt eine große physiologische Reserve und regeneratorische Potenz. Nach Leberteilresektionen von bis zu 75% kommt es durch vermehrte Mitosen der Leberzellen schon nach 6–8 Wochen zur weitgehenden Regeneration.

Leber: Parenchym-Verluste bis 75% regenerieren (Prometheus!)

33.1.3 Diagnostik

Klinische Untersuchungen

Anamnese: Druckgefühl und Schmerzen im rechten Oberbauch? Schwäche? Übelkeit? Juckreiz? Gelbverfärbung von Skleren und Haut? Speisenunverträglichkeit? Tägliche Alkoholmengen? Medikamente? Drogenmißbrauch? Kontakt mit industriellen Lebergiftstoffen wie Insektiziden u. ä. m.? Kontakt zu Patienten mit infektiöser Hepatitis? Reisen in Länder der Dritten Welt? Injektionen bzw. Bluttransfusionen erhalten?

Inspektion, Perkussion und Palpation: Hautfarbe, Skleren, Spidernaevi, Palmarerythem, Kratzspuren an der Haut, Stuhl- und Urinfarbe, Aszites, Fötor ex ore (süßlicher Geruch nach Äpfeln), Milzvergrößerung. Eine normal große Leber schließt mit dem rechten Rippenbogen ab. Bei Inspiration ist der Leberrand in der Medioklavikularlinie unter dem rechten Rippenbogen palpabel, der Rand ist scharf, nicht druckdolent, die Oberfläche ist glatt. Bei entzündlicher Veränderung kann eine lokale Abwehrspannung im rechten Oberbauch beste-

hen mit Klopfschmerz. Bei Leberzirrhose kann die Leberoberfläche fein- oder grobhöckerig durch die dünne Bauchdecke palpabel sein; der Rand ist plump.
Das wichtigste klinische Symptom von Erkrankungen der Leber ist der *Ikterus,* d. h. die Gelbsucht (s. Kap. 32).

● **Ikterus:** Gelbfärbung der Haut, Skleren und Schleimhäute durch Bilirubinablagerung. Ein Sklerenikterus ist nur dann sichtbar, wenn die Serum-Bilirubinwerte über 2 mg% ($\triangleq$ 34 µmol/l) erhöht sind. Man unterscheidet einen hepatozellulären *Rubin-Ikterus* (rötlich-gelb) von einem extrahepatischen *Verdin-Ikterus* (grün-gelb, grau-gelb oder bronzefarben) bei Verschlußsymptomatik und einen hämolytischen Ikterus (blaß-gelb). Pathophysiologisch werden folgende Formen des Ikterus unterschieden:

– *Cholestatischer extrahepatischer Ikterus* (= Verschlußikterus) (s. a. Kap. 32): Ursachen: Pankreaskopftumoren, Tumoren der Papilla Vateri, Choledocholithiasis, Gallengangstumoren, Cholangitiden, Kompression des Ductus hepaticus durch Lebertumoren oder Metastasen, cholestatischer intrahepatischer Ikterus, Tumoren des intrahepatischen Gallengangsystems, kongenitale biliäre Atresien, sklerosierende Cholangitis, benigne, familiäre rezidivierende Cholestase u. ä. m.

– *Hepatozellulärer Ikterus* (= intrahepatischer): Ursachen: Infektiöse Hepatitis, toxische Hepatitis, Drogenhepatitis, Leberzirrhose, familiäre Hyperbilirubinämien z. B. Morbus *Meulengracht, Dubin-Johnson-Syndrom* u. ä. m.

– *Hämolytischer Ikterus* (= prähepatischer Ikterus): Ursachen: Hämolytische Anämie, Zustand nach intestinaler Blutung, Mitralklappeninsuffizienz u. ä. m.

Labordiagnostik

Allgemein: Blutbild, BSG, Differentialblutbild, Thrombozyten.
Exkretion: Direktes und indirektes Serum-Bilirubin, Gallenfarbstoffe in Stuhl und Harn, Bromsulphthaleintest, Leber-Sequenzszintigraphie.
Enzyme: Transaminasen, SGOT, SGPT, alkalische Phosphatase, Gamma-Glutamyl-transpeptidase (Gamma-GT), Pseudo-Cholinesterase.
Lipidstoffwechsel: Serum-Cholesterin.
Eiweißstoffwechsel: Serum-Elektrophorese, Serum-Aminosäurebestimmung, Serum-Ammoniakbestimmung (arteriell-venös).
Blutgerinnung: Gerinnungsstatus und Bestimmung der einzelnen Blutgerinnungsfaktoren (III, V, VII, X). Eisen-/Kupferbestimmung.

Weitere diagnostische Verfahren

Gallenwegsdiagnostik: (s. Kap. 32).
Sonographie: Parenchymstruktur? Gestaute intrahepatische Gallenwege? Subkapsuläres Hämatom?
Computertomographie zum Nachweis intraparenchymatöser Raumforderungen.
Arteriographie: Meist in Form der Zöliakographie, selektiven Hepatikographie oder indirekten Splenoportographie.
Leberblindbiopsie.
Laparoskopie mit Leberbiopsie.
Peritoneallavage bei Verdacht auf Leberruptur (s. Kap. 30).
Antikörpernachweis durch KBR (= Komplementbindungsreaktion).

33.2 Verletzungen und spezielle Erkrankungen
(GK 3: 26.1.3; 26.1.4; 26.1.5; GK 4: 3.3; 3.7)

Leberverletzungen

Das parenchymatöse Organ Leber kann durch direkte oder indirekte Gewalteinwirkung geschädigt werden. Wir unterscheiden stumpfe und perforierende Leberverletzungen.

Stumpfes Lebertrauma (s. a. Kap. 30): In etwa 20% der stumpfen Bauchtraumen findet sich eine Mitbeteiligung der Leber, insbesondere bei rechtsseitigen Prellmarken und Rippenfrakturen. Hauptursache sind Lenkradverletzungen bei Verkehrsunfällen. Aber auch Berstungsrupturen durch komprimierende Anschnallgurte werden beobachtet. In etwa 80% der stumpfen Leberverletzungen sind noch andere Organe beteiligt. Schußverletzungen benachbarter Regionen können durch die Druckwelle zum Bersten der Leber führen. Gleiches gilt für Akzellerationstraumen mit Ausriß der Leber aus dem Halteapparat (z. B. Auffahrunfall).

Perforierende Lebertraumen: Durch Stich- und Schußverletzungen auftretende Verletzungen der Leber. Je nach regionalen Gegebenheiten kommen unterschiedliche Stich- und Schußmechanismen in Frage. Im südlichen Europa ist die Messerstichverletzung die häufigste Form des perforierenden Lebertraumas. In den USA hat die perforierende Leberverletzung durch Stich oder Schuß die stumpfe Leberverletzung an Häufigkeit bereits überholt. Die perforierende Stichverletzung kommt auch als iatrogene Komplikation nach Leberblindpunktion vor.
Bei Schußverletzungen nimmt die Parenchymzerreißung mit der Splitterwirkung und dem Volumen des Geschosses zu. Sie kann aus der Ein- und Ausschußöffnung nicht ausreichend beurteilt werden. Etwa ⅓ der Leberverletzten stirbt am Unfallort, ⅓ innerhalb der ersten 48 Stunden und nur ⅓ überlebt.
Klinik: Etwa 50% der Patienten zeigen das Bild des Volumenmangelschocks; je nach Ausmaß der Verletzung kann der Schock früh oder spät auftreten. Ca. 30% der oberflächlichen Leberrupturen verlaufen inapparent mit spontaner Blutstillung.
Diagnostik: Peritoneallavage, Sonographie, Kreislaufkontrolle, Blutbild, Leukozyten (s. a. Kap. 30). Bei subkapsulärem Hämatom sekundäre Ruptur nach 48 Std. möglich.
Therapie: Laparotomie, lokale Blutstillung, Teilresektion, Tamponade. Durch Anklemmung des Lig. hepatoduodenale (max. 45 min., s. Abb. 33-8) und ggf. der V. cava (unter- und oberhalb der Leber) gelingt es, Übersicht zu gewinnen und gezielt Blutungen zu stillen. Der Gefäßumstechung und Tamponade ist vor der Resektion der Vorzug zu geben.
Prognose: Je nach Ausmaß der Verletzung unterschiedlich, doch in der Regel relativ gut; schlechte Prognose bei tiefgreifenden Einrissen mit Verletzung der intrahepatischen V. cava (Exitus in tabula!). *Bilhämie*

oder *Hämobilie* als mögliche Spätkomplikationen (s. Kap. 30).

Leberzysten (GK 3: 26.1.4)

Wir unterscheiden *echte Zysten* von *Pseudozysten*. Während echte Zysten mit Epithel ausgekleidet sind, weisen Pseudozysten (erworbene Zysten) unterschiedliche Wandbeschaffenheit auf. Zu den echten Zysten zählen die angeborenen Fehlbildungen (Retentionszysten des Gallenganges oder des lymphatischen Systems [Abb. 33-2]) sowie die Proliferationszysten (Zystadenom der Gallengänge). Bei den Pseudozysten werden degenerative (z. B. bei Zirrhose oder Narbenleber) von traumatischen (z. B. als Folge einer Blutung) unterschieden. Außerdem können Pseudozysten entzündlicher Natur sein (z. B. bei Tuberkulose) oder neoplastisch (z. B. nach Tumoreinschmelzung).

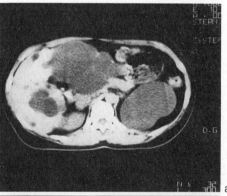

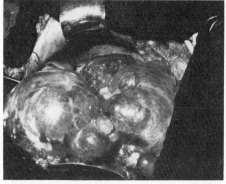

Abb. 33-2 Zystenleber:
a) Computertomographie
b) Operationssitus

Die klinisch bedeutsamste Form der Leberzyste entsteht durch den Leber-Echinokokkus.

Echinokokkuszyste (s. a. Kap. 7) (Abb. 33-3):

Manifestation der Infektion mit Hundebandwurm (*Echinoccus granulosus* oder *Echinoccus multilocularis*) im Bereich der Leber. Vom Erscheinungsbild sind beide Typen different: während der Echinococcus granulosus (cysticus) zu großen flüssigkeitsgefüllten Zysten neigt, bildet der Echinococcus multilocularis (alveolaris) eine feinblasige, häufig infiltrative Struktur.
Klinik: Selten symptomatisch, gelegentlich vom Patienten selbst bemerkte Schwellung im Bereich der Leber, unspezifischer Oberbauchschmerz, Druckschmerz, Übelkeit.
Diagnostik: Sonographie, Computertomographie, Komplementbindungsreaktionen, Hauttest. Röntgenologisch läßt sich ggf. eine Verkalkung der Kapsel nachweisen. Im Blutbild: *Eosinophilie*. Eine Probepunktion ist wegen der potentiellen Verschleppung kontraindiziert.
Therapie: Beim Echinococcus multilocularis ist die Indikation zur Leberresektion gegeben, wenn nur ein Leberlappen befallen ist (weniger als 25% der Fälle). Beim Echinococcus granulosus empfiehlt sich bis auf wenige Ausnahmen die Hydatektomie. Dabei wird die Echinokokkuszyste zunächst im Operationsfeld isoliert, der Zysteninhalt (Finnenblasen mit Scolices) abgesaugt, ohne daß eine Kontamination des Bauchraumes auftritt. Hierbei hat sich mancherorts die „frozen-cone"-Technik nach *Saidi* bewährt, die mit einem fest aufsitzenden, mit flüssigem Stickstoff gefüllten konischen Metalltrichter durch Anfrieren die absolute Abdichtung gegenüber dem Bauchraum er-

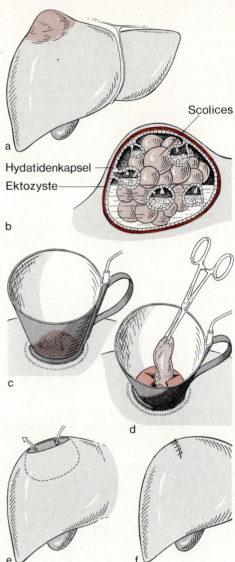

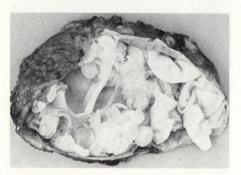

Abb. 33-3 Echinokokkuszyste der Leber, Operationsbefund.

Abb. 33-4 Chirurgie der Echinokokkuszyste:
a) Befund
b) Querschnitt durch Zyste
c) Anfrieren des konischen Behälters
d) Eröffnung der Zyste nach Injektion hyperosmolarer Lösung (Silbernitrat 0,5% oder Glukose 40%)
e) Zystektomie
f) Nahtverschluß

möglicht (Abb. 33-4). Vor dem Entfernen des Zysteninhaltes wird die Zyste mit 20%iger Kochsalzlösung, 0,5%iger Silbernitratlösung oder 50%iger Glukoselösung aufgefüllt, um in der Zyste gelegene Scolices zu vernichten. Danach Absaugen des Zysteninhalts und Exstirpation der Zyste unter Belassung der Wirtskapsel in der Leber. Auf diese Weise ist eine Operation ohne großen Blutverlust möglich. Eine Alternative ist die Drainage der Zyste nach außen.
Prognose: Gut; Rezidivgefahr bei Kontamination des Bauchraumes.

Leberabszesse
(GK 3: 26.1.4; GK 4: 3.3)

Abszedierungen in der Leber sind im Rahmen von Keimaszension über die Gallenwege oder parasitär (z. B. Amöben- oder Echinokokken-Abszeß) möglich. Infektionsweg ist häufig die Pfortader. Wir unterscheiden *primäre* Leberabszesse (Keimaszension bzw. parasitär) von *sekundären* Leberabszessen (z. B. infizierte Leberzysten, tuberkulöse Absiedlungen, posttraumatisch, postoperativ).
Klinik: Septische Temperaturen, Druckschmerz im Oberbauch, Leukozytose).
Diagnostik: Abdomenübersicht: Zwerchfellhochstand rechts mit sympathischen Pleuraerguß, Sonographie, Computertomographie, ggf. Feinnadelbiopsie.
Therapie: Versuch der computertomographisch gezielten Punktion, bei multiplen und spezifischen Abszessen chirurgische Ausräumung und Drainage (Abb. 33-5).
Prognose: Je nach Grundkrankheit unterschiedlich, bei vollständiger Sanierung gut.

33.3 Tumoren (GK 3: 26.1.5)

a) **Gutartig:** Hepatoadenome, Fibrome, Cholangiome, Hämatome, Lipome, Myxome, Hämangiome. Eine Sonderform ist die in den letzten Jahren häufiger beobachtete fokale noduläre Hyperplasie (FNH), die vor allem im Rahmen der Verwendung von hormonalen Antikonzeptiva beobachtet wird.

b) **Bösartig:** Primäre Leberzellkarzinome (Hepatom), maligne Hämangiome, Sarkome, Cholangiosarkome sowie Metastasen von intraabdominellen Malignomen, z. B. Kolon, Magen und Pankreas. Das primäre Leberzellkarzinom ist in den Industrieländern eine Seltenheit. In großen Gebieten von Afrika und Asien ist es jedoch die häufigste Krebsform. In Europa sind 90% aller malignen Lebertumoren Metastasen (Abb. 33-6), so bei 20% der Magenkarzinome, bei 25% der Dickdarmkarzinome und bei 50% der Pankreaskarzinome.

Nach den Lymphknoten ist die Leber das Organ, das am meisten von Metastasen betroffen wird. Maligne Manifestationen in der Leber sind genauso häufig wie solche am Magen, Pankreas, Dünndarm und Dickdarm zusammengenommen.

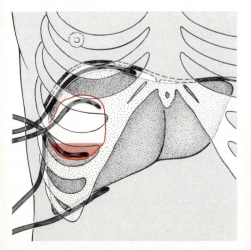

Abb. 33-5 Drainage eines intrahepatischen Abszesses. Intra- und perihepatische Plazierung der Drains.

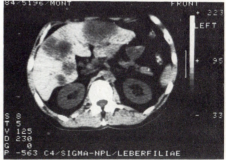

Abb. 33-6 Computertomographie einer Metastasenleber bei Sigmakarzinom.

Klinik: Häufig symptomlos, Zufallsbefund bei Computertomographie, Sonographie oder Laparoskopie. Bei zunehmender Größe Völlegefühl, Kapseldehnungsschmerz, gelegentlich Anämie, Gewichtsverlust. Durch Ausfall der Leberfunktion Aszites, Ikterus, Neigung zu Ödemen.
Diagnostik: Sonographie, Computertomographie, Feinnadelbiopsie, ERC, Angiographie, Nachweis von α-Fetoprotein (als Tumormarker), alkalische Phosphatase.
Therapie: Kleine gutartige Lebertumoren sollten nur bei unsicherer Dignität oder Komplikationen (Blutung!) operiert werden. Größere und alle malignen Tumoren erfordern die chirurgische Intervention. Hierbei muß das Resektionsausmaß je nach Tumortyp, Lokalisation und Ausdehnung festgelegt werden. Metastasen können durch Keilexzision, solitäre Lebertumoren müssen durch Hemihepatektomie operiert werden (Abb. 33-7). Die Grenzen der Operabilität bestimmt die Leberanatomie. In letzter Zeit wird über gute Ergebnisse der arteriellen Leberperfusion mit Zytostatika berichtet (s. Kap. 32.6).
Primäre Leberzellkarzinome, die einen Leberlappen überschreiten oder durch Absiedlungen in den anderen Leberlappen imponieren, müssen derzeit als nicht resektabel gelten. Sie sind ein Indikationsgebiet der Lebertransplantation (s. a. u. Kap. 9). Lebermetastasen können dann entfernt werden, wenn sonst keine Fernmetastasen des Primärtumors und auch kein Rezidiv vorliegen. In diesen Fällen können Überlebenszeit und Lebensqualität von Patienten auch mit fortgeschrittenem Tumorstadium deutlich verbessert werden. Nach Resektion von Solitärmetastasen kolorektaler Tumoren liegt die 3-Jahres-Überlebensrate zwischen 20 und 40%.
Prognose: Die Überlebenszeit beim primären Leberzellkarzinom beträgt im Durchschnitt 6 Monate. Lebermetastasen eines Magenkarzinoms führen nach 6–12 Monaten, eines Pankreaskarzinoms nach 3–6 Monaten und eines kolorektalen Karzinoms nach 12–36 Monaten zum Tode.

33.4 Operationsverfahren

Resektion linker Leberlappen
 – *Langenbuch* (1887)
Rechtsseitige partielle Hemihepatektomie
 – *Garré* (1881)
Rechtsseitige Hemihepatektomie
 – *Wendel* (1910)

Die Operationsverfahren der Leber beruhen auf der Einteilung verschiedener Lappen und Segmente. Wir unterscheiden eine rechte und linke Leberhälfte, die jedoch nicht identisch sind mit dem rechten und linken Leberlappen. Die rechte Leber wird von einer Linie begrenzt, die vom Gallenblasenbett zur rechten Lebervene gedacht wird. Der Mittellappen gehört damit der linken Leber an. Wir unterscheiden zwei Operationsverfahren:
Die typische anatomiegerechte Leberlappenresektion und die atypische Hepatektomie außerhalb der anatomischen Lappengrenzen. Hieraus ergeben sich 4 unterschiedliche Vorgehensweisen:

1. **Rechtsseitige Hemihepatektomie:** Resektionslinie zwischen Gallenblasenbett und

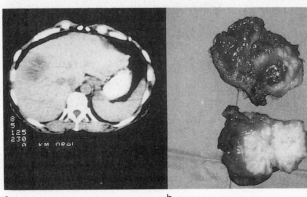

Abb. *33-7* Leberteilresektion wegen Solitärmetastase:
a) CT des Oberbauchs
b) Operationspräparat

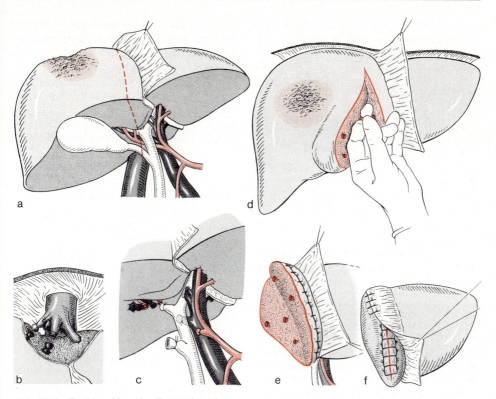

Abb. 33-8 Rechtsseitige Hemihepatektomie:
a) Ausgangsbefund
b) Unterbindung der Lebervenen
c) Skelettierung des rechten Leberlappens
d) Leberlappendurchtrennung durch „finger-fracture"-Technik
e) froschmaulartige Exzision nach vorheriger Plazierung von durchgreifenden Nähten zur Blutstillung
f) Kapselnaht, Deckung mit dem Ligamentum falciforme (nicht obligat)

linker Seite der V. cava. Linker Lappen und Mittellappen bleiben erhalten (Abb. 33-8).

2. Linksseitige Hemihepatektomie: Resektionslinie zwischen Gallenblasenbett und rechter Seite der V. cava. Linker Lappen und Mittellappen werden entfernt.

3. Erweiterte rechtsseitige Hepatektomie (rechtsseitige Lobektomie): Entfernung des rechten Lappens und des Mittellappens bis zur anatomischen Lappengrenze im Bereich des Ligamentum falciforme.

4. Leberlappenresektion links: Entfernung des linken Leberlappens bis zum Ligamentum falciforme.

Operativer Zugang: Transabdominal: Rippenbogenrandschnitt bzw. mediane Oberbauchlaparotomie. Alternativverfahren sind der transthorakale Zugang mit Durchtrennung des Zwerchfells sowie der kombinierte transabdominale und transthorakale Zugang mit Durchtrennung des Zwerchfells.

Operationsrisiko:

Die Leberchirurgie ist heute dank einer standardisierten Operationstechnik auf funktionell anatomischer Grundlage bei der Leberlappenresektion zu einem Eingriff mit einem Operationsrisiko zwischen 10 und 15% geworden.

Technik: Blutstillung durch Anklemmung des Ligamentum hepatoduodenale (V. portae, A. hepatica, Gallengang). Eine Drosselung der hepatischen Blutzufuhr ist bei Normothermie, z. B. im

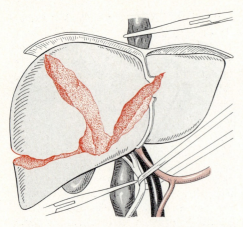

Abb. 33-9 Möglichkeiten der intermittierenden Anklemmung bei schwerer zentraler Leberruptur mit Cava-Blutung, passagere Anklemmung des Ligamentum hepatoduodenale, ggf. Anklemmung der Vena cava unter- und oberhalb der Leber, u.U. Einlage eines Shunts.

Rahmen einer schweren Leberruptur, bis zu 60 min möglich (Abb. 33-9). Je nach Resektionstyp Unterbindung von Ästen der Pfortader, A. hepatica und des Gallensystems im jeweiligen Segment oder Leberlappen. Subtile Blutstillung im Leberparenchym durch Umstechungen der digital isolierten Gefäße („finger fracture technique"). Verschluß des Leberparenchyms durch Kapselnähte, Fibrinkleber, Netzplombe oder Muskelstreifen. Bei Leberlappenresektion zuerst die Lebervenen anklemmen und unterbinden.

> **Die Blutzufuhr der Leber kann – bei Normothermie – bis zu 60 min folgenlos unterbrochen werden**

33.5 Lebertransplantation

Es gibt zwei grundsätzlich verschiedene Transplantationsverfahren der Leber:
1. Die **orthotope** Lebertransplantation.
2. Die **heterotope, auxiliäre** Lebertransplantation.

Die wesentliche Rolle in der derzeitigen Transplantations-Chirurgie spielt die orthotope Lebertransplantation, da von den bisher heterotop, auxiliär verpflanzten Transplantaten nur wenige über längere Zeit eine befriedigende Organfunktion zeigten.

Bei der orthotopen Transplantation der Leber wird nach Explantation der erkrankten Leber des Empfängers ein blutgruppengleiches oder ein Spenderorgan der Blutgruppe 0 eingesetzt. Die Transplantation der Leber verläuft in 3 operativen Abschnitten, die in der Regel durch zwei Operationsteams phasenweise parallel durchgeführt werden:
1. Die Explantation des Spenderorgans (meist als Multiorganentnahme).
2. Die Explantation der kranken Leber des Empfängers.
3. Die Implantation des Spenderorgans.

Erhebliche Bedeutung für die spätere Funktion hat die primäre Beurteilung und sachgerechte Entnahme des Spenderorgans. Dabei werden Leberarterie und Pfortader unter Beachtung physiologischer Druckwerte nach kurzer Vorperfusion mit Ringerlaktat mit Eurocollins-Lösung kalt perfundiert.

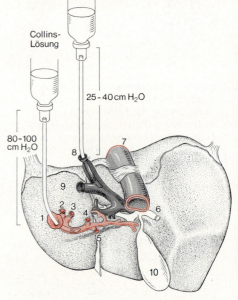

Abb. 33-10 Lebertransplantation: Spenderleber (Dorsalansicht):
1 A. hepatica comm. mit Aortenpatch
2 A. lienalis
3 A. gastrica sinistra
4 A. gastroduodenalis
5 A. gastrica dextra
6 Ductus choledochus
7 V. cava
8 V. mesenterica sup.
9 V. lienalis
10 Vesica fellea (= Gallenblase)

Derartig behandelte Lebertransplantate sollten innerhalb von 6 Stunden transplantiert werden. Die zeitlichen Grenzwerte betragen bei der genannten Perfusionstechnik ca. 10 Stunden.

Das Lebertransplantat wird mit einem Cavasegment entnommen, das vom Zwerchfell bis knapp proximal der Nierenveneneinmündung reicht (Abb. 33-10). Bei der Explantation des erkrankten Empfängerorgans wird ein entsprechendes Cavasegment entfernt, das Transplantat anschließend interponiert (Abb. 33-11). Die Pfortaderanastomosierung erfolgt immer End-zu-End, die des Ductus choledochus und der A. hepatica End-zu-End oder Seit-zu-Seit. Bei kurzem Choledochus am Transplantat oder bei Störungen der Blutversorgung des Gallenganges ist eine biliodigestive Anastomose mit einem nach *Roux*-Y ausgeschalteten Jejunumsegment angezeigt.

Indikationen

ERWACHSENE: Posthepatische Leberzirrhose, primäre unilokuläre Lebertumoren, primär biliäre Zirrhosen, primär sklerosierende Cholangitis, Trauma, *Budd-Chiari*-Syndrom.
KINDER: Posthepatische Leberzirrhose, Gallenwegsatresien, sekundäre biliäre Zirrhosen, Malignome, schwere, angeborene metabolische Funktionsstörungen der Leber (z. B. *Wilson*-Erkrankung).

Die erste Lebertransplantation wurde von T. E. *Starzl* 1963 durchgeführt. Seither wurden weltweit mehr als 4000 Transplantationen vorgenommen. Einzelne Patienten leben seit mehr als 10 Jahren mit einem gut funktionierenden Lebertransplantat. Optimierte Möglichkeiten der Immunsuppression (Cyclosporin A) und standardisierte Operationstechniken haben besonders in den letzten Jahren zu einer deutlichen Verbesserung der Ergebnisse geführt, so daß derzeit die Einjahres-Überlebenszeit der Patienten bei 70% liegt (s. a. Kap. 9).

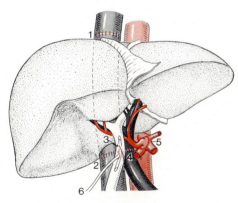

Abb. 33-11 Lebertransplantation nach Implantation der Leber durch 2fache Cava-Anastomose, Seit-zu-Seit-Gallengangsanastomose. A. hepatica-Anastomose und End-zu-End-Pfortaderanastomose.
1 Obere Cava-Anastomose
2 Untere Cava-Anastomose
3 End-zu-End- od. Seit-zu-Seit-Choledocho-Choledochostomie mit T-Drain
4 End-zu-End-Pfortaderanastomose
5 End-zu-Seit-Anastomose mit aortalem Patch auf die Abzweigung d. A. hepatica und A. gastroduodenalis.
6 T-Drainage

33.6 Arterielle Leberperfusion

Bei multiplen, nicht operablen Tumoren in beiden Leberlappen, insbesondere bei Metastasen von kolorektalen und Mammatumoren, wie auch beim primären hepatozellulären Karzinom gewinnt die intraarterielle, regionale Chemotherapie zunehmend an Bedeutung.
Der Vorteil dieser Methode besteht darin, daß wegen der direkten hepatischen Metabolisierung höhere Zytostatikakonzentrationen im Tumorgewebe bei nur geringen Nebenwirkungen erreicht werden können. Das Rationale der arteriellen Zytostatikaperfusion ist die Tatsache, daß Lebermetastasen überwiegend arteriell (und nicht portovenös) versorgt sind.

Kontraindikationen:
– Tumorbefall mehr als 70% der Leber.
– Extrahepatische Metastasierung.
– Leberzirrhose.

Operationsvorbereitung: Zöliakographie mit Darstellung der A. hepatica propria und Abgang der A. gastroduodenalis.
Operationstechnik: Nach Cholezystektomie (um eine zytostatikainduzierte Cholezystitis zu vermeiden) Darstellung und Skelettie-

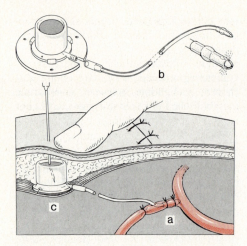

Abb. 33-12 Arterielle Leberperfusion über Port-a-Kath-System in der A. gastroduodenalis:
a) Plazierung der Katheterspitze an der Einmündung in die A. hepatica propria
b) Port (links) und Katheterspitze
c) transcutane Punktion zur Zytostatikaapplikation (Huber-Nadel)

rung der A. hepatica propria, Unterbindung der A. gastrica dextra (um eine zytostatikabedingte erosive Gastritis zu vermeiden). Implantation des Dauerkatheters in die A. gastroduodenalis etwa 2 cm vor Einmündung in die A. hepatica. Konnektion an ein subkutan implantierbares Port- oder Pumpensystem (s. Abb. 33-12).

Postoperativ können über dieses subkutan gelegene Portsystem in regelmäßigen Abständen (monatlich 6 Tage) oder mit einer implantierten Pumpe kontinuierlich Zytostatika verabreicht werden. An Zytostatika finden 5-Fluorouracil (5-FU) und Mitomycin Verwendung. Hauptanwendungsgebiet sind Lebermetastasen beim kolorektalen Karzinom (20%).

Ergebnisse: Eine Remission der Metastasen ist bisher in ca. 50%, ein Stillstand in ca. 20% und keine Wirkung in ca. 30% zu erzielen. Die Lebenszeitverlängerung dürfte beim metastasierten kolorektalen Karzinom ca. 12 Monate betragen.

34 Portale Hypertension (GK 3: 26.1.2; GK 4: 3.3; 3.24)

34.1.1 Anatomie

Die Pfortader entsteht aus dem Zusammenfluß den Vv. mesentericae mit der V. lienalis dorsal des Pankreaskopfes. Auf ihrem Weg zum Leberhilus münden ein: die V. coronaria ventriculi und die V. pancreaticoduodenalis. Im Leberhilus teilt sich die Pfortader in je einen Ast zum linken und rechten Leberlappen.

34.1.2 Physiologie und Pathophysiologie

Leberdurchblutung

Die V. portae sammelt das venöse Blut aller unpaaren Organe der Bauchhöhle und bringt es zur Leber. Lage und Aufgabe machen die Pfortader zum Sammelbecken des Verdauungsapparates und erklären den Namen als „Pforte zum parenteralen Stoffwechsel". Die enge Verbindung der Pfortader zu ihrem Erfolgsorgan Leber wird u. a. daran deutlich, daß die „hepatotrophen Hormone" Insulin und Glukagon auf dem Weg vom Produktionsort Pankreas zur Peripherie schon in der Leber zu etwa 50% metabolisiert werden.

Für die Durchblutung der Leber werden etwa 25% des Herzzeitvolumens genutzt, d. h. etwa 1500 ml/min. Pfortader und A. hepatica (Abb. 34-1) spielen eine sich ergänzende und gegenseitig limitierende Rolle. Muskuläre Sphinktersysteme, die einer hormonellen und neurogenen Regulation unterliegen, steuern die anteilige Durchblutung der Leber. Adrenalin erhöht die Leberdurchblutung, Noradrenalin drosselt den Blutdurchfluß.

Der Leberblutfluß wird durch den intrahepatischen Widerstand bestimmt: Er liegt im arteriellen System etwa 30–40mal höher als im portal-venösen Kreislauf. Die Lebersinusoide erhalten teilweise Mischblut aus Pfortader und Arterie, andere rein portales und wiederum andere rein arterielles Blut.

66 bis 75% der Blutzufuhr zur Leber (ca. 1 l/min) erfolgt über die Pfortader. Im gesunden Organismus beträgt der Pfortaderdruck 7–10 mm Hg, der Lebervenendruck 1–2 mm Hg und der gemessene Lebervenenverschlußdruck 3–10 mm Hg. Bei Abklemmen der Pfortader nimmt der Blutfluß über die A. hepatica kompensatorisch bis zu 60% zu; die Gesamtdurchblutung der Leber ist dann immer noch um etwa 50% vermindert. Steigt der Druck in der Pfortader um 10 mm Hg an, verdoppelt sich die arterielle Resistenz. Wird dagegen die A. hepatica abgeklemmt, nimmt der Pfortaderdruck nur um 10% ab.

Über ⅔ der hepatischen Blutversorgung stammen aus der Pfortader

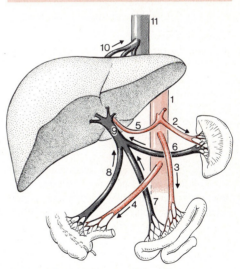

Abb. 34-1 Anatomie der Pfortaderregion:
1 Aorta
2 A. lienalis
3 A. mesenterica sup.
4 A. mesenterica inf.
5 A. hepatica propria
6 V. lienalis
7 V. mesenterica sup.
8 V. mesenterica inf.
9 V. portae
10 Vv. hepaticae
11 V. cava inferior

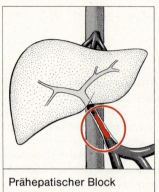 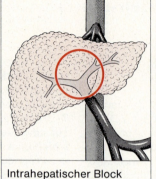 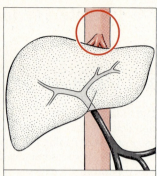

Prähepatischer Block Intrahepatischer Block Posthepatischer Block

Abb. 34-2 Ursachen der portalen Hypertension:
a) Extrahepatischer präsinusoidaler Block (Prähepatischer Bl.)
b) Intrahepatischer Block
c) Extrahepatischer postsinusoidaler Block (Posthepatischer Bl.)

Portale Hypertension bedeutet einen Druckanstieg auf über 20 mm Hg oder über 25 cm Wassersäule. Bei erhöhtem intrahepatischen Widerstand kommt es zur Ausbildung von Leber-Umgehungskreisläufen.

Umgehungskreislauf: Folgende Regionen sind die Hauptmanifestationen der portalen Kollateralisation:
1. Speiseröhre, Magen, Zwölffingerdarm und ihre Anhangsgebilde.
2. Ligamentum falciforme und Zwerchfell.
3. Oberes Retroperitoneum.
4. Umbilikalvene (Caput Medusae!) und Bauchwand.

Solange diese Kollateralen ausreichend weit sind, bleiben Blutungen aus gestauten Ösophagusvarizen aus. Die Ösophagusvarizen liegen in der Tela submucosa und stellen eine Verbindung zur V. azygos dar. Bei einer Ruptur resultieren lebensbedrohliche Blutungen.

Auslösende Ursachen einer Blutung können sein: 1. Erhöhung des hydrostatischen Druckes durch Husten oder Bauchpresse (*Valsalva*-Mechanismus) und 2. Arrosion der Gefäße durch gastroösophagealen Reflux (in 60% begleitende Ösophagitis).
Weitere Folgen des Pfortaderhochdruckes sind eine Splenomegalie (ca. 80%) durch Erweiterung der Milzvenen mit Haemosiderin-Ablagerungen und Fibrose des Organs. Hieraus kann ein Hypersplenismus-Syndrom mit Leukopenie und Thrombopenie resultieren.

Ursachen für die portale Hypertension

Pathogenetisch werden folgende Ursachen des Pfortaderhochdruckes unterschieden (Abb. 34-2 a–c):
1. *Extrahepatischer präsinusoidaler Block,* z. B. bei Umbilikalvenensepsis im Kindesalter, Pfortaderphlebitis, die Pfortader komprimierende Tumoren, z. B. des Pankreaskopfes oder bei Zustand nach Splenektomie.
2. *Intrahepatischer präsinusoidaler Block,* z. B. bei Schistosomiasis, Sarkoidosen und kongenitaler Polyzystopathie.
3. *Intrahepatischer postsinusoidaler Block* (häufigste Ursache der portalen Hypertension!)
Alkoholbedingte *Laennec*-Leberzirrhose.
4. *Extrahepatischer postsinusoidaler Block,* z. B. *Budd-Chiari*, Tumorinfiltration der V. cava inferior bzw. der Venae hepaticae bzw. Rechtsherzversagen (Cirrhose cardiaque).

34.1.3 Diagnostik

Anamnese: Alkoholabusus (etwa in 80%), Hepatitis (15%), Gallenwegsinfektionen, Nabelveneninfektionen, Pankreatitis (ca.

5%), Aszites (33%) (Abb. 34-3), Splenomegalie (88%), leichter Ikterus (48%), periphere Ödeme (28%), Spider naevi (Abb. 34-4) (32%), Caput Medusae (28%) (Abb. 34-3), Palmarerythem (24%) (Abb. 34-5), leichte Oberbauchschmerzen, Hämatemesis, Meläna.
Labor: Transaminasen, Gamma-GT, Bilirubin, Ges.-Eiweiß und Elektrophorese (Albumin erniedrigt, Globulin erhöht), Blutgerinnung (Quick erniedrigt).
Ösophagogastroduodenoskopie: Ösophagus- oder Magenfundusvarizen, alkoholbedingte atrophische Gastritis, Ulcera ventriculi oder duodeni.
Röntgen: Angiographie (direkte oder indirekte Splenoportographie, DSA = digitale Subtraktionsangiographie):
a) Durchgängigkeit und Flußrichtung der Pfortader.
b) Art der Kollateralen.
c) Verlauf und Größe der V. lienalis.
d) Verlauf und Größe der V. renalis sinistra.
e) Lebervenenverschlußdruck.

Tab. 34-1 Prognostische Kriterien nach *Child*

Serumbilirubin:	
bis 35 µmol/l:	1 Punkt
35–50 µmol/l:	2 Punkte
über 50 µmol/l:	3 Punkte
Serumalbumin:	
über 35 g/l (507 µmol/l):	1 Punkt
35–30 g/l (507–435 µmol/l):	2 Punkte
unter 30 g/l (435 µmol/l):	3 Punkte
Aszites:	
nicht vorhanden:	1 Punkt
konservativ behandelbar:	2 Punkte
deutlich vorhanden:	3 Punkte
Neurologische Symptome:	
keine:	1 Punkt
diskret:	2 Punkte
deutlich:	3 Punkte
Ernährungszustand:	
sehr gut:	1 Punkt
gut:	2 Punkte
schlecht:	3 Punkte
Bewertung:	
CHILD A:	5– 7 Punkte
CHILD B:	8–12 Punkte
CHILD C:	13–15 Punkte

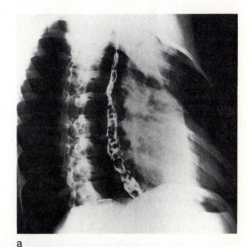

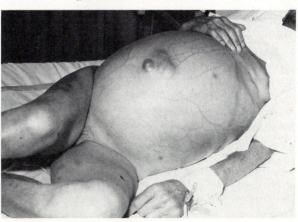

Abb. 34-3 Klinik der portalen Hypertension (I):
a) Röntgen-Breischluck bei ausgedehnten Ösophagusvarizen
b) Aszites mit Umgehungskreislauf *(Caput Medusae)*

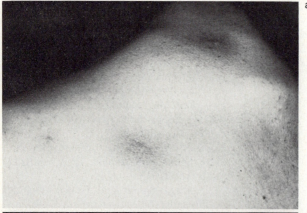
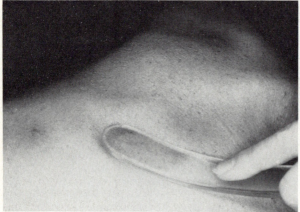

Abb. 34-4 Klinik der portalen Hypertension (II): Spider naevi
a) Ausgangsbefund
b) Verschwinden nach Kompression mit dem Glasspatel

Leberbiopsie (Aktivitätsgrad der Leberzirrhose, hyaline Nekrosen).
Sonographie bzw. *CT:* Nachweis von Tumoren, Weite der Pfortader und Gallengänge.
Direkte transhepatische Portographie (Abb. 34-6):
a) Pfortaderdruck.
b) Flowrichtung.
c) Kollateralen.
KONTRAINDIKATION: Thrombopenie, Aszites, Ikterus mit Bilirubin über 5 mg% ($\triangleq$ 85 µmol/l), Quick unter 40%.

Einordnung des zu untersuchenden Patienten mit portaler Hypertension in die *Child*-Klassifikation (s. Tab. 34-1). Nur Patienten im Stadium *Child* A oder B sollten evtl. einer chirurgischen Therapie zugeführt werden.

34.1.4 Portosystemische Enzephalopathie

Neurologische Störungen im Rahmen portaler Hypertension oder entlastender Shunt-Operation. Sie können von Gedächtnisstörungen oder Verwirrtheitszuständen über einen grobschlägigen Tremor (Flapping-Tremor) mit Schreibstörungen (Schreibtest!) bis hin zur Somnolenz oder zum Koma reichen. Ursächlich wird die mangelhafte Entgiftung des ammoniak- und toxinhaltigen Blutes der Pfortader angeschuldigt. Dies kann durch Insuffizienz der Leber oder durch deren Umgehung im Rahmen spontaner Shunts über Kollateralen bedingt sein. Gesteigert werden diese Mechanismen durch Shunt-Operationen zur Druckentlastung (s. u.). Enzephalopathie-Raten bis zu

34.2 Chirurgie der portalen Hypertension

Die chirurgische Therapie der portalen Hypertension hat das Ziel, durch Druckentlastung im portalen Kreislauf Rezidivblutungen aus Ösophagusvarizen zu verhindern. Prinzip ist die Umleitung der gestauten portalen Strombahn in das Niederdrucksystem der V. cava. Die Umgehung der Leber kann zur hepatischen Insuffizienz und/oder portosystemischen Enzephalopathie führen (s. o.). Shunt-Chirurgie ist Palliativ-Chirurgie, da sie die Ursache (Leberzirrhose) nicht ändern kann. (Dieses kann nur in ausgesuchten Fällen die Lebertransplantation [s. Kap. 33.5]). Da auch die Spätergebnisse nach Shunt-Operationen nicht wesentlich besser sind als bei der konservativen Behandlung der Leberzirrhose, ist die Indikation zur Shunt-Chirurgie restriktiv zu stellen. Operationsindikationen sind an erster Stelle die Blutung, seltener Aszites und Hypersplenismus. Für einen prophylaktischen Shunt (ohne Blutung) besteht aufgrund enttäuschender Ergebnisse heute keine Indikation mehr.

Die Verfahrenswahl der Shunt-Chirurgie ist nicht standardisiert und wird von verschiedenen Kliniken unterschiedlich gehandhabt. Tatsache ist, daß es bis heute keine gesicherten Kriterien für die Wahl der einzelnen Therapieverfahren gibt. Unabhängig von der Verfahrenswahl sind überdies die Ergebnisse relativ konform: Von 100 Patienten mit Leberzirrhose kommen nur 5 Patienten für eine Shunt-Therapie in Frage. Von diesen leben 2 Patienten länger als 5 Jahre nach der ersten Blutung aus Ösophagusvarizen (Tab. 34-2).

Folgende Therapieprinzipien in der Behandlung der Ösophagusvarizen bei portaler Hypertension konkurrieren miteinander:

Konservative Therapie (s. a. Kap. 31)

Blutersatz, Kreislaufstabilisierung, Magensonde zur orthograden Spülung und Applikation von *Neomycin,* Ballonsonde (s. Kap. 1.5), Vasopressoren (vermindern die intestinale, aber auch die koronare Durchblutung. Cave myokardiale Ischämie!).

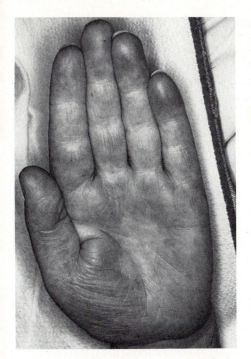

Abb. 34-5 Klinik der portalen Hypertension (III): Palmarerythem (Schattierung von Thena, Hypothena und Fingerspitze)

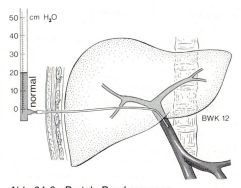

Abb. 34-6 Portale Druckmessung.

40% werden beobachtet. Dabei gelangen die toxischen Substanzen ohne Entgiftung direkt ins Gehirn. Die Enzephalopathie hat 3 Schweregrade:
1. Leichtes Verwirrtsein
2. Tremor
3. Koma

Enzephalopathie: Hypothek der Shunt-Chirurgie

Tab. 34-2 Autoselektion von Patienten mit Leberzirrhose

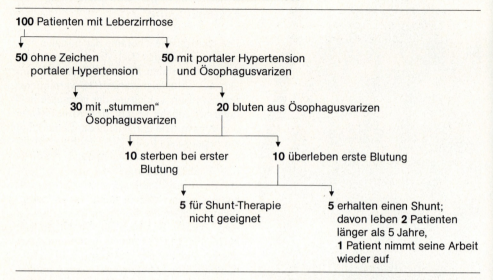

Endoskopische Sklerosierung der blutenden Ösophagusvarizen (s. Kap. 11). Heute das Standardverfahren in der Behandlung der Ösophagusvarizen.

Perkutane transhepatische Embolisation: Zur passageren Blutstillung der Ösophagusvarizen kann die V. coronaria über einen transhepatisch eingeführten Katheter mit Blutthromben embolisiert werden. Hierdurch wird der Blutzufluß von der Pfortader zu den Ösophagusvarizen passager unterbunden.

Chirurgisch-operative Therapie:

a) Dissektionsmethoden, d. h. Unterbindung der Gefäßversorgung der Ösophagus- oder Fundusvarizen.
b) Anlage von portosystemischen Shunts: Operative Umleitung des Pfortaderblutes in die V. cava. Diese Ableitung kann total oder selektiv sein:
1. Totaler Shunt (PCA)
2. Selektiver Shunt (SRA, MCA) (s. u.)

Das Problem aller Shuntoperationen ist, daß durch Umleitung des Pfortaderblutes die Leberdurchblutung vermindert wird. Das schon vorher aufgrund der Leberzirrhose insuffiziente Organ wird hierdurch noch schlechter durchblutet und kann komplett dekompensieren (Leberausfallskoma). Aus diesem Grunde wird von einzelnen Chirurgen eine zusätzliche Gefäßverbindung der Leber mit dem arteriellen System (d. h. eine prophylaktische Leberarterialisation) empfohlen (s. u.).

Operationsverfahren

Splenektomie + Ligatur der Aa. gastricae breves:

Eine Indikation besteht ausschließlich bei umschriebener Thrombose der Milzvene (Pankreatitis, Bauchtrauma mit Ösophagusvarizen). Bedingung ist die Durchgängigkeit der V. portae.

Dissektionsverfahren:

Unterbindung der Gefäßversorgung der distalen Speiseröhre und des proximalen Magens. Die Blutstillung ist bei allen Dissektionsverfahren nur vorübergehend (Ausbildung neuer Kollateralen). Hieraus folgt eine hohe Rate an Rezidivblutungen. Folgende Verfahren stehen zur Verfügung:
a) Transthorakale oder abdominelle Ligatur entweder mit dem *Boerema*-Knopf oder mit dem EEA-Staplergerät (Abb. 34-7).
b) *Tanner*-Porta-Azygos-Dissektion (Abb. 34-8). Transabdominelle oder transthorakale Dissektion der oberen 8–10 cm

des Magenfundus sowohl an der großen als auch der kleinen Kurvatur. Zur Unterbrechung der intramural laufenden Gefäße Durchtrennung und anschließende Reanastomosierung etwa 5 cm unterhalb der Kardia. Heute besser Quernaht des Magenfundus mit dem TA 90-Stapler (Autosuture).
c) Transthorakale ösophageale Transsektion: Vorteil dieser Methode ist die Einfachheit und der übersichtliche Zugang.
d) Kardia-Fundusresektion: Diese Methode wird gelegentlich beim prähepatischen Block nach Splenektomie durchgeführt. Wegen des hohen Operationsrisikos (50%) ist sie allerdings Ausnahmen vorbehalten.

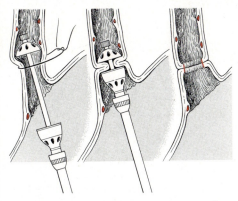

Abb. 34-7 Dissektionsligatur des distalen Ösophagus mit dem EEA-Nahtgerät (s. Kap. 2.4).

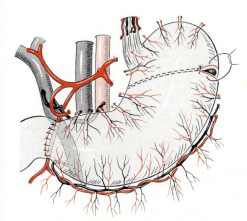

Abb. 34-8 Proximale Magendissektion mit dem TA 90-Nahtgerät unter zusätzlicher Skelettierung des Fundus und der kleinen Kurvatur.

Portosystemische Shunts (s. a. Tab. 34-3)

Die Wahl des Shunt-Verfahrens richtet sich nach folgenden Kriterien:
a) Erfahrung des Operateurs
b) *Child*-Kriterien
c) Intraoperativ gemessener Pfortaderdruck
d) Ergebnis der präoperativ durchgeführten Angiographie

Totale Shunts: Druckentlastung der gesamten Pfortader.

Portokavaler End-zu-End-Shunt (PCA) (Abb. 34-9b):
Einfachste Operationsmethode mit Gewährleistung eines kompletten Abflusses der Pfortader in die Vena cava inferior. Dadurch sichere Druckentlastung der gestauten Ösophagusvarizen. Die Operationsmethode ist kontraindiziert bei Aszites. Hier hat sich die Seit-zu-Seit-Methode besser bewährt (s. u.).

Portokavale Seit-zu-Seit-Anastomose (PCA) (Abb. 34-9c):
Modifikation mit Belassung eines restlichen

Tab. 34-3 Historisches zur Chirurgie der portalen Hypertension

Experimentelle portokavale Seit-zu-Seit-Anastomose beim Hund	– *Eck* (1877)
Erster Langzeiterfolg (5 Monate) nach portokavaler Seit-zu-Seit-Anastomose beim Menschen	– *Rosenstern* (1912)
Erneute portokavale Anastomose zur Behandlung der portalen Hypertension	– *Blakemore* (1947)
Splenorenale End-zu-Seit-Anastomose	– *Blalock, Linton* (1947)
Distale splenorenale Anastomose	– *Warren* (1967)
Mesenteriko-kavale Interpositions-Anastomose	– *Drapanas* (1972)

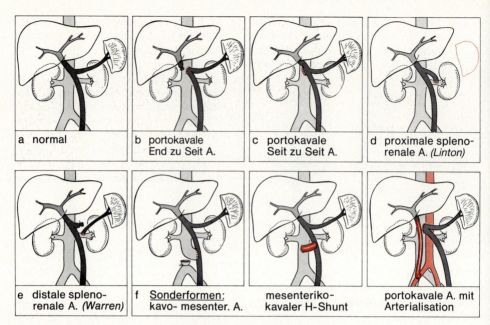

Abb. 34-9 Formen der portosystemischen Shunt-Operation.

hepato-fugalen oder hepato-petalen Pfortaderflusses.

Proximaler splenorenaler Shunt (Linton) (Abb. 34-9d):
Diese Operationsmethode wird angewandt, wenn ein portokavaler Shunt, z. B. nach vorausgegangener Gallenwegsoperation, aus technischen Gründen nicht möglich ist oder wegen schlechter Leberfunktion nur ein Teil des Pfortaderblutes umgeleitet werden kann. Etwa 25% des Pfortaderblutes kommen unter physiologischen Bedingungen aus der V. lienalis. Wichtigste technische Voraussetzung für einen derartigen splenorenalen Shunt ist die Splenektomie sowie ein ausreichendes Kaliber (1 cm) der V. lienalis.
Häufigste Indikationen zum splenorenalen Shunt sind der extrahepatische präsinusoidale Block, die kavernöse Transformation der Pfortader, die biliäre Zirrhose oder ein Hypersplenismussyndrom. Bei vorausgegangener Pankreatitis ist die Operation technisch gelegentlich unmöglich. Eine Kontraindikation für einen splenorenalen Shunt besteht bei Aszites.

Selektive Shunts: Druckentlastung von Anteilen des Pfortader-Systems

Distaler splenorenaler Shunt (Warren) (Abb. 34-9e; Abb. 34-10):
Dieser Shunt verfolgt das Prinzip der selektiven Entlastung der Ösophagusvarizen unter Aufrechterhaltung der Pfortader-Leberdurchblutung. Hierzu ist obligatorisch die Unterbindung der V. coronaria ventriculi und der V. gastrica sinistra; die V. lienalis wird vor Einmündung in die V. portae durchtrennt und End-zu-End in die V. renalis sinistra implantiert. Auch diese Operation kann durch eine vorausgegangene Pankreatitis technisch unmöglich werden.

Mesenteriko-kavaler Shunt (H-Shunt nach *Drapanas*) (MCA) (Abb. 34-9f):
Implantation einer Kunststoffprothese (12–18 mm *Gore-Tex®*) zwischen V. mesenterica superior und V. cava inferior (H-Form der Anastomose). Hierdurch Ableitung eines Teils des Pfortaderblutes in die V. cava.

Kavo-mesenterialer Seit-zu-End-Shunt (Abb. 34-9f): Anwendung bei Kindern unter 10 Jahren, bei denen die Gefäße noch kein ausreichendes Kaliber haben. Durchtrennung der V. cava inferior oberhalb der Bifurkation und Anastomosierung des kra-

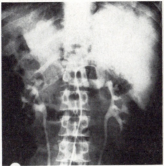 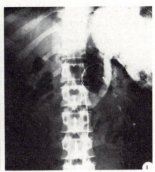

34-10 Termino-laterale splenorenale Anastomose (*Warren*-Shunt). Indirektes Splenoportogramm. *Links:* präoperativ, *rechts:* postoperativ.

nialen Anteils End-zu-Seit mit der V. mesenterica superior.

Koronario-kavaler Shunt (Nach *Inokuchi*): Shunt zwischen V. coronaria und V. cava, so daß der Hauptteil des Pfortaderblutes weiter in der Leber zur Verfügung steht. Mit dieser Operationsform liegen bislang nur wenige Erfahrungen vor.

Portokavaler End-zu-Seit-Shunt mit Arterialisation des Pfortaderstumpfes (nach *Matzander*) (Abb. 34-9f):
PCA mit zusätzlichem Gefäßtransplantat (V. saphena magna) zwischen A. iliaca und Pfortaderstumpf zur Verbesserung der Leberdurchblutung. Hierdurch sollen die Leberfunktion und die Enzephalopathierate gebessert werden. Wegen des großen Zeitaufwandes, der Thromboserate, der nicht immer druckadaptierten (zu hoher Druck schädlich!) Arterialisation der Leber und der nicht gesicherten Langzeitergebnisse findet dieses Verfahren bislang keine generelle Anwendung.

Prognose portosystemischer Shunts

Die Ergebnisse portokavaler Shunt-Chirurgie korrelieren direkt mit dem *Child*-Stadium. Die Operationsletalität beträgt bei Patienten im Stadium *Child* A etwa 5%, im Stadium *Child* B etwa 12% und im Stadium *Child* C über 40%. Aus diesem Grund sollten Patienten im *Child*-C-Stadium nur unter größtem Vorbehalt operiert werden.
Die 5-Jahres-Überlebensraten nach Anlegen eines Shunts liegen bei ca. 50%. Die Enzephalopathierate beträgt nach portokavalem Shunt ca. 50%, nach splenorenalem Shunt ca. 10–15%. Allgemein läßt sich sagen, daß die Gefahr der Rezidivblutung aufgrund von Shuntthrombosen nach portokavalen Shunts relativ niedrig liegt (ca. 5%), dagegen ist die Enzephalopathierate hoch. Nach selektiver Shunt-Operation, wie beim splenorenalen Shunt, ist die Shuntthrombose und damit die Gefahr der Rezidivblutung wesentlich erhöht (ca. 20–25%), die Enzephalopathierate jedoch deutlich niedriger (Tab. 34-4). Generell allerdings werden alle

Tab. 34-4 Vor- und Nachteile von Shuntverfahren

	portokaval	splenorenal
Pfortaderdruck	Senkung	geringe Senkung
portaler Blutzufluß	vermindert/blockiert	unverändert/vermindert
Enzephalopathie-Risiko	hoch	niedrig
Shunt-Thrombose-Rate	niedrig	höher
Operationstechnik	standardisiert, zeitlich nicht aufwendig	technisch und zeitlich aufwendig; an topographische Voraussetzungen gebunden

Formen der portosystemischen Shuntchirurgie durch die Erfolge der endoskopischen Sklerosierung zunehmend relativiert. Dies gilt nicht nur für die Behandlung der Varizenblutung im Notfall (s. Kap. 31) und im Intervall (s. Kap. 11), sondern auch für die prophylaktische Sklerosierung.

> Portosystemischer Shunt: folgerichtig, aber folgenreich!

34.3 Chirurgie des Aszites
(GK 4: 3.16)

Die Therapie der Bauchwassersucht ist überwiegend konservativ. In 10% der Fälle gelingt es allerdings nicht, durch diuretische Maßnahmen den Aszites erfolgreich zu behandeln. Hier stellt sich die Indikation zur Anlage eines peritoneo-venösen Shuntes.

Peritoneo-venöse Shunts
(Abb. 34-11)

Sie dienen der chirurgischen Therapie eines durch konservative Maßnahmen nicht beherrschbaren Aszites. Prinzip ist die Ableitung des Bauchwassers über einen Kunststoffkatheter in die V. cava (V. jugularis, V. femoralis). Verschiedene Shuntformen werden verwendet, wobei sich die einzelnen Modelle durch die Wahl des Materials, der Ventile (Verhinderung der Strömungsumkehr) und der Möglichkeit zur Flußsteigerung durch Pumpmechanismen unterscheiden. Gebräuchliche Modelle sind von *Le Veen*, *Agishi* und in *Denver* entwickelt worden. Gegenwärtig findet der *Denver*-Shunt die breiteste Anwendung. Durch eine eingebaute, manuell vom Patienten zu bedienende Pumpe gelingt es, den Katheter über längere Zeit durchgängig zu halten.

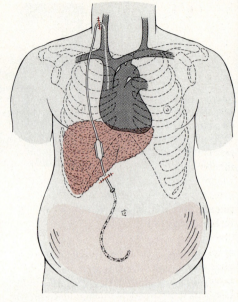

Abb. 34-11 Peritoneovenöser Shunt (*Denver*-Shunt) zur Aszitesdrainage in die V. jugularis rechts.

Nach Aszitesreinfusion kann es zu Blutgerinnungsstörungen aufgrund von Thrombokinaseinhibitoren im Aszites kommen (s. Kap. 3.6). Daher muß vor Anlage eines peritoneo-venösen Shunts stets eine Analyse der Gerinnungsfaktoren des Aszites durchgeführt werden. Falls Inhibitoren gefunden werden, muß nach Totalaustausch des Aszites eine sorgfältige Spülung der Bauchhöhle und der Aszitesersatz durch eine 5%ige Albuminlösung erfolgen. Gefahren der peritoneo-venösen Shunts sind die Blutung und die Verstopfung (ca. 50% nach 2 Jahren).

> Peritoneo-venöser Shunt: Gerinnungsfaktoren im Aszites?

Prognose: In Abhängigkeit von der Grundkrankheit.

35 Milz (GK 3: 30; GK 4: 2.23; 3.7)

35.1.1 Anatomie

Die Milz des gesunden Erwachsenen wiegt ca. 150 g und liegt links subphrenisch in Höhe der 9.–11. Rippe. Topographische Beziehungen bestehen zum Magen im Ligamentum gastro-lienale, zum Querkolon im Ligamentum lieno-colicum und zum Pankreasschwanz, der an den Milzhilus heranreicht. Dorsokaudal der Milz sind Niere und Nebenniere gelegen. Arteriell wird die Milz über die A. lienalis versorgt. Zur A. gastroepiploica dextra bestehen Verbindungen über die Aa. gastricae breves. Die venöse Drainage erfolgt über gleichnamige Venen. Die Milz besteht aus der Pulpa, einem Netzwerk von Trabekeln sowie kollagenen und elastischen Fasern und der umhüllenden Kapsel.

35.1.2 Pathophysiologie

Der Milz kommen unterschiedliche Funktionen zu, die z. T. nur unvollständig bekannt sind. Unter den gesicherten Funktionen sind hervorzuheben:
- *Blutmauserung:* Sequestration von Erythrozyten in den Milzsinus gesichert, von Granulozyten und Thrombozyten wahrscheinlich.
- *Erythropoese:* Beim Feten ist die Milz ein wichtiger Ort der Erythropoese. Postnatal findet sich eine Milz-Erythropoese nur unter pathologischen Bedingungen.
- *Speicherfunktion:* Ca. 30% der Thrombozyten, aber nur wenige der Erythrozyten sind in der Milz gespeichert. Speicherung auch des Faktors VIII.
- *Infektabwehr:* Das retikuloendotheliale System der Milz dient mit Phagozytose und Antikörperproduktion der Infektabwehr. Lymphozytenproduktion in der weißen Milzpulpa. Im Kindesalter vermehrte Infektanfälligkeit nach Splenektomie (Pneumokokkensepsis).
- *Kreislauffunktion:* Als Blutspeicher wahrscheinlich ohne Bedeutung, doch womöglich Regulationsfunktion über arteriovenöse Kurzschlüsse zur Vergrößerung des portalen Stromvolumens.

Umgekehrt lassen sich die Wirkungen der Milz durch die konsekutiven Veränderungen nach ihrer Entfernung ablesen. So finden sich unterschiedliche Reaktionen des Organismus auf die Milzentfernung.

Folgen der Splenektomie:

- *Veränderungen des Blutes:*
  • Passagere Erythropenie mit Auftreten der *Howell-Jolly*-Körperchen
  • Passagere Thrombozytose
  • Passagere Leukozytose, Eosinophilie und vermehrtes Auftreten von Mastzellen
  • Gesteigerte Blutgerinnung *(Thromboseneigung)*
  • Geringfügige, kompensatorische generalisierte Lymphknotenvergrößerung
- *Veränderung des Knochenmarks* im Sinne einer Umwandlung von gelbem zum roten Mark
- Proliferation des retikuloendothelialen Systems (RES)*)
- Hypertrophie der Nebenmilzen (in 20% vorhanden)
- Vermehrte Eisenspeicherung in der Leber und Kupferspeicherung in den Geweben
- *Verminderte Resistenz* gegenüber Infektionen (nur bei Kindern nachgewiesen durch IgM-Mangel, daher möglichst keine Splenektomie vor dem 13. Lebensjahr)
- Verminderte Stoffwechselaktivität der Leber (Reduktion des Pfortaderblutes um 25%)
- Vermindertes Regulationsvermögen bei Hypotonie
- Allgemeine *Adynamie*
- Anstieg der Magensaftsekretion

Der Zustand nach Splenektomie wird von der allgemeinen Rentenversicherung in den ersten 2 Jahren nach Milzentfernung mit

---

*) Syn. (und zutreffender): retikulohistiozytäres System (RHS).

einer MdE von 20% begutachtet (s. Kap. 15).

> **Folgen der Splenektomie: Thromboseneigung, Infektabwehrschwäche (Kinder), Adynamie**

35.1.3 Diagnostik

Anamnese: Schmerzen? Trauma? Schock?
Inspektion, Perkussion und Palpation: Eine normal große Milz kann nicht palpiert werden. Ist eine Milz palpabel, so heißt dies, daß sie vergrößert ist. Die Vergrößerung wird in Querfingern unter dem linken Rippenbogen angegeben, evtl. reicht eine vergrößerte Milz bis ins kleine Becken und ist durch die Bauchdecken sichtbar (bis zum 50fachen des Normalgewichtes!).
Labordiagnostik: Rotes Blutbild, BSG, Differentialblutbild, Gerinnungsstatus, Thrombozyten, hämatologische Diagnostik durch Knochenmarksbiopsie.
Röntgen: Impression des Magens an der großen Kurvatur bei Magen-Darm-Passage; die Flexura lienalis ist beim Kolonkontrasteinlauf nach kaudal verdrängt (Abb. 35-1).
Sonographie, Computertomographie.

Weitere diagnostische Verfahren:
– Milzszintigraphie
– Arteriographie (indirektes Splenoportogramm via Arteriographie der A. lienalis und direktes Splenoportogramm durch direkte transkutane Milzpunktion (s. Kap. 34)
– Laparoskopie, evtl. mit Milzpunktion
– Lymphknotenbiopsien
– Knochenmarkspunktion
– Peritoneallavage bei Verdacht auf Milzruptur (s. Kap. 30)
– CT, NMR bei Zysten, Tumoren (Abb. 35-2).

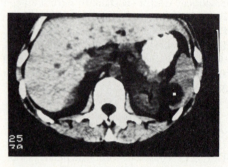

Abb. 35-2 Milzzyste im CT, Zyste durch Punkt markiert.

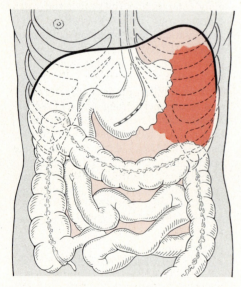

Abb. 35-1 Schema der röntgenologischen Befunde bei Milzruptur: unscharfer Milzschatten, Zwerchfellhochstand, Vorlagerung des Magens von der lateralen Bauchwand (Medialverlagerung der Magenluft) und Tiefertreten der linken Kolonflexur.

35.2 Verletzungen und Erkrankungen

Verletzungen (GK 3: 30.1.1)

Milzverletzungen können durch verschiedene Ursachen entstehen:
1. Stumpfes Bauchtrauma: Vor allem linksseitiges Thoraxtrauma mit Rippenfrakturen und Traumen der linken Nierenregion. Anprallverletzung bei Verkehrsunfällen (s. Kap. 30).
2. Penetrierende Verletzungen (z. B. Fahrradlenkstange, Schußverletzungen, Messerstiche) (s. Kap. 30).
3. Spontane Milzruptur bei Bagatelltraumen (z. B. Stoß am Badewannenrand), infolge pathologischer Milzveränderungen wie Gefäßerkrankungen, Maligno-

...me, entzündliche oder hämatologische Erkrankungen.

Ursache: Direkte linksseitige Gewalteinwirkung (Berstung), indirektes Abscheren des Milzhilus durch negative Beschleunigung, Explosionseinwirkung. Besonders gefährdet ist die Milz bei Splenomegalie; hier können Bagatelltraumen zu Milzzerreißungen führen. Die Milz kann *einzeitig* (Parenchym + Kapsel) oder *zweizeitig* (erst Parenchym, später Kapsel) zerreißen. Bei der zweizeitigen Ruptur kann die Kapsel Stunden bis Wochen später bersten.

Plötzlicher Schock mehrere Tage nach Bauchtrauma: Zweizeitige Milzruptur?

Klinik: Bei *einzeitiger* Ruptur mit sofortiger Blutung: Schock, Blutdruckabfall, Pulsanstieg (Schockindex größer als 1,5), Druckschmerz linker Oberbauch, Schulterschmerz (links), Schonatmung, Leukozytose, Anstieg der Thrombozytenzahl. Bei *zweizeitiger* Ruptur mit intermittierendem Milzwandhämatom verzögerter Beginn häufig erst Tage nach dem Trauma mit plötzlicher Schocksymptomatik (s. Kap. 30).
Diagnostik: Blutbild, Kreislaufparameter, diagnostische Lavage (in 97% positiv), evtl. Angiographie, Sonographie, Computertomographie.
RÖNTGENOLOGISCH in der Abdomenübersicht unscharfer, vergrößerter Milzschatten, Zwerchfellhochstand, Medialverlagerung der Magenluft, Kaudalverlagerung der linken Kolon-Flexur (Abb. 35-1).
Therapie: Splenektomie, falls eine direkte Naht nicht möglich. Versuch der Organerhaltung durch Naht, Infrarotkoagulation oder Fibrinverklebung (Tabotamp, Kollagen-Vlies) in jedem Fall, vor allem bei Kindern (Abb. 35-3). Bei ihnen sollte wegen des noch nicht ausgebildeten Immunstatus stets ein Erhaltungsversuch der Milz unternommen werden. Die zeitweilig propagierte Implantation von Milzgewebe ins große Netz hat sich nicht bewährt. Im Zweifelsfall ist immer der Splenektomie als dem sicheren Verfahren der Vorzug zu geben.
Eine Sonderform der Milzverletzung ist die iatrogene im Rahmen von Oberbaucheingriffen, die durch Zug an Nachbarorganen oder durch den Operationshaken des Assistenten entstehen kann. Sie ist ein aufklärungspflichtiges Risiko bei allen Oberbaucheingriffen (Fundoplikatio, SPV, etc.). Auch in diesem Fall sollte der Versuch der Organerhaltung (Teilresektion oder Nähte) unternommen werden.

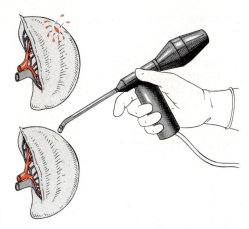

Abb. 35-3 Infrarotkoagulation bei Milzruptur.

Der unkontrollierte Haken-Einsatz des Assistenten ist die häufigste Ursache der iatrogenen Milzverletzung

Splenoptosis (Lien mobilis)

Eine sog. Wandermilz kann zur Torsion des Gefäßstiels führen.
Therapie: Splenektomie, falls Retorquierung erfolglos.

Spezielle Milzerkrankungen

Die Milz ist selten Manifestationsort spezieller Erkrankungen. Hierzu zählen:
- Milzabszesse, häufig im Rahmen einer Sepsis auftretend.
- Primäre Milzneoplasmen (maligne: Lymphosarkom oder Hämangiosarkom, benigne: Hämangiom oder Lymphangiom).
- Sekundäre Milzneoplasmen (Morbus Hodgkin).
- Milzzysten
  a) echte Zysten mit Epithel oder Endothel ausgekleidet

b) Pseudozysten meist posttraumatisch mit Bindegewebe ausgekleidet
c) Parasytäre Zysten (z. B. Echinococcus granulosus)
d) Dermoidzysten.
– Aneurysma der A. lienalis.
Die Diagnose wird häufig erst nach Ruptur des Aneurysmas gestellt in Form einer massiven Blutansammlung in der Bursa omentalis. Eine derartige Blutansammlung läßt sich gelegentlich computertomographisch nachweisen.
Therapie: Im Rahmen der Behandlung der Grundkrankheit, falls erforderlich Splenektomie.

35.3 Splenektomie

Im Zusammenhang mit einem radikalen tumorchirurgischen Eingriff kann die Entfernung der Milz und vor allem des Milzhilus als Ort der potentiellen Metastasierung notwendig werden. Dies gilt z. B. für das Magenkarzinom (6–10% Milzhilusmetastasen), das Pankreaskarzinom im Korpus und Schwanz, das Karzinom der linken Kolonflexur mit Einwachsen in die Milz. Regelmäßig muß die Milz beim proximalen splenorenalen End-zu-Seit-Shunt (*Linton*-Shunt) (s. Kap. 34) entfernt werden. Häufigste Indikation stellen allerdings die hämatologischen Erkrankungen:

Splenomegalie bei hämatologischen Erkrankungen
(GK 3: 30.1.2) (Abb. 35-4)

Hämolytische Anämie: Die autosomal dominante, autohämolytische Anämie rechtfertigt die Splenektomie, wenn trotz hoher Kortisongaben über 4–6 Wochen kein Sistieren der Hämolyse zu beobachten ist. Vor der Splenektomie sollte immer eine Bestimmung der Erythrozytenüberlebenszeit und eine Bestätigung der Milz als Hauptabbauart für Erythrozyten mit ^{51}Cr durchgeführt werden. Man nimmt an, daß der autoimmunhämolytischen Anämie eine Störung des Immunsystems zugrunde liegt, so daß durch anomale Klone Antikörper gegen normale Antigene von Erythrozyten gebildet werden.
Diagnostik: Hämatologische Absicherung durch Sphärozyten im Blutausstrich, Links-

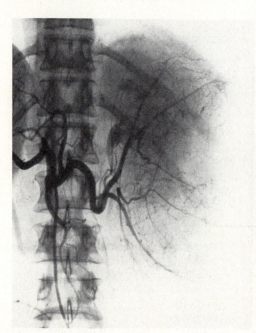
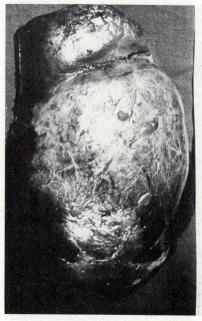

Abb. 35-4 Splenomegalie, links Splenoportogramm, rechts Operationspräparat.

verschiebung der *Price-Jones*-Kurve für Erythrozytendurchmesser.
Klinik: Ikterus, Milztumor, Turmschädel, häufig Gallensteine (zusätzliche Cholezystektomie erforderlich) und Infantilismus.
Therapie: Splenektomie, bei Cholelithiasis Cholezystektomie.
Cave: Nebenmilzen, die auch entfernt werden müssen (Abb. 35-5).

Idiopathische Thrombozytopenie (Morbus Werlhof): Diskutiert wird eine verstärkte Thrombozyten-Sequestration in der Milz, möglicherweise aufgrund autoimmunologischer Vorschädigung, oder eine hormonale Reifungsstörung im Knochenmark. Betroffen sind überwiegend Jugendliche bis zum 15. Lebensjahr mit intermittierenden Hämorrhagien an Haut, Schleimhäuten und inneren Organen (Apoplektischer Insult, gastrointestinale Blutung).
Diagnostik: Hämatologische Abklärung.
Therapie: Splenektomie.

Hypersplenismus: Durch Milzvergrößerung kommt es zur gesteigerten Sequestration der Blutzellen. Die Milzvergrößerung kann auf Milzvenenthrombose (z. B. Pankreatitis, Pankreaskarzinom), Erkrankungen der Leber und anderen Ursachen beruhen.

Diagnostik: Sonographie, Blutbild mit Nachweis von Anämie, Granulozytopenie, Thrombozytopenie, ggf. Eisenumsatzmessung (szintigraphisch).
Therapie: Splenektomie.

„Staging Laparotomie"

Beim Morbus Hodgkin und Non-Hodgkin-Lymphomen dient die Splenektomie dem diagnostischen Staging sowie der Vorbereitung zur Chemotherapie. Bestandteile der Staging-Laparotomie sind die Splenektomie, bds. Leberbiopsie, die Lymphknotenbiopsie aus paraaortalen, parailiakalen und mesenterialen Lymphknoten (s. Kap. 8).

Operationsverfahren

Erste erfolgreiche Splenektomie nach Messerstich: *O'Brien* 1816, erste elektive Splenektomie: *Quittenbaum* 1826, erste Splenektomie wegen Splenomegalie: *Zaccarelli* 1846.

Operationstechnik der Splenektomie

Bei elektiver Splenektomie muß die Milz stets in toto entfernt werden. Hierzu gehört

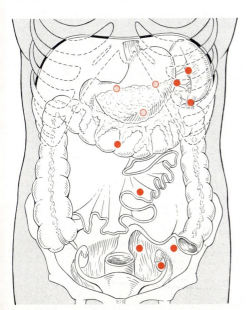

Abb. 35-5   Häufige Lokalisation von Nebenmilzen.

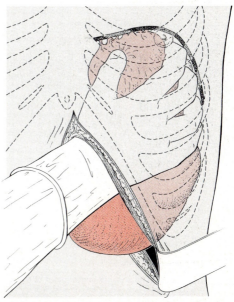

Abb. 35-6   Mobilisation der Milz zur Splenektomie.

auch die Entfernung von Nebenmilzen. Bei Milzrupturen kann im Kindesalter die Organerhaltung dank der straffen Kapsel durch Naht, in späteren Jahren durch Klebeverfahren oder Infrarotkoagulation (s. Abb. 35-3) versucht werden.

Operativer Zugang: Rippenbogenrandschnitt links, bei traumatischer Milzruptur und evtl. zusätzlichen intraabdominellen Verletzungen mediane Laparotomie.

Operation: Exploration der Bauchhöhle mit Lösung von Verwachsungen und Verklebungen zwischen Milz, Peritoneum, Kolon und Zwerchfell. Bei Riesenmilzen zuvorige Ligatur der A. lienalis am Oberrand des Pankreas in der Bursa omentalis. Hierdurch Drosselung des Blutzuflusses der Milz und durch venösen Rückstrom Autotransfusion von bis zu 1½ l. Dann Mobilisation der Milz durch Inzision des Ligamentum lieno-renale, Luxation der Milz aus dem Milzlager (Abb. 35-6), Unterbindung aller Gefäße der Ligamenta lienocolicum und gastrolienale sowie im Milzhilus. Sorgfältige Schonung des Pankreasschwanzes und der großen Magenkurvatur.

Risiken: Blutverlust, Verletzung des Pankreasschwanzes mit postoperativer Pankreatitis oder Pankreasfistel, Infektion des Milzbettes, subphrenischer Abszeß mit Begleitpleuritis und Lungenatelektase links, Verletzung der großen Magenkurvatur mit Magenperforation. Letalität der elektiven Splenektomie 1–5%, bei Sepsis bis zu 10%. Letalität der traumatischen Milzruptur in Abhängigkeit von zusätzlichen Verletzungen 10–15% (s. Kap. 35.1.2).

Splenektomie: Thromboseprophylaxe!

36 Pankreas (GK 3: 28; GK 4: 3.3; 3.21)

36.1.1 Anatomie

Das Pankreas wird aus zwei embryonalen Anlagen gebildet. Die ventrale Pankreasanlage verschmilzt von kaudal her mit dem der dorsalen Anlage (Abb. 36-1).
Für die Chirurgie ist die einheitliche Gefäßversorgung von Duodenum und Pankreas durch die A. gastro-duodenalis mit den Aa. pancreatico-duodenales bedeutsam. Das mittlere Pankreas wird über die A. colica dextra, der Pankreaskörper und -schwanz über die A. lienalis und A. colica sinistra versorgt (Abb. 36-2). Pankreas- und Gallengang münden meist gemeinsam in die Papille *(Papilla Vateri)* (s. Kap. 32). Das Pankreas ist retroperitoneal gelegen und hat eine enge topische Beziehung zum Milzhilus, den Milzgefäßen, der V. mesenterica superior und der Pfortader. Der Lymphabfluß erfolgt über verschiedene Lymphknoten (Abb. 36-3).
Die Resektion des Pankreaskopfes erfordert stets auch die Entfernung des Duodenums und des distalen Gallenganges. Bei Resektion der linksseitigen Drüsenhälfte müssen die Milzgefäße sorgsam geschont werden, wenn nicht von vornherein auf Erhaltung der Milz verzichtet wird.
Um intraabdominell zur Bauchspeicheldrüse zu gelangen, ist eine Eröffnung der Bursa omentalis notwendig. Dies kann erfolgen: 1. durch das Ligamentum gastro-colicum, 2. nach Durchtrennung des großen Netzes am Querkolon, 3. durch das Ligamentum hepato-gastricum nahe der Leber und 4. durch das Mesocolon transversum.
An die Dorsalseite des Pankreaskopfes kommt man nach Mobilisation des Duodenums *(Kocher)*.

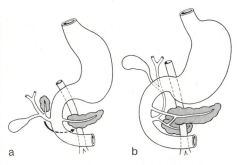

Abb. 36-1 Embryonale Anlage der Pankreasdrüse:
a) getrennte ventrale und dorsale Anlage
b) nach Verschmelzung

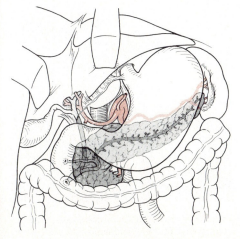

Abb. 36-2 Gefäßversorgung des Pankreas und Topographie des Oberbauchs.

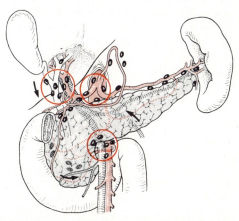

Abb. 36-3 Lymphknotenstationen des Pankreas (Leberpforte, Truncus coeliacus, Mesenterialwurzel).

36.1.2 Pathophysiologie

Vom Pankreas werden pro Tag 10–20 g Enzymproteine gebildet. Das Pankreassekret ist bikarbonathaltig und hat einen pH-Wert von 8–8,3. Es werden ca. 25 ml/kg KG, d. h. ca. 1000 ml Pankreassekret pro Tag sezerniert. Dieses Sekret bildet das adäquate Milieu für die Pankreasfermente und neutralisiert den sauren Magensaft.
Die Stimulation erfolgt durch das *Sekretin* des Duodenums, das ausschließlich die hydrokinetische Funktion in Gang setzt. *Amylase* und *Lipase* werden bereits im Pankreas aktiviert, die proteolytischen Fermente durch das *Trypsin* erst im Dünndarm. *Cholezystokinin (= Pankreozymin)*, das im Duodenum und oberen Jejunum sezerniert wird, stimuliert die exkretorische Funktion. Die Ausschüttung der Enyzme erfolgt aus den Zymogengranula der Azinuszellen. Diese Granula bestehen aus glukose-, fett- und eiweißspaltenden Fermenten sowie Nukleasen und Fermentinhibitoren.

Das *Cholezystokinin* wirkt kontrahierend auf die Gallenblasenmuskulatur.
Der Pankreasgangdruck ist immer größer als der Galledruck, dies verhindert in der Regel einen Gallenreflux ins Pankreasgang-System. Nach Verschluß des Ductus pancreaticus tritt durch Stauung das Sekret in die periduktulären Räume über. Es folgt eine ödematöse Schwellung *(Speichelödem)* und ein Übertritt der Enzyme Alpha-Amylase und Lipase in die Blutbahn. Besteht die Stauung länger, kommt es zur Eindickung. Die Entzündungsvorgänge führen zu einer Bindegewebsneubildung und damit zu einer Fibrose des Drüsenkörpers. Daraus kann eine exkretorische Insuffizienz entstehen.
Besteht eine Gangobstruktion mit Speichelödem bei gleichzeitiger Gewebsläsion, kann dieses über eine Steigerung des Ganginnendruckes zur Nekrose durch *Autodigestion* führen. Daher ist bei Darstellung des Pankreasganges mit Kontrastmitteln ein starker Druck zu vermeiden. Es dürfen nur 2–3 ml des Kontrastmittels in das Gangsystem eingebracht werden.
Die Gallenflüssigkeit aktiviert das Bauchspeichelsekret bei Reflux, Druckerhöhung oder Stagnation; durch *Lysolezithin*-Bildung (Lecithin der Galle und Phospholipase A des Pankreassekretes) kann eine Pankreatitis ausgelöst werden.

36.2 Mißbildungen (GK 3: 28.1.1)

Pancreas anulare

Ringförmige Ummauerung (Anulus = Ring) des Duodenums von Bauchspeicheldrüsengewebe (Abb. 36-4). Der Ring ist mehr oder weniger vollständig. Erstsymptomatik meist im Kleinkindesalter, gelegentlich auch später. Die Kombination mit anderen Mißbildungen ist häufig (Rotationsfehlbildung des Darmes, Analatresie usw.).
Klinik: Partieller oder totaler hoher Darmverschluß mit profusem galligen Erbrechen, Völlegefühl.

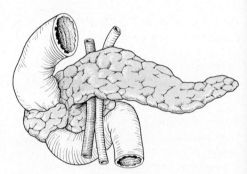

Abb. 36-4 Pancreas anulare.

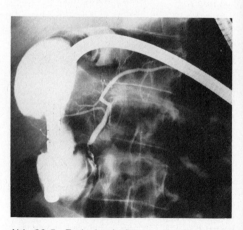

Abb. 36-5 Endoskopisch-retrograde Pankreatikographie (ERP) bei Pancreas anulare mit akzessorischem Gang, der das durch das Endoskop markierte Duodenum überkreuzt.

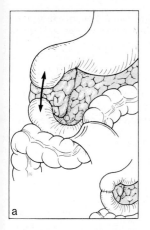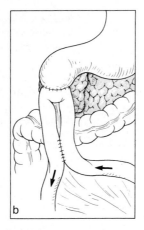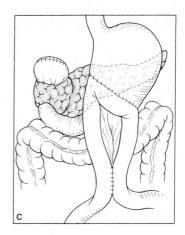

Abb. 36-6 Chirurgische Therapie des Pancreas anulare:
a) latero-laterale Duodeno-Duodenostomie
b) Duodeno-Jejunostomie zur Ausschaltung mit *Braun*-Fußpunktanastomose
c) Magenresektion nach Billroth II mit Verschluß des Duodenalstumpfes proximal des Pancreas anulare.

Differentialdiagnose: Andere Formen des hohen Ileus, Pylorusstenose, Duodenalatresie.
Diagnostik: Röntgen-Abdomenübersicht: Evtl. Doppelblase *(double-bubble)* als Zeichen von Luft in Bulbus duodeni und Magen. ERCP zum Nachweis eines zusätzlichen Pankreasganges. Sonographie, CT (Abb. 36-5).
Therapie: Therapie der Wahl ist die Operation (Abb. 36-6). Die theoretisch naheliegende einfache Durchtrennung des einschnürenden Ringes sollte wegen der Gefahr von Fistelbildung und Narbenschrumpfung vermieden werden. Das geeignetste Verfahren im Säuglingsalter ist die Duodeno-Duodenostomie oder die Duodeno-Jejunostomie mit einer *Roux*-Y-Schlinge. Beim Erwachsenen Duodeno-Jejunostomie oder B II-Resektion. In seltenen Fällen bei rezidivierender Kopfpankreatitis auch proximale Duodenopankreatektomie.
Prognose: Gut.

Ektopisches Pankreasgewebe
(= Aberrierendes Pankreas)

In verschiedenen Organen (Magen, *Meckel*-Divertikel, Ösophagus, Ileum, Kolon, Peritoneum, Leber, Lunge, Duodenum, Jejunum, Milz, Mesenterium, großes Netz, selten Gallenblase) wird exokrines Pankreasgewebe gefunden. In der Regel ist es symptomlos. Entzündungen können zum Bild einer Cholezystitis bzw. Appendizitis führen. Ektopisches Pankreasgewebe in einem *Meckel*-Divertikel kann Ursache einer intestinalen Blutung sein.
Symptome: Die Symptome sind vielfältig und abhängig von Lokalisation und Ausmaß (z. B. Ikterus, Blutung, Invagination).
Therapie: Eine präoperative Diagnose gelingt selten. Meist wird durch die Operation die Diagnose gestellt. Eine Entfernung von ektopischem Pankreasgewebe, das als Zufallsbefund entdeckt wurde, ist nicht notwendig.

Zystische Pankreasfibrose *(Mukoviszidose)*

Nur die Komplikationen des Mekoniumileus und Bronchiektasen werden chirurgisch behandelt. Leitsymptom ist der mechanische Neugeborenen-Ileus (Mekoniumileus).
Therapie: s. Kap. 52.

36.3 Entzündliche Erkrankungen

Akute Pankreatitis (GK 3: 28.1.3)

Unter Berücksichtigung von Klinik, Funktion und Morphologie lassen sich bei der akuten Pankreatitis 2 Formen unterscheiden: 1. *akute Pankreatitis* sui generis und 2. *akute rezidivierende Pankreatitis*. Bei beiden Formen kehren Funktion und Struktur nach der Entzündung zur Norm zurück. Ein Übergang in eine chronische Pankreatitis erfolgt selten. Als ätiologische Faktoren der akuten Pankreatitis gelten Gallenwegserkrankungen, Alkoholismus, Verschluß des Pankreasganges oder der Papilla Vateri, Infektionen, Traumen, Medikamente, Gefäßprozesse, Mumps, Duodenaldivertikel, Hyperparathyreoidismus und unbekannte Ursachen. Gallensteinleiden (38%) und Alkoholabusus (23%) sind die häufigsten Gründe.

Trotz verschiedenster Theorien (common channel, Obstruktionshypersekretion, duodenaler Reflux) ist die Auslösung der akuten Pankreatitis unklar. Gesichert ist der Übertritt von Pankreassekret in das Interstitium der Drüse und die Selbstverdauung durch aktivierte, proteolytische Fermente und die Wirkung der Lipase. Voraussetzung scheint eine Gewebsverletzung zu sein, deren Ursache unterschiedlich ist (mechanisch, vaskulär, bakteriell).

Die akute Pankreatitis wird durch die Aktivierung der Pankreasfermente bei gleichzeitiger Zellschädigung hervorgerufen. Wahrscheinlich sind für die Fermentaktivierung zahlreiche Faktoren verantwortlich. Entscheidend ist die Autodigestion.

Klinik: Schweres Krankheitsbild. Nach links ausstrahlender *Vernichtungsschmerz* im Oberbauch. Typisch ist ein gürtelförmiger Schmerz mit Zunahme der spontanen Bauchdeckenspannung und Abwehrspannung, Übelkeit, Brechreiz, Meteorismus, verminderte Darmgeräusche bis zur Darmparalyse. Meist anfänglich geringe Bauchdeckenspannung. Die Pankreatitis kann – wenn auch selten – schmerzlos verlaufen (8,6%).

Labor: Amylase und Lipase erhöht, Kalzium erniedrigt, BZ erhöht, Leukozytose. Schwierigkeiten bereitet die Abgrenzung in der frühen Phase der Erkrankung zwischen akuter Pankreatitis, die schnell abklingt (Speichelödem) und der Pankreatitis, die mit Autodigestionsnekrose einhergeht. Die Laborwerte können auch bei den schwersten Formen im Normbereich liegen.

> **Normale Amylase- bzw. Lipase-Werte im Serum schließen eine akute Pankreatitis nicht aus**

Die Schwere der Erkrankung ist nur durch Kontrolle von Kreislauf, Urinausscheidung, Fermentverhalten, Blutzucker, Kalzium und aus dem Zustand des Patienten zu beurteilen.

Röntgen: Thoraxaufnahme: häufig ein Pleuraerguß links. Fermentbestimmungen aus dem Erguß können zur Diagnose beitragen. Die Abdomenübersicht zeigt nicht selten Luft im Duodenum und in den oberen Dünndarmschlingen.

Sonographie: Für die Verlaufsbeobachtung gut geeignet (Änderung von Organgröße und Reflexionsmuster, Auftreten von Pankreasnekrosen). Nachweis von Steinen in Gallenblase und Gallenwegen.

CT: Gut für die Verlaufsbeobachtung und Stadieneinteilung, ist bei adipösen Patienten und bei Ileus (Luftüberlagerung) der Sonographie überlegen. Kombination mit Angiographie zum Nachweis von Nekrosen.

Differentialdiagnose: Herzinfarkt, Volvulus, Ruptur eines Aneurysmas, Mesenterialin-

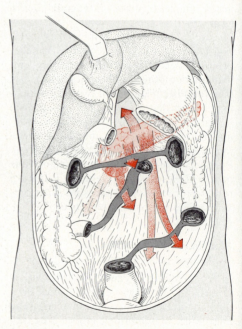

Abb. 36-7 Nekrosestraßen bei nekrotisierender Pankreatitis.

farkt, Ulkusperforation, Ileus, akute Cholezystitis, Gastroenteritis, Gallen- und Nierenkolik.

Komplikationen:
- ausgedehnte, retroperitoneale Nekrosen (Abb. 36-7),
- Kreislaufschock mit akutem Nierenversagen, Verbrauchskoagulopathie (DIC), Multiorganversagen,
- massive gastrointestinale Blutung durch Gefäßarrosion,
- Milzvenenthrombose,
- später Pseudozystenbildung mit Stenosierung benachbarter Organe und Gefahr der sekundären Ruptur, Einblutung oder Infektion,
- Übergang in chronische Pankreatitis.

Therapie: Zunächst immer konservativ, Überwachung auf einer Intensivstation, Ruhigstellung der Drüse durch Nulldiät, Dauerabsaugung über eine Magensonde und Gabe von säurebindenden Medikamenten. Analgetika, *keine Morphin*derivate, da diese zur Tonuserhöhung des Sphincter Oddi führen, sondern Azetylsalizylsäure, Pentacocin (Fortral®), *Procain* i. v. oder Periduralblockade. Antibiotika bei Verdacht auf Infektion der Gallenwege oder bei septischen Temperaturen. Parenterale Ernährung, Infusionstherapie, Bilanzierung von Flüssigkeit und Elektrolyten. Einstellung einer diabetischen Stoffwechsellage mit Insulin.

Operationsindikation bei fortschreitender Nekrose der Bauchspeicheldrüse. Charakteristische Zeichen sind Verschlechterung des Allgemeinzustandes, Abfall des Serum-Kalziums, paralytischer Ileus, Niereninsuffi-

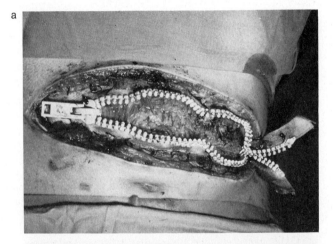

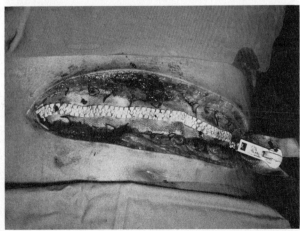

Abb. 36-8 Temporärer Bauchdeckenverschluß nach Nekrosenentfernung bei nekrotisierender Pankreatitis durch Reißverschluß:
a) geöffneter Zustand zur Revision
b) geschlossen, Abdeckung mit sterilem Verband.

zienz, respiratorische Insuffizienz, hämorrhagischer Aszites, positive Flüssigkeitsbilanz. Sonographie und CT ermöglichen die frühzeitige Abgrenzung des Pankreasödems von der hämorrhagisch nekrotisierenden (autodigestiv-tryptischen) Pankreatitis. Aber nicht der CT-Befund (Pankreasnekrose), sondern die Klinik (Lunge, Niere, Darm, Aszites) stellt die Op.-Indikation! Zusätzlich erlauben Sonographie und CT den Nachweis von Gallensteinen (chologene Pankreatitis).

Operation: Entfernung von Nekrosen (Nekrosektomie, Sequestrotomie, Ausräumung der Nekrosestraßen!), Drainage der Bauchhöhle und evtl. Lavage. Ggf. kann im Rahmen einer geplanten Relaparotomie die Bauchdecke *intermittierend* durch einen „Reißverschluß" verschlossen werden (Abb. 36-8). Dieser temporäre Verschluß ermöglicht die wiederholte Spülung und Drainage in den folgenden Tagen. Später erfolgt die definitive Naht der Bauchdecke. Während eine Nekrosektomie zu jedem Zeitpunkt möglich ist, ist eine Pankreasteilresektion innerhalb der Organgrenzen erst nach Demarkierung des Organs (Thrombosierung der Gefäße) am 3.–5. Tag vertretbar. Zu diesem Zeitpunkt ist das Pankreas gut abgegrenzt, in 70% findet sich eine linksseitige Korpus- und Schwanz-Nekrose. Eine totale Pankreatektomie ist wegen der hohen Letalität (50–80%) nur in Ausnahmefällen indiziert. Beim Vorliegen einer chologenen Pankreatitis sollten gleichzeitig die Gallengänge revidiert und drainiert werden. Alternativ bietet sich die Möglichkeit, durch eine endoskopische Papillotomie (EPT, s. Kap. 11) ohne Operation die Gallenwege zu entlasten.

Prognose: Letalität der akuten Pankreatitis im Stadium des Pankreasödems 5%, bei hämorrhagisch nekrotischer Form 20–55%. Frühkomplikationen sind Sepsis, Blutung, Pankreasabszeß, Ikterus, Ileus, Fistel, Schock, Choledochusstriktur, segmentale-portale Hypertension, Duodenalstenose.

> **Akute Pankreatitis: Operation nur bei Nekrose (CT) *und* beginnendem Organversagen**

Chronische Pankreatitis

Zwei Formen werden unterschieden: 1. die *rezidivierende chronische* Pankreatitis, die in akuten Schüben verläuft (80%) und 2. die *chronische* Pankreatitis, die ohne Schübe progredient verläuft. Gelingt es, die primäre Krankheitsursache (z. B. Gallensteinleiden) zu beseitigen, kann die fortschreitende Erkrankung der Bauchspeicheldrüse dennoch kaum aufgehalten werden.

Ätiologie: Alkoholabusus (mehr als 60–70 g Alkohol/die), Gallenwegserkrankungen, Autoimmunprozesse und hereditäre Erkrankungen (Mukoviszidose). Seltene Ursachen sind Papillitis stenosans, primärer Hyperparathyreoidismus, Hyperlipidämie und Medikamente *(Kortison, Thiazid)*, Eiweißmangelernährung *(Kwashiorkor)*.

Klinik: Leitsymptom ist ein nahrungsabhängiger postprandialer heftiger Schmerz im Oberbauch. Später, wenn das Pankreas vollständig narbig umgewandelt und funktionslos geworden ist, sistiert dieser Schmerz. Rasche Abmagerung, Pankreasinsuffizienz, Steatorrhoe und Diarrhoe sowie Diabetes mellitus als Spätsymptome.

Labor: Sekretin-Pankreozymin-Test zur Prüfung der exokrinen Pankreasfunktion, Chymotrypsin im Stuhl. Fäkale Fettausscheidung. Oraler Glukosetoleranztest. Die Verminderung der Enzymsekretion ist der feinste Parameter der Funktionseinschränkung.

Röntgen-Abdomenübersicht: Pankreasverkalkung in 30%.

i.v. Galle: Steinnachweis und Choledochusstenose.

Sonographie: Läßt die Steine und die Größe des Pankreas erkennen.

ERCP: Aufschluß über das Gangsystem, Stenosierung? Pankreassteine? Zysten? (Abb. 36-9).

MDP: Zeigt Hinweise für Verdrängungserscheinungen. Die *Kolonkontrastaufnahme* läßt eine Stenose im Bereich der linken Flexur erkennen oder ausschließen.

Arteriographie, Splenoportographie oder Angiographie der A. coeliaca (Zöliakographie).

Computertomographie, Sonographie (ggf. mit Feinnadelbiopsie zum Nachweis von Zysten oder zum Ausschluß von Tumoren (*M. Ortner*).

Differentialdiagnose: Angina abdominalis, rezidivierendes Ulcus duodeni, Pankreaskarzinom. Eine sichere Unterscheidung ist nur histologisch bzw. zytologisch an Biopsiematerial möglich.

Komplikationen der unbehandelten chronischen Pankreatitis sind Ulcera duodeni, Karzinom, Pseudozysten, Abszesse, Röhrenstenose des Ductus choledochus, Duodenalstenose, Milzvenenthrombose.

Therapie: Zunächst immer konservativ, Schmerzbekämpfung, Diät, Substitution der exo- und endokrinen Pankreasfunktion. Die chronischen Formen der Pankreatitis führen zum Untergang des Drüsengewebes, das durch Bindegewebe ersetzt wird. Es versiegt zunächst die exokrine und anschließend die endokrine Funktion.

Chronische Pankreatitis: Operation bei Ikterus, therapieresistentem Schmerz und Tumorverdacht

Operationsindikation: 1. bei therapieresistenten Schmerzen, 2. bei Cholelithiasis oder Choledocholithiasis, 3. bei Komplikationen (Cholestase, Serum-Bilirubin erhöht, alk. Phosphatase und Gamma-GT erhöht, Zysten, Abszesse, Stenosen des Gallengangs, Duodenums oder Kolons, portale Hypertension) und 4. bei Verdacht auf Malignität.

Als Operation kommen in Frage die Probelaparotomie mit Feinnadelbiopsie zum Ausschluß eines Karzinoms, die Pankreasdrainageoperation und die Resektion.

Die BIOPSIE kann als Feinnadelbiopsie perkutan unter CT- oder sonographischer Kontrolle vorgenommen werden. Ist dieses Vorgehen unzureichend, kann nach Laparoto-

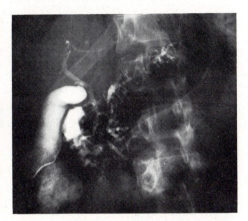

Abb. 36-9 ERCP bei chronischer Pankreatitis mit starker Destruktion und Verästelung des Pankreasganges.

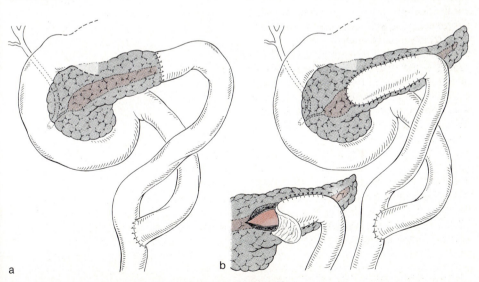

Abb. 36-10 Drainageoperation bei chronischer Pankreatitis:
a) Pankreasschwanzresektion mit End-zu-End-Pankreatiko-Jejunostomie (*Roux*-Y) (*Du Val*)
b) latero-laterale Pankreatiko-Jejunostomie (*Roux*-Y) (*Puestow*)

mie das Pankreas mit einer feinen Nadel mehrfach an der suspekten Stelle punktiert werden (s. Kap. 1.5.1). Außerdem ist es möglich, eine intraoperative Cholangio- und Pankreatikographie durchzuführen.

Eine DRAINAGEOPERATION kann als latero-laterale *(Puestow)* oder termino-terminale *(Du-Val)* Pankreatiko-*(Wirsungo-)*Jejunostomie vorgenommen werden. Dabei sollte eine latero-laterale Anastomose nur bei einem stark erweiterten Pankreasgang (1–1,5 cm) und einer gestauten Länge des Ganges von nicht unter 5–6 cm angelegt werden (Abb. 36-10a, b).

Eine TEILRESEKTION des Pankreas in Form der partiellen Duodeno-Pankreatektomie oder der partiellen linksseitigen Pankreatektomie ist bei schwerer therapieresistenter Pankreatitis gelegentlich die letzte Möglichkeit zur Behandlung der psychosozial extrem belastenden Schmerzsymptomatik. Die Indikation zur totalen Pankreatektomie ist äußerst zurückhaltend zu stellen. Es besteht neben dem insulinpflichtigen Diabetes mellitus ein hohes operatives Risiko und eine erhebliche Spätletalität. Zur passageren Milderung der Schmerzen kann eine Splanchnikusexzision (Splanchniektomie) linksseitig durchgeführt werden. Steht eine fibrös-sklerosierende Parenchymveränderung im Vordergrund, bei der keine mechanische Stauung des Ganges vorliegt, sollte der Entschluß in Abhängigkeit von den Beschwerden gefaßt werden.

Prognose: Operationsletalität zwischen 5 und 15%. Bei Zweiterkrankungen (Diabetes, Kachexie) 30%. Postoperative Komplikationen sind Pankreasfisteln, Restpankreatitis, Gallenfisteln, Anastomoseninsuffizienz.

36.4 Zysten und Pseudozysten
(GK 3: 28.1.4)

Unterschieden werden *echte Zysten* von *Pseudozysten*. Echte Zysten sind mit Epithel ausgekleidet, angeboren oder evtl. parasitär (Echinokokkus), kommen einzeln oder multipel vor (polyzystisches Pankreas und im Rahmen der zystischen Fibrose [Mukoviszidose]). Die echten Zysten sind selten.

Pseudozysten sind flüssigkeits- oder nekrosegefüllte Hohlräume ohne Epithelauskleidung der Zystenwand. Diese Zysten können sich innerhalb oder außerhalb der Pankreasgänge ausbreiten. Ein Teil ihrer Wand wird aus den umgebenden Organen gebildet (Magen, Duodenum, Kolon usw.).

Ätiologie: Akute und chronische Pankreatitis, posttraumatisch.

Klinik: Oberbauchdruck oder -schmerz, abdominale Resistenz.

Diagnostik: MDP: Ausweitung des duodenalen „C". Sonographie und CT lassen die flüssigkeitsgefüllten Zysten gut erkennen.

Komplikationen: Blutung (blutiges Erbrechen oder Blutung in die Zyste), Verschlußikterus (selten), Stenosen im oberen Magen-Darm-Trakt, Aszites bei Entleerung der Zyste in die Bauchhöhle, Pleuraerguß, Ruptur der Zyste (sehr selten), innere Fistel. Arrosion großer Gefäße mit arterieller Blutung aus Pankreasgang (Hämosulcus pancreaticus).

Therapie: Die spontane Rückbildung ist selten, möglich ist die innere Fistelbildung zum Magen, Duodenum oder Dünndarm. Die Therapie der Wahl ist chirurgisch, sie besteht in der „inneren Drainage", d. h. der Anastomose mit einer nach *Roux* Y-ausge-

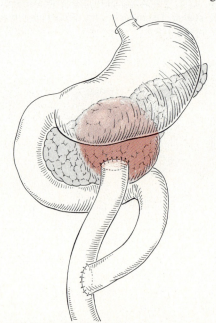

Abb. 36-11 Pankreaszystendrainage durch Zystojejunostomie (*Roux*-Y).

schalteten Jejunumschlinge (Abb. 36-11). Gewöhnlich ist die Zystenwand 6–8 Wochen nach dem akuten pankreatischen Schub fest genug, um eine Anastomosierung zu ermöglichen. Ist die Abszeß- oder Zystenwand nicht nahtfähig, erfolgt die *Marsupialisation*, d. h. direkte Ableitung des Zysteninhalts nach außen durch Einnähen der Zystenwand in die Bauchdecke. Nachteile sind die Mazeration der Haut und die persistierende Pankreasfistel.

> **Pankreas-Pseudozysten:**
> **Innere Zystendrainage frühestens 6 Wochen nach der Nekrose**

Liegt die Zyste im Schwanzbereich, Versuch der Exstirpation oder Pankreasschwanzresektion. Bei jeder Zystenoperation histologische Untersuchung der Zystenwand zum Ausschluß zystischer Magenneurinome, zystischer Adenome oder von malignen Prozessen. Bei kleinen Zysten gelegentlich Zystogastrostomie oder Zystoduodenostomie als Sonderform der inneren Drainage.
Komplikationen: Blutung, Pankreasfistel.

36.5 Tumoren (GK 3: 28.1.5)

Gutartige Tumoren

Zu den insgesamt seltenen gutartigen Tumoren des Pankreas gehören Lipome, Zystadenome, Dermoidzysten, Teratome und hormonaktive Inselzelladenome *(Apudome)* (s. u.). Die *Zystadenome* haben eine große Neigung zur malignen Entartung und sollten immer entfernt werden.

Hormonaktive Tumoren

Die hormonaktiven Pankreastumoren sind Geschwülste des endokrinen Pankreas mit unkontrollierter Hormonproduktion. Sie treten solitär oder multipel auf und können karzinomatös entarten.
Pathogenese: Im Pankreas und Magen-Darm-Trakt finden sich Zellen neuroektodermaler Herkunft, die zu einem endokrinen System gehören. Diese Zellen haben die Fähigkeit, Amin-Vorstufen aufzunehmen und durch Dekarboxylierung in biogene Amine umzuwandeln (Amin-Precursor-Uptake and Decarboxylation = APUD-System) (Tab. 36-1).
Die pathophysiologische Auswirkung der hormonaktiven Pankreastumoren scheint ihre unkontrollierte Hormonabgabe zu sein. Eine exakte hormonale Diagnose setzt voraus: 1. eine präoperative Methodik: Radioimmunologische Bestimmung der Hormone im Serum ggf. unter Anwendung spezieller Stimulationsteste, 2. postoperative Sicherung durch quantitative und qualitative Bestimmung der Hormone im Tumor, 3. histologische, immunologische und elektronenmikroskopische Bearbeitung des Tumors.
An hormonaktiven Tumoren werden unterschieden: das *Insulinom* (Beta-Zell-Tumor) und die *Non-Beta-Zell-Tumoren,* zu denen gezählt werden: 1. Zollinger-Ellison-Syndrom, 2. Verner-Morrison-Syndrom, (synonym: WDHA[H]-Syndrom = Watery

Tab. 36-1 Zellen in endokrinen Pankreastumoren

Zelle	Hormon	Tumorbezeichnung	
A	Glukagon	Inselzelltumor	Glukagonom
B	Insulin		Insulinom
D	Somatostatin		Somatostatinom
D_1	vasoaktives intestinales Polypeptid		Vipom
G	Gastrin		Gastrinom
PP	Pankreatisches Polypeptid		PP-om
EC	Serotonin	Karzinoidtumor	Karzinoid
?	ektopes ACTH	ektoper ACTH-Tumor	

Diarrhea Hypokalemia Achlorhydria bzw. Hypochlorhydria, evtl. Erhöhung von Sekretin, GIP, VIP), 3. *Wermer*-Syndrom, endokrine Adenomatose mit sehr variablem Bild, z. T. wie *Zollinger-Ellison*-Syndrom oder *Verner-Morrison*-Syndrom, 4. *Glukagonom*.
Darüber hinaus sind die multiplen endokrinen Neoplasien (MEN I und MEN II) abzugrenzen. Hierbei kommt es zum simultanen Auftreten mehrerer endokrin aktiver Tumoren, die klinisch asymptomatisch sein können.

MEN I: Kombination aus:
– Hyperparathyreoidismus,
– Gastrinom (*Zollinger-Ellison*-Syndrom),
– Insulinom oder
– VIPom (*Verner-Morrison*-Syndrom) oder
– Glukagonom oder
– Somatostatinom und
– Hypophysenadenom
MEN II: Kombination aus:
– C-Zellkarzinom der Schilddrüse,
– Phäochromozytom,
– Nebenschilddrüsenhyperplasie.

Das Vorliegen eines MEN-Syndroms erfordert eine spezielle Reihenfolge des chirurgischen Vorgehens (z. B. Phäochromozytom vor C-Zellkarzinom). Ein MEN-Syndrom sollte daher stets präoperativ ausgeschlossen werden (s. Kap. 37).

Insulinom (Organischer Hyperinsulinismus)

Meist liegt dem organischen Hyperinsulinismus ein benignes Beta-Zelladenom (Insulinom) zugrunde; selten eine Adenomatose der Speicheldrüse. 1924 wurde von *Harris* erstmals ein insulinproduzierendes Adenom beschrieben.
Ätiologie: Beta-Zelltumor der Bauchspeicheldrüse mit geringer Speicherfähigkeit von Proinsulin und Insulin.
Pathophysiologie: Der organische Hyperinsulinismus ist gekennzeichnet durch eine ungehemmte, vom Blutzuckerspiegel unabhängige Insulinausschüttung des Adenoms. Die Inselzelladenome kommen sehr selten auch extrapankreatisch in submukösen Heterotopien, im Magen, Dünndarm und Duodenum vor. In 5% finden sich multiple Inselzelladenome.

Insulinom: Häufigste Fehldiagnose ist die psychische Erkrankung

Klinik: Im Anfangsstadium stehen vasomotorische Symptome im Vordergrund (Schwitzen, Herzklopfen, Leistungsminderung, Müdigkeit, Schwindelgefühl). Schreitet die Erkrankung fort, treten zentral-nervöse Störungen wie Krampfanfälle, Seh-, Sprachstörungen, Kopfschmerzen, Benommenheit, Bewußtseinsverlust, Depressionen und Verwirrtheitszustände sowie eine Gewichtszunahme auf. Die Erkrankung wird häufig wegen der anfangs uncharakteristischen Symptomatik verkannt und als ein psychiatrisches oder neurologisches Leiden (Enzephalopathie, Tetanie und Hysterie usw.) fehlgedeutet.
Diagnostik: Whipple-Trias.
1. Hypoglykämische Anfälle im Nüchtern-Zustand oder bei körperlicher Anstrengung, gewöhnlich am Morgen oder am Nachmittag.
2. Abfall des Blutzuckerspiegels unter 50 mg% ($\triangleq$ 2,78 mmol/l).
3. Sofortige Besserung nach Glukosezufuhr.

Funktionsdiagnostik: Fastentest. Stimulationsteste mit *Glukagon* oder *Tolbutamid* (sind gefährlich, kaum noch verwendet), Insulinsuppressionstest.
Lokalisationsdiagnostik: Selektive Angiographie (A. coeliaca und A. mesenterica superior), Sonographie und CT: bei größeren Adenomen als Lokalisationsdiagnostik brauchbar.
Simultane Funktions- und Lokalisationsdiagnostik: Perkutane transhepatische Katheterisierung von Pfortader, Milzvene und Mesenterialvene unter Bildwandlerkontrolle zur selektiven Bestimmung der Insulinkonzentration.
Differentialdiagnose: Spontanhypoglykämien anderer Genese, z. B. Hypophysenvorderlappen- und Nebenniereninsuffizienz, kongenitale Kohlenhydratstoffwechselerkrankung, Dumping, Tumor-Hypoglykämie durch retroperitoneale Fibrome und Sarkome.
Therapie: Entfernung des Tumors (Enukleation, distale Resektion). Kann der Tumor nicht dargestellt werden, wird eine „blinde"

Resektion vorgenommen. Findet sich nach histologischer Untersuchung kein Tumor, muß eine Nachresektion (subtotale Resektion) durchgeführt werden. Ist eine Operation nicht möglich, ist eine medikamentöse Therapie mit *Diazoxid* zu versuchen.
Prognose: Günstig. Bei Metastasierung sollten unbedingt der Tumor und, soweit möglich, die Metastasen entfernt werden. Die hypoglykämischen Attacken werden gebessert und zuweilen kann ein Wachstumsstillstand erzielt werden. Unbehandelt ist die Prognose schlecht (Hirnschädigung durch häufiges Coma hypoglycaemicum).

Zollinger-Ellison-Syndrom (= Gastrinom)
(s. Kap. 24)

Ursache: G-Zelltumor, d. h. ein Apudom, das kein Insulin, aber *Gastrin* produziert und somit zur Parietalzellhyperplasie und vermehrten Säureproduktion *(Hyperazidität)* des Magensaftes führt. Folge sind multiple und rezidivierende *Ulzera* des Magens, Duodenums, Ösophagus oder Jejunums mit Blutungen und Perforation. Durch Lipaseinaktivierung kommt es zur Steatorrhoe und Diarrhoe. In 10% findet sich eine Inselzellhyperplasie, 61% der ulzerogenen Inseltumoren werden maligne. Diese Adenome sind meist multipel, sie treten häufig mit anderen endokrinen Tumoren zusammen auf (Abb. 36-12).
Klinik: Trias nach *Zollinger.*
1. Exzessive gastrale Hypersekretion.
2. Rezidivierende therapieresistente Ulzera.
3. Gastrinproduzierender Tumor.

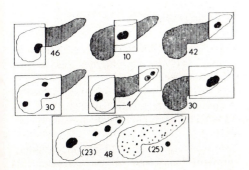

Abb. 36-12 Lokalisation der Tumoren beim *Zollinger-Ellison*-Syndrom (187 Patienten, nach *Ellison* et al. 1964).

Im Vordergrund stehen Ulkussymptome und die Beschwerden von seiten der Komplikationen. Bisweilen Diarrhoen. In 7% wird kein Ulkus nachgewiesen. Die Diagnose erfolgt durch Nachweis einer extremen Hypersekretion von Magensaft bei Hypergastrinämie.
Diagnostik: Magensaftuntersuchung. Selektive Angiographie der A. mesenterica superior und A. coeliaca. Radioimmunologische Gastrinbestimmung im Serum, Sekretin-Test, CT, Gastro-duodenoskopie, Sonographie u. ä. m.
Differentialdiagnose: Peptisches Ulkus anderer Genese (Hyperparathyreoidismus), Pylorusstenose mit rezidivierenden Ulcera ventriculi, zurückgelassene Antrumschleimhaut nach Magenoperation, *Werner*-Syndrom.
Therapie: Primär konservativer Behandlungsversuch mit H_2-Blockern. Bei Therapieresistenz muß in der Regel das Erfolgsorgan der Hypergastrinämie, d. h. der Magen durch eine Gastrektomie entfernt werden. Einen lokalisierten Tumor sollte man durch Enukleation, Exzision oder Pankreasteilresektion entfernen. Es genügt allerdings meist nicht, das Gastrinom zu eliminieren, da in vielen Fällen Metastasen und weitere Adenome zurückgelassen werden müssen. Bei präoperativ gesicherten Metastasen kommt eine operative Therapie ohnehin nur bedingt in Frage. Hier ist eine möglichst lange Behandlung mit H_2-Blockern *(Cimetidin* usw.) oder ATP-ase Hemmern *(Omeprazol)* angezeigt; ggf. sollte eine Tumorverkleinerung vorgenommen werden.
Prognose: Bei Früherkennung und Solitärtumoren günstig. Ansonsten wird die Prognose nach Gastrektomie oder unter konsequenter konservativer Therapie durch die Dignität der Tumoren bestimmt (ca. 40% 5-Jahres-Überlebensrate). Todesursachen sind überwiegend Ulkuskomplikationen.

> **Atypisch gelegene, multiple oder rezidivierende Ulzera: Gastrinom?**

Verner-Morrison-Syndrom

Diarrhogener Tumor (VIPom, PPom, pankreatische Cholera, WDHH-Syndrom). Die Pathogenese ist unbekannt. Auf hormo-

nalem Weg wird eine intestinale und pankreatische Hypersekretion bei gleichzeitiger Hemmung der Magensekretion bewirkt. Ursächlich ist die Freisetzung von Gastric-Inhibitory-Polypeptide (GIP) und Vasoactive-Intestinal-Polypeptide (VIP).
Klinik: Trias: Wäßrige Durchfälle mit Hypokaliämie und Achlor- bzw. Hypochlorhydrie. Die Durchfälle führen zu Elektrolytverlusten und zu einer erheblichen Gewichtsreduzierung (*„pankreatische Cholera"*). Durch die Hypokaliämie kommt es zu Hypotonie, Adynamie, neuromuskulären Symptomen sowie Tachykardie, Magen-Darm-Atonie und Nephropathie. In 50% histaminrefraktäre Achylie, die zusammen mit der Diarrhoe zur Bezeichnung WDHA-Syndrom führte (Watery Diarrhea Hypokalemia Achlorhydria (WDHA) bzw. Hypochlorhydria (WDHH).
Diagnostik:
SELEKTIVE ANGIOGRAPHIE: A. mesenterica superior und A. coeliaca zur Lokalisation des Tumors.
LABOR: Hypokaliämie, Hyponatriämie und Hypochlorämie.
HORMONANALYSE: RIA zum radioimmunologischen Nachweis von Hormonen (VIP, GIP, Sekretin usw. im Serum).
Differentialdiagnose: Durchfallerkrankungen, Dickdarmadenome, Karzinoid-Syndrom, Hyperthyreose.
Therapie: Tumorentfernung. Findet sich kein Tumor, wird eine ⅔-Resektion oder eine subtotale Entfernung der Bauchspeicheldrüse durchgeführt.
Prognose: Gut, wenn es gelingt, den Tumor operativ zu beseitigen. Unbehandelt ist die Prognose schlecht.

Glukagonom

Ätiologie: Vorwiegend Glukagon sezernierender A-Zelltumor des Pankreas. Es ist ein sehr seltenes Inselzelladenom.
Klinik: Die Diagnose ist schwierig. Bei Diabetes mellitus, Pankreastumor und Hauterscheinungen (ekzematoide Dermatitis) sollte u. a. an ein Glukagonom gedacht werden.
Diagnostik: Bei entsprechendem Verdacht radioimmunologischer Glukagonnachweis.
Therapie: Tumorexstirpation. Bei Inoperabilität zytostatische Therapie mit *Streptozotozin*.

Karzinoidsyndrom (s. Kap. 25)

Seltene Pankreas-Inselzelladenome, die von den hellen Zellen*) gebildet werden, die Serotonin ausschütten.

Pankreaskarzinom

Ursachen: Unbekannt.
Formen: Das *Adeno-Karzinom* ist das häufigste Karzinom in der Bauchspeicheldrüse, es findet sich vorwiegend *kanalikulär* wachsend. Die seltenere *azinäre* Form besitzt eine außergewöhnlich schlechte Prognose. Weiterhin gibt es undifferenzierte und plattenepithelähnliche Karzinome sowie schleimbildende Zystadenokarzinome.
Periampulläre Karzinome sind weitaus seltener. Sie umfassen die Tumoren der Ampulle und die intrapankreatisch wachsenden Choledochustumoren.
Die *Tumoren* im Bereich der *Papille* besitzen eine bessere Prognose. Sie zeigen früher Symptome und gelangen dadurch rechtzeitiger zur Operation. Auch ist das Wachstum von Papillentumoren langsamer, Metastasen treten später auf.
Klinik: Appetitlosigkeit, Völlegefühl, Gewichtsabnahme und Verdauungsstörungen, (z. B. Steatorrhoe) sollten an ein Pankreaskarzinom denken lassen. Die Schmerzen – Früh- oder Spätsymptom – sind im Epigastrium lokalisiert und strahlen gürtelförmig in den Rücken aus. Weiterhin bestehen allgemeine Schwäche, depressive Verstimmung und Antriebsarmut.
Ein begleitender Ikterus (vom periampullären Karzinom meist schon früh ausgelöst) ist nicht selten schmerzlos.
Diagnostik:
RÖNTGEN: Magen-Darm-Passage: Dort ist häufig eine Erweiterung des duodenalen „C" erkennbar.
ERCP: Darstellung der Gänge und Aspiration von Pankreassekret zur Zytologie. Bei einem Papillentumor: Probeexzision (Abb. 36-13).
SONOGRAPHIE: Dabei Feinnadelpunktion aus dem Pankreas.

---

*) identisch mit den APUD-Zellen (s. o.).

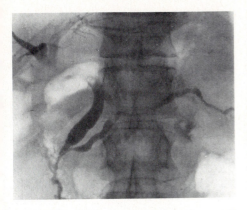

Abb. 36-13 ERCP bei Pankreaskarzinom mit Gangabbruch.

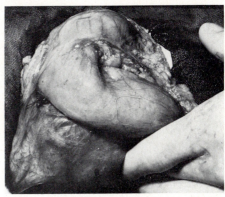

Abb. 36-14 Pankreaskopfkarzinom. Operationsbefund mit Ventralverlagerung und Verdrängung des Duodenums.

CT: Ausdehnung des Tumors, Metastasen.
ARTERIOGRAPHIE: Gefäßabbrüche, Durchgängigkeit der V. portae.
Differentialdiagnose: Benigne Tumoren, Zysten, chronische Pankreatitis.
Therapie: Ist die Diagnose Karzinom vor der Operation unsicher, intraoperativ gezielte Entnahme von Gewebe und histologische Untersuchung. Bestehen auch dann noch Zweifel, ist eine Resektionsbehandlung immer angezeigt (Abb. 36-14). Findet man einen Tumor ohne Infiltration und Besiedlung der benachbarten Lymphknoten: Resektionsbehandlung. Zur Verfügung stehen: die totale Duodeno-Pankreatektomie, die „Linksresektion" des Pankreasschwanzes und die proximale partielle Duodeno-Pankreatektomie (OP nach *Whipple*, = „Rechtsresektion") (Abb. 36-15 und 36-16a, b). Dabei erfordert die Resektion des Duodenums eine Gastrojejunostomie und damit die Magen-Teilresektion zur Verhinderung eines Ulcus pepticum jejunum. Die *Whipple*-Operation ist vor allem für das kleine Pankreaskopf- oder Papillenkarzinom angezeigt. Doch finden sich in ca. 20% der Fälle Metastasen oder Karzinomgewebe im Restpankreas nach Entfernung des Pankreaskopfes, weshalb von einigen Chirurgen in jedem Fall die totale Pankreatektomie favorisiert wird. Beim periampullären Karzinom ist die partielle Duodeno-Pankreatektomie das Verfahren der Wahl. Eingeschränkte Operabilität des Patienten kann

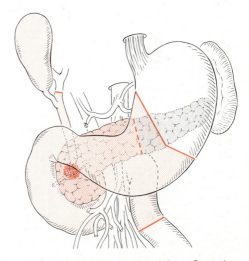

Abb. 36-15 Pankreaskopfresektion; Operation nach *Whipple* mit Darstellung des Resektionsausmaßes und der Resektionsgrenzen.

zur ausschließlichen Papillektomie zwingen. Werden Metastasen oder ein Befall mehrerer benachbarter Lymphknotenstationen gefunden, sind nur noch palliative Maßnahmen angezeigt zur Passagenwiederherstellung von Gallenwegen und des Gastrointestinaltrakts, d. h. die biliodigestive Anastomose und Gastroenterostomie (Abb. 36-17).
Prognose: Schlecht. Die Operationsletalität ist bei den resezierenden wie palliativen Eingriffen hoch (10–20%). Die 5-Jahres-

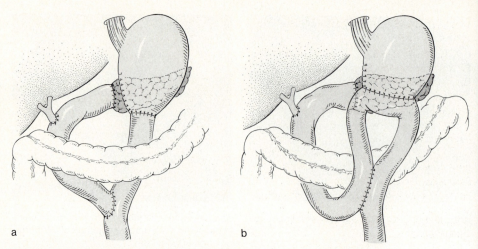

Abb. 36-16 Reparationsmethoden nach Pankreaskopfresektion (Op. n. Whipple):
a) nach *Roux*-Y
b) B II-Anastomose mit Einpflanzung von Gallengang und Pankreasschwanz in die proximale Jejunumschlinge

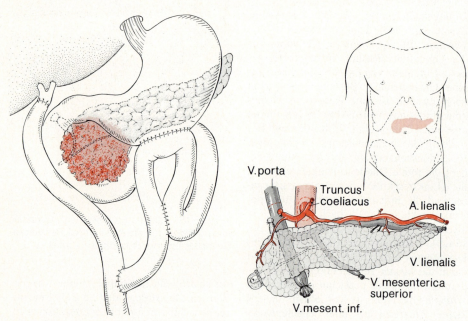

Abb. 36-17 Palliativoperation bei nichtresektablem Pankreaskarzinom (GE und biliodigestive Anastomose).

Abb. 36-18 Spenderoperation für Pankreastransplantation. Anstelle des Gesamtorgans (hier) wird häufig nur der Schwanz verpflanzt.

Überlebensrate liegt bei 5%. Das periampulläre Karzinom hat mit einer 5-Jahres-Überlebenszeit von 15% die beste Prognose. Bei ausgedehnter Resektion (totale Pankreatektomie) resultiert Insulinpflichtigkeit. *Postoperative Komplikationen:* Pulmonale Infekte, Nahtinsuffizienz, Restpankreatitis, Pankreasfistel.

Pankreastransplantation

Die Transplantation des Pankreas (oder des Pankreasschwanzes) ist aus der Phase des Experiments in die erfolgreiche klinische Anwendung an mehreren Zentren getreten. Indikationen sind der insulinpflichtige Diabetes mellitus (häufig bei gleichzeitiger Nierentransplantation [s. Kap. 9]). Bei der Organtransplantation wird entweder das gesamte Pankreas (s. Abb. 36-18) oder nur der Pankreasschwanz entnommen. Die Implantation erfolgt in die Iliacalregion mit Gefäßanschluß des Truncus coelicus an die A. iliaca und der V. portae (oder V. lienalis) an die V. iliaca. Der Pankreasgang wird in eine ausgeschaltete Roux Y-Schlinge des Dünndarms geleitet. Die bisherigen Ergebnisse lassen in 50% einen Transplantationserfolg erwarten (Abb. 36-19).

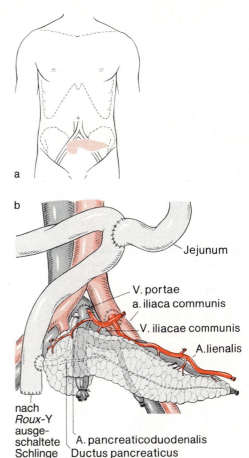

Abb. 36-19 Empfängeroperation für Pankreastransplantation:
a) Plazierung des Transplantats
b) Gefäßanschluß mit Iliakalgefäßen, Pankreasganganschluß (hier Papille) mit *Roux*-Y-Schlinge

37 Nebenniere (GK 3: 29)

37.1.1 Anatomie

Die beiden Nebennieren liegen in unmittelbarer Nachbarschaft der Nieren: rechts hutförmig auf dem oberen Nierenpol, links medial zwischen Nierenpol und -hilus. Sie sind bereits makroskopisch gegliedert in Rinde (NNR) und Mark (NNM). Während die NNR dem Mesoderm entstammt, leitet sich das NNM – ähnlich wie die Paraganglien – aus dem Ektoderm ab. Entsprechend ihrer unterschiedlichen Abstammung, kommen Rinde und Mark auch verschiedene Funktionen zu.

Arteriell werden die Nebennieren durch 3 paarige Gefäße versorgt: 1. A. suprarenalis superior (a. d. A. phrenica inferior). 2. A. suprarenalis media (direkt a. d. Aorta) und 3. A. suprarenalis inferior (a. d. A. renalis) (Abb. 37-1).

37.1.2 Nebennierenrinde (NNR)

Sie macht etwa 90% des Gesamtorgans aus und ist in 3 Schichten gegliedert. Diese sind Produktionsorte verschiedener Hormone; von außen nach innen finden sich (Abb. 37-2):

1. Zona glomerulosa
   → Mineralokortikoide (Aldosteron), Produktion gesteuert durch Renin-Angiotensin-Mechanismus, ACTH, Serum-Natrium und Serum-Kalium.

2. Zona fasciculata (breitester Rindenanteil)
   → Glukokortikoide (Kortisol), Steuerung durch ACTH-Sekretion der Hypophyse und CRF (Corticotropine-Releasing-Factor) des Hypothalamus.

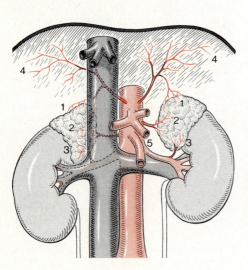

Abb. 37-1 Anatomie und Gefäßversorgung der Nebennieren:
1 Aa. suprarenales superiores (A. phrenica)
2 Aa. suprarenales mediae (Aorten)
3 Aa. suprarenales inferiores (A. renalis)
4 Aa. phrenicae inferiores
5 Aa. renalis

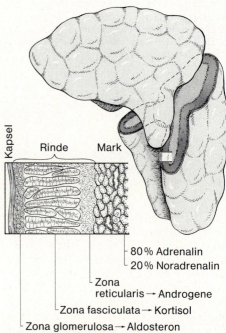

Abb. 37-2 Schematische Darstellung der Nebennierenregionen und ihrer hormonalen Aktivität.

Tab. 37-1 Nebennieren-Aktivitäten und -Funktionsstörungen

Ausscheidungsort	Hormongruppe	Hormone	Krankheitsbild bei	
			Überfunktion	Unterfunktion
Mark (NNM)	Katecholamine	Adrenalin (80 %) Nor-Adrenalin (20 %)	Phäochromozytom	nicht manifest, da Kompensation durch Paraganglien
Rinde (NNR)				
Z. glomerulosa	Mineralokortikoide	Aldosteron	Conn-Syndrom	primär: M. Addison sekundär: Sheehan-Syndrom (HVL-Insuffizienz)
Z. fasciculata	Glukokortikoide	Kortisol	Cushing-Syndrom	
Z. reticularis	Sexualsteroide	Androgene	Adrenogenitales Syndrom (AGS)	

3. Zona reticularis
→ Sexualsteroide (Testosteron, 17-Ketosteroide), Sekretion gesteuert durch ACTH.

Krankhafte Veränderungen der Nebennierenrinde können sich als Über- oder Unterfunktion manifestieren.

Überfunktionen sind meist Erstsymptome von Adenomen, seltener Karzinomen. Im Bereich der Zona fasciculata führen sie zum *Cushing*-Syndrom, innerhalb der Zona glomerulosa zum *Conn*-Syndrom (Hyperaldosteronismus) und innerhalb der Zona reticularis zum adrenogenitalen Syndrom (AGS). Mischformen sind möglich.

Primäre Überfunktionszustände (adrenale Genese) werden unterschieden von *sekundären* (extraadrenale Genese), die durch Dysregulation übergeordneter Zentren entstehen.

Unterfunktionszustände der Nebennierenrinde können postoperativ nach (beidseitiger) Adrenalektomie, bei langdauernder Kortikoidtherapie, durch Ausfall der gesamten NNR bei akuten (*Waterhouse-Friderichsen*-Syndrom) oder chronischen Entzündungen (Tbc) auftreten. Sie werden als Morbus Addison bezeichnet. Symptomatisch macht sich der Mangel an Gluko- und Mineralokortikoiden in Störungen der Kreislauffunktion und des Elektrolythaushalts bemerkbar (Tab. 37-1).

37.1.3 Nebennierenmark (NNM)

Es weist Parallelen zu den Paraganglien des sympathischen Nervensystems auf. Mark und Paraganglien werden als sympathoadrenales System zusammengefaßt. Sie sind der Produktionsort der Katecholamine. Während die Paraganglien reines Nor-Adrenalin produzieren, findet sich im Nebennierenmark zu 20% Nor-Adrenalin gegenüber 80% Adrenalin.

Störungen des NNM manifestieren sich nur als Überfunktion, da eine Unterfunktion des NNM (selbst nach beidseitiger Adrenalektomie s. u.) von der Katecholaminproduktion der Paraganglien ausgeglichen wird. Das klinische Erscheinungsbild der NNM-Überfunktion ist das *Phäochromozytom*.
Diagnostik: Bei klinischem Verdacht auf das Vorliegen einer Nebennierenfunktionsstörung (s. u.), erhöhten Plasmahormonwerten sowie positiven Funktionstesten zielt die topographische Diagnostik auf den Nachweis einer Raumforderung im Nebennierenbereich. Zur Lokalisationsdiagnostik werden Röntgen-Abdomenübersicht (Kalkschatten!), i.v.-Urographie, Angiographie, Sonographie, NMR und die Computertomographie eingesetzt.

37.2 Spezielle Krankheitsbilder

Cushing-Syndrom: Überproduktion von Glukokortikoiden durch NNR-Adenom bzw. -Karzinom (primärer oder adrenaler

Cushing [20–30%]) oder beidseitige Rindenhyperplasie auf der Basis einer entkoppelten hypophysären oder hypothalamischen Stimulation (sekundärer oder zentraler Cushing = Morbus Cushing [70–80%]). Beide Formen sind zu unterscheiden vom iatrogenen Cushing als Folge langdauernder Kortikoid- oder ACTH-Medikation. Weitere mögliche Ursachen sind ektopische ACTH-Produktion durch paraneoplastische Syndrome z. B. beim Bronchial-, Schilddrüsen-, Leber-, Mamma- und Inselzell-Karzinom.
Klinik: Erkrankungsgipfel zwischen dem 30. und 40. Lebensjahr, Frauen sind viermal so häufig betroffen. Klassische Symptome sind: Mondgesicht, Striae, Stammfettsucht (Abb. 37-3), Osteoporose, Akne, Hypertonie, diabetische Stoffwechsellage, Infektanfälligkeit, Adynamie. Bei Frauen sind Hirsutismus, Amenorrhoe und andere Formen des AGS häufig, da durch das ACTH auch die Zona reticularis stimuliert wird (s. u.). Bei Männern Verlust der Libido und Potenz sowie Gynäkomastie. Bei Kindern Gewichtszunahme und Wachstumsverzögerung.
Spezielle Diagnostik: Plasmakortisol-Spiegel im Tagesprofil zur Bestimmung der Tagesrhythmik (charakteristisch ist der fehlende Abfall gegen Abend) (Normalwerte morgens 5–30 µg/100 ml [0,14–0,83 µmol/l], abends 10 µg/100 ml [0,28 µmol/l]). Im Urin Bestimmung des freien Kortisols (Normwerte 80–400 µg/die [221–276 nmol/die]) sowie der 17-Ketosteroide (Normwert über 40 mg/die [139 µmol/die]). Zur weiteren diagnostischen Abklärung dienen spezielle Tests:
Dexamethason-Hemmtest: Durch Zufuhr eines synthetischen Kortikoids *(Dexamethason)* wird im Normalfall die ACTH-Ausschüttung supprimiert, d. h. die Plasmakortisolspiegel morgens unterschreiten 5 µg/100 ml (0,14 µmol/l). Diese Suppression tritt beim adrenalen Cushing nicht auf und ist beim zentralen Cushing deutlich geringer.
Weitere Verfahren sind: Bestimmung der *17-Hydroxykortikosteroide* und der *17-Hydroxyketosteroide* im Urin über 24 Stunden, wobei beim adrenalen Cushing die 17-Hydroxyketosteroide normal oder niedrig sind. Zusätzlich Plasma-ACTH-Bestimmungen, Röntgen-Schädel zum Nachweis einer Sella-Verbreiterung und Lokalisationsdiagnostik (s. o.).
Therapie: Zentrale Cushing-Syndrome werden je nach Ätiologie unterschiedlich behandelt. Läßt sich ein Adenom im Hypophysenvorderlappen nachweisen, so wird dieser neurochirurgisch angegangen (s. Kap. 16). Bei zentralem Cushing ohne Nachweis eines umschriebenen Hypophysenadenoms ist heute die Therapie der Wahl die beidseitige totale Adrenalektomie. Die früher favorisierte subtotale Adrenalektomie war mit einer Rezidivquote von 30% behaftet. Auch ist die lebenslängliche Substitutionstherapie mit Steroiden heutzutage unproblematisch und mindert durchaus nicht die Lebensqualität.
Beim *adrenalen Cushing* besteht die Therapie in der Beseitigung des Adenoms oder Karzinoms. Hierzu wird in der Regel eine unilaterale Adrenalektomie durchgeführt und in der postoperativen Phase die atrophisierte kontralaterale Seite durch Substitutionsbehandlung entlastet.

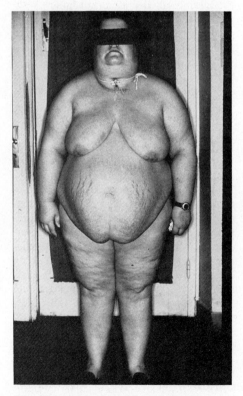

Abb. 37-3 Patientin mit Morbus Cushing.

Inoperable Nebennierenrindenkarzinome werden kombiniert zytostatisch und radiotherapeutisch angegangen. Das gleiche gilt für die paraneoplastischen *Cushing*-Syndrome, soweit der Primärtumor nicht beeinflußbar ist.

Conn-Syndrom (= *primärer Hyperaldosteronismus*)*:* Wird ausgelöst durch ein Aldosteron-produzierendes Adenom (75%) oder durch die idiopathische Nebennierenrindenhyperplasie (25%). Ursache für ca. 1% aller Hypertonieformen. Der primäre Aldosteronismus ist vom sekundären abzugrenzen, bei dem durch eine gesteigerte Renin-Angiotensinaktivität vermehrt Aldosteron produziert wird. Dies gilt besonders für Patienten mit renovaskulärem Hochdruck, Herzinsuffizienz oder maligner essentieller Hypertonie.
Klinik: Doppelt so häufig bei Frauen, Altersgipfel zwischen 30 und 50 Jahren. Die gesteigerte Natriumretention bedingt Hypernatriämie und Hypokaliämie. Kopfschmerzen, Müdigkeit, Hypertension, Muskelschwäche, Parästhesien mit intermittierenden Lähmungen. Polyurie, Polydipsie, hypokaliämische Alkalose, gelegentlich mit tetanischen Erscheinungen.
Spezielle Diagnostik: Plasmaaldosteron (Normwert 8 ng/100 ml [0,22 nmol/l] im Liegen und 20 ng/100 ml [0,55 nmol/l] in aufrechter Haltung), Plasmarenin-Aktivität. Eine Verfälschung der Werte ergibt sich durch Diuretika und orale Antikonzeptiva. Charakteristisch sind erhöhte Aldosteronwerte bei verminderten Reninwerten. Ergänzend kann der Desoxykortikosteron-(DOC-)Suppressionstest Aufschluß geben.
Therapie: Bei Adenomnachweis unilaterale Adrenalektomie. Ohne Adenomnachweis sollte bds. nur subtotal vorgegangen werden, um funktionsfähiges Gewebe zu belassen. In 70% ist die Hypertonie postoperativ reversibel, in 25% sind Antihypertensiva weiter erforderlich. Wichtig ist die präoperative Vorbereitung mit Kalium-Substitution, Natriumentzug und Verabreichung des Aldosteron-Antagonisten *Spironolacton* (Aldactone®).

Adrenogenitales Syndrom (AGS): Angeborene (Enzymdefekte) oder erworbene (NNR-Tumor) adrenale Überproduktion von Androgenen, die eine erhöhte Sekretion von 17-Ketosteroiden (= Metaboliten der Androgene) zur Folge hat.
Klinik: Bei Säuglingen gestörte Sexualentwicklung mit Pseudohermaphroditismus beim Mädchen und isosexueller verfrühter genitaler Entwicklung beim Knaben. Im späteren Alter manifestieren sich Pubertas praecox, Hirsutismus, Virilismus, maskuliner Habitus und Amenorrhoe bei Frauen. Beim Mann bleibt das AGS häufig unbemerkt.
Spezielle Diagnostik: Bestimmung der 17-Ketosteroide im 24-Stunden-Urin (Differentialdiagnose: androgenbildende Ovarialtumoren, polyzystische Ovarien). Dexamethason-Hemmtest zur Abgrenzung der erworbenen von der angeborenen Form.
Therapie: Bei Tumornachweis unilaterale Adrenalektomie. Bei den häufigeren angeborenen Formen mit Enzymdefekt konservative Behandlung unter Dauermedikation mit Kortisol bzw. bei Salzverlustsyndrom Fluorokortisol. Hierdurch wird einer Virilisierung und dem durch verfrühten Epiphysenschluß bedingten Zwergwuchs vorgebeugt.

NNR-Unterfunktion: Unterschieden werden die *primäre* (adrenale) (Morbus *Addison*) von der *sekundären* (zentralen) Insuffizienz (*Sheehan*-Syndrom).

Morbus Addison: Ausfall der NNR-Funktion durch Untergang des NNR-Gewebes im Rahmen einer Autoimmunerkrankung, einer Tuberkulose, einer hämorrhagischen Nekrose, einer Arteriitis oder eines septischen Schocks (*Waterhouse-Friderichsen*-Syndrom).
Klinik: Ausfall der Gluko- und Mineralokortikoidfunktion mit Kreislaufdysregulation. Durch vermehrte ACTH- und vor allem MSH- (Melanozyten-stimulierendes Hormon-) Freisetzung kommt es zu einer Dunkelpigmentierung der Haut („*Bronzehaut*"). Weitere Symptome sind Adynamie, Hypotonie, Hypovolämie, Hypothermie, Hyponatriämie, Hypoglykämie.
Therapie: Medikamentöse Substitution der NNR-Funktion durch Gluko- und Mineralokortikoide.

Sheehan-Syndrom: Geburtsbedingte ischämische Hypophyseninsuffizienz mit Ausfall der hypophysären Steuerung. Im Rahmen des Panhypopituitarismus entsteht auch eine Nebennierenrindeninsuffizienz *(„weißer Addison")*. Die Therapie ist symptomatisch und besteht in der Hormonsubstitution.

Phäochromozytom: Tumoren des chromaffinen Gewebes liegen zu 80% im Nebennierenmark, zu 20% in den lumbalen oder thorakalen Sympathikusparaganglien. Hierdurch kommt es zu paroxysmaler oder kontinuierlicher Ausschüttung erhöhter Katecholaminmengen. Doppelseitige Phäochromozytome finden sich in 5–10%, bei Kindern in 25%. Phäochromozytome sind gleichhäufig Ursache einer Hypertonie wie das *Conn*-Syndrom, d. h. in 1%. Überwiegend (80–90%) liegen gutartige Tumoren vor.
Ein MEN II-Syndrom (C-Zell-Karzinom der Schilddrüse, evtl. bilaterales Phäochromozytom, Nebenschilddrüsenhyperplasie) muß ausgeschlossen werden (Tumormarker, Calcitonin). Darüber hinaus tritt das Phäochromozytom auch im Rahmen des MEN I-Syndroms auf (HPT), Zollinger-Ellison-Syndrom, Insulinom mit Hyperinsulinismus, Verner-Morrison-Syndrom (VIP), Glukagonom, Somatostatinom, Hypophysenadenome (s. Kap. 36-6).

Bilaterales Phäochromozytom: MEN II-Syndrom? (Calcitonin?)

Klinik: Paroxysmale (anfallsartige) oder permanente Tachykardie, Hypertonie mit Schweißausbruch, Kopfschmerz, Unruhe, Herzklopfen, Herzrhythmusstörungen, Blässe, Sehstörungen, Übelkeit, Erbrechen sowie Atemnot. Durch lipolytische und glykogenolytische Wirkung des Adrenalins erhöhte Fett- und Blutzuckerwerte.
Spezielle Diagnostik: Bestimmung der Katecholaminausschüttung im 24-Stunden-Urin unter Einbeziehung von Adrenalin, Nor-Adrenalin, Methyladrenalin, Methyl-Nor-Adrenalin sowie Vanillinmandelsäure (VMS). Eindeutige Erhöhung ist für ein

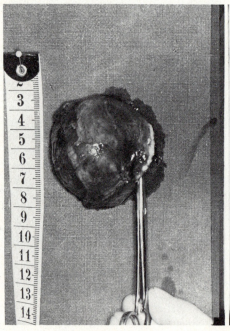
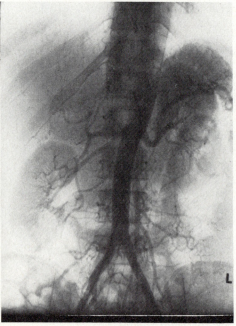

Abb. 37-4 Phäochromozytom (rechte NN):
a) Operationspräparat
b) präoperativer angiographischer Befund über dem rechten Nebennierenpol

Phäochromozytom praktisch beweisend. Blutzuckerprofile, Provokationsteste (Thyramin, Histamin oder Glukagon) wenig verläßlich. Gleiches gilt für Lyse-Teste (Regitin®). Lokalisationsdiagnostik s. u. Ca. 80% der Phäochromozytome sind in der rechten *oder* linken Nebenniere lokalisiert. Zusätzlich bei Verdacht auf extraadrenale Phäochromozytome etagenweise Katheterisierung der V. cava mit Blutbestimmungen.

Therapie: Bei Diagnosesicherung eindeutige Operationsindikation. Beim Vorliegen eines MEN II-Syndroms hat die Adrenalektomie zeitlich Vorrang wegen der bekannten Risiken. Postoperativ muß ein Verdacht auf das Vorliegen eines C-Zellkarzinoms erneut bestätigt werden, da eine Calcitoninerhöhung auch durch das Phäochromozytom verursacht sein kann. Ein Phäochromozytom im Rahmen eines MEN II-Syndroms tritt sehr häufig bilateral auf; deshalb: Inspektion beider Seiten notwendig. Therapie: Bilaterale Adrenalektomie und Belassung eines kleinen NN-Restes, um eine Substitutionsabhängigkeit zu vermeiden. Nach Vorbereitung mit *Phenoxybenzamin* (Dibenzyran®) = Alpha-Rezeptorenblocker und/oder *Propranolol* (Dociton®) = Beta-Rezeptorenblocker Exstirpation der betroffenen Nebenniere oder des Paraganglions. Cave: Manipulation bei der Operation, Einstellung auf rapiden Blutdruckabfall nach Abklemmen der Nebennierenvenen seitens der Anästhesie (Applikation pressorischer Substanzen).

Prognose: In 90% Rückgang der Hypertonie, bei Therapieversagern Ausschluß weiterer Adenome und ggf. Reoperation erforderlich.

Mehrere Jahre nach einem C-Zellkarzinom kann sich ein Phäochromozytom im Rahmen eines MEN II-Syndroms entwickeln.

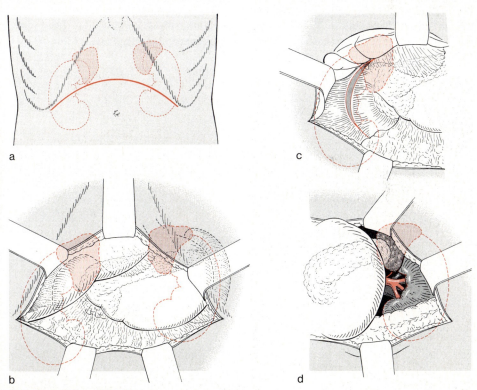

Abb. 37-5 Adrenalektomie:
a) Schnittführung
b) intraoperativer Situs
c) Freilegung der rechten Nebenniere nach Mobilisation des Duodenums (*Kocher*)
d) Freilegung der linken Nebenniere nach Mobilisation der Milz und des Pankreasschwanzes

Phäochromozytom: Cave intraoperative Manipulation!

Nicht-hormonproduzierende Nebennierentumoren: Derartige Tumoren können vom Mark und von der Rinde ausgehen. NNM-Tumoren treten vor allem im Kindesalter als Neuroblastome oder Sympathoblastome auf (s. Kap. 51). Da sie sich weitgehend asymptomatisch im Retroperitoneum entwickeln, werden sie häufig erst dann erkannt, wenn sie durch Verdrängung benachbarter Organe Beschwerden bereiten. Die Therapie besteht in der radikalen Entfernung. Bei Metastasierung: ergänzende Strahlen- und Chemotherapie.

Tumoren der Nebennierenrinde können ebenfalls ohne Hormonaktivität einhergehen und sowohl gut- als auch bösartig sein. Gelegentlich gibt erst die Metastasierung einen Hinweis auf das Vorliegen eines malignen Tumors. Insgesamt sind hormoninaktive Tumoren der NNR eine extreme Seltenheit.

37.3 Operationsverfahren

Zugang: Transabdominaler Oberbauchquerschnitt oder seltener Medianschnitt, bei eindeutig unilateraler Lokalisation lumbaler Flankenschnitt (bei Notwendigkeit zur Revision der anderen Seite immer abdomineller Zugang).

Tumorfreilegung: Darstellung der rechten Nebenniere nach Mobilisation des Duodenums nach medial *(Kocher).* Links Mobilisation von Milz, Pankreasschwanz und linker Kolonflexur nach medial (Abb. 37-5 a–d).

Adrenalektomie: Anklemmung und Durchtrennung zuerst der Venen (Unterbindung des Hormonabstroms), dann der Arterien (Unterbindung der Gefäßversorgung mit Ligaturen oder Metallclips), vorsichtige Manipulation des Tumors wegen der Gefahr der Hormonfreisetzung. Bei Metastasen sorgfältige Mitentfernung.

Prognose: OP-Letalität unter 10%, Langzeitprognose unter suffizienter Substitution gut.

38 Retroperitoneum (GK 3: 32.9)

Anatomie

Der Retroperitonealraum wird kranial durch das Zwerchfell, kaudal durch die Linea terminalis des kleinen Beckens, ventral durch das dorsale Blatt des Peritoneums und nach dorsal durch Rückenmuskulatur und knöchernes Becken begrenzt. Kontakt zu intraabdominellen Organen besteht durch freie Kommunikation in der Mesenterialwurzel sowie in den Anheftungsstellen von Pankreas, Leber, Duodenum und Colon ascendens und descendens.

Die wichtigsten Organe des Retroperitonealraums sind Niere, Harnleiter und Blase (s. Enke, Reihe zur AO[Ä], „Urologie"), das Rektum (s. Kap. 26), die Nebennieren (s. Kap. 36), die weiblichen Genitalorgane (s. Enke, Reihe zur AO[Ä], „Gynäkologie"), die großen Gefäße des Bauchraums (s. Kap. 39) sowie die sekundär retroperitonealen Organanteile von Pankreas, Duodenum, Leber, Colon ascendens und descendens. Auf die jeweiligen organspezifischen Erkrankungen der einzelnen Organe wird an entsprechender Stelle eingegangen. Darüber hinaus kann das Retroperitoneum Ausgangspunkt nicht-organgebundener Erkrankungen sein, die entweder sekundär sich dem Retroperitoneum mitteilen (Abszeß bei Divertikulitis, Appendizitis, Ileitis terminalis, Tumoreinbruch bei Dickdarm- oder Pankreaskarzinom) oder primär im Retroperitoneum (z. B. Tumor, Aortenaneurysma u. ä. m.) entstehen. Nur von den nicht-organgebundenen Erkrankungen sei im folgenden die Rede.

Diagnostik

Abdomenübersicht (Tumorschatten, Verkalkungen, Psoasschatten verlagert oder unscharf), i.v.-Urographie in zwei Ebenen (Ureter als diagnostische Leitschiene, Verlagerung bei Tumoren).

Ureter = Diagnostische „Wetterfahne" des Retroperitoneums

Weitere Verfahren sind die Aortographie (Aneurysma?), vor allem aber Sonographie, Computertomographie, NMR und spezielle Organdiagnostik.

Sonographie: Fenster zum Retroperitoneum

Retroperitoneale Blutung

Traumen (Wirbel-, Beckenfrakturen, u. ä. m.), Gefäßerkrankungen (Aneurysmaruptur, Panarteriitis nodosa), Tumoreinblutungen, Verletzungen des Urogenitaltrakts und Antikoagulantienblutungen können zum retroperitonealen Hämatom führen.

Klinik: Häufig symptomarm, gelegentlich Flankendämpfung, Schulterschmerz, paralytischer Ileus, selten hämorrhagischer Schock. Primär retroperitoneale Hämatome können durch Ruptur des dorsalen parietalen Peritoneums zur intraperitonealen Blutung führen und bei der Lavage eine intraperitoneale Blutungsquelle vortäuschen.

Retroperitoneale Blutungen können sekundär als intraperitoneale Blutungen imponieren

Therapie: Operation bei nachgewiesener Verletzung des Urogenitaltraktes oder der großen Gefäße, sonst konservativ: Blutersatz, frühe Darmstimulation (Ubretid®, Prostigmin®, Bepanthen®), Substitution der Gerinnungsfaktoren.

Bei persistierenden Blutungen Versuch der angiographischen Embolisation mit Fibrinpartikeln. Falls dies mißlingt, operative Revision durch Laparotomie. Hierbei örtliche Blutstillung durch Umstechungen, Koagulation oder Tamponade mittels Jodoformgaze-Streifen. In verzweifelten Fällen kann bei Beckenfrakturen ggf. die Ligatur beider Aa. iliacae internae erforderlich sein.

Bei operativer Revision eines Bauchtraumas entdecktes retroperitoneales Hämatom: Keine Eröffnung oder Hämatomausräumung. Blutstillung erfolgt in der Regel durch spontane Tamponade. Ein chirurgischer Versuch der Blutstillung ist wegen der unzähligen kleineren Gefäßäste im lockeren Fettbindegewebe des Retroperitoneums häufig frustran. Falls doch Eröffnung erfolgt oder schon bestand: Tamponade mit Jodoformgaze-Streifen. Ausnahmen stellen die Fälle mit Verdacht auf Verletzung retroperitonealer Organe (Niere, Pankreas etc.) oder Gefäße dar. Hier ist eine Revision obligat. Ansonsten gilt:

Hände weg vom retroperitonealen Hämatom!

Entzündungen

Infektionen in der Nachbarschaft können zu retroperitonealen Abszessen führen (Morbus Crohn, Pyelonephritis, tuberkulöser Senkungsabszeß, retrozökale Appendicitis perforata u. ä. m.).
Klinik: Septische Temperaturen, Leukozytose, bei Psoasirritation im Hüftgelenk gebeugtes Bein, Flankenschmerz. Gelegentliches Erstsymptom: Schwellung in der Leiste an der Lacuna musculorum durch Senkungsabszeß, der im Verlauf des M. psoas retroperitoneal abgesackt ist.
Therapie: Eröffnung, Spülung, Drainage, bakteriologische Kultur und Resistenzbestimmung, Antibiotika nach Testung.
Komplikationen: Perforation in Bauch- oder Thoraxraum. Gefäßarrosionen.

Zysten

Meist gutartige Hohlraumbildung im Retroperitoneum, von Traumen mit Einblutungen, Pankreatitis und paranephritischen Affektionen ausgehend.
Klinik: Unspezifisch, Kompression der Ureteren.
Therapie: Eröffnung. Drainage.

Retroperitoneale Fibrose
(Abb. 38-1)

Unterschieden werden die primäre oder idiopathische Form (*Ormond*-Erkrankung) von den sekundären symptomatischen Formen (*Ormond*-Syndrom). Sekundäre Fibrosen entstehen durch übergreifende Entzündungen, als Strahlenfolge oder durch Narbenbildung (z. B. nach Rektumamputation). Die primäre *Ormond*-Erkrankung wird als Autoimmunprozeß in Analogie zu den Kollagenosen eingestuft. Die Ätiologie ist nicht gesichert.

Beide Formen der retroperitonealen Fibrose führen zu einer bindegewebigen Induration des Retroperitoneums im Bereich der *Gerota*-Faszie mit ausgesprochener Neigung zur Hyalinisierung. Die Entwicklung erfolgt von kaudal nach kranial in der Mittellinie, meist symmetrisch mit langsamer Ummauerung der großen Gefäße, Fesselung der Ureteren bis hin zum Nierenstiel.
Klinik: Männer doppelt so häufig betroffen, mittleres Lebensalter. Beschwerden uncharakteristisch, gelegentlich Kreuz- oder Flankenschmerz, frühzeitige Einschränkung der Nierenfunktion bis hin zur kompletten Urämie durch Abflußbehinderung. In Spätstadien durch Gefäßeinmauerung Beinödeme durch venöse Abflußstörungen.

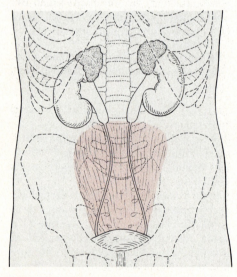

Abb. 38-1 Schematische Darstellung der retroperitonealen Fibrose mit Ummauerung beider Ureteren.

Therapie: Da die symptomatische Form möglicherweise auch durch Medikamente wie Serotonin-Antagonisten *(Methysergid)*, Antibiotika, Antiphlogistika oder *Kortison* verursacht werden kann, sind diese Mittel sofort abzusetzen.
Bei fortschreitender Erkrankung frühzeitige, falls erforderlich, bilaterale, transperitoneale Ureterolyse mit intraperitonealer Verlagerung der Harnleiter.
Prognose: Letalität 15–20%, nach Ureterolyse günstigere Langzeitprognose.

Tumoren (Abb. 38-2)

Primär: Selten. Matrix sind alle Gewebsstrukturen des Retroperitoneums wie Fett-, Muskel-, Binde-, Lymph- oder Nervengewebe. Auch versprengte Embryonalreste können Ausgangspunkt sein. 60% sind maligne; zu unterscheiden sind Lipo-, Fibro-, Leiomyo-, Lympho- und Rhabdomyosarkome. Haupterkrankungsalter ist das 5. bis 6. Dezennium.

Benigne primär retroperitoneale Tumoren sind Lipome, Fibrome, Leiomyome, Lymphome und Angiome, sie haben eine starke Tendenz zur sekundären Malignisierung.

In enger Nachbarschaft zu den primär retroperitonealen Tumoren stehen die von Paraganglien ausgehenden Neuroblastome des Kindesalters (s. Kap. 52).

Sekundär: Metastasen oder Einbrüche primär außerhalb des Retroperitoneums gelegener Neoplasmen.

Klinik: Häufigstes Erstsymptom ist der palpable Tumor (75%). Bauchschmerz, Appetitlosigkeit, Gewichtsverlust, Flankenschmerz. Extrarenales Nierenversagen, Ileus und Nervenirritationen sind weitere mögliche Symptome (Tab. 38-1).

Tab. 38-1 Symptomatik der retroperitonealen Tumoren

palpabler Tumor	75 %
Bauchschmerz	58 %
Appetitlosigkeit	53 %
Gewichtsverlust	50 %
Obstipation	48 %
Flankenschmerz	45 %
Fieber	20 %
neurol. Ausfälle	20 %
schmerzh. Nierenlager	20 %
Miktionsbeschwerden	12 %
Kreuzschmerzen	8 %

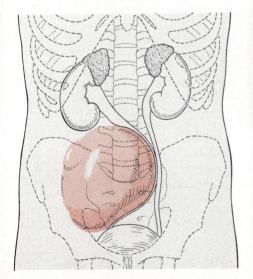

Abb. 38-2 Schematische Darstellung eines retroperitonealen Tumors mit Verlagerung der Ureteren (Röntgenbild Abb. 38-4).

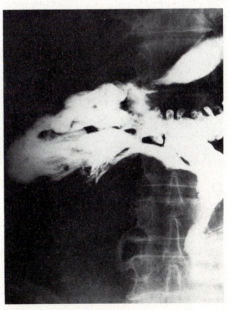

Abb. 38-3 KKE und Magen-Darm-Passage bei rechtsseitigem retroperitonealem Tumor mit Ventral- und Medialverlagerung des Intestinums.

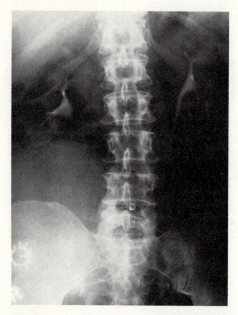

Abb. 38-4 I.v.-Urographie bei retroperitonealem Tumor mit Tumorschatten über dem rechten Mittel- bis Unterbauch und Verlagerung des rechten Ureters über die Mittellinie.

Diagnostik: Übliche Maßnahmen der retroperitonealen Diagnostik (s. o.). Am wichtigsten ist, bei unklaren Abdominalschmerzen überhaupt daran zu denken (Abb. 38-3; 38-4; 38-5).

Im Zeitalter von Sonographie, CT und NMR darf der „tastbare Tumor" nicht länger der erste Indikator eines retroperitonealen Prozesses sein!

Therapie: Bei primären Tumoren absolute Operationsindikation durch transabdominalen Zugang. Radikale Entfernung unter Einbeziehung der Pseudokapsel auch bei gutartigen Tumoren (Rezidive und Malignisierung gehen von den Kapselresten aus!). Bei sekundären Absiedlungen oder nicht radikal resektablen primären Formen Tumorverkleinerung und adjuvante Radio- und Chemotherapie (Cyvadic-Schema*).

Prognose: 30–40% 5-Jahres-Heilung, Rezidivgefahr, Malignisierung benigner Formen noch nach Jahren möglich.

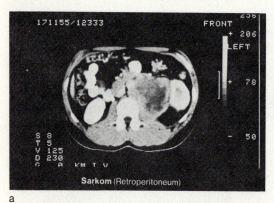

a

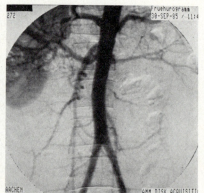

b

Abb. 38-5 Retroperitoneales Sarkom (links):
a) CT mit linksseitigem Befund
b) Angiographie, Verdrängung der Aorta abdominalis nach rechts

---

*) Cyvadic = Abk. für Viererkombination Cyclophosphamid + Vincristin + Adriamycin + DTIC.

39 Hernien (GK 3: 31.1.1; GK 4: 3.25)

39.1.1 Definitionen

ABDOMINELLE HERNIEN (= Brüche) sind Vorwölbungen von Baucheingeweiden in abnorme Peritonealaussackungen *(Bruchsäcke)*. Diese Bauchfellausstülpungen werden ermöglicht durch Lücken *(= Bruchpforte)* der Bauchdecken, des Beckenbodens, des Zwerchfells (s. Kap. 23) oder der Rückenmuskulatur. Die Bruchpforten können *angeboren* (kongenital) oder *erworben* sein.
Im Gegensatz hierzu steht der PROLAPS (= Vorfall) von Baucheingeweiden durch Peritoneallücken, z. B. nach offenen Verletzungen oder Operationen (Platzbauch). Hierbei sind im Gegensatz zur Hernie die vorfallenden Baucheingeweide nicht vom Peritoneum bedeckt.
Als GLEITHERNIE wird eine Hernierung von Eingeweiden bezeichnet, bei der das vorgefallene Organ Bestandteil der Bruchsackwand ist (Abb. 39-1b). Dies bedeutet, daß immer Eingeweide betroffen sind, die nur auf einer Seite von viszeralem Peritoneum überzogen sind (Colon ascendens, Zökum, Colon descendens u. a.). Bei enger Nachbarschaft zur Bruchlücke kann durch Lösung der retroperitonealen Fixierung das entsprechende Organ durch die Bruchlücke gleiten.

SYMPTOMATISCHE HERNIEN treten aufgrund einer generalisierten Bauchfellerkrankung (Aszites, Peritonealkarzinose u. a.) gelegentlich als Erstsymptom auf. Sie sind überwiegend Ausdruck intraabdomineller pathologischer Drucksteigerung.

ÄUSSERE HERNIEN sind Vorstülpungen durch die Bauchwand (Leistenhernie, Schenkelhernie, Narbenhernie etc.) (Abb. 39-1a) nach außen.

INNERE HERNIEN sind Brüche innerhalb des Bauchraums, ohne äußerlich in Erscheinung zu treten (Ileozökalhernie, *Treitz*-Hernie etc.).

ANGEBORENE HERNIEN: Hernierung durch kongenital präformierten Bruchsack (offener Processus vaginalis peritonei, Zwerchfellhernie, Nabelhernie etc.).

ERWORBENE HERNIEN: Häufigste Bruchform. Hernierung durch erworbene muskelschwache Lücken (Schenkelhernie, direkte Leistenhernie, Narbenhernien etc.).

DARMWANDHERNIE *(Richter-Littré)*: Hernierung und meist Einklemmung von Anteilen der Darmwand (Abb. 39-1c).

BRUCHZUFALL: Komplikationen des Her-

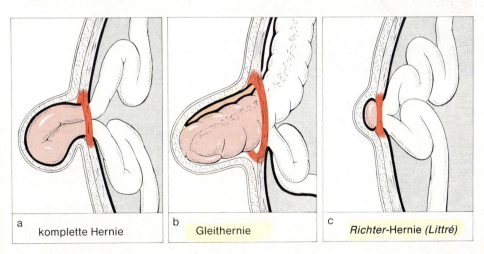

a komplette Hernie b Gleithernie c *Richter*-Hernie *(Littré)*

Abb. 39-1 Hernientypen

nienleidens, Einklemmung, Entzündung s. u.

39.1.2 Ätiologie

Gemeinsame Ursache aller abdominellen Bruchformen ist der erhöhte intraabdominelle Druck. Während angeborene Hernien durch präformierte Bruchlücken bei unvollständigem Verschluß der Bauchwand vortreten, sind erworbene Hernien auf einen Verlust der Bauchwandfestigkeit zurückzuführen. Diese können entlang des Durchtrittes größerer Blutgefäße *(Schenkelhernie)*, des Samenstranges *(erworbene Leistenhernie)* oder an anderen Stellen auftreten. Erworbene Hernien sind auch infolge unvollständiger Narbenbildung *(Narbenbruch)* möglich. Begünstigende Faktoren der erworbenen Hernien sind intraabdominelle Druckerhöhung beim Pressen (Blasmusiker, Emphysem u. ä. m.), Schwangerschaft, intraabdominelle Tumoren, chronische Emphysembronchitis, Aszites, chronische Obstipation, Miktionsbeschwerden bei Prostatahypertrophie und Adipositas. Verletzungen sind als Ursache eine Rarität und nur bei schwerer Gewalteinwirkung mit starker Schädigung der Bauchwand (Quetschung, Überrolltrauma) ätiologisch, z. B. im Rahmen einer Begutachtung zu akzeptieren.

Häufigkeit: Allgemeine Inzidenz bei 2–4%, davon 95% äußere, 5% innere Hernien. 3 von 4 Hernien sind Leistenhernien (75%), davon ca. ⅓ direkte, ⅔ indirekte Formen. 10% sind Narbenhernien und je 5–7% Nabel-, Schenkelhernien und seltene Formen. 90% der Leistenhernien treten beim Mann auf, ca. 75% der Schenkelhernien bei der Frau. Aber auch bei der Frau ist die Leistenhernie 2–3mal so häufig wie die Schenkelhernie.

39.1.3 Diagnostik

Klinische Untersuchung: Inspektion, Palpation, Auskultation sowie Diaphanoskopie (Durchleuchten mit starker Lichtquelle, z. B. Kaltlicht zur Differentialdiagnose: Skrotalhernie = sichtbare Bruchsackbestandteile oder Hydrozele = klare Diaphanoskopie).

Gegenstand der klinischen Untersuchung ist es, die Bruchpforten und ggf. den Bruchkanal auszutasten sowie den Bruchsackinhalt zu palpieren. Bei inspektorisch unauffälligem Befund muß der palpierende Finger (Zeigefinger für Erwachsene, Kleinfinger für Kinder) die häufigsten Bruchpforten (innerer und äußerer Leistenring, Schenkelbruchpforte) systematisch untersuchen. Zusätzlich wird der Leistenkanal durch Einstülpung der Skrotal- bzw. Leistenhaut ausgetastet (Abb. 39-2a). Bei Bauchpresse (Husten oder Pressen) kann durch intraab-

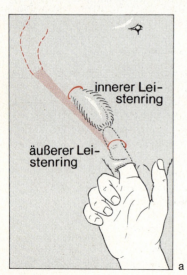
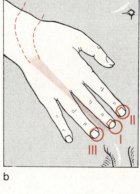

Abb. 39-2 Diagnostik des Leistenbruchs:
a) digitale Palpation der Bruchpforten
b) Drei-Finger-Regel zur Markierung der Bruchpforten
  I. indirekter Leistenbruch
  II. direkter Leistenbruch
  III. Schenkelbruch

dominelle Druckerhöhung eine kleine Hernie besser tastbar sein. Grundsätzlich müssen beide Seiten untersucht werden, da doppelseitige Befunde in 20–30% auftreten. Die Bruchpforten von direkten und indirekten Leistenhernien oder von Schenkelhernien sind durch den 3-Finger-Test (Abb. 39-2b) zu finden.

Leisten- oder Schenkelhernie: Auch die Gegenseite untersuchen!

Zur Beurteilung des Bruches ist die Konsistenz des Bruchinhalts (Dünndarm? Netz?), die Ausstreifbarkeit der Darmschlingen sowie deren Reponibilität heranzuziehen. Bei frischen, nicht inkarzerierten Hernien ist der Inhalt reponibel; Bruchpforte, Bruchsack und Bruchinhalt lassen sich eindeutig austasten. Ältere Hernien können durch Verwachsungen, Netzadhäsionen, chronifizierte Riesenhernien („der Bruch hat sein Heimatrecht im Bauchraum verloren") irreponibel sein. Gleichfalls kann bei Gleitbrüchen eine Irreponibilität vorliegen. Hier sind entsprechende anamnestische Angaben des Patienten wichtig (Repositionsversuche, Bruchband etc.). Klinisch am wichtigsten ist die Irreponibilität bei Inkarzeration (s. u.) der Hernie. Spontane Schmerzhaftigkeit, prall elastischer Tumor und lokaler Druckschmerz weisen hierauf hin (s. u.).
Röntgen: Abdomenübersicht (Dünndarmschlingen im Bruchsack?), Magen-Darm-Passage, Kolon-Kontrasteinlauf fakultativ.
Sonographie (s. Kap. 12): Nachweis von Bruchlücke und -inhalt.

Hernie: Kein Verfahren kann die klinische Untersuchung ersetzen!

39.1.4 Komplikationen

Inkarzeration: Die Einklemmung (= Inkarzeration) des Bruchinhalts in der Bruchpforte ist die häufigste Komplikation des Bruchleidens (Abb. 39-3a). Sie kann partiell oder komplett sein. Während die komplette Inkarzeration zum Passagestop mit nachfolgender Darmwandnekrose führt, kann die inkomplette Wandinkarzeration bei der *Richter*-Hernie ohne Passagestop symptom-

arm verlaufen. Erst die spätere Wandperforation mit Peritonitis weist auf sie hin. Eine Sonderform der Inkarzeration ist die *elastische Einklemmung* (incarceratio elastica) bei elastischem Bruchring (Abb. 39-3b). Hier kann durch die Peristaltik Darminhalt in den Bruchsack vorgetrieben werden, um beim Nachlassen der Bauchpresse durch elastische Einengung des Bruchringes dort gefangen zu sein.
Eine andere Form ist die sog. *Koteinklemmung* (incarceratio stercoracea), bei der durch zunehmenden Darminhalt eine Inkarzeration der Schlinge im anfänglich ausreichend weiten Bruchring resultiert. Meist treffen elastische und kotige Einklemmung zusammen.
Klinik: Starke Schmerzhaftigkeit der Bruchgeschwulst, tastbarer, prall elastischer Tumor, lokale Umgebungsirritation, kaum tastbarer Bruchring, Irreponibilität, Größenzunahme, kolikartige Schmerzen, Stuhl- und Windverhaltung, Stenoseperistaltik, Übelkeit, Erbrechen, Ileus, später Darmperforation und Peritonitis. Schocksymptomatik durch Strangulation der Gefäße und Nerven der Darmwand und des Mesenteriums.
Therapie: Versuch der manuellen Reposition (= Taxis) in Analgesie und Relaxation (s. u.). Bei erfolgloser Taxis Notfalloperation (s. u.), bei erfolgreicher Reposition Elektivoperation in den folgenden Tagen.

Über einem eingeklemmten Bruch darf die Sonne weder auf- noch untergehen!

Netzeinklemmung

Vorgefallene Teile des Omentum majus können im Bruchring inkarzerieren.
Klinik: Häufig druckschmerzhafte, nicht reponible Bruchgeschwulst bei geringerer Beeinträchtigung des Allgemeinzustands ohne Übelkeit, Erbrechen oder Ileus (keine Darmschlingen!). Erst bei Netznekrose sekundärer paralytischer Ileus.
Therapie: Operative Revision mit aufgeschobener Dringlichkeit.

Retrograde Inkarzeration

Durch mehrfache Abknickung des im Bruchsack vorgefallenen Dünndarms kann

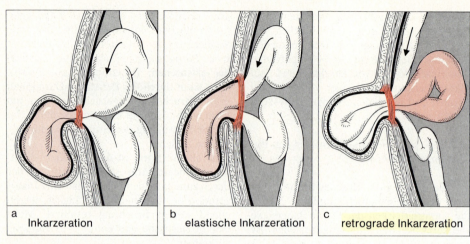

Abb. 39-3a–c Formen der Hernieninkarzeration.

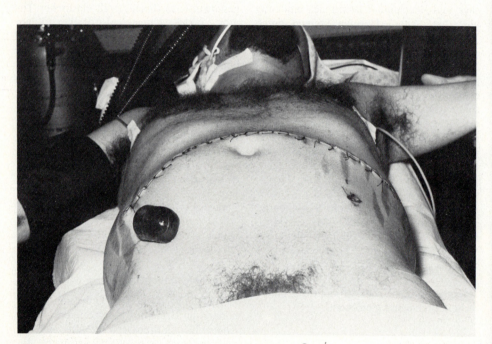

Abb. 39-3d Darmschlingen-Inkarzeration im Drainkanal. Prolaps

eine intraabdominell gelegene Schlinge inkarzeriert sein, ohne daß die im Bruchsack vorgefallenen Darmanteile die Symptome der Einklemmung erkennen lassen. Auf diese Weise kann bei äußerer Symptomarmut eine intraabdominelle Darmperforation auftreten (Abb. 39-3c).
Nach Operationen kann selten auch eine Darmschlingeninkarzeration bei Prolaps (nicht Hernie!) im Drainkanal vorkommen (Abb. 39-3d).

Klinik: Bei wenig auffälliger Bruchgeschwulst Stuhl- und Windverhaltung, Meteorismus, Stenoseperistaltik, zunehmende Ileussymptome, später Peritonitis und Schock.

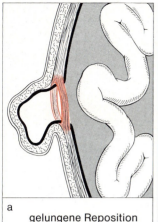 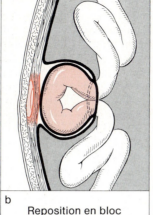 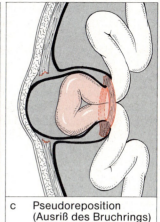

a gelungene Reposition   b Reposition en bloc   c Pseudoreposition (Ausriß des Bruchrings)

Abb. 39-4 Formen der Reposition bei Brucheinklemmung:
a) erfolgreiche Reposition
b) Reposition en bloc
c) Pseudoreposition mit Ausriß des Bruchrings

Therapie: Bei Verdacht Laparotomie, Revision, bei Wandnekrose Dünndarmresektion, Bruchpfortenverschluß.

Reposition en bloc (Abb. 39-4)

Durch unsachgemäße, forcierte Taxis (s. u.) Reposition der Bruchgeschwulst in die präperitoneale Bauchfelltasche. Die Einklemmung ist hierbei nur scheinbar behoben, die fortbestehende Fesselung der Darmschlinge im Bruchring führt zur Persistenz der Inkarzerationssymptome mit lokaler Schmerzhaftigkeit, Ileus und nachfolgender Darmwandnekrose. Gleiches gilt für die zu forcierte Reposition mit Ausriß des Bruchringes *(Pseudoreposition)*.
Therapie: Revision, Beseitigung der Inkarzeration, ggf. Darmresektion, Bruchpfortenverschluß.

Pseudoeinklemmung

Im Rahmen einer seit längerem bestehenden Hernie mit lokaler Irreponibilität kann auf der Basis einer anderen intraabdominellen Erkrankung (Ulkusperforation, Appendizitis, Pankreatitis, Cholezystitis, Adnexitis) das Bild einer Inkarzeration vorgetäuscht werden. Begünstigend hierfür wirkt die Erhöhung des intraabdominellen Druckes durch die entzündlichen Veränderungen.

Bruchentzündung

Eitrige Veränderungen des Bauchraums (Appendicitis acuta, Peritonitis, verjauchende Metastasen) und Reizzustände des Bruchinhalts (rezidivierende Inkarzeration, forcierte Taxis) können zu entzündlichen Reaktionen im Bruchsack führen.
Klinik: Schwellung, Rötung, Überwärmung, Schmerzhaftigkeit mit eitriger Fluktuation, Gefahr der Spontanperforation.
Therapie: Inzision, Spülung, Drainage, ggf. sekundäre Versorgung der Bruchlücke. Appendektomie nur bei akuter Appendizitis.

39.1.5 Hernienreposition

a) **Manuell (= Taxis):** Bei jeder frischen Inkarzeration sollte ein Versuch der Reposition der Bruchgeschwulst unternommen werden. Sie sollte allerdings nur in den ersten Stunden der Inkarzeration erfolgen, da sonst Gefahr der Darmperforation, der Reposition von gangränösem Darm und der Reposition en bloc besteht. Sie muß unter Kenntnis der anatomischen Gegebenheiten gefühlvoll geschehen. Voraussetzung ist die Entspannung des Patienten durch Analgetika, Spasmolytika oder Lokalanästhetika. Vorher sollen die Blase und, soweit möglich, der Darm entleert werden. Vorteilhaft ist es, die Taxis bei entspannten Bauchdecken (angezogene Knie) oder ggf. im warmen Wasser (Badewanne) vorzunehmen. Prinzipiell sollte man zuerst versuchen, den Darminhalt durch die Bruchlücke mit massierenden Bewegungen auszumelken und sodann den Darm zu reponieren. Das Vorgehen ist bimanuell mit Richtung auf den Bruchring, wobei eine Hand trichterförmig den Bruchhals, die andere komprimierend, drückend und massierend den Bruchsack umfaßt (Abb. 39-5). Nach erfolgreicher Reposition wird die Bruchlücke in den folgenden Tagen operativ verschlossen. Bis dahin ist der Patient stationär zu überwachen. Mögliche Spätfolgen der Reposition sind sekundäre Stenose, Geschwüre und Narbenschrumpfung am Blinddarm.

Nach Reposition: Operation der Hernie während des gleichen Klinikaufenthalts

b) *Operativ:* Eine nicht reponible inkarzerierte Hernie muß sofort operiert werden. Die Taktik besteht in der operativen Freilegung der Bruchgeschwulst, bevor diese durch den Bruchring zurückgleiten kann. Nur hierdurch ist die Beurteilung der Vitalität des eingeklemmten Bruchinhalts möglich. Erst dann sollte die Bruchlücke gekerbt werden, so daß die Inkarzeration aufgehoben ist. In der Regel erholt sich der inkarzerierte Darm rasch, die anfänglich blau-livide Verfärbung weicht in Minuten einer guten Durchblutung. In Einzelfällen ist der Darm aber bereits so geschädigt, daß er reseziert werden muß. Kriterien hierfür sind: Persistenz der lividen Verfärbung, nichtspiegelnde Serosa, fehlende Gefäßpulsation und trübes Bruchwasser.

Im Zweifelsfall kann durch heiße Kochsalzlösung und Applikation von Lokalanästhetika eine Verbesserung der Durchblutung erreicht werden. Gelingt dieses nicht, so ist die Resektion unvermeidlich. Sie kann bei ausreichendem Allgemeinzustand *einzeitig*, d. h. in gleicher Sitzung, nur bei sehr schlechtem Allgemeinzustand *zweizeitig* mit Vorlagerung des Darms und späterer Reanastomosierung vorgenommen werden.

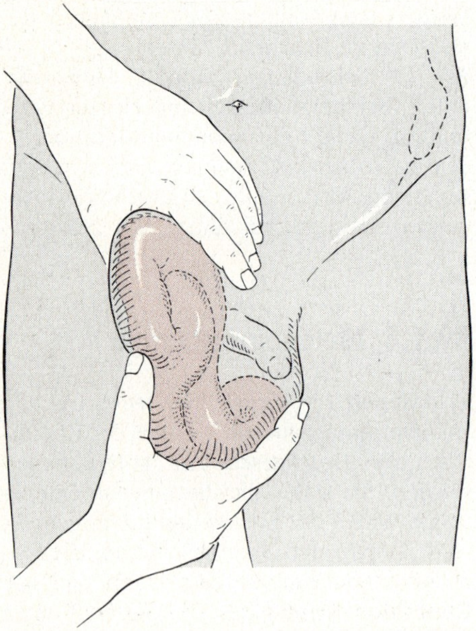

39.2 Spezielle Hernien

Hernia inguinalis (Leistenbruch)

Häufigste Bruchform (ca. 75%), in 90% Männer betreffend. Unterschieden werden in Abhängigkeit von der Lokalisation der Bruchpforte der *direkte* (mediale) und der *indirekte* (laterale) Bruch. Laterale Brüche werden als *indirekte* bezeichnet, weil sie nicht den kürzesten Weg durch die Bauchwand wählen, sondern vom Eintritt im inneren Leistenring (lateral) dem Leistenkanal folgend am äußeren Leistenring (medial) in Erscheinung treten. Der *direkte* Leistenbruch tritt durch die Fossa inguinalis medialis medial der epigastrischen Gefäße auf dem direkten Weg durch die Bauchdecke und erscheint hier am äußeren Leistenring. Während der mediale praktisch immer erworben ist, kann der laterale erworben (Bindegewebsschwäche) oder angeboren (s. kindliche Hernie in Kap. 52.4) sein.
Diagnose: Inspektion, Palpation, ggf. Diaphanoskopie.

Abb. 39-5 Manuelle Reposition eines Leistenbruchs: Während die linke Hand trichterförmig den Eintritt in die Bruchlücke schient, fördert die rechte Hand durch melkende Bewegung die Entlastung und Reposition der Darmschlingen.

39 Hernien | 613

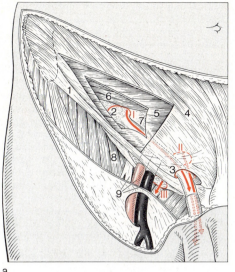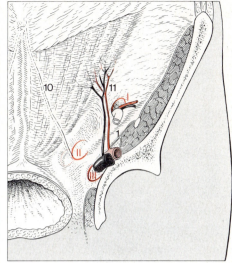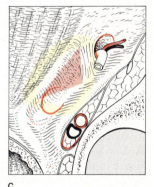

Abb. 39-6 Anatomie der Leistenregion:
a) Ventralansicht mit Darstellung der Bruchlücken
b) Ansicht von abdominal her mit Darstellung der abdominellen Bruchlücken

1 Leistenband	8 Lacuna vasorum
2 innerer Leistenring	9 N.A.V. femorales
3 äußerer Leistenring	10 Plica umbilicalis medialis
4 M. obl. externus	11 Vasa epigastrica
5 M. obl. internus	I indirekte Hernie
6 M. transversus	II direkte Hernie
7 Fascia transversalis	III Schenkelhernie

c) *Hesselbach*-Dreieck als Locus minoris resistentiae des medialen Leistenbruchs

Therapie: Die Behandlung des Leistenbruchs ist operativ. Wegen der Ungefährlichkeit der Operation gilt eine großzügige Indikationsstellung auch im Greisenalter. Verschreibung eines Bruchbandes (externer Verschluß der Bruchpforte durch komprimierendes Bruchkissen) nur in extremen Ausnahmefällen. Der Operationszeitpunkt der unkomplizierten Hernie ist vom Patienten frei zu bestimmen: klassische Elektivindikation. Nur beim Bruchzufall ist keine Zeit zu verlieren (s. o.).

Leistenbruch: Ohne Operation keine Heilung

Indirekter Leistenbruch: Ca. 60–70% aller Leistenbrüche.

Pathogenese: Angeboren bei offenem Processus vaginalis als Folge ausbleibender Verklebung, aber auch erworben. Der Processus vaginalis kann komplett oder partiell offen sein.
Wände des Leistenkanals: VENTRAL: Aponeurose des M. obliquus externus, DORSAL: Fascia transversalis und Peritoneum parietale, KRANIAL: Unterrand des M. obliquus internus und transversus, KAUDAL: Ligamentum inguinale (Abb. 39-6a, b).
Bruchpforte: Anulus inguinalis internus, lateral der Vasae epigastricae inferiores.
Bruchkanal: Leistenkanal.
Austrittsstelle: Anulus inguinalis externus.
Bruchverlauf: Von lateral oben nach medial unten entlang dem Samenstrang, oberhalb des Leistenbandes. Häufig zieht der Bruch

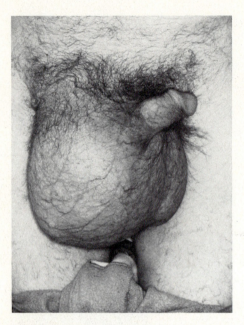

Abb. 39-7 Skrotalhernie rechts.

bis ins Skrotum *(Skrotalhernie)* und kann hier exzessive Ausmaße annehmen (Abb. 39-7).

Direkter Leistenbruch: 30–40% aller Leistenbrüche.
Pathogenese: Muskelschwäche der vorderen Bauchwand am Hesselbach'schen Dreieck bei disponierenden Faktoren (s. o.).
Etwa halb so häufig wie der indirekte, immer erworben, meist im fortgeschrittenen Lebensalter auftretend.
Bruchpforte: Fossa inguinalis medialis.
Bruchkanal: Senkrecht durch die Bauchwand, medial der epigastrischen Gefäße, häufig Beteiligung der Harnblase, Inkarzeration selten.
Austrittsstelle: An der kranialen Zirkumferenz des Anulus inguinalis externus.
Differentialdiagnose: Skrotaltumoren, Hodentumoren, Hydrozelen.

Operationstechnik: Eröffnung des Bruchsackes und Freilegung des Bruchinhaltes. Nach Reposition des Bruchinhaltes Abtragung (indirekt) oder Einstülpung (direkt) des Bruchsackes und Nahtverschluß. Danach Verschluß der Bruchpforte. Hier werden verschiedene Verfahren praktiziert. Prinzip aller bewährten Verfahren ist die Verstärkung der Hinterwand des Leistenkanals. Dies kann durch die Fixation des M. obliquus internus, des M. transversus abdominis und der Fascia transversalis an das Leistenband erfolgen *(Bassini)*. Ein anderes Verfahren ist die Fixation der Bauchdeckenmuskulatur an das Ligamentum Cooperi = Lig. pubicum superius *(McVay/Lotheissen)*. Eine neuere Methode ist die anatomiegerechte Rekonstruktion der Hinterwand des Leistenkanales nach *Shouldice* mit Doppelung der ausgedünnten Fascia transversalis, mit der z. Z. die besten Resultate erzielt werden. Jedem dieser Verfahren liegt der Verschluß der Bruchlücke durch körpereigenes Material zugrunde, d. h. durch Refixation der Bauchdecken. Der Samenstrang bzw. das Ligamentum rotundum verbleiben im Leistenkanal vor der verstärkten Hinterwand und werden am Ende der Operation von der Externusaponeurose bedeckt (Abb. 39-8).
Beim kindlichen Leistenbruch (s. Kap. 52) wird die Methode nach *Halsted-Ferguson* verwendet.

Prognose: Gut, Rezidive in 2–10%, je nach Technik und Verfahrenswahl.
Aufklärungspflichtige Risiken: Einengung und Schädigung der Samenstranggefäße (Hodenatrophie 0,8%), des Ductus deferens, Infektion (1–2%), Thromboembolie (1%), Rezidiv (1–10%), Letalität unter 0,2%.

Kindliche Leistenhernie (s. Kap. 52.4)

Schenkelhernie

Sehr viel seltener, ca. 5–7% aller Hernien. In ca. 75% Frauen betreffend, vornehmlich im fortgeschrittenen Lebensalter.
Inkarzerationen sind häufig. Schenkelhernien sind immer erworben, nie angeboren. Der Bruch tritt unterhalb des Leistenbandes durch die Lacuna vasorum medial der V. femoralis aus. Am Oberschenkel tritt die Bruchgeschwulst in der Fossa ovalis in Erscheinung (Abb. 39-9).
Klinik: Tastbare Bruchgeschwulst unterhalb des Leistenbandes medialseitig der pulsierenden A. femoralis. Bei adipösen Patienten läßt sich eine kleine Bruchgeschwulst im Leistenfett nur mühsam tasten. Häufig bestehen nur undeutliche Druckschmerzen in dieser Region. Bei Inkarzeration und Ileussymptomatik Projektion der Schmerzen in die Leiste, ins Abdomen und an die Innenseite des Oberschenkels (s. Abb. 39-8).

Ältere Patientin mit unklarem Ileus: Inkarzerierte Schenkelhernie?

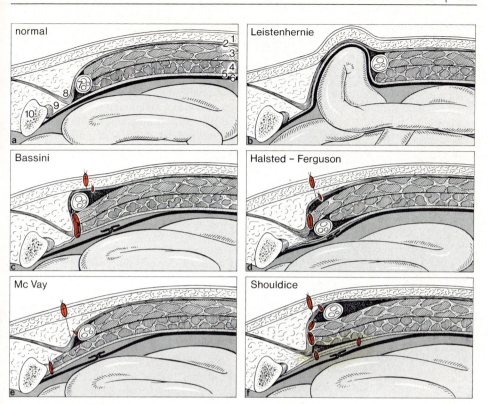

Abb. 39-8 Reparationsverfahren des Leistenbruchs im Querschnitt:
a) Normalbefund und anatomische Strukturen:
1. Subkutangewebe
2. Externus-Aponeurose
3. M. obl. internus
4. M. transversus abdominis
5. Fascia transversalis
6. Peritoneum
7. Samenstrang
8. Leistenband
9. Lig. Cooperi
10. Schambein
b) Befund bei Leistenhernie
c) Reparation nach *Bassini*
d) Reparation nach *Halsted-Ferguson*
e) Reparation nach *McVay*
f) Reparation nach *Shouldice*

Bei größeren Brüchen kann die Abgrenzung zur Leistenhernie schwierig sein. Häufig ist allein sonographisch eine korrekte Diagnose zu erzielen.
Differentialdiagnose: Entzündliche oder metastatisch veränderte Lymphknoten, Senkungsabszesse bei Tbc, Lipome, Gangrän des Hüftgelenkes.

Schwellung in der Leiste: LK? Senkungsabszeß? Schenkelhernie? Aneurysma?

Therapie: Die Behandlung der Schenkelhernie ist chirurgisch. Über einen inguinalen oder femoralen (= kruralen) Zugang wird der Bruchsack eröffnet, der Bruchinhalt reponiert, der Bruchsack abgetragen und verschlossen sowie nach intraperitoneal verlagert. Danach wird die Bruchpforte durch Naht des Leistenbandes an die Fascia pectinea des Os pubis fixiert.
Aufklärungspflichtige Risiken: Infektion (2%), Blutung (0,5%), Verletzung oder Kompression der großen Beingefäße und des N. femoralis (1%), Thromboembolie (1%).
Prognose: Gut, Letalität unter 1%, Rezidive 2–10%.

Epigastrische Hernie

Hernierung durch präformierte Lücken der Linea alba zwischen Xiphoid und Nabel. Bruchinhalt meist präperitoneales Fett, Peritoneum (ggf. Netz), nur äußerst selten Magenwandanteile oder Kolon.
Klinik: Charakteristische lokale Oberbauchschmerzen im Bereich der oberen Bauchdecken, die durch Körperhaltung (Strekkung) oder Anspannung der Bauchmuskulatur (Pressen, Husten, Lachen, Niesen) verstärkt werden. Schmerzprovokation durch Bauchpresse.
Differentialdiagnose: Oberbaucherkrankungen (Ulcus duodeni, Cholelithiasis, Pankreatitis etc.).
Therapie: Ohne Einklemmung Elektivoperation, bei Einklemmung Notfalloperation mit Freilegung, Eröffnung des Bruchsacks, Resektion des inkarzerierten Netzanteils, Verschluß der Bruchlücke durch Fasziendoppelung.

> Oberflächlich lokalisierter, bewegungsabhängiger Schmerz im mittleren Oberbauch: Epigastrische Hernie?

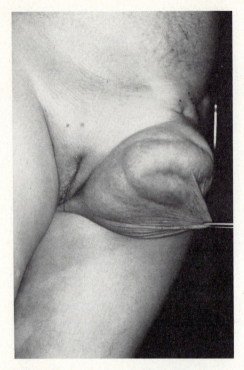

Abb. 39-9 Große Schenkelhernie links.

Nabelbruch

Die Nabelpforte stellt eine natürliche Bruchlücke der Bauchdecken dar. Brüche können im Säuglings-, Kleinkindes- sowie im Erwachsenenalter auftreten. Unterschieden werden die Omphalozele (Nabelschnurbruch) sowie der Nabelbruch des Kleinkindes und des Erwachsenen.

Omphalozele (s. Kap. 52.4)

Nabelbruch des Kleinkindes (s. Kap. 52.4)

Nabelbruch des Erwachsenen

Vorwölbung von Baucheingeweiden durch die Faszienlücke mit Einbeziehung des Nabelbereiches. Häufig mehrkammerig und adhärent, d. h. irreponibel.
Therapie: Ohne Einklemmung Elektivoperation, bei Einklemmung Notfalloperation. Eröffnung des Bruchsacks, Reposition der Eingeweide, Abtragen des Bruchsacks, Verschluß der Bruchlücke unter Doppelung der Rektusscheide nach *Dick-Mayo*.

Rektusdiastase

Auseinanderweichen der Rektusmuskulatur in der Mittellinie *(Linea alba)* mit wulstförmiger Vorwölbung der Bauchwand in diesem Bereich (Abb. 39-10). Sie kann angeboren oder erworben sein. Die Lücke läßt sich beim Anspannen der Bauchmuskulatur (Aufrichten aus dem Liegen ohne Abstützen mit den Händen) gut tasten und ist meist zu weit, als daß sich Baucheingeweide einklemmen könnten.
Therapie: Die Behandlung ist primär konservativ und besteht in der Empfehlung zur Ertüchtigung der Bauchmuskulatur oder der Verschreibung einer Bauchbinde bzw. eines Korsetts. Nur selten ist ein direkter oder plastischer Nahtverschluß der Rektusdiastase indiziert. Dieser besteht in einer Fasziendoppelung wie bei der Narbenhernie (s. u.). Die Rezidivrate ist beträchtlich, das Operationsrisiko hoch.

> Rektusdiastase: Restriktive OP-Indikation!

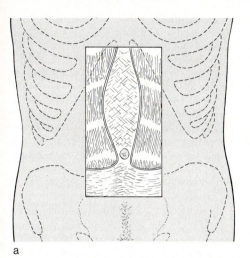
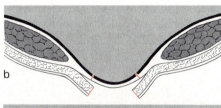
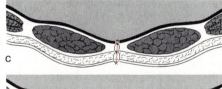
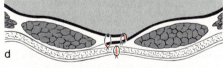

Abb. 39-10 Rektusdiastase:
a) Befund mit Auseinanderweichen der Rektusmuskulatur
b) Resektionsausmaß
c) Bruchlückenverschluß durch direkte Naht
d) Bruchlückenverschluß durch Fasziendoppelung

Narbenhernie

Hernien im Bereich der Narbenregion treten nach operativen Eingriffen in 1–10% der Fälle auf. Ursache ist eine Dehiszenz der Faszie im Bereich des abdominellen Zugangs. Begünstigend wirken Blutungen, Infektionen, Eiweißmangel, Faktor XIII-Mangel sowie zu frühe postoperative Bauchpresse (forciertes Pressen bei Obstipation, heftiges Husten bei mangelhafter Atemgymnastik und Bronchitis). Auch die Schnittführung ist für die Inzidenz an Narbenhernien von Bedeutung. Die geringste Häufigkeit an Narbenhernien weisen der Wechselschnitt (s. Appendektomie) sowie der abdominelle Querschnitt auf. Die häufigsten finden sich nach medianer Laparotomie.

Therapie: Operative Revision frühestens ein halbes bis 1 Jahr postoperativ nach Stabilisation der nahtfähigen Wundränder. Abtragung des Bruchsacks, Reposition der Eingeweide und schichtweiser Bauchdeckenverschluß unter Mobilisation und Doppelung der Faszie und Muskulatur. In seltenen Fällen ist zur ausreichenden Mobilisation der Bauchdecken die Abmeißelung des Darmbeinkammes erforderlich. Gelegentlich ist ein Bauchdeckenverschluß nur durch Kutislappen-Plastik (s. Kap. 10) oder Implantation von Kunststoffnetzen (Marlex®) möglich.

Seltene Bruchformen

Spieghel-Hernie: Dieser auch *Hernia lineae semilunaris* genannte Bruch hat seine Austrittsstelle im muskelschwachen Bereich zwischen Aponeurose des M. obliquus internus und dem Außenrand der Rektusscheide im unteren Mittelbauch. Er wird häufig verkannt, da sehr selten. Sonographie oder CT zur Bestätigung der Diagnose.
Klinik: Lokalisierter Bauchdeckenschmerz im beschriebenen Bereich.
Therapie: Freilegung und Abtragung des Bruchsackes. Bruchlückenverschluß.

Hernia obturatoria:
Eine Form der Beckenbodenhernien (Abb. 39-11) mit Bruchaustritt entlang der Vasa obturatoria und des N. obturatorius in das Foramen obturatum. Betroffen sind meist ältere Frauen, häufig verkannt, da äußerlich nicht sichtbar.
Klinik: Schmerzen im Unterbauch mit Ausstrahlung im Verlauf des N. obturatorius (Innenseite des Oberschenkels = *Romberg*-Zeichen).
Therapie: Transabdominelle oder präperitoneale Freilegung. Reposition und Verschluß der Bruchpforte.

Hernia ischiadica:
Bruchaustritt durch das Foramen ischiadicum (majus oder minus) im Bereich des M. glutaeus maximus. Gelegentlich läßt sich der Bruch am Unterrand des Glutaeus maximus tasten.
Therapie: Abdominelle operative Freilegung und Verschluß der Bruchpforte.

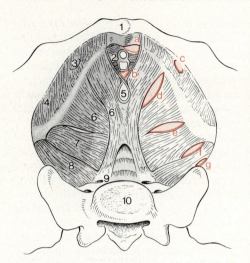

Abb. 39-11 Anatomie des Beckenbodens und Austrittspforten der Beckenbodenhernien:

1 Symphyse
2 M. transv. perinei prof.
3 Canalis obturatorius
4 M. obturatorius
5 Canalis analis
6 M. levator ani
7 M. coccygeus
8 M. piriformis
9 Os sacrum
10 Vertebra lumb. V
a Hernia paravesicalis
b Hernia retrovesicalis
c Hernia obturatoria
d Hernia ischiorectalis
e Hernia spinotuberosa
f Hernia infrapiriformis
g Hernia suprapiriformis

Hernia perinealis:
Hernie im Bereich der Fossa ischiorectalis mit Manifestation am Perineum (Damm) oder in der großen Schamlippe der Frau. Differentialdiagnostisch sind Abszesse, Zysten, Bartholinitiden und Lipome abzugrenzen.
Therapie: Operation mit perinealer Freilegung und Bruchlückenverschluß.

Hernia lumbalis:
Hernie im Bereich des oberen (12. Rippe und M. sacrospinalis) oder unteren (oberhalb der Crista iliaca) Lendendreiecks. Insgesamt sehr selten. Differentialdiagnostisch sind Lipome, Fibrome und Senkungsabszesse abzugrenzen.
Therapie: Operativer Verschluß der Bruchlücke nach Freilegung.

Innere Hernien

Eindringen von Baucheingeweiden in innere Bauchfelltaschen, die *angelegt* oder *erworben* sein können. *Vorgegebene* Bauchfelltaschen liegen ileozökal, an der Flexura duodenojejunalis (*Treitz*-Hernie), am *Foramen Winslowi* (Bursa omentalis) und am Sigma. *Erworbene* Hernien können durch Adhäsionsbildung (s. Kap. 25) und postoperativ nicht exakt verschlossene Mesenterialschlitze entstehen.
Klinik: Bauchschmerz, Stuhl- und Windverhaltung, zunehmende Ileussymptomatik bis hin zum akuten Abdomen.
Therapie: Operation, Freilegung, Reposition, Verschluß der Bruchlücke, ggf. Dünndarmresektion.

Unklarer mechanischer Ileus: Inkarzerierte innere Hernie?

40 Männliches Genitale (s. auch Enke, Reihe zur AO[Ä], „Urologie")

Die Darstellung soll nur einige Erkrankungen des Urogenitale darstellen, mit denen der Chirurg notfallmäßig oder im Rahmen der Differentialdiagnostik konfrontiert werden kann.

40.1 Hoden

Der Hodentumor ist das Leitsymptom der Hodenerkrankung. Bei jeder Hodenschwellung muß eine Diagnose erzwungen werden, am ehesten durch Hodenfreilegung.

40.1.1 Maligne Hodentumore

Seminome, Teratome, Teratokarzinome und Chorionkarzinome sind Keimzelltumore und machen 95% der Hodenmalignome aus. Die Leydigzelltumore und Sertolizelltumore entstammen dem Gonadenstroma. Selten findet man maligne Lymphome oder Metastasen eines Bronchialkarzinoms. Alle Malignome des Hodens müssen radikal entfernt werden, mit Ausräumung der retroperitonealen und peritonealen Lymphknoten bis proximal der Nierenarterien. Prä- und postoperative Chemo- und Radiotherapie (Seminome) gehören zur adjuvanten Therapie.

40.1.2 Benigne Hodentumore

40.1.2.1 Hydrozele (GK 3: 31.1.2)

Flüssigkeitsansammlung innerhalb der Tunica vaginalis. Die primären Formen entstehen durch gestörte Flüssigkeitsresorption bei unveränderter Produktion, sekundäre oder symptomatische Formen durch Entzündungen oder Traumata. Betroffen sind die Tunica vaginalis propria des Hodens (*Hydrocele testis*) oder die obliterierte Tunica vaginalis communis des Samenstrangs (*Hydrocele funiculi spermatici*).

Klinik: Hauptsymptom ist die schmerzlose Hodenschwellung, die vor allem mechanisch hinderlich ist und selten die Miktion stören kann. Die Differentialdiagnose zur Skrotalhernie wird durch die Diaphanoskopie möglich (s. o.). Alle Hydrozelen sind im Gegensatz zur Skrotalhernie im Licht klar durchscheinend. Bei Punktion entleert sich wäßrige Flüssigkeit.
Therapie: Punktion zur symptomatischen Behandlung, bei Rezidiven Operation nach *von Bergmann* mit Resektion des Periorchiums oder Eventrierung nach *Winkelmann* (Abb. 40.1).

40.1.2.2 Varikozele

Durch die hämodynamisch negativ wirksame spitzwinklige Einmündung der V. testicularis sinistra in die linke V. renalis, kann es zu einer Varikosis des Plexus pampiniformis links, seltener aber auch rechts kommen. Eine symptomatische Varikozele

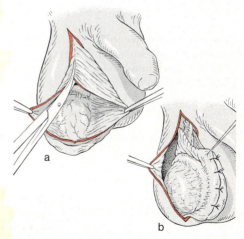

Abb. 40-1 Hydrocele testis rechts. Operation nach *Winkelmann*:
a) Die ganze Hydrozelenhülle wird längs inzidiert.
b) Die Ränder der Tunica vaginalis werden nach außen umgeschlagen und miteinander vernäht.

durch einen obturierenden Nierentumor muß immer ausgeschlossen werden. Selten sind die Venenklappen beider Vv. testiculares insuffizient und verursachen eine doppelseitige Varikozele. Eine Varikozele kann monströse Ausmaße annehmen und zu mechanischer Infertilität führen.
Therapie: Bei der inguinalen Methode nach *Kocher* und *Bennett* werden die Venenkonvolute nach proximal und distal unterbunden und reseziert.

40.1.2.3 Spermatozele

Sie hat hauptsächlich differentialdiagnostische Bedeutung und ist ein angeborener zystischer Tumor am oberen Hodenpol als Folge inkompletter Obliteration des Proc. vaginalis. Der tastbare Tumor sollte exstirpiert werden, um eine Histologie zu gewinnen.

40.1.2.4 Hodentorsion

Durch eine weite Tunica vaginalis testis oder durch Ektopie oder Retention des Hoden kann als Folge eines Kremasterspasmus oder Manipulation eine Torsion des Hodens entstehen, die zur Strangulation des Hodens führt.
Klinik: Leitsymptom ist der akute, heftige Schmerz im Bereich eines Hodens. Initial fehlen Entzündungszeichen wie Fieber oder Leukozytose. Typisch ist die Zunahme der Beschwerden nach Hochlagerung des Hodens (positives *Prehn*-Zeichen).

> **Akuter Hodenschmerz beim Jugendlichen! Hodentorsion?**

Therapie: Operative Reposition und Fixation innerhalb der ersten 2 Stunden, da sonst Hodennekrose zu befürchten ist.

40.1.2.5 Hodeninfektion

Bakterielle oder virale Orchitiden bzw. Epididymitiden, mit hochakuter, seitenbetonter Schmerzsymptomatik, Fieber und Leukozytose. Nur bei Abszedierung chirurgische Therapie. Unter Hochlagerung (negatives *Prehn*-Zeichen), Kühlung und antibiotischer Abdeckung kommt es bald zur Beschwerdebesserung; falls nicht, muß auch hier an ein Neoplasma gedacht werden.

40.2 Penis

40.2.1 Penistumore

Prognostisch wichtigste Erkrankung des Penis ist der Tumor. Folgende Veränderungen sind zu unterscheiden: *benigne Tumore* wie Angiome, Naevi, Zysten, Condylomata accuminata; *Präkanzerosen des Penis* wie Leukoplakie, Balanitis xerotica obliterans, Erythroplasie *Queyrat* und das *Buschke-Löwenstein*-Papillom; das *Carcinoma in situ* M. *Bowen*; die *malignen Tumore des Penis* wie Plattenepithelkarzinom (90%), Basalzellkarzinom, Sarkome.
Therapie: s. urologische Lehrbücher.

40.2.2 Phimose

Eine Präputialverklebung liegt normalerweise bis zum Ende des 2. Lebensjahres vor, erst danach sollte die Indikation zur Zirkumzision erwogen werden. Als Indikation gilt das Miktionshindernis durch die verengte Vorhaut mit Ballonierung während der Miktion. Darüber hinaus sollte eine Zirkumzision durchgeführt werden, um rezidivierende Infekte, Smegmaretention, Rhagaden, Fissuren mit Narbenbildung und Paraphimosen zu vermeiden. Weitere Gründe sind die Gefahr eines späteren Peniskarzinoms und das allerdings unbewiesene erhöhte Risiko eines Zervixkarzinoms bei der Geschlechtspartnerin. Man unterscheidet 2 Formen: die *hypertrophe* und die *atrophe Phimose*.
Therapie (Abb. 40-2 a–c): Die Zirkumzision z. B. nach *Dieffenbach* ist ein komplikationsarmer Eingriff, bei dem zunächst das Präputium von der Glans penis gelöst und angespannt wird. Zunächst wird das äußere, dann das innere Blatt der Vorhaut durchtrennt. Unter subtiler Schonung von Glans und Frenulum werden beide Blätter mit re-

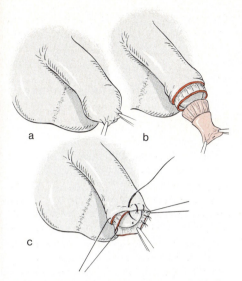

Abb. 40-2 Phimose. Zirkumzision nach *Dieffenbach*:
a) Vorbefund, Fassen mit Klemmen
b) Mehrschichtige Circumcision
c) Nahtvereinigung der Präputialblätter

sorbierbaren Catgutfäden vereinigt. Die Kinder können in den allermeisten Fällen am selben Tag die Klinik wieder verlassen. Die Wundheilung erfolgt in der Regel problemlos. Komplikationen sind insgesamt sehr selten (< 1%), so die Nachblutung, die Wundschwellung und im Extremfall die Glansnekrose durch Infektion.

40.2.3 Paraphimose

Dieser akute Präputialverhalt proximal des Sulcus coronarius penis ist ein ernster Notfall.

Paraphimose (= Spanischer Kragen) führt unbehandelt zur Nekrose der Glans

Klinik: Kommt es bei zurückgestreifter, relativ enger Vorhaut zu einer Erektion oder anderen Reizung, z. B. durch Blasenkatheter oder postoperativ, so läßt sich die Vorhaut nicht mehr über die geschwollene Glans penis streifen. Es entwickelt sich ein strangulierender Schnürring im Sulcus coronarius, der den venösen Rückstrom blokkiert. Folge ist ein schmerzhaftes bläuliches Ödem der Glans penis und des inneren Vorhautblattes.
Therapie: Konservativer Therapieversuch mit behutsamer manueller Kompression der Glans über 5 Minuten unter Kühlung und Lokalanästhesie ohne Adrenalinzusatz. Führt der Repositionsversuch nicht bald zum Erfolg, muß der äußere Schnürring dorsal longitudinal inzidiert und transversal vernäht werden. Später elektive Zirkumzision.

40.2.4 Priapismus

Jede Erektion, die länger als 2 Stunden dauert, nennt man Priapismus. Dabei sind nur die Corpora cavernosa mit dunklem, eingedicktem Blut gefüllt. Das Corpus spongiosum und die Glans sind nicht betroffen. Durch einen ödembedingten Verschluß der abführenden Venen, kommt es zur Dauererektion und Durchblutungsstörung. Man unterscheidet einen Priapismus durch psychisch-vegetative Dysfunktionen, durch Rückenmarkserkrankungen (Tabes dorsalis, MS), Leukämien, Sichelzellanämie, Medikamente wie Chlorpromazin. Häufig läßt sich auch keine Erklärung finden. Unbehandelt mündet der Priapismus nach 24 Stunden in eine fixierte Erektionsinsuffizienz durch unelastische verödete Corpora cavernosa.
Therapie: Einfache Punktion der Corpora cavernosa durch die Glans penis als Erstmaßnahme. Später Shuntanlage zwischen V. saphena magna und dem Corpus cavernosum. Als Alternativmaßnahmen gelten: Shuntanlage zwischen Corpus cavernosum und Corpus spongiosum oder der Shunt zwischen V. dorsalis penis und Corpus cavernosum.

41 Gefäße (GK 3: 15; 4: 2.15)

41.1.1 Allgemeines

Die Gefäßchirurgie befaßt sich mit den Verletzungen, angeborenen Mißbildungen und erworbenen Erkrankungen der makroskopisch sichtbaren Gefäße (Arterien, Venen und Lymphgefäße).

41.1.2 Anatomie

Die Blutgefäße sind der Leitungsteil des Transportsystems des Körpers und dienen ausschließlich der Fortleitung des Blutes und seiner Bestandteile. Schlagadern (= Arterien) heißen alle Gefäße, die Blut vom Herzen zu einem Organ hinleiten; Blutadern (= Venen) sind Gefäße, die Blut aus den Organen zum Herzen zurückführen. Das Netzwerk der Haargefäße (= Blutkapillaren) verbindet beide miteinander.

Die Lymphkapillaren durchsetzen das Gewebe in nicht geringerer Zahl als die Blutkapillaren. Die größeren Lymphgefäße enthalten glatte Muskelfasern und – wie die Venen – Klappen. Die Lymphe wird mindestens in einem Lymphknoten filtriert, um dann direkt oder über den Ductus thoracicus in das Venensystem einzufließen.

41.2 Chirurgie der Arterien
(GK 3: 15.1; GK 4: 2.15)

41.2.1 Angiologisches Untersuchungsschema

Das angiologische Untersuchungsschema besteht aus:
– klinische Untersuchungstechniken
– Funktionsprüfungen
– apparative Untersuchungstechniken

1. Klinische Untersuchungstechniken
(Abb. 41-1)

Anamnese:
– Familienanamnese
  Essentielle, hormonelle oder nephrogene Hypertonien oder deren Komplikationen (Schlaganfall)
– Abusus und/oder Diätfehler
  Nikotin, Alkohol, Fett
– Stoffwechselerkrankung
  Diabetes mellitus, Hyperlipidämie
– Beschwerden
  Schmerzfreie Belastungsfähigkeit (Länge der Gehstrecke oder Anzahl der Treppenstufen),
  Schmerzcharakteristik (Lokalisation, Art, Dauer),
  neurogene Störungen (Mißempfindungen, Sensibilitätsstörungen)

Inspektion: Trophik, regionale Temperatur und/oder Farbunterschiede. Nekrose (=

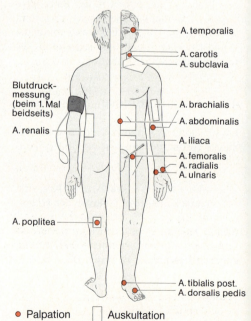

Abb. 41-1 Typische Auskultations- und Palpationspunkte.

Mumifizierung und Demarkation). Gangrän (= feucht und infiziert, keine Demarkation).

Palpation: Die folgenden 12 Pulse sind obligatorisch: Aa. temporales, carotes, subclaviae, axillares, brachiales, radiales, ulnares, Aorta abdominalis, Aa. femorales, popliteae, dorsales pedis, tibiales posteriores (Abb. 41-1).

Auskultation: Über typischen Lokalisationspunkten sind bei stenosierenden Gefäßprozessen als Frühzeichen pulssynchrone Turbulenzgeräusche auskultierbar. Da das Geräusch in Richtung des Blutstromes fortgeleitet wird, ist der stenotische Prozeß stets zentral von der Auskultationsstelle.

Blutdruckmessung: Die beidseitige vergleichende Blutdruckmessung mit der pneumatischen Manschette nach *Riva-Rocci* gehört zur routinemäßigen klinisch-angiologischen Untersuchung. *Verfahren:* Nach den Empfehlungen der Deutschen Liga zur Bekämpfung des hohen Blutdruckes von 1980.

2. Funktionsprüfungen

Lagerungsprobe nach Ratschow: Hochhalten der Beine mit und ohne Fußrollen → Abblassen bzw. Schmerz oder deutliche Seitendifferenz spricht für arterielle Durchblutungsstörung.
Anschließendes Herabhängen der Beine → verlangsamte Venenfüllung, verspätete und verstärkte Rötung (reaktive bzw. postischämische Hyperämie) bestätigen den Befund.

Faustschlußprobe: Analoger Funktionstest für die obere Extremität. Kann verstärkt werden durch Öffnen und Schließen der Faust.

Standardisierter Gehtest: Bei genauer Schrittzahl pro min werden Zeit und/oder Gehstrecke bis zum Auftreten der Schmerzen gemessen.

> **Angiologische Untersuchung:**
>   Lokalisation der Läsion?
>   Schweregrad?
>   Risikofaktoren und Kontraindikation?

3. Apparative Untersuchungstechniken

Die apparativen Untersuchungstechniken dienen der Bestätigung des klinischen Verdachtes, der genaueren Lokalisierung der Gefäßläsion und der Festlegung und Kontrolle der Therapieform.

Oszillographie: Mit Hilfe von Blutdruckmanschetten werden über Pulssensoren Volumenänderungen bei verschiedenen Kompressionsdrucken abgenommen. Aus den verschiedenen Pulskurven (Zeit- und Formanalysen) lassen sich Rückschlüsse auf Gefäßbahnen, Hindernisse und ihre Ausdehnung ziehen. Die Aussagekraft läßt sich durch zusätzliche Belastungsproben steigern. Die elektronische Oszillographie zeichnet sich gegenüber der mechanischen durch größere Empfindlichkeit aus.

Ultraschall-Doppler-Verfahren: Gebündelte Ultraschallwellen werden von den korpuskulären Blutbestandteilen durchströmter Gefäße reflektiert. Aus der Reflexion läßt sich auf die Geschwindigkeit der Blutströmung schließen. Wichtigstes Routineverfahren.

Angiographie: Die röntgenologische Darstellung des Gefäßsystems und seiner einzelnen Abschnitte mittels intraarterieller Injektion einer kontrastgebenden Substanz ist die wichtigste invasive Untersuchungsmethode zur exakten Lokalisierung von Gefäßläsionen. Sie ermöglicht Aussagen über Gefäßlumen und Wandbeschaffenheit, Grad der Stenosierung, Länge des Verschlusses und Grad der Ausbildung eines Kollateralkreislaufes.

Methoden:

1. *Direkte perkutane Angiographie* (= Punktionsangiographie):
Typische Beispiele: *Lumbale Aortographie:* Darstellung der Aorta abdominalis durch direkte Punktion von dorsal mit einer ca. 30 cm langen Nadel und anschließender Injektion von Kontrastmittel.
Femoralisarteriographie: mittels direkter Punktion der A. femoralis mit anschließender Injektion von Kontrastmittel.

2. *Indirekte perkutane Angiographie* (= Katheterangiographie): Einführen eines Ka-

theters intravasal nach *Seldinger* und Vorschieben bis zum betroffenen, zu untersuchenden Gefäßabschnitt. Hierbei ist es möglich, selektiv vorzugehen, z. B. Darstellung einer A. renalis, A. mesenterica superior, A. vertebralis usw. Die typischen Punktionsstellen für Katheterangiographien sind A. femoralis communis oder A. axillaris.
Komplikationen: Ca. 2%; Gefäßverletzungen (in der Regel direkt an der Punktionsstelle) mit Hämatombildung und/oder Entstehen eines falschen Aneurysmas, Thrombose, Embolie.
Kontraindikationen: Kontrastmittelallergie; hämorrhagische Diathesen; Antikoagulantientherapie (aktueller Quick-Wert sollte höher als 20% sein); wenn aus anderen Gründen keine therapeutischen Konsequenzen gezogen werden.

Angiographie zeigt Lokalisation der Gefäßläsion an, nicht die funktionelle Wertigkeit

Digitale Subtraktionsangiographie (DSA): Durch digitale Bildbearbeitung ist es heute möglich, geringere Kontrastunterschiede sichtbar zu machen. Hierzu wird ein Leerbild von einem Füllungsbild nach Kontrastmittelgabe subtrahiert (digitale Subtraktionsangiographie). Während bei herkömmlicher arterieller Gefäßdarstellung eine arterielle Punktion obligatorisch ist, genügt bei der DSA eine venöse Kontrastmittelinjektion. Hieraus resultiert eine einfache Injektionstechnik mit weniger Kontrastmittel und geringerer Strahlendosis bei insgesamt vermindertem Untersuchungsrisiko. Gleichzeitig läßt sich durch Magnetbandaufzeichnung über die differenten Flußgeschwindigkeiten des Kontrastmittels eine qualitative Aussage über die funktionelle Wirkung der Stenose machen.

Computertomographie (CT): Bei der CT mit bzw. ohne Kontrastmittel werden schmale überlagerungsfreie Schichtaufnahmen der dritten Bildebene (axiale Schicht) angefertigt. Durch die Computerauswertung der Strahlenabsorption anstelle herkömmlicher Röntgenfilmaufnahmen werden wesentlich feinere Dichteunterschiede erfaßt. Diese beiden Vorteile begründen in Verbindung mit dem nichtinvasiven Charakter den hohen Stellenwert der Untersuchungsmethode. *Nachteil:* Neben der Strahlenbelastung geringere Ortsauflösung im Vergleich zur Filmaufnahme.

41.2.2 Arterienverletzung
(GK 3: 15.1.1)

Art und Lokalisation der Arterienverletzung bestimmen den Gefährdungsgrad für den Verletzten.
Der höchste Gefährdungsgrad einer Arterienverletzung besteht in

- Verlust des Lebens = Verblutung nach innen oder außen.
- Verlust eines Organes oder der Teilfunktion eines Organes (Verletzung z. B. der A. carotis).
- Verlust einer Gliedmaße (Verletzung z. B. der A. femoralis).

Direkte Gefäßverletzungen (s. a. Kap. 4)

Offene Verletzungen (Abb. 41-2):
Ursache: Verkehrsunfälle, Berufsunfälle (Schreiner, Metzger), Gewalttaten, iatrogen nach invasiver Diagnostik (Angiographie, Linksherzkatheter usw.). Man unterteilt nach dem Verletzungsmechanismus in Schnitt-, Stich-, Schuß- oder Pfählungsverletzung. Die Folge jeder offenen Gefäßverletzung ist der Kontinuitätsverlust des Gefäßes mit Blutung.
Klinik: Anamnese in der Regel eindeutig, nur „Verletzungsinstrument" kann strittig sein; äußere pulsierende Blutung (häufig Volumenmangelschock, dann nicht mehr pulsierend!) mit sichtbarer Wunde (zweifach bei Durchstich bzw. Durchschuß oder multipel nach kriminellen Handlungen, Schrotschuß usw.).
Diagnostik: Klinisch meist eindeutig, nur selten Angiographie zur Lokalisation notwendig.

Geschlossene Verletzungen (Abb. 41-2):
Ursache: Stumpfes Trauma (Kontusion, Kompression), auch als Folge von Frakturen, insbesondere bei gelenknahen Frakturen der langen Röhrenknochen (Humerusfraktur, kniegelenksnahe Femurfraktur).

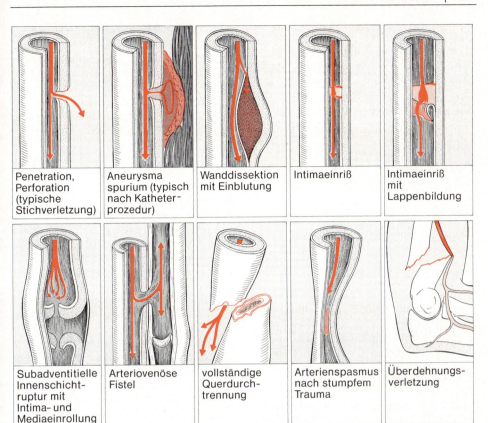

Abb. 41-2 Pathogenese der typischen Formen der Gefäßverletzung.

Folge meist Media- und/oder Intimaschädigung mit konsekutiver Okklusion des Gefäßes → Ischämie (6-P.-Regel, s. Kap. 41.2.3). *Selten* Kontinuitätsverlust mit Blutung und großen Weichteilhämatomen.

Umfangszunahme des Oberschenkels um 1 cm ≙ 1000–1200 ml Volumenverlust (Normalperson 75 kg, 175 cm groß)

Klinik: Meist in Kombination mit anderen, oft ausgedehnteren Verletzungen auftretend, daher ist bei Gliedmaßenfrakturen die Pulskontrolle distal der Frakturstelle obligatorisch. Angiographie im Verdachtsfall und zur exakten Lokalisierung der Gefäßläsion unbedingt notwendig.

Therapie der direkten Gefäßverletzungen:
ERSTVERSORGUNG: Blutung stoppen durch direkte digitale Kompression oder Druckverband.

Gefäßverletzung: Kompression, kein Tourniquet!

In der Regel wird das Abbinden unsachgemäß durchgeführt und führt nur zur venösen Stauung und Nervenschädigung (s. Kap. 4). Der Tourniquet ist nur im verzweifelten Ausnahmefall statthaft.

**Gefäßverletzung:
Kein Hoch- oder Tieflagern
Kein Kühlen oder Wärmen**

Schockbekämpfung und Transport in die Klinik zur definitiven Versorgung.
DEFINITIVE VERSORGUNG: Gefäßrekonstruktion je nach Gefäßverletzung. Entweder primäre Naht, Patchverschluß des verletzten Gefäßes, Interponat oder Bypass (s. Operationsverfahren).

> **Gefäßverletzung:**
> **Weichteildeckung, Antibiotika, autologer Gefäßersatz (V. saphena) (Cave: Infektion)**

Indirekte Gefäßverletzungen

Ursache: Nervenverletzung mit daraus resultierendem Arterienspasmus, Überdehnungsverletzung, Dezelerationstrauma mit Thoraxkompression und -kontusion (bei Erwachsenen meist mit Rippenserienfraktur).
Diagnostik: Verletzungsvorgang und Verletzungsart müssen Verdacht erwecken, Angiographie bestätigt die Diagnose (s. Kap. 20 u. 30).

Überdehnungsverletzungen

Ursache: Auftreten bei Luxationen und Frakturen mit extremer Dislokation der Knochenfragmente.
Klinik: Zustand nach Luxation bzw. Fraktur mit Ischämiezeichen (Pulslosigkeit, Blässe, Kälte) im peripheren Stromgebiet; häufig ausgedehnte Hämatome im Verletzungsgebiet.
Diagnostik: Angiographie notwendig, da Lokalisation und Ausdehnung der Gefäßläsion klinisch nicht bestimmbar.
Therapie: Freilegung des Gefäßes im Verletzungsgebiet und Rekonstruktion der verletzten Gefäße. Wenn Venen mitverletzt, sollten auch diese rekonstruiert und nicht nur ligiert werden (= deutlich geringeres Ausmaß an postischämischem Ödem).

Dezelerationstrauma mit Verletzung der thorakalen Aorta

Ursache: Typische Lenkradverletzung (Autounfall), Fahrstuhlunfälle usw.
Pathophysiologie: Die Verletzung der thorakalen Aorta betrifft fast ausschließlich den Isthmusbereich (Aortenabschnitt distal des Abganges der A. subclavia sinistra im Bereich des Ligamentum Botalli); Kompression des Thorax (z. B. Aufprall auf Lenkrad) führt zur Überdehnung der Aorta im Arcusbereich mit gleichzeitiger Kompression der distalen thorakalen Aorta und so zum kritischen Anstieg des Innendruckes.
Die *komplette Ruptur* (sehr selten) führt zur Blutung ins Mediastinum und in die freie linke Pleurahöhle. Patienten erreichen nur selten lebend eine Klinik.
Bei der *inkompleten Ruptur* sind nur Intima und Media betroffen und häufig nicht in ihrer gesamten Zirkumferenz (gedeckte Perforation mit erhaltenem Lumen!). Intima und Media können sich einrollen und zur Stenosierung bzw. Okklusion der distalen Aorta führen (Abb. 41-2).
Klinik: Patient meist polytraumatisiert; Röntgen-Thorax a. p. zeigt Verbreiterung des Mediastinums mit Ausbuckelung des Gefäßschattens in das linke Oberfeld, Verdrängung der Trachea nach rechts möglich. Bei Intimaeinrollung kommt es zur deutlichen Abschwächung der Pulse in der unteren Extremität, evtl. Pulslosigkeit, dann jedoch in der Regel mit Querschnittssymptomatik.
Therapie: Sofortige Operation nur bei Blutung und Querschnittssymptomatik. Diese erfolgt in der Regel mit Hilfe der HLM im Linksbypass (s. Kap. 21), kann aber im Notfall auch durch einfache Aortenabklemmung vor und hinter der Verletzungsstelle vorgenommen werden.
Zugang: Linksseitige postero-laterale Thorakotomie im 4. ICR. Direkte Naht (selten), Interposition einer Gefäßprothese.
In allen übrigen Fällen unter antihypertensiver Therapie 3–6 Tage abwarten (Behandlung des Schocks sowie der übrigen Verletzungen) und danach „elektiv" Korrektur des in der Zwischenzeit entstandenen falschen Aneurysma vornehmen.
Prognose: Sofortige Notoperation nicht günstig, da Eingriff dann in der Regel im Schockzustand des Patienten durchgeführt wird. – Spätere elektive Operation gut.

Spätschäden nach Gefäßverletzungen: Nichterkennung und/oder Falschbehandlung einer Gefäßverletzung kann zu bleibenden Schäden führen.

Traumatischer Gefäßverschluß: Symptomatik, Diagnostik und Therapie wie bei der chronischen, degenerativen, arteriellen Verschlußkrankheit (AVK, s. dort).

Traumatisches Aneurysma: Es handelt sich in der Regel um ein Aneurysma falsum. Symptomatik, Diagnostik und Therapie wie bei der elektiven Aneurysmachirurgie (s. dort).

Traumatische AV-Fistel: Symptomatik, Diagnostik und Therapie wie bei der Chirurgie der angeborenen AV-Fistel.

Amputation: Die Amputationsrate sollte heute bei Gefäßverletzungen der Extremitäten die 5%-Grenze nicht überschreiten.

41.2.3 Arterielle Verschlußkrankheit (AVK) (GK 3: 15.1.3)

Pathophysiologie: Das anatomisch-morphologische Substrat der arteriellen Verschlußkrankheit ist die Verengung (= Stenose) bzw. der Verschluß (= Obliteration) des Arterienlumens. Die daraus resultierende arterielle Minderperfusion von Organen und Geweben führt zur lokalen Hypoxie. Es entstehen zuerst funktionelle, jedoch reversible (= Nichtüberschreiten der Ischämietoleranz), danach morphologische irreversible (= Überschreiten der Ischämietoleranz) Schädigungen. Das Ausmaß des Schadens selbst hängt von der Ischämietoleranz des Organs bzw. Gewebes (vgl. Gehirn und Extremitäten) und von der Größe der Restdurchblutung ab. Die Restdurchblutung wiederum ist abhängig von der Viskosität des Blutes, dem Grad der Stenosierung und der Kapazität des Kollateralkreislaufes.

> **Gefäßverschluß: Je akuter, desto schlechter der Kollateralkreislauf**

Das klinische Beschwerdebild wird durch die Durchflußreserve bestimmt (Durchflußreserve = Differenz zwischen Ruhedurchblutung und maximal möglicher Durchblutungssteigerung unter Belastung). Die Kapazität des Kollateralkreislaufes hängt von der Lokalisation (anatomisch präformierte Kollateralen, z. B. Circulus arteriosus cerebri oder Gefäßarkaden in der Radix mesenterica) und der allgemeinen Kreislaufsituation ab (Herzinsuffizienz, Hypotonie, „low output-Syndrom" usw.). Die Ischämiesymptome (Schmerzen, Blässe und Kälte der Haut, Parästhesien) treten auf, wenn die Restdurchblutung in Ruhe (= Ruheinsuffizienz) oder unter Belastung (= Belastungsinsuffizienz) nicht mehr ausreicht.

Hieraus leitet sich die Stadieneinteilung nach *Fontaine-Ratschow* ab:
STADIUM I: Beschwerdefreiheit, Verschluß oder Stenose, Zufallsbefund.
STADIUM II: Claudicatio intermittens, Restdurchblutung unter Belastung nicht ausreichend, steigerungsfähig, Belastungsinsuffizienz.
STADIUM III: Ruheschmerz (= Dauerinsuffizienz oder Ruheinsuffizienz).
STADIUM IV: Nekrose/Gangrän. Ischämietoleranz des Gewebes überschritten.

Akuter Arterienverschluß (= gefäßchirurgischer Notfall!) (GK 3: 15.1.2)

Ursachen:
1. Embolie:
– Aus linkem Vorhof bei Vorhofflimmern mit Vorhofthrombose (mit und ohne Mitralklappenfehler)
– Koronare Herzkrankheit (Ventrikelaneurysma)
– Endokarditis (bakterielle Embolie)
– Verschleppung von thrombotischen oder atheromatösen Auflagerungen zentraler Arterien, z. B. Aortenaneurysma
– sehr selten paradoxe Embolie
– Myxomembolie

> **Akuter Gefäßverschluß: 90% kardiale, 10% extrakardiale Ursachen**

2. Thrombose:
– Auf dem Boden arteriosklerotisch stenosierender Wandveränderungen
– Periphere Aneurysmen (typisch für den Verschluß der Aa. popliteae)
– Gefäßprothesen
– nach traumatischen Gefäßschäden. In der Regel begünstigt durch Systemerkrankungen (Polyzythämie, Polyglobulie, Leukämien, Hyperkoagulopathien) oder allgemein schlechte Kreislaufsituation (low output-Syndrom)

3. Selten:
– Arteriospasmus (traumatisch, medikamentöser Ergotismus!)
– Phlegmasia caerulea dolens (Arterie und Vene betroffen)
– Externe Kompression (Hämatom, Tumor, Knochenfragmente)
– Aneurysma dissecans

A. Arterielle Embolie

Plötzlicher Funktionsausfall eines mehr oder minder großen Organ- oder Gewebeabschnittes entsprechend dem Versorgungsgebiet der betroffenen (= verlegten) Körperarterien. In der Regel plötzlich einschießender Schmerz.

Typische Lokalisationen:

1. Extremitäten

Klinik: Plötzlicher Schmerz, Blässe, Pulslosigkeit.
Für die unteren und oberen Extremitäten gilt die Regel der *6 großen „P"* nach *Pratt:*
- Pain (= Schmerz),
- Paleness (= Blässe),
- Paresthesia (= Gefühlsstörung),
- Pulselessness (= Pulslosigkeit),
- Paralysis (= Bewegungsunfähigkeit, Störung der Motorik) und
- Prostration (= Erschöpfung, Schock).

Therapie: Sofortmaßnahmen: Analgetika, 5000 E *Heparin* i.v. (zur Vermeidung eines Appositionsthrombus), schnellster Transport in eine Chirurgische Klinik.
Definitive Versorgung: In Zweifelsfällen Angiographie. Operative Thrombembolektomie: direkte Thrombembolektomie oder in der Regel indirekt mittels Ballonkatheter nach *Fogarty* (Abb. 41-3), anschließend temporäre Antikoagulantientherapie sowie Suche nach Emboherd.
Fibrinolysetherapie nur bei sehr peripheren Embolien.
Prognose: Innerhalb 6–8 Std. sehr gut.

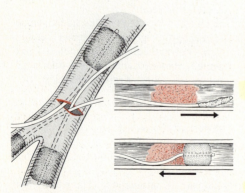

Abb. 41-3 Prinzip der Embolektomie nach *Fogarty* mittels Ballonkatheter.

> **Eher Versuch der Spätembolektomie (24–36 h) als primäre Amputation!**
> **(Cave: Tourniquet-Schock, Crush-Syndrom, Kompartment-Syndrom)**

2. Akuter Verschluß im A. carotis-Gebiet

Klinik: Schlaganfall mit entsprechenden neurologischen Ausfällen.
Therapie: Operativ nur im Frühstadium (4 bis max. 6 Std.) solange noch keine Erweichungsherde vorliegen, in denen es zu Massenblutungen nach Wiederherstellung der Durchblutung kommen könnte.

3. Akuter Verschluß im Mesenterialgefäßgebiet

Klinik: Anamnese, Emboherd. *1. Phase* (1–6 Std.): Plötzlicher Schmerz im Abdomen, Schock, Durchfall, *2. Phase* (bis zu 12 Std.): freies Intervall, Diskrepanz zwischen dem erheblich veränderten Allgemeinzustand und dem geringen Lokalbefund, beginnende Leukozytose. *3. Phase* (nach 12 Std.): Spontanabsetzen blutiger Stühle, paralytischer Ileus, akutes Abdomen (s. Kap. 25 u. 28).
Therapie: In der Frühphase ist Revaskularisation möglich, in der zweiten und dritten Phase ausgedehnte Resektion nekrotischer Darmabschnitte nötig.
Prognose: Sehr ungünstig, Letalität in der zweiten und dritten Phase über 90%.

B. Arterielle Thrombose

Ursache: s. o.
Lokalisation: Extremitäten-, Hals- und Mesenterialarterien.
Klinik: Deutlich weniger dramatisch als bei arterieller Embolie, meist zumindest für Ruhedurchblutung ausreichender Kollateralkreislauf, kein Emboherd, Schmerzen selten akut, Vorliegen einer chronischen AVK, Stenosegeräusche.
Therapie: Operativ → Thrombektomie mit *Fogarty*-Katheter. Konservativ → Fibrinolyse-Therapie (selten).
In beiden Fällen anschließend Antikoagulantientherapie.
Prognose: Nicht günstig, da in der Regel erhebliche Begleiterkrankungen (hohes Al-

ter, Herzinsuffizienz, Diabetes usw.) vorhanden sind.

Chronischer Arterienverschluß (bzw. -stenose)

Ursache: Arteriosclerosis obliterans.
Sonderformen:
- Diabetische *Makroangiopathie* (früher, isolierter Befall der Unterschenkelarterien mit trophischen Störungen).
- Diabetische *Mikroangiopathie* (Befall der kleinsten Arterien in der Peripherie). Ein typischer Befund ist der tastbare Fußpuls trotz Nekrose der Zehen!
- *Thrombangiitis obliterans (Winiwarter-Buerger)* = Entzündliche Systemerkrankung der Arterien und häufig der Venen.
- *Angioneuropathien* (Morbus Raynaud): In der Regel nach Kälteexposition vasomotorische Spasmen der Digitalarterien mit schmerzhaften Ischämieattacken.

Die typischen Lokalisationen der chronischen arteriellen Verschlußkrankheit sind:

1. Untere Extremität (Abb. 41-4)

Die Einteilung erfolgt in 3 Typen (je nach Bereich):
- Beckentyp (Aorto-iliakal-Bereich)
- Oberschenkeltyp (Femoro-popliteal-Bereich)
- Unterschenkeltyp (Popliteo-krural-Bereich)

Gemeinsame Risikofaktoren:
Exogen: Nikotinabusus, Übergewicht, mangelnde körperliche Bewegung.
Endogen: Diabetes mellitus, Hyperlipidämie, Hyperurikämie, Hypertonie.

Beckentyp

Ursache: Arteriosclerosis obliterans. Stenosen bzw. Verschlüsse im infrarenalen Bauchaortenbereich, der Bifurkation oder der Aa. iliacae, selten posttraumatisch oder entzündlich (Thrombangiitis obliterans).
Klinik: Claudicatio intermittens bei Belastung. Schmerzen ein- oder beidseitig in der Gesäßmuskulatur sowie Ober- und Unterschenkelmuskulatur, Impotenz (Erektionsschwäche), manchmal ischialgieforme Beschwerden.

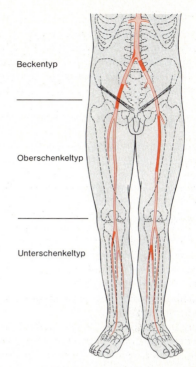

Abb. 41-4 Typische Lokalisationen von Stenosen und Verschlüssen an den unteren Extremitäten.

Therapie: Operativ, Zugang einseitig: Pararektalschnitt mit retroperitonealer Freilegung, beidseitig: mediane oder transversale Laparotomie. Kurzstreckige Verschlüsse (besonders einseitig): Desobliteration in der Regel mit Patchverschluß. Langstreckige Verschlüsse (besonders bds.): Bypassverfahren mit Y-Kunststoffprothesen. In ausgewählten Fällen Angioplastie (= Ballondilatation).
Prognose: Operationsletalität 5–10%, Durchgängigkeitsrate nach 5 Jahren 80%.

Oberschenkeltyp

Ursache: Arteriosclerosis obliterans, Thrombangiitis obliterans, selten posttraumatisch. Typische Lokalisation: Langstreckiger Verschluß der A. femoralis superficialis von der Femoralgabel bis zum Adduktorenkanal.
Klinik: Claudicatio intermittens im Wadenbereich.
Therapie: Stadium II: Gehtraining zur Ausbildung des Kollateralkreislaufes. Operativ

vom fortgeschrittenen Stadium II an: Bypassverfahren mit autologen Venen (V. saphena), alternativ Desobliteration oder Bypass mit Kunststoffprothese. Bei gleichzeitigem Vorliegen einer Abgangsstenose der A. femoralis profunda genügt oft die Profundaplastik zur Verbesserung des Kollateralkreislaufes. Postoperativ: Antikoagulation.
Prognose: Operationsletalität 2–3%. Durchgängigkeitsrate nach 5 Jahren beim Venenbypass 70%, Desobliteration 40%, Kunststoffprothesen unter 40%.

Unterschenkeltyp

Ursache: Makroangiopathie bei Diabetes mellitus. Thrombangiitis obliterans.
Klinik: Schmerzen und Brennen im Fußbereich, trophische Störungen, schlechte Heilungstendenz nach Bagatellverletzungen in diesem Bereich.
Therapie: Operativ: Venenbypass bis in die Knöchelregion, Sympathektomie im Bereich L 2 bis L 4.
Prognose: Ungünstig, Venenbypass nur in einzelnen Fällen erfolgreich. Daher sollte im Stadium III und IV nach erfolgloser Sympathektomie zur Vermeidung septischer Komplikationen rechtzeitig die Indikation zur Amputation gestellt werden.

2. Obere Extremität

Schultergürtelsyndrom (= „thoracic outlet"-Syndrom, neurovaskuläres Kompressionssyndrom)
Ursache: Externe Kompression der A. subclavia und des Plexus brachialis an der Stelle, an der beide den knöchernen Thorax verlassen (1. Rippe, Schlüsselbein und Musculus scalenus anterior); kann auch durch eine Halsrippe hervorgerufen werden.
Man unterscheidet:
1. *Skalenus-Syndrom* = Auslösung des Kompressionsmechanismus durch Blick nach hinten oben der ipsilateralen Seite.
2. *Kostoklaviküläres Syndrom* = Auslösung durch Hyperabduktion.

Die Kompression ist funktionell, d. h. bei bestimmten Bewegungen auslösbar. Es kommt also intermittierend zu einer Durchblutungsstörung. Wenn Schmerzen in Ruhe vorhanden, so liegt in der Regel eine Halsrippe oder Exostose an der Klavikula oder ersten Rippe vor. Häufig kommt es im Bereich der poststenotischen Dilatation zur Thrombose bzw. durch Verschleppung zur peripheren arteriellen Embolisierung.
Klinik: Schmerz, Parästhesien sowie Taubheitsgefühl in Arm und Hand (meist im Verlauf des N. ulnaris), Pulsqualität ist lageabhängig (Heben des Armes oder Kopfwendung nach hinten oben können den Kompressionsmechanismus auslösen, dadurch Abschwächung oder Verschwinden des Pulses).
Diagnostik: Röntgen-Aufnahme von HWS und knöchernem Thorax geben Hinweis auf Halsrippe, Exostosen, abnorme Processus transversi. Angiographien in Ruhe und unter Provokation bestätigen die Diagnose.
Differentialdiagnose: HWS-Syndrom, Karpaltunnel-Syndrom.
Therapie: Operative Dekompression je nach Ursache. Transaxillärer Zugang. Resektion der ersten Rippe resp. der Halsrippe, Durchtrennung des M. scalenus.

Digitalarterienverschlüsse

Ursache: Thrombangiitis obliterans, Morbus Raynaud (Spätform), selten Sklerodermie, Lupus erythematodes.
Klinik: Anfallsweise Schmerzen durch passagere Ischämien der Finger oder sogar der ganzen Hand. Kann übergehen in Dauerschmerz mit weißen, kalten Fingern, Ruheschmerz (Stadium III) oder in Fingerkuppennekrosen (Stadium IV). Faustschlußprobe oder Kälteprovokation löst Ischämie aus.
Diagnostik: Angiographie.
Therapie: Thorakale Sympathektomie (TH 2 bis TH 4), Zugang via axilläre Thorakotomie im 3. ICR.
Erfolge befriedigend.

3. Chronische Arterienverschlüsse (bzw. -stenosen) der supraaortalen Äste
(Abb. 41-5)

Aortenbogensyndrom („pulseless disease")
Ursache: Arteriosclerosis obliterans, Arteritis *(Takayasu-Syndrom),* selten kongenitale Mißbildungen.

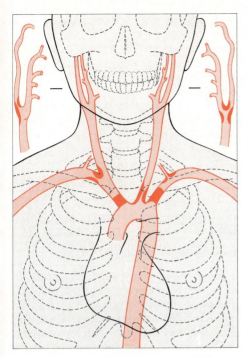

Abb. 41-5 Typische Formen der supraaortalen Arterienveränderungen.

Klinik: Wenn entzündlich, dann meist jüngere Frauen (25–40 Jahre). Pulslosigkeit an beiden Armen mit Claudicatio intermittens, „transitorisch-ischämische Attacke" (TIA) (= Intermittierende zerebrale Ausfallerscheinungen wie Konzentrationsschwäche, Schwindel, organisches Psychosyndrom, Amaurosis fugax, flüchtige Paresen, s. Kap. 16).
Therapie: Versuch der Revaskularisierung der Karotisgabel oder Carotis interna extrakranial mit Kunststoffbypass von der Aorta ascendens aus. Wenn Verschlüsse kurzstreckig, ist eine Thrombendarteriektomie möglich.

Karotisinsuffizienz (s. Kap. 16)

Ursache: Stenose bzw. Verschluß der A. carotis interna oder Bifurkation der A. carotis communis durch Arteriosklerose, selten Arteriitiden (Takayasu), fibromuskuläre Hyperplasie.
Klinik: Einteilung der zerebralen Insuffizienz in 4 Stadien.

– *Stadium I:* Asymptomatisch, Zufallsbefund bei Auskultation, Doppler-Sonographie oder Angiographie.
– *Stadium II:* Symptomatisch, transient ischemic attack (TIA), voll rückbildungsfähige Halbseitenlähmung innerhalb von 24 Stunden. Absencen, Aphasien, Ataxien, Amaurosis fugax.
– *Stadium III:* Schlaganfall mit Bewußtseinsverlust.
– *Stadium IV:* Schlaganfall mit Defektheilung.

Karotisinsuffizienz Stadium I oder II: angiographische Sicherung

Therapie im Stadium I und II: Extrakranielle Revaskularisierung als Prophylaxe.
Therapie im Stadium III: Revaskularisierung innerhalb der ersten 6 Std., sonst nach Ausheilung. Im Stadium IV keine Therapie mehr indiziert.
Verfahren: Thrombendarteriektomie mit direkter Naht oder Patchverschluß.

Vertebralis-Basilaris-Insuffizienz

Ursache: Arteriosclerosis obliterans, Stenosen und Verschlüsse der A. vertebralis, so daß es intermittierend zur Ischämie im Versorgungsgebiet der A. basilaris kommen kann.
Sonderform ist das Subklavia-Entzugssyndrom („subclavian steal syndrome"). Durch hochgradige Stenose bzw. Verschluß der A. subclavia proximal des Abganges der A. vertebralis kommt es bei physischer Anstrengung des ipsilateralen Armes durch vorübergehende Strömungsumkehr zum Entzug von Blut aus der Hirnversorgung über die A. vertebralis (retrograder Fluß) zugunsten der Armversorgung.
Klinik: Schwindel, Drehschwindel, Paresen, Seh-, Schluck- und Sprachstörungen, Provokationstest mit Faustschlußprobe der betroffenen Seite. Angiographie bestätigt den Verdacht.
Therapie: Operativ:
– Anatomischer Bypass von Aorta descendens zur A. subclavia (Dacron-Prothese).
– Extraanatomischer Bypass von A. carotis communis zur A. subclavia (Vena saphena).

4. Chronische Arterienverschlüsse der Mesenterialgefäße

Angina intestinalis

SYNONYME: Angina visceralis, Angina abdominalis, *Ortner*-Syndrom II.
Ursache: Arteriosclerosis obliterans, selten funktionell, bei Kompression durch Zwerchfellpfeiler.
Wegen der anatomisch präformierten Kollateralkreisläufe kommt es bei sich langsam ausbildenden Stenosen bzw. Verschlüssen der Mesenterialarterien (A. mesenterica superior, Truncus coeliacus, A. mesenterica inferior – in dieser Reihenfolge der Häufigkeit) nur selten zu klinisch manifesten Symptomen der Durchblutungsstörung des Darmes.
Klinik: Einteilung in 4 Stadien:
- *Stadium I:* Symptomlos, Zufallsbefund bei Angiographie aus anderem Grund.
- *Stadium II:* Intermittierende postprandiale Schmerzen „Angina abdominalis".
- *Stadium III:* Wechselnder Dauerschmerz, Meteorismus, Hyperaktivität des Darmes, Abmagern!
- *Stadium IV:* Paralytischer Ileus, Darmgangrän, Durchwanderungsperitonitis „Akutes Abdomen".

Verdacht sollte geäußert werden, wenn Stenosegeräusche über dem Oberbauch auskultierbar sind und intermittierend postprandiale Schmerzen auftreten. Malabsorption mit Gewichtsverlust sowie die oft krampfartig auftretenden Bauchschmerzen können sich über Jahre progredient verhalten.

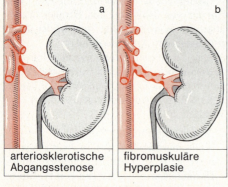

Abb. 41-6 Die beiden typischen Formen der Nierenarterien-Stenosen.

Diagnostik: Nur die selektive Angiographie sichert die Diagnose.
Therapie: Operativ im Stadium II, Thrombendarteriektomie oder aorto-mesenterialer Bypass mit autologer Vene.
Im Stadium III und IV gleiches Verfahren, jedoch ist in der Regel eine gleichzeitige Darmresektion notwendig (hohe Operationsletalität!).
Prognose: Im Stadium I und II sehr gut mit geringer Operationsletalität.

5. Chronischer Verschluß (bzw. Stenose) der A. renalis (Abb. 41-6) (GK: 15.1.6; GK 4: 2.18)

Renovaskulärer Hochdruck

Pathophysiologie: Bei Minderdurchblutung einer Niere kommt es zum *Goldblatt*-Mechanismus. Durch vermehrte Ausscheidung von Renin über die juxtaglomerulären Zellen wird das Renin-Angiotensin-Aldosteron-System angeregt. Das Resultat ist die Erhöhung des systemischen (insbesondere des diastolischen) Blutdruckes mit allen seinen negativen Folgen für das zirkulatorische System.
Ursache: Arteriosclerosis obliterans (ca. 60%) (Abb. 41-6a), fibromuskuläre Hyperplasie (ca. 30%) (Abb. 41-6b).
Klinik: Hypertonie (oft plötzliches Einsetzen und mit häufigen Kopfschmerzen, frühe Ermüdbarkeit), jugendliches Alter spricht eher für fibromuskulären Typ. Manchmal Stenosegeräusche über der A. renalis auskultierbar.
Diagnostik: I.v.-Urographie zeigt oft eine etwas verkleinerte Niere (Drosselniere), Radio-Isotopen-Nephrogramm zeigt eine Minderperfusion, seitengetrennte Reninaktivitätsbestimmung, Angiographie.
Therapie: Ballondilatation. Erst beim Rezidiv operative Korrektur durch Thrombendarteriektomie mit Streifenplastik oder aortorenalen Bypass. Bei der fibromuskulären Form ausschließlich aorto-renaler Bypass.
Prognose: Gute Resultate nach Dilatation mit Normalisierung des Blutdruckes, jedoch Rezidive nach 2–5 Jahren. Nach operativer Therapie sind nach 5 Jahren noch 70% normoton beim primären fibromuskulären Typ und 40% beim arteriosklerotischen.

41.2.4 Aneurysma
(GK 3: 15.1.4; GK 4: 2.16)

Definition: Das Aneurysma ist eine umschriebene Ausweitung der Wand einer Arterie (auch die narbige Aussackung einer Herzkammer nennt man Aneurysma, s. Kap. 21). Die Ausweitung kann die gesamte Zirkumferenz oder nur Teile betreffen. Man unterscheidet (Abb. 41-7):
Aneurysma verum (= echtes Aneurysma): alle drei Wandschichten (Intima, Media, Adventitia) sind ausgeweitet.
Aneurysma spurium oder falsum (= falsches Aneurysma): Verletzung der Gefäßwand mit paravasaler Hämatombildung. Anschließend Organisation und epitheliale Auskleidung.
Aneurysma dissecans (= dissezierendes Aneurysma): nach Intimaeinriß erfolgt Einblutung zwischen die Gefäßwandschichten (sog. Wühlblutung) mit und ohne Wiederanschluß an das Gefäßlumen.
Zusätzlich unterscheidet man die verschiedenen Aneurysmaformen: Aneurysma sacciforme (sackförmig), fusiforme (spindelförmig), saccifusiforme (kombiniert sack- und spindelförmig), cuneiforme (kahnförmig), serpentinum (schlangenförmig). Bei letzterer handelt es sich in der Regel um mehrere hintereinander geschaltete Aneurysmen, auch Aneurysmosis genannt.
Ursachen:
ARTERIOSKLEROTISCH (am häufigsten im Aorta abdominalis- und A. iliaca-Bereich).
ENTZÜNDLICH (Mykotische Aneurysmen).
TRAUMATISCH (Nach perforierenden Verletzungen, selten nach stumpfen Gewalteinwirkungen).
IATROGEN nach Katheterprozedur.
Selten FUNKTIONELL (poststenotisch kann es zu extremen Dilatationen kommen).
ANGEBOREN: Fehlbildung der Gefäßwandschichten (betrifft in der Regel die innere elastische Faserschicht).
Komplikationen: Diese sind bestimmt durch die stete Größenzunahme bis zur Ruptur sowie die Formierung von Thromben im Aneurysmasack, begünstigt durch die rauhe ulzeröse Innenfläche und die turbulente Strömung.
- *Embolie:* Durch Verschleppung thrombotischen Materials kommt es häufig zu multiplen peripheren Embolien mit akuter Verschlußsymptomatik.
- *Thrombose:* Besonders bei allgemein schlechter Kreislaufsituation kommt es zum thrombotischen Verschluß, meist bei kleineren, peripheren Aneurysmen (A. poplitea).
- *Penetration:* Durch ständige Größenzunahme kommt es zur Kompression oder Arrosion von benachbarten Organen und Geweben (z. B. beim Bauchaortenaneurysma, Kompression von Ureter und N. ischiadicus bzw. Arrosion der Lendenwirbelkörper möglich, gelegentlich sogar aortointestinale Fistel mit massiver gastrointestinaler Blutung).
- *Ruptur: Frei* in vorgegebene Räume (Pleurahöhle, Peritonealhöhle, Retroperitonealraum) und in andere Organe (Duodenum, Bronchus, V. cava) oder *gedeckt* dadurch, daß die Perforationsstelle von anderen benachbarten Strukturen (z. B. Pleura) oder bei niedrigem Innendruck vom paravasalen Hämatom selbst komprimiert wird.

Aneurysma: Rupturgefahr!

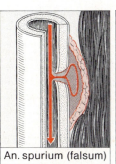
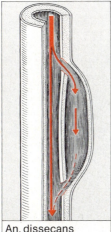
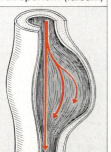

Abb. 41-7 Aneurysmaformen.

Nicht-dissezierendes Aneurysma

Aorta thoracalis

Ursache: Degenerativ arteriosklerotisch im Abschnitt I bis III (Abb. 41-8a).
Luetisch, mykotisch im Abschnitt I und II. Traumatisch meist in III, selten angeboren.
Klinik: Schmerzen im Rücken und/oder in der linken Thoraxseite, Druckgefühl im Jugulum und hinter dem Brustbein. Dyspnoe. Obere Einflußstauung bei V. cava-Kompression. Heiserkeit (N. recurrens!), *Horner*-Symptomenkomplex.
Diagnostik: Nach klinischem Verdacht Angiographie, CT, auch als Ausschluß gegen Mediastinaltumoren.
Therapie: Resektion des Aneurysmas, Ersatz durch Kunststoffprothese unter Einsatz der HLM (s. Kap. 21).

Aorta abdominalis

Ursache: Fast ausschließlich arteriosklerotisch. Zu 97% Abschnitt V (infrarenal) betreffend.
Klinik: Frühe Symptome sind uncharakteristisch. Wechsel von Obstipation und Diarrhoe. Völlegefühl bereits nach kleinen Mahlzeiten. Postprandiale Schmerzen.
Spätsymptome: Meist anfallsartig auftretender (Expansion des Aneurysmas!), ischialgieformer, meist linksseitig in den Oberschenkel einschießender oder als akutes LWS-Syndrom imponierender (= Kompression der Spinalwurzel bzw. N. ischiadicus, N. femoralis) Schmerz.
Eine urologische Symptomatik entsteht durch Kompression auf den Ureter (überwiegend linksseitiger Flankenschmerz in Blasengegend ziehend) mit Hydronephrose.
Hauptbefund: **Pulsierender Tumor!** Bei Ruptur und Volumenmangelschock pulsierender Tumor nicht mehr tastbar; kann auch selten als gastrointestinale Blutung imponieren (Einbruch ins Duodenum) oder als akute Herzinsuffizienz mit ausgeprägter Venenstauung der unteren Extremität bei Einbruch in die V. cava inferior mit akutem AV-Shunt.
Diagnostik: Angiographie nur in Zweifelsfällen (Ausdehnung über infrarenalen Ab-

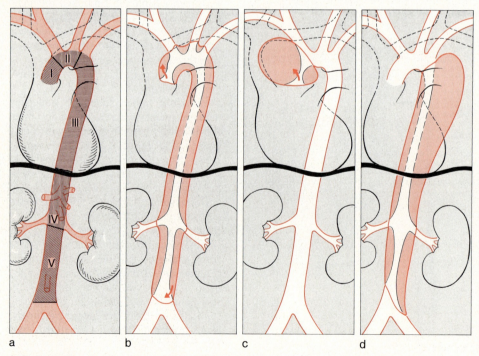

Abb. 41-8 Aortenaneurysma: a) Die 5 Abschnitte der Aorta. b–d) Die häufigsten Formen der Aortendissektion.

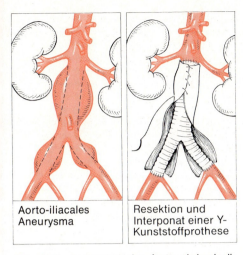

| Aorto-iliacales Aneurysma | Resektion und Interponat einer Y-Kunststoffprothese |

Abb. 41-9 Aneurysma der Aorta abdominalis und Interpositionstechnik.

schnitt hinaus). Abdomenübersicht zeigt häufig schon sichelförmige Verkalkungen der Aneurysmawand, Sonographie, CT.
Therapie: Da ca. 90% aller symptomatischen Bauchaortenaneurysmen binnen 6–18 Monaten rupturieren, ist die Operation bestehend in Resektion und Protheseninterposition die Methode der Wahl (Abb. 41-9).
Prognose: Operationsletalität 3–10% bei elektiven Eingriffen, im Stadium der Ruptur ca. 70%.

Viszeralarterien

Aneurysmen größerer Organarterien (Aa. renales, lienalis, mesentericae, hepatica) sind seltener und in der Regel klinisch stumm, d. h. meist Zufallsbefund. Wegen der Bedeutung zur Funktionserhaltung des jeweiligen Organes ist die Resektion oder Ausschaltung obligatorisch.

Periphere Arterien

Ursache: Aneurysmen der A. carotis arteriosklerotisch, selten entzündlich; der oberen Extremität in der Regel traumatisch bzw. iatrogen; der unteren Extremität arteriosklerotisch, infektiös oder traumatisch.
Klinik: Tastbarer pulsierender Tumor mit Schwirren.
Therapie: Resektion, Interpositionsprothese.

Dissezierendes Aneurysma

Der Intimaeinriß erfolgt zu 95% im Bereich der thorakalen und zu 5% im Bereich der abdominalen Aorta. Die Dissektion kann nach außen, aber auch nach innen (Rekanalisation, re-entry) oder blind enden; sie kann sich auf die aus der Aorta abgehenden Arterien fortsetzen mit dem Resultat des Funktionsverlustes der betroffenen Organe (Nieren, Darm usw.). Es werden je nach Lokalisation 3 Typen unterschieden (Abb. 41-8 b–d):
Ursache: Arteriosklerose, *Marfan*-Syndrom, zystische Medianekrose, Lues.
Klinik: Die Dissektion ist ein akutes Ereignis mit heftigem Schmerz im Thorax, meist linke Schulterblattregion, nicht selten auch im Abdomen; Schockzustand; vielfältige Organbefunde (Anurie, Insult, Infarkt, Darmnekrose, akuter peripherer Verschluß).
Verdacht ist zu erheben aufgrund des akuten Ereignisses mit Schmerz im Thorax und wechselnder Pulsqualität.
Diagnostik: Röntgenbild (Thorax-Übersicht) zeigt Mediastinalverbreiterung (Abb. 41-10), manchmal mit Pleura- und/oder Perikarderguß. Angiographie (Computertomographie), Sonographie.
Differentialdiagnose: Herzinfarkt.
Therapie: Die Rekanalisation kann als Form der Selbstheilung angesehen werden, verhindert jedoch nicht die spätere Ruptur.

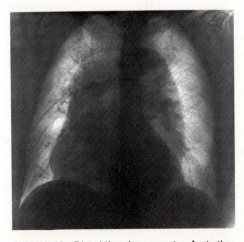

Abb. 41-10 Dissektion der gesamten Aorta thorakalis.

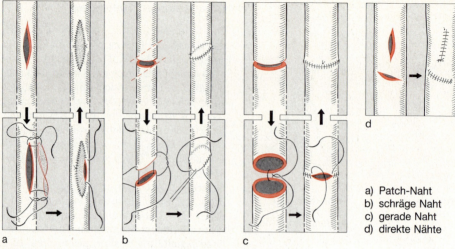

Abb. 41-11 Die verschiedenen Formen der Gefäßnähte.

a) Patch-Naht
b) schräge Naht
c) gerade Naht
d) direkte Nähte

Kommt es hingegen zur Thrombosierung des falschen blinden Lumens, so ist dieses als Spontanheilung zu werten.
In Typ I und II mit Hilfe der HLM Ersatz der Aorta ascendens. Vereinigung der Kunststoffprothese mit dem echten Lumen des Arcus aortae (meist ist hierbei auch ein Ersatz der Aortenklappen und/oder Reimplantation der Koronararterien notwendig). In Typ III Ersatz eines kurzen Aortensegmentes direkt nach Abgang der A. subclavia, also in Höhe des Intimaeinrisses durch Kunststoffprothese und Wiedervereinigung der echten Lumina.

41.2.5 Arterio-venöse Fistel
(AV-Shunt)
(GK 3: 15.1.5; GK 4: 2.17)

Pathologische Kurzschlußverbindung (= Shunt) extrakardial zwischen arteriellem und venösem System. Von dem Shuntvolumen ist die Herzbelastung und die distal vom Shunt auftretende Venenstauung (Druckzunahme) direkt abhängig.
Ursache: ANGEBOREN: Kann an den Extremitäten oft mit Gigantismus der betroffenen Extremität einhergehen; am häufigsten jedoch in Gehirn und Lunge zu finden.
TRAUMATISCH: Nach perforierenden Verletzungen (Schuß, Stichverletzungen usw.), *selten* arteriosklerotisch.

Klinik: Tastbarer Tumor mit auskultierbarem Schwirren („Maschinengeräusch") über der Fistel. Deutliche venöse Stauung mit ausgeprägten pulsierenden Varizen; durch Kompression der Fistel Verschwinden des Schwirrens und Pulsverlangsamung.
Therapie: Erworbene Fistel, Beseitigung des Shunts mit Rekonstruktion der Arterie und Vene.
Prognose: Bei erworbenen Fisteln gut, bei kongenitalen häufig Auftreten von Rezidiven zentral der ursprünglichen Fistel. Gute Erfolge mit Embolisation.

41.2.6 Operationsverfahren

In der heutigen Gefäßchirurgie wird fast ausschließlich monofiles Nahtmaterial verwendet. Grundsätzlich kommen 3 Methoden zur Anwendung:
1. Direkte Gefäßnähte
2. Desobliterationsverfahren
3. Gefäßtransplantation

1. Direkte Gefäßnaht (Abb. 41-11)

Sie wird mit Einzelknopfnähten oder fortlaufender Naht mit monofilem atraumatischen Nahtmaterial ausgeführt. Große Gefäße werden quer wie längs direkt genäht, mittlere und kleinere werden angeschrägt

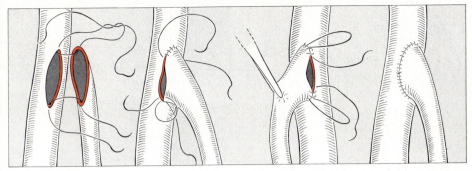

a End-zu-Seit

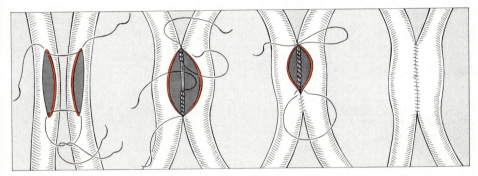

b Seit-zu-Seit

Abb. 41-12 Spezielle Anastomosentechniken bei Gefäßen.

bzw. mit einem Patch verschlossen. Gefäßverbindungen (Anastomosen) können End-zu-End, Seit-zu-End oder Seit-zu-Seit hergestellt werden (Abb. 41-12).

2. Desobliterationsverfahren

Embolektomie, Thrombembolektomie:
Direkt = Arteriotomie über der Stelle des Embolus (Thrombus).
Indirekt = Arteriotomie an einer dem Sitz des Embolus fernen Stelle.

Typische Embolektomie nach Fogarty (Abb. 41-3):
Freilegung der Arteriengabel der betroffenen Extremität in Lokalanästhesie, Arteriotomie, Einführen eines Ballonkatheters erst ortho-, dann retrograd in nicht aufgeblasenem Zustand, nach Aufblasen des Ballons Extraktion des intravasalen Materiales. Mehrfach durchführen (im Zweifel intraoperative Angiographie), intraarterielle Instillation von Heparinlösung, Verschluß der Arteriotomie.

Thrombendarteriektomie (TEA) (Abb. 41-13):
Offen oder halboffen wird der Verschlußzylinder zwischen Intima und Media oder in der Media selbst entfernt (Abb. 41-14).

3. Gefäßtransplantation

Krankhafte Gefäßabschnitte können entweder exstirpiert (z. B. Aneurysmektomie) und durch ein Interponat ersetzt oder primär überbrückt werden. Hierbei gilt prinzipiell: Große Arterien werden durch Kunststoffarterien (Dacron, Teflon usw.), mittlere und kleine durch autologe Vene (in der Regel V. saphena magna) ersetzt. (Abb. 41-15).
Eine Besonderheit ist der extraanatomische Bypass. Bei einer Infektion im anatomischen Gefäßbett oder bei einem Gefäßverschluß durch einen inoperablen Tumor muß zur Überbrückung eine extraanatomische Route gewählt werden (z. B. axillo-femoraler Bypass bei inoperablem Tumor im kleinen Becken).

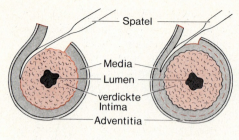

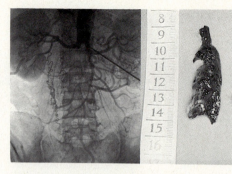

Abb. 41-14 Bauchaortenverschluß infolge Arteriosklerose; links: Angiographie, Versorgung der unteren Körperhälfte über Kollateralen (*Riolan*-Anastomose). Therapie: Thrombendarteriektomie; rechts: Thrombus.

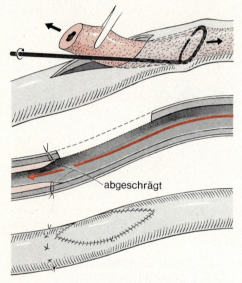

Abb. 41-13 Thrombendarteriektomie (TEA).

Abb. 41-15 Femoro-femoraler Venen-Bypass.

41.3 Chirurgie der Venen

Erkrankungen der Venen werden hervorgerufen durch
- Entzündungen
- Thrombose
- Klappeninsuffizienz

41.3.1 Akute Venenerkrankungen (s. a. Kap. 3.6)

Oberflächliche Thrombophlebitis
(GK 3: 15.1.8)

Ursache: Lokale Schädigung durch exogene oder endogene Keimverschleppung (infektiöse Form) oder aufgrund chemischer Intimareizung (aseptische Form) durch Infusionslösung, Medikamente oder Kunststoffmaterial; Disposition gegeben durch Pankreatitis, Hyperkoagulopathien, Varikosis, Einnahme von Ovulationshemmern.

Klinik: Schmerzhafte Rötung und Schwellung des paravasalen Gewebes mit derbem druckempfindlichem Venenstrang. Subfebrile Temperaturen möglich.

Therapie: Lokal: Umschläge, Heparinsalbe, elastischer Kompressionsverband.
Allgemein: Antiphlogistika, evtl. Analgetika, Mobilisation!

Prognose: Gut, in der Regel Ausheilung mit Verödung der betroffenen Venenabschnitte.

Sonderformen:

Abszedierende Thrombophlebitis: Lokale eitrige Einschmelzung, oft mit Schüttelfrost einhergehend.
Therapie: Inzision, Antibiotika.

Thrombophlebitis migrans (saltans): Häufig in Verbindung mit anderen Erkrankungen (bösartigen Tumoren, Allergien, Autoimmunerkrankungen), rezidivierenden Infekten.
Klinik: Multilokulär, sprunghaft, schubweise und/oder rezidivierend auftretende Thrombophlebitis.
Therapie: Lokal: Wie bei oberflächlicher Thrombophlebitis.
Allgemein: Fokussuche und Behandlung, symptomatisch Antiphlogistika (evtl. sogar Kortison).

Varikophlebitis:

Klinik: In der Regel auf einen Varixknoten oder ein Varixkonvolut beschränkter Prozeß; sehr schmerzhaft.
Therapie: Stichinzision in den Knoten mit Entleerung der Thromben, sonst wie üblich bei oberflächlicher Thrombophlebitis.

Phlebothrombose

Kompletter oder inkompletter thrombotischer Verschluß einer großen Vene (V. femoralis, V. iliaca, V. cava inferior oder superior, V. subclavia), meist jedoch im Becken- und Beinvenenbereich mit Gefahr der Lungenembolie.
Pathogenese: Virchow – Trias: Gefäßinnenschichtschädigung, Hyperkoagulopathie und Verlangsamung des Blutstromes (näheres s. Kap. 3.6).
Klinik: Anamnese: Selten Schmerzen, meist nur „Schweregefühl". Befund: Umfangsdifferenz aufgrund der Anschwellung der Extremität, lokale Druckempfindlichkeit, Seitendifferenz in Hauttemperatur, gestaute Hautvenen, in der Tiefe manchmal druckschmerzhafter Strang tastbar.
Diagnostik (Funktionsteste):
LOWENBERG-TEST: Manschettendruck zwischen 60 und 120 mm Hg nur schmerzhaft auf der betroffenen Seite. Schmerz erst über 180 mm Hg spricht gegen akute Venenthrombose.
HOMANS-TEST: Wadenschmerz bei Dorsalflexion des Sprunggelenkes spricht für Unterschenkelvenenthrombose.
PAYR-ZEICHEN: Druckschmerz der Plantarmuskulatur bei tiefer Phlebothrombose der Beinvenen.
MEYER-ZEICHEN: Druckschmerz im Verlauf der V. saphena.
UMFANGSMESSUNG: Differenz von mehr als 1 cm ist als pathologisch zu betrachten. Nachweis durch Phlebographie, die gleichzeitig über Lokalisation, Ausdehnung, Alter der Thrombose, Wandadhärenz und Zustand der Venenklappen Auskunft gibt.
Als Differentialdiagnose sind alle Erkrankungen, die mit lokalen Schwellungen einhergehen können (Lymphödem, Erysipel, Trauma, postthrombotisches Syndrom) in Erwägung zu ziehen.
Therapie: Richtet sich nach Alter und Ausdehnung. Hochlagerung des Beines, Bettruhe. Heparinisierung. In ausgedehnten Fällen Fibrinolyse oder operative Thrombektomie (s. Abb. 41-11) mit anschließender Antikoagulantientherapie und Kompressionsstrumpfbehandlung für 3–6 Monate.

Sonderformen der Phlebothrombose

Armvenenstau
(*Paget-v. Schroetter*-Syndrom)

Ursache: Akute Thrombose der V. subclavia und/oder V. axillaris auf der Basis von chronischen Schädigungen (Schultergürtelsyndrom, Halsrippe, Aneurysma der A. subclavia, Überanstrengung bei Tennis und Kegeln), aber auch Ovulationshemmer werden angeschuldigt.
Klinik: Akut auftretende Schmerzen und Schwellung mit livider Verfärbung des betroffenen Armes, Verstärkung durch Belastung, Sicherung der Diagnose durch Phlebographie.
Therapie: Fibrinolyse zeigt bessere Ergebnisse als operative Thrombektomie. Behandlung der Ursachen: Entfernung der Halsrippe, Subklavia-Aneurysma usw.

Phlegmasia caerulea dolens (= foudroyant verlaufende Thrombose des gesamten Querschnittes der Extremität mit gleichzeitiger Kompression der Lymphgefäße). Der angestiegene Gewebsdruck kann zum Sistieren

der kapillären Zirkulation und damit der arteriellen Zustrombahn führen.
Klinik: Schmerz, kalte, livide Haut mit Venenstauung, Schwellung, Hautblutungen, Zeichen der zunehmenden Ischämie mit Ausbildung von Nekrose bzw. Gangrän (oft hypovolämer Schockzustand). Kombination der Zeichen einer akuten venösen und arteriellen Durchblutungsstörung sichern in der Regel die Diagnose.
Therapie: Operative venöse Thrombektomie (Abb. 41-16). Fibrinolyse hier nur zweite Wahl!

Prognose: Schlecht, Letalitätsrate wird in der Literatur zwischen 22 und 40% angegeben. Häufig ausgedehnte Amputation notwendig.

41.3.2 Varizen
(GK 3: 15.1.7; GK 4: 2.19):

(Varix = der Knoten):
Varizen sind „knotenförmig" oder sackartig erweiterte, oft geschlängelte, oberflächliche Venen.
Pathogenese: Der Rückstrom des Blutes zum Herzen wird an den unteren Extremitäten in 2 Systemen (oberflächliches und tiefes Venensystem) mittels dreier Mechanismen gefördert.
1. Die VENENKLAPPEN bestimmen die Richtung des Blutes auch gegen die Schwerkraft.
2. Die KONTRAHIERENDE BEINMUSKULATUR wirkt durch Kompression auf die Gefäßscheide als Pumpe.
3. Die PULSWELLE DER ARTERIE wird auf die sie begleitenden Venen in Ruhe übertragen.

Der 2. und 3. Mechanismus ist für die epifaszial und subkutan verlaufenden Venen (Vv. saphena magna et parva) nicht vorhanden.
Oberflächliches und tiefes System sind durch die Venae communicantes (Verbindungsvenen) bzw. Venae perforantes (perforierende V.) verbunden. Die Klappen in den Venae perforantes sind so gerichtet, daß physiologischerweise das Blut stets in Richtung der tiefen Venen strömt. Wichtigste Perforansvenen sind die *Dodd-* und *Cockett*-Gruppen sowie die *Boyd*-Vene (Abb. 41-17). Die Cockettgruppe besteht aus drei Perforans-Venen ca. 7, 14 und 18 cm von der Fußsohle.

Man unterscheidet 2 Formen der Varizen:

Primäre Varikosis entsteht auf der Basis einer angeborenen Bindegewebsschwäche, die direkt oder über eine allgemeine Erweiterung der Gefäßwand zur Klappeninsuffizienz führt. Begünstigende Faktoren sind Stehberufe (hydrostatisch), Schwangerschaft (hormonell), Übergewicht, externe Kompression (z. B. Strumpfbänder).

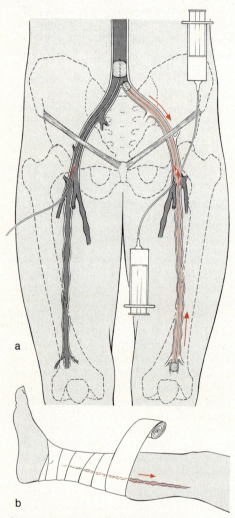

Abb. 41-16 Venöse Thrombektomie:
a) Plazierung der Ballonkatheter
b) Auswickeln von distal

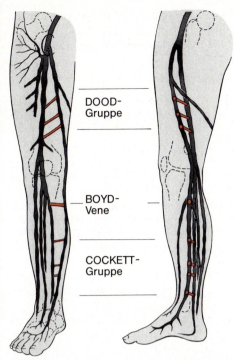

Abb. 41-17   Die wichtigsten Venae perforantes.

Sekundäre Varikosis entsteht bei Abflußbehinderung im tiefen Venensystem (postthrombotisches Syndrom) als kompensatorischer Kollateralkreislauf.
Klinik: Schweregefühl („Dickwerden") nach statischer Belastung, krampfartige Schmerzen in der Wadenmuskulatur (häufig nachts!). Im Spätstadium Ödeme, trophische Störungen bis zum Ulcus cruris venosum.
Diagnostik: Mit den Funktionstesten sind jeweils 3 Fragen zu beantworten:
1. Liegt eine Klappeninsuffizienz der Stammvene vor?
2. Sind die Venae perforantes insuffizient, wenn ja, welche?
3. Liegen primäre oder sekundäre Varizen vor?

Zu 1: *Trendelenburg*-Test (Abb. 41-18):
Ausführung: Patient liegt zur Untersuchung: Bein hochhalten, ausstreichen, Anlegen eines Tourniquet um den Oberschenkel in Höhe der Mündungsstelle der V. saphena magna. Patient steht auf: Beobachtung des oberflächlichen Venensystems.
Ergebnis:

– Füllt sich das Venensystem sehr langsam oder gar nicht = *suffiziente Venae perforantes*.
– Füllt es sich schnell = *insuffiziente Venae perforantes* (positiver Trendelenburg-Test I).
– Füllt es sich retrograd nach Abnahme des Tourniquet = *Klappeninsuffizienz* des oberflächlichen Systems (positiver Trendelenburg-Test II).
– Keine Füllung retrograd nach Abnahme des Tourniquet = *intakte Klappen*.

Zu 2: *Pratt*-Test:
Ausführung: Patient liegt; zu untersuchendes Bein hochhalten und ausstreichen, Anlegen einer elastischen Binde vom Fuß bis zur Leiste, zusätzlich Tourniquet am Ende der Binde in der Leiste, Abwickeln der ela-

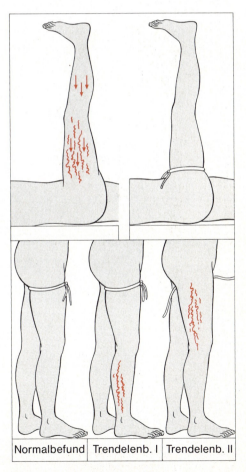

Abb. 41-18   *Trendelenburg*-Test.

stischen Binde, gleichzeitig wieder Anwikkeln einer zweiten Binde im Abstand von ca. 5 bis 10 cm, Patient steht auf.
Ergebnis: An der Stelle, an der sich zwischen den beiden Binden eine Varize füllt, liegt eine insuffiziente Perforansvene (= positiver *Pratt*-Test).
Der Test kann auch vereinfacht mit 2 Tourniquets durchgeführt werden (= *Mahorner-Ochsner*-Versuch).

Zu 3: *Perthes*-Test (Abb. 41-19):
Ausführung: Patient steht. Tourniquet um Oberschenkel; Umhergehen des Patienten.
Ergebnis:
– Nehmen die Varizen an Volumen ab (d. h. werden schlaff), ist das tiefe Venensystem durchgängig.
– Nehmen die Varizen an Volumen zu (d. h. werden prall) – in der Regel treten auch Schmerzen auf – = Abflußbehinderung oder Verschluß des tiefen Venensystems = sekundäre Varizen.
Im Zweifelsfall Phlebographie.

Therapie der primären Varikosis:

Konservativ: Im Frühstadium und bei leichten Fälle Kompressionsbehandlung (elastische Binde oder Strümpfe, Strumpfhosen).
Sklerosierung: Kleine Varizen, Rest- oder „Rezidiv"-Varizen, Besenreiser.
TECHNIK: Am stehenden Patienten Legen der Kanüle durch Punktion der Varix, Hinlegen des Patienten, Vorinjektion von 1–2 ml Luft (Air-bloc), dann Injektion eines Verödungsmittels (Varigloban®, Skleroven®); anschließend Kompressionsverband; meist mehrere Sitzungen im Abstand von einer Woche notwendig.

Cave: Injektion in Venae perforantes.
Prognose: Rezidivquote in 5 Jahren: 40–80%.

Operative Behandlung: Freilegen der V. saphena magna an der Einmündungsstelle in die Vena femoralis und Abtrennung. Ligatur aller hier einmündenden Venenäste; Freilegung der V. saphena magna vor dem Innenknöchel, Einführen einer Sonde, wenn möglich über die gesamte Länge der V. saphena magna. Aufsuchen aller insuffizienten Vv. perforantes durch Extrainzision, Durchtrennung und Umstechungsligatur am Durchtritt durch die Faszie. Exhairese der einzelnen oberflächlichen Venenkonvolute, ebenfalls durch Extrainzisionen, anschließend „Strippen" (= Herausziehen der Vena saphena magna in toto mittels der Sonde). Hautnaht. Kompressionsverband für 6–8 Wochen.
Prognose: Rezidivquote unter 5% nach 10 Jahren.

Therapie der sekundären Varikosis:

Die sekundäre Varikosis ist der kompensatorische Kreislauf der Abflußbehinderung im tiefen Venensystem. Eine Entfernung oder Beseitigung der Varizen ist nur indiziert, wenn das tiefe System wieder durchgängig ist. Die Rekonstruktion der tiefen Beinvenensysteme befindet sich operativ noch im experimentellen Stadium.

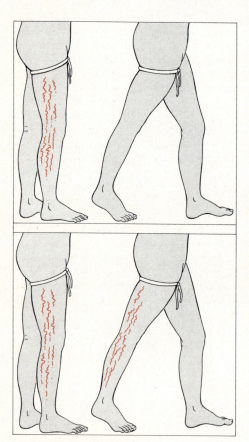

Abb. 41-19 *Perthes*-Test.

41.4 Chirurgie der Lymphgefäße (GK 3: 15.2; GK 2.23)

Aufgabe des Lymphsystems ist die Drainage der Lymphe (eine proteinreiche Flüssigkeit, die mit Partikeln – Bakterien, Fremdkörpern, Tumorzellen usw. – durchsetzt ist und Hormone und Enzyme führt).

41.4.1 Akute Lymphangitis und Lymphadenitis (GK 3: 15.2.2)

(= lymphogene Ausbreitung einer akralen Infektion, in der Regel oberflächlich).
Ursache: Panaritium, Furunkel, Phlegmone, Abszeß.
Klinik: „Roter Streifen" = geröteter, druckschmerzhafter, subkutan liegender Strang mit ebenfalls schmerzhafter Infiltration des umgebenden Gewebes und Schwellung der regionären Lymphknoten (= „Blutvergiftung").
Therapie: Lokal: Eröffnung des Ausgangsherdes der Infektion, Ruhigstellung, feuchte Verbände.
Allgemein: Antipyretika, Antiphlogistika, Antibiotika. Infizierte Lymphknoten können abszedieren und einschmelzen und müssen breit eröffnet werden.
Ausheilung mit Obliteration des betroffenen Lymphweges typisch; daher können rezidivierende Lymphangitiden zum sekundären chronischen progredienten Lymphödem führen.

41.4.2 Lymphödem (GK 3: 15.2)

Durch verschiedene Ursachen kommt es zu obstruktiven Störungen des Lymphtransportes mit Ausbildung eines Ödems.

Man unterscheidet:
1. **Angeborene Lymphödeme:** Familiär kongenital (*Nonne-Milroy*-Krankheit), familiär nicht-kongenital *(Meige).*
2. **Primäres Lymphödem:** Meist einseitig, vorwiegend in der Pubertät bei Frauen (Beginn zwischen 15. und 20. Lebensjahr).
Ursache: Hypo- oder Aplasie der subkutanen Lymphbahnen durch Lymphvarizen.
3. **Sekundäres Lymphödem** (s. o. akute Lymphadenitis, Lymphangitis).
Ursache: Rezidivierende lymphangitische Infekte (Erysipel, bakteriell), auch nach mykotischen Prozessen, nach Operationen (besonders Leistenregion, Ausräumung der Axillarregion beim Mamma-Karzinom), nach Bestrahlung, selten auch nach Trauma, dann meist als lokale entzündliche Lymphzyste, nach spezifischen Erkrankungen (Malaria, Tuberkulose).
Klinik: Auftreten meist in der 4. Lebensdekade, Männer und Frauen etwa gleich häufig. Seitendifferenz im Umfang, anfangs nur Schwere- und/oder Spannungsgefühl bei weichem eindrückbarem, aber nicht Dellen zurücklassenden Ödem. (Differentialdiagnose zu kardialem Ödem: bds. und dellenbildend!). Über Jahre stetige Zunahme des Ödems, härter werden mit weißer, gespannter Haut bis zur grotesken Unförmigkeit der betroffenen Extremität (= Elefantiasis), (s. Abb. 19-8 in Kap. 19).
Therapie: Wenn möglich kausal. Konservativ: Entwässerung, etwa bestehende Herzinsuffizienz beseitigen! Lymphdrainage durch Hochlagern, Kompressionsverbände, pneumatische Massagen.
Operativ: Nur für fortgeschrittene Stadien:
1. Exzision von Subkutis und Faszie (Verkleinerung des subkutanen Ödemgebietes, Operation nach *De Gaetano* oder nach *Charles*).
2. Drainage des oberflächlichen Lymphstromes in die Muskelschichten und somit in die tiefen Lymphbahnen (Operation nach *Thompson*).

42 Haut

Die Haut befindet sich im Grenzgebiet der Zuständigkeit von Dermatologen und Chirurgen. Im Rahmen eines chirurgischen Lehrbuchs sollen nur einige charakteristische Veränderungen erwähnt sein, die auch im chirurgischen Bereich von klinischer Bedeutung sind.

42.1 Entzündungen (s. Kap. 7)
(GK 3: 8.7)

Furunkel: Eitrige Haarbalgentzündung, Auftreten nur im Bereich des behaarten Integuments. Erreger: Staphylokokken. Vermehrtes Auftreten bei Diabetes, Abwehrschwäche, Schmierinfektionen.
Therapie: Konservativ bis zur Reife der Nekrose (gelb), dann Eröffnung mit der Pinzette oder dem Skalpell. Kein Ausdrücken wegen der Gefahr der Erregerverschleppung. Im Gesichtsbereich konservativ mit Antibiotikaprophylaxe und antiseptischen Verbänden, bei Reife Inzision (s. Kap. 17). Bei generalisierter Furunkulose strenge Überwachung der Körperhygiene, Hexachlorophenbäder, aseptische Verbände, Antibiotika nach Resistenztestung, Gamma-Globuline, Eigenblutinjektionen, Autovakzine.

Furunkel: Nicht ausdrücken!

Karbunkel: Konfluation mehrerer epifaszialer, subkutaner, eitriger Nekrosen. Meist im Nacken und am Rücken gelegen. Bevorzugt bei Diabetikern.
Klinik: Fieber, Schüttelfrost, stark schmerzhafte fluktuierende Schwellung.
Therapie: Exzision mit dem elektrischen Messer bis auf die Faszie. Einstellung des Diabetes.

Schweißdrüsenabszeß: Abszedierung im Bereich der Achselhöhle, seltener im Genitalbereich. Erreger: Staphylokokken, selten Streptokokken, Ausgangspunkt Schweiß- und Duftdrüsen.
Klinik: Schmerz, Schwellung, Überwärmung, tastbare Resistenz und Rötung in der Achselhöhle.
Therapie: Konservativ mit antiseptischen Salbenverbänden. Begrenzung der Infektion bis zur Fluktuation, dann operative Spaltung und Ausräumung.
Prognose: Rezidivgefahr.

42.2 Tumore
(GK 3 „Dermatologie": 14)

Hauttumoren können geschwulstähnliche Zysten sowie gutartige und bösartige Neoplasien sein. Zu den zystischen Befunden zählen die Epithelzyste, das Atherom und die Dermoidzysten.

Epithelzyste: Traumatisch verschleppte Epidermiszellen in der Subkutis. Auftreten an Hautstellen mit starker mechanischer Exposition der Epidermis (Hohlhand) bei Steinarbeitern, Metallhandwerkern.
Klinik: Schmerzhafter zystischer Knoten an der Palmarseite der Finger oder der Fußsohle.
Therapie: Exzision.

Atherom: Diese auch „*Grützbeutel*" genannte Retentionszyste der Talgdrüsen enthält Epidermiszellen, Fett, Cholesterin und Horn. Hauptmanifestationsorte sind die Kopfhaut und das Gesicht (Abb. 42-1).
Klinik: Teigige bis zu pflaumengroße, nicht druckschmerzhafte Schwellung. Bei Infektion Umgebungsreaktion mit zum Teil beträchtlicher Irritation.
Therapie: Vollständige Exzision ohne Eröffnung der Kapsel, da bei Belassung von Kapselresten Rezidivgefahr. Bei Infektion Nachbargewebe mitentfernen.

Blandes Atherom: Vollständig exzidieren!

Dermoidzysten: Kongenitale Tumoren durch verlagerte Hautkeime (fetale Einstülpung des äußeren Keimblattes). Sie sind

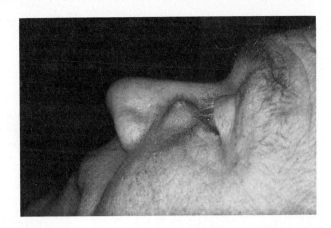

Abb. 42-1 Infiziertes Atherom des Gesichts.

Doppelmißbildungen des äußeren Keimblatts und können Haut- und Anhangsgebilde wie Talgdrüsen und Haare enthalten. Hauptmanifestation an embryonalen Nahtstellen (Auge, Nase, Stirn) aber auch im Mediastinum und Abdomen.
Klinik: Meist harmlose Tumoren, die allerdings durch Druckwirkung zur Knochenarrosion führen können. Dermoide am Kopf erfordern daher die vorherige Röntgenuntersuchung des Schädels (DD: Osteome, Meningiome).
Therapie: Operative Exzision.

Gutartige Neoplasien

Warzen:
Gutartige, virusbedingte Hyperkeratosen der Epidermis.
Therapie: Exzision, Exkochleation, Ätzung mit Argentum nitricum (= „Höllenstein") oder elektrische Verschorfung.
Prognose: Gut, allerdings Rezidivneigung.

Clavus:
Diese auch als *„Hühnerauge"* bezeichnete Hornhautschwiele entsteht durch Dauerdruck an den Streckseiten der Zehengelenke bei zu engem Schuhwerk.
Therapie: Aufweichen mit Salicylvaseline, danach chirurgische Abtragung, weiteres Schuhwerk oder Auspolsterung.

Lipom:
Weiche Fettgewebsgeschwulst in der Subkutis mit bevorzugter Lokalisation an den Extremitäten. Gelegentlich multiples Auftreten. Langsames Wachstum. Bei generalisierter Lipomatose (Abb. 42-2) mechanische Störung, vor allem im Bereich der Handgelenke oder auch des Halses *(Madelung-Deformität = Fetthals).* Maligne Entartung möglich, aber selten.
Therapie: Bei solitären Befunden Exzision mit Kapsel; bei generalisiertem Auftreten Entfernung nur der mechanisch behindernden oder ästhetisch störenden Geschwülste.

Fibrom:
Bindegewebiger Tumor in der Kutis oder Subkutis, der meist von der Faszie und von den Sehnen ausgeht. Gelegentlich als sog. Fibroma pendulans wie Hautanhang imponierend (Abb. 42-3).

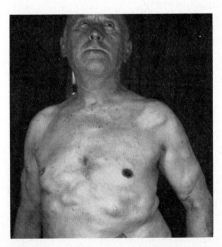

Abb. 42-2 Generalisierte Lipomatose des Körperstammes und der Extremitäten.

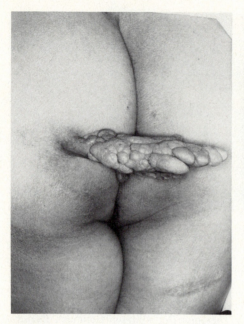

Abb. 42-3   Fibroma pendulans am Gesäß.

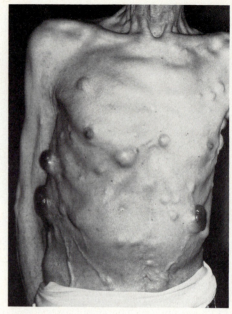

Abb. 42-4   Neurofibromatose v. Recklinghausen.

Glomustumor:
Vor allem an den Akren der Finger auftretende, ausgesprochen schmerzhafte neuromyo-angiomatöse Geschwülste. Häufig sind sie zu klein, als daß sie palpatorisch auszumachen wären. Die histologische Sicherung gelingt erst nach der Exzision. Gelegentlich als bläulicher Tumor subkutan oder subungual zu vermuten.
Therapie: Exzision.

Neurofibromatose v. Recklinghausen:
Hereditäre Erkrankung, die mit der Ausbildung generalisierter Neurofibrome der Haut und der inneren Organe des zentralen Nervensystems (z. B. Akustikus-Neurinom) einhergeht.
Klinik: Unterschiedlich große, z. T. pigmentierte, weiche bis derbe Knoten am ganzen Körper. *Café-au-lait-Flecken* (Abb. 42-4).
Therapie: Exzision nur bei Verdacht auf maligne Entartung. Chirurgische Heilung nicht möglich.

Nävus (= Nävuszell-Nävus):
Diese auch als „Leberfleck" bezeichneten pigmentierten Hauttumoren sind die häufigsten und zugleich auch bekanntesten Veränderungen der Haut. Die Differentialdiagnose zum Melanom und das potentielle Entartungsrisiko machen sie darüber hinaus auch klinisch sehr bedeutsam.
Therapie: Bei kosmetischer Indikation oder druckexponierter Lage (Schulter, Fußsohlen, Gelenke) Exzision im Gesunden und histologische Diagnosesicherung. Keine Probeexzision! Ein seit langem bekannter Nävus, der an Größe zunimmt, blutet, exulzeriert und perifokale Absiedlungen bildet, muß umgehend im Gesunden exzidiert und histologisch abgeklärt werden. Auch hierbei niemals Probeexzision!

Nävus-Operation → Alles oder nichts!

Bösartige Neoplasien

Basaliom: Semimaligner, langsam wachsender Tumor des Stratum basale der Haut. Typischer Alterskrebs. Keine Metastasierung, aber Tiefeninfiltration möglich. Bei Ulzeration als „*Ulcus rodens*" bezeichnet. Häufigster Manifestationsort nasolabial oder retroaurikulär (s. Kap. 17).

Therapie: Röntgenbestrahlung oder Exzision mit plastischer Deckung.

Spinaliom: Dieses Karzinom geht vom Stratum spinosum der Haut aus und neigt zur Infiltration und lymphogenen Metastasierung. Bevorzugte Manifestationsorte sind die UV-Licht-exponierte Haut, Verbrennungsnarben sowie chronische Ulzera und Fisteln. Es gibt *papilläre* und *primär ulzerierende* Formen.
Therapie: Exzision aller Hautschichten weit im Gesunden, Ausräumung der regionalen Lymphgebiete (z. B. „neck-dissection"), Nachbestrahlung (s. Kap. 17).

Melanom:

Maligne Neoplasie der epidermalen Melanozyten. Unterschieden werden das langsam wachsende *Lentigo-maligna*-Melanom (LMM), das *oberflächlich spreitende* Melanom, die *noduläre* Verlaufsform mit primär knotigem infiltrativem Wachstum und das *akrolentiginöse* Melanom. Bevorzugte Lokalisation sind die Extremitäten und der Rumpf.
Klinik: Häufig als harmloser Nävus beginnend, der durch Wachstum, Entzündung, Juckreiz, Schmerz oder Nässen den Verdacht auf ein Melanom aufkommen läßt. Mechanische Reizung bei bestehenden Nävi kann zur malignen Entartung führen.
Therapie: Exzision im Gesunden unter Mitnahme der regionalen Lymphknotenstation. Die Sicherheitszone im Bereich der Haut sollte mindestens 3 cm betragen (Abb. 42-5). Plastische Deckung der Defekte!
Prognose: Sie richtet sich nach dem Tumorstadium und schwankt vom kleinen oberflächlichen Melanom ohne Lymphknotenabsiedlung (Stadium I) bis zum fortgeschrittenen Melanom mit Tiefeninfiltration und Lymphknotenbefall (Stadium III) zwischen 90% und 2% 5-Jahres-Heilung. Die guten Ergebnisse bei rechtzeitiger Exzision rechtfertigen eine großzügige Indikationsstellung zur Exzision bei jedem Melanom-Verdacht. Allein die Frühdiagnose entscheidet über den Erfolg.

Nävus mit Melanom-Verdacht: Exzision im Gesunden → Histologie!

Bei Lymphknotenbefall und Organmetastasen Versuch der Chemotherapie mit DTIC (= Dimethyl-trizeno-imidazol-Carboxamid) sowie palliative Lymphknoten- und Metastasenentfernung zur Tumorverkleinerung oder Beseitigung vitaler Komplikationen. Im Spätstadium ist die Metastasierung generalisiert mit pigmentierten (oder amelanotischen) Metastasen im gesamten Organismus.

42.3 Hautanhänge (Nägel)

Unguis incarnatus: Der eingewachsene Nagel, meist im Bereich der Großzehe, ist eine häufige, bei unsachgemäßer Behandlung zu Rezidiven neigende Erkrankung. Ursächlich ist ein in Relation zum Nagelfalz zu breit angelegtes Nagelbett.
Klinik: Hartnäckige *Paronychien* (= *Nagelumlauf*) (s. Kap. 51) meist der Großzehen mit überschießendem Granulationsgewebe

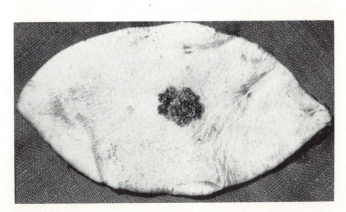

Abb. 42-5 Malignes Melanom. Operationspräparat nach Exzision unter Wahrung des Sicherheitsabstandes.

und Sezernation im Bereich des Nagelfalzes. Tiefe Taschenbildung möglich. Gelegentlich Schwellung des gesamten Endgliedes im Sinne ausgedehnter Infektionen. Der Nagel „unterwandert" dabei den Entzündungsherd.
Therapie: In der akuten Entzündung lokal antiseptische Maßnahmen (z. B. Alkoholverbände). Später kausale Therapie durch Beseitigung der Entzündungsursache: Hierzu Keilresektion von Nagel, Nagelfalz und vor allem Nagelbett (meist in Form einer ⅓- bis ¼-Resektion). Dadurch Anpassung der Nagelgröße an die Größe des Nagelfalzes (*Kocher-Emett*-Plastik). Eine Alternative ist die chemische Obliteration von Teilen des Nagelbettes durch hochprozentige Phenollösung. Konservative Maßnahmen (Fußpflege!) können eine ursächliche Behandlung nicht ersetzen, nur hinauszögern.

Subunguales Hämatom: Blutergüsse unter den Nägeln sind Folge einer Quetschverletzung der Endglieder (s. Kap. 1.4). Einrisse subungualer Gefäße führen zum Blutaustritt. Der schmale subunguale Raum limitiert die Ausdehnung, die Blutung kommt spontan durch Tamponade (Druck) zum Stillstand. Dies erklärt die große Schmerzhaftigkeit.
Klinik: Stark schmerzhafte Blutansammlung unter dem Nagel nach Endgliedquetschung (Hammerschlag, Autotür u. ä. m.).
Therapie: Trepanation des Nagels zur Druckentlastung (Schutz des Nagelbettes, Schmerzlinderung) mit Einmalkanüle (2er) oder ausgeglühter Nadel. Nagel nicht entfernen; der belassene Nagel dient dem Schutz des Nagelbettes und des nachwachsenden Nagels.

Subungualer Fremdkörper: Einspießungen von Fremdkörpern (z. B. Holzsplitter) unter dem Nagel.
Klinik: Schmerzhafte Rötung und Schwellung des Endgliedes, häufig Fremdkörper an Farbkontrast im Zentrum der Rötung sichtbar.
Therapie: Fremdkörperextraktion in Leitungsanästhesie (s. Kap. 1.3) nach Keilinzision des Nagels. Bei starker Infektion Ablatio des gesamten Nagels indiziert. Ruhigstellung, antiseptische offene Wundbehandlung, Tetanusprophylaxe.

43 Weichteiltumoren

Definition: Nach anatomisch-histologischen Gesichtspunkten werden unter den Weichteiltumoren Geschwülste des Bindegewebes, der Muskulatur, der Kreislauforgane, des Nervengewebes und der Haut zusammengefaßt (Abb. 43-1).

Einteilung

Unter klinischen Aspekten ist eine Trennung zwischen zentralen inneren (15%) und peripheren äußeren (85%) Weichteiltumoren gemäß dem Vorschlag der WHO gebräuchlich (Tab. 43-1).
Weichteiltumoren beider Lokalisationsformen zeigen eine große Vielfalt in ihrem klinischen und biologischen Verhalten sowie in ihren pathohistologischen Merkmalen. Die Einteilung erfolgt in benigne und maligne Weichteiltumoren. Der Begriff semimaligne Weichteiltumoren wird heute abgelehnt. Die malignen Weichteiltumoren werden als Weichteilsarkome bezeichnet und nach pathohistologischen Kriterien sowie nach biologischem Verhalten in 3 Malignitätsgrade und in die Stadien I–IV eingeteilt.
Häufigkeit: Ein Häufigkeitsgipfel findet sich im 1. und nach dem 7. Lebensjahrzehnt. Je nach Klinik schwankt der Gesamtanteil der malignen Tumoren zwischen 2,5 bis 15%.

Lokalisation: Zentrale Weichteiltumoren finden sich überwiegend in der Brust- und Bauchhöhle sowie im Retroperitoneum (s. Kap. 38). In der Diagnostik und Behandlung unterliegen sie den allgemeinen Kriterien der Thorax- und Bauchchirurgie. Von den peripheren Weichteiltumoren sind über 50% an den Extremitäten lokalisiert (s. Tab. 43-2).

Tab. 43-1 Definition der Weichteile (in Anlehnung an die WHO)

Zentrale (innere) Weichteile	Periphere (äußere) Weichteile
Mediastinum	Kopf
Retroperitoneum	Hals
Mesenterium	Rumpf
Orbita	Extremitäten
15% ← Tumorhäufigkeit → 85%	

Alle nicht-epithelialen Gewebe mit Ausnahme des retikuloendothelialen Systems, der Glia, der Stützgewebe, spezifischer Organe und der Eingeweide

Tab. 43-2 Lokalisation von peripheren Weichteilsarkomen

Kopf/Hals	15–20%	
Stamm	20%	
Obere Extremität	15–20%	
	Oberarm u. Schulter	$1/2$
	Unterarm	$1/3$
	Hand	$1/6$
Untere Extremität	40–50%	
	Oberschenkel u. Knie	$2/3$
	Unterschenkel	$1/5$
	Fuß	$2/15$

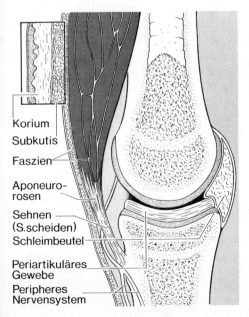

Abb. 43-1 Matrix der Weichteiltumoren.

Korium
Subkutis
Faszien
Aponeurorosen
Sehnen (S.scheiden)
Schleimbeutel
Periartikuläres Gewebe
Peripheres Nervensystem

Pathologische Klassifizierung: Die Artdiagnose sowie die histologische Klassifizierung ist bei den malignen Weichteiltumoren schwierig.

In der Histologie finden sich überwiegend 3 verschiedene Hauptformen:
1. Die polymorphzellige,
2. die monomorphzellige (kleinzellige) und
3. die fettgewebsartige Form.

Darüber hinaus gibt es je nach Ausgangsgewebe eine Vielzahl an Variationen im makroskopischen und histologischen Tumoraussehen. In der WHO sind 21 verschiedene maligne histogenetische Tumorformen aufgeschlüsselt. Die häufigsten malignen Weichteiltumoren sind das Fibro-, Lipo-, Dermato-, Synovial- und Rhabdomyosarkom; alle anderen zählen zu den seltenen Geschwülsten.

Bei den benignen Weichteiltumoren ist die Inzidenz der Geschwülste von Fettgewebe mit 34% und von fibrösem Gewebe mit 28% am größten (Blut- und Lymphgefäße 21%, periphere Nerven 12%, Synovialmembran 3%, Muskulatur 1,5%).

Metastasierung

Weichteilsarkome haben eine hohe lokale Rezidivquote. Die Patienten sterben aber in der Regel nicht am primären Tumor, sondern an den Metastasen in, je nach Organaffinität, Lunge, Knochen, Lymphknoten u. a.

Die Metastasierung erfolgt 1. lymphogen, 2. hämatogen, 3. über die serösen Höhlen und 4. durch eine iatrogene Verschleppung.

Klinik: Symptomatik je nach Lokalisation des Primärtumors oder seiner Metastasen. Patienten mit Weichteiltumoren konsultieren meistens erst Monate nach Auftreten

Tab. 43-3 Stellenwert apparativ-diagnostischer Hilfsmaßnahmen bei peripheren Weichteiltumoren

		Hinweise möglich auf
Nativröntgen und Lungentomographie	wünschenswert	Tumordiagnose, Artdiagnose, klinische Tumorcharakterisierung (Größe, Lokalisation, Nachbarschaftsbeziehung etc.), Metastasen (Lunge, Axilla)
Thermographie	entbehrlich	Vaskularisation, Dignität
Ultraschall	entbehrlich, wenn CT vorhanden	räumliche Tumorausdehnung, Binnenstrukturen
Angiographie	entbehrlich, wenn CT vorhanden; wünschenswert bei Gefäßtumoren und stark hypervaskularisierten Geschwülsten	Tumorcharakterisierung, Dignitätseinschätzung, operative Therapieplanung
Lymphographie	wünschenswert bei bestimmten malignen Geschwülsten der unteren Extremitäten	Stadieneinteilung
Szintigraphie	wünschenswert, wenn geeignete Radiopharmaka zur Verfügung stehen	Stadieneinteilung maligner Geschwülste, Lokalisation polytoper Geschwülste
Computertomographie	derzeit hilfreichstes apparativ-diagnostisches Verfahren	Tumordiagnose, Artdiagnose, Tumorcharakterisierung einschließl. räumlicher Ausdehnung, Lymphknotenstationen, Therapieplanung, Therapiekontrolle
Kernspintomographie (NMR)	wie CT, aber noch nicht standardisiert	Lokalisation, Ausdehnung, Nachbarschaftsbeziehung

der Geschwulst einen Arzt und klagen, je nach Tumorart, nur in 30–50% der Fälle über Schmerzen. Uncharakteristische Symptome wie Bauchschmerzen, Appetitverlust, Müdigkeit und Leistungsschwäche treten bei den zentralen Weichteiltumoren auf. Zusätzlich kann es zu neurologischen Ausfällen durch retroperitoneal gelegene Weichteiltumore kommen (s. Kap. 38).

Diagnostik: Charakteristisch ist die Diagnoseverschleppung durch Fehlinterpretation als „Prellung", „Bluterguß" oder „Gewebeschwellung". Hier trägt der Arzt zur fatalen diagnostischen Pause bei (s. Kap. 8).
Tumorlokalisation sowie Erfassung aller beteiligten Weichteile einschließlich Gefäße und Nerven (s. Tab. 43-3).

1. Jede *Weichteilschwellung* ist bis zum Beweis des Gegenteils ein Tumor
2. Jeder *Weichteiltumor* ist bis zum Beweis des Gegenteils maligne

Tumorbiopsie

zur Feststellung der Dignität eines Weichteiltumors. Nach abgeschlossener apparativer Diagnostik ist eine histologische Klassifizierung notwendig. Hierbei sollte folgendes Vorgehen angestrebt werden:
1. Lassen Tumorlokalisation und -größe eine dreidimensional radikale Entfernung ohne Verletzungen funktionell wichtigen Gewebes zu: keine Probeexzision, sondern primäre Radikalentfernung und histologische Untersuchung.
2. Implizieren Tumorsitz und Ausdehnung bei etwaiger Exzision einen beachtlichen Funktionsverlust: zunächst bioptische Abklärung. Bei gutartiger Histologie im Zweiteingriff eingeschränkt radikale Tumorentfernung mit gleichzeitiger multifokaler Schnellschnittdiagnostik. Weist die Histologie Malignität nach, radikale Tumorentfernung.

Therapie

a) Benigne Tumoren

Die chirurgische Therapie ist das zentrale Behandlungsprinzip. Sie besteht in einer extrakapsulären Tumorexzision mit einem schmalen Randsaum des gesunden Umgebungsgewebes unter Vermeidung von Funktionsverlust bei Lokalisation an den Extremitäten. Mit einer lokalen Rezidivquote von 10–15% muß gerechnet werden.

b) Maligne Tumoren

Allgemeines: Weichteilsarkome sind von einer unterschiedlich breiten Marginalzone umgeben. In diesem Gewebssaum sind in 40–80% Tumorzellen nachweisbar. Die Tumorausbreitung erfolgt in longitudinaler Richtung entlang den Septen und Faszien sowie im epineuralen Bindegewebe und führt nach proximal und distal weit vom Tumor entfernt zu *Skip-Metastasen.* Das transversale Wachstum tritt verzögert ein; die umgebenden Strukturgrenzen werden erst später überschritten. Dieses Verhalten bestimmt das chirurgische Vorgehen; es wird von 3 wesentlichen Zielen bestimmt:

1. Verbesserung der Überlebenschance,
2. Verhütung von Lokalrezidiven und
3. Funktionserhaltung der betroffenen Extremität (Erhaltung der Lebensqualität).

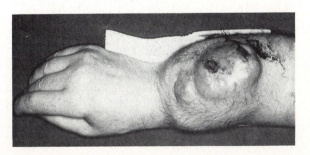

Abb. 43-2 Exulzeriertes Fibrosarkom des distalen Unterarms.

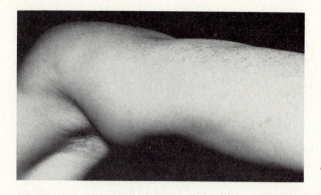

Abb. 43-3 Malignes Schwannom des proximalen Oberarms.

Operationsverfahren (Abb. 43-4)

Folgende operative Verfahren kommen zur Anwendung:
1. Exzisionsbiopsie (Entfernung des Weichteiltumors mit Kapsel unter Mitnahme einer Randzone des umgebenden Gewebes).
2. Lokale Exzision im Gesunden (weite Exzision mit Sicherheitsabstand).
3. Kompartment-Resektion (sog. Lokal-Radikalexzision mit Gefäßersatz, Nerventransplantation, Muskeltransposition, Knochentransplantation und/oder Alloplastik).
4. Amputation.
5. Exartikulation.
6. Interthorakoskapuläre Amputation.
7. Hemipelvektomie.
8. Resektion zur Tumorverkleinerung (nur in Ausnahmefällen).

- *Exzisionsbiopsie:* Sie dient in erster Linie der diagnostischen Abklärung kleinerer peripherer Weichteiltumoren und zur Therapie zentraler Weichteiltumoren. Ansonsten hohe lokale Rezidivquote (80–90%). Aufgrund des Wachstumsverhaltens der Weichteilsarkome (s. o.) entstehen nach einer *lokalen Exzision weit im Gesunden* in 40–60% Lokalrezidive, so daß dieses Verfahren bei peripheren Weichteilsarkomen nur in Ausnahmefällen (z. B. bei nachgewiesener Metastasierung) angewendet werden sollte.

- *Kompartmentresektion:* Nach Ausschluß einer Metastasierung muß bei entsprechender Lokalisation eines peripheren Weichteilsarkoms immer eine Kompartmentresektion angestrebt werden. Durch diese lokalradikale Resektion einzelner Muskelgruppen mit ihren Ursprüngen, Ansätzen und Faszien wird der Tumor einschließlich möglicher Skip-Metastasen entfernt. Die muskelaponeurotischen Gebilde müssen mit einer Periostlamelle oder nach Möglichkeit mit dem betroffenen Knochen zusammen entfernt werden. Gefäße und Nerven, die in dem Kompartment lokalisiert und für die Versorgung sowie Funktion der Extremität notwendig sind, müssen mitentfernt und durch Gefäßersatz und Nerventransplantation ersetzt werden. Bei Entfernung einer gesamten Muskelgruppe, z. B. des Quadrizeps am Oberschenkel, wird die Gelenkfunktion durch eine Muskeltransposition wieder hergestellt. In diesem Fall durch

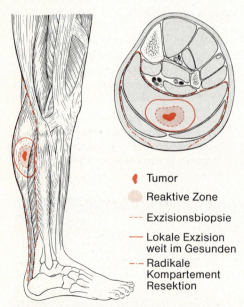

Tumor
Reaktive Zone
--- Exzisionsbiopsie
— Lokale Exzision weit im Gesunden
–- Radikale Kompartement Resektion

Abb. 43-4 Unterschiedliche Formen der Chirurgie des Weichteiltumors.

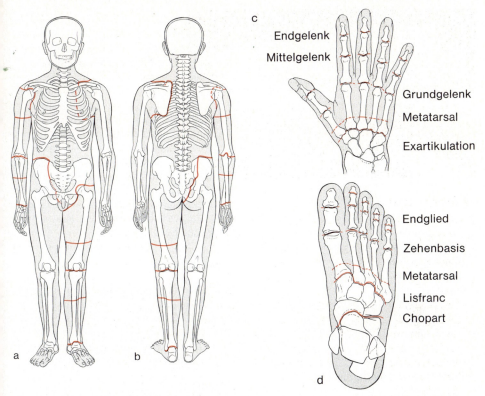

Abb. 43-5 a + b) Amputationslinien an Schulter, Becken, Arm und Bein, c + d) Amputationslinien an Hand und Fuß

Verlagerung und Fixierung der Ansätze des M. semitendinosus medial und des M. bizeps femoris lateral an den oberen Patellapol. Durch das Ausbreitungsverhalten der Weichteilsarkome werden die Kompartmentgrenzen in transversaler Richtung lange respektiert. Die Lokalrezidivquote liegt nach einer Kompartment-Resektion zwischen 10 und 20%, d. h. nicht höher als nach radikalen Amputationen.

● *Amputation:* Sie muß dann durchgeführt werden, wenn durch Tumorlokalisation und -ausbreitung eine funktionserhaltende Kompartmentresektion nicht möglich ist. Für die Festlegung der Amputationshöhe (Abb. 43-5) gelten die gleichen Kriterien wie für eine Kompartmentresektion, d. h. die Mitentfernung aller Knochenursprünge der betroffenen Muskelgruppe. Lokalrezidive treten hierbei in 6–8% der Fälle auf. Bei der Amputation ist auf die Erzielung eines gut durchbluteten dorsalen (Unterschenkel) oder ventralen (Oberschenkel, Hand) Haut-Muskel-Lappens und eine gute Muskelbedeckung des Stumpfes zu achten (Abb. 43-6).

● *Supraradikale chirurgische Maßnahmen* wie Exartikulation, interthorakoskapuläre Amputation und Hemipelvektomie müssen dann angewendet werden, wenn Weichteilsarkome sehr gelenknah lokalisiert oder in die betroffenen Gelenke (z. B. Schulter- oder Hüftgelenk) eingebrochen sind. Bei rechtzeitiger Anwendung dieser operativen Verfahren gelingt es häufig, Lokalrezidive und eine Metastasierung zu verhindern. Durch entsprechenden prothetischen Ersatz wird eine vertretbare Lebensqualität erreicht. Die Exartikulation im Kniegelenk ist hinsichtlich der prothetischen Versorgung und Funktion der Oberschenkelamputation vorzuziehen.

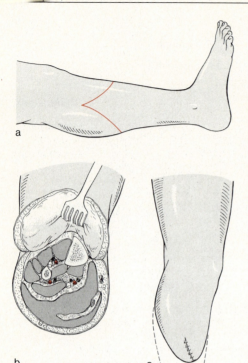

Abb. 43-6 Unterschenkelamputation.

Strahlentherapie

Die Strahlentherapie hat für die Behandlung benigner Tumoren nur eine untergeordnete Bedeutung. Eine Indikation zur Bestrahlung stellt sich überwiegend bei den Hämangiomen der Haut und Unterhaut, den Lymphangiomen sowie dem abdominalen und extraabdominalen Desmoid.
Weichteilsarkome sind relativ strahlenresistent. Eine Ausnahme stellt das *Kaposi*-Sarkom dar. Wegen des multizentrischen Wachstums dieses Weichteilsarkoms wird hierbei die Radiotherapie häufig mit kurativer Zielsetzung angewandt. Ansonsten erfolgt die primäre Strahlenbehandlung nur bei lokaler oder allgemeiner Inoperabilität. Adjuvante Radiotherapie bei makroskopisch radikaler, jedoch mikroskopisch nicht radikaler Operation, lokalen Resttumoren oder Rezidiven.

Chemotherapie

Als Chemotherapie-sensible Tumoren gelten heute das undifferenzierte Sarkom, das Angiosarkom sowie das Leio- und Rhabdomyosarkom. Bei diesen Weichteilsarkomen sollte immer eine adjuvante Polychemotherapie durchgeführt werden (s. Kap. 8).

Prognose

5-Jahres-Überlebensrate von 40–50%. Die günstigste Prognose haben das hochdifferenzierte und myxoide Liposarkom sowie das hochdifferenzierte Fibrosarkom. Alle übrigen zeigen eine ungünstigere Prognose.

44 Knochentumoren

44.1 Allgemeines

Einteilung: Knochentumoren entstehen durch ein eigenständiges, expansives und irreversibles Wachstum aller am Aufbau des Knochens beteiligten Zellformen. Die Klassifizierung erfolgt nach dem jeweiligen Stammgewebe und wird in benigne und maligne Tumorformen eingeteilt (s. Tab. 44-1). Manche primär benignen Tumoren entwickeln ein malignes Wachstumsverhalten oder neigen zur Entartung, z. B. Chondrom. Sie werden ggl. als semimaligne bezeichnet. Grundsätzlich können in jedem Knochen benigne und maligne Knochentumoren entstehen. Die Geschwulstbildung ist jedoch

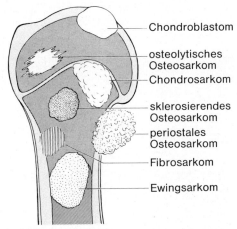

Abb. 44-1 Charakteristische Erscheinungsformen der Knochentumoren.

Tab. 44-1 Einteilung der Knochentumoren nach dem jeweiligen Stammgewebe

Herkunftsgewebe	gutartig	Häufigkeit	bösartig	Häufigkeit
Knorpelgewebe	Osteochondrom Chondrom Benignes Chondroblastom	ca. 45 % ca. 15 % ca. 10 %	Primäres Chondrosarkom Sekundäres Chondrosarkom Mesenchymales Chondrosarkom	 über 25 %
Knochengewebe	Osteom Osteoid-Osteom Osteoblastom	selten 10 % selten	Osteosarkom Juxtakortikales Sarkom	über 20 % selten
Bindegewebe	Nichtossifizierendes Fibrom Ossifizierendes Fibrom	selten selten	Fibrosarkom	5 %
?	Gutartiger Riesenzelltumor	10 %	Bösartiger Riesenzelltumor	selten
Osteomyelogenes Gewebe			*Ewing*-Sarkom Retikulumzellsarkom	15 % selten
Gefäßgewebe	Hämangiom Lymphangiom Hämangioperizytom	selten selten selten	Plasmozytom Hämangioendotheliom Malignes Hämangioperizytom	über 30 % selten selten
Fettgewebe	Lipom	selten	Liposarkom	selten
Nervengewebe	Neurinom	selten	Neurinosarkom	selten
?			Adamantinom der langen Röhrenknochen	selten
Chorda dorsalis			Chordom	selten

weitgehend an die ortsständigen Zellpopulationen gebunden (s. Abb. 44-1).
Semimaligne Knochentumoren sind dadurch charakterisiert, daß sie ohne Metastasen lokal aggressiv und infiltrierend wachsen, oder daß primär benigne Tumoren maligne entarten.

Entsprechend ihrer Wachstumsform unterscheiden wir osteolytische und osteoplastische Tumoren mit charakteristischen Zeichen im Röntgenbild (Abb. 44-2).
Knochentumoren erfordern aufgrund der Bedeutung für Statik und Funktion des Skeletts sowie ihrer besonderen Bösartigkeit

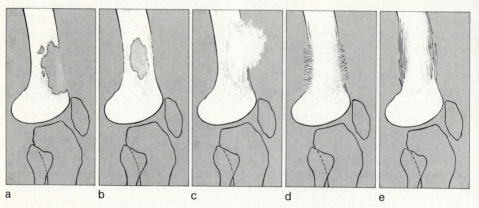

Abb. 44-2 Röntgenzeichen der Knochentumoren:
a) randständige Osteolyse
b) zentrale Osteolyse
c) sklerosierende Knochenneubildung
d) Spiculae
e) zwiebelschalenartiges Bild

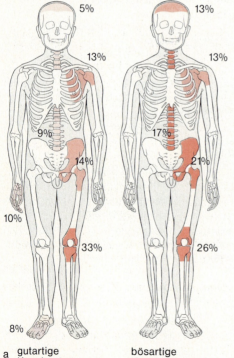

Abb. 44-3 Häufigkeit und Altersverteilung gutartiger und bösartiger Knochentumoren:
a) Häufigkeit
b) Altersverteilung

(maligne Tumorformen) eine interdisziplinäre Zusammenarbeit von Chirurgen, Radiologen, Pathologen, Orthopäden und Onkologen.
Die benignen und malignen Knochentumoren haben ein spezifisches Lokalisationsmuster und eine unterschiedliche Altersverteilung (s. Abb. 44-3). Die Altersverteilung gutartiger Tumoren zeigt die eindeutige Bevorzugung bis zum 2. Lebensjahrzehnt. Bei den bösartigen Tumoren findet sich je 1 Häufigkeitsgipfel im 2. und im 6. Lebensjahrzehnt. Auch besteht eine eindeutige Bevorzugung des männlichen Geschlechts.
Klinik: Uncharakteristisch. Schmerzen, verbunden mit einer Schwellung sind eher die Ausnahme. Häufig Zufallsbefund bei Röntgenuntersuchung wegen Bagatelltraumen. Bei Tumoren an den Extremitäten ist der Berührungs- oder Bewegungsschmerz das führende Symptom. Bei Lokalisation im Schädel- oder Wirbelsäulenbereich sind neurologische Ausfälle in der Regel der erste Hinweis (s. Kap. 16 und 17).
Diagnostik: Bei anamnestischem und klinischem Verdacht laborchemische, radiologische und morphologische Diagnostik. Die laborchemischen Untersuchungen besitzen nur eine begrenzte Aussagekraft. Die Blutkörperchensenkungsgeschwindigkeit und die alk. Phosphatase können erhöht sein.
Röntgen: Nativ-Aufnahmen in mehreren Ebenen. Hiermit sind neben den klassischen Tumorzeichen diskrete periostale Veränderungen und endotumorale Verkalkungen nachweisbar.

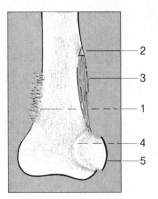

Abb. 44-4 Röntgenzeichen maligner Knochentumoren:
1) Spiculae
2) *Codman*-Dreieck
3) zwiebelschalenartige Struktur
4) Sklerosierungssaum
5) Unterbrechung der Kortikalis

Unklare Schmerzzustände des Skeletts: Knochentumor? (Röntgen!)

Zu den klassischen radiologischen Malignitätszeichen am Knochen zählen (Abb. 44-4):

1. Spiculae
2. *Codman*-Dreieck
3. lamelläre Periostreaktion
4. mottenfraßartige Ausfransung und
5. Kortikalis-Verschiebedefekt

Computertomographie (Ausdehnung des paraossalen oder endossalen Tumoranteils, Weichteilbeteiligung?). Zusätzlich ggf. Tomographie, NMR, Xeroradiographie, Thermographie, Szintigraphie, Angiographie sowie Lympho- und Phlebographie. Zur einheitlichen Festlegung des jeweiligen Tumorstadiums ist zusätzlich zur Klassifikation die Einteilung in das TNM-System notwendig.

Biopsie: Histologische Untersuchung obligat. Die Schnell-Schnitt-Diagnose ist bei Knochentumoren von geringer Aussagefähigkeit. Zur Festlegung des endgültigen Therapiekonzeptes gezielte präoperative offene Biopsie mit Entnahme von Knochen und Weichteilgewebe aus dem Zentrum und den Randbezirken des Tumors. Bei der Probeexzision sollte der direkte operative Zugang so gelegt werden, daß beim endgültigen Eingriff dieser Zugangsweg problemlos mit einem Sicherheitsabstand exzidiert werden kann. Die exakte morphologische Diagnose erfolgt am entkalkten Präparat.

Knochentumor: Keine Diagnose ohne Histologie!

Therapie: Interdisziplinäre Festlegung der Therapie:

– *Chirurgie:*
1. Exkochleation oder Kürettage.
2. Lokale und en bloc-Resektion im Gesunden mit

Tab. 44-2 Therapieempfehlungen nach *von Gumppenberg* und Mitarbeiter

Tumor	Operation	Bestrahlung	Chemotherapie
Osteogenes Sarkom	+++	+	adj. +++
Chondrosarkom	+++	+	–
Maligner Riesenzelltumor	+++	++	+
Ewing-Sarkom	+	+++	+++
Retikulumzellsarkom	++	+++	++
Angiosarkom	+++	++	+
Fibrosarkom	+++	+	++
Liposarkom	+++	+	++
Malignes Mesenchymom	+++	+	++
Undifferenziertes Sarkom	+++	+	+
Verschiedene Tumoren			
z. B. Chordom	+++	++	+
z. B. Synovialom	+++	+	+

+++ = Therapie der Wahl;   ++ = wirksam;   + = bedingt wirksam;   – = nicht wirksam

a) homologer und autologer Knochentransplantation und
b) Alloplastik (bzw. totalem Knochenersatz), Gelenkersatz und Osteosynthesen.
3. Amputation,
4. Interthorakoskapuläre Amputation,
5. Hemipelvektomie,
6. Resektion zur Tumorverkleinerung (nur in Ausnahmefällen).

– *Strahlentherapie:*
Wegen der Gefahr maligner Entartung primäre Indikation bei *benignen* und *semimalignen* Knochentumoren nur für eosinophiles Granulom und ungünstig gelegene Hämangiome. Unter den *malignen* Knochentumoren gilt das *Ewing*-Sarkom (s. Tab. 44-2) als besonders strahlenempfindlich (Gesamtdosis 40–60 Gy). Alle anderen Knochentumoren sind nur bedingt strahlensensibel. Eine besondere Bedeutung hat die Strahlentherapie in der Schmerzbehandlung von Patienten mit Osteoplasmozytom, Skelettmetastasen oder inoperablen Knochentumoren.

– *Chemotherapie:*
Die Chemotherapie hat neben den chirurgischen und strahlentherapeutischen Maßnahmen für einige Knochentumoren einen besonderen Stellenwert (s. Tab. 44-2). Durch die präoperative Anwendung (z. B. beim Osteosarkom) ist heute vermehrt ein extremitäten- und funktionserhaltendes Vorgehen möglich.

44.2 Gutartige Tumoren

Osteochondrom

Synonyme: Kartilaginäre Exostose, solitäre Exostose, Ekchondrom.
Pathogenese: Metaplastische Knochenbildung im aktivierten Periost.
Klinik: Langsames Wachstum, Schmerzen erst, wenn durch Lage und Größe der Osteochondrome benachbarte Gewebsstrukturen irritiert werden.
Röntgen: Im Metaphysenbereich bizarre Knochenauswüchse, die wie gebeugte Finger oder Kleiderhaken aussehen können.
Therapie: Resektion unter sorgfältiger Entfernung der Basis.
Prognose: Gut, eine maligne Entartung tritt selten ein.

> Osteochondrom: Häufigster gutartiger Knochentumor

Chondrom

Synonyme: Zentrales Chondrom, Enchondrom.
Pathogenese: Chondrome bilden sich vor allem in knorpelig-präformierten Knochen. Sie leiten sich ab von heterotopen Knorpelzellnestern, die sich in den Epiphysenfugen,

aber auch in den Metaphysen normaler Knochen befinden.
Klinik: Chondrome sind die häufigsten Knochentumoren der kleinen Röhrenknochen an Hand und Fuß. Chondrome treten solitär im Kindes- und frühen Erwachsenenalter auf. Durch spindelförmige Auftreibung führen sie oft zu Spontanfrakturen.
Röntgen: Zystische und multizystische, scharf begrenzte, vielkammerige Herde mit Knochenauftreibung, sog. Vogelnester. Durch Kalkeinlagerung vielfach fleckige Strukturen.
Therapie: Resektion, evtl. Kürettage und Auffüllung des Defektes mit autologer Spongiosa. Bei ausgedehnten Kortikalisdestruktionen zusätzliche Plattenosteosynthese zur Stabilisierung.
Prognose: An den Phalangen sind sie fast immer gutartig. Mit einer malignen Entartung ist bei Chondromen im Bereich des Beckens, der langen Röhrenknochen, Rippen und Wirbelkörper zu rechnen.

Osteoid-Osteom

Pathogenese: Benigne osteoplastische Knochentumoren unklarer Genese, oberhalb zum Durchmesser als Osteoblastom bezeichnet.
Klinik: Leitsymptom ist der Schmerz, der im Anfangsstadium sporadisch auftreten und mit Wachstumsschmerzen verwechselt werden kann. Mit Fortschreiten der Erkrankung nehmen die Schmerzen an Intensität und Dauer zu. Schmerzfreie Intervalle werden selten. Die Schmerzen treten überwiegend nachts auf (ausgeprägte Schlafstörungen!). Nach Aspirin-Gabe sofortige Schmerzfreiheit (differentialdiagnostische Abklärung!) Bei Lokalisation an den Extremitäten Funktionseinschränkungen und Muskelatrophien. Ist der Tumor in der Kortikalis oder im Periost lokalisiert, kommt es durch eine spindelförmige Verdickung zu einer Vorwölbung. Bei Lokalisation in Wirbelkörpern gelegentlich ischialgiforme Beschwerden.
Röntgen: Die eigentliche Geschwulst, der bis zu 2 cm groß werdende *Nidus,* stellt sich im Röntgenbild als eine ovale Aufhellung mit einer starken perifokalen Sklerose dar. Dieser Sklerosierungssaum läßt sich gut gegen die Umgebung abgrenzen.

Therapie: Die Therapie der Wahl ist die Operation. Hierbei wird der Nidus entfernt, der Sklerosesaum kann belassen werden. Sicherer ist eine Mitentfernung des Sklerosesaumes, weil zurückbleibende Anteile des Nidus zu Rezidiven führen.
Prognose: Sehr gut; eine maligne Entartung ist nicht bekannt.

Riesenzelltumor

Synonyme: Osteoklastom, benigner Riesenzelltumor.
Pathogenese: Aggressive, rasch wachsende Geschwulst. Als Ausgangsgewebe wird das unspezifische Bindegewebe des Knochenmarkes angesehen. Die Ätiologie ist ungeklärt. 10 bis 30% der Riesenzelltumoren sind primär maligne. Diese zeigen ein lokal aggressives, destruktives sowie invasives Wachstum und führen zu Lungenmetastasen.
Klinik: Häufig kniegelenksnahe, in Femur und Tibia (ca. 50%) sowie epimetaphysär in den übrigen langen Röhrenknochen lokalisiert. Auftreten meist im 3. und 4. Lebensjahrzehnt. Leitsymptom ist der Schmerz. Der anfänglich langsam wachsende Tumor führt zu einer geringen Schwellung. Zusätzlich können Funktionsstörungen im benachbarten Gelenk auftreten. Später rasche Umfangszunahme.
Röntgen: Vielkammeriges, zystisches Areal ohne Sklerosesaum mit exzentrischer Lage in der Epimetaphyse. Die Kortikalis kann arrodiert sein (sog. *Seifenblasenbild*).
Differentialdiagnose: Andere zystische Knochentumoren.
Therapie: Bei kleinen und sicher auf den Knochen beschränkten Herden: Kürettage mit anschließender Spongiosaplastik. Bei größeren Tumoren und Beginn der Entdifferenzierung: Resektion und Defektüberbrückung durch einen kortiko-spongiösen Span. Bei Durchbruch in die Weichteile und nachgewiesener Malignität: Amputation bzw. Radiatio, z. B. Tele-Kobalttherapie bei inoperablen Tumoren (Wirbelsäule, Kieferbereich). Cave: Strahleninduzierte sarkomatöse Entartung.
Prognose: Zweifelhaft, Rezidivrate nach Kürettage liegt bei ca. 60% und nach Tumorresektion bei 10 bis 20%. Über die Rate

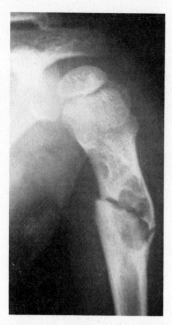

Abb. 44-5   Spontanfraktur bei Knochenzyste.

der malignen Entartung gibt es keine genauen Angaben.

Solitäre Knochenzyste

Synonyme: Solitäre einkammerige Knochenzyste, juvenile Knochenzyste.
Pathogenese: Tumoröse osteolytische Knochenläsion unklarer Genese.
Klinik: Überwiegend 6. bis 15. Lebensjahr. Pathologische Fraktur in über 50% Erstsymptom. Schmerzen sind selten. Sie können aber durch Knochenauftreibung als Spontan- oder Bewegungsschmerz auftreten. Die Knochenauftreibung führt oft zu erkennbaren Schwellungen.
Röntgen: Meta- bis diaphysär lokalisierte, glatt begrenzte Aufhellung mit darüberliegender, papierdünner Kortikalis (Abb. 44-5).
Therapie: Nach Spontanfraktur wird zunächst die Knochenbruchheilung abgewartet. Sollte sie nicht in normaler Zeit erfolgen, wird durch Zystenausräumung, Spongiosaplastik und Osteosynthese die Defektsanierung durchgeführt.
Prognose: Gut, eine maligne Entartung tritt nicht ein.

Aneurysmatische Knochenzyste

Synonyme: Aneurysmatischer Riesenzelltumor, ossifizierendes periostales Hämatom, benignes Knochenaneurysma.
Pathogenese: Gutartige osteolytische Knochenläsion unklarer Pathogenese.
Klinik: Schmerz meist als initiales Symptom. Durch Größenzunahme der Zyste sicht- und tastbare Schwellung an der betroffenen Extremität. Bei Lokalisation in der Wirbelsäule bestehen zunächst umschriebene Schmerzen und Schonhaltung. Bei weiterer Größenzunahme treten radikuläre Schmerzen bis hin zur Paraplegie auf.
Röntgen: In den langen Röhrenknochen zystische Aufhellung mit exzentrischer Lage. Diese ist nicht an die Knochenbegrenzung gebunden, der Hauptteil der Knochenzyste liegt häufig extraossär. Die Zyste ist vielfach von feinen Septen durchzogen, keine Randsklerose.
Therapie: Exzision der Zyste im Gesunden, Resektion. Bei ungünstiger Lokalisation, z. B. an der Wirbelsäule, Strahlentherapie.
Prognose: Gut, Rezidivhäufigkeit ca. 20%.

44.3 Bösartige Tumoren

Chondrosarkom

Synonyme: Myxochondrosarkom, chondroplastisches Sarkom, Chondromyxofibrosarkom.
Pathogenese: Das Chondrosarkom geht vom Knorpelgewebe aus. Es kann primär oder sekundär auftreten. Das sekundäre Chondrosarkom entwickelt sich aus Osteochondromen und Enchondromen. Lokalisation und Altersverteilung s. Abb. 44-6.
Klinik: Bei peripheren Chondrosarkomen indolente oder nur gering schmerzhafte Schwellung mit langsamer Größenzunahme als Erstsymptom. Bei zentralen Chondrosarkomen meist ziehende, mehr dumpfe Schmerzen. Eine Zunahme der Schmerzen weist auf Aktivierung des Tumorwachstums hin.
Röntgen: Mottenfraßähnliche Osteolysen, Spiculae und *Codman*-Dreiecke durch Destruktion der Kortikalis. Bei sekundären Chondrosarkomen aus Chondromen un-

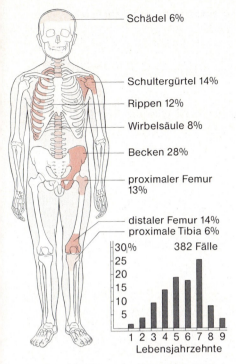

Abb. 44-6 Lokalisation und Altersverteilung des Chondrosarkoms.

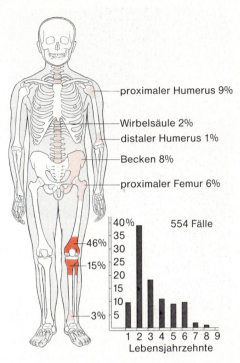

Abb. 44-7 Lokalisation und Altersverteilung des Osteosarkoms.

scharfe Begrenzung und ein schnelles Tumorwachstum.

Therapie: Chondrosarkome gelten als strahlen- und chemotherapieresistent. Wegen der Tendenz zur Lungenmetastasierung muß immer eine radikale operative Therapie angestrebt werden, z. B. in Form einer en bloc-Resektion, Amputation, Exartikulation oder Hemipelvektomie.

Prognose: Rezidive treten innerhalb von 1–3 Jahren nach der Operation auf. Die 5-Jahres-Überlebensrate variiert zwischen 50 und 75%, insgesamt langsames Wachstum, späte Metastasierung.

Osteosarkom

Synonyme: Osteogenes Sarkom, Osteochondrosarkom, osteoplastisches Sarkom, Osteofibrosarkom.

Pathogenese: Das Osteosarkom ist nach dem *Ewing*-Sarkom der am meisten maligne Knochentumor. Aus einem sarkomatösen Stroma bilden sich maligne Osteoplasten, Tumorosteoid und Tumorknochen. Histologisch und röntgenologisch werden osteoplastische und osteolytische Formen unterschieden.

Klinik: Lokalisation und Altersverteilung s. Abb. 44-7. Hauptsymptom ist der Schmerz mit reflektorischen Muskelkontrakturen. Es tritt eine langsam größer werdende Schwellung auf, die knochenhart ist. Allgemeines Krankheitsgefühl, Gewichtsverlust und mäßige Anämie. Laborchemisch sind die BSG und die alkal. Phosphatase in 60% erhöht. Die Symptome entwickeln sich innerhalb von wenigen Wochen bis zu 6 Monaten. Der Tumor führt früh zu Lungenmetastasen (über 50% zum Zeitpunkt der Diagnosestellung).

Röntgen: Der Tumor kann in allen Knochen vorkommen. Radiologisch finden sich sklerotische, osteolytische und gemischt osteolytisch-sklerotische Herde infolge Kortikalisdestruktion, subperiostaler Ausbreitung und Weichteilinfiltration. Durch periostale Knochenneubildung entsteht ein sog. *Son-*

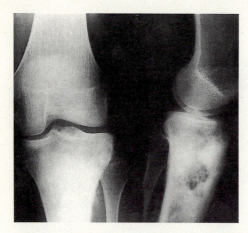

Abb. 44-8 Röntgenbild eines Osteosarkoms des Tibiakopfes.

nenstrahlbild sowie das typische Bild der *Zwiebelschalen* mit *Codman*-Dreiecken. Bei Weichteilinfiltrationen können Verkalkungen vorliegen (Abb. 44-8).

Therapie: Nach Diagnosesicherung durch *Tumorbiopsie* sollte die Behandlung immer in einem onkologischen Zentrum erfolgen. Hier werden chemotherapeutische und chirurgische Maßnahmen kombiniert angewendet.

Die Polychemotherapie des osteogenen Sarkoms wird nach verschiedenen Therapieprotokollen durchgeführt. Alle Therapieschemata beinhalten die hochdosierte Anwendung von *Methotrexat*. Die derzeitige Behandlung erfolgt überwiegend nach dem sog. T 7-Protokoll (Abb. 44-9). Die Polychemotherapie wird nach Möglichkeit präoperativ begonnen und postoperativ fortgesetzt. Nach präoperativer Behandlung kommt es bei ⅔ der Patienten zu einer fast vollständigen Tumornekrose. Durch eine Tumorverkleinerung gelingt es heute wesentlich häufiger, extremitätenerhaltend zu operieren.

6 bis 12 Wochen nach Beginn der Polychemotherapie Operation: EN BLOC-RESEKTION mit teilweisem oder komplettem endoprothetischen Ersatz des Knochens und der Gelenke. Sind Amputationen im Kniegelenk notwendig, wird heute vielfach zur besseren prothetischen Versorgung die UMKEHRPLASTIK NACH *Borggreve* angewendet. Hierbei wird der distale Unterschenkel mit dem Sprunggelenk in umgekehrter Weise an den distalen Femur verpflanzt. Diese Verpflanzung und das zum Kniegelenk umfunktionierte Sprunggelenk ermöglichen eine funktionell bessere prothetische Versorgung.

Onkologische Nachbehandlung: Der histologische Befund des Operationspräparates erlaubt ein Urteil über die Wirksamkeit der präoperativen Chemotherapie. Bei schlechtem Ansprechen auf die Therapie kann die postoperativ durchgeführte Chemotherapie variiert und durch andere, wirksamere Substanzen ersetzt werden. Ein wesentliches Ziel der *Chemotherapie* ist, abgesehen von der Tumorreduktion, die Zerstörung von Mikrometastasen in der Lunge. Durch die frühzeitige, meist klinisch okkulte Lungenmetastasierung war die Prognose vor Einführung der Chemotherapie schlecht. Bei einzelnen radiologisch sichtbaren Lungenmetastasen oder Rezidiven ist eine chirurgische Exzision durch Thorakotomie indiziert. Bei multiplen Lungenmetastasen ist die Indikation zur Resektion von der Operabilität des Patienten abhängig.

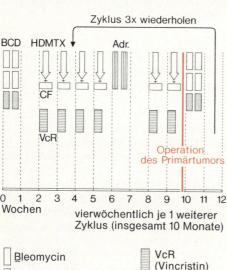

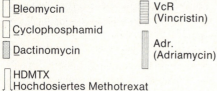

Abb. 44-9 Chemotherapie, T 7-Protokoll zur Behandlung des Osteosarkoms.

Strahlentherapie: Nur bei Inoperabilität, da der gering strahlensensible Tumor eine hohe Dosis (ca. 70 bis 80 Gy in 6 bis 8 Wochen) an Megavoltstrahlen*) zur Tumordestruktion benötigt. Diese Tumordosis ist biologisch kaum tolerabel, sie führt zu irreversiblen Weichteil- und Skelettschäden.

Prognose: Nach Einführung der prä- und postoperativen Polychemotherapie wesentlich besser. Früher fand sich eine 5-Jahres-Überlebensrate von 20%, heute liegt sie bei 60–80%.

Ewing-Sarkom

Synonym: Endotheliales Sarkom, endotheliales Myelom. Das Ewing-Sarkom geht aus unausgereiften, das Retikulumzellsarkom aus ausgereiften Retikulumzellen hervor.

Pathogenese: Hochmaligner primärer Knochentumor, wahrscheinlich von unausgereiften Retikulumzellen des Knochenmarkes ausgehend. Entwicklung meist im metaphysären Markraum der langen Röhrenknochen. Os ilium und Rippen können betroffen sein.

Klinik: Altersverteilung und Lokalisation s. Abb. 44-10. Hauptsymptome sind die TRIAS: Schmerzen, Schwellung, allgemeines Krankheitsgefühl mit Fieber. Schmerzen, die zunächst intermittierend auftreten, nehmen konstant an Schwere zu und können sich bis zur Unerträglichkeit steigern. Entzündungszeichen wie intervallartige Fieberschübe bis zu 40°C, starke BSG-Beschleunigung und Leukozytose (Verwechslungsgefahr mit entzündlichen Knochenerkrankungen). Häufig frühzeitig starker Gewichtsverlust, Anämie und Erhöhung der alk. Phosphatase.

Röntgen: Neben Osteolysen finden sich reaktive osteosklerotische Prozesse, die zu kleinfleckigen, ovalären Aufhellungen des Knochengewebes führen (Mottenfraß). Röhrenknochen können im Tumorbereich spindelig aufgetrieben sein. Nach Durchdringen und Destruktion der Kortikalis Periostabhebung mit reaktiver periostaler Knochenneubildung. Dies führt zu mehreren parallel zur Schaftachse verlaufenden

---

*) Syn. und physikalisch richtiger: Hochenergie-Strahlen.

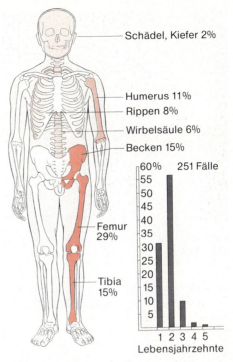

Abb. 44-10 Lokalisation und Altersverteilung des *Ewing*-Sarkoms.

Knochenlamellen (Zwiebelschalenbild) (Abb. 44-11).

Therapie: Sicherung der Diagnose durch eine Probeexzision. Vor der lokalen Tumorbehandlung erfolgt eine *Polychemotherapie* z. Z. mit *Cyclophosphamid, Vincristin, Actinomycin D* in 1 bis 2 Zyklen. Bei Kindern mit Befall der unteren Extremität operative Behandlung mit en bloc-Resektion des Tumors. Eine Bestrahlung im Bereich von Epiphysenfugen an der unteren Extremität sollte wegen Wachstumsstörungen an dem betroffenen Knochen heute nicht mehr durchgeführt werden. Wenn Schädelknochen, Wirbelkörper, obere Extremitäten befallen sind, oder wenn das Längenwachstum abgeschlossen ist, ist eine Strahlentherapie indiziert. Anschließend Fortführung der Chemotherapie bis zur Gesamtdauer von etwa 12 Monaten.

Liegen bereits Organmetastasen (Lunge, Lymphknoten, Skelett u. a.) vor, so wird nach dem ersten Therapiezyklus eine Bestrahlung der Metastasen, z. B. der Lunge

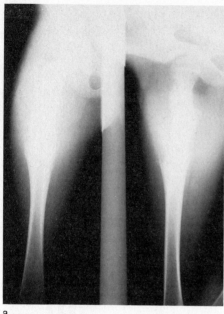
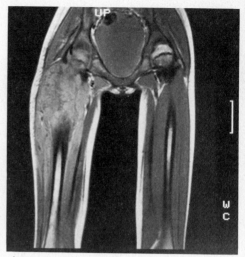

b
Abb. 44-11 a) Röntgenaufnahme eines *Ewing*-Sarkoms im proximalen rechten Oberschenkel (Zwiebelschalenbild).
b) NMR-Befund beim *Ewing*-Sarkom.

mit insgesamt 14 Gy in Einzeldosen von 1 Gy durchgeführt. Nach einem weiteren Chemotherapiezyklus Therapie des Primärtumors entweder durch Radiatio oder Operation. Anschließend Polychemotherapie bis zur Gesamtdauer von etwa 1 Jahr.
Prognose: Durch das Zusammenwirken von Chemo- und Strahlentherapie sowie der Chirurgie hat sich die Prognose deutlich gebessert. Die Heilung liegt heute bei einer Rate von über 50%. Zum frühzeitigen Erkennen von Rezidiven und Metastasen sollte bei den Patienten über einen Zeitraum von 2 Jahren monatlich eine Röntgenuntersuchung der Lunge stattfinden und alle 3–4 Monate ein Knochenszintigramm erstellt werden.

Plasmozytom

Synonyme: Plasmazellmyelom, Myelom, Myelomatose.
Pathogenese: Durch eine maligne Proliferation von Plasmazellen (atypische Plasmazellen) lokale Knochendestruktion. Als Formen werden unterschieden solitäre und generalisierte Plasmozytome.
Klinik: Mit über 30% der häufigste Knochentumor, Häufigkeitsgipfel im 4.–6. Lebensjahrzehnt. Knochenschmerzen stehen im Vordergrund, bei Lokalisation am Schädel häufig als Kopfschmerzen. Spontanfrakturen als erstes Krankheitszeichen. Laborchemisch finden sich erhöhte BSG und veränderte Elektrophorese *(Paraproteine)*. Im Urin lassen sich bei ca. 70% der Patienten *Bence-Jones*-Eiweißkörper nachweisen. Anämie und erhöhte Kalziumkonzentration i. S., normale alkalische Phosphatase im Gegensatz zum Hyperparathyreoidismus.
Röntgen: Bei Schädellokalisation multiple runde Aufhellungen des Knochens („Mottenfraß") ohne Sklerosierungssaum. Bei Sitz in den langen Röhrenknochen in der Metaphyse rundliche ausgestanzte Defekte mit umgebender diffuser Osteosklerose. Bei der medullären Form osteoporoseähnliche Spongiosaosteolysen.
Therapie: Klassische Domäne der inneren Medizin. Bei der solitären Form ist eine operative Entfernung des Herdes mit anschließender Chemo- und Strahlentherapie notwendig. Bei der multifokalen Lokalisation ist die Strahlentherapie zur Schmerzlinderung indiziert. Bei drohender und erfolgter Fraktur ist eine situationsgerechte endoprothetische oder osteosynthetische Versorgung notwendig.
Prognose: Schlecht; beim generalisierten

Plasmozytom wird eine 5-Jahres-Überlebensrate von knapp 10% erreicht.

Metastasen

Pathogenese: Knochenmetastasen sind sekundäre Geschwulstabsiedlungen von verschiedenen, vor allem epithelialen oder mesenchymalen Primärtumoren (Mamma-, Prostata-, Bronchial-, Schilddrüsenkarzinome, Hypernephrome).

Klinik: Meist multipel, selten solitär als umschriebene Infiltrate. Schmerzen und pathologische Frakturen stehen im Vordergrund. Gelenknahe Metastasen imitieren im Frühstadium durch Ruhe- und Bewegungsschmerzen sowie Bewegungseinschränkungen häufig das Bild einer Arthritis.

Röntgen: Röntgenologisch werden osteoplastische und osteolytische Formen unterschieden. Gemischte Formen (osteoplastisch-osteolytisch) sind selten. Diese Veränderungen sind vorwiegend in spongiösen Knochenabschnitten lokalisiert.

Therapie: Je nach Primärtumor und Lokalisation adjuvante Chemo- und Radiotherapie, palliative Metastasenchirurgie, um Metastasenkomplikationen, wie z. B. Querschnittssymptomatik, zu vermeiden.

Prognose: Schlecht.

45 Sehnen, Sehnengleitgewebe, Schleimbeutel und Muskulatur (GK 3: 32.5)

I. Erkrankungen der Sehnen und des Sehnengleitgewebes
(GK 3: 32.5.4)

Allgemeines: Die Sehnenfasern übertragen druckfrei die Muskelkraft auf den Knochen. Die Sehnen als bradytrophes, kollagenes Fasergewebe werden bei Stoffwechselstörungen frühzeitig degenerativ verändert. Dadurch können eine Reihe von Erkrankungen auftreten.

1. Erkrankungen der Sehnen

– Subkutane Sehnenruptur:

Pathogenese: Auf dem Boden degenerativer Entartung des Sehnengewebes kann es durch ein Bagatelltrauma zur Ruptur der Sehne kommen. Betroffen sind vor allem die Suprapinatussehne, die lange proximale Bizepssehne, die Strecksehne am Fingerendglied, die Quadrizepssehne und die Achillessehne (häufigster subkutaner Sehnenriß) (Abb. 45-1, 45-2).
Klinik und Therapie (s. Kap. 46.3).

– Periarthritis humero-scapularis:

Sammelbegriff für Schmerzen im Schulterbereich auf dem Boden degenerativer Entartung der Sehnen und des Kapselbandapparates. Dazu zählt die akute Tendinitis der Supraspinatussehne und die schmerzhafte Schultersteife („frozen shoulder").

– Akute Tendinitis der Supraspinatussehne:

Pathogenese: Kalkeinlagerungen auf dem Boden chronischer Überlastung im Bereich der Rotatorenmanschette im Rahmen degenerativer Veränderungen. Bevorzugtes Alter: 5. Lebensjahrzehnt. Männer und Frauen werden gleichhäufig betroffen. Bei Durchbruch eines Kalkherdes in die Bursa subacromialis akuter Schmerzanfall.
Klinik: Schultergelenk hochgradig druck- und bewegungsempfindlich, Schmerzen bei

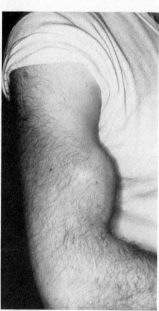

Abb. 45-1 Ruptur der langen Bizepssehne mit Kaudal-Verlagerung des Bizeps-Muskelbauchs.

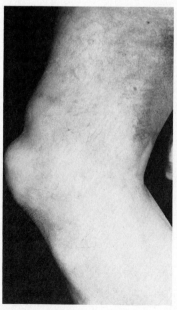

Abb. 45-2 Ruptur der Quadrizepssehne mit „Herunterrutschen" der Kniescheibe und Hämatom.

aktiver Abduktion zwischen 40 und 130 Grad.
Röntgen: Kalkdichte Verschattungen im Bereich des Ansatzes der Rotatorenmanschetten.
Therapie: Nach vorübergehender Ruhigstellung vorsichtige, zunehmende Mobilisation des Gelenkes unter der Gabe von Analgetika, Antiphlogistika und ggf. auch intraartikulärer Lokalanästhetika.
Cave: Injektion von Kortikosteroiden – Gefahr der Sehnenruptur infolge Sehnennekrose.
Bei Therapieresistenz evtl. operative Resektion des Kalkherdes.
Komplikationen: Häufig Rezidive.

– Schmerzhafte Schultersteife
("frozen shoulder"):
Schmerzhafte Einsteifung des Schultergelenkes durch chronisch degenerativen Entzündungsprozeß im Bereich der gesamten Rotatorenmanschette, Auftreten nach Bagatelltraumen, vornehmlich im höheren Lebensalter.
Klinik: Gesamtes Schultergelenk druckschmerzhaft, Motorik schmerzhaft eingeschränkt.
Röntgen: Evtl. kalkdichte Einlagerungen im Bereich der Rotatorenmanschette nachweisbar.
Differentialdiagnose: Arthrose, tuberkulöse Entzündung und insbesondere Immobilisationsschaden nach Trauma.
Therapie: Eispackungen, vorsichtige Krankengymnastik, Gabe von Antiphlogistika und Analgetika, evtl. Mobilisation in Narkose. Bei Erfolglosigkeit auch intraartikuläre Injektion von Kortikosteroiden möglich.

– Tendopathien:
Pathogenese: Kleinflächige sehnige Ansätze kräftiger Muskeln sind im Knochen über einen Faserknorpel verankert. Durch Überbeanspruchungen kann es in diesem Bereich über Mikrorupturen zu degenerativen Veränderungen (Verknöcherungen) kommen.
Typische Lokalisation: Supraspinatussehne, Epicondylus humeri radialis ("Tennis-Ellenbogen"), Epicondylus humeri ulnaris (Werfer-Ellenbogen), Proc. styloideus radii, Trochanter major-Ansatz, Ansatz der Adduktoren (Fußballer) und Ansatz der Achillessehne.
Klinik: Lokaler Druckschmerz und schmerzbedingte Funktionseinschränkungen der betroffenen Extremitätenabschnitte.
Therapie: Konsequente Schonung des betroffenen Extremitätenabschnittes, d. h. Ruhigstellung im Gips, lokale Hyperämie, antiphlogistische Salben, lokale Kortisongaben. Bei Therapieresistenz operative Versorgung (Ansatzdenervation nach *Wilhelm*).

Tennisellenbogen: Schonung, d. h. Ruhigstellung ist die wichtigste Therapie!

Komplikationen: Häufig Rezidive.

2. Erkrankungen des Sehnengleitgewebes

Es handelt sich entweder um Erkrankungen des Peritendineums scheidenloser Sehnen oder um krankhafte Veränderungen der Sehnenscheiden.

– Erkrankungen des Peritendineums:

a. Paratenonitis crepitans (syn.: Paratendinitis crepitans):
Pathogenese: Aseptische, unspezifische Entzündung des Sehnengleitgewebes, häufig infolge Überlastung (s. a. Kap. 51).
Typische Lokalisation: Sehnen im Handgelenksbereich, Achillessehne und die Sehnen der Mm. fibularis und tibialis.
Klinik: Schwellung, Überwärmung, Druck- und Bewegungsschmerz sowie Reibegeräusche ("Schneeballknirschen", "Seidenpapierknistern").
Therapie: Ruhigstellung, Gabe von Antiphlogistika, Antirheumatika und in Ausnahmefällen auch paratendinöse Kortisoninjektion. Cave: kortikoidbedingte Sehnennekrose.

b. Ganglion (= "Überbein"):
Pathogenese: Zysten im Bereich des Sehnengleitgewebes oder der Gelenkkapsel durch schleimige Umwandlung umschriebener Bindegewebsbezirke. Vermutlich mukoide (= myxoide) Degeneration.
Lokalisation: Vorwiegend an der dorsalen oder volaren Seite der radialen Handwurzel, der Kniekehle, am Fußrücken und lateralen Meniskushinterhorn. Betroffen sind vor allem junge Frauen (Abb. 45-3a).
Klinik: Prall-elastischer, rundlicher, zur Un-

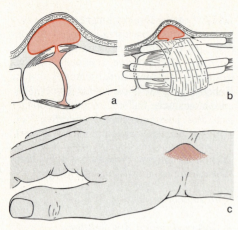

Abb. 45-3 a–c
a) Ganglion
b) Sehnenscheidenhygrom
c) gemeinsamer klinischer Befund des prallelastischen Tumors.

terlage nicht verschieblicher Tumor unterschiedlicher Größe (Abb. 45-3c).
Therapie: Stets operativ durch vollständige Exstirpation bis zur Gelenkkapsel. Zertrümmerungs- oder Verödungsbehandlung unzureichend!

Ganglion-Operation: Alles oder nichts!

Komplikationen: Rezidivgefahr bei unvollständiger Exstirpation.

– Erkrankungen der Sehnenscheide
(s. a. Kap. 51)
Hierunter zählen die Tendovaginitis stenosans *(De Quervain)*, der schnellende Finger und das Sehnenscheidenhygrom (Abb. 45-3b). Sie treten bevorzugt im Bereich der Hand auf und sind klinisch manchmal nur schwer von einem Ganglion zu unterscheiden (Abb. 45-3c).

II. Erkrankungen der Schleimbeutel (GK 3: 22.5.2)

Chronisch-seröse Bursitis:
Pathogenese: Durch rezidivierende äußere Irritationen (z. B. Bursitis praepatellaris beim Plattenleger), füllt sich die Bursa rezidivierend mit einem serösen Erguß. Nach längerem Bestehen kommt es zur Wandverdickung und durch Fibrinniederschläge zum Reiskornphänomen oder zu knorpelartigen Leisten.
Typische Lokalisation: Bursa subdeltoidea, Bursa olecrani, Bursa trochanterica, Bursa iliopectinea, Bursa praepatellaris und Bursa infrapatellaris (Surfer). Ha, ha ⇒ H₂O-start
Klinik: Prall-elastische, häufig indolente Schwellung, besonders gut tastbar über Olekranon und Patella. Oft Knirschen nachweisbar, im akuten Schub Funktionsbehinderung durch Schmerzen.
Differentialdiagnose: Rheumatische Entzündung oder Gicht.
Therapie: Ausschaltung der Irritation (z. B. bei Bursitis praepatellaris des Plattenlegers kniende Tätigkeit meiden), Punktion und Kortikosteroidinstillation sowie Druckverband. Beim Rezidiv Exstirpation der Bursa.
Komplikationen: Infektion.

III. Erkrankungen der Muskulatur (GK 3: 32.1)

Myositis ossificans localisata:
Pathogenese: Durch einmaliges Trauma oder rezidivierende mechanische Schädigungen kann es über Hämatome, Nekrosen und Metaplasien innerhalb der Muskelsepten zu geflechtartigen Knochenneubildungen kommen. Bevorzugte Lokalisation: M. brachialis, Adduktorengruppe (Reiterknochen), M. quadriceps. Eine Myositis ossificans kann aber auch durch verfrühte posttraumatische Massage und passive Bewegungsübungen entstehen (s. Kap. 14).

Myositis ossificans: posttraumatische Massage?

Klinik: Derbe, druckempfindliche, später harte Stelle im Muskelbauch.
Röntgen: Kalkdichte Verschattung im Weichteilgewebe.
Differentialdiagnose: Paraartikuläre Ossifikation (PAO). Generalisiertes Auftreten beim schweren Schädelhirntrauma (apallisches Syndrom) oder bei der Querschnittslähmung.
Therapie: Bei Beginn der Erkrankung lokal Kortikoide und *Hyaluronidase*. Nach Abschluß des Umbauprozesses nur operative Entfernung möglich.
Komplikationen: Trotz operativer Entfernung häufig Rezidive.

46 Allgemeine Traumatologie (GK 3: 32.3; 32.4; 32.5)

Definition: Untersuchung, Behandlung und Rehabilitation direkter und indirekter Folgen äußerer Gewalteinwirkung auf den Organismus.

Ursache: Stoß, Schlag, Anprall, Schnitt, Stich, Geschoß, thermische Einwirkungen, Strahlen und Chemikalien.

Je nach Ort, Art, Größe und Richtung der Gewalteinwirkung resultieren oberflächliche, tiefe, lokale oder allgemeine Folgen. Bei den allgemeinen Faktoren steht der Volumenverlust im Vordergrund. Während kleine Verletzungen gut kompensiert werden, gehen größere Traumen, z. B. Gliedmaßenverluste regelhaft mit einem traumatischen Schock einher. Dies setzt entsprechende vorbeugende Maßnahmen voraus (s. Kap. 5).

Erstversorgung des Verletzten (s. Kap. 4)

> **Bewußtloser Verletzter: stets Röntgen von Schädel, Thorax, Wirbelsäule und Becken!**

46.1 Spezielle Verletzungen der einzelnen Körperregionen

Schädel/Hirn (s. Kap. 16, 17)
Thorax (s. Kap. 20)
Bauch (s. Kap. 30)
Gefäße (s. Kap. 41)
Bewegungsapparat (siehe die folgenden Abschnitte u. die Kap. 47, 48, 49 und 51).

46.2 Untersuchungstechniken bei Verletzungen des Bewegungsapparates

46.2.1 Allgemeine Prinzipien

1. Anamnese:
Erhebung des Unfallzeitpunktes, -ortes und -herganges. Die persönliche Anamnese dient der Erfassung angeborener (z. B. Hüftdysplasie) oder erworbener (z. B. rheumatische Erkrankungen, Poliomyelitis, Hämophilie) Erkrankungen. Wichtig ist die Frage nach dem Beginn der Krankheit, dem Beschwerdebild, den Funktionsausfällen und der bisher durchgeführten Therapie. Die Erhebung der Familien-Anamnese dient dem Nachweis hereditärer Leiden (z. B. Osteogenesis imperfecta).

2. *Klinische Untersuchung:*

– *Inspektion:* Stets am entkleideten Patienten, wenn möglich im Stehen (Beckenschiefstand, Skoliose, Weichteilatrophien?), beim Gehen (hinkender Gang?) und im Liegen (Deformitäten, Weichteilschwellungen, Hautfarbe, Hautbehaarung, Narben, Fisteln usw.).

– *Palpation:* Durchblutung und Beschaffenheit des Muskel-Weichteilmantels, der Knochen und Gelenke (z. B. tanzende Patella beim Kniegelenkserguß, Crepitatio bei Fraktur, Dehiszenz bei Sehnenruptur, fehlende Fußpulse bei Durchblutungsstörungen).

– *Funktionsprüfung:* Prüfung der Motorik, Sensibilität und der Gelenkbeweglichkeit nach der Neutral-0-Methode.

– **Prinzipien der Neutral-0-Methode:** Der Bewegungsumfang eines Gelenkes wird von einer einheitlich definierten Neutral- oder Nullstellung mit Hilfe eines Winkelmessers gemessen. Die Neutral-0-Stellung entspricht der Gelenkposition, die ein gesunder Mensch beim aufrechten Stand mit hängenden Armen, nach vorne gerichteten Daumen, parallel gestellten Füßen und Blick nach vorn einnimmt. Bei der Messung von dieser Null-Stellung aus, werden die für jede Bewegung und Gegenbewegung ermittelten Winkel abgelesen und unter Aufrundung auf 5 bzw. 0 notiert. Die Null steht dabei zwischen den beiden gemessenen Werten. Kann z. B. die Null-Stellung nicht erreicht werden, erscheint der Null-Wert vor dem ermittelten Wert. Weiteres s. Abb. 46-1.

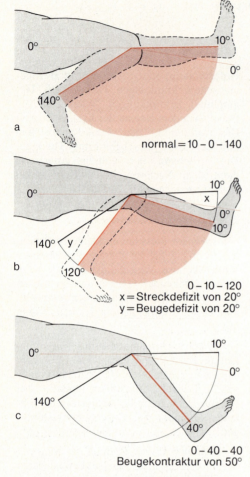

Abb. 46-1 Bewegungsumfänge am Kniegelenk, gemessen nach der *Neutral-0-Methode*:
a) Freie Beweglichkeit bei Bewegungsausmaß Strecken/Beugen: 10–0–140°
b) Beuge- und Streckdefizit von jeweils 20° bei Bewegungsausmaß: Strecken/Beugen: 0–10–120°
c) Beugekontraktur von 50° bei Bewegungsausmaß Strecken/Beugen: 0–40–40°

Bewegungsausmaß der einzelnen Gelenke s. Abb. 46-2.

– *Umfangsmessung:* dient der Bestimmung von Muskelatrophien, Hypertrophien, Gelenkergüssen und anderen Schwellungen (Ödeme usw.). Die Messung muß an definierten, reproduzierbaren Punkten im Rechts-Links-Vergleich durchgeführt werden (s. Tab. 46-1). Um Anspannung der Muskulatur auszuschließen, wird im Liegen bei entspannter Muskulatur gemessen.

– *Längenmessung:* Untersuchung am stehenden Patienten. Der Arm wird gemessen von der Akromionspitze bis zum Processus styloideus radii, das Bein von der Spina iliaca anterior superior bis zur Spitze des Außenknöchels.

Tab. 46-1 Messungen der Umfangmaße

Meßpunkte der *Umfangmaße:*

Obere Extremität:

Oberarm,
  15 cm oberhalb des Epicondylus radialis
Ellenbogengelenkmitte
Unterarm,
  10 cm unterhalb des Epicondylus radialis
Handgelenk
Mittelhand ohne Daumen

Untere Extremität:

Oberschenkel, 20 cm oberhalb des Kniegelenkspaltes
Oberschenkel, 10 cm oberhalb des Kniegelenkspaltes
Kniegelenksmitte
Unterschenkel, 15 cm unterhalb des Kniegelenkspaltes
kleinster Unterschenkelumfang
Knöchelgabel
Mittelfuß

3. Röntgen:

Unerläßlich bei Verletzungen des Bewegungsapparates. Nativaufnahmen stets in 2 Ebenen. Bei Unklarheiten: Spezialaufnahmen (z. B. Schrägaufnahmen, Kahnbein-Serie, Tomographie, gehaltene Aufnahmen), Arthrographie und Computertomographie oder NMR. Im Kindesalter können Vergleichsaufnahmen der gesunden Seite hilfreich sein.

4. Sonstige Untersuchungen:

Diagnostische Gelenkpunktion (Gelenkempyem, hämorrhagischer Gelenkerguß mit Fettaugen), Arthroskopie, insbesondere des

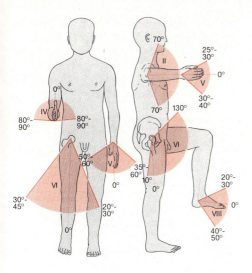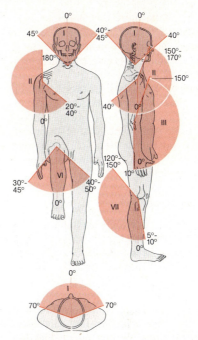

Abb. 46-2 Bewegungsausmaße der einzelnen Körpergelenke

I *HWS*
   Seitwärtsneigen rechts/links: 45–0–45°
   Beugung/Streckung: 40–0–40°
   Drehung rechts/links: 70–0–70°
II *Schultergelenk*
   Arm seitwärts/körperwärts
   Heben 180–0–40°
   Arm vorwärts/rückwärts
   Heben 170–0–40°
   Drehung auswärts/einwärts (Oberarm 90° seitwärts angehoben): 70–0–70°
III *Ellenbogengelenk*
   Strecken/Beugen: 10–0–150°
IV *Unterarm*
   Drehung auswärts/einwärts (Oberarm am Thorax anliegend): 90–0–90°
V *Handgelenk*
   Heben/Senken des Handrückens: 60–0–60°
   Führung der Hand speichen/ellenwärts: 30–0–40°
VI *Hüftgelenk*
   Strecken/Beugen: 10–0–130°
   Abspreizen/Anführen: 45–0–30°
   Drehung auswärts/einwärts (Hüftgelenk 90° gebeugt): 50–0–45°
VII *Kniegelenk*
   Strecken/Beugen: 10–0–140°
VIII *Oberes Sprunggelenk*
   Heben/Senken des Fußes: 30–0–50°

Kniegelenkes (z. B. Meniskusschaden, isolierte Knorpelläsion), Elektromyographie (Nervenschädigung) u. ä. m.

46.2.2 Spezielle Untersuchung der Extremitäten und der Wirbelsäule

Schultergürtel, -gelenk

Inspektion: Beurteilung der Haltung, Form, und Gelenkkonfiguration (z. B. Zwangshaltung bei Luxation, Scapula alata bei thorakaler Skoliose oder Lähmung des M. serratus).

Palpation: Aufsuchen der typischen knöchernen Fixpunkte (z. B. leere Gelenkpfanne bei Luxation), Beurteilung des Muskeltonus und der Muskelkraft (z. B. fehlende Tonisierung des M. deltoideus bei Axillarislähmung) und Überprüfung der Druckschmerzhaftigkeit (z. B. Druckschmerz in Höhe des Tuberculum majus bei Läsionen der Supraspinatussehne).

Funktionsprüfung: Überprüfung des Nackengriffes (Handinnenflächen liegen am Hinterkopf) und des Schürzengriffes (Hände werden auf die LWS gelegt, die Daumen weisen nach oben). Weiterhin wird die Beweglichkeit des Schultergelenkes unter-

sucht. Dabei muß die Skapula fixiert werden, da sonst durch Rotation des Schulterblattes falsche Bewegungsausmaße gemessen werden. Bewegungsausmaße im Schultergelenk s. Abb. 46-2.
Röntgen: Stets in 2 Ebenen, bei Verdacht auf Fraktur oder Luxation transthorakale oder transskapuläre Aufnahme, jedoch keine axiale Aufnahme. Arthrogramm bei Verdacht auf Ruptur der Rotatorenmanschette (Austritt des Kontrastmittels in die Bursa acromialis).

Ellenbogengelenk

Inspektion: Bei Streckstellung und Supination physiologischer Cubitus valgus von 10 Grad beim Mann und 20 Grad bei der Frau.
Palpation: Orientierungshilfe *Hueter*-Linie und *Hueter*-Dreieck: Beim Gesunden liegt am gestreckten Ellenbogengelenk das Olekranon auf der Verbindungslinie der Epikondylen des Humerus und bei rechtwinkliger Beugung des Ellenbogengelenkes bilden Epikondylen und Olekranon ein gleichschenkliges Dreieck (z. B. Änderungen dieser Form bei Fraktur).
Funktionsprüfung: Strecken, Beugen, Pronation, Supination.
Normwerte s. Abb. 46-2.
Röntgen: Im Kindesalter Nachweis von Deformitäten des körperfernen Oberarmendes mit Hilfe des *Baumann*-Winkels (Winkel zwischen der Senkrechten zur Humerusschaftachse und der Orientierungsgeraden durch die Epiphysenfuge des Capitulum humeri im anterio-posterioren Röntgenbild [normal 12–20 Grad]). Bei unsicherem Befund beim Erwachsenen Schrägaufnahmen, im Kindesalter Vergleichsaufnahmen der gesunden Seite.

Hand und Handgelenk (s. a. Kap. 51)

Inspektion: Hautfarbe, Hautfältelung, Beschwielung, Arbeitsspuren, Muskelatrophien, Deformitäten (z. B. typische Deformität bei der Radiusfraktur loco typico: bajonettförmige und gabelförmige Fehlstellung des Handgelenkes).
Funktionsprüfung: Handgelenk: Heben/Senken im Handgelenk (Normwerte: Abb. 46-2). Fingergelenk: beim Faustschluß reichen die Langfinger bis in die Hohlhand und der Daumen kann bis in Höhe des Kleinfingergrundgelenkes eingeschlagen werden.
Typische Störungen der Fingerfunktion: Z. B. *Schwurhand* bei hoher Lähmung des N. medianus, *Krallenhand* bei Lähmung des N. ulnaris und *Fallhand* bei hoher Lähmung des N. radialis.

Wirbelsäule

Anamnese: Erhebung des Unfallherganges und Erfassung des Beschwerdebildes. Eine sorgfältige Anamnese dient der Differentialdiagnose zwischen unfallabhängigen und unfallunabhängigen Wirbelsäulenerkrankungen (Infektionen, degenerativen Veränderungen). Wichtig ist auch die Beschreibung des Schmerzcharakters: Seit wann, schleichend oder plötzlich beginnend, auslösende Ursache? Intermittierend, dauernd, umschrieben, diffus u. ä. m. Belastungsschmerz bei degenerativen Erkrankungen, nächtlicher Schmerz (z. B. M. Bechterew), plötzlich auftretender Schmerz mit teilweise begleitenden Parästhesien bei medullärer Beteiligung (z. B. HWS-Schleudertrauma). Bei anamnestischem Verdacht auf eine Fraktur wird stets sehr vorsichtig und am liegenden Patienten untersucht (sekundäre Verletzungsgefahr!).

Wirbelsäulenverletzung: Cave iatrogene Querschnittslähmung!

Inspektion: Je nach Erkrankungsform am liegenden, gehenden oder stehenden Patienten. Zu beachten sind Hämatome, Zwangshaltung der Wirbelsäule, Gibbusbildung, Rippenbuckel, Schulter- und Beckenschiefstand, Hyperlordose der LWS (z. B. Spondylolisthesis u. ä. m.).
Palpation: Beurteilung von Muskelverspannungen, Klopfschmerz, Stufenbildung. Durch Markierung der Dornfortsätze kann eine Seitverbiegung der Wirbelsäule (Skoliose) nachgewiesen werden.

Neurologische Untersuchung:

Jeder Patient mit einer Wirbelsäulenverletzung muß einer neurologischen Untersuchung unterzogen werden (s. Kap. 16).

Wirbelsäulenverletzung: neurologischer Status obligat!

Funktionsprüfung: Erst nach radiologischem Ausschluß einer Luxation oder Fraktur zulässig.

HWS: Die Beuge- und Streckfähigkeit der HWS kann in Winkelgraden bestimmt werden. (Werte s. Abb. 46-2).

BWS UND LWS: Prüfung der groben Funktion durch Rumpfbeugen nach vorne (Fingerkuppen-Bodenabstand). Mit Hilfe des *Schober*-Zeichens (Differenzbetrag zweier Hautmarken über den Dornfortsätzen zunächst am stehenden und dann vorwärtsgeneigten Patienten) kann die Beugefähigkeit der BWS und LWS quantifiziert werden (Abb. 46-3). Die Streckfähigkeit der BWS und LWS wird ebenso wie die Dreh- (30-0-30 Grad) und die Seitwärtsneigung (30-0-30 Grad) in Winkelgraden angegeben.

Röntgen: Funktionsaufnahmen vor allem der HWS (nur nach Ausschluß knöcherner Verletzungen!). Bei unklarem Befund Spezialaufnahmen (z. B. Zielaufnahmen, Tomographie, Computertomographie, Atlas-Epistropheus-Aufnahme).

Becken und Hüftgelenk

Anamnese: Unfallhergang und -mechanismus? (z. B. Hüftluxationsfraktur bei Knie-Anprallverletzung), Alter des Patienten (z. B. mediale Schenkelhalsfraktur beim Greis), unfallunabhängige Vorerkrankungen (z. B. Hüftdysplasie beim Kleinkind, Morbus Perthes im Kindesalter, Epiphyseolyse in der Präpubertät, Coxarthrose im Alter) können wichtige Hinweise für die Erkennung einer Verletzung oder Erkrankung sein.

Inspektion: Beurteilung von Beinverkürzungen, Rotationsfehlstellungen, Hämatomen (besonders perineal).

Palpation: Beckenkompressionsschmerz von lateral oder ventral zur Erkennung von Beckenringfrakturen, Stauchungs- und Klopfschmerz über dem Trochanter u. ä. m.

Funktionsprüfung: Bestimmung des wahren Bewegungsausmaßes im Hüftgelenk. Die Untersuchung wird im Liegen vorgenommen; um eine Verschiebung des Beckens über der Lendenwirbelsäule und der gegenseitigen Hüfte zu vermeiden, muß das Becken fixiert werden. Dabei kann der *Thomas*-Handgriff hilfreich sein. Hier führt die maxi-

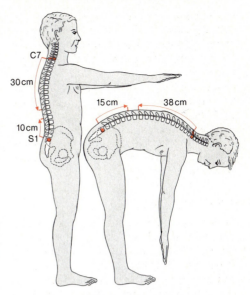

Abb. 46-3 *Schober'sches Zeichen:*
Bei stehendem Patienten im BWS-Bereich (in Höhe C 7 und 30 cm kaudal davon) sowie im LWS-Bereich (in Höhe S 1 und 10 cm kranial davon) Markieren einer Hautmarke. Bei vornübergeneigtem Oberkörper erneute Vermessung der entsprechenden Hautmarken. Der daraus resultierende Differenzbetrag quantifiziert die Beugefähigkeit im BWS- und LWS-Bereich (z. B. hier 5 cm in der LWS, 8 cm in der BWS).

male Beugung des gegenseitigen Beines zur Aufhebung der Lendenlordose (Abb. 46-4). Bewegungsausmaße (Abb. 46-2).

Funktionsprüfungen im Stehen und Gehen:
Trendelenburg-Phänomen: Der Patient steht auf einem Bein und hebt das andere hoch. Beim Gesunden steht die Gesäßhälfte der Spielbeinseite höher. Bei Insuffizienz der Glutäalmuskulatur, insbesondere des Gluteus medius, tritt die Gesäßhälfte entweder tiefer oder steht in gleicher Höhe wie die Gesäßhälfte der Standbeinseite (*Trendelenburg*-Zeichen positiv). Fallen beim Stand auf ebener Erde eine vermehrte Beckenkippung (normal 10–15 Grad nach vorn unten) und eine vermehrte Lendenlordose auf, ist an eine Beugekontraktur zu denken.

Röntgen (Beckenübersicht):
Der physiologische Caput-Collumdiaphysenwinkel (= CCD-Winkel = Winkel zwischen Femurschaft und Schenkelhals) beträgt 125 bis 130 Grad. Ist er größer, spricht

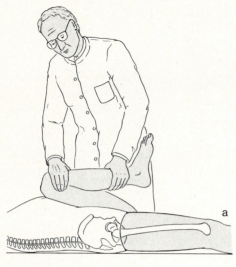

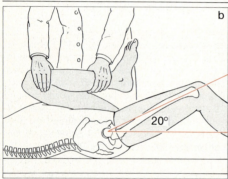

Abb. 46-4 Überprüfung von Beugekontrakturen im Hüftgelenk durch *Thomas'schen Handgriff*:
a) Fortbestehen der Streckstellung im untersuchten Hüftgelenk auch bei maximaler Beugung des gegenseitigen Beines schließt Beugekontraktur aus
b) Bei Beugekontraktur kommt es dagegen durch maximale Flexion des gegenseitigen Beines zur Beugung im erkrankten Hüftgelenk

man von einer Coxa valga, ist er kleiner, von einer Coxa vara. Zusätzlich ist der Schenkelhals gegenüber der Frontalachse der Kniegelenkskondylen normalerweise um 12 Grad nach ventral verdreht (Röntgenaufnahme nach *Rippstein* II). Von einer Coxa antetorta spricht man, wenn der Winkel größer als 12 Grad ist.

Frakturverlauf und Grad der Dislokation lassen sich am Becken und im Bereich des Hüftgelenkes nur durch ZUSATZAUFNAHMEN erkennen (z. B. Hüftgelenk axial bei medialer Schenkelhalsfraktur, Ala- und Obturator-Aufnahmen bei Hüftpfannenfraktur, CT bei Hüftpfannenfraktur und Sprengung der Iliosakralfuge).

Ala- und Obturator-Aufnahme: Bei der *Obturator*-Aufnahme wird die verletzte Beckenhälfte um 45° angehoben, zur Darstellung kommen im wesentlichen das Hüftgelenk, ventrale Pfeilerbrüche und dorsale Pfannenrandbrüche des Azetabulums. Bei der *Ala*-Aufnahme wird die unverletzte Beckenhälfte um 45° angehoben, zur Darstellung kommen die Ala iliaca, Frakturlinien im Ala-Verlauf und des Pfannenbodens sowie dorsale Pfeilerbrüche des Azetabulums.

Kniegelenk

Anamnese: Ihr kommt eine hervorragende Bedeutung zu, insbesondere in Bezug auf Art und Richtung der einwirkenden Gewalt sowie der Gelenkstellung im Augenblick der Gewalteinwirkung (z. B. Einklemmungserscheinungen bei Meniskusschaden oder freien Gelenkkörpern, rezidivierende Kniegelenksergüsse bei rheumatischen Erkrankungen, degenerative Verschleißerscheinungen im Bereich des Kniegelenkes bei Gonarthrose).

Inspektion: Zu achten ist auf Rötung, Hämatom und Schwellung. Bei einer Bursitis praepatellaris liegt die Schwellung direkt über der Kniescheibe. Bei chronischem Kniegelenkserguß ist das gesamte Kniegelenk spindelförmig aufgetrieben. Bei frischem Kniegelenkserguß ist die Schwellung vorzugsweise im Bereich des Recessus suprapatellaris gelegen. Als Zeichen einer chronischen Inaktivität findet sich eine Atrophie der Oberschenkelmuskulatur.

Im Stehen und Liegen ist auf Achsenfehlstellungen zu achten: *Genu varum* = O-Bein-Stellung, *Genu valgum* = X-Bein-Stellung, *Genu flexum* = vermehrte Beugestellung, *Genu recurvatum* = unphysiologische Überstreckung (Abb. 46-5). Auch die Stellung der Kniescheibe ist wichtig (z. B. Kniescheibenhochstand bei Abriß des Ligamentum patellae). Atrophie der Oberschenkelmuskulatur als Zeichen einer chronischen Inaktivität.

Palpation: Mit ihrer Hilfe läßt sich ein Kniegelenkserguß nachweisen. Eine Hand umfaßt den suprapatellaren Bereich und drückt den Recessus suprapatellaris zusammen;

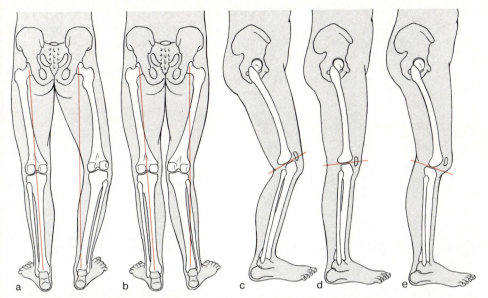

Abb. 46-5 Achsenfehlstellungen:
a) Valgusfehlstellung rechtes Hüftgelenk
b) Varusfehlstellung rechtes Hüftgelenk
c) Antekurvationsfehlstellung im Kniegelenk
d) physiologische Stellung im Kniegelenk
e) Rekurvationsfehlstellung im Kniegelenk

gleichzeitig wird mit dem Zeigefinger der anderen Hand die Patella einem wechselnden Druck ausgesetzt („tanzende Patella") (Abb. 46-6). Ferner können Rupturen der Quadrizepssehne und des Lig. patellae getastet werden, wie auch Frakturen im Bereich der Patella mit Zerstörung des Reservestreckapparates und entsprechenden knöchernen Dehiszenzen. Von Bedeutung ist auch die palpatorische Schmerzlokalisation, z. B. Druckschmerz über dem Kniegelenkinnenspalt bei Innenmeniskusläsion, Druckschmerz über dem vorderen Kniegelenkspalt bei Verletzung des Meniskusvorderhorns oder Entzündung des *Hoffa*-Fettkörpers. Typisch ist auch der Druckschmerz über den Seitenbändern bei Seitenbandverletzung, der sich bei Überdehnung verstärkt. Weitere charakteristische Befunde sind der Patellaandruckschmerz bei Chondropathia patellae, der Druckschmerz über der Tuberositas tibiae bei Morbus Schlatter u. ä. m.

Funktionsprüfungen: Eine aktive Streckung ist nicht möglich (z. B. bei Patellafraktur, Ruptur des Lig. patellae oder der Quadrizepssehne). Eine aktive und passive Streckhemmung wird hervorgerufen durch Meniskuseinklemmung oder interponierten freien Gelenkkörper.

– *Prüfung des Kapsel-Bandapparates:* Durch Abduktion und Adduktion in Streck- und 30°-Beugestellung wird die Stabilität des lateralen und medialen Bandapparates sowie der hinteren Kniegelenkkapsel überprüft (Abb. 46-7a, b).

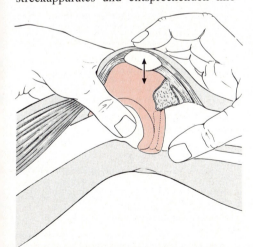

Abb. 46-6 Nachweis einer *tanzenden Patella* (= Gelenkerguß) durch Auspressen der im Recessus suprapatellaris befindlichen Gelenkflüssigkeit und gleichzeitige Palpation der Patella.

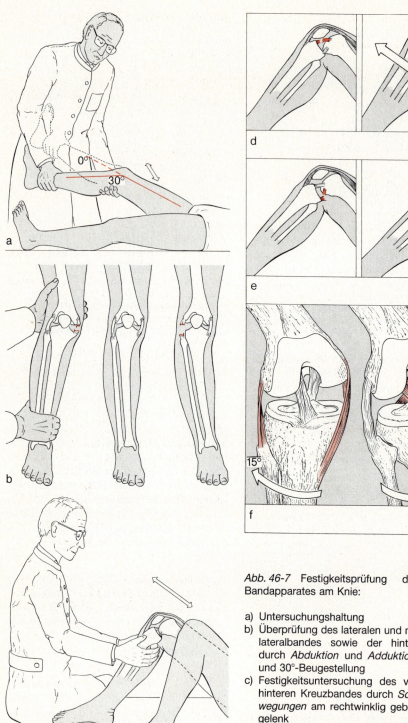

Abb. 46-7 Festigkeitsprüfung des Kapsel-Bandapparates am Knie:

a) Untersuchungshaltung
b) Überprüfung des lateralen und medialen Kollateralbandes sowie der hinteren Kapsel durch *Abduktion* und *Adduktion* in Streck- und 30°-Beugestellung
c) Festigkeitsuntersuchung des vorderen und hinteren Kreuzbandes durch *Schubladenbewegungen* am rechtwinklig gebeugten Kniegelenk
d) Vorderes Schubladenphänomen
e) Hinteres Schubladenphänomen
f) Prüfung des Rotationsumfangs

– *Prüfung des Schubladenphänomens:* Hiermit erfolgt die Beurteilung der Kreuzbandfestigkeit (Abb. 46-7c). Bei stabilem Kollateralbandapparat ist eine isolierte Kreuzbandverletzung allerdings kaum nachweisbar. Bei positivem Schubladenphänomen ist in der Regel der laterale oder mediale Kapselbandapparat mitverletzt. Die Prüfung erfolgt am flektierten Kniegelenk (Beugestellung von 60 bis 90°) (Abb. 46-7d–f).

Isolierte Kreuzbandruptur: Meist kein positives Schubladenphänomen

VORDERES SCHUBLADENPHÄNOMEN: In der Regel Kombinationsverletzung des Seitenbandapparats und vorderen Kreuzbandes.
HINTERES SCHUBLADENPHÄNOMEN: Meist Kombinationsverletzung des Seitenbandapparats und hinteren Kreuzbandes.
HINTERES UND VORDERES SCHUBLADENPHÄNOMEN: Ruptur beider Kreuzbänder und zusätzliche Zerreißung des lateralen oder medialen Seitenbandapparates.
Das vordere Schubladenphänomen kann vorgetäuscht werden, wenn bei der Kombinationsverletzung des hinteren Kreuzbandes und Seitenbandapparates der Unterschenkel durch seine Schwerkraft pathologisch nach dorsal versetzt ist.
– *Prüfung der Rotationsschublade:* Überprüfung des Schubladenphänomens in Null-Stellung, Außen- und Innenrotationsstellung.
EINFACHE ODER DIREKTE SCHUBLADE: Schubladenphänomen in Null-Stellung positiv, in Außen- und Innenrotationsstellung negativ.
ANTERO-MEDIALE ROTATIONSINSTABILITÄT: Deutliches vorderes Schubladenphänomen in Außenrotationsstellung bei ansonsten stabilen Verhältnissen.
ANTERO-LATERALE ROTATIONSINSTABILITÄT: Deutliches vorderes Schubladenphänomen in Innenrotationsstellung bei ansonsten negativem Schubladenphänomen.
Bei hinterem Schubladenphänomen unter Rotation spricht man auch von einer postero-lateralen Rotationsinstabilität in Außenrotationsstellung und einer postero-medialen Rotationsinstabilität bei Innenrotationsstellung.

Hinweise auf Meniskusschäden

Klassische Zeichen:
- Streckausfall von 20–30° mit typischem federnden Widerstand
- Extensionsschmerz
- Außenrotationsschmerz (Innenmeniskus) oder Innenrotationsschmerz (Außenmeniskus)

Weitere Befunde bei Meniskusläsionen:
- Diskreter Gelenkerguß
- Hyperextensionsschmerz bei passivem Durchstrecken
- Ab- und Adduktionsschmerz im jeweils betroffenen Gelenkspalt
- Druckschmerz zirkulär in der Höhe des Gelenkspaltes oder im Gelenkspalt
- Außenrotationsschmerz in Flexion (Innenmeniskusschaden) (*Steinmann* I)
- Innenrotationsschmerz in Flexion (Außenmeniskusschaden) (*Steinmann* I)
- Bei Streckung wandernder Schmerz von dorsal nach ventral und bei Flexion in umgekehrter Richtung (*Steinmann* II)
- Schmerz auf der Innenseite des seitlich abgespreizten und gebeugten Kniegelenkes (Yoga-Sitz) (*Payr*-Zeichen)
- Kompressions- und Rotationsschmerz bei rechtwinklig gebeugtem Kniegelenk in Bauchlage (*Apley-Grinding*-Test).

Röntgen: Immer Kniegelenk in 2 Ebenen. Bei unsicherem Befund Patella-Schräg-, -Spezial- und -Schichtaufnahmen.
Bei Verdacht auf Bandruptur gehaltene Aufnahme, stets im Seitenvergleich, in 150°

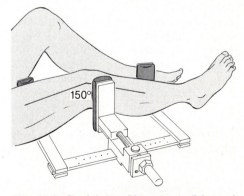

Abb. 46-8 Festigkeitsprüfung der medialen und lateralen Seitenbandstrukturen des Kniegelenks in Streckung durch gehaltene Röntgenaufnahmen unter definierter Krafteinwirkung.

Streckstellung (Abb. 46-8). Arthrographie bei Verdacht auf Meniskusläsion, Poplitealzyste, gelegentlich auch Knorpelschaden oder hypertrophen *Hoffa*-Fettkörper (Erfolgsquote zwischen 60 und 90%).

Sonstige Untersuchungsmaßnahmen

Diagnostische Kniegelenkspunktion: (s. a. Kap. 1.5). Zu unterscheiden sind ein hämorrhagischer, seröser oder eitriger Erguß (Kniegelenksempyem). Hämorrhagische Ergüsse können mit oder ohne *Fettaugen* auftreten. *Fettaugen* sind ein Hinweis auf eine Knorpel-Knochenverletzung.

> **Hämorrhagischer Kniegelenkserguß mit Fettaugen: dringender Verdacht auf Knorpel-Knochenverletzung**

Hämorrhagische Ergüsse ohne *Fettaugen* treten auf bei Band-, Synovia- und Meniskusverletzungen sowie bei der Hämophilie. Seröse Kniegelenksergüsse finden sich im Rahmen degenerativer Erkrankungen, freier Gelenkkörper, chronischer Meniskusschäden, rheumatischer Erkrankungen und spezifischer Infektionen (z. B. Gonorrhoe). Seröse Ergüsse im Sinne einer sympathischen Reaktion können auch bei Erkrankungen im Bereich des angrenzenden Skelettabschnittes auftreten (z. B. bei Osteomyelitis oder bei unspezifischer Synovitis). Der eitrige Kniegelenkserguß kann durch perforierende Verletzungen, hämatogen oder per continuitatem, entstehen.

Arthroskopie: Inspektion des Gelenkbinnenraumes durch spezielle Optiken. Dieses invasive diagnostische Verfahren ist angezeigt bei Verdacht auf Meniskusläsion, isoliertem Knorpelschaden, Kreuzbandschaden, Retropatellararthrose sowie Erkrankungen der Synovia. Es hat eine hohe Treffsicherheit!

> **Arthroskopie: Hohe Treffsicherheit bei Kniegelenk-Binnenschäden**

Sprunggelenk und Fuß

Inspektion: Beurteilung des Weichteilmantels, des Fußgewölbes und der Konfiguration des Fußes. Wichtig ist die Erkennung von *Deformitäten* (z. B. Plattfuß, Hohlfuß, Spreizfuß, Knickfuß), Schwellungen (z. B. Ödem) sowie auch etwaiger *Durchblutungsstörungen*. Ferner Beurteilung der *Achse* des Fußes (z. B. Pes adductus oder Pes abductus) und Betrachtung der Zehenstellung (z. B. Hallux valgus, Hallux rigidus). Die Untersuchung der *Fußsohlenbeschwielung* gibt Aufschluß über die Belastung des Fußes.

Palpation: Pulse, Hauttemperatur, Sensibilität (z. B. Sensibilitätsstörungen über Fußrücken und Zehen beim Ischämiesyndrom), Druckdolenzen.

Funktionsprüfungen: Untersucht wird die Dorsal-/Plantarflexion, die vorwiegend im oberen Sprunggelenk stattfindet (Werte s. Abb. 46-2), und die Pro- und Supination (vorwiegend im unteren Sprunggelenk). Durch passive Supination wird der laterale Bandapparat und durch laterale Verschiebung des Talus die Syndesmosenstabilität geprüft.

Röntgen: Aufnahmen in 2 Ebenen obligatorisch, bei unsicherem Befund in 4 Ebenen,

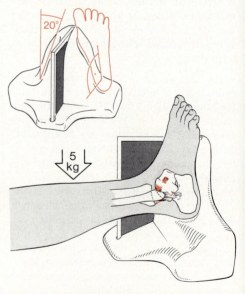

Abb. 46-9 Festigkeitsprüfung des Außenbandapparates (rechtes Sprunggelenk) durch gehaltene Aufnahmen unter definierter Krafteinwirkung. Bei Zerreißung des Außenbandapparates, insbesondere des Lig. fibulotalare anterius, Verschiebung der distalen Tibiagelenkfläche nach dorsal (Talusvorschub).

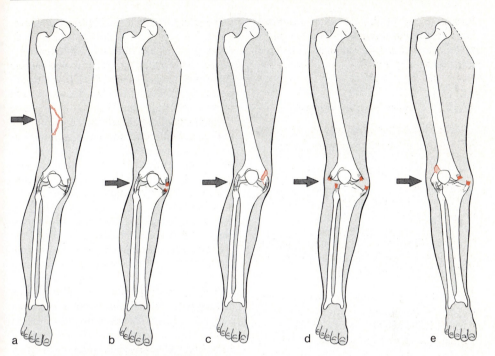

Abb. 46-10 Verletzungen mit Stabilitätsverlust:
a) Oberschenkelschaft-Mehrfragmentfraktur
b) Ruptur des medialen Kapselbandapparates
c) Knöcherner Abriß des medialen Kapselbandapparates
d) Zerreißung des medialen und lateralen Kollateralbandapparates mit Luxation
e) Luxationsfraktur mit Zerreißung des medialen Bandapparates und Fraktur des lateralen Femurkondylus.

ggf. auch Tomographie; bei Verdacht auf Bandverletzung (z. B. fibularer Bandapparat) gehaltene und gedrückte Aufnahmen (Abb. 46-9).

46.3 Verletzungsformen des Bewegungsapparates

Verletzungen des Bewegungsapparates entstehen durch direkte oder indirekte Gewalteinwirkung. Sie können mit oder ohne Stabilitätsverlust einhergehen.

46.3.1 Einteilung der Formen

Verletzungen ohne Stabilitätsverlust:

1. *Prellung* = Contusio (z. B. Gelenkprellung, Unterschenkelprellung).
2. *Zerrung oder Dehnung* = Distorsion (z. B. Sprunggelenksdistorsion).
3. *Wunde* (z. B. Haut-, Muskel-, Sehnen-, Nerven-, Gefäß-Wunde, s. Kap. 1.4).
4. *Fissur* oder *Infraktion* des Knochens.

Verletzungen mit Stabilitätsverlust:

Je nach Art und Lokalisation der Gewalteinwirkung (s. Abb. 46-10 a–e) können entstehen:
1. *Fraktur*
2. *Riß oder Ausriß des Kapselbandapparates (Ruptur)*
3. *Luxation*
4. *Luxationsfraktur*

Verletzungsarten:

Am Bewegungsapparat werden die Verletzungen wegen der unterschiedlichen Prognose und Therapie in Gelenkverletzungen,

Frakturen und Muskel-, Faszien- sowie Sehnenverletzungen unterteilt. Hierbei gibt es allerdings fließende Übergänge (z. B. Luxationsfraktur).

46.3.2 Gelenkverletzungen

Anatomie des Gelenkes: allen Gelenken gemeinsam ist folgender anatomischer Aufbau (Abb. 46-11):
1. Konkave und konvexe, mit Gelenkknorpel überzogene Knochenenden
2. Gelenkspalt, gelegentlich mit Zwischenknorpelscheibe (z. B. Meniskus)
3. Zweischichtige Gelenkkapsel
   a) Synovialis (Synovia = Schmierflüssigkeit des Gelenkkörpers)
   b) Fibröse Gelenkkapsel
4. Bandapparat.

Verletzungsformen

Gelenkprellung (= Kontusion)

Pathogenese: Durch direkte stumpfe Gewalteinwirkung (Aufprall, Sturz, Schlag, Stoß oder Stauchung) und lokale Schädigung des Gewebes wie auch der Blutgefäße kommt es zu Weichteilschwellungen und Hämatomen (Bluterguß). Sie führen über eine Nervenirritation zu Schmerzen und reflektorischer Bewegungseinschränkung. Bei Einrissen der Synovialis entsteht ein blutiger Gelenkerguß (= Hämarthros).
Klinik: Druckschmerzhafte Weichteilschwellung, schmerzhafte Bewegungseinschränkung und gelegentlich auch Gelenkerguß.
Röntgen: Gelenk stets in 2 Ebenen zum sicheren Ausschluß von Frakturen. Bei unsicherem Befund – insbesondere im Kindesalter – Schrägaufnahmen bzw. Vergleichsaufnahmen der gesunden Seite.
Therapie: Schmerzlinderung durch Gabe von Analgetika und Anwendung abschwellender Maßnahmen (*Heparin*-Salben-Verbände, kühlende Umschläge, Antiphlogistika, Ruhigstellung und Schonung des Gelenkes).
Komplikationen: Am gesunden Gelenk in der Regel keine, lediglich bei Vorerkrankungen (z. B. Gonarthrose, Periarthritis humeroscapularis) rezidivierende Schmerzen und Gelenkergüsse möglich.

Zerrung und Dehnung (= Distorsion)

Pathogenese: Überbeanspruchung des Kapselbandapparates durch indirekte Gewalteinwirkung. Je nach Ausmaß des Traumas kommt es zu elastischen Dehnungen (Zerrung) oder interligamentären Auffaserungen (Überdehnung). Die Kontinuität des Kapselbandapparates bleibt jedoch erhalten. Häufige Lokalisation der Distorsion: Sprung- und Kniegelenk.
Klinik: Initial isolierter Schmerz über der gedehnten Bandstruktur oder den Bandansatzpunkten. Später durch Kapselödem häufig diffuser Druckschmerz über dem betroffenen Gelenkanteil. Weichteilschwellung, Hämatomverfärbung, schmerzhafte Bewegungseinschränkung, Dehnungsschmerz der

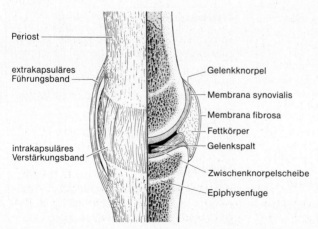

Abb. 46-11 Anatomischer Aufbau eines Gelenkes.

betroffenen Kapselbandanteile (häufig stärker als bei kompletter Bandruptur) und gelegentlich Hämarthros.

Distorsion: Häufig schmerzhafter als Bandruptur!

Röntgen: In 2 Ebenen zum Ausschluß einer knöchernen Verletzung. Bei Verdacht auf Bandverletzung gehaltene und gedrückte Aufnahmen.
Sonstige Untersuchungen: Ggf. diagnostische Punktion bei Hämarthros am Kniegelenk und *Arthroskopie* zum Ausschluß einer Meniskus- oder Kreuzbandverletzung bzw. einer rein chondralen Läsion.
Therapie: Symptomatische und abschwellende Maßnahmen (s. Kontusionsschaden). Ruhigstellung des Gelenkes für 2–4 Wochen im Gipsverband.
Komplikationen: In der Regel keine; weiteres s. Kontusion.

Bandausriß, Bandriß (= Ligamentruptur)

Pathogenese: Ruptur des Bandes oder Ausriß aus dem Knochenansatz nur durch erhebliche indirekte Gewalteinwirkung. Häufig sind mehrere Bandstrukturen und nicht nur isoliert ein Band betroffen (z. B. Seiten-/Kreuzbandverletzung am Kniegelenk). Bei ausgedehnten Bandverletzungen kann die erhebliche Instabilität des Gelenkes zu einer Luxation oder Subluxation führen (Abb. 46-12). Aufgrund der hohen mechanischen Beanspruchung der unteren Extremität finden sich diese Verletzungen vorzugsweise in diesem Körperabschnitt. Betroffen ist besonders der antero-mediale Kapselbandapparat des Kniegelenkes und der laterale Kapselbandapparat des Sprunggelenkes. Verletzungen des Kapselbandapparates an den Grundgelenken der Finger I, II und V werden oft verkannt.
Klinik: Hämatom- und Weichteilschwellung, häufig hämorrhagischer Gelenkerguß, der jedoch insbesondere bei ausgedehnten Verletzungen fehlen kann (Zerreißung der Gelenkkapsel führt zum Austritt der Gelenksflüssigkeit in den umliegenden Weichteilmantel). Druckschmerz und Überdehnungsschmerz der verletzten Kapselbandstrukturen. Im Vergleich zur gesunden Seite

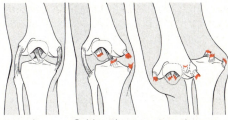

Abb. 46-12 Traumatische Subluxation und Luxation des Kniegelenkes, meist kombiniert mit ausgedehnten Gelenkkapselzerreißungen.

deutlich vermehrte Aufklappbarkeit des betroffenen Gelenkanteiles.
Röntgen: Ausschluß knöcherner Gelenkverletzung durch Röntgenaufnahmen in 4 Ebenen. Sicherung der Diagnose durch gehaltene Aufnahmen. Ausnahme: Isolierte Kreuzbandverletzung des Kniegelenkes. Hier ist die Diagnose nur durch die *Arthroskopie* zu stellen (s. o.).
Therapie: Wiederherstellung der anatomischen Verhältnisse in der Regel nur durch Kapselbandnaht möglich. Intraoperativ Revision der Gelenkfläche zum Ausschluß von Knorpelverletzungen. Ohne Operation ist eine Ruhigstellung im Gips – an der unteren Extremität für 6 Wochen, an der oberen für 3 Wochen – erforderlich. Aber auch nach operativer Versorgung muß zur Sicherung der Bandnähte das betroffene Gelenk für 6 Wochen ruhiggestellt werden.
Komplikationen: Bei insuffizienter Behandlung Schlottergelenk mit konsekutiver Gelenkarthrose. Sogar bei operativer Behandlung, insbesondere bei Kreuzbandruptur, kann durch eine traumatisch bedingte Ernährungsstörung eine Bandinstabilität resultieren. Traumabedingte Knorpelkontusionen können zu vorzeitigen Verschleißerscheinungen des Gelenkes (= Arthrose) führen.

Verrenkung (= Luxation)

Definition: Gelenkverletzung mit vollständigem und dauerndem Kontaktverlust der gelenkbildenden Knochenenden. Entsprechend dem Entstehungsmechanismus wird unterschieden zwischen der traumatischen, der habituellen, der angeborenen und der pathologischen Verrenkung.

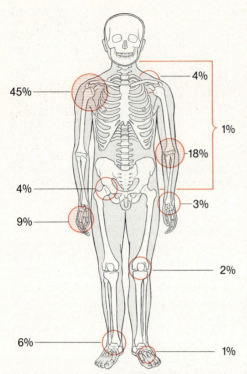

Abb. 46-13 Häufigkeitsverteilung der einzelnen Luxationen.

- **Traumatische Verrenkung**

Pathogenese: Erhebliche direkte, häufig indirekte Gewalteinwirkung. Dabei kommt es zur ausgedehnten Zerreißung des Kapselbandapparates und schließlich zur Luxation des Gelenkes (Häufigkeitsverteilung siehe Abb. 46-13).

| **Traumatische Luxation: Immer ausgedehnte Kapsel- und Bandzerreißungen** |

Klinik: Sichere Zeichen einer Luxation: Fehlstellung, federnde Fixation außerhalb des Gelenkes, leere Gelenkpfanne und dislozierter Gelenkkopf. *Unsichere* Zeichen: Schmerz, Schwellung, Funktionseinschränkung.
Röntgen: Sicherung der Diagnose durch Röntgenaufnahmen des betroffenen Gelenkes stets in 2 Ebenen (Abb. 46-14).
Begleitverletzungen: Durch den Luxationsmechanismus können neben Kapsel-Bandzerreißungen auch Knorpel-Knochenverletzungen auftreten. Ebenfalls sind Begleitverletzungen von Gefäßen und Nerven möglich.

| **Luxation: Vor und nach Reposition stets Kontrolle der peripheren Durchblutung, Motorik und Sensibilität!** |

Therapie: Nach Schmerzausschaltung Reposition durch Zug und Gegenzug sowie rückläufiges Wiederholen des Verletzungsmechanismus. Vor und nach Reposition stets Kontrolle der peripheren Durchblutung, Motorik und Sensibilität. Ebenso Röntgenkontrolle des verletzten Gelenkes in 2 Ebenen zur Überprüfung des Repositionsergebnisses und zum Ausschluß knöcherner Begleitverletzungen. Die weitere Therapie ist abhängig von Lokalisation, Begleitverletzungen und Alter des Patienten (z. B. Kniegelenkluxationen in der Regel operative,

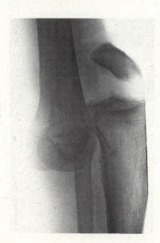
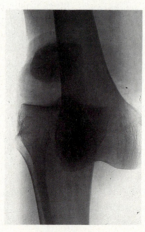

Abb. 46-14 Röntgenaufnahmen einer Kniegelenksluxation in 2 Ebenen.

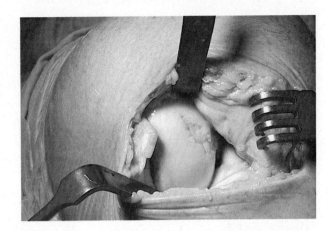

Abb. 46-15 Operationssitus einer chondralen Verletzung am medialen Femurkondylus (= „flake fracture").

Schulterluxationen dagegen meist konservative Behandlung). Absolute Operationsindikation ist gegeben bei erfolgloser geschlossener Reposition.
Komplikationen: Posttraumatische Arthrose, Myositis ossificans (insbesondere bei falscher Nachbehandlung), aseptische Knochennekrose auf dem Boden einer Durchblutungsstörung und rezidivierende Verrenkungen (habituelle Luxationen).

- **Habituelle Verrenkung:**

Pathogenese: Bei angeborener Gelenkdysplasie (z. B. Femoro-Patellargelenk) oder posttraumatischer Gelenkinstabilität kommt es durch Bagatelltraumen zu rezidivierenden Verrenkungen.
Klinik: s. traumatische Luxation.
Therapie: Reposition (s. o.). Ein anhaltender Therapieerfolg läßt sich nur durch operative Korrekturmaßnahmen erreichen (z. B. Operation nach *Eden-Hybinette*, d. h. die knöcherne Unterfütterung der zu flachen Gelenkpfanne bei Pfannendysplasie).

- **Pathologische Verrenkung:**

Aus einer chronischen Schädigung des Gelenkkörpers und Kapselbandapparates (neurogene Schäden oder chronische Infekte) resultiert eine unzureichende Führung des Gelenkes und damit Luxationsneigung.

Gelenkknorpelverletzung

Pathogenese: Direkte Traumen (Anprallverletzung) führen zu Fissuren, Kontusionen und Impressionsverletzungen des Knorpels. Indirekte Gewalteinwirkungen können chondrale oder osteochondrale Abscherverletzungen bewirken (z. B. chondrale oder osteochondrale Abscherverletzungen am lateralen Kondylus bei Patellaluxation) (Abb. 46-15).
Klinik: Häufig dezente Symptomatik. Bei stärkeren Verletzungen hämorrhagischer Kniegelenkerguß mit Fettaugen, gelegentlich Streckhemmung.
Röntgen: Radiologisch lassen sich nur osteochondrale Frakturen nachweisen. Rein chondrale Verletzungen sind radiologisch stumm.
Arthroskopie: Sicheres Verfahren zum Nachweis chondraler und osteochondraler Gelenkverletzungen (Abb. 46-16).

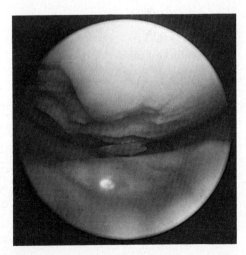

Abb. 46-16 Arthroskopisches Bild eines Gelenkknorpelschadens.

> **Chondrale Gelenkverletzung: Arthroskopische Diagnose!**

Therapie: Bei Kontusionen und Fissuren Punktion des hämorrhagischen Ergusses, antiphlogistisch-analgetische Medikation und Entlastung des verletzten Gelenkabschnittes für 6–12 Wochen.
Größere osteochondrale Fragmente werden operativ refixiert, kleinere entfernt.
Rein chondrale Abscherungen müssen beseitigt werden, da sie nicht einheilen. Zur Bildung eines Ersatzknorpelgewebes Eröffnung des subchondralen Knochenraumes durch Bohrlöcher.
Komplikationen: Im Vordergrund steht die Arthrose.

46.3.3 Frakturen
GK 3: 32.3–32.3.3)

Definition: Fraktur = vollständige Durchtrennung des Knochens durch direkte oder indirekte Gewalteinwirkung, welche die Elastizität und die Festigkeit des Knochens überschreitet. Bei der *Fissur* (Knochenriß) und der *Infraktion* (Spaltbruch) handelt es sich um eine unvollständige Unterbrechung der Knochenstruktur. Eine Sonderform ist der *Grünholzbruch* (s. u. Frakturen im Kindesalter).
Die Frakturen lassen sich aufgrund ihres Entstehungsmechanismus in 3 Typen unterteilen:

- **Traumatische Fraktur:** Sie wird durch eine einmalige, plötzliche, auf den gesunden Knochen direkt (Stoß, Schlag, Schuß) oder indirekt (Biegung, Stauchung, Scherung, Torsion, Abriß) einwirkende Gewalt hervorgerufen.

- **Pathologische Fraktur:** Vollständige Kontinuitätsdurchtrennung eines pathologisch veränderten Knochens ohne adäquate Gewalteinwirkung. Eine Schwächung der Knochenstruktur kann entstehen durch: Entzündliche Veränderungen (Osteomyelitis), benigne Tumoren (Riesenzellgeschwülste, s. Kap. 44), maligne Tumoren (Sarkome, Metastasen) (Abb. 46-17) und generalisierte Knochenerkrankungen (Osteoporose,

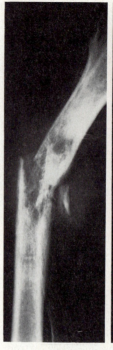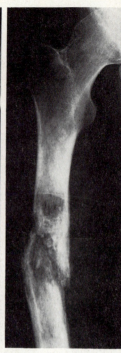

Abb. 46-17 Pathologische Oberschenkelschaftfraktur auf dem Boden einer Knochenmetastase.

Osteogenesis imperfecta, Osteomalazie, Plasmozytom, M. Paget sowie trophische Störungen bei Tabes dorsalis und Syringomyelie).

- **Ermüdungsfraktur:** Ohne äußere Gewalteinwirkung auftretender Bruch infolge chronischer Schwächung gesunden Knochengewebes durch rezidivierende Mikrotraumen. Typische Beispiele: *Marsch*-Frakturen im Bereich der Metatarsalia oder des Schenkelhalses, Abbruch der Dornfortsätze des 7. HWK und des 1. und 2. BWK bei der *Schipper*-Krankheit (es handelt sich hierbei um eine Ermüdungsfraktur durch chronische Belastung infolge ständigen Sandschaufelns).

Nachstehend wird nur die *traumatische Fraktur* besprochen, weil die Versorgung des Knochenbruches (konservativ oder operativ) – ggf. nach Behandlung der Grundkrankheit – bei den anderen Typen in gleicher Weise abläuft.
Die traumatischen Frakturen lassen sich auf-

grund der unterschiedlichen Art der Gewalteinwirkung in folgende *Frakturformen* unterteilen:

– **Biegungsfraktur:** Entstehung durch direkte oder indirekte, das Biegemoment des Knochens überschreitende Gewalteinwirkung. Dabei wird auf der Konvexseite des Knochens durch Zug, auf der Konkavseite durch Druckspannung die Elastizitätsgrenze überschritten. Auf der Konvexseite reißt der Knochen ein, auf der Konkavseite wird ein Biegungskeil ausgesprengt (Abb. 46-18).

– **Drehfraktur** (= Torsionsbruch): Typische Verletzung des Ski-Fahrers. Immer Folge einer indirekten Gewalteinwirkung, wobei der an einem Ende fixierte Knochen einer gegenläufigen Drehung ausgesetzt wird. Die Frakturlinie verläuft spiralförmig. Sie wird um so kürzer, je vehementer die einwirkende Gewalt ist (Abb. 46-19).

– **Schub- und Scherfraktur:** Meist Querbrüche infolge direkter Gewalteinwirkung. Bei geringeren Traumen kann ein kurzer Schrägbruch entstehen (Abb. 46-20). Zu den Abscherfrakturen gehören auch die Knorpel-Knochen-Absprengungen („flake-fracture") bei Luxationen.

– **Abrißfraktur:** Abriß eines Knochenfragments infolge von Zugkräften, die über ein Band oder einen Sehnenansatz auf den Knochen einwirken. Die Frakturlinie steht senkrecht zur Zugspannung. Wegen der einwirkenden Zugkräfte ergeben sich erhebliche Dislokationen der Fragmente (z. B. Olekranon- und Patellafraktur) (Abb. 46-21).

– **Kompressionsfraktur:** Durch Stauchung der Längsachse des Knochens können am jugendlichen Röhrenknochen *Wulstbrüche,* am spongiösen Knochen (z. B. Wirbelkör-

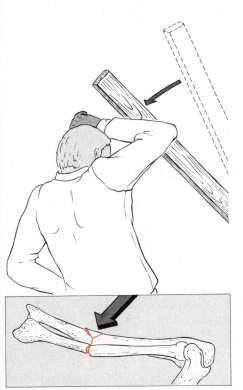

Abb. 46-18 *Biegungsfraktur* mit Biegungskeil auf der Konkavseite am Beispiel der Parierfraktur des Unterarms.

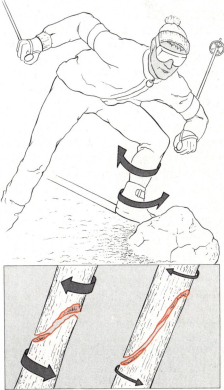

Abb. 46-19 *Torsionsfraktur:* Folge indirekter Gewalteinwirkung durch gegenläufig einwirkende Torsionskräfte.

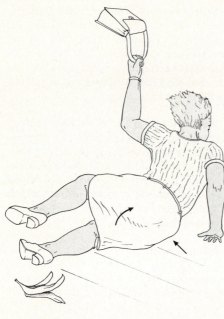

– **Ketten- oder Serienfraktur:** Mehrere Frakturen einer Extremität zugleich (z. B. Patellafraktur, Oberschenkelschaftfraktur und Fraktur des Acetabulums bei der *Dashboard*-Verletzung) (Abb. 46-24).

– **Defektfraktur:** Fraktur mit ausgedehnten Knochenzerstörungen. Häufigste Ursachen: Schußverletzung (Abb. 46-25).

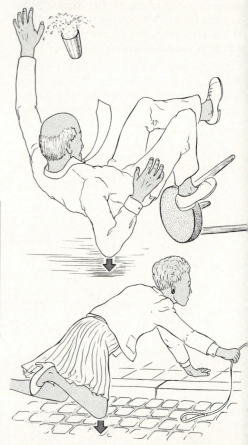

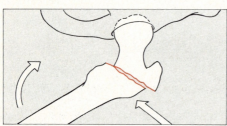

Abb. 46-20 *Schub-* und *Scherfraktur* als Folge direkter Gewalteinwirkung.

per) *Kompressionsbrüche* entstehen (Abb. 46-22).

– **Mehrfragment- und Trümmerfraktur:** Ein Mehrfragmentbruch besteht aus 4–6, ein Trümmerbruch aus mehr als 6 größeren Fragmenten. Ursächlich sind breit und rasant auftreffende Gewalteinwirkungen (Abb. 46-23a).

– **Etagen- und Stückfraktur:** Entsteht durch breitflächig auftreffende Gewalt (Stoßstangenverletzung des Fußgängers). Zwischen den Hauptfragmenten findet sich ein mehr oder minder langes Knochenfragment mit vollständig erhaltenem Kortikaliszylinder (Abb. 46-23b).

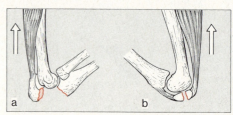

Abb. 46-21 *Abrißfrakturen:* meist erhebliche Dislokation der Fragmente durch die einwirkenden Zugkräfte des Muskel-Sehnenapparates (typische Frakturen: Olekranon- [a] und Patellafraktur [b]).

● **Formen der Frakturdislokation:**

Durch Gewalteinwirkung und Muskelzug kann es zu den folgenden 4 Dislokationsformen kommen (Abb. 46-26):
1. *Dislocatio ad axim* (Verschiebung der Bruchstücke im Sinne eines Achsenknickes – z. B. Recurvatio, Antecurvatio, Varus- oder Valgus-Fehlstellungen).
2. *Dislocatio ad latus* (Verschiebung der Bruchstücke in seitlicher Richtung).
3. *Dislocatio ad peripheram* (Verschiebung im Sinne eines Drehfehlers). Der Dreh-

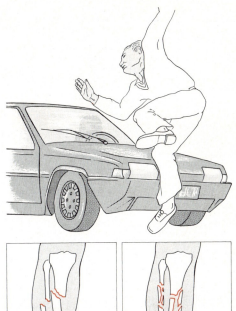

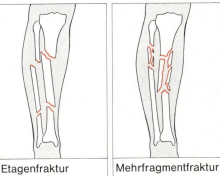

Abb. 46-23 *Mehrfragment-Trümmer-*, sowie *Etagen-* und *Stückfraktur:* Immer Folge breit und rasant einwirkender Gewalt (z. B. Stoßstangenverletzungen):
a) Etagen-, Stückfraktur
b) Mehrfragment-Trümmerfraktur

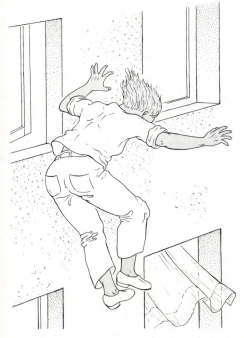

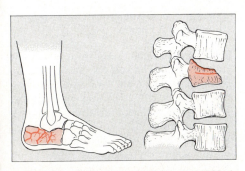

Abb. 46-22 *Kompressionsfraktur* des Wirbelkörpers und Kalkaneus = Stauchungsfraktur in der Längsachse z. B. durch Sturz aus großer Höhe.

fehler läßt sich nur selten radiologisch, aber immer klinisch feststellen.
4. *Dislocatio ad longitudinem* (Verschiebung der Bruchstücke in Längsrichtung)
– und unter Verkürzung (*Dislocatio cum contractione*) oder
– unter Verlängerung (*Dislocatio cum distractione*).

Drehfehler: Klinische Diagnose!

Klinik

Sichere Frakturzeichen: Fehlstellung (Deformität), Knochenreiben (Crepitatio), abnorme Beweglichkeit und Sichtbarwerden

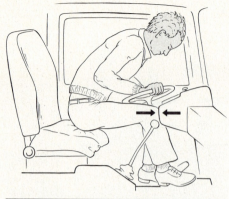

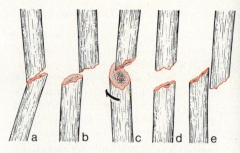

Abb. 46-26 Formen der Fraktur-Dislokation:
a) ad axim
b) ad latus
c) ad peripheram
d) ad longitudinem cum distractione
e) ad longitudinem cum contractione

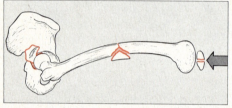

Abb. 46-24 *Ketten- oder Serienfraktur:* Häufig Folge der Armaturenbrettverletzung.

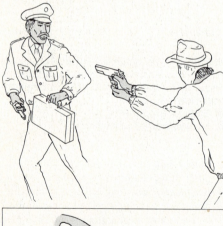

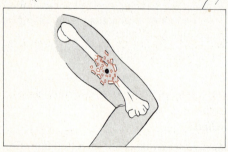

Abb. 46-25 *Defektfraktur:* Meist Folge einer Schußverletzung.

der freien Knochenenden bei offenen Brüchen. Aufgrund der Möglichkeit, Frakturen radiologisch nachzuweisen, wird beim bewußtseinsklaren Patienten auf die mit Schmerzen verbundene Überprüfung der sicheren Frakturzeichen (abnorme Beweglichkeit) verzichtet. Beim bewußtlosen Patienten müssen diese Zeichen jedoch stets überprüft werden.

Unsichere Frakturzeichen: Schmerzen, Schwellung und Hämatom sowie eingeschränkte oder aufgehobene Gebrauchsfähigkeit (Functio laesa).

Röntgen

Bei jedem Verdacht auf Fraktur muß der betroffene Extremitätenabschnitt in 2 Ebenen geröntgt werden. Stets sind die benachbarten Gelenke in die Untersuchung mit einzubeziehen.

Fraktur → dreidimensional: daher immer Röntgen in 2 Ebenen

Begleitverletzungen: Eine traumatische Fraktur ist ein Hinweis für eine erhebliche Gewalteinwirkung, die nach Art des Traumas (z. B. Schußverletzung) und Ort der Fraktur (z. B. Oberschenkeltrümmerfraktur mit Verletzung der großen Beinarterie) schwere örtliche und allgemeine Auswirkungen auf den Organismus haben kann. Darum sind Begleitverletzungen die Regel.

Bei Schaftfrakturen auf Verletzungen der benachbarten Gelenke achten!

46 Allgemeine Traumatologie | 689

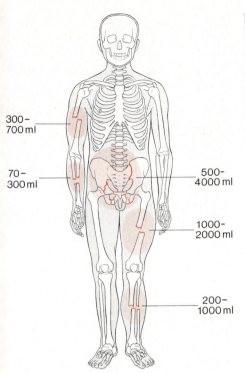

Abb. 46-27 Menge des durchschnittlichen Blutverlustes in Abhängigkeit von der Frakturlokalisation.

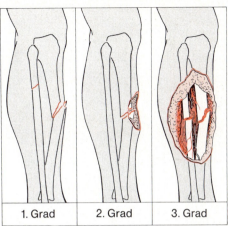

Abb. 46-28 Einteilung der offenen Frakturen. Der Grad ist abhängig vom Ausmaß der begleitenden Weichteilverletzung.

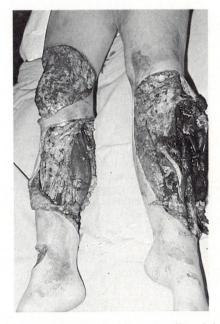

Abb. 46-29 Zweit- bis drittgradig offene bds. Unterschenkelschaftfraktur.

Allgemeine Auswirkungen:

Hypovolämischer Schock (z. B. Blutverlust bei Beckenfraktur 500–4000 ml, Oberschenkelschaftfraktur 1000–2000 ml, Unterschenkelfraktur 200–1000 ml) (Abb. 46-27). Fettembolie als Folge der Kreislaufdepression (s. a. Kap. 5).

Lokale Auswirkung

- **Offene Frakturen** GK 3: 32.3.4)

Grad I: Kleine Hautwunden durch Fragmentdurchspießung.

Grad II: Größere Hautwunden durch Verletzung von außen, jedoch ohne wesentliche Verschmutzung der Wunde und zusätzliche Quetschung des Weichteilmantels.

Grad III: Breite Eröffnung der Fraktur mit massiver Zerstörung des bedeckenden Weichteilmantels, häufig kombiniert mit Sehnen-, Gefäß- und Nervenläsionen (Abb. 46-28, 46-29).

- **Verletzungen von Nerven und größeren Gefäßen** (s. Kap. 16 u. 40):

Typische Nervenläsionen bei Frakturen sind die Läsion des N. radialis beim Oberarmschaftbruch und des N. ischiadicus beim Hüftgelenk-Verrenkungsbruch (Abb. 46-30).

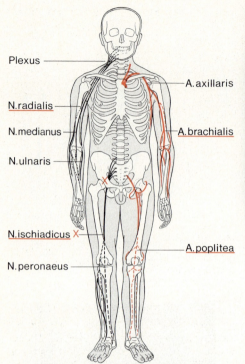

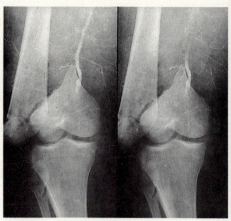

Abb. 46-31 Angiographisches Bild einer Verletzung der Art. poplitea beim suprakondylären Oberschenkelbruch.

Abb. 46-30 Häufigste Verletzungen von Nerven und Gefäßen infolge von Frakturen:
- Schädigung des Nervus radialis beim Oberarmschaftbruch
- Läsion des Nervus ischiadicus bei der Hüftpfannenluxationsfraktur
- Verletzung der A. brachialis beim suprakondylären Oberarmbruch im Kindesalter
- Schädigung der A. poplitea beim suprakondylären Oberschenkelbruch

Gefäßverletzungen betreffen die A. brachialis bei der suprakondylären Oberarmfraktur sowie die A. poplitea bei kniegelenksnahen Frakturen oder Luxationen (Abb. 46-31).

> **Fraktur: Stets Überprüfung der peripheren Durchblutung, Sensibilität und Motorik!**

● **Verletzungen der Sehnen:**

Relativ selten, nur bei scharfkantigen Fragmenten in unmittelbarer Nachbarschaft der Sehnen (z. B. Radiusfraktur „loco typico").

● **Verletzung innerer Organe:**

Durch Frakturen kann es auch zur Verletzung innerer Organe kommen (z. B. Eröffnung der Pleura bei Rippenfraktur, Verletzung der Blase oder Harnröhre bei Beckenfraktur) (Abb. 46-32).

Frakturheilung (GK 3: 32.2.5)

Der Knochen ist zur organtypischen Regeneration fähig, d. h. Knochendefekte werden durch neugebildetes Knochen- und nicht durch minderwertiges Narbengewebe ersetzt. Die Knochenneubildung kann vom Endost, dem Periost und dem *Havers*-System ausgehen. Voraussetzungen einer ungestörten Knochenbruchheilung sind:
1. Enger Kontakt der Fragmente.
2. Ununterbrochene Ruhigstellung der Fraktur.
3. Ausreichende Durchblutung der Fragmente.

Bei der Knochenbruchheilung gibt es analog zur Wundheilung (s. Kap. 1.4) die PRIMÄRE und SEKUNDÄRE HEILUNG sowie die SPALTHEILUNG:

Primäre Frakturheilung: Der Frakturspalt wird direkt durch die in Längsrichtung vorwachsende Osteone überbrückt (Kontaktheilung). Voraussetzung: Absolute Ruhigstellung und enger Kontakt der Frakturflä-

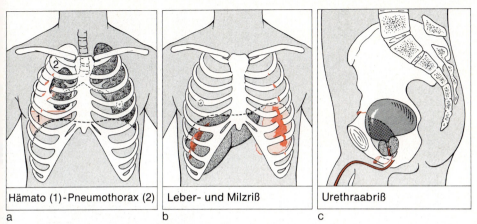

| Hämato (1)-Pneumothorax (2) | Leber- und Milzriß | Urethraabriß |
| a | b | c |

Abb. 46-32 Verletzungen innerer Organe infolge von Frakturen:
a) Pneumo-Hämatothorax bei Rippenfrakturen
b) Milz- und Leberruptur bei Rippenfrakturen
c) Verletzungen von Blase und Urethra bei Beckenfrakturen

chen. Dies ist in der Regel nur bei operativer Freilegung und osteosynthetischer Versorgung der Fraktur möglich (Abb. 46-33a).

Sekundäre Frakturheilung: Zunächst Auffüllung der Frakturspalten mit einem Frakturhämatom und Organisation desselben durch Einsprossen von Fibroblasten. Danach Differenzierung des Zwischengewebes zu Geflechtknochen und unter zunehmender funktioneller Belastung Ausbildung eines lamellären Knochens. Die sekundäre Knochenbruchheilung ist typisch bei der konservativen Therapie (Abb. 46-33b).

Spaltheilung:
Finden sich zwischen zwei mit einer Osteosynthese stabil fixierten Fragmenten minimale Spalten, werden diese zunächst vom Geflechtknochen aufgefüllt und erst sekundär durch den *Havers*-Umbau in lamelläre Knochen umgewandelt.

Störung der Knochenbruchheilung

Hierunter zählt die verzögerte Knochenbruchheilung (Bruch nach 20 Wochen noch nicht knöchern verheilt) und die Falschgelenkbildung (= Pseudarthrose).
Ursachen: Insuffiziente Ruhigstellung, ausgedehnte Knochendefekte, große Fragmentdiastasen, unzureichende Durchblutung und Infekte. Beim *Falschgelenk (= Pseudarthrose)* unterscheidet man zwischen *atropher* und *hypertropher* Form. Ursachen der *hypertrophen* Pseudarthrose (= *Elefantenfuß*pseudarthrose): Insuffiziente Ruhigstellung bei ausreichender Durchblutung der Fragmente (Abb. 46-34). Zur *atrophen* Pseudarthrose kommt es bei Avitalität der Fragmente und gleichzeitig Instabilität der Fraktur. In gleicher Weise kann es bei ausgedehnten Defekten zur sog. *Defektpseudarthrose* kommen (Abb. 46-41c).

Prinzipien der Frakturbehandlung (GK 3: 32.5.1)

1. Einrichtung des Bruches in der gewünschten Stellung (= Reposition).
2. Ununterbrochene Ruhigstellung des Bruches bis zur knöchernen Ausheilung (= Retention).
3. Wiederherstellung der Funktion durch Übungsbehandlung.

Diese Therapieziele lassen sich je nach Frakturlokalisation und -typ sowie Lebensalter des Patienten auf konservative und operative Weise erreichen.

Die beste Methode der Frakturbehandlung ist diejenige, die mit geringstem Risiko und in kürzester Zeit die Stabilität und Funktion wiederherstellt

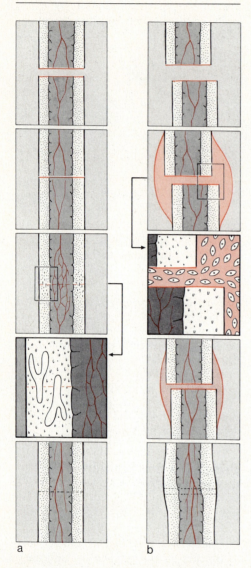

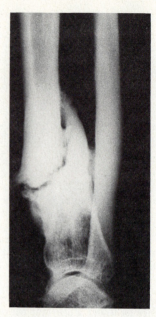

Abb. 46-34 Röntgenbild einer hypertrophen Pseudarthrose. Frakturspalt bei überschießendem Kallusgewebe noch deutlich sichtbar.

Abb. 46-33 Primäre und sekundäre Knochenbruchheilung (Schema und Detailausschnitt):
a) *Primäre Knochenbruchheilung:* Konsolidierung der Fraktur durch in Längsrichtung vorwachsende Osteone (s. Ausschnitt). Kein Frakturkallus!
b) Sekundäre Knochenbruchheilung: Zunächst Auffüllung des Frakturspaltes mit Hämatom, dann Einsprossen von Fibroblasten (s. Ausschnitt) mit sekundärer Differenzierung zu Geflechtknochen (Kallus) und anschließender Ausbildung eines lamellären Knochens unter funktioneller Belastung.

Konservative Frakturbehandlung

Die nicht-operative Behandlung von Knochenbrüchen richtet sich im wesentlichen nach den oben angegebenen Prinzipien und erfolgt entsprechend in 3 Schritten:
1. Reposition (Einrichtung),
2. Retention (Fixation),
3. Funktionelle Behandlung.

Reposition:

Therapieziel ist die möglichst rasche Reposition, um den Druck der Fragmente auf Gefäße, Nerven und den Weichteilmantel zu verringern. Voraussetzung ist die Analgesie und evtl. Muskelrelaxation. Die manuelle Reposition versucht durch Zug und Gegenzug sowie Druck, das distale Fragment rotations- und achsengerecht zum proximalen Fragment einzustellen. Hierbei sind geringgradige Seitverschiebungen und Verkürzungen ohne Bedeutung. Dagegen sind Drehfehler, Achsenknicke und Distraktionen zu vermeiden. Bei Frakturen großer Röhrenknochen (insbesondere Unter- und Oberschenkel) erfolgt die Reposition in der Regel durch Anlage eines Streckverbandes (s. Kap. 13). Hierdurch wird gleichzeitig eine Retention erreicht (s. u.). Eine Reposition ist kontraindiziert bei primär eingekeilten Frakturen am Oberarmkopf und Oberschenkelhals.

Retention (Fixation):
Die Fixation des Repositionsergebnisses läßt sich auf verschiedene Weise erreichen. Das häufigste Verfahren ist die Anlage eines Gipsverbandes. Jeder ruhigstellende Verband sollte die benachbarten Gelenke in Funktionsstellung miteinbeziehen (z. B. Oberarmgips, indiziert bei der Unterarmfraktur im Kindesalter, dabei Ellenbogengelenk 90% gebeugt, Unterarm in Mittelstellung und Handgelenk dorsalflektiert) (s. Kap. 13).

Längerdauernde Gipsfixation nur in Funktionsstellung

Bei frischen Traumen darf wegen der zu erwartenden Weichteilschwellung kein zirkulärer Gips angelegt werden. Ist dieser wegen der Retention dennoch erforderlich, so muß er bis auf den „letzten Faden" aufgeschnitten werden. Ansonsten besteht die Gefahr von Durchblutungsstörungen, Drucknekrosen der Haut oder Nerven (s. Kap. 13).

Bei frischem Trauma kein geschlossener Gipsverband!

Trotz Spaltung des Gipses können durch die Rigidität des Verbandes die o. a. Komplikationen dennoch auftreten. Deshalb sollte bei anhaltenden Beschwerden und dem klinischen Verdacht auf Druck- und Kompressionsschäden in jedem Fall der Verband überprüft und ggf. gewechselt werden.

Ein klagender Patient im Gips hat immer recht!

Eine weitere konservative Fixationsmöglichkeit, besonders an der unteren Extremität, ist der *Streckverband* (= *Extension*). Durch ständigen Zug (Extensionsgewicht) und Gegenzug (Körpergewicht) wird die Fraktur durch Neutralisation der dislozierenden Muskelkräfte reponiert und gleichzeitig stabilisiert. Hierfür sind erforderlich: Verstellbare Betten (bei Frakturen der unteren Extremität muß das Kopfende tiefer stehen als das Fußende, da sonst das Körpereigengewicht nicht als Gegenzug wirksam sein kann), verstellbare Lagerungsschienen, Polster oder Kissen als Halt für den nicht extendierten Fuß. Zur Anlage des Streckverbandes haben sich variable Extensionsvorrichtungen bewährt (Loch-Stab-System von *Braun*) (s. Kap. 13).

Die Extension erfolgt über einen in den Knochen eingebrachten *Kirschner*-Draht oder *Steinmann*-Nagel. Im Säuglings- oder Kleinkindesalter benutzt man zur Extension Klebeverbände (weiteres s. Kap. 13).

Die Dauer der Ruhigstellung durch Gipsverband oder Extension richtet sich nach dem Frakturtyp, dem Lebensalter des Patienten und der Frakturlokalisation. Wichtig ist die lückenlose Kontrolle der Bruchheilung während der Fixationsphase. Zu achten ist auf eine achsengerechte Stellung unter Vermeidung von Rotationsfehlern und Distraktion. Bei Gipsverbänden muß überdies die Reaktion des Weichteilmantels sorgfältig kontrolliert werden. Nicht selten kommt es infolge unsachgemäßer oder schnürender Verbände zur Ödembildung. Aus diesem Grunde sollte jeder Gipsverband am Tage nach der Anlage vom Arzt nachgeprüft werden. Außerdem muß der Patient darauf hingewiesen werden, daß er beim Auftreten geringster Beschwerden sofort einen Arzt aufsucht, bzw. rufen läßt.

Gipsnachschau am nächsten Tag!

Die Extensionsbehandlung kann je nach Lokalisation der Fraktur (z. B. Unterschenkelfraktur) bei ausreichender Verfestigung der Fraktur in achsengerechter Stellung durch einen Gipsverband abgelöst werden.

Vorteile der konservativen Behandlung: Gegenüber den operativen Verfahren entfällt das Operationsrisiko, die Infektionsgefahr und der Reeingriff zur Entfernung des Osteosynthesematerials.

Nachteile der konservativen Behandlung: Meist nur approximative Reposition der Fragmente möglich (ungeeignet für dislozierte Gelenkfrakturen!). Die langfristige Immobilisation der Extremität kann zu einer Muskelatrophie und Bewegungseinschränkung durch Schrumpfung der Gelenkkapsel führen. Außerdem besteht die Gefahr einer Thrombosebildung mit konsekutiver Lungenembolie.

Spezielle Nachteile der Gipsbehandlung sind die Unmöglichkeit der Weichteilinspektion. Daher ist eine solche Behandlung nur bei intaktem Weichteilmantel vertretbar.

Spezielle Nachteile der Extensionsbehandlung sind die lange Bettlägerigkeit mit der Gefahr thrombembolischer Komplikationen, hypostatischer Pneumonie und der Ausbildung von Dekubitalgeschwüren. Auch kann durch anhaltende Extension der Kapselbandapparat gelockert werden. Die Gefahr einer Bohrdraht-Osteomyelitis ist gering, aber dennoch vorhanden. Weitere mögliche Komplikationen sind Überdehnungsschäden an Nerven und Gefäßen sowie Schienendruckschäden (N. peroneus).

> **Extension am Bein:**
>   Achse?
>   Durchblutung?
>   N. peroneus?

Operative Frakturbehandlung

Sie ermöglicht eine anatomisch korrekte Reposition (wichtig bei Gelenkfrakturen) und eine stabile Fixation der Fragmente, die eine früh einsetzende Übungsbehandlung erlaubt (Vermeidung von Muskelatrophien und Gelenksteifen). Die Stabilisation der Fraktur kann durch Implantation von *Schrauben, Nägeln, Drähten* oder *Platten* erfolgen *(= Osteosynthese)*. Je nach dem Grad der erzielten Stabilität der Fraktur wird die Osteosynthese als *lagerungsstabil* (z. B. Bohrdrahtosteosynthese bei Condylus radialis-Fraktur im Kindesalter), *übungsstabil* (z. B. Plattenosteosynthese beim Unterschenkelschaftbruch) oder *belastungsstabil* (z. B. Marknagelosteosynthese beim Oberschenkelschaftbruch) bezeichnet.*) Eine lagerungsstabile Osteosynthese muß, um eine

---

*) Siehe hierzu auch Ausführungen in Kap. 14.1.

sekundäre Dislokation zu vermeiden, zusätzlich mit einem fixierenden Gipsverband ruhiggestellt werden.

Zeitpunkt der Operation: Eine Primärversorgung der Fraktur muß innerhalb von 6–8 Std. erfolgen. Ist dies nicht möglich, kann die Fraktur in der Regel erst sekundär nach Rückbildung der Weichteilschwellung und der katabolen Stoffwechsellage (erhöhte Infektionsgefahr) operativ angegangen werden. Da bei jeder Osteosynthese die Gefahr eines Weichteil- oder Knocheninfektes besteht, sollte diese erst nach Ausschöpfung aller konservativen Behandlungsverfahren erfolgen.

Allgemein anerkannte Indikationen für eine Osteosynthese sind:
Zweit- und drittgradig offene Frakturen, Frakturen mit begleitenden Gefäß- und Nervenverletzungen, dislozierte Gelenkfrakturen, Frakturen beim Mehrfachverletzten zur Pflegeerleichterung, Oberschenkelfrakturen beim Erwachsenen und Pseudarthrosen.

Kontraindikationen

Allgemeine Faktoren: Bedrohung lebenswichtiger Funktionen durch Schock, schweres Schädelhirntrauma, entgleiste Stoffwechselstörungen (z. B. Diabetes mellitus), dekompensierte kardiale oder pulmonale Insuffizienz und allgemeine Infektionen (z. B. Pneumonie).

Lokale Faktoren: Infektionen (z. B. Pemphigus vulgaris, superinfizierte Nekrosen, Ulzerationen), Weichteilnekrosen im Bereich des Operationsgebietes und schwere Ernährungsstörungen der verletzten Extremität (z. B. Status varicosis oder schwere Arteriosklerose).

Voraussetzungen der Osteosynthese: Geschultes Team, vollständiges Instrumentarium, metallurgisch geprüfte, korrosionsfreie Implantate, aseptische Operationsbedingungen, gewebeschonendes Operieren, Beachtung der biomechanischen Prinzipien bei der Stabilisierung von Frakturen und eine gewissenhafte Nachbehandlung.

Osteosyntheseverfahren: Die Stabilisierung von Frakturen kann durch intra- oder extramedulläre Kraftträger erfolgen.

Intramedulläre Kraftträger (Abb. 46-35 a–d): Es handelt sich hier vorzugsweise um den Marknagel (nach *Küntscher*). Hierbei wird die Fraktur entweder nach geschlossener Reposition (*gedeckte* Marknagelung) oder nach offener Reposition (*offene* Marknagelung) durch einen fernab der Fraktur in den Markraum eingebrachten Nagel stabilisiert. Das Prinzip ist eine Rohr-in-Rohr-Schienung. Um eine möglichst große Kontaktfläche zwischen dem Knochen und dem Marknagel und damit eine hohe innere Stabilität zu erreichen, muß der unterschiedlich weite Markraum mit flexiblen Bohrern aufgebohrt werden. Besonders geeignet für die Marknagelung sind die geschlossenen Quer- und kurzen Schrägbrüche sowie die Pseudarthrose im diaphysären Abschnitt von Femur und Tibia. Hierbei lassen sich durch Marknagelung belastungsstabile Verhältnisse erreichen. Für die Versorgung von Frakturen im Bereich der oberen Extremität ist wegen der anatomischen Verhältnisse die Marknagelung nicht geeignet.

Eine Sonderform des Marknagels ist der *Verriegelungsnagel,* der zusätzlich an seinem proximalen und distalen Ende mit quer in den Knochen eingebrachten Bolzen verankert ist (Indikation zur Verriegelungsnagelung z. B. diaphysäre Mehrfragment- und Spiralfraktur des Ober- oder Unterschenkels). Bei Frakturen im proximalen oder distalen Drittel, wo der Markraum so weit ist, daß keine Rotationsstabilität gegeben ist, kann eine dynamische Verriegelung durch einen Bolzen proximal bzw. distal der Fraktur angelegt werden. Intramedulläre Kraftträger sind auch die *elastischen Rundnägel* nach *Simon-Weidner-Ender* und der *Trochanternagel* nach *Küntscher*. Mit ihnen können pertrochantäre Frakturen stabilisiert werden. Nur noch selten werden heute die intramedullären Kraftträger in Form der *Bündelnagelung* nach *Hackethal* (z. B. Ausnahmeindikation bei der pathologischen Oberarmschaftfraktur) oder der *Rush-Pin* angewandt.

Extramedulläre Kraftträger: Hier erzielt man die Stabilisierung der Fraktur durch von außen an den Knochen angebrachte Implantate. Neben einer Sicherung des Repositionsergebnisses ist zusätzlich eine interfragmentäre Kompression möglich.

Wichtigste extramedulläre Osteosyntheseformen sind: die *Schraubenosteosynthese,* die *Plattenosteosynthese,* die *Zuggurtung* mit der Drahtschlinge, der *Fixateur externe,* die *Spickdrahtosteosynthese* (Abb. 46-36).

a. SCHRAUBENOSTEOSYNTHESE: Durch Zugschrauben läßt sich eine interfragmentäre Kompression erzielen. Dies wird erreicht, indem das Schraubengewinde den Knochen nur jenseits der Frakturlinie faßt. Im spongiösen Knochenbereich läßt sich dieses Prinzip mit Hilfe der *Spongiosaschraube,* die kein durchgehendes Gewinde aufweist, verwirklichen. Mit der *Kortikalisschraube,* die ein durchgehendes Gewinde besitzt (Anwendungsgebiet: diaphysärer Knochenab-

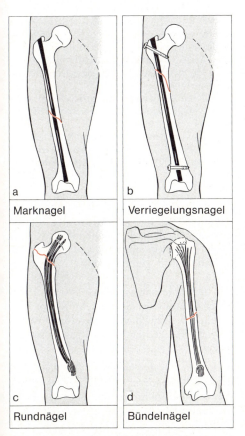

Abb. 46-35 Intramedulläre Kraftträger:
a) Oberschenkel-Marknagel
b) Oberschenkel-Verriegelungsnagel
c) *Ender*-Nägel
d) Bündelnägel

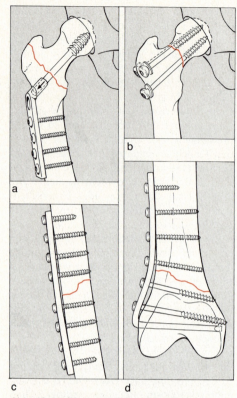

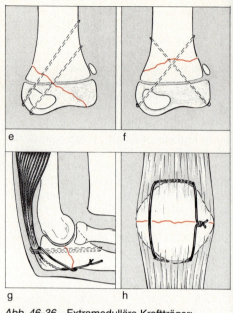

Abb. 46-36 Extramedulläre Kraftträger:
a) Osteosynthetische Versorgung einer pertrochantären Fraktur mit der *Pohl*'schen Laschenschraube
b) Spongiosaschraubenosteosynthese einer Schenkelhalsfraktur
c) Plattenosteosynthese bei Oberarmschaftbruch
d) Winkelplattenosteosynthese

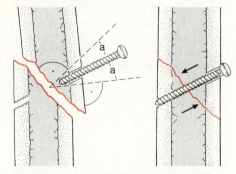

Abb. 46-37 Prinzip der interfragmentären Kompressionsschrauben-Osteosynthese mit der Kortikaliszugschraube. Interfragmentäre Kompression nur durch Gleitloch im Bereich der schraubenkopfnahen Kortikalis möglich.

Abb. 46-36 Extramedulläre Kraftträger:
e) Spickdrahtosteosynthese einer Condylus radialis-Fraktur
f) Gekreuzte Spickdrahtosteosynthese eines suprakondylären Oberarmbruches im Kindesalter
g) Zuggurtungsosteosynthese mit 2 zusätzlichen Kirschnerdrähten bei Olekranonfraktur
h) Zuggurtungsosteosynthese einer Patellafraktur

schnitt) läßt sich eine interfragmentäre Kompression nur erreichen, wenn die Schraube in der schraubenkopfnahen Kortikalis in einem entsprechend erweiterten Schraubenloch gleiten kann (s. Abb. 46-37).
Die Stabilisierung einer diaphysären Fraktur allein mit einer Schraubenosteosynthese ist nur selten möglich. In der Regel ist zusätzlich eine Plattenosteosynthese erforderlich.

b. PLATTENOSTEOSYNTHESE: Die Platte soll die schädlichen Druck- und Biegekräfte aufnehmen, neutralisieren und über den Frakturbereich hinweg in den gesunden Knochen überleiten. Die axiale Kompression einer Fraktur durch Plattenosteosynthese erfolgt nach dem Prinzip der Zuggurtung. Die Platte wird dabei auf der unter Zug stehenden Seite angebracht. Dadurch wird sie nur auf Zug und nicht auf Biegung oder Drehung

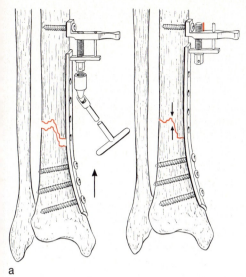

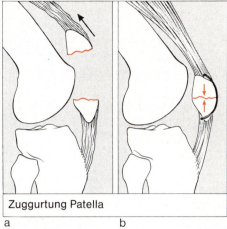

Abb. 46-39 Prinzip der Zuggurtung bei Patellaquerfraktur:
a) Vor Versorgung
b) Interfragmentäre Kompression der Patellaquerfraktur nach Anlage der Drahtzuggurtung

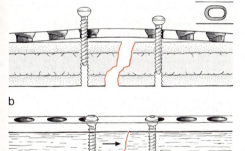

Abb. 46-38 Prinzip der axialen Frakturkompression mit der Zuggurtungsplatte:
a) Mit Hilfe des Plattenspanners
b) Durch exzentrisches Besetzen der Schraubenlöcher einer DC-Platte

beansprucht. Die axiale Kompression der Fraktur wird so erzeugt, daß die Zuggurtungsplatte entweder mit Hilfe des Plattenspanners oder durch exzentrisches Besetzen der Schraubenlöcher (DC-Platte) unter Spannung gesetzt wird (Abb. 46-38a, b). Das Prinzip der Zuggurtung kann sowohl mit geraden als auch mit Winkelplatten verwirklicht werden. Hiervon zu unterscheiden ist die Neutralisationsplatte. Sie nimmt bei der interfragmentären Schrauben-Kompressionsosteosynthese Druck- und Biegekräfte auf, neutralisiert sie und leitet sie über den Frakturbereich hinweg in den gesunden Knochen ab.

c. ZUGGURTUNG MIT DER DRAHTSCHLINGE: Mit der auf der Zuggurtungsseite angebrachten Drahtschlinge (Cerclage) werden die Biegekräfte in axiale Druckkräfte umgewandelt. Voraussetzung für die Wirksamkeit dieser dynamischen axialen Kompression ist die Beanspruchung der verletzten Extremität, d. h. die Bewegung der betroffenen Gelenkabschnitte. Typische Anwendungsgebiete sind die Patella- und Olekranonfraktur (Abb. 46-39a, b).

d. FIXATEUR EXTERNE: Stabilisierung der Fraktur durch von außen eingebrachte *Schanz*schrauben oder *Steinmann*-Nägel. Diese werden ober- und unterhalb der Fraktur plaziert und durch spezielle Rohre, Gelenkstücke und Spangen fest miteinander verbunden. Bevorzugte Montagen sind Klammer-, V- und Rahmenfixateur (Abb. 46-40a–c). Wegen der geringen zusätzlichen Traumatisierung des Knochens und Weichteilmantels ist diese Osteosyntheseform besonders für die Versorgung von Frakturen mit problematischen Weichteilverhältnissen geeignet (z. B. zweit- und drittgradig offene Frakturen, ausgedehnter Kontusionsschaden, Infekte). Der Fixateur externe dient in

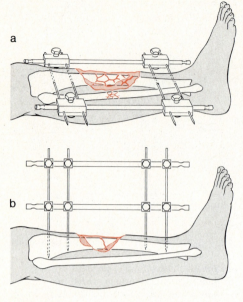

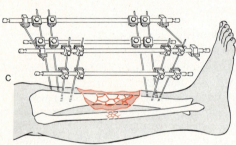

Abb. 46-40 Verschiedene Formen des Fixateur externe:
a) Rahmenfixateur
b) Klammerfixateur
c) V-Fixateur

diesen Situationen primär der Sanierung des Weichteilmantels.
Neben der Stabilisierung ermöglicht der Fixateur externe auch eine axiale Kompression. Daraus ergibt sich seine Anwendung im Rahmen bestimmter *Arthrodesen* (Kniegelenk und Sprunggelenk).

e. SPICKDRAHTOSTEOSYNTHESE: Durch Drahtspickung der Fraktur läßt sich lediglich eine Adaptationsstabilität erreichen. Sie macht in jedem Fall eine zusätzliche Fixation erforderlich, entweder durch Gipsverbände oder weitere Osteosyntheseverfahren (z. B. Zuggurtungsdraht bei Olekranonfraktur oder Abstützplatte am Schienbeinkopf). Ein wichtiges Indikationsgebiet sind die Epiphysenfrakturen im Kindesalter (Abb. 46-36e).

f. VERBUNDOSTEOSYNTHESE: Im Rahmen pathologischer Frakturen maligner Erkrankungen kommt dieses Kombinationsverfahren zur Anwendung. Das Prinzip ist die Auffüllung des Defektes mit Knochenzement zur Abstützung und die zusätzliche Stabilisierung der Fraktur mit metallischen Implantaten. Ohne zusätzliche Überbrückung des Defektes mit Spongiosa ist eine dauerhafte Stabilität wegen der allmählichen Lockerung der Zementplombe nicht zu erreichen. Daher ist die alleinige Verbundosteosynthese nur bei einer außergewöhnlichen Situation vertretbar.

Primär alloplastischer Gelenkersatz: Das Hauptanwendungsgebiet ist die dislozierte mediale Schenkelhalsfraktur des Patienten jenseits des 70. Lebensjahres in Form der Hüftgelenks-Totalendoprothese (s. Kap. 49).

Sonstige Maßnahmen der Knochenbruchbehandlung

Knochentransplantation (GK 3: 32.5.3)

FORMEN: Autologe und homologe Knochentransplantation.
Autologe Knochentransplantation: Wegen der schnellen und sicheren Knochenneubildung ist die Transplantation von autologem, rein spongiösem oder kortiko-spongiösem Knochen für die Frakturheilung und Auffüllung von Knochendefekten besonders geeignet. Entnahmestellen sind der vordere und hintere Beckenkamm. Besonders reichlich Spongiosa findet sich am hinteren Beckenkamm parasakral. In seltenen Ausnahmefällen ist auch eine Entnahme von Spongiosa aus dem Trochantermassiv und dem Schienbeinkopf möglich. Während bei der Entnahme aus den Beckenkämmen die Stabilität des Beckenringes nicht vermindert wird, kann sie bei der Entnahme aus dem Trochantermassiv oder dem Schienbeinkopf erheblich beeinträchtigt werden.
Homologe Knochentransplantation: Die homologe Spongiosa stammt in der Regel von

kältekonservierten (−30 bis −40 °C) Hüftköpfen, die beim alloplastischen Ersatz des Hüftgelenkes anfallen. Im Gegensatz zur autologen Spongiosaplastik erfolgt die Knochenneubildung nicht über vital transplantierte Osteoblasten, sondern über eine induktive Osteogenese. Die Knochenneubildung tritt daher wesentlich später und in geringerem Umfang ein.

Voraussetzung einer erfolgreichen Knochentransplantation: Mechanische Ruhigstellung und gute Durchblutung des Empfängerlagers. Bei gestörter Knochenbruchheilung ist durch Dekortikation eine Verbesserung des Transplantatlagers möglich. Dabei wird die Kortikalis im Verbund mit den anhaftenden Weichteilen abgemeißelt. Hierdurch erhält man kleine gestielte Knochentransplantate und gleichzeitig eine Eröffnung der *Haversschen* Systeme des kortikalen Knochens (Abb. 46-41 a–c).

Indikation: Ausgedehnte Knochendefekte (z. B. Defektfrakturen, Impressionsfrakturen), hypovitale Fragmente im Sinne einer Devaskularisierung (z. B. atrophe Pseudarthrose) und Fusionsoperationen (z. B. Wirbelkörperfusion, wobei insbesondere der kortiko-spongiöse Span zur Anwendung kommt).

Besondere Maßnahmen bei offenen Frakturen:

Verhütung zusätzlicher bakterieller Kontamination durch sterilen Verband am Unfallort, der erst wieder bei Versorgung der Fraktur im aseptischen Operationsbereich entfernt werden darf.

> **Offene Fraktur: Sterile Bedingungen!**

Die Wundversorgung muß unter aseptischen Bedingungen im Operationssaal erfolgen, dabei wird das gesamte nekrotische und verschmutzte Gewebe radikal exzidiert.

> **Nekrose: erhöhte Infektionsgefahr!**

Erstgradig offene Frakturen werden nach Wundversorgung wie geschlossene Brüche behandelt. Zweit- oder drittgradig offene Frakturen erfordern neben der Wundversorgung die stabile Osteosynthese. Wegen der geringen zusätzlichen Traumatisierung

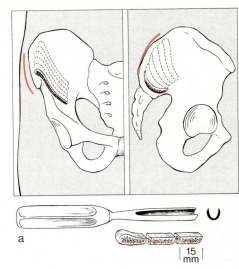
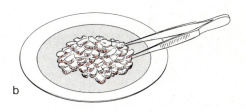
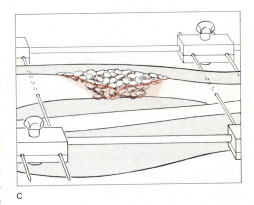

Abb. 46-41 Prinzip der Spongiosaplastik:
a) Entnahme kortikospongiöser Späne aus dem vorderen oder hinteren Beckenkamm mit dem Hohlmeißel
b) Transplantationsfähige Spongiosa auf Metallteller
c) Zustand nach Implantation der autologen Knochenspäne in den Bereich einer mit Rahmenfixateur externe ruhiggestellten atrophen Unterschenkelpseudarthrose

eignet sich hierfür, insbesondere bei den Schaftfrakturen, der Fixateur externe und bei gelenknahen Frakturen die Plattenosteosynthese. Die Stabilisierung mit einem Marknagel ist wegen der erhöhten Gefahr einer Markraumphlegmone kontraindiziert.

Ist ein spannungsfreier Wundverschluß nicht möglich, wird dieser bis zu seiner endgültigen Deckung durch Sekundärnaht, Verschiebelappenplastik oder freie Hauttransplantation mit einem Spalthautlappen oder vorübergehend mit synthetischem Hautersatz gedeckt.

Maßnahmen bei Frakturen mit Gefäß- oder Nervenschäden:

Auch hier ist eine primäre operative Versorgung der Fraktur indiziert. Vor der Gefäß- und Nervennaht erfolgt zunächst die Stabilisierung der Fraktur.

Frakturbehandlung beim Polytrauma (s. Kap. 5).

Nachbehandlung (GK 3: 32.5.50)

Sie ist ein wesentlicher Bestandteil der Frakturenbehandlung und beginnt unmittelbar nach dem Unfall. Bei konservativer Behandlung werden alle nicht ruhiggestellten Gelenke unter krankengymnastischer Anleitung ausgiebig aktiv bewegt. Nach dem Ausheilen der Fraktur und der Entfernung des Gipsverbandes erfolgt die Remobilisation der ruhiggestellten Gelenke ebenfalls unter krankengymnastischer Anleitung (s. Kap. 14).

Bei einer übungsstabilen Osteosynthese werden direkt postoperativ alle Gelenke der verletzten Extremität funktionell nachbehandelt. Die Übungsbehandlung kann durch Hilfsmittel (z. B. Bewegungsschiene) unterstützt werden.

Bei Osteosynthesen der unteren Extremität, die keine Belastungsstabilität gewährleisten, wird frühzeitig mit einer Gehschulung an 2 Unterarmgehstützen zunächst unter Entlastung der verletzten Extremität begonnen. Im weiteren Verlauf darf der Patient je nach Frakturheilung die verletzte Extremität zunehmend belasten.

Von der Art und der Lokalisation der Fraktur hängt es ab, wann das Osteosynthesematerial wieder entfernt werden kann. Am Sprunggelenk und Olekranon ist das schon nach ca. 3–4 Monaten, bei Plattenosteosynthesen an großen Röhrenknochen jedoch erst nach 1,5–2 Jahren möglich. Dies gilt auch für den Marknagel. Vor dem Herausnehmen der metallischen Implantate sollte allerdings die verletzte Extremität erneut funktionell und radiologisch kontrolliert werden.

Nach Plattenentfernung im diaphysären Bereich langer Röhrenknochen darf wegen der Gefahr einer Refraktur im ehemaligen Plattenlager (Schwächung der Kortikalis) die betroffene Extremität zunächst noch nicht voll belastet werden.

Komplikationen der Knochenbruchheilung

a) *Allgemeine:* Hypovolämischer Schock, Fettembolie, Thrombembolie (insbesondere bei Beckenverletzungen).

Durch *Immobilisation* des Patienten hypostatische Pneumonie, thrombembolische Komplikationen, Dekubitus, Harnwegsinfekte; zerebrale Verwirrtheitszustände bei Zerebralsklerose und Entzugsdelir beim alkoholkranken Patienten.

b) *Lokale:* Nervendruckschäden durch Schienenlagerung oder unsachgemäße Gipsbehandlung; besonders gefährdet ist der N. peroneus in Höhe des proximalen Wadenbeinköpfchens (Lähmung der Zehen- und Fußheber). Durchblutungsstörungen infolge komprimierender Verbände oder idiopathischer Genese (= *Kompartmentsyndrom* s. u.). Drucknekrosen an der Haut (s. Kap. 14). Weitere Komplikationen sind Knocheninfekte (vor allem bei operativer Behandlung offener Frakturen), die Störung der Knochenbruchheilung (s. o.), die Frakturkrankheit, die *Sudeck*-Erkrankung u. ä. m. (s. u.).

● **Kompartmentsyndrom:** Durch Frakturhämatom, insbesondere posttraumatisches Muskelödem, können in den unnachgiebigen Muskellogen (Unterarm und vor allem Unterschenkel) erhebliche Gewebedrucksteigerungen auftreten. Diese führen über eine Kompression des venösen Systems und

Stase im arteriellen System zu einer Ernährungsstörung der Muskulatur (Abb. 46-42a). Unbehandelt resultiert aus der mangelhaften Blutzirkulation eine ischämische Muskelnekrose. Folge ist die narbige Kontraktur. Sie wurde erstmals von *Volkmann* im Bereich des Unterarms beschrieben *(Volkmann'sche Kontraktur)*.

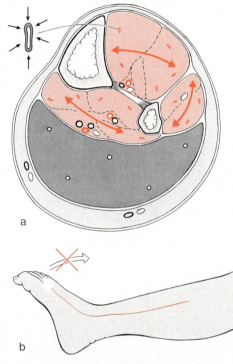

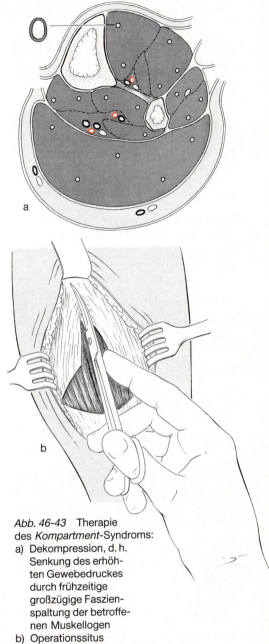

Abb. 46-42 Pathomechanismus des *Kompartment-Syndroms* am Unterschenkel:
a) durch erhöhten Binnendruck innerhalb der Muskellogen (bevorzugt Tibialis-anterior-Loge) Kompression der kleinen Venen mit daraus resultierender Stase des arteriellen Zuflusses und konsekutiver Muskelnekrose
b) Frühsymptome:
Gefühlsstörungen über dem Fußrücken in Höhe der 1. bis 2. Zehe, später Zehen- und Fußheberschwäche oder -parese.

Abb. 46-43 Therapie des *Kompartment*-Syndroms:
a) Dekompression, d.h. Senkung des erhöhten Gewebedruckes durch frühzeitige großzügige Faszienspaltung der betroffenen Muskellogen
b) Operationssitus

Das Kompartmentsyndrom tritt bevorzugt am Unterschenkel, insbesondere im Bereich der Tibialis-anterior-Loge, seltener aber auch am Unterarm auf. Bei tastbaren peripheren Pulsen findet man als Frühsymptome Gefühlsstörungen (z. B. beim Tibialis anterior-Syndrom an der ersten und zweiten Zehe) und sekundär Motilitätsstörungen (z. B. Zehen- und Fußheberschwäche) (Abb. 46-42b).

THERAPIE: Großzügige Faszienspaltung zur Druckentlastung (Abb. 46-43a, b).

Verdacht auf Kompartmentsyndrom: Frühzeitige Faszienspaltung!

- **Sudeck-Erkrankung:**
Posttraumatische Dystrophie von Extremitäten, vor allem von Hand und Unterarm. Die Ursache der Erkrankung ist noch nicht sicher bekannt. Sie wird wahrscheinlich durch eine neurovaskuläre Fehlregulation hervorgerufen. Bevorzugtes Auftreten: Nach brüsken und wiederholten Repositionsmanövern, zu früh einsetzender Nachbehandlung von gelenknahen Frakturen, insbesondere am distalen Radius.
KLINIK: Die Erkrankung wird in 3 Stadien eingeteilt:
Stadium I: Teigige Weichteilschwellung, glänzende, livid verfärbte, schwitzende Haut, Bewegungsschmerz und typisch auch der nächtliche Ruheschmerz. Vermehrtes Nagel- und Haarwachstum, Muskeltonus herabgesetzt. Röntgenologisch: Rarefizierung der subchondralen Spongiosa. Dauer des Stadiums I bis zu 8 Wochen.
Stadium II: Nachlassen der Schmerzen und Zunahme der trophischen Veränderungen: Haut blaß und kühl, Schrumpfung der Weichteile, Muskelatrophie. Röntgen: beginnende fleckige Entkalkung des Knochens, insbesondere der gelenknahen Abschnitte. Dauer dieses Stadiums 8 Wochen bis 1 Jahr.
Stadium III: Endstadium: weitgehende Gebrauchsunfähigkeit der Extremität durch Einsteifung der Gelenke infolge der schweren Weichteilschrumpfung und Atrophie der Extremitätenmuskulatur. Haut dünn und gespannt. Röntgen: Diffuse, gleichmäßige Osteoporose mit Verminderung der Knochenbälkchen und Verschmälerung der Kortikalis.
THERAPIE: Eine Rückbildung der Veränderung ist nur im Stadium I und II möglich. Vorgehen: Ausschalten der Schmerzen durch Ruhigstellung, Gabe von Analgetika und Blockierung der Schmerzrezeptoren mit Hilfe der Elektrostimulation, ferner Verabreichung von Psychopharmaka, Antiphlogistika, Kortikoiden, durchblutungsfördernden Medikamenten (Sympathikolytika, evtl. *Calcitonin*). Vorsichtige aktive Bewegungsübungen, kombiniert mit Eisanwendungen sowie Teilbädern.

M. Sudeck: Wehret den Anfängen!

- **Frakturkrankheit:**
PATHOGENESE: Sie ist Folge unfallbedingter Schädigungen von Bändern, Muskeln, Blut- und Lymphgefäßen sowie Folge einer länger andauernden Ruhigstellung der verletzten Extremität.
KLINIK: Ruhe- und Belastungsschmerz, durchblutungsbedingte Schwellneigung, Muskelatrophien, Gelenkversteifung, Kontrakturen, Knorpelatrophien und Knochenentkalkungen.
THERAPIE: Intensive krankengymnastische Nachbehandlung. Wenn Versteifungen und Kontrakturen in ungünstiger Stellung zurückbleiben: Korrektureingriff (z. B. Arthrolysen, Umstellungsosteotomien, Arthrodesen).

- **Refraktur:** Erneute Fraktur im Bruchbereich infolge noch nicht abgeschlossener funktioneller Adaptation des Knochens. Diese Komplikation kann sowohl bei konservativer als auch bei operativer Bruchbehandlung auftreten.
THERAPIE: Sie richtet sich nach den allgemeinen Richtlinien der Frakturbehandlung (s. o.).

- **Sonstige Komplikationen:** Implantatbruch bei Nichtbeachtung der biomechanischen Prinzipien, Frakturen in Höhe des Implantatendes oder in Höhe des Implantatlagers nach Metallentfernung.

- **Sekundäre posttraumatische Arthrose:**
Degenerative Veränderung des Gelenkknorpels und des Gelenkes infolge primärer traumatischer Schädigung des Gelenkknorpels (Knorpelkontusionsschaden) oder infolge einer Fehlbelastung durch Gelenkstufe oder Achsenfehlstellung (Abb. 46-44a–e).
KLINIK: Ruhe-, Bewegungs- und Belastungsschmerz, rezidivierende Gelenkergüsse, Verdickung der Gelenkkapsel, Bewegungseinschränkung.
RÖNTGEN: Sklerosierung des subchondral gelegenen Knochens, zystische Aufhellungen, Randwulstbildungen und Verschmälerung des Gelenkspaltes.

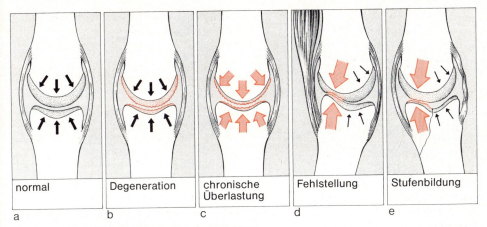

Abb. 46-44 Ursachen des *Gelenkknorpelverschleißes*:
a) Gelenkknorpel unter physiologischen Bedingungen
b) Altersbedingter Verschleiß des Gelenkknorpels
c) Zerstörung des Gelenkknorpels aufgrund einer chronischen Überlastung
d) Zerstörung des Gelenkknorpels infolge unphysiologischer Belastung bei Achsenfehlstellung
e) Zerstörung des Gelenkknorpels bei Gelenkstufe

THERAPIE: Beseitigung der auslösenden Faktoren (z. B. Korrektur von Achsfehlstellungen, Beseitigung von Gelenkinkongruenzen etc.). Bei fortgeschrittenen Arthrosen je nach Alter des Patienten entweder Alloarthroplastik oder Arthrodese des Gelenkes.

Frakturen im Kindesalter

Das wachsende Skelett weist eine Reihe von Besonderheiten auf, die bei der Beurteilung von Verletzungen sowie der Wahl der Behandlungsverfahren eine Rolle spielen. Während das Längenwachstum von den Wachstumsfugen ausgeht (Abb. 46-45 a, b und Abb. 46-46), werden Form und Dicke des diaphysären Knochens vom Endost und Periost gebildet und die Größe der Gelenkkörper von den Epiphysen gestaltet. Bei einer Fraktur können diese Vorgänge gestört werden (z. B. überschießendes Längenwachstum* bei der Schaftfraktur oder Wachstumshemmung bei der Epiphysenfugenfraktur).
Andererseits weist das wachsende Skelett eine erhebliche Regenerationsfähigkeit auf, die umgekehrt proportional dem Lebensalter des Patienten verläuft. Folgen sind eine rasche knöcherne Heilung, spontane Korrekturen von Achsenfehlern und das seltene Auftreten von Pseudarthrosen.

Eine weitere Besonderheit sind die Apophysen, die den gleichen Aufbau wie die Epiphysen haben, sich aber am Längenwachstum des Knochens nicht beteiligen. Sie sind die Ansatzpunkte der Sehnen und Bänder. Beim Apophysenausriß handelt es sich in

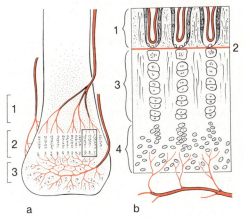

Abb. 46-45 Anatomie der Wachstumsfuge:
a) Übersichtsbild
   1. metaphysärer Knochenabschnitt
   2. Wachstumsfuge
   3. Epiphysenkern
b) Histologisches Bild der Wachstumsfuge
   1. Zone der primären Verknöcherung
   2. Lokalisation der Epiphysenlösung
   3. Zone der knorpeligen Umwandlung
   4. Zone des Wachstums

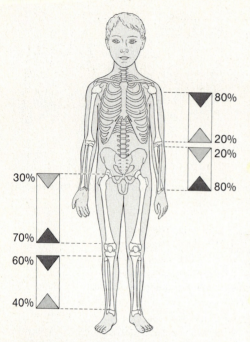

Abb. 46-46 Prozentualer Anteil der einzelnen Epiphysenfugen am Längenwachstum der langen Röhrenknochen.

der Regel um einen sog. knöchernen Bandausriß (z. B. Ausriß des Epicondylus ulnaris bei Ellenbogenluxation).

Spezielle Frakturformen im Kindesalter

Grünholzfraktur: Bei dieser Verletzung bleibt der im Kindesalter kräftige Periostschlauch vollständig oder teilweise erhalten, während die Kortikalis ganz oder teilweise durchbrochen ist. Diese Verletzung ist vergleichbar mit dem Bruch eines grünen Astes. Häufigstes Vorkommen: distaler Unterarm.

– *Sonderform*
  STAUCHUNGSFRAKTUR (Wulstbruch): Entstehung durch Einstauchung der noch weichen Kortikalis. Häufigstes Vorkommen: distaler Unterarm.

Epiphysenfugenverletzungen:
Verletzungen der Epiphysenfuge werden eingeteilt in:
– reine Epiphysenfugenlösung,
– Epiphysenlösung mit Aussprengung eines metaphysären Fragmentes (*Aitken* I),
– die Epiphysenfugenfraktur mit (*Aitken* III) oder ohne (*Aitken* II) Fragment der Metaphyse
– Crush-Verletzung der Epiphysenfuge (Abb. 46-47 a–e).

– REINE EPIPHYSENFUGENLÖSUNG: Sie entsteht durch horizontalen Schermechanismus. Die Lösung findet in der Verknöcherungsschicht der Epiphysenfuge statt. Bei dieser Verletzung ist die für das Längenwachstum verantwortliche Zone – das Stratum germinativum – nicht mitverletzt; mit Wachstumshemmungen ist daher nicht zu rechnen.

– EPIPHYSENFUGENLÖSUNG MIT AUSSPRENGUNG EINES METAPHYSÄREN FRAGMENTES (Epiphysenfugenverletzung Typ *Aitken* I): Sie entsteht durch Scherbelastungen und zusätzliche Biege- oder Torsionsmechanismen. Auch hier ist nicht mit einer Wachstumshemmung zu rechnen.

– EPIPHYSENFUGENFRAKTUREN MIT UND OHNE METAPHYSÄREM FRAGMENT (Typ *Aitken* II und III): Hierbei handelt es sich um Gelenkfrakturen. Sie entstehen durch vertikale Scher- und/oder Stauchungsmechanismen. Die Fraktur läuft immer durch die für das Längenwachstum verantwortliche Zone des Stratum germinativum. Durch Einsprossen von Bindegewebe und dessen Umwandlung in eine Knochenbrücke entsteht eine Art *Epiphysiodese*. Hieraus resultiert die Gefahr einer einseitigen Wachstumshemmung mit einer sich daraus entwickelnden Gelenkinkongruenz.

– CRUSH-VERLETZUNG DER EPIPHYSENFUGE: Durch direkte Gewalteinwirkung irreversible partielle Zerstörung des Stratum germinativum durch Quetschung. Daraus ergibt sich ein Wachstumsstop, der je nach Alter des Patienten zu erheblichen Fehlstellungen führen kann. Crush-Verletzungen sind radiologisch primär nicht nachweisbar.

Klinik der Frakturen im Kindesalter:

Entspricht bei kompletten Schaftfrakturen der des Erwachsenen. Stauchungs- und Gelenkfrakturen werden jedoch wegen der geringen Symptomatik häufig übersehen.

„Unterarmprellung" des Kindes: Cave Grünholzfraktur!

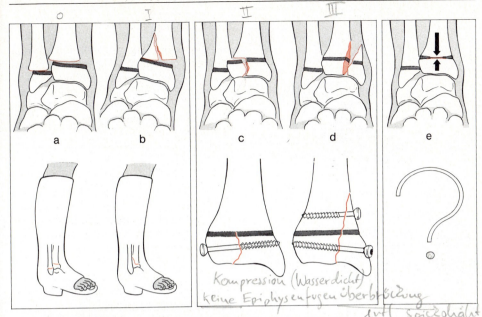

Abb. 46-47 Klassifikation und Therapie der *Epiphysenfugenverletzung:*
a) Epiphysenfugenlösung – Therapie konservativ
b) Epiphysenfugenlösung mit metaphysärem Fragment – *Aitken I*-Fraktur – Therapie in der Regel konservativ
c) Epiphysenfugenfraktur ohne metaphysäres Fragment – *Aitken II*-Fraktur – in der Regel operativ
d) Epiphysenfugenfraktur mit metaphysärem Fragment – *Aitken III*-Fraktur – operativ
e) *Crush*-Verletzung. Primär radiologisch nicht nachweisbar und daher primär keine Therapie möglich. Spätfolgen: Wachstumsstörungen

Röntgen:
Wegen der noch nicht vollständig angelegten Knochenkerne bzw. der unvollständigen Ossifikation ist die röntgenologische Beurteilung des Skelettes im Kindesalter besonders schwierig. Daher sollte bei Unklarheiten grundsätzlich die gesunde Seite zum Vergleich herangezogen werden.

Therapie:
Wegen der hohen Reparationsreserve des wachsenden Skeletts ist eine konservative Behandlung bei ca. 90% aller Frakturen im Kindesalter möglich. Indikationen zur operativen Behandlung sind: Frakturen der Wachstumsfuge (Typ *Aitken* II und III), Distraktionsfrakturen, (Olekranon und Patella), hüftnahe Frakturen des Oberschenkels, zweit- und drittgradig offene Frakturen, Frakturen mit Begleitschäden von Nerven und Gefäßen, Frakturen mit Repositionshindernis infolge Weichteilinterposition, schlecht fixierbare metaphysäre Brüche (z. B. suprakondyläre Oberarmflexionsfraktur) (Abb. 46-48a–f) und in seltenen Fällen auch Schaftfrakturen zur Pflegeerleichterung des polytraumatisierten Kindes.

Osteosyntheseformen:
– Lagerungsstabile Bohrdrahtosteosynthese (zusätzliche Gipsbehandlung erforderlich).
– Zugschraubenosteosynthese.
– Plattenosteosynthese.

Die Marknagelung ist im Kindesalter kontraindiziert (Epiphysenfugenschädigung und daraus resultierendes Fehlwachstum, nur unzureichende Verklemmung des Marknagels im Markraum und daraus entstehende Rotationsinstabilität).
Wegen der raschen Konsolidierung der Frakturen und des Wachstums ist im Kindesalter eine frühzeitige Metallentfernung indiziert. Spickdrähte und Schrauben können nach 4–8 Wochen, Platten nach 4–6 Monaten wieder herausgenommen werden.

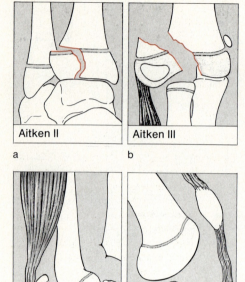
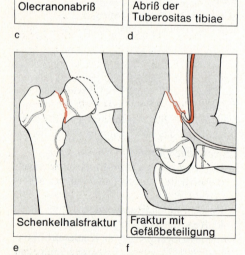

Abb. 46-48 Typische Operationsindikationen bei der Frakturbehandlung im Kindesalter:
a) Aitken II-Fraktur, z. B. distales Tibiaende
b) Aitken III-Fraktur, z. B. Epicondylus humeri radialis Fraktur
c) Olekranonfraktur
d) knöcherner Abriß der Tuberositas tibiae (Ligamentum patellae)
e) Schenkelhalsfraktur
f) suprakondyläre Oberarmfraktur mit Verletzung der A. brachialis

Nachbehandlung:

Vor allem bei Frakturen der unteren Extremität muß nach dem Ausheilen eine kurzfristige Gehschulung durchgeführt werden. Die Nachbehandlung stabiler Osteosynthesen entspricht der des Erwachsenen. Die Metallimplantate können jedoch früher entfernt werden (s. o.).
Nach Ausheilung der Frakturen muß das weitere Wachstum der betroffenen Extremität mindestens 2 Jahre lang kontrolliert werden, um etwaige Wachstumsstörungen (Verlängerung, Verkürzung, Achsenabweichung) mit Sicherheit ausschließen und ggf. rechtzeitig behandeln zu können.

46.3.4 Muskel-, Faszien- und Sehnenverletzungen

1. Muskeln und Faszien (GK 3: 32.1)

Subkutaner Muskelriß

Pathogenese: Zerreißung von Muskelfasern durch direktes (z. B. Tritt gegen die Wade) seltener als durch indirektes Trauma (z. B. übermäßige plötzliche Muskelanspannung des untrainierten oder nicht ausreichend aufgewärmten Muskels). Bevorzugte Lokalisation: Untere Extremität, insbesondere M. vastus medialis, M. quadriceps, M. biceps und M. gastrocnemius.
Klinik: Plötzlich einschießender, reißender Schmerz (Gefühl des Fußtrittes!) und Funktionsverlust. Gelegentlich Hämatomverfärbung nachweisbar. Immer Druckschmerz, bei größeren Rissen Delle tastbar. Schmerzhafte Funktionseinschränkung.
Röntgen: Aufnahmen der verletzten Extremität in 2 Ebenen zum Ausschluß knöcherner Verletzungen.
Therapie: Konservative Behandlung durch Schonung. Nach Beschwerderückgang langsam sich steigernde Funktionsübungen. Bei ausgedehnten und kompletten Rupturen ohne Synergistenkompensation operativ durch Muskelnaht.
Komplikationen: In der Regel keine. Durch Ausbildung eines narbigen Ersatzgewebes wird die Kontinuität des Muskels wiederhergestellt. Unter zunehmender Beanspru-

chung kommt es zu einer weitgehenden Normalisierung des Muskelvolumens und einer Wiederherstellung der Funktion.

Muskelquetschung

Pathogenese: Direktes Trauma. Je nach Größe der einwirkenden Gewalt (z. B. Einklemmung oder Überrolltrauma) ausgedehnte Zerstörungen der Muskulatur und Muskelgefäße möglich.
Klinik: Bei ausgedehnten Verletzungen, Hämatom und Ödem prall gespannte Extremität mit Spannungsblasen, livide verfärbte Haut, neurogene Ausfälle und Functio laesa (Cave: Kompartmentsyndrom!).
Röntgen: Aufnahmen der verletzten Extremität mit angrenzenden Gelenken zum Ausschluß knöcherner Begleitverletzungen.
Therapie: Bei ausgedehnter Quetschung operative Versorgung mit Débridement und Entlastung der Muskellogen durch Faszienspaltung. Wegen der ausgedehnten Nekrosenbildung erhöhte Infektionsgefahr durch Anaerobier (Gasbrand, Tetanus), daher hochdosierte Antibiotika-Gabe und Tetanusprophylaxe (s. Kap. 1.4). Forcierte Diurese zur Vermeidung der Crush-Niere. Kleinere Quetschungen können konservativ mit antiphlogistischen und ruhigstellenden Maßnahmen behandelt werden.
Komplikationen: Bei ausgedehnten Verletzungen erhöhte Infektionsgefahr, ggf. Amputation erforderlich. Kann die Extremität erhalten werden, verbleiben wegen der ausgedehnten Muskelzerstörungen erhebliche Funktionseinbußen.

Faszienriß

Pathogenese: Begleitverletzung von Muskelquetschung und Frakturen. Ist eine Naht nicht möglich, können Muskelhernien entstehen.
Klinik: Tastbare Faszienlücke bei Muskelanspannung, Vorwölbung eines scharfrandig begrenzten Muskelbauches (Muskelhernie). Ein Funktionsverlust ist jedoch nicht nachweisbar.
Therapie: Bei ausgedehnten Defekten, besonders am Oberschenkel, Verschluß durch Naht oder plastische Deckung.
Komplikationen: In der Regel keine.

2. Sehnen (GK 3: 32.5.4)

Allgemeines

Durch die kollagenen Sehnenfasern wird die Muskelkraft druckfrei auf den Knochen übertragen. Die Sehne gehört zu den bradytrophen Geweben und reagiert daher frühzeitig mit einer degenerativen Entartung auf Ernährungsstörungen, die durch rezidivierende Mikrotraumen, Überbeanspruchung oder chronische Entzündungen hervorgerufen werden. Je nach dem Zustand einer Sehne können unterschiedliche Gewalteinwirkungen zu Verletzungen führen. Die Sehnenverletzungen werden daher unterteilt in offene und geschlossene Sehnenverletzungen.

Offene Sehnenverletzungen

Pathogenese: Traumatisierung der Sehne durch direktes mechanisches Trauma (insbesondere Schnitt oder Stich). Häufigstes Vorkommen an der Hand (s. Kap. 51).

Geschlossene Sehnenverletzung
(subkutane Sehnenrupturen)

Pathogenese: Sie entstehen selten durch Quetschung oder direktes Trauma, meist indirekt im Rahmen einer degenerativen Entartung des Sehnengewebes. Eine gesunde Sehne kann durch eigene Muskelkontraktion in der Regel nicht reißen. Eher kommt es zur knöchernen Abrißfraktur.

> **Eine gesunde Sehne kann durch eigene Muskelkontraktion kaum reißen**

Klinik und *Therapie:* (s. Kap. 47 und 49).

47 Schultergürtel und obere Extremität*) (GK 3: 32.10)

47.1 Schultergürtel
(GK 3: 32.10.1; GK 4: 3.26.8)

Anatomie: Die knöcherne Grundlage des Schultergürtels besteht aus Skapula und Klavikula. Bestimmend für die Form des Schultergürtels ist die Entfaltung der Muskulatur, die vom Thorax, der Halswirbelsäule, dem Kopf und dem oberen Abschnitt des Armes zum Schultergürtel ausstrahlt. Verletzungen des Schultergürtels können im ligamentären oder knöchernen Anteil auftreten (Abb. 47-1a, b).

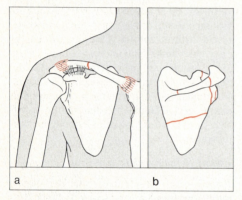

Abb. 47-1 Verletzungen im Schultergürtelbereich:
a) Typische ligamentäre Verletzungen des Schultergürtels
b) Häufige Frakturformen der Skapula

Luxation des Sternoklavikulargelenkes

Pathogenese: Direkte, seltener indirekte Gewalteinwirkung auf die medialen Klavikulaanteile.
Formen: Hintere und vordere Luxation.
Klinik: Schmerzen beim Bewegen des Armes im Sternoklavikulargelenk. Druckschmerzhafte Schwellung bei der vorderen und Delle bei der hinteren Luxation.
Röntgen: Auf Thoraxübersichtsaufnahmen nicht immer nachweisbar. Bei klinischem Verdacht auf Luxation und unklarem radiologischen Befund: Tomographie.
Begleitverletzungen: Bei hinterer Luxation Gefahr für die großen Gefäße, Ösophagus, Trachea und Ductus thoracicus.
Therapie: In der Regel operativ. Unter konservativen Maßnahmen keine bleibende Retention möglich.

Klavikulafraktur

Die Fraktur des Schlüsselbeins ist eine der häufigsten Frakturen im Kindes- und Erwachsenenalter.
Pathogenese: Selten direkte (Schlag, Stoß, Schuß), häufiger indirekte Gewalteinwirkung (Sturz auf ausgestreckten Arm). Direkte Traumen führen häufig zu Frakturen des lateralen Klavikuladrittels, während bei indirekten Traumen das mittlere Drittel im Scheitelpunkt der S-förmigen Krümmung der Klavikula betroffen ist (Abb. 47-2).
Klinik: Geringe Weichteilschwellung, typische Dislokation des medialen Bruchstückes nach kranial durch Zug des M. sternocleidomastoideus; Crepitatio, Functio laesa des Schultergürtels und Verminderung der Schulterbreite.

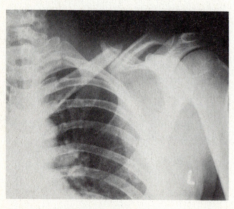

Abb. 47-2 Röntgenaufnahme linker Schultergürtel (a.-p.) bei Schlüsselbeinbruch im mittleren Drittel: Dislokation des medialen Bruchfragmentes nach kranial durch Zug des M. sternocleidomastoideus.

---
*) Vgl. hierzu auch Kap. 46, insbes. 46.2.2.

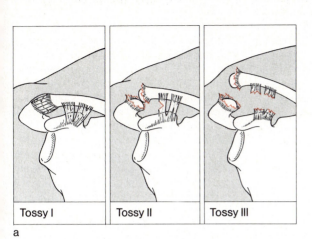
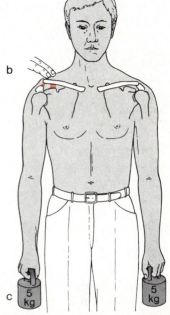

Abb. 47-3 Verletzung des **A**kromio-**C**lavikular-**G**elenkes (ACG):
a) Formen (Einteilung nach *Tossy*)
b) klinischer Befund („Klaviertaste") bei Typ *Tossy* III
c) Radiologische Untersuchung unter Gewichtsbelastung.

Röntgen: Röntgenaufnahme des Schultergürtels a. p. und seitlich.

Begleitverletzungen: Bei starker Dislokation Schädigung des Armplexus, der A. und V. subclavia möglich.

Therapie: In der Regel konservativ mit 3–4wöchigem redressierendem Rucksackverband (regelmäßiges Nachziehen des Rucksackverbandes!) (s. Kap. 13). Bei erheblicher Dislokation gelegentlich primäre Reposition in Bruchspaltanästhesie günstig für den Heilverlauf. Eine Operation ist nur ausnahmsweise bei den zweit- oder drittgradig offenen Frakturen, den Frakturen mit begleitenden Gefäß- und Nervenverletzungen und schließlich bei der selten auftretenden Pseudarthrose erforderlich.

Komplikationen: Nerven- oder Gefäßirritationen durch überschießende Kallusbildung, in seltenen Fällen Pseudarthrosen.

Verletzungen des Akromioklavikulargelenkes (= ACG)

Pathogenese: Sturz auf die Schulter (z. B. Reitunfall).

Formen: Überdehnung der Ligg. acromio- und coracoclaviculare (*Tossy* I), Ruptur des Lig. acromioclaviculare und Überdehnung des Lig. coracoclaviculare mit daraus resultierender Subluxation im Schultereckgelenk (*Tossy* II), Ruptur der Ligg. coracoclaviculare und acromioclaviculare mit daraus resultierender Luxation im Schultereckgelenk (*Tossy* III) (Abb. 47-3a).

Klinik: Funktionsschmerz im Schultergelenk und „Klaviertastenphänomen" (laterales Klavikularende steht bei dem Verletzungstyp *Tossy* III wie „Klaviertaste" hoch, federnder Widerstand (Abb. 47-3b).

Röntgen: Nach Ausschluß einer Fraktur Sicherung der Diagnose durch vergleichende, gehaltene Aufnahmen beider Schultereckgelenke (bei Gewichtszug an beiden Armen Subluxation oder Luxation des verletzten Schultereckgelenkes) (s. Abb. 47-3c).

Therapie: Bei Verletzungen Typ *Tossy* I und II konservativ: Schonung und symptomatische Therapie. Bei Typ *Tossy* III im jugendlichen Alter und bei sportlich wie körperlich tätigen Personen operative Versorgung der Verletzung. Sicherung der Bandnaht durch temporäre Arthrodese des Schultereckgelenkes für ca. 6 Wochen. Bei veralteten Fällen Bandplastik und temporäre Arthrodese. Postoperativ *Desault*-Verband für eine Woche, danach Beginn mit krankengymnastischen Übungen, wobei eine Abduktion bis 70° möglich ist. Materialentfernung nach acht Wochen. Konservative Therapie beim *Tossy* III durch festsitzenden Hartung-Verband für 4–6 Wochen.

Komplikationen: Bei operativer Versorgung häufig kosmetisch störende Narbe und gelegentlich persistierende Schmerzen im Schultereckgelenk.

Skapulafraktur

Pathogenese: Wegen des Schutzes des Schulterblattes durch den starken Muskelmantel nur bei direkten schweren Traumen (häufig beim Polytrauma).

Formen: Trümmer- und Stückfrakturen der Skapula, Abrißfrakturen des Proc. coracoideus, des Akromions und des Schulterblattwinkels, Stauchungsfrakturen der Schultergelenkspfanne, Schulterblatthalsbrüche und Gelenkfrakturen (s. Abb. 47-1b).

Klinik: Druck- und Stauchungsschmerz im Frakturbereich, schmerzhafte Bewegungseinschränkung im Schultergelenk, Absinken der Schulter.

Röntgen: Sicherung der Diagnose durch Röntgenaufnahmen des Schultergelenks in 2 Ebenen und evtl. Schrägaufnahmen.

Therapie: In der Regel konservativ. Zunächst Ruhigstellung des Schultergelenkes bis zum Abklingen der akuten Schmerzphase mit einem *Desault-* oder *Gilchrist*verband (s. Kap. 13), danach frühfunktionelle Behandlung. Eine Operationsindikation besteht bei dislozierten Pfannenbrüchen, stark dislozierten Halsfrakturen, Abrißfrakturen des Rabenschnabelfortsatzes und Frakturen im Bereich des Akromions mit starker Dislokation.

Komplikationen: In der Regel keine.

47.2 Schultergelenk
(GK 3: 32.10.2; GK 4: 3.26.9)

Anatomie: Der Oberarmkopf wird ohne knöcherne Sicherung lediglich durch den Kapselbandapparat, die Rotatorenman-

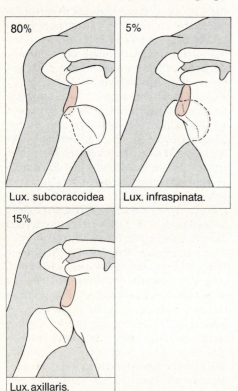
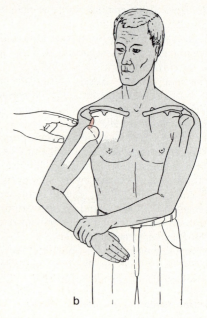

Abb. 47-4 Schulterluxation:
a) Formen der Luxation
b) Klinik der Luxation (leere Gelenkpfanne)

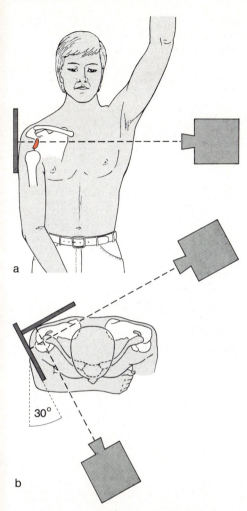

Abb. 47-5 Radiologische Untersuchungsmethode bei Verletzungen des Schultergelenkes in der zweiten Ebene (außer a.-p.):
a) Transthorakale Aufnahme
b) Transskapuläre Aufnahmen

schette und den Deltamuskel auf der kleinen, durch den Limbus nur geringfügig vergrößerten, flachen Pfanne, geführt. Hierdurch ist das Schultergelenk das beweglichste aber auch anfälligste Gelenk des menschlichen Organismus.

Schulterluxation

> **Schulterluxation: Häufigste Verrenkung**

Pathogenese: Meist indirektes Trauma durch hebelnde Bewegung des Humerus. Bei *habitueller Schulterluxation* Bagatellverletzung.
Formen: Luxation nach vorne (80%),
nach unten (15%),
nach hinten (5%)
(Abb. 47-4a).
Klinik: Zwangshaltung des Armes, federnde Fixation im Schultergelenk und leere Gelenkpfanne (Abb. 47-4b).
Röntgen: Sicherung der Diagnose durch Röntgenaufnahmen des Schultergelenkes in 2 Ebenen, a.-p., transthorakal oder transskapulär, jedoch nie axiale Aufnahme (Abb. 47-5a, b).

> **Schulterluxation: keine axiale Röntgenaufnahme!**

Begleitverletzungen: Ruptur der Gelenkkapsel, Abriß des Labrum glenoidale, Knorpel-Knochen-Impression am Oberarmkopf, Abrißfraktur des Tuberculum majus, Oberarmkopfbruch (Luxationsfraktur), Schädigungen des N. axillaris (Sensibilitätsstörung über dem Schultergelenk und fehlende Tonisierung der Delta-Muskulatur) sowie in seltenen Fällen auch Schädigung des Plexus brachialis und Gefäßverletzungen.
Therapie: Sofortige Reposition entweder nach *Hippokrates* (nur bei muskelkräftigen Männern) oder nach *Arlt* (Abb. 47-6a, b). Bei der Methode nach *Arlt* wird am sitzenden Patienten durch Zug am Oberarm über einer gepolsterten Stuhllehne reponiert, wobei das Ellbogengelenk rechtwinklig gebeugt ist. Die Reposition nach *Hippokrates* erfolgt am liegenden Patienten – in der Regel in Allgemeinnarkose. Durch Zug am Oberarm bei gestrecktem Ellenbogengelenk wird über ein Hypomochlion in der Axilla, z. B. Fuß des behandelnden Arztes, die Luxation reponiert. Nach Stellungskontrolle und Ausschluß knöcherner Begleitverletzungen (Röntgenaufnahmen des Schultergelenkes in der a.-p. und transthorakalen oder transskapulären Ebene) Ruhigstellung des Gelenkes für 8 Tage mit *Desault*-Verband. Bei Patienten jenseits des 50. Lebensjahres anschließend funktionelle Nachbehandlung. Bei jüngeren Patienten weitere Ruhigstellung des Schultergelenkes für 2–3 Wochen auf Thorax-Abduktionsschiene und erst danach funktionelle Nachbehandlung.

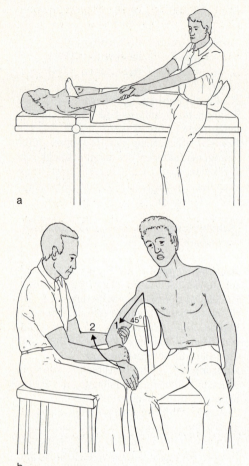

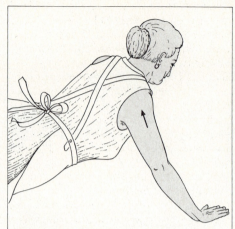

Abb. 47-7 Verletzungsmechanismus beim Oberarmkopfbruch.

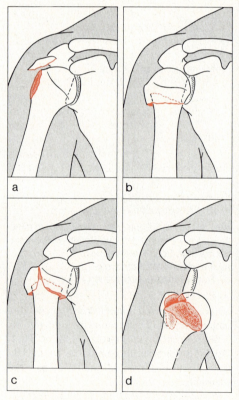

Abb. 47-6 Repositionsverfahren bei der Schultergelenksluxation:
a) Nach Hippokrates
b) Nach Arlt
1. Zug über Hypomochlion (Stuhllehne)
2. Außenrotation des gebeugten Unterarmes

Komplikationen: Habituelle Schulterluxation (z. B. infolge Kopfimpression oder Limbusabscherung), verbleibende Bewegungseinschränkung durch Kapselschrumpfung (zu lange Ruhigstellung!). Kopfnekrose insbesondere bei Luxationsfrakturen.

Oberarmkopffraktur

Pathogenese: Typische Verletzung des alten Menschen. In der Regel handelt es sich um eine *subkapitale Fraktur* und zwar in Höhe des *Collum chirurgicum* durch indirektes

Abb. 47-8 Formen des Oberarmkopfbruches:
a) Abriß des Tuberculum majus
b) Eingestauchter Oberarmkopfbruch
c) Subkapitale Fraktur mit Abriß des Tuberculum majus
d) Oberarmkopfluxationsbruch

Trauma (Sturz auf die ausgestreckte Hand oder den Ellenbogen) (Abb. 47-7).
Formen: Adduktions- oder Abduktionsfrakturen (eingestaucht → günstige Prognose), subkapitale Frakturen mit Abriß des Tuberculum majus, Oberarmkopftrümmerfrakturen und Oberarmkopfluxationsfrakturen (schlechte Prognose) (Abb. 47-8a–d). Bei Frakturen im Wachstumsalter kann es zu einer Epiphysenlösung oder zu einer Epiphysenlösung mit metaphysärem Fragment kommen.
Epiphysenfrakturen Typ *Aitken* II und III kommen praktisch nie vor.
Klinik: Weichteilschwellung, Druckschmerz und schmerzhafte Bewegungseinschränkung im Schultergelenk. Nach Tagen ausgedehnte Hämatomverfärbung im Bereich der Achselhöhle, der seitlichen Thoraxwand und auf der Innenseite des Armes.
Röntgen: Sicherung der Diagnose durch Röntgenaufnahmen a.-p., transthorakal oder transskapulär, *keine axiale Aufnahme* (s. Abb. 47-5a, b).
Begleitverletzungen: Schädigung des N. axillaris, Plexus brachialis und Verletzung der A. brachialis.
Therapie: Eingestauchte, nur wenig dislozierte, subkapitale Frakturen werden nach Abklingen der akuten Schmerzen funktionell zunächst mit Pendelübungen und dann zunehmend mit aktiven Bewegungsübungen behandelt (Abb. 47-9). Dislozierte Frakturen werden geschlossen reponiert, das Repositionsergebnis mit Bohrdrähten stabilisiert und das Schultergelenk für 3 Wochen entweder mit einem Thoraxabduktionsgips oder mit einer Thoraxabduktionsschiene ruhiggestellt. Eine Indikation zur offenen Reposition stellen die irreponiblen Frakturdislokationen, die Luxationsfrakturen und die Abrißfrakturen des Tuberculum majus mit Einklemmung des Fragmentes unter dem Akromion dar. Beim alten Menschen kann der zertrümmerte, luxierte Gelenkkopf ohne wesentliche Funktionseinbuße reseziert werden.
Komplikationen: Kopfnekrose (insbesondere nach Luxationsfrakturen), schmerzhafte Schultersteife (insbesondere bei Vorschäden) und im Kindesalter Wachstumsstörungen bei ungenügender Reposition oder Schädigung der Wachstumsfuge.

Frakturen im Bereich der Schultergelenkpfanne (s. o. → Schulterblattfrakturen)

Ruptur der Rotatorenmanschetten

Pathogenese: Vor dem 30. Lebensjahr entstehen Verletzungen der Muskelsehnenplatte nur durch schwere Traumen (direkter Sturz auf die Schulter, Fall auf den ausgestreckten Arm, Sturz bei fixierter Abduktionsstellung des Armes und bei Luxationen). Jenseits des 40. Lebensjahres reichen schon Bagatelltraumen aus (Heben von schweren Gegenständen), um die degenerierte Sehne zu zerreißen (s. Kap. 45).
Formen der Verletzung: Partielle oder totale Zerreißung bzw. knöcherner Abriß der Ro-

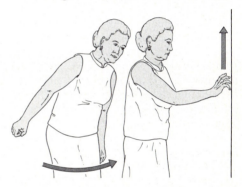

Abb. 47-9 Frühfunktionelle Behandlung beim Oberarmkopfbruch durch Pendelbewegungen und aktive Anhebung des Armes im Schultergelenk.

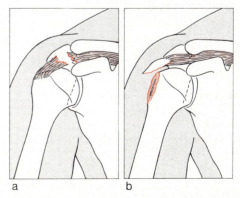

Abb. 47-10 Formen der *Rotatorenmanschettenverletzung:*
a) Zerreißung der Rotatorenmanschette
b) Knöcherner Abriß der Rotatorenmanschette aus dem Oberarmkopf

tatorenmanschette aus dem Oberarmkopf (Abb. 47-10a, b).
Klinik: Charakteristisch ist neben dem Druckschmerz über dem Tuberculum majus der starke Schmerz beim seitlichen Anheben des Armes. Bei Totalruptur kann der 90° abduzierte Arm nicht mehr gehalten werden, da die zerrissene Sehne den Humeruskopf nicht mehr in der Pfanne fixiert. Bei Teilruptur Abduktion möglich, jedoch schmerzhaft behindert zwischen 60 und 110 Grad.
Differentialdiagnose: Periarthritis humeroscapularis.

Riß der Rotatorenmanschette: häufig verkannt!

Röntgen: Schultergelenk in 2 Ebenen zum Ausschluß knöcherner Verletzungen (knöcherner Ausriß der Supraspinatussehne). Intraligamentäre Rupturen können nur durch *Arthrographie* dargestellt werden: Bei Ruptur der Rotatorenmanschette Austritt des Kontrastmittels in die Bursa subacromialis.
Therapie: Totale Rupturen operativ durch Reinsertation am Oberarmkopf. Post operationem Ruhigstellung des Schultergelenkes für 4–6 Wochen auf Thoraxabduktionsschiene, *Teileinrisse* konservativ durch symptomatische und frühfunktionelle Nachbehandlung.

Ruptur der langen Bizepssehne
Pathogenese: Bagatelltrauma bei degenerativen Veränderungen der Sehne.
Klinik: Sicht- und tastbar retrahierter Muskelbauch oberhalb der Ellenbeuge, verminderte Beugekraft im Ellenbogengelenk gegen Widerstand (s. Kap. 45).
Therapie: Konservativ, falls keine Beschwerden vorhanden sind und die grobe Kraft nicht gemindert ist. *Operativ* bei Verminderung der groben Kraft und subjektiven Beschwerden. Hierbei wird der distale Stumpf der langen Bizepssehne mit der kurzen Bizepssehne in Höhe des Korakoid vereinigt.

47.3 Oberarm

Anatomie: Oberarmkopf und -schaft werden von einem kräftigen Muskelweichteilmantel umgeben. Am Oberarmschaft besteht eine enge Nachbarschaft zum N. radialis, der im Rahmen von Oberarmschaftfrakturen nicht selten in Mitleidenschaft gezogen wird.

Oberarmkopffraktur
(s. o. → Schultergelenk)

Oberarmschaftfraktur
Pathogenese: Direkte und indirekte Traumen.

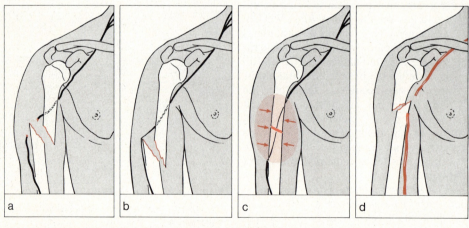

Abb. 47-11 Begleitverletzungen beim Oberarmschaftbruch:
a) Zerreißung des N. radialis   c) Kompression des N. radialis durch Kallusmanschette (selten)
b) Überdehnung des N. radialis   d) Verletzung der A. brachialis

Formen: Alle Frakturformen möglich, vorwiegend Quer- und Spiralbrüche, seltener Trümmer- und offene Frakturen.

Klinik: Klassische Frakturzeichen, ggf. neurologische Ausfälle des N. radialis.

Röntgen: Oberarm in 2 Ebenen mit angrenzenden Gelenken.

Begleitverletzungen: Aufgrund der engen topographischen Beziehung des N. radialis zum Oberarmschaft finden sich am häufigsten Schädigungen des N. radialis (Fallhand), seltener Läsionen der A. brachialis (Abb. 47-11 a–d).

Oberarmschaftfraktur: N. radialis-Parese?

Therapie: Wegen der besonders guten Bruchheilung in der Regel konservative Therapie. Zur Verfügung stehen zahlreiche Behandlungsverfahren: Z. B. Gips-U-Schiene, Oberarmgips mit Schulterkappe, Abduktionsverbände und funktionelle Verbände (z. B. *hanging-cast*-Verband = Gewichtsextension in der Längsachse) (s. Kap. 13). Evtl. Achsenfehlstellungen geringeren Umfanges können belassen werden; wegen der

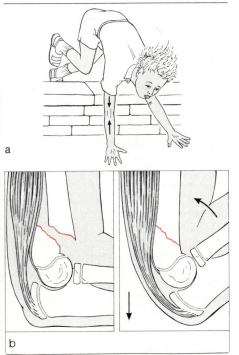

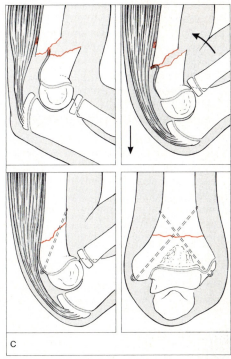

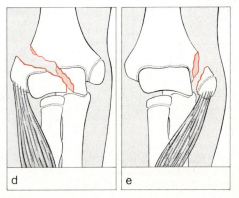

Abb. 47-12 Mechanismus, Formen und Therapie der *Frakturen des körperfernen Oberarmendes* im Kindesalter:
a) Frakturmechanismus
b) Suprakondyläre *Extensionsfraktur* vor und nach geschlossener Reposition (Verfahren von *Blount-Charnley*)
c) Suprakondyläre *Flexionsfraktur* vor und nach geschlossener Reposition (Stabilisierung des Repositionsergebnisses mit gekreuzten Kirschnerdrähten)
d) *Abscherfraktur* des Condylus radialis
e) *Abrißfraktur* des Epicondylus humeri ulnaris

fehlenden statischen Belastung sind sie ohne Bedeutung. Eine Indikation zur operativen Versorgung ist gegeben bei zweit- und drittgradig offenen Frakturen, Defektbrüchen (Schußverletzungen), begleitenden Gefäßverletzungen, Weichteilinterpositionen sowie sekundär auftretender Radialisparese. Eine primäre Radialisparese ist jedoch noch keine Indikation zur Operation, vielmehr kann hier eine abwartende Haltung eingenommen werden. Die osteosynthetische Versorgung der Fraktur erfolgt in der Regel mit der Plattenosteosynthese, ggf. auch mit dem Fixateur externe oder in seltenen Fällen mit der Bündelnagelung nach *Hackethal*. Der Marknagel ist aufgrund der anatomischen Verhältnisse des Humerusschaftes für die Versorgung der Oberarmschaftfrakturen nicht geeignet.

Komplikationen: Sekundär auftretende Radialisschädigung, Pseudarthrose.

Frakturen des distalen Oberarmendes

Pathogenese: Direktes Trauma (Schlag, Stoß, Sturz auf Ellenbogen) und indirekt bei Sturz auf die Hand (Kind) (Abb. 47-12a). Während bei Frakturen im Kindesalter der Biegemechanismus vorherrscht, spielt beim Erwachsenen die Stauchung in der Längsachse die vorherrschende Rolle. Dementsprechend unterscheiden sich die einzelnen Bruchformen.

Bruchformen:
a) KINDESALTER: Suprakondyläre Extensionsfraktur, seltener Flexionsfraktur, Abrißfraktur des Epicondylus humeri ulnaris (meist in Verbindung mit einer Luxation) und Abscherfraktur des Condylus humeri radialis (Gelenkfraktur Typ *Aitken* III) (Abb. 47-12 b–e).

b) ERWACHSENENALTER: Durch Stauchung meist typischer Y-förmiger Gelenkbruch, seltener isolierte suprakondyläre Oberarmfraktur oder Abbruch des Condylus humeri radialis oder ulnaris (Abb. 47-13 a–e).

Klinik: Rasch einsetzende Schwellung und hochgradige, schmerzhafte Bewegungseinschränkung.

Röntgen: Sicherung der Diagnose durch Röntgenaufnahmen in 4 Ebenen. Im Kindesalter bei Unklarheit Vergleichsaufnahmen der gesunden Seite anfertigen.

Begleitverletzungen: Besonders gefährdet sind bei Frakturen im Bereich des Condylus und Epicondylus humeri ulnaris der N. ulnaris, bei der suprakondylären Humerusfraktur des Kindes die A. radialis, der N. medianus und der N. radialis.

> **Suprakondyläre Oberarmfraktur des Kindes: Radialispuls?**

Therapie:
a) KIND:
Die suprakondyläre Extensionsfraktur als häufigste Form läßt sich in der Regel mit gutem Erfolg konservativ nach dem Verfahren von *Blount-Charnley* behandeln. Die Reposition in Op.-Bereitschaft erfolgt zunächst über die Extension und sekundär über die forcierte Beugung des Ellenbogengelenkes. Die Retention des Repositionser-

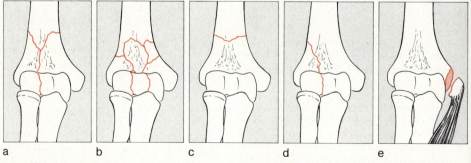

Abb. 47-13 Bruchformen im Bereich des körperfernen Oberarmendes im Erwachsenenalter:
a) Y-förmiger Gelenkbruch
b) Gelenktrümmerfraktur
c) Suprakondyläre Oberarmfraktur
d) Abscherfraktur des Condylus humeri radialis
e) Abrißfraktur des Epicondylus humeri ulnaris

47.4 Ellenbogengelenk
(GK 3: 32.10.3; GK 4: 3.26.10)

Anatomie: Kompliziertestes Gelenk des menschlichen Skeletts. Die gelenkbildenden Knochenteile sind die Oberarmrolle, das Olekranon und das Speichenköpfchen. Die Beugung und Streckung im Ellenbogengelenk erfolgt vorwiegend im humero-ulnaren Gelenkanteil, während die Rotationsbewegungen humero-radial und radio-ulnar stattfinden. Der Muskelsehnenmantel, die beiden Seitenbänder und das Ringband in Höhe des Radiusköpfchens geben diesem Gelenk seinen Halt.

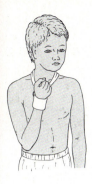

Abb. 47-14 Suprakondyläre Oberarm-Extensionsfraktur im Kindesalter: Fixation des Repositionsergebnisses durch Halsschlinge nach *Blount-Charnley*.

gebnisses wird durch maximale spitzwinklige Beugung im Ellenbogengelenk und Fixation des Handgelenkes in einer Halsschlinge (*Blount*-Verband) für 4 Wochen erreicht (Abb. 47-14). Die konservative Behandlung mit der Vertikalextension nach *Baumann* ist dagegen aufwendiger und erfordert eine mehrwöchige stationäre Krankenhausbehandlung. – Eine Operationsindikation bei Frakturen des distalen Oberarmendes ist gegeben bei: zweit- und drittgradig offenen suprakondylären Extensionsfrakturen, Frakturen mit begleitenden Gefäß- und Nervenschäden, bei Flexionsfrakturen, dislozierten Condylus humeri radialis-Frakturen und dislozierten Abrißfrakturen des Epicondylus humeri ulnaris. Dabei werden nach Reposition der Fragmente wegen der Gefahr einer Epiphysenfugenschädigung diese lediglich mit Bohrdrähten stabilisiert. Eine zusätzliche Gipsfixation ist immer erforderlich. Der Gipsverband und das Osteosynthesematerial können nach 4 Wochen wieder entfernt werden.

b) ERWACHSENER:
Konservative Therapie durch Oberarmgips für 4–6 Wochen nur bei nicht dislozierten Frakturen indiziert. In der Regel operative Behandlung mit Platten, Schrauben und Drähten, Materialentfernung nach 2 Jahren.

Komplikationen:
a) KIND: Kompartment-Syndrom (s. Kap. 44) und Fehlwachstum im Sinne eines Cubitus varus, insbesondere bei suprakondylärer Fraktur und Fraktur des Condylus humeri radialis.
b) ERWACHSENER: Häufig Bewegungseinschränkungen im Ellenbogengelenk, auch bei anatomisch korrekter Reposition.

Ellenbogenluxation

Die Luxation erfolgt in der Regel im Humero-ulnar-, selten im Radio-ulnar-Gelenk.

Humero-ulnare Luxation

Pathogenese: Gewalteinwirkung in Längsrichtung durch Sturz auf den gestreckten und leicht gebeugten Arm. Sie ist mit 20% die zweithäufigste Luxation.
Formen: Hintere, seitliche und divergierende Luxation (Abb. 47-15a–c). Die hintere ist die häufigste, die vordere die seltenste Luxationsform.
Klinik: Deformität des Gelenkes, federnde Fixation im Gelenk, schmerzhafte Bewegungsblockade.
Röntgen: Ellenbogengelenk in 2 Ebenen, ggf. Schrägaufnahmen zum Ausschluß knöcherner Zusatzverletzungen.
Begleitverletzungen: Abriß- oder Abscherfrakturen des Epicondylus ulnaris und radialis, des Processus coronoideus, des Olekranon und des Radiusköpfchen.
Therapie: Unter Analgesie möglichst rasche Reposition durch Zug am Unterarm unter gleichzeitiger Fixation des Oberarmes. Nach Reposition und Röntgen zur Stellungskontrolle und zum Ausschluß knöcherner Begleitverletzungen: Ruhigstellung des Gelenkes im Oberarmgipsverband für 3 Wochen. Danach vorsichtige aktive Bewegungstherapie. – Eine Operationsindikation ist gegeben bei einem Repositionshindernis, bei Instabilität und Reluxation sowie bei größeren Knorpelknochenfragmenten.

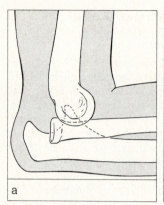 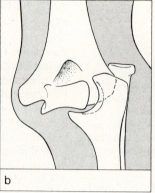 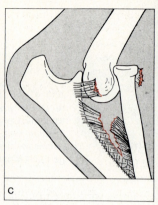

Abb. 47-15 Formen der Ellenbogenluxation:
a) Luxation nach hinten
b) Luxation nach radial
c) Divergierende Luxation

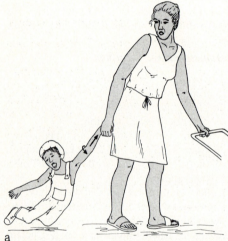

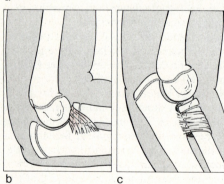

Abb. 47-16 Subluxation des Radiusköpfchens (Pronatio dolorosa):
a) Unfallmechanismus
b) Situs bei bestehender Subluxation
c) Situs nach Reposition

Komplikationen: Periartikuläre Verknöcherungen, gelegentlich neurogene Störungen und bei Luxationsfrakturen häufig bleibende Bewegungseinschränkungen auch nach operativer Versorgung.

Radio-ulnare Luxation

Luxation des Radiusköpfchen:

Die isolierte Luxation des Radiusköpfchen kommt äußerst selten vor. Meist ist sie kombiniert mit einer Fraktur des Ulnarschaftes (*Monteggia*-Fraktur) (s. Unterarmbrüche).

Subluxation des Radiusköpfchens (*Chassaignac*-Lähmung, pronation doloureuse, Pronatio dolorosa):

Pathogenese: Typische Verletzung des Kindes zwischen dem 2. und 6. Lebensjahr: Durch plötzlichen Zug am gestreckten Ellenbogengelenk und pronierten Unterarm (an der Hand der Mutter) luxiert das Speichenköpfchen aus dem oberen Anteil des Ringbandes und klemmt dieses am Capitulum humeri ein (Abb. 47-16 a–c).
Klinik: Schmerzhafte Fixation des Vorderarmes in Pronationsstellung, Streck- und Beugehemmung im Ellenbogengelenk.
Röntgen: Ellenbogengelenk in 2 Ebenen und gesunde Seite zum Vergleich. Röntgenologisch keine krankhaften Veränderungen erkennbar.
Therapie: Passive Supination und Beugung des Unterarmes mit der rechten Hand des Untersuchers, während die linke Hand den

Oberarm fixiert. Ruhigstellende Verbände oder Nachbehandlung in der Regel nicht erforderlich.
Komplikationen: Keine.

Ellenbogengelenkfrakturen

Oberarmrolle

(s. o. → distales Oberarmende)

Olekranon

Pathogenese: In der Regel direkte Gewalteinwirkung durch Schlag oder Sturz auf das gebeugte Ellenbogengelenk, seltener indirekte Traumen (Hebel-, Biege- oder Schermechanismen) (Abb. 47-17a). Relativ häufiges Vorkommen, ca. 10% aller Armfrakturen. Im Kindesalter jedoch äußerst selten.
Klinik: Die häufig massive Diastase durch Zug des M. triceps als Lücke über dem Olekranon tastbar. Schmerzhafte Bewegungseinschränkung des Ellenbogengelenkes bis zur Unfähigkeit, den Arm gegen Widerstand zu strecken.

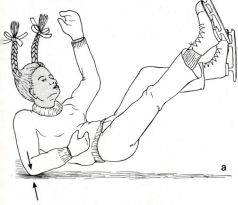

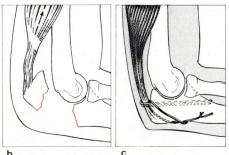

Abb. 47-17 Olekranonfraktur:
a) Typischer Verletzungsmechanismus
b) Situs vor operativer Versorgung
c) Zuggurtungsosteosynthese

Röntgen: Ellenbogengelenkaufnahmen in 2 Ebenen zeigen Frakturform und Ausmaß der Verschiebung.
Therapie: Konservative Behandlung nur bei nicht dislozierten Frakturen, insbesondere im Kindesalter. Sonst operativ durch Zuggurtungsosteosynthese bei Abrißfrakturen (Abb. 47-17c u. 46-36g). Postoperativ bald Bewegungsübungen aus der Schiene heraus. Schiene obligat nur für 1 Woche. Bei Trümmerfrakturen Plattenosteosynthese.

> **Olekranonfraktur: Operation fast immer obligat**

Komplikationen: Pseudarthrosen und Arthrosen, insbesondere bei ausgedehnten Trümmerzonen.

Abrißfrakturen des Processus coronoideus

Pathogenese: In der Regel Begleitverletzung der Ellenbogenluxation.
Klinik und *Röntgen:* s. Ellenbogenluxation.
Therapie: Größere Fragmente werden aus Gründen der Stabilität und der Gelenkflächenkongruenz operativ versorgt und für 3–4 Wochen im Gipsverband ruhiggestellt.
Komplikationen: Bei Verlust des Processus coronoideus bleibende Gelenkinstabilität.

Radiusköpfchen-/hals-Fraktur

Pathogenese: Sturz auf die Hand bei gestrecktem Ellenbogen und proniertem Unterarm.
Formen: Meißelfraktur (Spaltbruch), Radiusköpfchentrümmerfrakturen und Frakturen des Radiushalses. Die Radiushalsfraktur ist eine typische Verletzung im Kindesalter, es handelt sich entweder um eine Epiphysenlösung oder um eine Epiphysenverletzung vom Typ *Aitken* I (Abb. 47-18a–d).
Therapie: Konservative Behandlung bei nicht dislozierten und gut reponierbaren Frakturen durch Ruhigstellung des Ellenbogengelenkes im Oberarmgips für 14 Tage, anschließend funktionelle Nachbehandlung. Achsenabweichung bis 10° tolerabel. Operative Versorgung: Nicht reponierbare, stark verschobene Radiushalsfrakturen, dislozierte Meißelfrakturen und Trümmerbrüche des Radiusköpfchen. Bei Trümmerbrüchen ist im Erwachsenenalter die Resektion

47.5 Unterarm

Anatomie: *Speiche* (Radius) und *Elle* (Ulna) bilden am Unterarm das knöcherne Gestänge und stellen die Verbindung zwischen Ellenbogen- und Handgelenk her. Die Elle übernimmt die Führung des Unterarmes im Ellenbogengelenk, während die Speiche der Träger der Hand einschließlich der Handwurzel ist. Die beiden Knochen werden miteinander durch die Membrana interossea verbunden. Bei der Unterarmdrehbewegung (Supination, Pronation) bewegt sich der Radius im proximalen und distalen Radio-ulnar-Gelenk um die Elle (Abb. 47-19 a, b). Mit einer Einschränkung der Un-

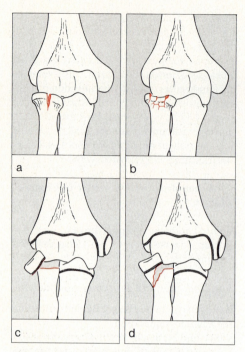

Abb. 47-18 Formen der Radiusköpfchenfraktur:
a) Meißelfraktur
b) Trümmerfraktur
c) Epiphysenlösung
d) Epiphysenlösung mit metaphysärem Fragment (*Aitken* I-Fraktur)

des Radiusköpfchens angezeigt, im Kindesalter wegen der Gefahr einer Wachstumsstörung der Oberarmrolle kontraindiziert.
Komplikationen: Bewegungseinschränkungen, insbesondere der Unterarmdrehbewegung, vorwiegend nach Trümmerfrakturen und dislozierten Radiushalsfrakturen.

Ruptur der distalen Bizepssehne

Pathogenese: Im Gegensatz zur Ruptur der langen (proximalen) Bizepssehne ist der Riß der distalen Bizepssehne fast immer traumatischer Genese (s. Kap. 45).
Klinik: Muskelbauch des Bizeps nach proximal verlagert, Minderung der groben Kraft bei Beugung im Ellenbogengelenk.
Röntgen: Ausschluß knöcherner Verletzungen (Abrißfraktur).
Therapie: Immer operativ durch transossäre Refixierung der Bizepssehne an der Tuberositas radii.
Komplikationen: In der Regel keine.

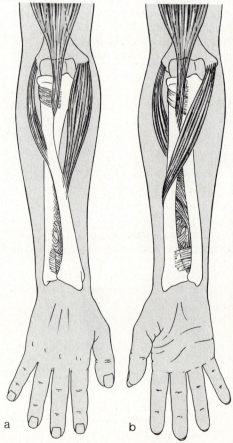

Abb. 47-19 Funktionelle Anatomie des Unterarmes:
a) bei Pronation
b) bei Supination

terarmdrehbewegung ist daher insbesondere bei Fehlstellung in diesem Knochenabschnitt zu rechnen. Während der Radiusschaft durch einen kräftigen Muskelweichteilmantel geschützt ist, wird die Elle an ihrer Streckseite lediglich durch die eng anliegende Haut bedeckt. Darum ist insbesondere in diesem Bereich häufiger mit offenen Brüchen zu rechnen. Wie am Unterschenkel, so ist auch am Unterarm infolge der straffen Muskellogen bei Verletzungen an ein *Muskelkompressionssyndrom* zu denken. Bei Unterarmfrakturen muß dies immer beachtet werden (s. Kompartment-Syndrom, *Volkmann*-Kontraktur, Kap. 46).

Frakturen am Unterarm

Olekranon-, Speichenköpfchen-/halsfrakturen: s. o. → Ellenbogengelenkverletzungen.

Frakturen im Unterarmschaftbereich

Pathogenese: Direkte (z. B. Parier-Fraktur der Ulna = von „parieren" als Abwehrbewegung beim Fechten), indirekte oder kombinierte Gewalteinwirkung.
Bruchformen: Quer-, Schräg- und Trümmerbrüche, isoliert des Radius oder der Elle. Sind beide Knochen frakturiert, spricht man vom Unterarmschaftbruch. Spezielle Verletzungsformen sind die *Monteggia*-Fraktur als Kombination einer Ulnaschaftfraktur mit einer Luxation des Radiusköpfchens (Abb. 47-20a) und die *Galeazzi*-Fraktur als Kombination der Radiusschaftfraktur mit Luxation des distalen Ulnaendes (Abb. 47-20b).
Klinik: Ist nur ein Unterarmknochen beteiligt, so ist die Diagnose einer Fraktur klinisch oft schwierig zu stellen. Nur wenn beide Knochen betroffen sind, treten typische Frakturzeichen auf.
Röntgen: Unterarm in 2 Ebenen, stets mit Röntgenaufnahmen der benachbarten Gelenke zum Ausschluß begleitender Gelenkverletzungen.

> **Unterarmfraktur: Immer benachbarte Gelenke mitröntgen!**

Therapie: Wegen der unbefriedigenden Ergebnisse bei konservativer Therapie (schwierige Reposition und Retention sowie

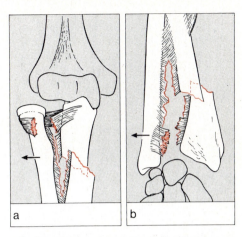

Abb. 47-20 Luxationsfrakturen am Unterarm:
a) *Monteggiafraktur* (Luxation des Speichenköpfchens mit Fraktur der Elle)
b) *Galeazzifraktur* (Luxation des Ellenköpfchens mit Fraktur des distalen Radiusschaftes)

lange Ruhigstellung) werden die kompletten Unterarmschaftfrakturen des Erwachsenen wie auch die isolierten Ellen- und Speichenschaftbrüche mit und ohne Luxation in der Regel operativ mit einer Plattenosteosynthese stabilisiert (Abb. 47-21 a, b). Postoperativ für 3–4 Tage Oberarmgipsschiene in 60° Beugung, dann Beginn der Bewegungsübungen. Materialentfernung nach 2 Jahren. Marknagel und andere Osteosyntheseverfahren sind hierfür ungeeignet.
Komplikationen: Behinderung der Unterarmdrehbewegungen durch Schrumpfung der Membrana interossea oder Brückenkallusbildung. Bei konservativer Therapie Gefahr der Pseudarthrose.

Unterarmschaftbrüche im Kindesalter

Pathogenese: Wie beim Erwachsenen, s. o.
Bruchformen: Aufgrund des kräftigen Periostes häufig Grünholzfrakturen.
Therapie: In der Regel konservativ. Frakturheilung im Oberarmgipsverband problemlos. Verbliebene Achsenfehlstellungen geringeren Umfangs werden insbesondere im mittleren und distalen Schaftanteil durch das noch zu erwartende Längenwachstum ausgeglichen. Operative Versorgung indiziert bei zweit- und drittgradig offenen Frakturen sowie bei erheblicher Achsenfehlstel-

Spezielle Chirurgie

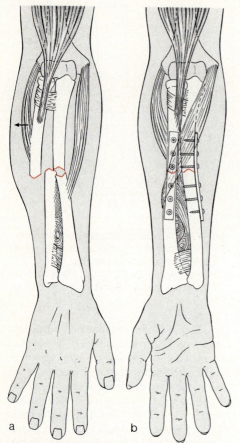

Abb. 47-21 Behandlung der Unterarmschaftfraktur:
a) Präoperativer Befund
b) Zustand nach Versorgung mit zweifacher Plattenosteosynthese

lung, vor allem im proximalen Drittel oder bei Luxationsfrakturen.

Komplikationen: Cave: Ischämische Muskelnekrose.

Distale Unterarmfrakturen

Radiusfraktur loco typico (*Radiusextensionsfraktur* an typischer Stelle) (= Coller-Fraktur):

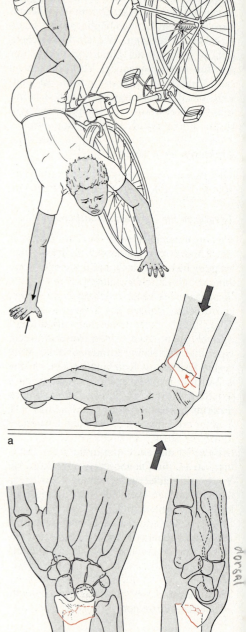

Abb. 47-22 Radiusextensionsfraktur loco typico:
a) Unfallmechanismus
b+c) Typische Frakturdislokation nach radial („Bajonett"-Stellung) und zur Streckseite („Fourchette"-Stellung)

Pathogenese: Mit 25% aller Frakturen häufigster Knochenbruch. Ursache: Sturz auf die dorsal flektierte Hand. Hierbei kommt es zur Einstauchung sowie Verschiebung nach dorsal und bei der Hälfte der Fälle gleichzeitig zum Abriß des Griffelfortsatzes der Elle (Abb. 47-22 a–c).

Klinik: Weichteilschwellung und typische Fehlstellung: *Bajonett*-Fehlstellung bei Ansicht von der Beuge- und Streckseite infolge der radialen Abknickung und Gabelstellung (*Fourchette*-Stellung) bei seitlicher Ansicht wegen des dorsalen Achsenknickes.

Röntgen: Unterarm mit Handgelenk und Handwurzelknochen in 2 Ebenen. Cave: Zusatzverletzungen wie Navikularefraktur oder perilunäre Luxation!

Radiusfraktur „loco typico": Zusatzverletzungen beachten!

Therapie: In der Regel *konservative Behandlung:* Hierbei Reposition der Fraktur durch Extension in volarer und ulnarer Zugrichtung (Abb. 47-23 a–e) und Ruhigstellung durch dorsale Unterarmgipsschiene mit Handsteg. Engmaschige Röntgenkontrollen (3, 7, 14 und 28 Tage nach Reposition) zur Erkennung einer erneuten Dislokation. Dauer der Gipsfixation 4–6 Wochen. Operative Behandlung indiziert bei zweit- und drittgradig offenen Frakturen sowie bei instabilen Bruchformen (Zertrümmerung der streckseitigen Kortikalis) der Patienten unterhalb des 60. Lebensjahres.

Komplikationen: Bei instabilen Bruchformen (Zerstörung der streckseitigen Kortikalis) häufig sekundäre Fehlstellung der Fraktur durch Sinterung der Fragmente (ulnarer Vorschub, Abkippung der Gelenkfläche nach dorsal und radial). *Sudeck*-Erkrankung: Prädisponierende Faktoren hierfür: Brüske Repositionsmanöver, häufige Nachrepositionen, unsachgemäße Nachbehandlung usw. (*Sudeck*-Erkrankung, Kap. 46.3.3). Bei erheblicher Fehlstellung gelegentlich posttraumatisches Karpaltunnel-Syndrom (Einklemmung des N. medianus) oder sekundäre Ruptur der Daumenstrecksehne.

Radiusfraktur: Cave: *Sudeck*-Erkrankung!

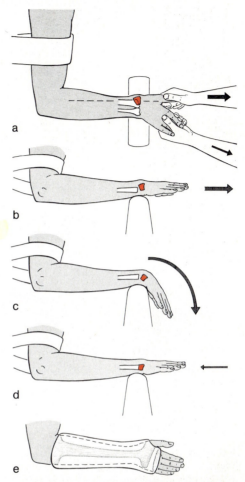

Abb. 47-23 Repositionsmanöver und Gipsfixation der Radiusextensionsfraktur „loco typico":
a+b) Zunächst axiale Extension in radialer Richtung
c) Danach Beseitigung der Extensionsstellung durch forcierte Volarflexion über ein Hypomochlion
d) Nach Reposition Impaktierung der Fraktur und
e) Fixation des Repositionsergebnisses mittels radial umgreifender dorsaler Unterarmgipsschiene mit Handsteg. Ideale Stellung, 10° Plantarflexion und 30° Ulnarneigung der Radiusgelenkfläche.

Radiusflexionsfraktur (Smith-fracture)

Pathogenese: Durch Sturz auf den gebeugten Handrücken kommt es an derselben Stelle wie bei der Extensionsfraktur zur Flexionsfraktur (Abb. 47-24 a, b).

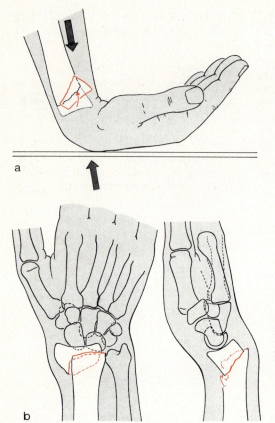

Abb. 47-24 Pathomechanismus und Frakturdislokation bei der Flexionsfraktur des distalen Radius („Smith fracture"):
a) Pathomechanismus
b) Typische Frakturdislokation (Einstauchung der Fraktur, Verschiebung des distalen Fragmentes zur Speichen- und Beugeseite)

Klinik: Palmarer Achsenknick, schmerzhafte Weichteilschwellung und eingeschränkte Beweglichkeit im Handgelenk.
Röntgen: Handgelenk in 2 Ebenen zeigt die Abkippung des distalen Radiusendes nach volar.
Therapie: Wegen der schlechten Retentionsmöglichkeit im Gips und der häufigen Gelenkbeteiligung muß diese Fraktur oft mit einer volar angebrachten Platte stabilisiert werden.

Frakturen im gelenktragenden Radiusanteil

Pathogenese: Sturz auf überstreckte oder gebeugte Hand.
Formen: Dorsale und volare Randfrakturen des gelenktragenden Radiusendes mit oder ohne Luxation des Handgelenkes.
Klinik: Schmerzhafte Schwellung und Bewegungseinschränkung im Handgelenk.

Röntgen: Handgelenk in 2 Ebenen. Cave: Luxation der Handwurzelknochen!
Begleitverletzungen: Luxation der Handwurzelknochen mit Irritation des N. medianus.
Therapie: Nicht dislozierte Randfrakturen und Abrißfrakturen des Processus styloideus radii werden konservativ, Randfrakturen mit Dislokation oder begleitender Luxation dagegen operativ versorgt.

Distale Radiustrümmerfraktur

Zweifach instabile Gelenkbrüche mit Dislokation gelenkbildender Fragmente, ausgedehnte Trümmerbrüche mit Verkürzung, offene Brüche. Brüche mit Gefäß- und/oder Nervenverletzungen müssen osteosynthetisch versorgt werden, um das Repositionsergebnis halten zu können. Meist reicht die perkutane Spickdrahtosteosynthese unter Durchleuchtungskontrolle.
Der Gipsverband, zunächst als Schiene,

dann zirkulär angebracht, bleibt 4 Wochen. Danach intensive Krankengymnastik. Nach 4–8 Wochen sollten die Spickdrähte entfernt werden. Bei ausgedehnteren Verletzungen Plattenosteosynthese (T-Platte) oder sogar Fixateur externe. Auch hier ist die frühe Krankengymnastik nach 6–8 Wochen wichtig.

Distale Unterarmfraktur im Kindesalter
(s. a. Kap. 46.3.3)

Pathogenese: Entspricht der des Erwachsenen.

Formen: Es handelt sich meist um eine Epiphysenlösung oder Epiphysenfraktur Typ *Aitken* I.

Klinik: Gleicht der des Erwachsenenalters, häufig jedoch dezenter, insbesondere beim Wulst- und Grünholzbruch.

Röntgen: Handgelenk in 2 Ebenen.

Therapie: In der Regel konservativ. Ausnahmen: zweit- bzw. drittgradig offene Frakturen und irreponible Frakturen infolge Weichteilinterposition (Beugesehnen).

48 Wirbelsäule*) (GK 3: 32.6; GK 4: 3.26.1)

48.1.1 Allgemeines

Anatomie: Die Wirbelsäule besteht aus 7 Halswirbeln, 12 Brustwirbeln, 5 Lendenwirbeln, 5 fusionierten Kreuzbeinwirbeln und 4–5 Steißbeinwirbeln. Wirbelkörper und Wirbelfortsätze, Bandscheiben und -verbindungen sowie der muskuläre Apparat bilden mit ihren statischen und dynamischen Elementen ein funktionelles System. Die größte Beweglichkeit findet sich in der Halswirbelsäule, gefolgt von der der Lendenwirbelsäule. Durch die Rippen und die schräg fußwärts gestellten Dornfortsätze ist dagegen die Beweglichkeit der Brustwirbelsäule am geringsten. Durch die physiologischen Krümmungen der Wirbelsäule entsteht ein federndes System, das Stauchungen abfängt. Dies wird durch die Zwischenwirbelscheiben, die auch Zug- und Scherkräfte neutralisieren, noch verbessert. Die Übergänge von bewegungsreichen zu bewegungsarmen Wirbelsäulenabschnitten (HWS/BWS, BWS/LWS, und LWS/Os sacrum) sind hinsichtlich der Verletzlichkeit die Schwachstellen der Wirbelsäule (Abb. 48-1).

Pathogenese: Wirbelsäulenverletzungen entstehen überwiegend (90%) durch indirekte Traumen (Sturz auf Kopf, Gesäß oder ausgestreckte Beine, Stauchung und Überbiegung der Wirbelsäule). Demgegenüber sind direkte Gewalteinwirkung (Schlag oder Schuß) die Ausnahme. Bei Überbiegung der Wirbelsäule nach vorn können Wirbelkörperfrakturen mit Zerreißung des hinteren Längsbandes entstehen, bei Überbiegung nach hinten Bogen- und Gelenkfortsatzfrakturen mit evtl. Zerreißung des Bandscheibenraumes. Beim Stauchungsmechanismus kann dagegen der Wirbelkörper durch Einpressen der benachbarten Bandscheibe auseinandergesprengt werden.
Wirbelsäulenverletzungen werden häufig – insbesondere beim polytraumatisierten Patienten (ca. 30%) – übersehen.

---

*) Vgl. hierzu auch Kap. 46, insbes. 46.2.2.

Polytrauma: Wirbelsäulenverletzung?

Einteilung der Wirbelsäulenverletzung

1. Kontusion und Distorsion (HWS-Schleudertrauma oder Peitschenhiebverletzung beim Auffahrunfall).
2. Isolierte Bandscheibenverletzung.
3. Isolierter Wirbelkörperbruch (Ursache Hyperflexion = „Taschenmessermechanismus").
4. Wirbelkörperbruch mit Bandscheibenverletzung.
5. Voll ausgebildete Wirbelsäulenverletzung (Wirbelkörper-, Bogen- und Fortsatzbruch mit Ligamentzerreißungen, häufig Luxationsfraktur).

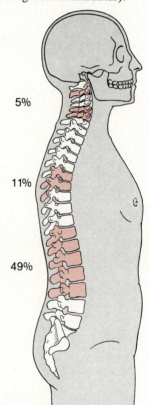

Abb. 48-1 Häufigkeitsverteilung der Frakturen im Bereich der Wirbelsäule (in %).

6. Wirbelverrenkung ohne Fraktur (äußerst selten).
7. Isolierte Bogen- und Fortsatzbrüche.

Klinik: Druck-, Klopf- und Stauchungsschmerz im betreffenden Wirbelsäulenabschnitt. Je nach Ausdehnung der Verletzung Geh-, Steh- und Bewegungsunfähigkeit. Im Falle einer Rückenmarksbeteiligung (s. Kap. 16): Paresen, Lähmungen, Sensibilitätsstörungen. Wichtig ist der Zeitpunkt der neurologischen Ausfälle. Die Prognose ist um so besser, je später neurologische Symptome auftreten.

Bei Frakturen im thorako-lumbalen Übergang kann ein retroperitoneales Hämatom zum paralytischen Ileus führen (Irritation des Sympathikus) (s. Kap. 28.3).

Röntgen: Stets Aufnahmen in 2 Ebenen. Bei Unklarheiten zusätzliche Schräg-, Schicht- und Zielaufnahmen sowie Computertomographie.

Begleitverletzungen: Im Vordergrund steht die Schädigung des Rückenmarks und der Nervenwurzeln.

Komplikationen: Statische Beschwerden bei Fehlheilung (Gibbus, Skoliose).

48.2 Spezielle Verletzungen

48.2.1 Halswirbelsäule

Pathogenese: 65% dieser Verletzungen werden durch Verkehrsunfälle (Frontalaufprall mit starker Hyperflexion und anschließender Hyperextension der Wirbelsäule oder mit umgekehrten Bewegungsausschlägen beim Auffahrunfall (= Peitschenhiebverletzung) hervorgerufen (s. HWS-Schleudertrauma). Eine weitere typische Verletzungsursache ist der Badeunfall mit Kopfsprung in seichtes Wasser. Durch Stirnaufprall entsteht eine starke Hyperextension mit Riß des vorderen Längsbandes, Bogenbrüchen und einer Teil- oder Vollverrenkung der Halswirbel. Rotations- und Hyperextensionskräfte sind die Ursache für eine ein- oder beidseitige, verhakte oder reitende Verrenkung sowie für Brüche der Gelenkfortsätze.

Formen:

1. **Verletzungen im Bereich des 1. und 2. HWKs:**

– Transligamentäre Verrenkungen des Atlas. Zerreißung des Ligamentum transversum und Zerreißung der Bandverbindung zum Epistropheus. Diese Verletzung ist von einer nichttraumatischen atlantoaxialen Luxation bei rheumatoider Arthritis mit Degeneration oder Zerstörung des Ligamentum transversum abzugrenzen (Abb. 48-2a).

– Densfraktur als Pendant zur transligamentären Verrenkung des Atlas (Abb. 48-2b).

– Transdentale Verrenkung des Atlas nach vorne, hinten oder zur Seite (Abb. 48-2c).

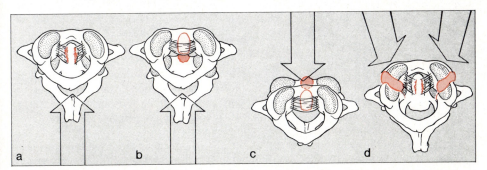

Abb. 48-2 Verletzungen im Bereich des 1. und 2. Halswirbelkörpers und ihr Pathomechanismus:
a) Transligamentäre Verrenkung des Atlas nach vorn
b) Transdentale Verrenkung des Atlas nach vorn bei Densfraktur
c) Verrenkung des Atlas nach hinten bei Densfraktur
d) Atlasberstungsfraktur *(Jefferson)*:
   Fraktur der Massae laterales und Zerreißung des Lig. transversum

- „Hanged man fracture": Doppelseitiger Bogenbruch des Epistropheus mit Luxation von C2 nach vorne. Typische Verletzung beim Erhängen.
- Atlas-Berstungsfraktur (*Jefferson*): Fraktur der Massae laterales des Wirbels und Zerreißung des Ligamentum transversum (Abb. 48-2d).

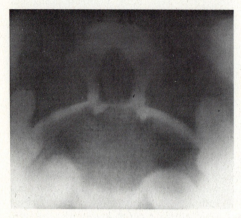

Abb. 48-3   Schichtaufnahme einer Densfraktur.

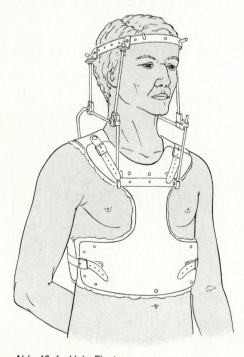

Abb. 48-4   Halo-Fixateur.

2. Luxationen und Frakturen der übrigen HWS-Abschnitte:

Prädilektionsstelle für Verletzungen liegt zwischen C4 und C6. Es finden sich Kompressionsfrakturen der Wirbelkörper oder Luxationen mit und ohne Gelenkfortsatzfraktur.

Klinik: Nacken- und Bewegungsschmerzen, gestützte Kopfhaltung mit Vermeidung jeglicher Erschütterung oder Bewegung. Bei einseitiger Verrenkung Kopf zur gesunden Seite gedreht oder nach kranker Seite geneigt. Stabile Verletzungen können gelegentlich völlig symptomlos sein.

Symptomlosigkeit schließt eine HWS-Verletzung nicht aus!

Röntgen: HWS zunächst in 2 Ebenen. Bei Verdacht auf Densfraktur transorale Aufnahmetechnik, ggf. Ziel-, Schräg- und Schichtaufnahmen oder CT (Abb. 48-3).
Begleitverletzungen: Schädigungen des Halsmarkes mit – je nach Lokalisation der Verletzung – kompletter oder inkompletter Querschnittssymptomatik. Isolierte Nerven-Muskel-Syndrome (neurogene Störungen im Bereich des Armes und des Schultergürtels), Schädigung der Nervenwurzeln sowie Halsmarkerschütterungen, die zu flüchtigen neurologischen Ausfällen führen können.
Therapie: Reposition und Retention der Fragmente mit Hilfe der *Crutchfield*-Extension (s. Kap. 13). Nach achsengerechter Einstellung der Fragmente weitere Ruhigstellung mit *Minerva-Gips* oder *Halo-Fixateur externe*. Dauer der Ruhigstellung wenigstens 8–10 Wochen (Abb. 48-4).
Eine Indikation zur *operativen* Versorgung ist gegeben: bei zunehmender neurogener Symptomatik (Notfalleingriff), bei irreponibler Luxation oder Luxationsfrakturen sowie bei Frakturen mit bleibender Fehlstellung und bei Pseudarthrosen (z. B. Denspseudarthrose).
OP-Verfahren: Hintere und vordere Fusionierung. Bei der hinteren Fusionierung werden die benachbarten stabilen Wirbelsäulenfragmente entweder mit einer Platte oder mit einer Drahtcerclage verblockt. Um eine bleibende Verblockung zu erreichen, wird zusätzlich Spongiosa angelagert. Indikation für die hintere Fusionierung sind irreponible

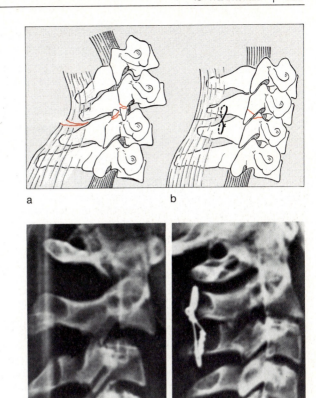

Abb. 48-5 Luxationsfraktur HWK 2/3 vor und nach Reposition:
a) Vor Reposition
b) Nach Reposition und Sicherung des Repositionsergebnisses durch eine dorsale Drahtcerclage

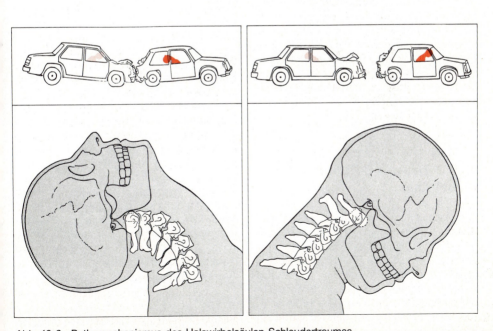

Abb. 48-6 Pathomechanismus des Halswirbelsäulen-Schleudertraumas.

Tab. 48-1 Schweregrad des HWS-Schleudertraumas und Therapie (nach *Erdmann*)

	Beschwerde-freies Intervall	Symptomatik	Therapie	Ausheilungszeit
Grad I	Mehrere Stunden	Nackenschmerz, Bewegungsschmerz	*Schanz*-Verband für 1 Woche	3–4 Wochen
Grad II	Wenige Stunden	Ausstrahlende Schmerzen in den Hinterkopf	*Schanz*-Verband für 2 Wochen	1–2 Jahre
Grad III	Fehlt	Haltlosigkeit des Kopfes, heftige Schmerzen, die in den Hinterkopf ausstrahlen, häufig Schluckbeschwerden durch retropharyngeales Hämatom	*Schanz*-Verband für 4–6 Wochen, krankengymnastische Nachbehandlung	Mehr als 2 Jahre

Luxationen oder Luxationsfrakturen (Abb. 48-5a, b). Bei der vorderen Fusionierung werden nach Aufrichtung des komprimierten Halswirbelkörpers entweder das kranial oder kaudal benachbarte Segment oder auch beide zusammen mit einem kortikospongiösen Span und einer speziellen Plattenosteosynthese verblockt (s. u. → Lendenwirbelsäule).

3. HWS-Schleudertrauma:

Pathogenese: Bei Auffahrunfällen erfährt der Schädel eine negative oder positive Akzeleration. Hierdurch wird die HWS im Sinne eines Peitschenhiebmechanismus forciert bewegt, es kommt zu Weichteilverletzungen im Halsbereich (Abb. 48-6a, b). Je nach dem Schweregrad der Verletzungen werden in Bezug auf Therapie und Prognostik 3 Grade unterschieden (Tab. 48-1):

48.2.2 Brust- und Lendenwirbelsäule

Pathogenese: Im Vordergrund stehen knöcherne Verletzungen; isolierte Weichteiltraumen sind selten. Ursächlich ist meist ein Sturz aufs Gesäß, den Rücken oder die ausgestreckten Beine sowie eine gewaltsame Kyphosierung der Wirbelsäule. Häufige Ursachen sind der Sturz aus großer Höhe (z. B. suizidaler Fenstersprung mit gleichzeitiger Schädelbasis- und/oder Kalkaneusfraktur).

Fenstersturz: Wirbelsäulenfraktur? Kalkaneusfraktur? Schädelbasisfraktur?

Bruchformen:

Stabile Frakturen: Spongiosa solide impaktiert, der Wirbelkörper ist als ganzes keilförmig deformiert, wobei die Vorderkante erniedrigt, die Hinterkante jedoch intakt ist.
Instabile Frakturen: Subluxationsstellung mit Deformierung des Spinalkanales durch Zerreißung des dorsalen Bandapparates und der Bandscheiben oder der Bogenbrücke sowie Einbruch oder Abscherung der Wirbeldeckplatte.

Klinik:

Klopf- und Stauchungsschmerz des betroffenen Wirbelsegmentes. Häufig nur geringe spontane Beschwerden, insbesondere bei den stabilen Bruchformen. Überlagerung von alten degenerativen Veränderungen möglich. Zum Ausschluß einer Rückenmarkbeteiligung ist die neurologische Untersuchung obligat.
Röntgen: Wirbelsäule in 2 Ebenen, ggf. Ziel- oder Schichtaufnahmen, CT.
Begleitverletzungen: Rückenmark, Nervenwurzeln, Nierenkontusion, gelegentlich auch Milzrupturen und reflektorische Darmparalyse, evtl. auch Retentionsblase durch retroperitoneales Hämatom.

Therapie:

Stabile Frakturen im Bereich der mittleren und kranialen BWS: Lagerung auf harter

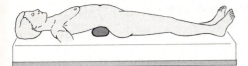

Abb. 48-7 Konservative Behandlungsmethode bei Frakturen im dorsolumbalen Übergangsbereich durch Lagerung in Hyperlordosierung.

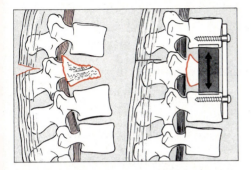

Abb. 48-8 Operative Versorgung einer den Spinalkanal einengenden Kompressionsfraktur. Nach ventraler Aufrichtung Sicherung des Repositionsergebnisses durch kortikospongiösen Span und Plattenosteosynthese.

Unterlage bis zur Beschwerdefreiheit, dann frühfunktionelle Nachbehandlung.

Stabile Frakturen der kaudalen BWS und LWS: Lagerung auf harter Unterlage mit Hyperlordosierung bis zur Beschwerdefreiheit (etwa 10 Tage), in dieser Zeit isometrische Übungen. Dann Anpassung eines Drei-Punkte-Mieders und krankengymnastische Nachbehandlung im Bewegungsbad zur Kräftigung der Rückenmuskulatur.

Instabile Frakturen: Wegen der Gefahr einer Rückenmarkschädigung verbietet sich eine frühzeitige Mobilisation. Die Ausheilung erfordert eine Liegetherapie von 8–12 Wochen. Primär Lagerung des Patienten auf harter Unterlage mit *Lordosierung* der LWS durch Kissenunterlage (Abb. 48-7). Endgültige Lagerung durch gepolsterte Gipsschale mit Lordosierung der LWS. Die Aufrichtung von Keilwirbeln durch Gipsfixation im *dorsalen* oder *ventralen Durchhang* ist inzwischen verlassen worden, da die aufgerichteten Wirbelkörper meist wieder zusammensintern.

Absolute Operationsindikation: Luxationen und Frakturen der Brust- und Lendenwirbelsäule mit zunehmender neurologischer Symptomatik: Notfalloperation!

Relative OP-Indikation besteht bei: Wirbelkörperstückbrüchen mit Aussprengung eines großen Bruchstückes nach ventral, Scherfraktur durch den Wirbelkörper mit Zerreißung der hinteren Bandelemente, ausgedehnten Kompressionsfrakturen unter Mitbeteiligung des hinteren Bandapparates und veralteten Brüchen ohne Blockbildung und stärkerem Gibbus oder Skoliose. Je nach Art der Verletzung empfiehlt sich die dorsale oder ventrale Fusionierung der betroffenen Wirbelsäulensegmente (Abb. 48-8). Postoperativ Bettruhe für 2 Wochen, während dieser Zeit isometrische Übungen, anschließend für 2 Wochen Bewegungsbad, Mobilisierung nach 4 Wochen mit angepaßtem Korsett.

48.2.3 Wirbelsäulenverletzung beim Kind

Pathogenese: Durch die große Elastizität von Knochen und Bandscheiben, knorpeligen Abschlußplatten sowie Bändern und durch die ausgeprägte Beweglichkeit des Rumpfes sind Wirbelsäulenverletzungen im Kindesalter relativ selten.

Klinik: Klopf- und Stauchungsschmerz im Bereich des betroffenen Wirbelsäulensegmentes.

Röntgen: Fehldeutungen aufgrund der Besonderheiten des kindlichen Skeletts (Keilform von C 3 bis C 7, Subluxationsstellung von C 2 bis C 4, Apophysenkamm des Dens, Distanz zwischen Dens und Atlas) sind möglich.

Differentialdiagnostisch müssen unfallunabhängige Erkrankungen (*Scheuermann*-Krankheit, *Klippel-Feil*-Syndrom, anlagebedingte Wirbeldeformitäten, Wirbelgleiten, Spondylolyse und entzündliche Erkrankung) abgegrenzt werden.

Begleitverletzungen: (s. o.).
Therapie: Wie beim Erwachsenen.
Prognose: Günstig, mit Ausnahme von Deckplatteneinbrüchen werden Höhenverluste häufig während des weiteren Wachstums vollständig ausgeglichen.

49 Becken und untere Extremität*) (GK 3: 32.11)

49.1 Becken
(GK 3: 32.11.1; GK 4: 3.26.2)

Anatomie: Das Becken ist zentraler Baustein der Statik des menschlichen Skeletts. Die Beckenknochen werden differenziert in Darm-, Sitz und Schambein und bilden zusammen mit dem Kreuzbein sowie dem kräftigen Bandapparat den Beckenring. Es handelt sich hierbei um einen Gewölbebogen, dessen Stabilitätsverlust mit statischer Insuffizienz einhergeht (Abb. 49-1a, b). Beckenfrakturen werden daher unterteilt in die unproblematischen Beckenrandbrüche und die Beckenringverletzungen, die häufig die statische Funktion erheblich beeinträchtigen.

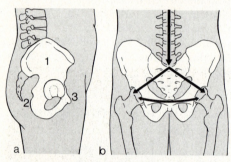

Abb. 49-1 Funktionelle Anatomie des Beckens:
a) Einteilung in 1 kranialen – 2 dorsalen – 3 ventralen Pfeiler
b) Die axial auf das Becken einwirkende Kraft wird wie bei einem Gewölbebogen auf den linken und rechten Oberschenkel übergeleitet

Beckenrandfrakturen (Abb. 49-2)

Beckenschaufel:

Pathogenese: Direkte Gewalteinwirkung. Häufig mit intrapelvinen Verletzungen kombiniert.
Klinik: Druckschmerzhafte Weichteilschwellung, Hämatom, Beckenkompressionsschmerz.
Röntgen: Uncharakteristischer Frakturlinienverlauf im Bereich der Beckenschaufel.
Therapie: Konservativ.

Steiß- und Sitzbein:

Pathogenese: Direkt einwirkende Gewalt (z. B. Sturz auf das Gesäß). Kompressionsfrakturen der Wirbelsäule daher häufige Begleitverletzung.
Klinik: Druckschmerzhafte Weichteilschwellung, bei rektaler Untersuchung Schmerzen im Frakturbereich.
Röntgen: Beckenübersicht a. p. und seitlich.
Therapie: Konservativ: Analgetika, Thromboseprophylaxe und Bettruhe bis zum Rückgang des Beschwerdebildes.
Komplikationen: In der Regel keine. Die Schmerzen nach Steißbeinfrakturen können jedoch andauernd und hartnäckig sein (= Kokzygodynie, s. Kap. 27).

Abrißfrakturen:

Pathogenese: Abrißfrakturen finden sich im Bereich des sehnigen Ansatzes der Muskulatur und zwar häufig im Bereich des Tuber ossis ischii**), der Spina iliaca anterior superior und der Spina iliaca anterior inferior.

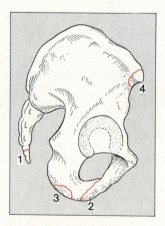

Abb. 49-2 Einteilung der Beckenrandfrakturen:
1. u. 2. Steiß- und Sitzbeinfrakturen
3. u. 4. Abrißfrakturen

---
*) Vgl. hierzu auch Kap. 46, insbes. 46.2.2.
**) syn.: Tuber ischiadicum.

Betroffen sind in der Regel junge männliche Patienten. Ursächlich ist ein unkoordinierter Bewegungsablauf beim Sport.
Klinik: Druckschmerzhafte Weichteilschwellung, Schmerzen bei Bewegung im Hüftgelenk.
Röntgen: Beckenübersicht ausreichend.
Therapie: Konservativ; zur Entlastung des Muskelzuges Lagerung der betroffenen Extremität in leichter Beugestellung.

Beckenringverletzungen
(Abb. 49-3)

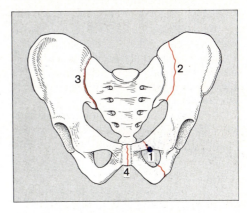

Abb. 49-3 Beckenringverletzungen:
1. Vordere Beckenringfraktur
2. Hintere Beckenringfraktur
3. Sprengung der Iliosakralfuge
4. Symphysenruptur

Pathogenese:
Gewalttraumen wie Einquetschungen oder Absturz aus großer Höhe, daher häufig extrapelvine Nebenverletzungen (Schädelhirntrauma, thorako-abdominelle Verletzungen, Extremitätenfrakturen) und intrapelvine Begleitverletzungen (Blasen-, Urethrazerreißungen, Darmverletzungen, schwere retroperitoneale Blutungen, Nervenverletzungen).

Die Verletzungen des Beckenringes werden unterteilt in vordere, hintere und doppelte Vertikalfrakturen (*Malgaigne*) sowie Sprengungen der *Symphyse* oder der Iliosakralgelenke.

> **Beckenringverletzung → Cave: hämorrhagischer Schock, Blasen- und Urethraverletzung!**

Klinik: Verstrichene, asymmetrische bzw. entstellte Beckenkontur, Hämatom (z. B. perineal), Stauchungs-, Kompressionsschmerz, ggf. Beinverkürzung und schmerzbedingter Funktionsverlust der Hüftgelenke. Isolierte vordere Beckenringfraktur häufig relativ asymptomatisch.
Röntgen: Beckenübersicht, Ala-, Obturator-Aufnahme und evtl. CT zum Nachweis einer Sprengung des Iliosakralgelenkes (Abb. 49-4).
Weitere Diagnostik: Bei Verdacht auf Verletzung der ableitenden Harnwege zunächst i. v.-Urographie. Vorsicht mit dem Blasenkatheter! Zuvor Ausschluß eines Urethra-Abrisses.

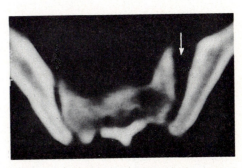

Abb. 49-4 Computertomografische Darstellung einer Sprengung der Iliosakralfuge links.

Therapie:
VORDERE RINGFRAKTUR: Konservativ durch 3–4wöchige Bettruhe, bei größeren Diastasen Behandlung mit der gekreuzten *Rauchfuss*-Beckenschwebe für 6–8 Wochen. Bei älteren Patienten Mobilisation nach Rückbildung des Beschwerdebildes.

HINTERE RINGFRAKTUR: Konservativ (s. o.).

DOPPELTE VERTIKALFRAKTUR (*Malgaigne*): Konservative Behandlung. Bei Dislokation Extension und *Rauchfuss*-Beckenschwebe (Abb. 49-5). Dauer der Extensionsbehandlung: 6–8 Wochen. Gelingt unter der Extension keine ausreichende Reposition, bzw. verbleiben größere Diastasen, dann operative Versorgung.

SYMPHYSENRUPTUR (Abb. 49-6): *Konservativ:* Bei Diastase *Rauchfuss*-Beckenschwebe und bei zusätzlicher Vertikalverschiebung Extensionsbehandlung für 6–8 Wochen, ansonsten frühfunktionelle Behandlung.
Operativ: Bei offenen Verletzungen, Verletzungen der Harnblase oder Harnröhre oder fortbestehender Diastase unter konservativer Therapie. Stabilisierung durch Fixateur externe, Platte oder Drahtcerclage (Abb. 49-7).

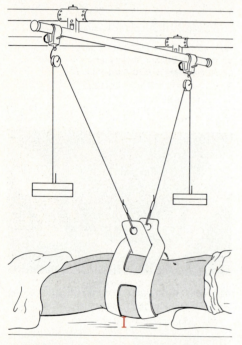

Abb. 49-5   *Rauchfuß'sche Beckenschwebe.*

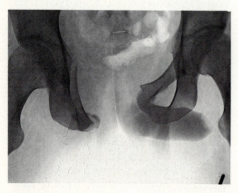

Abb. 49-6   Radiologisches Bild einer Symphysenruptur.

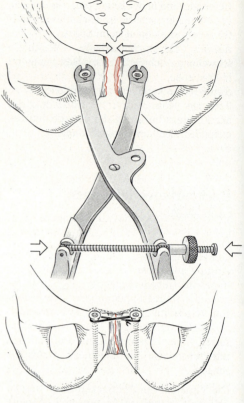

Abb. 49-7   Operative Versorgung einer Symphysenruptur mit Beckenrepositionszange und Fixierung des Repositionsergebnisses mit Drahtcerclage.

Nach operativer Versorgung von Beckenringfrakturen Bettruhe für die Dauer von 4–6 Wochen unter isometrischer Übungsbehandlung. Hüftflexion bis 60° erlaubt. Anschließend Bewegungsbad für 2 Wochen, danach Mobilisierung.

Komplikationen: In der Regel keine, Pseudarthrosen im Bereich des Beckens selten.

49.2 Hüftgelenk
(GK 3: 32.1.2; GK 4: 3.26.3)

Anatomie: Das Hüftgelenk besteht aus dem Hüftkopf (Caput femoris) und der Hüftpfanne. Die Hüftpfanne wird von den gelenktragenden Abschnitten des Os ischii, Os ilii und Os pubis gebildet.

In der kräftigen Gelenkkapsel finden sich verstärkende, schraubenförmig verlaufende Bänder (Lig. iliofemorale, Lig. ischiofemorale und Lig. pubofemorale). Die distale Begrenzung der Gelenkkapsel liegt ventral in Höhe der Linea intertrochanterica und dorsal in Höhe des mittleren Schenkelhalsbereiches. Kranial setzt die Gelenkkapsel am Pfannenrand an. Die arterielle Versorgung des Hüftkopfes erfolgt über die Aa. circumflexa femoris lateralis und medialis und vor allem im Kindesalter auch über die A. lig. capitis femoris (Abb. 49-8 a, b). – Der Schenkelhals steht zur Schaftachse des Oberschenkels in einem Winkel von 125–130° (Caput-Collum-Diaphysen-Winkel = CCD-Winkel). Der Antetorsionswinkel des Schenkelhalses zur Kondylenebene des Femurs beträgt 10 bis 15° (Abb. 49-9 a, b).

Luxationen

Pathogenese: Starke Gewalteinwirkungen mit Stauchung oder Hebelung des Oberschenkels bei Entspannungsstellung der Kapsel durch gebeugtes, leicht abduziertes, außen- oder innenrotiertes Bein (Sturz aus großer Höhe oder Anprallverletzung am Armaturenbrett).

Formen:
HINTERE LUXATIONEN (ca. 75%): Luxatio iliaca und ischiadica, am häufigsten Luxatio iliaca (Abb. 49-10a + b).
VORDERE LUXATIONEN (ca. 25%): Luxatio pubica und obturatoria (Abb. 49-10c + d).
Klinik: Typische Anamnese, Beinfehlstellung, Schmerzen, federnde Gelenkfixation.
Röntgen: Beckenübersicht und Hüftgelenk axial. Der Nachweis einer Hüftluxation ist nur durch Aufnahmen in 2 Ebenen möglich.

> **Ausschluß einer Luxation nur durch Röntgenaufnahmen in 2 Ebenen!**

Begleitverletzungen:
Zerreißungen der den Hüftkopf versorgenden Kapselgefäße, Nervenschäden (N. femoralis, N. ischiadicus), Verletzungen der A. femoralis und häufig Frakturen im Bereich der Hüftpfanne (s. o.) sowie Knorpelschäden am Hüftkopf. Selten knöcherne

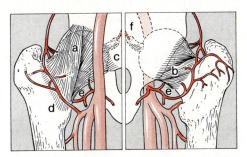

Abb. 49-8 Kapselbandapparat und arterielle Gefäßversorgung des Femurkopfes:
a) Lig. iliofemorale
b) Lig. ischiofemorale
c) Lig. pubofemorale
d) Aa. circumflexa femoris lateralis
e) Aa. circumflexa femoris medialis
f) Lig. capitis femoris

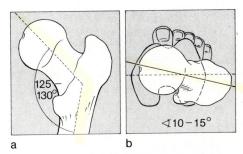

a   b
Abb. 49-9 Der Collum-Diaphysen- und Antetorsionswinkel des Schenkelhalses:
a) Collum-Diaphysenwinkel (physiologisch 125–130°)
b) Antetorsionswinkel (Schenkelhalswinkel zur Kondylenebene 10–15°)

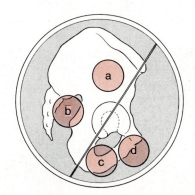

Abb. 49-10 Einteilung der Hüftgelenksluxationen
hintere Luxationen:
a) Luxatio iliaca
b) Luxatio ischiadica
vordere Luxationen:
c) Luxatio obturatoria
d) Luxatio pubica

Verletzungen im Bereich des Femurkopfes (*Pipkin*-Frakturen).

> **Hüftluxation: häufig kombiniert mit Hüftpfannenfraktur**

Therapie: Rasche Reposition (Blutversorgung des Femurkopfes!). Repositionsmanöver stets in Vollnarkose und Muskelrelaxation z. B. durch Zug am im Hüftgelenk rechtwinklig gebeugten Bein (Abb. 49-11). Nach Reposition Röntgenkontrolle des verletzten Hüftgelenkes in 4 Ebenen zur Sicherung des Repositionsergebnisses und zum Ausschluß knöcherner Begleitverletzungen. Anschließend 3wöchige Bettruhe. Dann vorsichtige aktive Bewegungsübungen bis 60° Flexion. Mobilisation nach 4 Wochen. Beginnende Belastung erst nach 6 Wochen, Vollbelastung frühestens nach 3–4 Monaten. Bei Gelenkinterponaten und ausgedehnten dislozierten Pfannenfrakturen operative Versorgung.

Komplikationen: In 5 bis 10% der Fälle Hüftkopfnekrose. Zeitpunkt der Reposition mitentscheidend!

> **Hüftluxation: Rasche Reposition – Cave: Hüftkopfnekrose**

Frakturen

Hüftgelenkspfanne:

Pathogenese: Neben den Luxationen kann es auch nach indirekten und direkten Gewalteinwirkungen auf das Hüftgelenk zu Frakturen kommen. Typischer Verletzungsmechanismus: Knie-Anpralltrauma bei Auf-

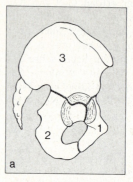

1. Ventraler Pfeiler
2. Dorsaler Pfeiler
3. Cranialer Pfeiler

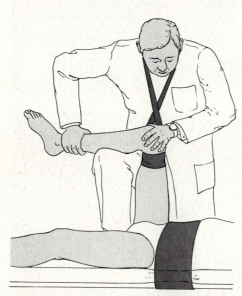

Abb. 49-11 Repositionsmanöver bei der häufigsten Hüftgelenksluxation (Luxatio iliaca).

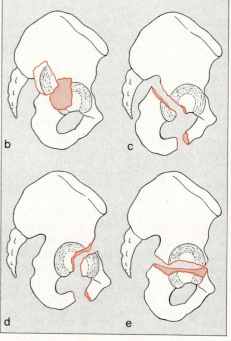

Abb. 49-12 Aufbau der Hüftpfanne und Einteilung der Hüftpfannenfrakturen:
a) Funktionelle Anatomie der Hüftpfanne
b) Pfannendachfraktur
c) Dorsale Pfeilerfraktur
d) Ventrale Pfeilerfraktur
e) Querfraktur

fahrunfall mit Anprall des Kniegelenkes an das Armaturenbrett (= *Dashboard*-Verletzung).

Formen: Für die Einteilung der Hüftpfannenfrakturen empfiehlt sich die Unterteilung der Hüftpfanne in einen *vorderen* und *hinteren* sowie *kranialen* Pfeiler. Im einzelnen werden unterschieden die dorsale Randfraktur (dorsale Luxationsfraktur), die isolierte Fraktur des dorsalen bzw. des ventralen Pfeilers, die Pfannenquerfraktur mit zentraler Luxation und kombinierte Bruchformen (Abb. 49-12 a–e).

Klinik: Bei Luxationsfraktur Verkürzung des Beines und fixierte Rotationsfehlstellung, ansonsten unspezifisches Befund- und Beschwerdebild mit Trochanterstauchungsschmerz, Stauchungs- und Zugschmerz vom Fuß her sowie aktive Bewegungseinschränkung.

Röntgen: Beckenübersichtsaufnahme, Ala- und Obturator-Aufnahmen, sowie ggf. CT.

Begleitverletzungen: Schädigung des in unmittelbarer Nachbarschaft verlaufenden N. ischiadicus, insbesondere des N. peroneus infolge Überdehnung.

Hüftpfannenfraktur: Peroneusschaden?

Therapie:
1. NICHTDISLOZIERTE STABILE FRAKTUREN: Frühfunktionelle konservative Behandlung mit Entlastung des Hüftgelenkes für 12–16 Wochen.
2. DISLOZIERTE FRAKTUREN: Zunächst konservative Maßnahmen (Extensionsbehandlung). Nach Besserung des Allgemeinzustandes operative Versorgung in Spezialklinik (Abb. 49-13 a–c).
3. LUXATIONSFRAKTUR:
Umgehende Reposition und möglichst frühzeitige operative, anatomisch korrekte Rekonstruktion der Hüftpfanne. Die konservative Behandlung besteht in Extension durch Längs- und Seitenzug (zentrale Hüftluxationsfraktur) und ist indiziert bei schlechtem allgemeinen Zustand und nichtrekonstruierbaren ausgedehnten Trümmerfrakturen. Extensionsdauer 6–8 Wochen, anschließend – wie auch bei operativer Behandlung – Entlastung des verletzten Hüftgelenkes für insgesamt 16 Wochen.

Komplikationen: Hohe Komplikationsrate (40%): z. B. Hüftkopfnekrose, Sekundärarthrose auf dem Boden ausgedehnter Knorpelkontusionsschäden, paraartikuläre Verknöcherungen mit entsprechender Bewegungseinschränkung.

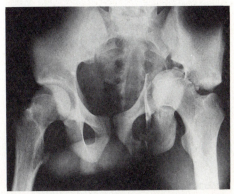

a

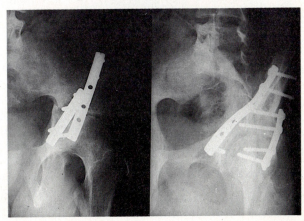

b   c

Abb. 49-13 Röntgenbild einer zentralen Hüftgelenksluxationsfraktur und Ausheilungsbild 4 Jahre nach Trauma:
a) Unfallbild
b+c) Ausheilungsbild 4 Jahre postoperativ

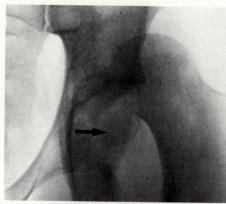
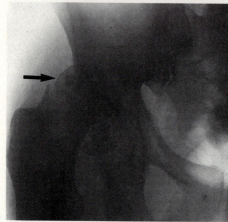

Abb. 49-14 Hüftkopffrakturen:
a) Hüftkopffraktur bei Luxatio iliaca mit kaudalem Kopffragment (*Pipkin* I-Fraktur)
b) Hüftkopf-Mehrfragmentfraktur bei Luxatio iliaca (*Pipkin* II-Fraktur)

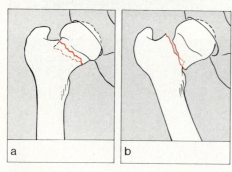

Abb. 49-15 Einteilung der Schenkelhalsfrakturen:
a) Abduktionsfraktur (Valgusstellung und Einstauchung der Bruchfragmente)
b) Adduktionsfraktur (Varusstellung und fehlende Einkeilung der Fragmente)

Hüftkopffrakturen:

Pathogenese: Direkte und indirekte Gewalteinwirkung. In der Regel Begleitverletzung bei der Hüftkopfluxation.

Formen: Osteochondrale Impressionen und segmentale Knochenabsprengungen (*Pipkin*-Frakturen) (Abb. 49-14a, b).

Klinik: Siehe Hüftluxation.

Therapie: Bei kaudalen Kopffrakturen, nach Beseitigung der Luxation konservativ durch Bettruhe und Entlastung des Hüftgelenkes für 6 Wochen. Bei kranialen Kopffrakturen und Impressionsfrakturen operativ, wenn technisch überhaupt möglich, ansonsten konservativ und sekundär entweder alloplastischer Ersatz oder Arthrodese.

Prognose: Bei kaudalen Kopffrakturen gut, sonst problematisch wegen Kopfnekrose und Sekundärarthrose.

Schenkelhalsfrakturen:

Pathogenese: Biege-, Dreh- und Scherkräfte durch Sturz auf gleichseitige Hüfte. Typische Verletzung des osteoporotischen Knochens (Greise). Frauen häufiger betroffen als Männer.

Formen:
Die medialen Schenkelhalsfrakturen lassen sich in *Abduktions-* und *Adduktionsfrakturen* unterteilen. Beim *Abduktionsbruch* Valgusstellung und Einstauchung der Bruchfragmente. Bei der *Adduktionsfraktur* Varusstellung und fehlende Einkeilung der Fragmente (Abb. 49-15a, b).

Für die Prognose lassen sich nach *Pauwels* 3 Schweregrade angeben (Abb. 49-16):
- Schweregrad 1:
  Winkel zwischen Horizontaler und Bruchlinie unter 30°.
- Schweregrad 2:
  Winkel zwischen Horizontaler und Bruchlinie bis 50°.
- Schweregrad 3:
  Winkel zwischen Horizontaler und Bruchlinie um 70°.

Je steiler der Bruchlinienverlauf, desto ungünstiger ist die Prognose der Frakturheilung.

> **Mediale Schenkelhalsfraktur mit steilem Bruchlinienverlauf → schlechte Frakturheilung**

Klinik: Abhängig von der Frakturform.

Abduktionsfraktur (Abb. 49-15a):
Häufig asymptomatisch, lediglich Stauchungs- und Klopfschmerz im Hüftgelenk.

Adduktionsfraktur (Abb. 49-15b):
Beinverkürzung, Außenrotationsfehlstellung des Beines und schmerzhaft eingeschränkte Hüftgelenksbeweglichkeit.

Röntgen: Beckenübersicht und Hüftgelenk axial, bei fraglichem Befund Schichtaufnahmen.

Therapie:
ABDUKTIONSFRAKTUR: Wegen Einstauchung der Fragmente und der damit gegebenen Stabilität meist konservative funktionelle Therapie. Bei Frühbelastung und fraglicher Stabilität mit Neigung zu sekundärer Dislokation prophylaktische osteosynthetische Versorgung (Schraubenosteosynthese).

Schenkelhals-Abduktionsfraktur: Meist konservative Therapie

ADDUKTIONSFRAKTUR: Immer operativ, da konservative Behandlung durch Schenkelhalspseudarthrosen, Kopfnekrosen und Gefahr von Sekundärerkrankungen der alten Patienten (kardiopulmonale, thrombembolische Komplikationen und Dekubitus) belastet ist.

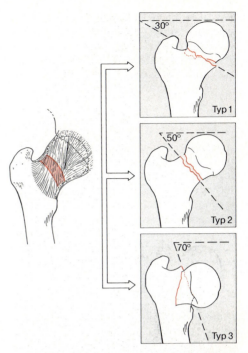

Abb. 49-16 Einteilung des Schenkelhalsbruches nach *Pauwels*:
Schweregrad 1: Winkel zwischen Horizontaler und Bruchlinie unter 30°
Schweregrad 2: Winkel zwischen Horizontaler und Bruchlinie bis 50°
Schweregrad 3: Winkel zwischen Horizontaler und Bruchlinie um 70°

Operationsverfahren

PATIENTEN BIS 70 JAHRE: Erhaltung des Femurkopfes durch *Schraubenosteosynthese* (Abb. 49-17a), seltener durch *Winkelplatte* oder *3-Lamellen-Nagel.* Im KINDESALTER Versorgung der seltenen traumatischen Epiphysenlösung durch Bohrdrahtosteosynthese. Wegen des intrakapsulären Hämatoms und der damit verbundenen Gefahr einer Durchblutungsstörung des Femurkopfes sollte die Operation so früh wie möglich durchgeführt werden. Auch muß die Gelenkkapsel gefenstert werden. Postoperativ Entlastung des Hüftgelenks für 8 bis 12 Wochen.

Komplikationen: Hüftkopfnekrose (30%) und Schenkelhalspseudarthrosen (15%) insbesondere bei Frakturen Typ *Pauwels* III.

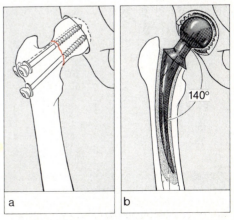

Abb. 49-17 Operationsverfahren beim Schenkelhalsbruch:
a) Schraubenosteosynthese
b) Ersatz des Hüftgelenkes durch eine Totalendoprothese

PATIENTEN ÜBER 70 JAHRE: Ersatz des Hüftgelenkes durch *Totalendoprothese* zur Begrenzung der Sekundärfolgen einer langen Bettlägerigkeit (Abb. 49-17b). Mobilisierung sofort möglich.

49.3 Oberschenkel

Anatomie: Der Oberschenkel wird unterteilt in den trochantären, den kondylären und den diaphysären Abschnitt. Der Oberschenkelknochen ist der stärkste Extremitätenknochen. Der Achsenverlauf des Oberschenkelknochens ist anterolateral konvex, die Oberschenkelschaftachse liegt außerhalb der Tragachse. Der Femurknochen wird deshalb stark auf Biegung beansprucht. Die Biegekräfte werden wesentlich durch die Zuggurtung des Tractus iliotibialis herabgesetzt.

Entsprechend der verschiedenen Femurabschnitte werden pertrochantäre, diaphysäre und kondyläre Frakturen unterschieden (Abb. 49-18).

Pertrochantäre Frakturen

Pathogenese: Sturz auf die Hüfte bei gleichzeitiger Drehung des Körpers zur gesunden oder verletzten Seite. Typische Verletzung des alten Menschen.

Formen: Die pertrochantären Frakturen werden in instabile und stabile Frakturen unterteilt. Bei den instabilen Frakturen ist der biomechanisch wichtige mediale Tragpfeiler zerstört (Abb. 49-19a, b).

Klinik: Beinverkürzung, Außenrotationsfehlstellung und schmerzhafte Bewegungseinschränkung des Hüftgelenkes.

Röntgen: Beckenübersicht und Hüftgelenk axial.

Therapie: Operativ. Die konservative Extensionsbehandlung (10 bis 12 Wochen Extensionsdauer) wird heute wegen der hohen Komplikationsquote (kardiopulmonale, thrombembolische und urologische Komplikationen) nur noch in Ausnahmen durchgeführt. Prinzipiell stehen 2 Formen der Osteosynthese zur Verfügung (Abb. 49-20 a, b):
1. Extramedulläre Kraftträger (dynamische Hüftschraube [DHS], Winkelplatte) und
2. intramedulläre Kraftträger (Rundnägel nach *Simon-Weidner-Ender,* Trochanternägel nach *Küntscher* und Rundnagel nach *Lezius-Herzer*).

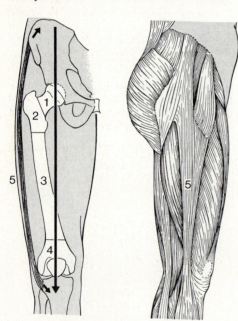

Abb. 49-18 Anatomie des Oberschenkels nach funktionellen Gesichtspunkten:
1. Schenkelhalsregion
2. Trochantärer Abschnitt
3. Diaphysärer Abschnitt
4. Suprakondylärer Abschnitt
5. Tractus iliotibialis

Beachte: Der Achsenverlauf des Oberschenkelknochens liegt außerhalb der Tragachse.

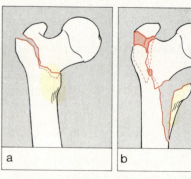

Abb. 49-19 Einteilung der pertrochantären Frakturen:
a) Stabiler Bruchtyp
b) Instabiler Bruchtyp (Zerstörung des biomechanisch wichtigen medialen Tragpfeilers)

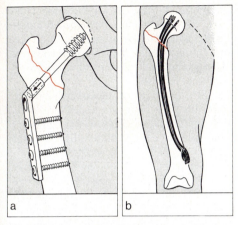

Abb. 49-20 Osteosyntheseformen bei der pertrochantären Fraktur:
a) Versorgung mit der gleitenden *Pohl*'schen Laschenschraube (extramedullärer Kraftträger)
b) *Ender*-Nagelung (intramedullärer Kraftträger)

Während bei den extramedullären Verfahren die Fraktur operativ freigelegt wird, kann bei den intramedullären Verfahren darauf verzichtet werden. So werden die intramedullären Kraftträger (z. B. Rundnägel) nach geschlossener Reposition fernab der Fraktur in Höhe des medialen Femurkondylus (*Ender*, *Küntscher*) oder im diaphysären Bereich (*Lezius*) eingeschlagen. Nachteile dieser Methode sind häufige Rotationsfehler, Nagelwanderungen nach distal sowie Nagelperforationen beim Trochanternagel.
Nachteile der extramedullären Kraftträger sind das größere operative Trauma und die Infektionsgefahr, Vorteile die größere Stabilität. DHS: Sofort belastungsstabil. Winkelplatte: Entlastung für 4–6 Wochen, Vollbelastung nach 3–4 Monaten.
Komplikationen: In der Regel keine. Nur bei instabilen Frakturen Gefahr der sekundären Sinterung der Fragmente. Hier Spongiosaplastik oder alternativ Umstellungsosteotomie mit Valgisation des CCD-Winkels erforderlich.

Fraktur des Trochanter major:

Pathogenese: Direkte Gewalteinwirkung (Sturz oder Stoß).
Klinik: Lokaler Druckschmerz, schmerzhafte Abduktionsbewegung.
Röntgen: Hüftgelenk in 2 Ebenen.
Therapie: Unverschobene Brüche werden durch Bettruhe für ca. 7 Tage behandelt, bei dislozierten Brüchen empfiehlt sich eine offene Reposition und Stabilisierung der Fraktur mit einer Zuggurtungsosteosynthese.

Abrißfraktur des Trochanter minor:

Pathogenese: Meist Folge einer Sportverletzung im jugendlichen Alter, insgesamt selten.
Klinik: Lokaler Druckschmerz und Schmerzen bei Bewegungen des Hüftgelenkes.
Röntgen: Hüftgelenk in 2 Ebenen.
Therapie: Konservative Behandlung durch Schonung für wenige Tage.
Prognose: Gut.

Subtrochantäre Femurfraktur:

Pathogenese: Ähnlich der trochantären Fraktur.
Formen: Betroffen sind Trochantergebiet und obere Diaphyse. Es handelt sich meist um Mehrfragment- oder Trümmerfrakturen im Sinne eines Dreh- oder Biegungsbruches.
Klinik: Typische Frakturzeichen, durch den Muskelzug der Iliopsoas- und der Glutäalmuskulatur Verkürzung, Außenrotationsstellung des Beines und Functio laesa im Hüftgelenk. Häufig hämorrhagischer Schock durch hohen Blutverlust.

> **Dislozierte Fraktur der proximalen Femurmetaphyse: Beinverkürzung und Außenrotation**

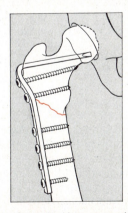

Abb. 49-21 Operative Versorgung einer subtrochantären Femurfraktur mit Kondylenplatte.

Röntgen: Beckenübersichtsaufnahme und proximaler Femur in 2 Ebenen.
Therapie: Operativ, da Retention und Reposition durch den Zug der Hüftmuskulatur erschwert sind. Die operative Versorgung erfolgt in der Regel mit Kondylenplatten (Abb. 49-21). Postoperativ sofort übungsstabil, Entlastung für 4 Wochen, dann zunehmende Belastung bis zur Vollbelastung nach 3 Monaten. Konservative Therapie (Streckverband über 10–14 Wochen) nur bei lokaler und allgemeiner Operationsunfähigkeit.
Komplikationen: Verzögerte Knochenbruchheilung sowie Varus- und Rotationsfehler.

Oberschenkelschaftfraktur
(GK 4: 3.26.4)

Pathogenese: Entstehung durch direkte und indirekte Gewalteinwirkungen. Schräg- und Querfrakturen gehören zu den typischen Verletzungen beim Motorradunfall. Schußverletzung und Absturz aus größerer Höhe können Stück- und Trümmerfrakturen hervorrufen. Drehfrakturen entstehen bei forcierter Rotation um die Körperlängsachse unter Fixation des Unterschenkels (z. B. Skisturz).
Klinik: Typische Frakturzeichen mit Funktionsausfall, Schwellung, abnormer Beweglichkeit und Crepitatio. Durch Muskelzerreißungen entstehen in der Regel ausgedehnte Hämatome (500–2500 ml Blutverlust), die bei kräftiger Oberschenkelmuskulatur leicht verkannt werden können.

Oberschenkelschaftbruch: Hoher Blutverlust!

Röntgen: Oberschenkel in 2 Ebenen, Zusatzaufnahmen von Hüft- und Kniegelenk.
Begleitverletzungen: Muskelzerreißungen mit konsekutivem Hämatom. Verletzungen der großen Beingefäße und des N. ischiadicus kommen aufgrund des kräftigen Muskelmantels nur selten vor.
Therapie (Schockbehandlung!).
ERWACHSENE: In der Regel operativ; bei geschlossenen oder erstgradig offenen Frakturen primär Tibiakopf-Drahtextension und nach Besserung des Allgemeinzustandes erst sekundär Osteosynthese. Bei zweit- und drittgradig offenen Verletzungen sowie bei Beteiligung des Gefäßnervenbündels primäre Osteosynthese.
Der Streckverband bei Oberschenkelfraktur sollte im Falle einer vorgesehenen Operation am Tibiakopf erfolgen, um den Markraum nicht zu kontaminieren. Extensionsgewicht = $1/7$ des Körpergewichtes.
Bei allgemeiner und lokaler Kontraindikation zur Operation ist eine alleinige Extensionsbehandlung möglich. In diesem Falle sollte zur Vermeidung einer Überdehnung des Kapselbandapparates die Extension am Tibiakopf nach 2–3 Wochen gewechselt und in eine suprakondyläre Extension umgewandelt werden. Insgesamt muß der verletzte Oberschenkel für 12 Wochen ruhiggestellt werden. In der Regel kann nach 6 Wochen ein Becken-Beingipsverband die Extensionsbehandlung ersetzen.

Osteosyntheseverfahren:

Für die operative Versorgung des Oberschenkelschaftbruches bieten sich die *Marknagelung,* die *Platten-* und die *Winkelplattenosteosynthese* an. Die technisch einfache *Marknagelung* eignet sich besonders für Quer- und kurze Schrägfrakturen des mittleren Femurdrittels. Sie gestattet bereits nach 2–4 Wochen eine zunehmende Vollbelastung des verletzten Beines. Trümmerfrakturen und Brüche im proximalen oder distalen Femurschaftabschnitt können aufgrund der fehlenden Verklemmungen mit dem einfachen Marknagel nur unzureichend stabilisiert werden (Gefahr des sekundären Rotationsfehlers oder der Verkürzung). In dieser Situation wird in den letzten Jahren zunehmend der *Verriegelungsnagel* angewandt. Die Platten-Winkelplattenosteosynthese findet Anwendung bei zweit- und drittgradig offenen Frakturen sowie bei gelenknahen Schaftfrakturen oder Schaftfrakturen mit Gelenkbeteiligung. Postoperativ sofort übungsstabil, Teilbelastung erst nach 4–6 Wochen, Vollbelastung nach 3–4 Monaten (s. a. Kap. 46).

KINDER: Die Oberschenkelschaftfraktur im Kindesalter ist einen Domäne der konservativen Therapie. Bis zum 2. Lebensjahr erfolgt die Behandlung mit der *Overhead-Extension* (s. Kap. 13). Dabei werden beide Beine bei gestreckten Kniegelenken und Hüftbeugung von 90 Grad mit Pflasterverbänden extendiert. Ab dem 3. Lebensjahr bevorzugt man die suprakondyläre Extension und Lagerung auf einer *Braun-* oder *Frankfurter-*Schiene. Alternativ dazu bietet sich der Extensionstisch nach *Weber* mit dem Vorteil einer besseren Kontrolle der Rotation und einer leichteren pflegerischen Handhabung an. Dauer der Extensionsbehandlung je nach Alter des Kindes 6–10 Wochen. Bei vorzeitigem Abbruch der Extensionsbehandlung ist eine Ruhigstellung im Becken-Beingips erforderlich.

Eine Indikation zur Operation ist gegeben bei zweit- und drittgradig offenen Frakturen, bei begleitenden Gefäß- und Nervenschäden sowie gelegentlich beim polytraumatisierten Kind zur Erleichterung der Intensivpflege. Als Operationsverfahren kommt ausschließlich die Plattenosteosynthese zur Anwendung. Eine Marknagelung verbietet sich wegen der Gefahr einer Schädigung der Traktionsepiphyse im Trochantermassiv und der nur unzureichenden Verklemmung des Nagels im noch weichen Knochengewebe des Oberschenkelschaftes.

Prognose: In der Regel gut.

Supra- und diakondyläre Oberschenkelfraktur

Pathogenese: Frakturen im körperfernen Drittel des Oberschenkels *(suprakondyläre Frakturen)* und im Bereich der Gelenkrolle *(diakondyläre Frakturen)* entstehen meist durch ein direktes Trauma (Knieanpralltrauma beim Verkehrsunfall). Aufgrund des Verletzungsmechanismus finden sich häufig Zusatzverletzungen im Bereich des Hüftgelenkes.

Distale Femurfraktur: Hüftpfannenverletzung?

Klinik: Typische Frakturzeichen.
Röntgen: Oberschenkel in 2 Ebenen mit Kniegelenk und Beckenübersicht.

Begleitverletzungen: Durch dorsale Abkippung des distalen Fragmentes infolge Zug des M. gastrocnemius ist eine Verletzung der A. poplitea und eine Weichteildurchspießung möglich (Abb. 49-22 a, b).

Therapie:
FRAKTUREN MIT GELENKBETEILIGUNG: Stets operativ, auch im Kindesalter. Nach anatomisch korrekter Reposition Stabilisierung der Fraktur beim Erwachsenen durch eine 90°-Winkelplatte oder eine Kondylenabstützplatte (sofort übungsstabil, Teilbelastung nach 4–6 Wochen, Vollbelastung nach 3–4 Monaten), im Kindesalter durch Schrauben und *Kirschner*-Drähte. Entfernung des Materials nach 4–8 Wochen, danach zunehmende Belastung (Cave: Epiphysenfugenverletzung!)

FRAKTUREN OHNE GELENKBETEILIGUNG: In der Regel operativ, auch im Kindesalter. Bei konservativer Therapie Extension über die Tuberositas tibiae. Die Rekurvationsfehlstellung kann dabei nur durch spezielle Zuganordnung und Lagerung des Kniegelenkes auf einem Hypomochlion ausgeglichen werden. Dauer der Extensionsbehandlung ca. 6–10 Wochen.

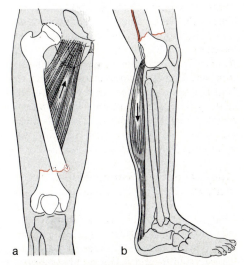

Abb. 49-22 Typische Begleitverletzungen beim suprakondylären Oberschenkelbruch:
a) Durchspießung des Weichteilmantels infolge Zug der Adduktoren
b) Verletzung der A. poplitea infolge Abkippung des distalen Fragmentes nach dorsal durch Zug des M. gastrocnemius

KOMPLIKATIONEN: Durch verbleibende Gelenkinkongruenzen oder Achsenfehler posttraumatische Arthrose. Infolge von Verklebung des Recessus suprapatellaris, Narbenschrumpfungen oder Muskelverwachsungen, werden häufig auch nach operativer Versorgung als bleibende Bewegungseinschränkungen im Kniegelenk beobachtet.

49.4 Kniegelenk
(GK 3: 32.11.3; GK 4: 3.26.5)

Anatomie: Ober- und Unterschenkel sind im Kniegelenk beweglich miteinander verbunden. Die Gelenkkörper des Femur und der Tibia haben verbreiterte, überknorpelte Gelenkflächen. Im Bereich der Knorpelränder setzt die Gelenkkapsel an. Die Epikondylen des Femur bleiben außerhalb der Kapsel. Mit Ausnahme der Eminentia intercondylaris (Insertionsstelle der Kreuzbänder), die ein Auseinanderweichen der Gelenkkörper verhindert, besteht beim Kniegelenk keine knöcherne Führung. Die Inkongruenzen der Gelenkflächen werden durch die Menisken gemildert. Sie bilden für die Femurkondylen eine Gleitfläche und vergrößern den Gelenkkontakt zwischen Femur und Tibia. Die Hauptaufgabe ist die Gewichtsverteilung bei Belastung der Extremitäten. Die Stabilisierung des Kniegelenkes erfolgt durch dynamische Muskelgruppen und statische Kapselbandstrukturen.
Die wichtigsten Stabilisatoren sind: Auf der Streckseite der M. quadriceps mit dem Ligamentum patellae und der dazwischen geschalteten Patella. Die in der Streckmuskulatur eingelagerte Patella gleitet dabei in einer Führungsrinne zwischen den beiden Femurkondylen und verhindert damit ein Abgleiten der für die Standsicherheit des Beines so wichtigen Streckmuskulatur nach medial oder lateral. Weitere muskuläre Stabilisatoren sind: auf der Beugeseite lateral der Tractus iliotibialis und der M. biceps femoris und medial der M. semimembranosus sowie der Pes anserinus (Sehnen der Mm. sartorius, gracilis und semitendinosus). Die Beuger sind gleichzeitig Rotatoren des Unterschenkels und bilden aktiven synergistischen Schutz der Kapselbandstrukturen. Diese setzen sich zusammen aus den beiden

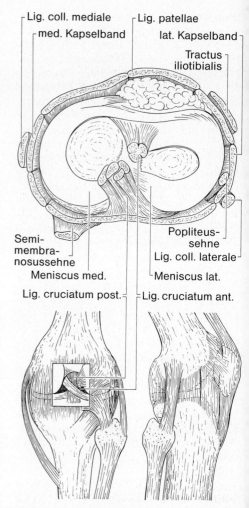

Abb. 49-23 Anatomischer Aufbau des Kniegelenkes.

Seitenbändern (Lig. collaterale fibulare und Lig. collaterale tibiale) sowie dem vorderen und hinteren Kreuzband und der Gelenkkapsel. Der *Kapselbandapparat* arretiert das Kniegelenk bei voller Streckung so, daß ein amuskuläres Stehen möglich wird (Abb. 49-23).

Luxationen

Sie können auftreten im Femoropatellargelenk *(Patellaluxation)* oder im Gelenk zwischen der Oberschenkelrolle und dem Schienbeinkopf *(Kniegelenkluxation)*.

Patellaluxation:

Pathogenese: Häufig habituelle Luxation bei Abflachung der patellaren Gelenkfläche oder der lateralen Femurkondyle. Traumabedingte Luxationen nur bei grober Gewalteinwirkung möglich.
Klinik: Deformität des Gelenkes, „Patella neben dem Knie".
Röntgen: Kniegelenk in 2 Ebenen.
Therapie: In Analgesie Reposition der Patella bei gestrecktem Kniegelenk. Nach erfolgreicher Reposition Axialaufnahme der Patella zum Ausschluß tangentialer Knorpel-Knochenabsprengungen und pathologischer Formabweichungen des Gelenkkörpers. Bei traumatischer Luxation ohne Anhalt für eine Begleitverletzung konservative Behandlung durch 3wöchige Ruhigstellung im Tutor. Bei Absprengung von Knorpel-Knochen-Fragmenten oder ausgedehnten Zerreißungen des medialen Retinakulums operative Versorgung (Abb. 49-24 a–d). Bei habitueller Luxation operative Korrekturmaßnahmen, entsprechend der jeweiligen Ursache, zum späteren Zeitpunkt (Verlagerung der Tuberositas tibiae, Bandplastik).

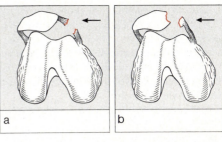
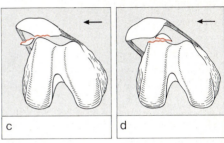

Abb. 49-24 Begleitverletzungen bei der *Patellaluxation:*
a) Zerreißung des Retinaculums patellae
b) Knöcherner Abriß des Retinaculums patellae
c) Knorpelknochen-Abscherung von der medialen Patellafacette
d) Knorpelknochen-Abscherung von der lateralen Femurkondylenkante

Kniegelenksluxation:

Pathogenese: Direkt auf Ober- und Unterschenkel getrennt einwirkende grobe Gewalt.
Formen: Hintere und vordere Luxation.
Klinik: Deformität des Gelenkes, federnde Fixation.
Röntgen: Kniegelenk in 2 Ebenen zum Ausschluß knöcherner Begleitverletzungen.
Begleitverletzung: Ausgedehnte Zerreißung des Kapselbandapparates, Gefäß- und Nervenschäden. Knorpel-Knochenverletzungen, Meniskusläsionen.

Kniegelenksluxation → Cave: Gefäß-, Nerven- oder Bandläsion!

Therapie: Rasche Reposition in Analgesie und Muskelrelaxation, operative Versorgung der ausgedehnten Kapselbandzerreißungen.
Komplikationen: s. u. → Bandverletzungen des Kniegelenkes.

Bandverletzungen

Pathogenese: Abduktions-, Adduktions- und Rotationstraumen.

Formen:
1. ZERRUNG: Dehnung einzelner Bandfasern ohne Festigkeitsverlust.
2. DEHNUNG: Überdehnung und Zerreißung einzelner Bandfasern ohne nennenswerten Festigkeitsverlust.
3. ZERREISSUNG (= Ruptur): Gelenkinstabilität, die abhängig von Lokalisation und Ausmaß der Verletzung ist.

Aufgrund der anatomischen Verhältnisse und des physiologischen Genu valgum sind die medialen Kapsel-Bandstrukturen am häufigsten betroffen.

Klinik:
ZERRUNG: Lokale Druckdolenz und Dehnungsschmerz der verletzten Bandanteile bei erhaltener Beweglichkeit und Gelenkstabilität. Nur selten Hämarthros bei synovialen Kapselrissen.

DEHNUNG: Weichteilverdickung des Kniegelenkes, lokaler Druckschmerz und Dehnungsschmerz der betroffenen Bandabschnitte sowie schmerzhafte Bewegungseinschränkung. Nur geringe Minderung der Bandfestigkeit. Gelegentlich Hämarthros bei Synovialeinrissen.
ZERREISSUNG: Schmerzhafte Bewegungseinschränkung im Kniegelenk bis zur Functio laesa. Druck- und Dehnungsschmerz im betroffenen Bandabschnitt. Hämarthros. Bei ausgedehnter Zerstörung des Kapselbandapparates kann dieser aber auch fehlen (Austritt des Blutes in den Weichteilmantel). Instabilität des Kniegelenkes je nach Lokalisation und Ausmaß der Verletzung. Unterteilung der Instabilitäten in einfache (vordere bzw. hintere Schublade, Valgus- oder Varusinstabilität) und sog. Rotationsinstabilitäten (antero-mediale, antero-laterale, postero-mediale und postero-laterale Rotationsinstabilität).
MEDIALE INSTABILITÄT BEI GESTRECKTEM KNIEGELENK: Verletzung des medialen Kollateralbandes, der medialen und posteromedialen Kapselschale sowie des vorderen oder auch hinteren Kreuzbandes (Abb. 49-25b).
LATERALE INSTABILITÄT BEI GESTRECKTEM KNIEGELENK: Ruptur der lateralen Bandstrukturen, der postero-lateralen Kapselschale und zusätzlich des vorderen oder hinteren Kreuzbandes.
MEDIALE ODER LATERALE INSTABILITÄT BEI UM 30° GEBEUGTEM KNIEGELENK: Bei starker Instabilität Verdacht auf Seitenbandläsion mit Verletzung des vorderen oder hinteren Kreuzbandes und Teilruptur der medialen Kapselschale. Bei gering ausgeprägter Instabilität wahrscheinlich nur Seitenbandläsion (Abb. 49-25a, b).
VORDERE ODER HINTERE SCHUBLADE: Geringe Instabilität bei isolierter Kreuzbandläsion; starke Instabilität ist ein Hinweis auf gleichzeitige Verletzung des lateralen oder medialen Seitenbandes.
ROTATIONSINSTABILITÄT: (s. Kap. 46.2.2).
Röntgen: Kniegelenk in 4 Ebenen, Ausschluß zusätzlicher knöcherner Verletzungen (z. B. Tibiakopffraktur). Gehaltene Aufnahmen beider Kniegelenke zur Beurteilung vermehrter Aufklappbarkeit.
Zusätzliche Untersuchung: Diagnostische Kniegelenkspunktion, Arthroskopie.
Begleitverletzungen: Isolierte Knorpelschäden, Knorpel-Knochenabscherungen, Meniskusverletzung. Die Kombinationsverletzung: Mediales Seitenband, medialer Meniskus und vordere Kreuzbandverletzung wird als UNHAPPY-TRIAD-VERLETZUNG bezeichnet.

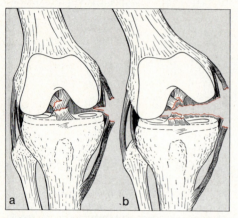
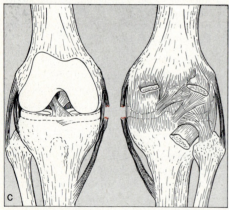

Abb. 49-25 Klinischer Untersuchungsbefund bei der *Kapselbandverletzung des Kniegelenkes:*
a) Vermehrte mediale Aufklappbarkeit des medialen Kniegelenkspaltes bei 30° Beugestellung, wenn mediales Seitenband, mediale Kapsel und vorderes Kreuzband zerrissen sind.
b) Vermehrte Aufklappbarkeit des medialen Kniegelenkspaltes in Streckstellung, wenn mediales Seitenband, mediale **und** dorsale Kapsel sowie vorderes Kreuz- und evtl. auch hinteres Kreuzband zerrissen sind.
c) Keine vermehrte Aufklappbarkeit in 30°-Beuge- oder Streckstellung, wenn lediglich das mediale Seitenband zerrissen ist.

Therapie: Bei Dehnungen und Zerrung des Kapselbandapparates ausschließlich konservative Therapie. Bis zur Rückbildung des Beschwerdebildes ggf. Ruhigstellung des Kniegelenkes mit dorsaler Oberschenkelgipsschiene oder Gipstutor. Auch isolierte mediale oder laterale Seitenbandläsionen (klinisch nur geringe Instabilität nachweisbar) werden konservativ durch Ruhigstellung des Kniegelenkes für 6 Wochen im Gipstutor behandelt. Eine operative Versorgung ist angezeigt: Bei deutlicher Instabilität oder dem Nachweis eines isolierten vorderen oder hinteren Kreuzbandrisses. Die zerrissenen Bandstrukturen des Kollateralbandapparates und der Gelenkkapsel werden miteinander vernäht, Rupturen oder knöcherne Ausrisse der Kreuzbänder transossär refixiert. Postoperativ Ruhigstellung in Gipsschale für 2 Wochen bei isometrischer Übungsbehandlung. Danach Anlage eines Bewegungsgipses (*Burri*-Gips, *Halverson*-Schiene), der für das Kniegelenk eine Beweglichkeit von 0–20–60° erlaubt bis zur 8. postoperativen Woche, dann Steigerung auf 0–10–70°. Nach 10 Wochen 0–0–90° bis nach 12 Wochen volle Beweglichkeit erlaubt ist. Teilbelastung ab 6. Woche, Vollbelastung nach 12 Wochen.

Komplikationen: Bei ausgedehnten Zerreißungen trotz operativer Versorgung häufig bleibende Instabilitäten. Bei intraligamentären Rupturen der Kreuzbänder Nekrose des Kreuzbandapparates, bei begleitenden Knorpelverletzungen Arthrose.

Verletzungen des Streckapparates

Der Streckapparat kann an 4 Stellen traumatisch unterbrochen werden: Zerreißung in Höhe der Quadrizepssehne, der Patella, des Ligamentum patellae und im Bereich der Tuberositas tibiae (Abb. 49-26a–d).

Ruptur der Quadrizepssehne:

Pathogenese: Sie beruht meist auf degenerativen Veränderungen und entsteht in der Regel durch maximale Kontraktion des M. quadriceps (z. B. Versuch, einen Sturz abzufangen).

Klinik: Unmittelbar nach dem Unfall deutliche Dehiszenz im Bereich der Quadrizepssehne tastbar, später verdeckt durch Weichteilschwellung und Bluterguß. Das Kniegelenk kann aktiv nicht gestreckt und das gestreckte Bein von der Unterlage aktiv nicht angehoben werden.

Röntgen: Bei intaktem Skelettsystem Verschiebung der Kniescheibe nach distal.

Therapie: Bei frischen Abrissen ohne ausgeprägte degenerative Veränderungen operativ durch Naht, ggf. auch transossäre Reinsertion. Bei veralteten Rissen und frischen Rissen mit ausgedehnten degenerativen Veränderungen plastische Rekonstruktion der Quadrizepssehne. Postoperativ 6wöchige Ruhigstellung des Kniegelenkes durch Tutor.

Patellafraktur:

Pathogenese: Sturz auf das Knie, Schlag auf die Patella bei angespanntem M. quadriceps, Anprall auf das Knie bei gebeugtem Kniegelenk (Armaturenbrett [= Dashboard]-Verletzung).

Formen: Osteochondrale Absprengungen, untere und obere Polabrisse, Quer-, Längs-, Schräg- und Mehrfragmentbrüche sowie Stern-, Trümmerfrakturen und Fissuren.

Klinik: Weichteilschwellung, häufig Hämarthros, tastbarer klaffender Frakturspalt und Streckausfall bei kompletter Zerstörung des Streckapparates (Bein kann bei gestrecktem Kniegelenk nicht aktiv angehoben werden).

Röntgen: Patella in 3 Ebenen (seitlich, a.-p. und axial).

Differentialdiagnose: Patella bipartita oder tripartita (angeborene Variante der Patella).

Therapie: In der Regel operativ. Nur bei Frakturen ohne Dislokation ist auch eine konservative Therapie mit Gipstutor über 6 Wochen möglich.

Dislozierte Patellaquerfraktur: Operation!

Operationsverfahren: Zuggurtung bei Querfraktur, Schraubenosteosynthese bei Längsfraktur, postoperativ Frühmobilisation.

Komplikationen: Durch Kontusionierung

des Gelenkknorpels häufig Chondropathie mit konsekutiver Retropatellararthrose.

Zerreißung des Ligamentum patellae:

Pathogenese: Meist indirekte Gewalteinwirkung durch maximale Kontraktion des M. quadriceps beim Versuch, einen Sturz aufzufangen. Direkte Gewalteinwirkung selten.

Klinik: Schwellung durch intra- oder extraartikuläres Hämatom, tastbare Diastase im Bereich des Ligamentum patellae, Patel-

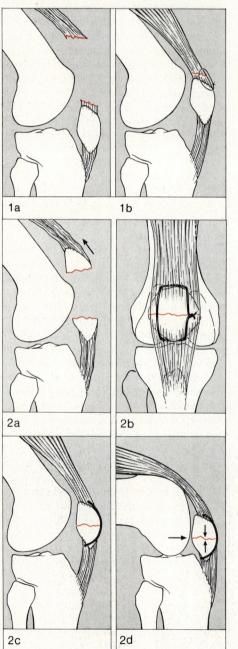
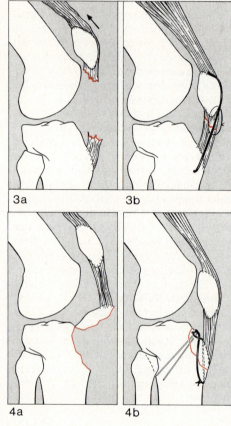

Abb. 49-26 Verletzungen des Knie-Streckapparates und deren operative Versorgung:
1 a) Ruptur der Quadrizepssehne
1 b) Sehnennaht
2 a) Patellafraktur
2 b) Cerclage a.-p.
2 c) Cerclage seitlich
2 d) Prinzip der Cerclage
3 a) Zerreißung des Lig. patellae
3 b) Sehnennaht
4 a) Knöcherner Abriß des Lig. patellae aus der Tuberositas tibiae
4 b) Zuggurtung

lahochstand und aktive Streckunfähigkeit im Kniegelenk.
Röntgen: Im seitlichen Röntgenbild Patellahochstand.
Therapie: Bei frischen Verletzungen End-zu-End-Naht oder transossäre Reinsertion. Bei alten Verletzungen plastische Verfahren (Kutisstreifen-Plastik usw.). Postoperativ: Ruhigstellung des Kniegelenkes für 6 Wochen mit Tutor.

Ausrisse der Tuberositas tibiae:

Pathogenese: Indirekte Gewalteinwirkung.
Klinik: Schwellung, Schmerzen, aktiver Streckausfall im Kniegelenk.
Röntgen: Patellahochstand (Abb. 49-27a, b) und Abriß der Tuberositas tibiae.
Differentialdiagnose: Im Kindesalter M. Schlatter (fehlender Patellahochstand).
Therapie: Stets operativ durch Reinsertion des abgerissenen Fragments. Bei Zertrümmerung des Fragments transossäre Reinsertion des Ligamentum patellae, ggf. durch Zuggurtung. Postoperative Ruhigstellung des Kniegelenkes mit Tutor für 6 Wochen.

Meniskusläsion

Pathogenese: Meist indirekte Gewalteinwirkung, z. B. Riß des Innenmeniskus durch Streckung im Kniegelenk bei zuvor gebeugtem und abduziertem Kniegelenk sowie außenrotiertem Unterschenkel. Direkte Gewalteinwirkung selten, meist nur in Verbindung mit einem Tibiakopfbruch. Bei degenerativen Schäden (häufigste Ursache) können aber auch durch Bagatelltraumen (Gelegenheitsursache) Meniskusschäden auftreten. Prädisponierende Faktoren: Hochleistungssportler (Leichtathletik, Fußball) Schwerarbeiter, Bergbau, kniende Tätigkeit (Fliesenleger).
Meniskusverletzungen im Kindesalter äußerst selten. Häufiger Beschwerden durch angeborene Fehlbildung des Meniskus (Scheibenmeniskus).

Meniskusläsion: Fast immer degenerative Veränderung!

Formen: Der Innenmeniskus ist wegen seiner verminderten Verschiebbarkeit 20mal häufiger betroffen als der Außenmeniskus. Formen der Meniskusläsion (s. Abb. 49-28 a, b).
Klinik: Es ist zu unterscheiden zwischen der akuten Zerreißung, der akuten Einklemmung und dem chronischen Meniskusschaden.

Akuter Meniskusriß:

Akutes Schmerzereignis bei Torsionstrauma, Schonhaltung des Kniegelenkes in Beugestellung, Schwellung mit verstrichenen Gelenkkonturen, selten kombiniert mit Meniskuseinklemmung (s. u.). Gelegentlich Gelenkerguß ("tanzende Patella"). Druckschmerz über dem betroffenen Gelenkanteil, Rotationsschmerz bei gebeugtem Kniegelenk (= *Steinmann* I), wandernder Druckschmerz bei Beugung des gestreckten Knie-

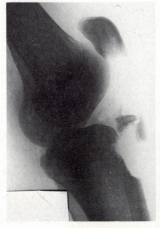
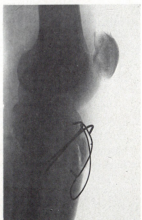

Abb. 49-27 Röntgenbild einer Abrißverletzung der Tuberositas tibiae im Kindesalter und Zustand nach operativer Versorgung:
a) Patellahochstand und deutliche Dislokation der Tuberositas tibiae
b) Zustand nach operativer Versorgung mit Kirschnerdrähten und Drahtcerclage

a   b

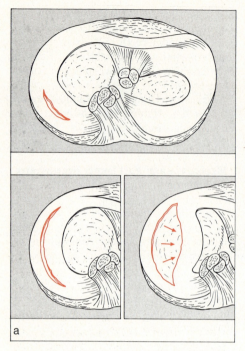
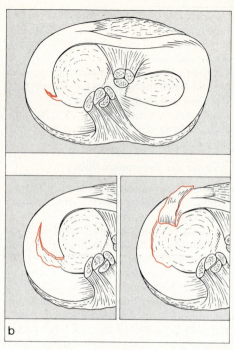

Abb. 49-28 Formen der Meniskusverletzung:
a) Längseinriß bis hin zum *Korbhenkelriß*
b) Querriß bis hin zur zungenförmigen Ruptur

gelenkes (= *Steinmann* II). Türkensitz nicht möglich (*Payr*-Zeichen) (s. a. Kap. 46.2.2).

Akute Meniskuseinklemmung:

Akute Schmerzattacke mit federnder Streckhemmung.

Chronischer Meniskusschaden:

Rezidivierende Gelenkergüsse, Atrophie des M. quadriceps sowie typische Meniskuszeichen (s. o.).
Röntgen: Kniegelenk in 4 Ebenen zum Ausschluß osteochondraler Veränderungen (freie Gelenkkörper). Bei älterem Meniskusschaden Verschmälerung des Gelenkspaltes und Arthrosezeichen. Eine Meniskusläsion kann radiologisch nur mit der Arthrographie (Doppelkontrastdarstellung = Pneumoarthrogramm) nachgewiesen werden. Treffsicherheit ca. 90%.
Arthroskopie: Besonders geeignet für die Diagnostik einer Meniskusläsion. Hohe Treffsicherheit! (Abb. 49-29).

Differentialdiagnose: Chondropathie, Bandschäden, traumatische Knorpelabscherungen, *Hoffa*-Erkrankung, Gonarthrose. Im Kindesalter: Scheibenmeniskus (Fehlbildung).

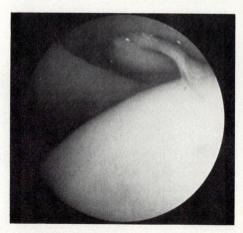

Abb. 49-29 Arthroskopisches Bild eines Knorpelschadens.

Therapie:
FRISCHER MENISKUSRISS: Ruhigstellung, Sicherung der Diagnose, weiteres Vorgehen wie bei chronischem Meniskusschaden.
AKUTE MENISKUSEINKLEMMUNG: In Analgesie und Muskelrelaxation „Ausschütteln", d. h. Beseitigung der Einklemmung durch Aufklappen des betroffenen Kniegelenkspaltes und dadurch Befreiung des eingeklemmten Meniskus (langsame Streckung unter Zug und Abduktion sowie Aufklappung des jeweils betroffenen Kniegelenkspaltes). Danach Ruhigstellung und arthrographische bzw. arthroskopische Sicherung der Diagnose. Bei Nachweis eines Meniskusschadens operative Versorgung, ggf. arthroskopisch, je nach Befund: *Korbhenkelriß* und Risse bei degenerativen Veränderungen → Meniskektomie. Kleine Einrisse und Längsrisse → partielle Meniskektomie. Bei den seltenen traumatischen Abrissen des Meniskus von der Kapsel → Reinsertion. Postoperativ isometrische Übungen besonders der Quadrizepsmuskulatur für 2 Wochen, dann zunehmende Belastung.
CHRONISCHER MENISKUSSCHADEN: Klassische Elektivindikation. Operatives Vorgehen s. o.
Komplikationen: Nach Meniskektomie immer konsekutive Arthrose des betroffenen Gelenkabschnittes. Bei Verbleib eines frei flottierenden großen Meniskusrestes (häufig Hinterhorn) chronische Beschwerden mit rezidivierenden Kniegelenksergüssen.

Knorpel-Knochenverletzungen:

Es wird unterschieden zwischen *Kontusion, Impression* mit oder ohne knöcherne Beteiligung und *Knorpelfraktur* mit oder ohne knöcherne Beteiligung (Abb. 49-30a–c).
Pathogenese: Kontusionen und Impressionen entstehen durch direkte Gewalteinwirkung (z. B. Anprallverletzung, Sturz auf das Kniegelenk). Knorpelfrakturen mit oder ohne Beteiligung des subchondralen Knochens *(flake-fracture)* werden häufig durch indirekte Gewalteinwirkung hervorgerufen (z. B. osteochondrale Fraktur des lateralen Femurkondylus bei der Patellaluxation) (s. Abb. 49-24).
Klinik: Prellmarke, druckschmerzhafte

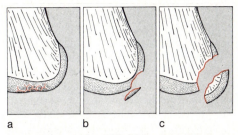

Abb. 49-30 Formen des Knorpelschadens:
a) Knorpelimpression
b) Knorpelabscherung
c) Osteochondrale Fraktur

Weichteilschwellung, Schonhaltung, Bewegungseinschränkung, häufig hämorrhagischer Kniegelenkserguß mit Fettaugen.
Röntgen: Kniegelenk in 4 Ebenen, Nachweis nur bei Beteiligung des subchondral gelegenen Knochens.
Sonstige Untersuchungen: Diagnostische Punktion (Hämarthros? Fettaugen?), Arthroskopie zum Nachweis einer rein chondralen Verletzung.

Ohne Arthroskopie ist die Diagnostik des Kniegelenks einäugig!

Therapie: Bei Kontusion und Impression ohne knöcherne Beteiligung konservativ durch 6–8wöchige Entlastung. Knorpelfrakturen mit oder ohne knöcherne Verletzung werden operiert; hierbei werden isolierte Knorpelfragmente entfernt, Defektränder geglättet und die subchondrale Knochenmembran durch Bohrungen nach *Pridie* eröffnet. Es bildet sich sekundär ein faseriger Ersatzknorpel.
Impressionen mit knöcherner Beteiligung werden angehoben, osteochondrale Fragmente reinseriert. Die Fixation erfolgt mit Fibrinkleber und zusätzlichen *Kirschner-Drähten* bzw. Kleinfragmentschrauben. Postoperativ frühzeitige Mobilisation des Gelenkes unter Entlastung von wenigstens 12 Wochen.
Prognose: Arthrose möglich!

Gelenkfrakturen des distalen Oberschenkels (s. Oberschenkel).

Gelenkfrakturen des proximalen Unterschenkels (s. Unterschenkel).

49.5 Unterschenkel (GK 4: 3.26.6)

Anatomie: Der Unterschenkel besteht aus Tibia (Schienbein) und Fibula (Wadenbein), die im Schaftbereich durch die Membrana interossea verbunden sind, sowie aus den umgebenden Muskel- und Weichteilstrukturen. Im ventralen Umfang des Schienbeins ist die Weichteilbedeckung nur gering ausgebildet. Die deckende Haut ist bei ossären Traumen daher häufig beteiligt. Dies bedingt eine Neigung zu Wundheilungsstörungen und eine Gefährdung der Frakturheilung. Eine Besonderheit des Unterschenkels ist die Umhüllung der Muskelgruppen von straffen Faszien, die bei Muskelschwellung zum Kompartment-Syndrom (s.o.) Anlaß geben können. – Die statische Achse des Unterschenkels läuft durch den Tibiaschaft auf die Mitte der Talusrolle zu. Parallel hierzu liegt das Wadenbein mit nur geringer Bedeutung für die statische Funktion. Dementsprechend ist die Sperrwirkung der Fibula bei isolierter Fraktur der Tibia im Gegensatz zum Unterarm nicht so hoch zu bewerten.

Hinsichtlich der chirurgischen Anatomie unterscheidet man das proximale Drittel mit dem Tibiakopf von dem diaphysären Anteil und dem Bereich des Sprunggelenkes.

Tibiakopffraktur:

Pathogenese: Sie wird hervorgerufen durch Stauchungskräfte in Längsachse des Unterschenkels oder durch von der Seite auf das gestreckte Kniegelenk einwirkende Gewalt. Durch die axiale Stauchung wird der Unterschenkelschaft mit seiner festen Kortikalis meißelartig in den Tibiakopf hineingetrieben. Dabei werden die Kondylen nach außen abgedrängt, es entstehen V- oder Y-förmige Frakturen. Bei mehr seitlichen Traumen kommt es zu einseitigen Kondylenabbrüchen (z. B. Depressionsfrakturen) oder Impressionsbrüchen. Dabei kann es zusätzlich auch zu einer Ruptur des Kapselbandapparates auf der Gegenseite kommen (Abb. 49-31 a–d).

Schienbeinkopfbrüche finden sich im KINDESALTER selten. Meist handelt es sich um knöcherne Kreuzbandausrisse (Abb. 49-32 a, b).

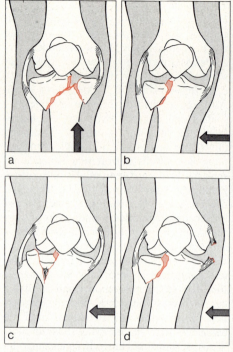

Abb. 49-31 Pathomechanismus und Formen des *Schienbeinkopfbruches:*
a) V,Y-Fraktur bei axialer Gewalteinwirkung
b) Lateraler Kondylenabbruch bei medialer Gewalteinwirkung
c) Impressionsfraktur
d) Lateraler Kondylenabbruch mit Ruptur des medialen Seitenbandes bei Gewalteinwirkung im Abduktionssinne

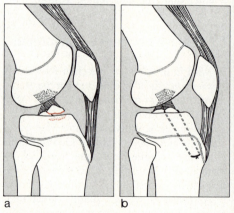

Abb. 49-32 Abrißfraktur des vorderen Kreuzbandhöckers im Kindesalter und seine operative Versorgung:
a) Präoperatives Bild
b) Versorgung mit transossärer Drahtnaht

Formen: Tibiakopffrakturen werden morphologisch unterteilt in: Spaltbrüche, Depressionsbrüche, Impressionsbrüche, Trümmerbrüche und kombinierte Frakturen.

Klinik: Hämatomverfärbung, Weichteilschwellung, Prellmarke, Druckschmerz, Hämarthros (tanzende Patella), Krepitation, abnorme Beweglichkeit durch ligamentäre oder ossäre Instabilität und schmerzhafte Bewegungseinschränkung bis zur functio laesa.

Röntgen: Bei Verdacht auf Schienbeinkopfbruch Aufnahmen des Kniegelenkes in 4 Ebenen obligat, bei unsicherem Befund *Schichtaufnahmen* des Schienbeinkopfes.

Therapie:
KONSERVATIV: Nicht dislozierte Frakturen und dislozierte Brüche bei allgemeiner und lokaler Operationskontraindikation. Vorgehen: in jedem Fall muß der Hämarthros abpunktiert werden. Nicht dislozierte Frakturen werden zunächst für 2–3 Wochen im Tutor ruhiggestellt und danach unter Entlastung der verletzten Extremität krankengymnastisch nachbehandelt. Die Heilungsdauer beträgt 8–12 Wochen.

Dislozierte Frakturen werden nach Abklingen der Schmerzsymptomatik unter Extensionsbehandlung frühzeitig auf der *Frankfurter*-Schiene mobilisiert (s. Kap. 13).

OPERATIV: Alle dislozierten Frakturen (Ausnahmen s. o.) möglichst innerhalb der 8-Std.-Grenze. Vorgehen: Freilegung der Fraktur, anatomisch korrekte Reposition der Gelenkfläche und Stabilisierung mit Schrauben und Abstützplatten. Imprimierte Gelenkflächen werden durch ein gesondertes Knochenfenster angehoben und mit Spongiosa unterfüttert (Abb. 49-33a–d). Obligater Bestandteil der Operation ist die Überprüfung der Meniski und des Bandapparates. Postoperativ frühfunktionelle Nachbehandlung unter Entlastung des Kniegelenkes für 12–16 Wochen.

Komplikationen: Schädigungen des N. peroneus, hohe Infektgefahr der schwammartigen Knochenstruktur und Arthrose des Gelenkes in Abhängigkeit vom primären Knorpelschaden und der Wiederherstellung der Gelenkfläche.

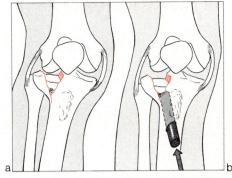
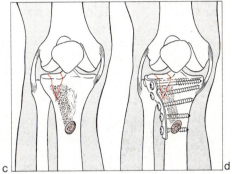

Abb. 49-33 Operatives Vorgehen bei der *Tibiakopfimpressionsfraktur:*
a) Präoperativer Situs
b) Anheben der Impression mit Stößel durch gesondertes Knochenfenster
c) Auffüllung des entstandenen Knochendefektes mit autologer Spongiosa
d) Sicherung des Repositionsergebnisses mit Plattenosteosynthese

Unterschenkelschaftfraktur:

Die gleichzeitige Fraktur von Tibia und Fibula wird als Unterschenkelschaftfraktur bezeichnet. Die schlechte Weichteildeckung der Knochen in diesem Extremitätenabschnitt (s. o.) macht sie oft problematisch.
Pathogenese: Biegung, Stauchung, Torsion (z. B. Skilaufen) und direktes Anpralltrauma (z. B. Stoßstange). Je nach Höhenlokalisation werden Brüche im oberen, mittleren und unteren Drittel unterschieden. Im Gegensatz zu anderen Extremitätenabschnitten sind wegen der schlechten Weichteildeckung offene Frakturen häufig.
Formen: Alle typischen Bruchformen sind möglich (z. B. Spiral-, Quer-, Biegungsfraktur), Mehrfragment- oder Etagenfraktur als

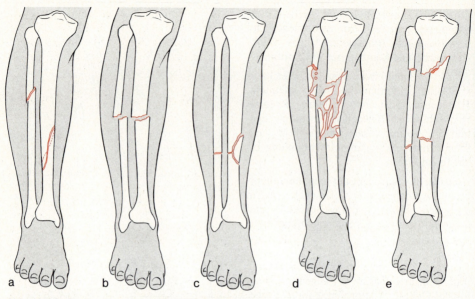

Abb. 49-34 Formen des Unterschenkelschaftbruches:
a) Torsionsfraktur   b) Querfraktur   c) Biegungsfraktur   d) Trümmerfraktur   e) Etagenfraktur

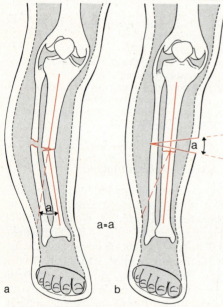

Abb. 49-35 Korrektur einer Achsenfehlstellung im Bereich des Unterschenkels bei liegendem Gipsverband durch *Keilung des Gipses:*

a) Fehlstellung im Varussinne
b) Beseitigung der Varusfehlstellung durch Aufbiegen des Gipsverbandes auf der Medialseite („Keilung") um den Winkel a.

typische Stoßstangenverletzung des Fußgängers (Abb. 49-34).
Klinik: Klassische Frakturzeichen, häufig Weichteilschaden (Kontusion, Hautwunde).
Röntgen: Unterschenkel in 2 Ebenen einschließlich der angrenzenden Gelenke.
Begleitverletzungen: Schädigungen des Hautweichteilmantels (erst- bis drittgradig offene Frakturen), Nervenläsionen, Gefäßverletzungen.

Therapie:
KONSERVATIV: Alle geschlossenen und erstgradig offenen, nicht dislozierten, stabilen Frakturen werden primär im aufgeschnittenen Oberschenkelgips ruhiggestellt. Dislozierte oder instabile Bruchformen und Frakturen mit gefährdetem Weichteilmantel werden mit einer Kalkaneus-Drahtextension behandelt. Im Rahmen der Extension ist auf einen möglichen *Rotationsfehler* (klinische Diagnose!), sonstige *Achsenabweichung, Distraktion* (Cave: Pseudarthrose!) und einen *Peroneusschaden* sorgfältig zu achten. Nach 3–4wöchiger Extensionsbehandlung ist die Anlage eines Oberschenkel-Liegegipsverbandes möglich. Verbliebene Achsenfehlstellungen können durch Keilung des Gipsverbandes korrigiert werden (Abb. 49-35a, b). Nach weiteren 4 Wochen

kann ein Oberschenkel-Gehgipsverband angelegt werden. Die Dauer der Frakturheilung beträgt ca. 3–4 Monate.
Als therapeutische Alternative bietet sich der *Sarmiento*-Gips an. Es handelt sich um einen Unterschenkel-Gehgipsverband mit einer Kniekappe. Er bietet die Möglichkeit der Kniegelenksmobilisation (s. Kap. 13).
OPERATIV: Absolute Operationsindikationen sind zweit- und drittgradig offene Frakturen, dislozierte Etagenfrakturen, konservativ nicht reponierbare Frakturen, verzögerte Knochenbruchheilung (fehlende knöcherne Konsolidierung nach 4monatiger konservativer Therapie), Unterschenkelbrüche bei Kettenfrakturen und im Rahmen der Pflegeerleichterung polytraumatisierter Patienten.

Osteosyntheseverfahren: Marknagel*), Plattenosteosynthese, Verriegelungsnagel und Fixateur externe. Der Marknagel ist besonders geeignet für die Quer- oder kurze Schrägfraktur im mittleren Unterschenkeldrittel. Nach Marknagelung ist Vollbelastung bei reizlosen Wundverhältnissen schon nach wenigen Tagen möglich. Schrauben- und Plattenosteosynthesen werden angewandt bei Mehrfragment- und Torsionsfrakturen. Die Behandlung mit dem *Fixateur externe* ist indiziert bei zweit- und drittgradig offenen Frakturen, Frakturen mit schweren Weichteilkontusionen, bei Trümmer- und Etagenbrüchen. Häufig ist bei der Anwendung des Fixateur externe ein späterer Wechsel auf ein anderes Verfahren (Plattenosteosynthese, Gips) angezeigt.
Frakturen IM KINDESALTER werden in der Regel konservativ behandelt (s. o.). Etwaige Achsenfehler werden durch das weitere Längenwachstum kompensiert. Eine Operationsindikation besteht jedoch wie beim Erwachsenen bei den zweit- und drittgradig offenen Frakturen sowie bei Frakturen im Rahmen des Polytraumas (Pflegeerleichterung).
Komplikationen: Zu den Frühkomplikationen gehört das Kompartmentsyndrom (s. o.), die Durchspießung der Haut infolge persistierender Achsenfehlstellung und Schäden des N. peroneus. Zu den Spätkomplikationen zählen die verzögerte Knochenbruchheilung, die Pseudarthrose, der Immobilisationsschaden mit Bewegungseinschränkungen im Sprunggelenk und die Arthrose bei bleibenden Achsenfehlern.

Unterschenkelfraktur → Cave: Kompartmentsyndrom!

Isolierte Tibiafraktur:

Pathogenese: Direktes Trauma, häufige Bruchform im Kindesalter.
Formen: Quer- und Drehbrüche.
Klinik: Aufgrund der intakten Fibula nur geringe Instabilität.
Röntgen: (s. Unterschenkelschaftfraktur).
Therapie: Bei achsengerechter Stellung oder nur geringer Dislokation konservative Behandlung durch Oberschenkelgipsverband für 8–12 Wochen. Bei erheblicher Dislokation ist wegen der sperrenden Wirkung der Fibula eine konservative Behandlung wenig erfolgversprechend, daher rechtzeitig operative Versorgung mit Plattenosteosynthese. Postoperativ frühe Mobilisierung, beginnende Belastung jedoch erst nach 4 Wochen, Vollbelastung nach 3–4 Monaten.
Komplikationen: s. o.

Isolierte Fibulafraktur:

Pathogenese: Ausschließlich direktes Trauma, z. B. Tritt gegen Wadenbein beim Fußball.
Klinik: Druckschmerzhafte Weichteilschwellung.
Röntgen: Unterschenkel mit Sprung- und Kniegelenk in 2 Ebenen. In Höhe des proximalen oder mittleren Wadenbeinschaftdrittels häufig Querfraktur mit Biegungskeil.
Differentialdiagnose: Maisonneuve-Fraktur (Sonderform der Sprunggelenksfraktur Typ *Weber* C [s. u.]) sowie knöcherner Ausriß des lateralen Kniegelenkbandapparates aus dem Wadenbeinköpfchen. Beide Verletzungen werden immer durch indirektes Trauma hervorgerufen.
Therapie: Abschwellende antiphlogistische Maßnahmen und ggf. auch Anlage eines Unterschenkel-Zinkleimverbandes.

---
*) s. Kap. 46 (Abb. 46-35).

Distale Unterschenkelstauchungsfraktur (Pilon tibial-Fraktur):

Es handelt sich um Frakturen im Bereich des distalen Unterschenkeldrittels, häufig kombiniert mit einer Impression der Gelenkfläche des distalen Tibiaendes (Abb. 49-36a–c).

Pathogenese: Sie entstehen durch Einstauchung des Sprungbeines in das Tibiaplateau beim Sturz aus größerer Höhe oder auch bei schweren Verkehrsunfällen. Bei diesen Verletzungen handelt es sich um dieselbe Problematik wie beim Schienbeinkopfbruch.

Klinik: Rasch auftretende Weichteilschwellung im Bereich des körperfernen Unterschenkelendes und Sprunggelenkes, Deformität, Druck- und Stauchungsschmerz, sowie schmerzhafte Bewegungseinschränkung im Sprunggelenk.

Röntgen: Sprunggelenk mit Unterschenkel in 4 Ebenen, bei unsicherem Befund Schichtaufnahmen.

Therapie:
OPERATIV: Dislozierte Frakturen mit Gelenkbeteiligung möglichst innerhalb der 8-Stunden-Grenze. Nach anatomisch korrekter Wiederherstellung der Gelenkfläche wird das Repositionsergebnis mit Platten, Schrauben und Drähten gesichert und verbliebene Defekte mit autologer Spongiosa aufgefüllt.

POSTOPERATIV: Eine Woche Liegegipsschale, dann Übungen aus der Schiene, Belastung erst ab der 10.–12. Woche oder Gehgips ab der 3. Woche bis zur 12. Woche.

KONSERVATIV: Nicht dislozierte Frakturen, Frakturen ohne Gelenkbeteiligung sowie dislozierte Frakturen bei allgemeiner und lokaler Inoperabilität. Vorgehen wie beim Unterschenkelschaftbruch.

Komplikationen: Häufig posttraumatische Arthrose auf der Basis eines traumabedingten Knorpelkontusionsschadens oder verbliebener Gelenkinkongruenzen. In diesen Fällen Arthrodese zur Schmerzausschaltung empfehlenswert.

Typische Frakturen des distalen Unterschenkelendes im Kindesalter:

– Traumatische Epiphysenlösung.
– Teilepiphysenlösung mit metaphysärem Fragment (*Aitken* I-Fraktur).

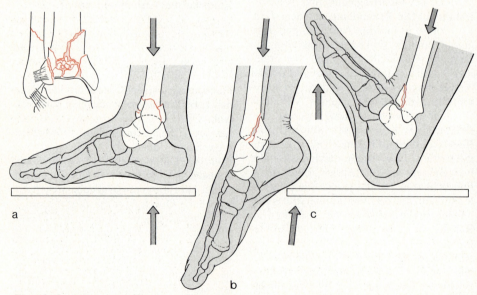

Abb. 49-36 Pathomechanismus und Klassifikation des Unterschenkelstauchungsbruches (*Pilon tibiale*-Fraktur) mit Stauchung in
a) Normalstellung (Typ A mit vorderer und hinterer Kantenabsprengung)
b) Spitzfußstellung (Typ B mit vorderer Kantenabsprengung)
c) Hackenfußstellung (Typ C mit hinterer Kantenabsprengung)

- Teilepiphysenlösung mit epiphysärem Fragment (*Aitken* II-Fraktur).
- Fraktur durch die Epiphysenfuge mit epiphysärem und metaphysärem Fragment (*Aitken* III-Fraktur).
- Kompression der Epiphysenfuge (*Crush*-Verletzung) (s. Abb. 46-47).

Die traumatische Epiphysenlösung und die Epiphysenlösung Typ *Aitken* I des distalen Tibiaendes können fast immer geschlossen in Narkose reponiert werden. Bei *Aitken* II- und III-Frakturen ist eine operative Versorgung der Verletzung erforderlich. Nach anatomisch korrekter Reposition der Fraktur erfolgt eine Stabilisierung mit Schrauben und evtl. *Kirschner*-Drähten. Bei Minimalosteosynthese Ruhigstellung des Sprunggelenkes für 6–8 Wochen im Gipsverband erforderlich. Kreuzen die *Kirschner*-Drähte die Wachstumsfuge, so sind sie nach 3–4 Wochen zu entfernen, um Wachstumsfugenschädigungen möglichst klein zu halten (Abb. s. Kap. 46)

Wadenmuskelriß: (s. Kap. 45).

49.6 Sprunggelenk
(GK 3: 32.11.4; GK 4: 3.26.7)

Unterschieden werden ein *oberes* Sprunggelenk (Articulatio talo-cruralis) und ein *unteres* Sprunggelenk (Articulatio subtalaris).

Oberes Sprunggelenk

Anatomie: Das obere Sprunggelenk ist ein reines Scharniergelenk, gebildet von der Malleolengabel und der Trochlea tali. Innen- und Außenknöchel bilden eine Klammer (Malleolengabel), in der die Talusrolle geführt wird. Die Malleolengabel ist elastisch verbunden durch die hintere und vordere fibulo-tibiale Syndesmose. Wegen der Keilform der Talusrolle (vorne breit, hinten schmal) ist diese elastische Verbindung zwischen Tibia und Fibula Voraussetzung einer freien und dennoch straff geführten Beweglichkeit des Gelenkes.
Bei dorsal flektiertem Fuß sind im oberen Sprunggelenk keine seitlichen Bewegungen möglich, da der breite vordere Talusanteil fest in der Malleolengabel fixiert ist. Bei

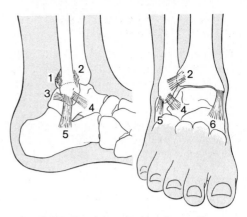

Abb. 49-37 Bandapparat des oberen Sprunggelenkes:
1. Hintere Syndesmose
2. Vordere Syndesmose
3. Lig. fibulotalare posterius
4. Lig. fibulotalare anterius
5. Lig. fibulocalcaneare
6. Lig. deltoideum

plantarflektiertem Fuß wird jedoch der schmale hintere Talusanteil von der Malleolengabel bei erschlaffter Syndesmose weniger fest umklammert. In dieser Situation beruht ein großer Teil der Festigkeit auf den ligamentären Strukturen des Kollateralbandapparates. Dieser setzt sich medial aus dem Lig. deltoideum (Verbindung zwischen Innenknöchelspitze und Taluskörper) und lateral aus dem Lig. fibulo-talare anterius (Außenknöchelspitze und Taluskörper), Lig. fibulo-calcaneare (Außenknöchelspitze und Kalkaneus) und Lig. fibulo-talare posterius (Außenknöchelspitze und Dorsalseite des Talus) zusammen (Abb. 49-37).

Verletzungen im Bereich des oberen Sprunggelenkes

Pathogenese: Der häufigste Unfallmechanismus ist das „Fußumknicken". Es setzt sich aus einer Kombination von Plantarflexion, Supination und Adduktion zusammen. In dieser Stellung sichert das Lig. fibulo-talare anterius die Gelenkführung und zerreißt daher als erstes. Bei größerer Gewalteinwirkung kann auch das Lig. fibulo-calcaneare zerreißen. Forcierte *Supinations-* oder auch *Pronationstraumen* können aber auch knöcherne Verletzungen hervorrufen. Hierbei führt das Supinationstrauma zu Abscherver-

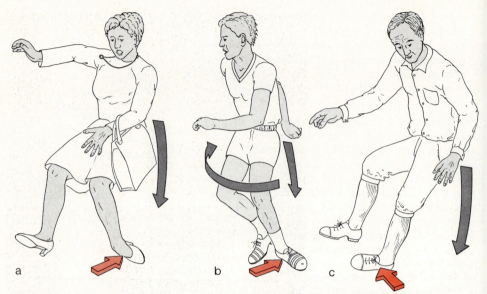

Abb. 49-38 Verletzungsmechanismen im Bereich des oberen Sprunggelenkes:
a) Pronations-Abduktionsverletzung
b) Pronations-Eversionsverletzung
c) Supinations-Adduktionsverletzung

letzungen am Innenknöchel und Bandrupturen oder ossären Bandausrissen am Außenknöchel. Das Pronationstrauma bedingt am Innenknöchel Bandrupturen oder knöcherne Bandausrisse und am Wadenbein Schrägfrakturen unterschiedlicher Lokalisation. Je nach Stärke der Gewalteinwirkung können Zerrungen und Dehnungen des Bandapparates (Distorsion), Bandrupturen und Frakturen entstehen (Abb. 49-38a–c).

Sprunggelenksdistorsion:
Pathogenese: s. o.
Klinik: Schwellung, Bluterguß, Schmerz über dem Außenknöchel, Einschränkung der Bewegungsfähigkeit.
Röntgen: Sprunggelenk in 4 Ebenen (Ausschluß von Frakturen) sowie gehaltene oder gedrückte Aufnahmen zum Ausschluß ligamentärer Instabilitäten.
Therapie: Abschwellende Maßnahmen (feuchte, kühlende Verbände, Hochlagerung sowie Ruhigstellung für einige Tage). Bei leichteren Fällen sofortiger elastischer Stützverband möglich. Bei schwereren Fällen erst nach Abschwellung.
Komplikationen: In der Regel keine.

Sprunggelenksdistorsion: Bandruptur?

Talusluxation (oberes Sprunggelenk):

Pathogenese: s. o. Durch die feste Führung der Malleolengabel sind nur vordere oder hintere Luxationen möglich, seitliche nur bei gleichzeitiger Knöchelfraktur. Das typische Trauma der hinteren Luxation ist die extreme Plantarflexion etwa beim Rückwärtsfallen bei fixiertem Fuß oder Hängenbleiben des Fußes beim Laufsport.

Klinik: Deformität, federnde Fixation, s. u.
Röntgen: Sprunggelenk in 4 Ebenen (Abb. 49-39a, b).

Begleitverletzungen: Bandrupturen, Knorpelverletzungen, Knöchelfrakturen.

Therapie: Sofortige Reposition in Analgesie und Muskelrelaxation. Bei knöchernen Verletzungen und Bandrupturen operative Versorgung. Bei konservativer und operativer Versorgung in jedem Fall Entlastung des Sprunggelenkes für 4–6 Monate (Gehapparat).

Komplikationen: Gefahr der Talusnekrose (Folge traumabedingter Zerstörung der

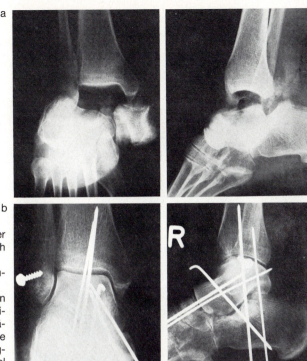

Abb. 49-39 Röntgenbild einer Talusluxation und Zustand nach operativer Versorgung:
a) Talus nach dorso-medial luxiert
b) Regelrechte Gelenkartikulation und Sicherung des Repositionsergebnisses mit temporärer Kirschnerdrahtarthrodese und Fixation der abgesprengten Bänder am Außenknöchel mit Kleinfragment-Kortikalisschraube

Blutversorgung), Arthrose im oberen und unteren Sprunggelenk.

Bandruptur:

Pathogenese: s. o.
Klinik: Hämatom, Schwellung und Druckschmerz über der Außenknöchelspitze und dem lateralen Talusbereich, Bewegungseinschränkung, Schmerz bei Supination.
Röntgen: Sprunggelenk in 4 Ebenen zum Ausschluß knöcherner Verletzungen, erst danach gedrückte und gehaltene Röntgenaufnahmen. Gedrückte Aufnahmen zeigen einen vermehrten Talusvorschub, gehaltene Aufnahmen eine fibularseitig vermehrte Aufklappbarkeit des Gelenkspaltes (Abb. 49-40a, b). Gelegentlich Nachweis eines kleinen Knochenausrisses (knöcherner Bandausriß).
Therapie: Das Ziel ist die Ausheilung der verletzten Strukturen ohne wesentliche Dehiszenz. Bei jüngeren Menschen ist die operative Behandlung und exakte Rekonstruktion durch Bandnaht angezeigt. Sie verkürzt die Behandlungszeit auf 6–8 Wochen. Hierzu dient postoperativ die Anpassung von Spezialschuhen (z. B. Adimed®), die das obere Sprunggelenk für 6 Wochen vollständig immobilisieren. Bei *konservativer Behandlung* Ruhigstellung des Sprunggelenkes mit Unterschenkelgipsverband für 6 Wochen, wobei nach Rückbildung der Weichteilschwellung ein Unterschenkel-Gehgipsverband getragen werden kann. Bei veralteten Bandrupturen müssen plastische Verfahren zur Wiederherstellung der Gelenkstabilität angewandt werden.

Knöchelfrakturen

Pathogenese: s. o.
Formen: Die Einteilung der Frakturen erfolgt nach *Danis* und *Weber* und orientiert sich an den gesetzmäßigen Kombinationsverletzungen des Knochen-Band-Apparates.

Typ A: Die Fibula ist in Höhe des Gelenkspaltes oder distal davon frakturiert. Äquivalente Verletzungen: Zerreißung der fibularen Kollate-

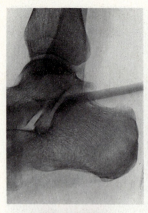
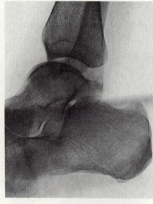

Abb. 49-40 Außenbandverletzung im Bereich des oberen Sprunggelenkes und radiologischer Nachweis in 2 Ebenen:

a) Bei gedrückter Aufnahme deutlich vermehrter Talusvorschub

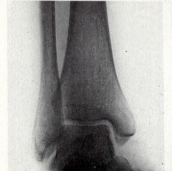
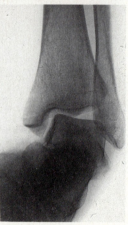

b) Bei gehaltener Aufnahme deutlich vermehrte laterale Aufklappbarkeit des oberen Sprunggelenkspaltes

ralbänder (gedrückte Röntgenaufnahmen!). Diese Verletzung kann mit einer Abscherfraktur des Innenknöchels kombiniert sein. Die Syndesmose, die Membrana interossea und das Ligamentum deltoideum sind immer intakt (Abb. 49-41a).

Typ B: Die Frakturlinie am Außenknöchel verläuft in Höhe der Syndesmose. Es kann zusätzlich eine Abrißfraktur des Innenknöchels bzw. eine äquivalente Ruptur des Ligamentum deltoideum bestehen. Hinzu kommt in ca. 50% eine Zerreißung der vorderen Syndesmose (Abb. 49-41b).

Typ C: Die Frakturlinie am Außenknöchel verläuft oberhalb der Syndesmose. Die Syndesmose ist immer zerrissen. Auch ist die Membrana interossea bis zur Höhe der Fibulafraktur rupturiert. Zusätzlich besteht immer eine Abrißfraktur des Innenknöchels oder eine äquivalente Zerreißung des Lig. deltoideum. Häufig Luxationsneigung.

Eine Sonderform ist die *Maisonneuve*-Fraktur (hohe *Weber*-C-Fraktur mit meist schrägem Frakturlinienverlauf, Längsriß der Membrana interossea und begleitender Innenknöchelfraktur).

Weber-C-Fraktur: Immer Ruptur der Syndesmose!

Bei allen 3 Frakturtypen kann zusätzlich noch ein Abbruch der dorsalen Tibiakante vorliegen, bei der *Weber*-A-Fraktur handelt es sich dabei um eine Abscherfraktur, bei

der *Weber*-B- und C-Fraktur dagegen meist um eine Ausrißfraktur der dorsalen Tibiabasis aus der hinteren Syndesmose (*Volkmann*-Dreieck).
Klinik: Hämatom, Druckschmerz, Deformierung, ggf. Luxationsstellung.
Röntgen: Sprunggelenk in 4 Ebenen.
Begleitverletzungen: Bandrupturen, Weichteilverletzungen bis hin zur offenen Fraktur. Osteochondrale Abscherungen (flake-fracture).
Therapie:
OPERATIV: Alle Frakturen, die mit einer Inkongruenz der Gelenkflächen einhergehen. Bei den bimalleolären Frakturen kommt die Priorität der Reposition der biomechanisch wichtigen Fibula zu. Nur bei regelrechter Fibulalänge paßt das distale Wadenbein in die Incisura tibiae und gewährleistet eine Ausheilung der Syndesmose und Membrana interossea. Die Operation sollte innerhalb der 8-Stunden-Grenze erfolgen.

OP-VERFAHREN: Offene Reposition der Fragmente, Fixation durch Zugschrauben, Platten oder Zuggurtungen. Zuerst wird die Stabilität des Außenknöchels wiederhergestellt. Zerrissene Bänder werden genäht, die gesprengte Syndesmose wird durch Naht fixiert und mit einer Stellschraube gesichert,

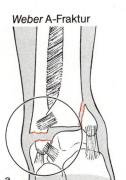
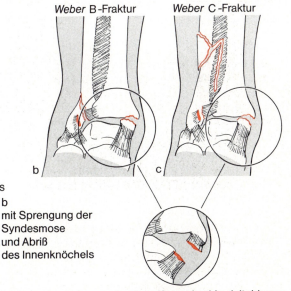

a mit Abscherfraktur des Innenknöchels

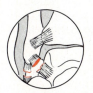

oder Außenbandruptur

b mit Sprengung der Syndesmose und Abriß des Innenknöchels

oder Zerreißung des Lig. deltoideum

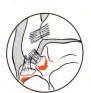

oder knöchernem Bandausriß

c mit Sprengung der Syndesmose, Zerreißung der Membrana interossea und Abriß des Innenknöchels

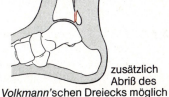

zusätzlich Abriß des *Volkmann*'schen Dreiecks möglich

Abb. 49-41 Einteilung der Sprunggelenksfrakturen nach *Weber*:
a) Außenknöchelfraktur Typ *Weber* A mit Abriß des Innenknöchels
b) Außenknöchelfraktur Typ *Weber* B. Häufig kombiniert mit Syndesmosenruptur, Abriß des hinteren *Volkmann*'schen Dreiecks, des Innenknöchels oder Zerreißung des Lig. deltoideum
c) Außenknöchelfraktur Typ *Weber* C. Immer kombiniert mit Zerreißung der Syndesmose und der Membrana interossea. Häufig kombiniert mit einer Abrißverletzung des *Volkmann*'schen Dreiecks sowie einem Innenknöchelabriß oder einer Zerreißung des Lig. deltoideum

die nach 6 Wochen entfernt werden muß. Das Ziel der Operation ist die übungsstabile Osteosynthese bei anatomisch korrekten Gelenkverhältnissen. Postoperativ kann früh mit aktiver Übungsbehandlung begonnen werden, eine zunehmende Teilbelastung ist ab der 8. Woche zulässig.
KONSERVATIV: Nicht dislozierte Frakturen (Typ *Weber* A) sowie auch dislozierte Frakturen bei allgemeinen und lokalen Kontraindikationen. In diesen Fällen wird nach Reposition der Fraktur das Sprunggelenk im Unterschenkelgipsverband für 8–12 Wochen ruhiggestellt.
Komplikationen: Abhängig vom Ausmaß der Verletzung und der Wiederherstellung der Gelenkkongruenzen. Häufig Arthrose, besonders bei zusätzlicher Abrißfraktur des *Volkmann*-Dreiecks.

Talusfraktur

Pathogenese: Axiale Gewalteinwirkung. Bei forcierter Dorsalflexion oder Plantarflexion des Fußes entstehen Talushalsbrüche.
Klinik: Schwellung, Schmerz, Bewegungseinschränkung.
Röntgen: Sprunggelenk in 4 Ebenen.
Therapie:
KONSERVATIV: Nicht dislozierte Brüche, Ruhigstellung im Gipsverband für 6 Wochen, anschließend weitere Entlastung für 6 Wochen unter Übungsbehandlung.
OPERATIV: Dislozierte Frakturen. Osteosynthese durch Schrauben und *Kirschner*-Drähte, anschließend je nach Osteosyntheseform Ruhigstellung oder frühfunktionelle Behandlung, Entlastung des Sprunggelenkes für 4–6 Monate mit Gehapparat.
Komplikationen: Insbesondere bei dislozierten Frakturen Gefahr der Talusnekrose (gestörte Revaskularisation!), posttraumatische Arthrose im oberen und unteren Sprunggelenk.

Unteres Sprunggelenk

Anatomie: Im unteren Sprunggelenk artikulieren die Fußwurzelknochen, Talus, Kalkaneus und das Os naviculare miteinander. Wichtigste Gelenkfläche ist die Articulatio talo-calcaneare. Der sog. *Tubergelenkwinkel* (Normal 20–40 Grad) ist ein Kriterium für die Formkonstanz des Kalkanus (Abb. 49-42a). Bei Kompressionsfrakturen kann es zur Abflachung bis zur Negativierung (s. u.) dieses Winkels kommen.

Verletzungen im Bereich des unteren Sprunggelenkes

Pathogenese: Luxationen, Bandrupturen oder Frakturen im Bereich des unteren Sprunggelenkes entstehen im Rahmen eines den ganzen Fuß erfassenden Traumas. Überwiegend sind Supinationsverletzungen verantwortlich. Aber auch Achsenstauchungen (z. B. Fenstersturz) können zu Kompressionsfrakturen des Kalkaneus führen.

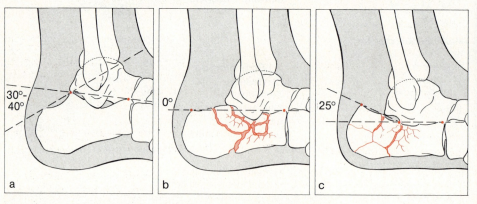

Abb. 49-42 Formen des *Tubergelenkwinkels* bei der Kalkaneusfraktur:
a) Physiologischer Tubergelenkwinkel
b) Abgeflachter bzw. aufgehobener Tubergelenkwinkel
c) Negativer Tubergelenkwinkel

Subtalare Luxationen:

Pathogenese: Umknicken bei Sturz aus großer Höhe. Der Talus bleibt in der Malleolengabel, während der subtalare Fußanteil nach innen-hinten verschoben ist.
Klinik: Deformität, Schwellung, Bewegungseinschränkung.
Röntgen: Sprunggelenk und Fußwurzel in 2 Ebenen.
Therapie: In Vollnarkose zunächst geschlossene Reposition, bei Repositionshindernis operative Versorgung, ggf. temporäre Arthrodese mit Bohrdrähten und zusätzlicher Ruhigstellung für 10–12 Wochen im Gipsverband. Entlastung: 4–6 Monate mit dem Gehapparat.
Komplikationen: Gefahr der Talusnekrose (s. o.) sowie Arthrose.

Kalkaneusfraktur:

Pathogenese: Axialer Stauchungsmechanismus bei Sturz aus großer Höhe (Wirbelsäulenfraktur!). Hierbei preßt sich der harte Talus in den weichen, spongiösen Kalkaneus. Ein Gradmesser für die Schwere der Verletzung ist die Abflachung des Tubergelenkwinkels, der aufgehoben oder negativ sein kann (Abb. 49-42b, c). Indirekte Traumen können zur knöchernen Abrißfraktur der Achillessehne aus dem Kalkaneus führen (Entenschnabelbruch).
Formen: Abrißfraktur der Achillessehne (Entenschnabelfraktur), Spaltbruch und Kompressionsfraktur des Kalkaneus mit Beteiligung der Gelenkfläche. Einteilung nach *Vidal,* I: ohne Beteiligung des USG; II: mit Beteiligung des USG ohne Dislokation; III: mit Zerstörung des USG.
Klinik: Entenschnabelbruch: Äquivalent zur Achillessehnenruptur (s. u.). Spaltbruch und Kompressionsfraktur: Schwellung, Hämatom, Deformität, Bewegungsschmerz, schmerzhafter Zangengriff (Kalkaneuskompression).
Röntgen: Sprunggelenk und Fußwurzel in 2 Ebenen, zusätzlich dorso-plantare Fersenbeinaufnahme.
Therapie:
OPERATIV: Entenschnabelfraktur → Refixation des abgerissenen Knochenfragmentes (Abb. 49-43a).
KONSERVATIV: Kompressions- und Spalt-

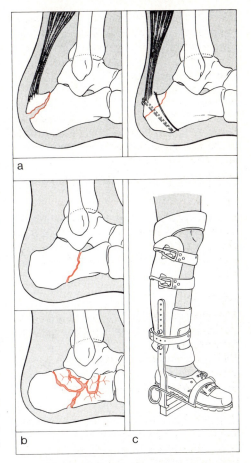

Abb. 49-43 Versorgung bei Kalkaneus-Fraktur:
a) Refixation bei Entenschnabelfraktur
b+c) Orthopädischer Schuh oder Gehapparat n. *Allgöwer* bei Trümmerfraktur

fraktur, da eine Wiederherstellung der Gelenkfläche nicht möglich ist. Nach abschwellenden Maßnahmen (Hochlagerung, kühlende Verbände etc.) frühfunktionelle Behandlung unter Entlastung des Fersenbeines für 12 Wochen (z. B. *Allgöwer*-Gehapparat), später Anpassen von Maßeinlagen und orthopädischem Schuhwerk (Abb. 49-43 b, c).
Komplikationen: Bei ausgedehnten Trümmerzonen mit negativem Tubergelenkwinkel posttraumatischer Plattfuß, Arthrose des unteren Sprunggelenkes. Bei therapieresistenten Beschwerden ggf. subtalare Arthrodese.

Achillessehnenruptur:

Pathogenese: Vorwiegend indirektes Trauma durch forcierte Kontraktion der Wadenmuskulatur. Degenerative Veränderungen sind die Voraussetzung. Nur selten direktes Trauma (Schlag, Stoß) oder Durchtrennung mit scharfem Gegenstand (Schnittverletzung etc.). Die bevorzugten Lokalisationen der Ruptur sind der Übergang des Muskels in die Sehnen und der Ansatz am Fersenbein.

Achillessehnenruptur: In der Regel keine direkte Traumafolge!

Klinik: Subjektives Erlebnis eines reißenden, peitschenhiebartigen Schmerzes (Gefühl des Tritts in die Wade). Schwellung, tastbare Delle im Sehnenprofil (Abb. 49-44), kraftgeminderte Plantarflexion, aufgehobener Zehenstand.
Röntgen: Sprunggelenk in 2 Ebenen zum Ausschluß eines Entenschnabelbruchs.
Therapie: Stets operative Naht der Achillessehne; wenn möglich, d. h. falls vorhanden, unter Verwendung der distal gestielten Sehne des M. plantaris longus im Sinne einer Durchflechtungsnaht. Postoperativ 3 Wochen lang Gipsverband mit geringer Spitzfußstellung und danach für weitere 3 Wochen Gehgipsverband bei Neutralstellung des Sprunggelenkes. Die früher geübte Ruhigstellung in extremer Spitzfußstellung ist heute wegen gesteigerter Thrombosegefahr nicht mehr zu empfehlen. Sportverbot für 3 Monate.
Komplikationen: In der Regel keine.

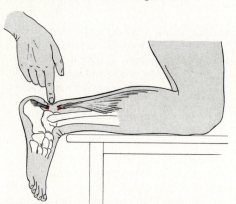

Abb. 49-44 Klinischer Befund bei der Achillessehnenruptur. Tastbare Delle in Höhe der Ruptur.

Sonstige Verletzungen im Bereich der Fußwurzelknochen:

Luxation in der *Chopart*- und *Lisfranc*-Gelenklinie*):

Anatomie: Chopart-Gelenklinie: Gelenk zwischen Taluskopf und Os naviculare einerseits sowie dem Kalkaneus und dem Os cuboideum andererseits. *Lisfranc*-Gelenklinie: Es handelt sich hierbei um die Linie der Artt. tarsometatarsae.
Pathogenese: Fall oder Sturz aus größerer Höhe auf die Fußspitze.
Klinik: Deformierung und federnde Fixation.
Röntgen: Fuß in 2 Ebenen.
Therapie: In Vollnarkose Reposition und Ruhigstellung im Unterschenkelgipsverband für 6 Wochen. Falls geschlossene Reposition nicht möglich, operative Versorgung und Sicherung des Repositionsergebnisses mit temporärer Bohrdrahtosteosynthese sowie zusätzlichem Gipsverband.

Frakturen:

Pathogenese: Kahnbein-, Würfelbein- und Keilbeinfrakturen entstehen als Folgen direkter und indirekter Gewalteinwirkungen.
Klinik: Schwellung, Druck-, Zug- und Stauchungsschmerz, Bewegungseinschränkung (Fersengang).
Röntgen: Fußwurzel in 2 Ebenen.
Begleitverletzungen: Luxationen im Bereich der einzelnen Gelenke.
Therapie: Bei wenig dislozierter Fraktur konservativ, bei stärkerer Dislokation oder zusätzlicher Luxation operativ, dabei anatomisch korrekte Reposition und Stabilisierung des Repositionsergebnisses mit Bohrdrähten oder Schrauben. Ruhigstellung für ca. 6 Wochen im Unterschenkelgipsverband (zwei Wochen Liegegips, 4 Wochen Gehgips).
Komplikationen: Arthrosen, Immobilisationsschäden. Zur Vermeidung eines traumatischen Plattfußes orthopädische Maßeinlagen empfehlenswert.

---

*) *Chopart*- und *Lisfranc*-Gelenklinien sind mögliche Amputationslinien.

49.7 Mittelfuß und Zehen

Mittelfußfrakturen

Pathogenese: Meist direkte Gewalteinwirkung (Quetschung). Bei Metatarsale V-Frakturen meist indirekte Gewalteinwirkung durch forcierte Supination, dabei knöcherner Abriß der Sehnen des M. fibularis brevis.
Formen: Man unterscheidet Quer-, Schräg- und Trümmerfrakturen sowie Brüche im Köpfchen-, Schaft- und Basisbereich.
Klinik: Schwellung und Hämatom über dem Fußrücken, Zug-, Stauchungs- und Belastungsschmerz.
Röntgen: Fuß in 2 Ebenen.
Therapie:
KONSERVATIV: Unverschobene oder nur mäßig dislozierte Frakturen, dabei Ruhigstellung im Unterschenkelgehgipsverband für 4–6 Wochen, später Anpassung von Maßeinlagen.
OPERATIV: Erheblich dislozierte Frakturen sowie Luxationsfrakturen. Osteosynthese durch Kleinfragmentplatten, Zugschrauben oder Spickdrähte. Die Abrißfraktur der Basis des Metatarsale V wird bei ausgedehnter Gelenkbeteiligung mit einer Zuggurtungsosteosynthese stabilisiert. Die häufige Abrißfraktur ohne wesentliche Gelenkbeteiligung kann dagegen konservativ (s. o.) behandelt werden.
Komplikationen: Häufig sekundäre Weichteilkomplikationen, die eine Frühamputation notwendig machen können, ansonsten Gefahr der *Sudeck*-Dystrophie, Plattfuß und Arthrose.

Zehenluxation

Pathogenese: Aufsprung auf die Zehenspitzen oder Hängenbleiben des unbeschuhten Fußes. Dabei kann es zur Luxation in allen Gelenken nach dorsal kommen.
Klinik: Deformität, Bajonettstellung, federnde Fixation, Schmerz.
Röntgen: Vorfuß in 2 Ebenen.
Therapie: Reposition, Fixation der Kleinzehen im *Dachziegelverband*, bei Großzehenluxation Unterschenkelgipsverband für ca. 2 Wochen.

Zehenfrakturen

Pathogenese: Meist direkte Gewalteinwirkung (Fußtritt, Überfahren).
Klinik: Schwellung, Hämatom, Krepitation, Zug- und Stauchungsschmerz.
Röntgen: Vorfuß in 2 Ebenen.
Therapie: Konservativ: Ruhigstellung durch Dachziegelverband oder Unterschenkelgips. Operativ nur bei stärker dislozierten Frakturen der Großzehengrundphalanx. Osteosynthese mit Kleinfragmentplatten, Zugschrauben oder *Kirschner*-Drähten. Anschließende Ruhigstellung für 4–5 Wochen. Bei subungualen Hämatomen sollte durch frühzeitige Trepanation (z. B. Injektionskanüle) Schmerzlinderung bewirkt werden.

50 Knochen- und Gelenkinfekte

50.1 Knocheninfektion (Osteomyelitis) (s. Kap. 7)
(GK 3: 8.2.3; 32.5.2)

Die eitrige Entzündung des Knochens ist eine schwere Erkrankung mit ungünstiger Prognose (chronische Persistenz, Fistelung). Hinsichtlich der Ursache unterscheidet man zwischen einer *endogenen* und einer *exogenen* Form. Während die endogene Form überwiegend hämatogen entsteht, beruht die exogene Form auf posttraumatischen und postoperativen Infektionen.

Endogene Osteomyelitis

Pathogenese: Hämatogene Streuung von einem Herd (Fokus), z. B. Tonsillen, Kieferhöhlen, Zahngranulome, Furunkel, Pyodermie. Die Keime (meist Staphylococcus aureus) gelangen über die A. nutritia in die Metaphysengefäße und embolisieren hier. So entsteht eine septische Metastase im Knochenmark als Ausgangspunkt der Osteomyelitis.

Die endogene Osteomyelitis tritt vorwiegend bei Kindern und Jugendlichen, vereinzelt auch bei Erwachsenen auf. Besonders gefürchtet ist sie bei Säuglingen und Kleinkindern bis zum 2. Lebensjahr, da sie noch keine Epiphysenfuge haben. Hier kann sich die Osteomyelitis von der Metaphyse direkt in die Epiphyse und indirekt (subperiostal) in das benachbarte Gelenk ausdehnen. Bedingt durch die Lyse von Knorpel, Knochenkern und der in Ausbildung begriffenen Epiphysenfuge ist mit schwersten Destruktionen des Gelenks und Fehlwachstum zu rechnen. Im Kindesalter sind neben Staphylococcus aureus auch Streptokokken, Meningokokken und Pneumokokken beteiligt.
Bei Kindern und Jugendlichen zwischen dem 2. und dem 17. Lebensjahr ist die Osteomyelitis vorwiegend in der Metaphyse lokalisiert; es kommt nicht zu einer Mitbeteiligung der Epiphyse. Der Infekt dehnt sich in der Markhöhle aus (Markphlegmone), Wachstumsstörungen sind damit vergleichsweise seltener. Im Erwachsenenalter ist eine endogene Osteomyelitis eine Rarität. Liegt sie dennoch vor, so erfolgt die Ausbreitung diffus, da die Epiphysenlinie nicht mehr als Barriere dient.

> **Osteomyelitis beim Säugling: Ungehemmte Ausbreitung wegen fehlender Epiphysenfugen!**

Verlaufsformen

Zu unterscheiden sind die *akute* und die *chronische* Verlaufsform. Zusätzlich gibt es Sonderformen wie den *Brodie*-Abszeß und spezifische Osteomyelitiden.

Akute endogene Osteomyelitis

Klinik: Sie beginnt mit schwerer Beeinträchtigung des Allgemeinbefindens, Mattigkeit, Fieber bis 40°C, Schüttelfrost. Lokal im Bereich der betroffenen Extremität: Rubor, Calor, Tumor, Dolor, Functio laesa. Oft tastbare Fluktuation im Infektgebiet (Abszeßstadium).
Diagnostik: Massive Leukozytose mit Linksverschiebung, hohe BSG, gelegentlich positive Blutkultur.
Röntgen: Im akuten Stadium nur selten pathologischer Befund nachweisbar, im weiteren Verlauf unregelmäßig konturierte Aufhellung in der Spongiosa, ggf. mit mäusefraßartiger Destruierung der Kortikalis, zarten Verschattungen oder Verdickungen des Periosts (Abb. 50-1).
Therapie: Wird die endogene Osteomyelitis frühzeitig diagnostiziert, behandelt man systemisch mit bakteriziden Breitbandantibiotika (s. Kap. 7). Begleitende Maßnahmen sind Ruhigstellen der Extremität und Bettruhe. Es besteht dann die Aussicht, daß der Infekt ausheilt. Zusätzlich ist die Suche und Sanierung des streuenden Primärherdes obligat.
Liegt bereits eine Osteomyelitis im Stadium der Abszeßbildung vor, d. h. ist eine Fluk-

tuation tastbar, ist die Indikation zur chirurgischen Behandlung gegeben. Diese besteht in der breiten Inzision und Drainage des Eiters aus der Abszeßhöhle. Die Drainage muß an der tiefsten Stelle des Abszesses eingelegt werden, um einen sicheren Sekretabfluß zu gewährleisten. Man sollte sich nicht scheuen, große, ggf. ausgedehnte Inzisionen vorzunehmen, um eine vollständige Sanierung des Herdes zu erreichen.

Osteomyelitis: Ubi pus ibi evacua!

Begleitet wird das chirurgische Vorgehen zunächst durch die prophylaktische Gabe von Breitbandantibiotika, die nach bakteriologischer Austestung des intraoperativ gewonnenen Materials später durch ein spezifisches Antibiotikum ersetzt wird. Bei stark gekammerten Höhlen und unübersichtlichen Markraumverhältnissen ist die Einlage einer Spül-Saugdrainage nach *Willenegger* indiziert (Abb. 50-2). Hierbei kann die Spülflüssigkeit antibiotikahaltig sein. Allerdings liegt die Hauptfunktion der Spülung in der mechanischen Reinigung.
Prognose: Bei rechtzeitiger Erkennung und Behandlung ist eine Restitutio ad integrum möglich. Häufig allerdings – besonders bei der Abszedierung – beobachtet man einen Übergang in die chronische Form.

Chronische endogene Osteomyelitis

Aus einem Fokus heraus wird im Markraum eine septische Metastase gesetzt. Dieser Infektherd *(Nidus)* breitet sich nicht wie bei der akuten Form explosionsartig aus, sondern schreitet langsam fort. Er arrodiert und perforiert die Kortikalis, dehnt sich subperiostal aus, drängt sich zwischen die Muskelfaszien und entleert sich durch die Haut nach außen. Durch die Abszedierung kann es durch Thrombose in der A. nutritia sowie durch Abheben der Periostgefäße zu einer Nekrose in der Kortikalis kommen. Der abgestorbene Knochenbezirk wird auch Sequester genannt. Dieser wird im Rahmen der Selbstheilung vom Organismus mit neugebildetem Knochen umscheidet (= Totenlade). Gelingt es dem Organismus nicht, den Sequester auf diese Weise zu eliminieren, bleibt der Infekt bestehen.
Klinik: Nur geringe Allgemeinerscheinun-

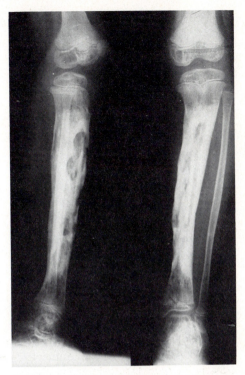

Abb. 50-1 Nativ-Röntgenbilder bei hämatogener Osteomyelitis der Tibia.

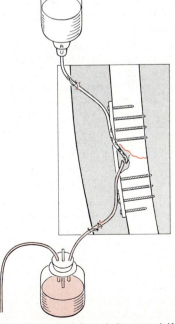

Abb. 50-2 Spül-Saugdrainage nach *Willenegger*.

gen, Temperatur häufig normal bis subfebril. Lokal findet sich eine Fistel, aus der sich eitriges Sekret entleert; diese kann jedoch weit entfernt vom Infektherd gelegen sein.
Diagnostik: Geringe Leukozytose mit mäßiger Linksverschiebung im Differentialblutbild und mäßig erhöhte Blutsenkungsgeschwindigkeit (BSG).
Röntgen: Sklerosierungen als Zeichen der Selbstheilung, durchsetzt mit Aufhellungen, in denen wiederum strahlendichte Knochenteilchen (= *Sequester* oder *Totenlade*) liegen.
Weitere Diagnoseverfahren: Fistelfüllung und Tomographie.
Therapie: Bei Nachweis eines Sequesters Sequestrotomie und Drainage. Offenlassen der Wunde und Heilung per granulationem (s. Kap. 1.4). Nach Abklingen des akuten Entzündungsbildes Ausmuldung des Knochens, sekundäre Spongiosaplastik unter lokalem Antibiotikaschutz mit refobacinhaltigen Knochenzementketten (PMMA-Ketten*). Zusätzlich systemische Antibiotikagabe.

Sonderformen der Osteomyelitis

Brodie-Abszeß
Pathogenese: Wenig infektiöse Keime. Bei guter Abwehrlage des Organismus kommt es zur lokalen Begrenzung des Entzündungsherdes. Durch sklerosierende Spongiosa wird die septische Metastase abgekapselt.
Klinik: Oft geringe Symptome, gelegentlich nächtliche Schmerzen in befallenen Skelettabschnitten.
Röntgen: Umschriebener Rundherd im Bereich der Metaphyse.
Differentialdiagnose: Knochenzysten oder Tumoren.
Therapie: Operative Freilegung und Entfernung des Herdes, histologische und bakteriologische Untersuchung. Nach Abklingen des lokalen Entzündungsbildes Auffüllen mit autologer Spongiosa, evtl. Einlage von PMMA-Ketten.

---

*) Knochenzementketten bestehen aus Kugeln, die auf einem chirurg. Draht aufgereiht sind. Zus. d. Kugeln: Methylmethacrylat-Copolymer + Gentamycinsulfat = Refobacin®) + Zirkonium (IV)-oxid (= Rö.-Kontrastmittel).

Osteomyelitis tuberculosa (s. Kap. 7)
Pathogenese: Hämatogene Aussaat bei Lungentuberkulose, meist in die Wirbelkörper, aber auch in die Metaphysen großer Röhrenknochen (proximaler und distaler Femur).
Klinik: Meist überlagert von den Erscheinungen der Grundkrankheit (dezente Knochensymptomatik). Gelegentlich in den befallenen Skelettabschnitten uncharakteristische, nächtliche Schmerzen.
Röntgen: Meist unabgegrenzte Aufhellung mit zirkumskripter Spongiosa-Rarifizierung. Manchmal ist die Kortikalis hochgradig verdünnt.
Differentialdiagnose: Brodie-Abszeß, Knochentumoren, Hyperparathyreoidismus (braune Tumoren), Knochenzysten.
Therapie: Bei larvierter, unkomplizierter Form und bei Erhaltung der Tragfähigkeit des Skelettabschnittes systemische Behandlung der Grundkrankheit. Bei drohender Instabilität oder komplizierten Formen Ausräumung des Herdes, Auffüllung des Defektes, ggf. Saugspüldrainage neben der Behandlung der Grundkrankheit.
Komplikationen:
1. Perforation des tuberkulösen Herdes in benachbarte Gelenke (Gelenkempyem).
2. Wirbelkörperdestruktion mit Absenkung des Exsudates entlang dem M. iliopsoas in die Leistenbeuge (Senkungsabszeß, ggf. Querschnittsymptomatik).
3. Vom Knochen ausgehende Abszedierung in die benachbarten Weichteile (kalter Abszeß).

Osteomyelitis luetica (s. Kap. 7)
Pathogenese: Infektion des Knochens durch Treponema pallidum im Rahmen einer Neugeborenen-Lues.
Klinik: Pseudoparalysis infantum im Bereich der Wachstumsfugen. Später überwiegend als Periostitis syphilitica an der Medialseite der Tibia. Tastbare Rauhigkeit in dieser Region.
Röntgen: „Hahnenkamm"-Kortikalis (*Weinberger*-Zeichen).
Therapie: Behandlung der Grundkrankheit mit guter Aussicht auf Erfolg.

Osteodystrophia deformans Paget (Morbus Paget)
Pathogenese: Unklare Ätiologie, fragliche Entzündung. Es findet sich eine vermehrte Knochenapposition bei gesteigertem Knochenabbau. Betroffen sind vor allem Patienten jenseits des 50. Lebensjahres.
Klinik: Uncharakteristische Schmerzen, Überwärmung der Haut über der befallenen Region, Zunahme des Schädelumfanges, löwenkopfartige Verformung des Kopfes (facies leontina), zunehmende Schwerhörigkeit durch Veränderung des Mittel- und Innenohrskelettes. Skelettverände-

rungen mit statischen Beschwerden, Spontanfrakturen.
Röntgen: Zum Teil massive, strähnige Verbreiterung der Kortikalis bis zur Sklerosierung des gesamten Knochens (Abb. 50-3).
Labor: Erhöhung der alk. Phosphatase, vermehrte Ausscheidung von Hydroxyprolin im Urin.
Therapie: Symptomatisch. Eine ursächliche Therapie ist nicht bekannt. Die Frakturen werden nach den bekannten Verfahren behandelt.

Exogene Osteomyelitis

Postoperative und posttraumatische Knochenentzündung.
Pathogenese: Die Erreger dringen von außen in den Knochen ein, entweder durch eine unfallbedingte Wunde oder über eine chirurgische Freilegung. Die Keime breiten sich vorwiegend im Wundgebiet, in Seromen, Hämatomen und je nach Schweregrad auch im kontusionierten Weichteilgewebe aus. Daher ist die Kontusion auch ohne Eröffnung der Haut als potentiell infiziert anzusehen. Ausgedehnte Weichteilquetschungen, von der Blutzirkulation abgetrennte Knochenfragmente, Fremdkörper (z. B. Splitter von Explosivkörpern), bieten dem Infekt die Möglichkeit zur raschen Progredienz. Besonders gefährdet sind Regionen mit verminderter Durchblutung. Systemerkrankungen (z. B. Diabetes mellitus, Arteriosklerose), Abwehrschwächen (z. B. durch Steroide, Zytostatika oder immunsuppressive Therapie bei Transplantationspatienten) disponieren zu Infekten. Eine weitere wichtige Ursache sind ungenügend ruhiggestellte Frakturen. Haupterreger sind Staphylococcus aureus, Proteus, Escherichia coli, Pyocyaneus sowie andere Hospitalkeime. Hinsichtlich des Verlaufes werden auch hier 2 Formen unterschieden: die akute und die chronische Verlaufsform.

Akute exogene Osteomyelitis

Klinik: Rasches Auftreten von Rötung, Schwellung, Überwärmung, Schmerz, evtl. Fluktuation und Fieberanstieg.
Labor: Leukozytose, BSG-Erhöhung.
Röntgen: Zunächst kein pathologischer Befund.
Therapie: Eröffnung der Wunde, Ausschneidung des nekrotischen Materials (Dé-

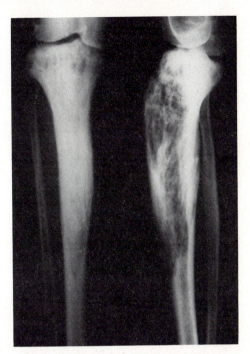

Abb. 50-3 Nativ-Röntgenaufnahme bei Morbus Paget der Tibia.

bridement), Drainage, ggf. Spül-Saugdrainage, lokale Antibiotika-Applikation durch PMMA-Ketten. Gezielte systemische Antibiotikatherapie.

Exogene Osteomyelitis: Die häufigsten Erreger sind Hospitalkeime

Chronische exogene Osteomyelitis

Pathogenese: Hierbei kann es sich um die unvollständige Ausheilung einer akuten Form mit chronischer Fistelung handeln. Andererseits sind primär chronische Formen möglich, die im Vergleich zur akuten Form larviert verlaufen.
Klinik: Geringe Allgemeinsymptomatik, lokale, nur intermittierend sezernierende Fistel. Labor: Leukozytose, BSG-Erhöhung.
Röntgen: Periostale Auflagerungen, Osteolysen, Sequesterbildung, Verdickung der Knochenstruktur, oft „Totenladen". Liegt der Infekt in einem Frakturbereich, besteht nicht selten eine Infektpseudarthrose (Abb. 50-4).

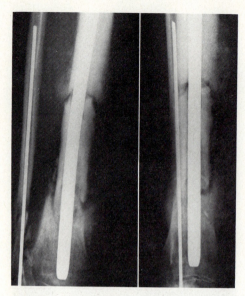

Abb. 50-4 Nativ-Röntgenbild einer chronischen Osteomyelitis mit Sequesterbildung bei Zustand nach mit Marknagel versorgter Unterschenkeletagenfraktur.

Therapie: Überwiegend chirurgisch: Ausschneiden der Fistel, Entfernung des gesamten nekrotischen Gewebes. Sequestrotomie. Bei instabiler Bruchform suffiziente Stabilisierung der Fraktur, insbesondere durch Fixateur externe. Bei Abszedierung im Markraum Spül-Saugdrainage. Nach Abklingen der akuten Entzündungszeichen Ausmuldung des Knochendefektes, Auffüllen mit autologer Spongiosa und Einlage von PMMA-Ketten (Abb. 50-5). Zusätzlich kurzfristige, hochdosierte Gabe ausgetesteter Antibiotika. Liegt im Bereich des Infektes Osteosynthesematerial, so ist dieses bei Stabilität der Fraktur zu belassen. Bei instabilen Frakturverhältnissen sollte es entfernt und durch eine andere Form der Stabilisierung ersetzt werden.

50.2 Gelenkinfektionen

Die Infektion eines Gelenkes wird auch als Gelenkempyem bezeichnet, wenn sie auf das artikuläre Gewebe beschränkt bleibt.
Pathogenese: Der wichtigste Infektionsweg ist die exogene Kontamination durch unfallbedingte oder iatrogene Eröffnung des Gelenkes (Operation) sowie durch Punktion. Weiterhin gibt es fortgeleitete exogene Infektionen, z. B. Übergreifen von Phlegmonen, Panaritien, gelenknahen Osteomyelitiden (s. Kap. 7).

Selten sind hämatogene Gelenkinfektionen, z. B. im Rahmen einer Allgemeininfektion (Lues, Tbc, Gonorrhoe, Sepsis).

Beim Gelenkempyem ist zunächst nur die Synovialis betroffen. In der Gelenkflüssigkeit vermehren sich die Erreger rasch. Die Infektion steigert die Produktion der Synovialflüssigkeit; es kommt zu einem Erguß. Schreitet die Entzündung fort, so breitet sich der Infekt in tiefere Gewebsschichten mit Beteiligung paraartikulärer Strukturen

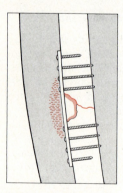

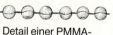

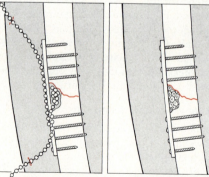

Abb. 50-5 Therapeutisches Prinzip bei chronischer Osteomyelitis:

a) Chronische Osteomyelitis mit Totenlade und periostaler Auflagerung

Detail einer PMMA-Kette

b) Ausmuldung des Herdes und Einlage einer PMMA-Kette

c) Zustand nach Kettenentfernung und Auffüllung mit Spongiosa

(Kapselbandapparat und umgebende Weichteile) aus. Es resultiert eine Panarthritis.

Verlaufsformen

Es wird zwischen der *akuten* und *chronischen* Form des Gelenkinfektes unterschieden.

Akuter Gelenkinfekt

Klinik: Ergußbildung, Überwärmung, Rötung, starker Ruheschmerz, hochseptische Fieberschübe, schwere Allgemeinerscheinungen.
Labor: Leukozytose und BSG-Erhöhung.
Röntgen: Häufig kein pathologischer Befund; Erweiterung des Gelenkspaltes infolge des Ergusses möglich.
Weitere Diagnostik: Gelenkpunktion und bakteriologischer Abstrich.
Therapie: Gelenkpunktion und ausgiebige Spülung der Gelenkhöhle. Bei schweren und persistierenden Infektionen Anlage einer Spül-Saugdrainage. Ruhigstellen der Extremität oder passagere Arthrodese durch äußeren Spanner (selten). Gelegentlich ist auch eine Synovektomie indiziert.
Prognose: Bei frühzeitigem Therapiebeginn ist die Prognose gut, Funktionsminderungen sind nur selten zu erwarten. Schwere verschleppte Verlaufsformen mit ausgeprägter Panarthritis gehen immer mit einer völligen Zerstörung des Gelenkes einher.

Chronischer Gelenkinfekt

Pathogenese: Bei guter Abwehrlage des Organismus und wenig virulenten Keimen kann eine chronisch larvierte, blande Form der Gelenkinfektion resultieren.
Klinik: Chronisch rezidivierende Ergüsse, subfebrile Temperaturen, geringe Beschwerden.
Labor: Mäßige Leukozytose und geringe BSG-Erhöhung.
Röntgen: Verschmälerung des Gelenkspaltes, unregelmäßige Konturierung des Gelenkknorpels, subchondrale Sklerosierungsleisten mit Sklerosierung benachbarter Spongiosaregionen.
Differentialdiagnose: Arthrose, chronisch degenerative Veränderungen.
Therapie: Punktion des Gelenkes, ggf. Spül-Saugdrainage. Ruhigstellung des Gelenkknorpels der Synovialis. Bei chronisch persistierendem Infekt Resektion des Gelenkes und Arthrodese.

51 Chirurgie der Hand (GK 3: 32.10.4; GK 4: 3.26.11)

51.1 Allgemeine Prinzipien

Die Behandlung von Verletzungen und Erkrankungen der Hand verfolgt das Ziel, ihre spezifische Funktion als differenziertes Greif- und Tastorgan wiederherzustellen oder zu erhalten. Die Vielzahl der auf engstem Raum zusammengedrängten Strukturen erfordert genaue Kenntnisse der morphologischen und funktionellen Anatomie der Hand. Unsachgemäße Erstversorgung führt oft zu irreparablen Schäden und macht sekundäre Rekonstruktionen schwierig oder unmöglich. Darum sind die Kenntnisse der Grundprinzipien der Handchirurgie für den praktisch tätigen Arzt unerläßlich.

I. Untersuchung

Untersuchungsgang:

1. Anamnese: Beruf, Alter, vorbestehende Verletzungen und Erkrankungen, Unfallmechanismus.

2. Inspektion: Hautfarbe, Hautfältelung, Beschwielung, Arbeitsspuren, Muskelatrophien.

3. Funktionsprüfung:

– Nerven

a) *Sensibilität:* 2-Punkte-Diskrimination im Ausbreitungsgebiet von N. medianus, N. ulnaris und N. radialis. (Normalwert auf der Beugeseite der Finger: 2–10 mm.) Aufleseprobe und *Hoffmann-Tinel*-Zeichen (elektrisierende Mißempfindung bei Beklopfen eines verletzten peripheren Nerven), *Ninhydrintest* zum Nachweis von Schweißsekretionsstörungen.

b) *Motorik:* Natürliche Greifformen der Hand (Grob-, Spitz-, Haken- und Schlüsselgriff) (Abb. 51-1 a–d).
Zu beachten ist die Verletzungshöhe:
LÄHMUNG DES N. MEDIANUS: Bei Verletzung in Höhe des Oberarmes: *Schwurhand*, bei Verletzung über dem Handgelenk: Verlust der Daumenopposition.
LÄHMUNG DES N. ULNARIS: Unabhängig von der Lokalisation der Nervenverletzung: *Krallenhand* mit Überstreckung der Fingergrundgelenke (Störung des Muskelgleichgewichtes!).
LÄHMUNG DES N. RADIALIS: Bei Verletzung in Höhe des Oberarmes: *Fallhand*. Bei Verletzungen im Unterarmbereich: Ausfall der Streckung der Langfinger sowie gestörte Motorik der Fingergrundgelenke und des

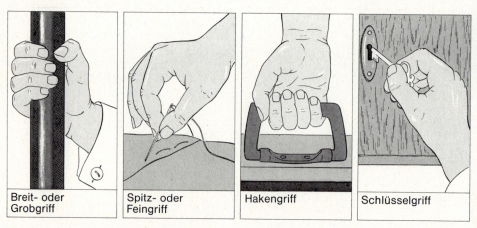

| Breit- oder Grobgriff | Spitz- oder Feingriff | Hakengriff | Schlüsselgriff |

Abb. 51-1 Natürliche Greifformen der Hand.

Daumengelenkes. Sicherung der Nervenverletzung durch EMG.

– **Sehnen**

a) *Beugesehnen der Langfinger*
DURCHTRENNUNG DER OBERFLÄCHLICHEN BEUGESEHNE: Fehlende Beugung im Mittelgelenk bei Fixierung der übrigen Langfinger in Streckstellung (Ausschaltung der tiefen Beugesehnen) (Abb. 51-2a).
DURCHTRENNUNG DER TIEFEN BEUGESEHNE: Fehlende Beugung im Fingerendgelenk bei Fixation des Grund- und Mittelgelenkes in Streckstellung (Abb. 51-2b).

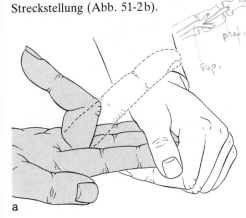

a

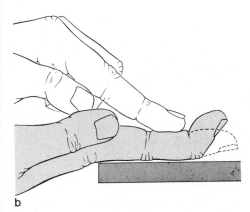

b

Abb. 51-2 Funktionsprüfung der Langfingerbeugesehnen:
a) Oberflächliche Beugesehne: Fixierung der benachbarten Langfinger in Streckstellung, bei Insuffizienz der oberflächlichen Beugesehne fehlende Beugung im Mittelgelenk
b) Tiefe Beugesehne: Fixation des Grund- und Mittelgliedes in Streckstellung, bei Durchtrennung der tiefen Beugesehne fehlende Beugung im Endgelenk

DURCHTRENNUNG DER OBERFLÄCHLICHEN UND TIEFEN BEUGESEHNE: Ausfall der Fingerbeugung im Mittel- und Endgelenk (Beugung im Grundgelenk erfolgt durch die Mm. interossei und lumbricalis).

b) *Beugesehnen des Daumens*
DURCHTRENNUNG DER LANGEN BEUGESEHNE: Ausfall der Beugung im Endgelenk.
DURCHTRENNUNG DER KURZEN BEUGESEHNE: Unvollständige Beugung im Grundgelenk.

c) *Strecksehnen der Langfinger*
DURCHTRENNUNG PROXIMAL DES CONNEXUS INTERTENDINEUS: Geringer Streckausfall im Grundgelenk. Die Juncturae tendineae können einen Teil der Streckung des Fingers übernehmen. Nur bei Durchtrennung mehrerer Strecksehnen zunehmender Streckausfall auch im Grundgelenk.
DURCHTRENNUNG IN HÖHE DES GRUNDGELENKES: Der Finger kann im Grundgelenk aktiv nicht gestreckt werden.
DURCHTRENNUNG IM BEREICH DES GRUND- UND MITTELGELENKES: Streckung im Mittelgelenk aufgehoben, Streckung im Endgelenk häufig möglich. Bei Durchtrennung des Strecksehnen-Mittelzügels über dem Mittelgelenk kommt es zum seitlichen Abrutschen der zum Endglied ziehenden Strecksehnen-Seitenzügel. Die Folgen sind Überstreckung des Endgelenkes und Beugung im Mittelgelenk *(Knopflochdeformität)* (Abb. 51-3b).
DURCHTRENNUNG IN HÖHE DES ENDGLIEDES: Aktive Streckung im Endgelenk nicht möglich (Abb. 51-3c).

d) *Strecksehnen des Daumens*
DURCHTRENNUNG DER LANGEN STRECKSEHNE: Fehlende oder kraftlose Streckung des Daumenendgelenks.
DURCHTRENNUNG DES ABDUCTOR POLLICIS LONGUS: Fehlende Abduktion des Daumens in der Hohlhandebene.
DURCHTRENNUNG DES ABDUCTOR POLLICIS BREVIS: Fehlende Opposition des Daumens (Differentialdiagnose: *Medianuslähmung*).

– **Gefäße** (Durchblutung)

a) Hautfarbe,
b) Pulse,
c) Hauttemperatur,
d) *Allen*-Test.

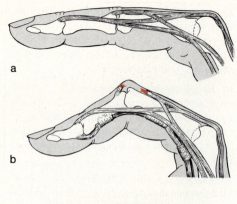

Abb. 51-3 Anatomie der Langfingerstrecksehnen und ihre typischen Verletzungen:
a) Anatomie
b) *Knopflochdeformität* bei isolierter Durchtrennung des Strecksehnenmittelzügels in Höhe des Mittelgelenkes
c) Aktive Streckhemmung im Endgelenk bei Abriß der Strecksehne in Höhe des Endgliedes

– Messung der Gelenkbeweglichkeit und Stabilität

4. *Röntgenuntersuchung:* Standardebene, evtl. Spezialaufnahmen (z. B. Serie des Os naviculare*), Tomographie und Arthrographie).

Handchirurgie: Ohne sichere Diagnose keine Therapie

II. Operation

1. *Anästhesie:* Ständige Schmerzausschaltung und ggf. Aufhebung der Willkürmotorik müssen gewährleistet sein. Für den überwiegenden Teil handchirurgischer Operationen sind Leitungsanästhesien zu bevorzugen. Die gebräuchlichsten Formen (s. a. Kap. 1.3.1):
– OBERST-LEITUNGSANÄSTHESIE: Nur geeignet bei Bagatellverletzungen der Finger.

*) PNA: Os scaphoideum.

Beachte: Das Lokalanästhetikum darf *kein* Adrenalin enthalten.

Am Finger kein adrenalinhaltiges Lokalanästhetikum!

– MITTELHANDBLOCK: Bei grundgelenksnahen Verletzungen der Hand.
– SELEKTIVE BLOCKADE von N. medianus, N. radialis und N. ulnaris.
– AXILLÄRE UND SUBAXILLÄRE PLEXUSANÄSTHESIE (gebräuchlichste Form).
– SUPRAKLAVIKULÄRE PLEXUSANÄSTHESIE: Sie darf nie doppelseitig angelegt werden, da Gefahr von Pneumothorax und Phrenikusparese besteht. Keine Anwendung bei Lungenfunktionsstörungen (z. B. nach Lungenresektion, Thorakoplastik etc.).

2. *Blutsperre:* Ein nicht blutendes Operationsfeld ist die Voraussetzung zur Identifizierung und Versorgung der anatomischen Strukturen unter Vermeidung iatrogener Schäden.

Handchirurgie ohne Blutsperre gleicht einer Uhrreparatur im Tintenfaß!

Blutsperre am Oberarm: Ausstreichen des erhobenen Armes nach proximal, Aufblasen einer Blutdruckmanschette auf 250–300 mm Hg; sie darf max. 2 Std. belassen werden.
Blutsperre am Finger: Gummizügel; muß nach 15 min aufgehoben werden.

3. *Instrumentarium:* Nur feinste Instrumente erlauben eine ausreichende Schonung des Gewebes. Verwendung von nicht-quellendem, atraumatischen Nahtmaterial der Fadenstärke 4/0–8/0.

4. *Operationstechnik:* Die *Schonung des Gewebes* ist oberstes Prinzip. Auch der feinste Pinzettendruck schädigt das Gewebe und führt zu Verwachsungen. Jedes unnötige Tupfen ist zu vermeiden. Feuchthalten und Säuberung des Gewebes durch Spülen mit Ringer-Lösung. Verwendung von Haltefäden zum Offenhalten der Wunde (keine Haken!). Möglichst *sparsame Wundausschneidung.*

Handchirurgie: atraumatisches Operieren!

51.2 Spezielle Handchirurgie

51.2.1 Verletzungen

I. Offene Handverletzungen

Häufigste Verletzungsform der Hand; sie kann von der kleinen Schnittwunde, über ausgedehnte Quetschungen, bis hin zur Amputation reichen. Jede offene Handverletzung bedarf der sofortigen chirurgischen Versorgung. Quetsch- und Kombinationsverletzungen erfordern ein differenziertes Vorgehen, wobei die primäre Wundheilung im Vordergrund steht. Sie ist die Voraussetzung für sekundäre Rekonstruktionen. Die Haut muß in jedem Fall durch eine spannungsfreie Naht vollständig verschlossen werden, ggf. mit Hilfe plastisch-chirurgischer Maßnahmen.

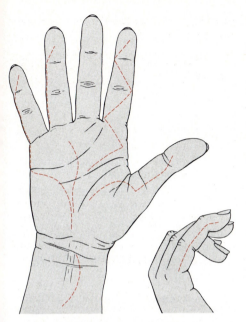

Abb. 51-4 Typische Schnittführungen an der Hand und den Fingern.

Vorgehen:
Exemplarisch für alle Formen der Handverletzung bietet sich hierbei folgendes Vorgehen an:
1. Prüfung der Sensibilität.
2. Prüfung der Motorik.
3. Prüfung der Durchblutung.
4. Röntgenaufnahmen.
5. Unter sterilen Bedingungen Inspektion der Wunde (Notverband erst im OP entfernen!).
6. Anästhesie (erst nach der Diagnose!).
7. Desinfektion und sterile Abdeckung.

Voraussetzung erfolgreicher Handchirurgie sind *adäquate Zugangswege.* Verletzungen an der Hand verlangen häufig *zusätzliche Inzisionen,* um ein übersichtliches Operationsfeld zu schaffen. Keine Angst vor Hilfsschnitten; sie sind immer besser als blindes Stochern in der Wunde! Die *Schnittführung* erfolgt *in Richtung der Spaltlinien der Haut* oder parallel zu den Gelenkfalten. Sie dürfen diese nur in einem spitzen Winkel (max. bis 60 Grad) kreuzen (Abb. 51-4). Verboten sind Schnitte, die die Spaltlinien der Haut oder Gelenkfalten senkrecht kreuzen sowie alle Schnitte mit Durchtrennung der Interdigitalfalten (Narbenkontrakturen!).

Operieren ohne exakte Diagnose ist wie Segeln ohne Kompaß!

Operative Versorgung (s. a. Kap. 1.4)
Sorgfältige Wundtoilette mit Entfernung verschmutzter und devitalisierter Gewebsanteile. Keine oder nur sparsame Wundrandexzision (Gefährdung des Wundverschlusses!). Bei glatter Durchtrennung von Sehnen, Nerven und Gefäßen werden diese nach Möglichkeit durch primäre Naht sofort versorgt (einzeitiges Vorgehen). Bei schweren Quetschverletzungen mit ausgedehnten Weichteilschäden und Kombinationsverletzungen müssen Gefäße, Knochen (einfache Osteosynthesen mit *Kirschner*-Drähten), Haut und – nach Möglichkeit – Strecksehn-

Handchirurgie: Cave Narbenkontraktur durch falsche Schnittführung!

III. Nachbehandlung

Nur durch eine der Verletzung oder der Erkrankung angemessene Nachbehandlung kann der Operationserfolg gesichert werden. Sie ist in ihrer Bedeutung der Operation gleichwertig (s. Kap. 14).

nen sofort versorgt werden. Eine *Sekundärversorgung* ist im Prinzip möglich für Beugesehnen und Nerven (zweizeitiges Vorgehen). Beim schweren Weichteilschaden mit der Gefahr einer Superinfektion sollen Antibiotika immer systemisch appliziert werden. Eine lokale Anwendung von Antibiotika führt zur zusätzlichen Gewebeschädigung.

Bei Weichteiltraumen: Antibiotika nicht lokal → Gewebeschädigung!

Verschluß des Hautdefektes:

Ist bei großen Hautdefekten die direkte Vereinigung der Wundränder durch Naht nicht möglich, sind Hautplastiken erforderlich. Die Art der Hautplastik richtet sich nach Lokalisation, Ausdehnung und Tiefe des Defektes. Zur Verfügung stehen (s. a. Kap. 10):

1. *Freie Hauttransplantate:*
   a) Fettfreie Vollhauttransplantate,
   b) Spalthauttransplantate,
   c) Maschentransplantate (Mesh-graft).
2. *Gestielte Hautplastiken:*
   a) Nahlappenplastik,
   b) Fernlappenplastik.
3. *Lappentransplantation* mit mikrovaskulärem Gefäßanschluß.

Kein Hautverschluß unter Spannung!

Im einzelnen finden folgende Hauttransplantate in der Handchirurgie Verwendung:

Freie Hauttransplantate: Sie sind nur dort indiziert, wo das Subkutangewebe erhalten ist oder auf das Subkutangewebe verzichtet werden kann. *Spalthaut*transplantate finden vorzugsweise Anwendung auf der Streckseite der Hand oder zur temporären Deckung von Hautdefekten an der Beugeseite. *Maschen*transplantate (Mesh-grafts) eignen sich zur Deckung großflächiger Defekte (Verbrennungen) und zur temporären Deckung bei schlechtem Transplantatlager.

Gestielte Hautplastiken und *Lappentransplantationen* sind immer bei freiliegenden Strukturen wie Sehnen, Knochen, Nerven und Gefäßen erforderlich. Am gebräuchlichsten sind folgende Formen der Lappenplastik:

NAHLAPPENPLASTIKEN:
1. *Verschiebelappen* und
2. *Rotationslappen:* Beide geeignet zum Verschluß kleinerer Defekte bei gut verschieblicher Haut.
3. *Z-Plastik:* Bei senkrecht die Beugefalten des Fingers kreuzenden Wunden oder Narbenkontrakturen (Abb. 51-5a).
4. *VY-Plastik:* Anwendung bei Fingerkuppenamputation (Abb. 51-5b).

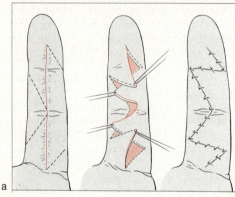
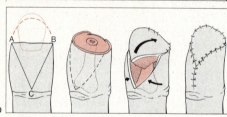
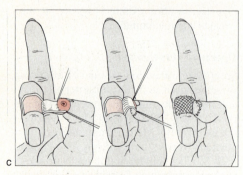

Abb. 51-5 Nahlappenplastiken:
a) Z-Plastik
b) VY-Plastik – (Strecke A–C muß immer länger sein als Strecke A–B = Länge des Defektrandes).
c) Crossfingerplastik

5. *Cross-Finger-Plastik:* Defekte der Fingerbeugeseite werden durch gestielte Hautlappen von der Streckseite des Nachbarfingers gedeckt. Der Defekt der Streckseite wird durch ein Spalthauttransplantat verschlossen (Abb. 51-5c).

FERNLAPPENPLASTIKEN:
1. *Muff-Plastik:* Geeignet für die Deckung von Skelettierungsverletzungen der Hand und der Finger.
2. *Gestielte Lappen:* Hautlappen von Bauchwand, Oberarm, Thorax oder Leiste.
3. *Sonderformen:* Lappen mit axialem Gefäßstiel und mikrovaskulärem Gefäßanschluß. Dieselbe Indikationsstellung wie für die übrigen Fernlappenplastiken. Die gebräuchlichsten Lappen sind: Leistenlappen, delto-pektorale Lappen, hypogastrische Lappen.

II. Sehnenverletzungen

Allgemeines: Für die Heilung einer Sehnennaht oder das Einheilen eines Sehnentransplantates muß das gefäßführende Bindegewebe aus der Umgebung an die Nahtstelle herantreten. Es entstehen somit immer mehr oder weniger ausgeprägte Verwachsungen zwischen Sehnenoberfläche und Gleitlager, die ein Gleiten der Sehnen einschränken oder verhindern. Das Ausmaß dieser Verklebungen ist bestimmt durch:
a) Die lokale Gewebezerstörung (Quetschung, Hautdefekt, Infektion u. ä. m.),
b) Die Distanz zwischen den Sehnenstümpfen und ihre Zugbelastung,
c) Die Lokalisation der Verletzung. Im Sehnenscheidenbereich der Finger, dem sog. „Niemandsland", besteht das gefäßführende Gewebe aus 2 Synovialschichten. Die Gefäße erreichen die Sehnen über *Vinculae* – feine bindegewebige Bänder, die von den Phalangen zu den Sehnen ziehen – und die teilweise nach Durchtritt durch die oberflächliche Beugesehne die tiefe Beugesehne erreichen und sie ernähren (Abb. 51-6a, b). Zerreißung der Vinculae oder Resektion der oberflächlichen Beugesehne führen zu einer partiellen Sehnennekrose und damit zu Wundheilungsstörungen.

Ausgedehnte Sehnenverwachsungen können nur durch ein frühzeitiges Gleiten der Sehnen vermieden werden. Die Frühmobilisation der Sehne setzt aber voraus, daß eine Zugbelastung auf die Nahtstelle ausgeschlossen ist. Hierzu eignet sich die Schienung nach *Kleinert* (s. u.).

1. Beugesehnenverletzung

Die Voraussetzung für eine erfolgreiche Therapie ist auch hier die exakte Diagnose. Sie muß vor der Operation gestellt werden und keinesfalls intraoperativ nach den „vorgefundenen Umständen"! Insbesondere bei Verletzungen mehrerer Sehnen besteht die Gefahr, Schäden zu übersehen oder falsche Sehnenstümpfe miteinander zu vereinigen. Hilfsschnitte sind fast immer erforderlich, da sich Sehnenstümpfe weit zurückziehen können. Das „Fischen" nach Sehnenstümpfen mit Faßzangen und Klemmen ist streng verboten. Sehnen und Sehnenlager dürfen möglichst nicht berührt werden. Die Nahttechnik richtet sich nach der Lokalisation der Verletzung und den Gewebsverhältnissen.

Das sog. „Niemandsland" beschreibt den Bereich der Hohlhand, in dem die Sehnen von Sehnenscheiden umhüllt sind. Aus der historischen Erfahrung einer vermehrten Verklebung der Sehnen nach primärer Naht in dieser Region leitet sich die obige Bezeichnung ab. Heute sollte eine glatte Beugesehnenverletzung auch im Niemandsland

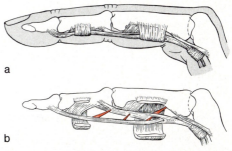

Abb. 51-6 Anatomie der Langfingerbeugesehnen:
a) Verlauf der tiefen und oberflächlichen Beugesehne bei intakten Ringbändern
b) Darstellung der die tiefe und oberflächliche Beugesehne ernährenden *Vinculae* durch Ablösung der Ringbänder

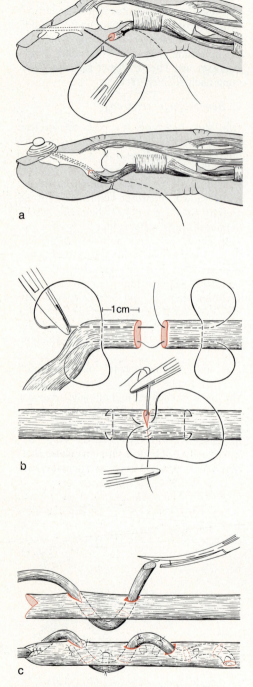

Abb. 51-7 Formen der Beugesehnennaht:
a) Transossäre Ausziehnaht
b) *Kirchmeyer-Kessler*-Naht
c) *Pulvertaft*-Naht

stets primär, jedoch vom handchirurgisch Erfahrenen durchgeführt werden.

> **Beugesehnennaht: Nur durch erfahrenen Operateur**

Spezielle Formen der Beugesehnennaht:

TRANSOSSÄRE AUSZIEHNAHT: Bei Abriß oder Durchtrennung der Profundussehne an ihrem Ansatz oder bei Sehnentransplantation (Abb. 51-7a).

KIRCHMEYER-KESSLER-NAHT: Vereinigung von Sehnenstümpfen gleichen Durchmessers (Abb. 51-7b).

PULVERTAFT-NAHT: Anastomosen von Sehnen ungleichen Kalibers (Sehnentransplantation) (Abb. 51-7c).

Z-VERLÄNGERUNGEN: Bei Sehnendefekten über 0,5 cm und Durchtrennung der langen Daumenbeugesehne im Thenarkanal.

Operationstechnik

Teildurchtrennte Sehnen werden nicht genäht. Liegt eine Durchtrennung beider Beugesehnen vor, werden immer beide Sehnen genäht. Bei ausgedehnten Weichteilverletzungen oder stark verschmutzten Wunden und Hautdefekten beschränkt man sich auf die Wundversorgung. Die Rekonstruktion der Sehne erfolgt dann durch eine frühe Sekundärnaht oder, wenn dies nicht möglich ist, durch eine Sehnentransplantation. Die Verletzungsstelle wird durch Hilfsschnitte erweitert. Beachte: Die Ringbänder A 2 und A 3 müssen unter allen Umständen erhalten oder wiederhergestellt werden, da sonst die Sehne bei Anspannung wie ein Flitzbogen vorspringt. Die Sehnenstümpfe werden durch passive Gelenkbewegungen herausmassiert (kein Fassen mit Klemmen!) und durch eine perkutan eingestochene, gerade Nadel temporär für die Anlage der Naht blockiert. Die Vereinigung der Sehnenstümpfe erfolgt dann durch eine entsprechende Naht. Anschließend Nahtverschluß der Sehnenscheide.

Nach Verschließen der Haut Ruhigstellung durch dynamische Schiene nach *Kleinert*. Sie besteht aus einer dorsalen, die Fingerspitzen überragenden Gipsschiene, die das

Handgelenk in leichter Flexionsstellung hält. Die Streckung der Fingergrundgelenke wird um 20 Grad eingeschränkt. Durch einen am Nagel befestigten Gummizügel wird z. B. der Langfinger in elastischer Beugestellung in Richtung auf das Os naviculare am Unterarm fixiert (Abb. 51-8). Eine aktive Streckung bis zum Anschlag auf die Schienunterlage mit konsekutiver passiver Beugung muß gewährleistet sein.

Nachbehandlung

Sie ist für den Operationserfolg entscheidend und gehört in die Hand des Operateurs. Bei Verwendung der *dynamischen Schienung* erfolgt vom 1. postoperativen Tag an eine Streckung der Langfinger bis zu der von der Schiene vorgegebenen Bewegungsfreiheit. Eine Zugbelastung auf die Sehnennaht ist ausgeschlossen, da bei Innervation der Strecker die antagonistisch wirkenden Flexoren ausgeschaltet werden. Erschlaffen die Strecker, erfolgt die passive Beugung des Fingers durch den Gummizügel. Auf diese Weise wird die Sehnennaht bewegt, ohne daß sie einer Zugbelastung ausgesetzt ist. Die Gipsschiene wird für 3 Wochen, die Gummizügel für insgesamt 6 Wochen belassen. Nach 3 Wochen schließt sich eine Physio- und Ergotherapie an. Eine Belastung der Sehnennaht ist ab der 6. Woche (Arbeit) erlaubt. Ist die Anwendung einer dynamischen Schiene nicht möglich (mangelnde Kooperation), erfolgt die Ruhigstellung des Fingers in einer *dorsalen Gipsschiene* für 3 Wochen bei leichter Flexion im Hand-, Mittel- und Endgelenk und 70 Grad Flexionsstellung im Grundgelenk. Es schließt sich dann ebenfalls eine krankengymnastische Übungsbehandlung über weitere 3 Wochen an. Sind stärkere Verklebungen der Sehne eingetreten, wird eine *Tenolyse*, frühestens jedoch nach 6 Monaten, durchgeführt.

Sekundäre Beugesehnenrekonstruktion:

Sind eine Primärversorgung der Beugesehnen oder eine frühe Sekundärnaht nicht möglich, kommen sekundäre Rekonstruktionen zur Anwendung:
Indikation: 1. Nur bei Durchtrennung beider Beugesehnen der Langfinger. 2. Bei

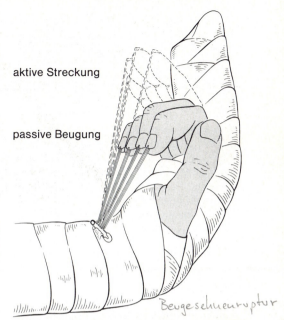

aktive Streckung

passive Beugung

Beugesehnenruptur

Abb. 51-8 Dynamische Schiene nach *Kleinert*: Ruhigstellung des betroffenen Fingers mit einem am Fingernagel befestigten Gummiband in mittlerer Beugestellung, aus der heraus die Streckung (gestrichelt gezeichnet) aktiv geübt wird.

Durchtrennung der langen Beugesehne des Daumens.

a) *Sehnentransplantation:*
Die zerstörte Sehne wird durch eine autologe Sehne ersetzt. Die proximale Nahtstelle liegt proximal des Handgelenkes, distal wird die Sehne transossär am Endglied fixiert. Die Nahtstellen bleiben damit außerhalb des Niemandslandes. Als Transplantate kommen folgende Sehnen zur Anwendung: Sehnen des M. palmaris longus, M. plantaris und Sehnen der Zehenstrecker II–V. Die Sehnentransplantation kann ein- oder zweizeitig vorgenommen werden.

Einzeitige Transplantation: Die Indikation ist gegeben bei intaktem Gleitlager.

Zweizeitige Transplantation: Indikation bei Zerstörung des Gleitlagers. Beim Ersteingriff wird die zerstörte Beugesehne entfernt und ein *Silastik-Stab* als Platzhalter eingelegt. Um den Silastikstab entwickelt sich im Laufe von 6–8 Wochen ein dem Profil der Beugesehne ähnliches Gleitlager. In einer zweiten Operation wird der Silastikstab nach 6–8 Wochen entfernt und ein autologes Sehnentransplantat in das vorgebildete Beugesehnenlager eingezogen.

Nachteil der Sehnentransplantation: Häufig starke Verwachsungen, Rupturen im Anastomosenbereich und Beugekontrakturen.

b) *Sehnentransposition:*
Durch Umlagerung funktionell weniger wichtiger Sehnen können funktionell wichtige Sehnen ersetzt werden (z. B. die oberflächliche Beugesehne des IV. Fingers zum Ersatz der langen Beugesehne des Daumens oder der tiefen Beugesehne des V. Fingers).

2. Strecksehnenverletzung

Strecksehnenverletzungen an der Hand sind im Vergleich zu den Beugesehnenverletzungen unproblematisch. Es liegen keine engen Sehnengleitkanäle und kein Niemandsland vor, die Haut ist gut verschieblich und der Zugang leicht. Strecksehnenverletzungen können Folge eines direkten Traumas oder degenerativer Prozesse sein (Rheuma, Durchblutungsstörungen u. a. m.). Die Diagnose ist einfach und die Nahttechnik richtet sich nach dem Querschnitt der Sehne und der Lokalisation der Verletzung (*Kirchmeyer-Kessler*-Naht, transossäre Ausziehnaht).

Strecksehnenverletzung am Endgelenk:

Meist subkutane Ruptur der Sehne als Folge eines Bagatelltraumas (Bettenmachen!) oder bei degenerativer Vorschädigung.

Therapie:
a) Bei frischen Verletzungen ohne knöchernen Ausriß: Ruhigstellung in der *Stack*'schen Schiene mit Überstreckstellung des Endgelenkes für ca. 6 Wochen (Abb. 51-9a).
b) Bei frischen Verletzungen mit knöchernem Ausriß: Reposition und Fixation durch transossäre Drahtnaht (Abb. 51-9b). Evtl. zusätzlich temporäre Arthrodese des Endgelenkes durch *Kirschner*-Draht für 6 Wochen (Abb. 51-9a).
c) Veraltete Strecksehnenruptur: Funktionell meist nur von geringerer Bedeutung, ggf. Raffnaht und temporäre Arthrodese des Gelenkes für 6 Wochen.

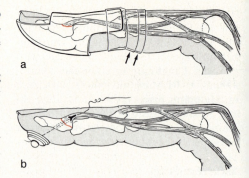

Abb. 51-9 Therapie der Strecksehnenverletzung am Endgelenk:
a) Konservative Behandlung mit der *Stack*'schen Schiene (z. B. Strecksehnenabriß ohne knöcherne Beteiligung)
b) Transossäre Reinsertion mit der Drahtausziehnaht (z. b. knöcherner Strecksehnenausriß)

Strecksehnenverletzung über dem Mittelgelenk:

Entsprechend der Anatomie der Strecksehnen (s. o.) resultiert eine Beugestellung im Mittelgelenk und Überstreckung im Endgelenk (sog. *Knopflochdeformität*) (s. Abb. 51-3b).

Therapie:
a) Bei frischer Verletzung primäre Sehnennaht und Ruhigstellung im Gipsverband für 5 Wochen mit Streckstellung des Mittelgelenkes und leichter Beugung im Grundgelenk.
b) Bei veralteter Verletzung Sehnenplastik, ggf. Arthrodese.

Strecksehnenverletzung über dem Grundgelenk:

Klinik: s. o.
Differentialdiagnose: Luxation der Strecksehne infolge Verletzungen des Sehnenhäubchens.
Therapie: Sehnennaht und Fixation im Gipsverband für 3 Wochen.

Verletzung der langen Daumenstrecksehne:

Häufig nach Radiusfrakturen oder schweren Handgelenkstraumen.
Therapie: Bei frischen Verletzungen primäre Naht, bei alten Verletzungen Sehnen-

transposition mit der Sehne des M. extensor indicis. Ruhigstellung für 3 Wochen im Gipsverband.

III. Nervenverletzungen
(s. auch Kap. 16)

Verletzungen peripherer Nerven führen an der Hand zu gravierenden Funktionseinbußen. Dabei ist der Verlust der Sensibilität und damit die fehlende gnostische Fähigkeit ebenso schwerwiegend wie der Verlust der Motorik. Jede Verletzung an der Hand muß daher auf begleitende Nervenschädigungen untersucht werden.
Pathogenese: Scharfe oder stumpfe Gewalteinwirkung, Dehnung, Ischämie, thermische Verletzung, Druckschädigung.
Verletzungsformen:
1. *Neuropraxie:* Vorübergehende funktionelle Leitungsunterbrechung ohne Kontinuitätsunterbrechung der Nerven. Spontane Erholung nach 6–12 Wochen.
2. *Axonotmesis:* Unvollständige Kontinuitätsunterbrechung der Nerven. Nur die Achsenzylinder sind unterbrochen. Die Nervenhüllen sind intakt. Zunächst kommt es zur *Waller*-Degeneration und anschließend zur Regeneration des Achsenzylinders (0,5–1 cm pro Tag).
3. *Neurotmesis:* Vollständige Nervendurchtrennung. Wiederherstellung und Regeneration nur durch Nervennaht möglich.

Klinik: Motorische und sensible Ausfälle entsprechend dem Versorgungsgebiet.
Diagnostik: Exakte neurologische Untersuchung, elektromyographische Verlaufskontrollen, *Hoffmann-Tinel*-Zeichen: Nach erfolgreicher Nervennaht wandert dieses mit dem Aussprossen der Axone peripherwärts.
Therapie: Bei vollständiger Durchtrennung peripherer Nerven vereinigt man die Nervenstümpfe mikrochirurgisch (s. Replantation). Die Nervennaht kann primär erfolgen bei glatten Schnittverletzungen ohne Substanzdefekt. Ist eine primäre Naht nicht möglich (Hautdefekte, Nervendefekte, ausgedehnte Knochen- und Sehnenverletzungen oder fehlende technische Voraussetzungen), sollte man eine frühe sekundäre Nervennaht nach 1–3 Monaten anstreben. Man beschränkt sich bei der Primärversorgung dann auf eine Verankerung und Markierung der Nervenstümpfe in dem umgebenden Gewebe, um eine Retraktion der Stümpfe zu vermeiden. Gelingt eine spannungslose Nervennaht nicht, erfolgt die Überbrückung des Defektes durch ein autologes Nerventransplantat (N. suralis). Nach Nervennaht ist eine Ruhigstellung des Armes und der Hand für 14 Tage in Funktionsstellung erforderlich. Liegen nach 4–6 Monaten keine Regenerationszeichen vor, muß revidiert werden. Bei irreparablen Nervenschäden kommen Ersatzplastiken zur Anwendung.

Ersatzplastiken bei irreparablen Nervenschäden:

Ersatzplastiken sind an der Hand immer dann notwendig, wenn keine ausreichende Ersatzfunktion durch Training erreicht werden kann. Durch Transposition von Sehnen inerter Muskelgruppen und teilweise in Kombination mit Tenodesen oder Arthrodesen können motorische Ausfälle der Hand funktionell kompensiert werden. Ersatzplastiken sind indiziert bei:
1. Hoher Radialislähmung
2. Hoher und peripherer Medianuslähmung
3. Ulnarislähmung
4. Kombinierter Medianus- und Ulnarislähmung

IV. Verletzungen des Handskeletts

Sie werden unterteilt in Luxationen, Bandverletzungen und Frakturen.

1. Luxationen

Perilunäre Luxationen des Handgelenkes:

Verrenkungen der Handwurzel gegenüber dem Mondbein (Abb. 51-10a, b). Gelegentlich Kombination mit Frakturen anderer Handwurzelknochen oder beider Griffelfortsätze.
Pathogenese: Sturz auf die Hand.

Formen der perilunären Luxation:
a) Perilunäre Luxation nach dorsal.
b) Perilunäre Luxation nach volar.
c) Transstyloperilunäre Luxation.
d) Transnaviculo-transcapitato-perilunäre Luxation.
e) Transnaviculo-perilunäre Luxationsfraktur (= Navikulare-Fraktur plus perilunäre Luxation = *De Quervain*-Fraktur).
f) Subluxation des Kahnbeines mit Mondbeinbruch.

Klinik: Schmerzhaft eingeschränkte Beweglichkeit im Handgelenk mit angedeuteter Bajonettstellung. Gelegentlich Parästhesien im Ausbreitungsgebiet des N. medianus.

Röntgen: Hand und Handgelenk in 2 Ebenen: Formveränderungen des Lunatums vom Quadrat zum Dreieck und Vorspringen des Lunatum nach volar oder dorsal (Abb. 51-10c, d).

Therapie: Sofortige Reposition in Leitungsanästhesie. Nach Dauerzug an den Fingern für mindestens 10 min gibt das Os capitatum die Lunatumloge wieder frei, und das Mondbein kann durch volaren Druck und Gegendruck auf das Os capitatum reponiert werden. Mißlingt die Reposition (z. B. Kippung des Mondbeines), muß die offene Reposition mit temporärer *Kirschner*-Drahtfixation angeschlossen werden. Ruhigstellung in einer Unterarmgipsschiene für 6–8 Wochen.

Komplikationen: Mondbeinnekrose, insbesondere bei verspäteter Einrichtung.

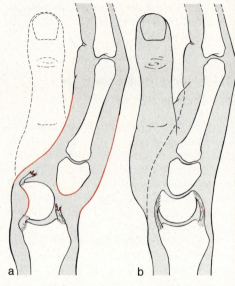

Abb. 51-10 Perilunäre Luxation (Schema):
a) Unfallbild
b) Nach Reposition

stellung fixieren. Verbleibt nach der Reposition eine Subluxation, ist dies ein Hinweis für eine Interposition von volaren Kapselanteilen bzw. der Beugesehne (Daumen und Langfingergrundgelenke). In diesen Fällen ist eine operative Revision erforderlich.

Perilunäre Luxation: häufigst verkannte Verletzung des Handgelenkes

Luxation der Phalangen:

Pathogenese: Schlag oder Stoß auf die gestreckten Finger.

Klinik: Typische Bajonettstellung der Finger mit federnder Fixation.

Luxationen im Mittelgelenk können zum Zerreißen des Mittelzügels der Strecksehne führen → Knopflochdeformität

Röntgen: Betroffener Gelenkabschnitt in 2 Ebenen.

Therapie: Reposition in *Oberst*-Leitungsanästhesie und für 3–4 Wochen in Funktions-

2. Bandverletzungen

Seitenbandruptur: Die wichtigste Bandverletzung an der Hand ist die *Ruptur* des ULNAREN SEITENBANDES IN HÖHE DES DAUMENGRUNDGELENKES.

Pathogenese: Indirektes Trauma, häufig Skistock-Verletzung.

Klinik: Druckschmerzhafte Weichteilschwellung, Hämatom, Verlust der groben Kraft und Gelenkinstabilität.

Röntgen: Gelenkabschnitt in 2 Ebenen zum Ausschluß knöcherner Verletzungen, gehaltene Aufnahme zum Nachweis der vermehrten Aufklappbarkeit.

Therapie: Im Bereich der Langfinger konservativ durch Ruhigstellung im Gipsverband für 4–6 Wochen in Funktionsstellung.

Operationsindikation: Knöcherne Bandausrisse der Langfingergrundgelenke und Seitenbandverletzung des Daumengrundgelenkes *(Skistock-Daumen)*. Es handelt sich

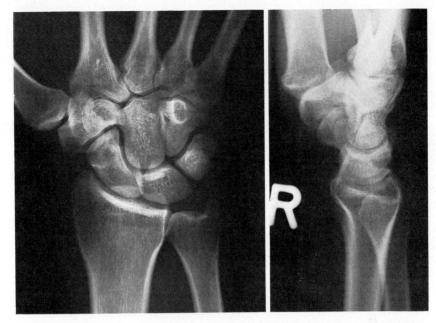

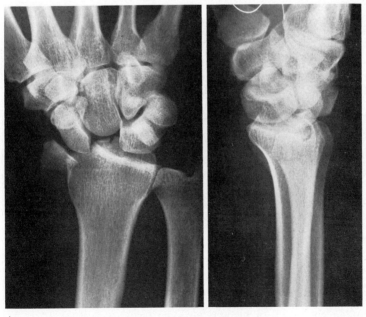

Abb. 51-10 Perilunäre Luxation (Röntgenaufnahmen in 2 Ebenen):
c) Unverletztes Handgelenk und
d) Handgelenk mit perilunärer Luxation und Abriß des Proc. styloideus radii – sog. transstyloperilunäre Luxation

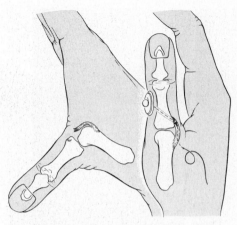

Abb. 51-11 Ruptur des ulnaren Seitenbandes am Daumengrundgelenk und operative Versorgung durch Reinsertion mit transossärer Ausziehnaht.

meist um eine Zerreißung des ulnaren Seitenbandes mit Abriß an der Basis des Grundgliedes und gelegentlicher knöcherner Beteiligung. Bleibt die Bandverletzung unerkannt, resultiert der Wackeldaumen mit ulnarer Instabilität. Die Operation besteht in der Reinsertion des Seitenbandes durch transossäre Ausziehnaht. Bei veralteten Verletzungen ist eine Bandplastik erforderlich (Abb. 51-11).
Komplikationen: In der Regel keine.

Frakturen

Kahnbeinfraktur: Häufigste Fraktur der Handwurzel.
Pathogenese: Sturz auf die gestreckte Hand bei ulnarer Abduktion.
Formen:
Fraktur des mittleren Drittels (80%), Fraktur des proximalen Drittels (15%), Fraktur des distalen Drittels (5%), Frakturlinien horizontal-schräg 47%, quer 50%, vertikal-schräg 3%.
Klinik: Druckschmerz in der *Tabatière*, Stauchungsschmerz am Daumen, Bewegungsschmerz im Handgelenk.
Röntgen: Handgelenk in 2 Ebenen und „Kahnbeinquartett" (Abb. 51-12): Der

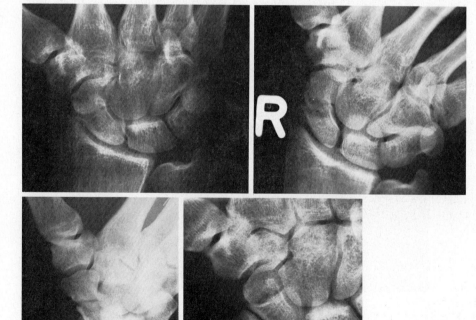

Abb. 51-12 Radiologische Darstellung einer Navikulare-Fraktur durch „Kahnbeinquartett".

röntgenologische Nachweis einer frischen Fraktur ist u. U. schwierig. Die Aufhellungslinie ist im Röntgenbild häufig erst nach ca. 2 Wochen nachweisbar, deshalb späteres Kontroll-Röntgen bei Verdacht.

Verdacht auf Navikulare-Fraktur: Häufig entscheidet erst das Röntgenbild nach 2 Wochen

Therapie: In der Regel konservativ, Ruhigstellung im *Böhler*-Gips (zirkulärer Unterarmgips mit Einschluß von Daumen und Zeigefingergrundgelenk). Bei radiologisch unklarem Befund, aber klinischem Verdacht auf Navikulare-Fraktur zunächst für 14 Tage Ruhigstellung des Handgelenkes mit dorsaler Unterarmgipsschiene und erneuter Röntgenkontrolle. Bei gesicherter Diagnose Anlage eines *Böhler*-Gipses. Dauer der Ruhigstellung 8–12 Wochen.
Liegt neben der Navikulare-Fraktur noch zusätzlich eine perilunäre Luxation vor (*De-Quervain*-Fraktur) wird nach Beseitigung der Luxation die Navikulare-Fraktur operativ mit einer Schraube stabilisiert.
Komplikationen: Kahnbeinpseudarthrose (s. Abb. 51-13), Fragmentnekrose (infolge Durchblutungsstörung).

Therapie der Kahnbeinpseudarthrose:
Zugschraubenosteosynthese: Bei ausreichend großen Fragmenten ohne degenerative Zystenbildung.
Matti-Russe-Plastik: Ausfräsen der beiden Kahnbeinfragmente und Einfalzung eines kortikospongiösen Spans.
Bei Therapieresistenz Denervierung nach *Wilhelm* oder evtl. prothetischer Ersatz.

Frakturen der übrigen Handwurzelknochen: Ruhigstellung im Gipsverband für 3 Wochen ist ausreichend.

Mittelhandfrakturen:

Pathogenese: Sturz auf die Hand. Es kommt dabei zu Stauchungs- oder Biegungsbrüchen. Bei direkter Gewalteinwirkung (Boxer) kann es zu köpfchennahen Mittelhandfrakturen kommen.
Klinik: Schwellung, Druckschmerz und Deformität.
Röntgen: Hand in 2 Ebenen.

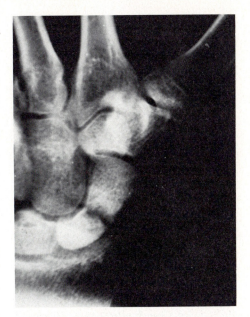

Abb. 51-13 Pseudarthrose des Os naviculare.

Therapie: Sie richtet sich nach der Bruchform und Lokalisation der Fraktur:
a) Basisnahe Frakturen der Mittelhandknochen II–V: Ruhigstellung mit dorsaler Gipsschiene in Funktionsstellung für 3–4 Wochen.
b) Basisnahe oder intraartikuläre Frakturen des 1. Mittelhandknochens: Abhängig von Frakturform.
Winterstein-Fraktur (extraartikuläre Schrägfraktur an der Basis des 1. Mittelhandknochens) (Abb. 51-14d): Konservative Behandlung mit Unterarmgips.
Bennett-Fraktur (intraartikuläre Schrägfraktur an der Basis des 1. Mittelhandknochens) (Abb. 51-14b): Operativ mit *Kirschner*-Draht oder Zugschraube.
Rolando-Fraktur (intraartikuläre Y- oder T-Fraktur an der Basis des 1. Mittelhandknochens) (Abb. 51-14c): Operativ, wie *Bennett*-Fraktur.
c) Schaftfrakturen der Mittelhandknochen ohne wesentliche Dislokation:
Konservativ durch volare Gipsschiene für 3–4 Wochen.
d) Dislozierte Schaftfraktur:
Operativ durch übungsstabile Osteosynthese (Gefahr der Rotationsfehlstellung).

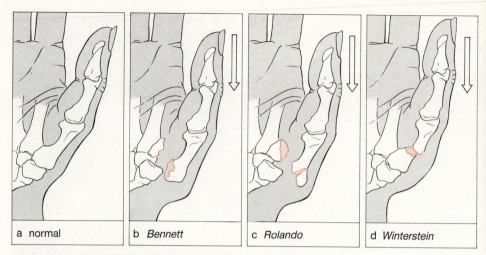

Abb. 51-14 Intraartikuläre – basisnahe Frakturen des 1. Mittelhandknochens.
a) Normale Skelettform des Daumenstrahles
b) Schrägfraktur an der Basis des 1. Mittelhandknochens mit Subluxation im Daumensattelgelenk (*Bennett*-Fraktur)
c) Y-förmige Gelenkfraktur des 1. Mittelhandknochens mit Subluxation im Daumensattelgelenk (*Rolando*-Fraktur)
d) Basisnahe Schrägfraktur des 1. Mittelhandknochens ohne Gelenkbeteiligung (*Winterstein*-Fraktur)

e) Subkapitale Mittelhandfrakturen:
Sie neigen zur volaren Abkippung. Beträgt der Winkel mehr als 20 Grad, kommt es zu einer Störung des Muskelsehnengleichgewichtes mit Überstreckung des Grundgelenkes und Schwanenhalsdeformität der Finger.
Bei guter Reposition und sicherer Retention konservative Behandlung durch Ruhigstellung im Gipsverband für 3 Wochen. Bei Dislokation operative Versorgung durch Miniplättchen oder Zuggurtung.
f) Intraartikuläre Köpfchenfrakturen:
Bei Inkongruenz der Gelenkstücke stets operative Versorgung.

Frakturen der Phalangen:
Pathogenese: In der Regel direkte Gewalteinwirkung.
Klinik: Schwellung, Deformität usw.
Therapie: In der Regel konservative Behandlung durch 3–6wöchige Ruhigstellung mit einer dorsalen 2-Finger-Gipsschiene bei rechtwinkliger Beugung im Grundgelenk und mittlerer Beugestellung im Endgelenk. Bei Gelenkfrakturen und instabilen Frakturformen operative Versorgung. Cave: Rotationsfehlstellungen.

V. Thermische Verletzungen der Hand (s. Kap. 6)

VI. Chemische Verletzungen der Hand (s. a. Kap. 4)

Verletzungen durch Säuren oder Laugen können zu partieller oder totaler Hautnekrose führen.
Therapie: Ausgiebige Spülung der Oberfläche, evtl. durch Dauerberieselung über 1–2 Tage, zur sicheren Entfernung von Säure- und Laugenresten. Die weitere Behandlung erfolgt dann wie bei Verbrennungen.

Ausnahmen:

Flußsäure: Eine Spülbehandlung ist bei Verätzung mit Flußsäure meist nicht ausreichend. Es kommt zu fortschreitenden Kolliquationsnekrosen[*], die nur durch eine frühzeitige und vollständige Exzision des Gewebes vermieden werden können. Bei größeren Verätzungen hat sich eine intraarterielle

---
[*] wie sonst bei Laugenverätzungen.

Perfusion des Unterarmes mit 10 ml 20%iger Kalziumglukonat-Lösung über 4 Std. bewährt. Anschließend plastische Deckung des Hautdefektes.

Tintenstiftverletzungen: Die Anilin-Farbstoff enthaltenden Tintenstifte verursachen lokale Nekrosen und Einschmelzungen.
Therapie: Exzision des farbstoff-imbibierten Gewebes und Entfernung des Fremdkörpers.

Quecksilberverletzungen: Eingesprengtes Quecksilber verursacht lokal die Ausbildung von Fremdkörpergranulomen. Im weiteren Verlauf führt es zu entzündlichen Einschmelzungen und toxischen Allgemeinerscheinungen.
Therapie: Exzision mit radikaler Entfernung des Quecksilbers.

VII. Amputationen im Bereich der Hand

Die Verfeinerung der mikrochirurgischen Technik und Erfahrungen mit der Replantation eröffnen neue Möglichkeiten, abgetrennte Extremitätenanteile zu erhalten. Die Indikation zu einer Replantation ist beim Vorliegen von Amputationsverletzungen der Hand immer kritisch zu prüfen (s. Replantation). Wird eine Replantation ausgeschlossen, so gilt als oberstes Prinzip die Erhaltung eines möglichst hochwertigen, funktionellen Handrestes, der die natürlichen Greifformen oder notfalls sekundäre Greifformen gewährleistet. Grundsätzlich ist soviel Fingerstrecke wie möglich zu erhalten. Die funktionelle Wertigkeit der einzelnen Finger ist unterschiedlich. Während am Daumen jeder Millimeter Knochenstrecke – auch unter Heranziehung plastischer Maßnahmen – wichtig ist, kann bei der Amputation der Langfinger zugunsten eines guten Amputationsstumpfes großzügiger verfahren werden.
Als einziger Gegengreifer entspricht nämlich der Daumen funktionell der halben Hand. Sein Stumpf sollte deshalb so lang wie möglich erhalten werden; auch wenn dieser unbeweglich ist, erfüllt er noch seinen Zweck als Widerlager der Langfinger.

Rekonstruktionsmöglichkeiten des Daumens:
1. Wiederaufbau durch Knochen- und Hauttransplantation.
2. Phalangisation des Metacarpale I durch Vertiefung der ersten Zwischenfingerfalte.
3. Transposition eines Langfingers.
4. Zehentransplantation.

VIII. Replantation

Unter Replantation versteht man das Wiederannähen abgetrennter Gliedmaßen durch Naht der Gefäße, Sehnen, Nerven und Muskeln sowie osteosynthetischer Wiedervereinigung des Knochens. Es wird zwischen der *Makro-* und der *Mikro-*Replantation unterschieden.

Makro-Replantation

Es handelt sich um die Wiedervereinigung abgetrennter Extremitätenabschnitte proximal des Hand- oder Fußgelenkes. Das Zeitintervall zwischen Verletzung und Wiederanschluß an den Kreislauf darf 4 Stunden nicht überschreiten. Die Prognose in bezug auf die Funktion ist meist sehr ungünstig.

Mikro-Replantation

Hier werden amputierte Extremitätenabschnitte distal des Hand- oder Fußgelenkes wieder miteinander vereinigt. Die Prognose bezüglich der Funktion ist im Gegensatz zur Makro-Replantation wesentlich günstiger.

Indikation und Kontraindikation für eine Replantation

Bei der Entscheidung für eine Replantation sind folgende Faktoren zu berücksichtigen:

1. Allgemeine Faktoren:
Gegen eine Replantation sprechen: Chronische und sonstige Krankheiten des Verletzten wie Diabetes mellitus, Arteriosklerose, Neoplasmen etc., schwere zusätzliche Nebenverletzungen und Alter über 50 Jahren.

2. Lokale Faktoren:
Eine Replantation sollte immer bei Amputation des Daumens angestrebt werden. Bei Verlust *eines* Langfingers kommt die Re-

plantation im Erwachsenenalter nur ausnahmsweise in Frage, während sie im Kindesalter versucht werden sollte. Sind *zwei* oder *mehrere* Langfinger betroffen, wird immer die Indikation zur Replantation gestellt. Eine Replantation ist jedoch nicht möglich, wenn das Amputat selbst erheblich geschädigt ist oder Vorschäden an den betreffenden Gliedmaßen bestehen (ausgeprägte Hautdefekte, zerfetzter Weichteilmantel, Polyarthritis etc.). Problematisch ist auch die Replantation von Ausrißverletzungen.

Vorgehen bei geplanter Replantation:

Das Amputat soll möglichst noch am Unfallort zwischen sterile Kompressen gelegt, anschließend in eine sterile Plastiktüte gepackt und diese wieder in eine zweite sterile Plastiktüte, die mit zerkleinertem Eis gefüllt ist, gesteckt werden. Wichtig ist, daß kein direkter Kontakt zwischen Amputat und Eis zustande kommt, da sonst mit Kälteschäden zu rechnen ist. Die Replantation sollte dann in einem entsprechend technisch und instrumentell ausgerüsteten (Operationsmikroskop, Mikroinstrumentarium) sowie personell besetzten Replantationszentrum (Replantationsdienst rund um die Uhr) vorgenommen werden.

Durchführung der Replantation:

Die sehr zeitaufwendige Operation sollte möglichst in zwei Teams erfolgen. Team 1 übernimmt die Präparation des proximalen Stumpfes, d. h. Darstellung der Gefäße, Nerven, Sehnen und des Knochens und Team 2 die Präparation des korrespondierenden distalen Stumpfes. Im Anschluß daran erfolgt nach rascher osteosynthetischer Versorgung der Fraktur der Gefäß-, Nerven- und Sehnenanschluß. Die Replantation von Fingern oder Zehen darf die 12-Stunden-Grenze nicht überschreiten.

Prognose:

Die Revitalisierungschancen liegen bei günstigen Voraussetzungen zwischen 60% und 90%. Die Prognose bezüglich der Funktion ist besonders gut am Daumen und an den Langfingern bei Abtrennung in Höhe des Grundgliedes.

IX. Komplikationen nach Handverletzungen

1. Sudeck-Erkrankung (s. Kap. 46)

2. Volkmann-Kontraktur (s. a. Kap. 46)

Pathogenese: Narbige Ausheilung einer ischämischen Muskelnekrose am Unterarm.

Klinik: Frühsymptome sind starke Schwellung, Gefühlsstörungen, anhaltende Schmerzen, livide Verfärbung der Finger und Motilitätsstörungen der Finger.

Ausgebildete Kontraktur: Atrophie der Muskulatur, typische Beugestellung des Handgelenkes und der Finger. Bei Beugung im Handgelenk können die Finger passiv voll gestreckt werden, während sie sich beim Übergang in Handgelenksstreckstellung einkrallen (Abb. 51-15a).

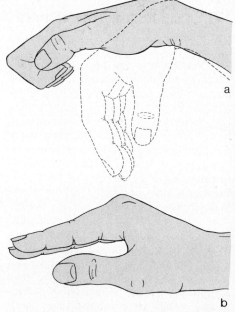

Abb. 51-15 Spätfolgen *ischämischer Muskelnekrosen* am Unterarm und im Bereich der Hand:
a) Krallenstellung der Langfinger bei Nekrose der Unterarmmuskulatur. Abnahme der Krallenstellung bei zunehmender Beugung (gestrichelt gezeichnet) im Handgelenk
b) Zustand nach Nekrose der Handbinnenmuskulatur: Streckstellung der End- und Mittelgelenke bei gleichzeitiger Beugung der Langfingergrundgelenke sowie Adduktion des Daumens

Differentialdiagnose: Ischämische Kontraktur der Hand, Ulnarislähmung.

3. Ischämische Kontraktur der Hand

Pathogenese: Infolge ischämischer Nekrosen der Handbinnenmuskulatur und narbigem Ersatz kommt es zur Kontraktur im Bereich der Fingergelenke.

Klinik: Finger geschwollen, livide verfärbt, kalt, Sensibilitätsstörungen der Finger. „Intrinsic plus Deformität" (Beugung der Grundgelenke und Streckung der Mittel- und Endgelenke), palmare Adduktion des Daumens. Test nach *Parks:* Bei Fixation der Grundgelenke in Streckstellung können Mittel- und Endgelenke weder aktiv noch passiv gebeugt werden (Wirkung der fibrotisch verkürzten Musculi interossei und lumbricales) (Abb. 51-15b).

Differentialdiagnose: Nervenlähmung, *Volkmann*-Kontraktur.

Therapie: Ischämische Kontrakturen können durch gezielte Prophylaxe vermieden werden durch Frühreposition von Frakturen, Vermeidung zirkulär-strangulierender Verbände, Ödemprophylaxe, Spaltung der oberflächlichen und tiefen Faszien.

Nach eingetretener Kontraktur: Narbenexzision, Desinsertion der Muskelansätze oder Sehnentranspositionen.

51.2.2 Infektionen

I. Allgemeines

Infektionen der Hand werden zwar meist durch Bagatellverletzungen hervorgerufen, sie sind aber keine Bagatellerkrankungen und bedürfen der Behandlung durch einen erfahrenen Chirurgen. Unzureichende Behandlung führt immer zu schweren, meist irreparablen Schäden an Sehnen, Knochen und Gelenken. Infektionen der Finger und Hand entwickeln sich nach bestimmten Gesetzmäßigkeiten, die auf den besonderen anatomischen Gegebenheiten der Hand beruhen. Streckseitig ist die Haut gut verschieblich; lockere Oberflächen und parallele Bindegewebszüge gestatten eine phlegmonöse Ausbreitung von Entzündungen und Flüssigkeitsansammlungen (kollaterales Handrückenödem). Beugeseitig spannen sich straffe, senkrecht zur Oberfläche verlaufende Bindegewebsstränge zwischen Palmaraponeurose bzw. Periost der Phalangen und Haut aus und sichern damit die Unverschieblichkeit der Haut gegen die Unterlage. Ferner gliedern diese Bindegewebszüge das Subkutangewebe in ein System von druckaufnehmenden Kammern, die eine gleichmäßige Druckverteilung auf die darunter liegenden Strukturen ermöglichen. Infektionen und Flüssigkeitsansammlungen verursachen in den einzelnen Kammern einen schnellen, schmerzhaften Druckanstieg mit Durchblutungsstörungen, die zu weiteren Nekrosen führen. Die beschwielte, mechanisch stabile Haut wird in der Regel nicht perforiert, und es kommt daher zur Fortleitung der Infektion in die Tiefe, wo sie entlang der Sehnenscheiden bis zum Unterarm fortschreiten kann.

Pathogenese: Der häufigste Infektionsweg ist die exogene Kontamination. Der wichtigste Eitererreger ist Staphylococcus aureus, der über z. T. unbemerkte Bagatellverletzungen in die Haut eindringt und zunächst nur zur lokalen Zerstörung des Gewebes führt. Seltener finden sich Streptokokkeninfektionen. Wegen der rasch fortschreitenden, phlegmonösen Entzündung mit Lymphangitis besteht bei ihnen jedoch die Gefahr ernsthafter Komplikationen (z. B. Sepsis, Endokarditis, Glomerulonephritis).

Diagnostik: (s. o.) Beachtung von Druckschmerz, Schwellung, Rötung, Funktionsausfällen. Bei Befall der Sehnenscheide starker Schmerz bei lokalisiertem Druck und Fingerstreckung (Abb. 51-16).

Therapierichtlinien:

1. Eiterungen auf der Beugeseite von Hand und Finger sind *so früh wie möglich* zu inzidieren (Abb. 51-17).
2. Der Entzündungsherd muß ausreichend eröffnet und die Nekrose vollständig exzidiert werden. Durch ovaläres Ausschneiden der Wundränder und Einlegen eines Gummistreifens wird der ungehinderte Sekretabfluß erreicht.
3. Stets ist in Blutsperre zu operieren. Ein Auswickeln des Armes muß unterbleiben, um eine Keimverschleppung nach proximal zu vermeiden.

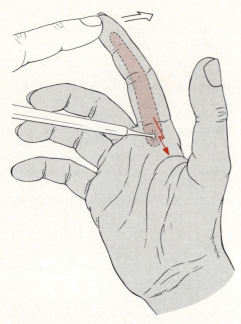

Abb. 51-16 Klinische Prüfung bei Verdacht auf *Beugesehnenphlegmone*. Heftiger Schmerz bei punktförmigem Druck auf die betroffene Sehnenscheide. Die Untersuchung erfolgt bei gestrecktem Finger mit einer Knopfsonde.

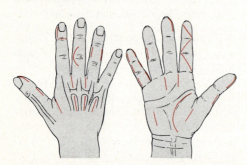

Abb. 51-17 Typische *Schnittführungen* bei der operativen Versorgung von Finger- oder Handeiterungen.

4. Die Schmerzausschaltung erfolgt grundsätzlich in *Vollnarkose* oder *Plexusanästhesie*.

5. Die Gliedmaßen werden in Funktionsstellung bis zum Abklingen der Entzündungszeichen auf einer entsprechend lang gewählten *Gipsschiene* ruhiggestellt. Beim Rückgang der Entzündungszeichen kann dann mit vorsichtigen, bis zur Schmerzgrenze reichenden Bewegungsübungen begonnen werden.

6. Bei schweren Handinfektionen ist zusätzlich die Verabreichung eines Antibiotikums entsprechend dem *Antibiogramm* gerechtfertigt. Bei Streptokokkeninfekten steht die antibiotische Therapie im Vordergrund (6stündlich 1 Mio. Einheiten Penicillin).

Die Einteilung der pyogenen Handinfektionen erfolgt nach Gewebstiefe und Gliederabschnitt. Jede einzelne Form hat einen besonderen Verlauf und macht eine spezielle Therapie notwendig.

II. Spezielle Infektionen der Hand

1. **Paronychie** (= Nagelumlauf): Häufigste Infektion an der Hand. Meist an der Nagelbasis gelegen. Läuft die Entzündung längs des Nagelfalzes, entsteht das periunguale Panaritium; geht sie unter den Fingernagel, entsteht das subunguale Panaritium (s. u.).
Therapie: In *Oberst*'scher Leitungsanästhesie: Beim proximalen, periungualen Panaritium radiäre Inzision des Nagelfalzes (Abb. 51-18). Kontraindiziert sind Inzisionen in der Längsachse des Fingers, welche zur Nekrose des entstandenen Hautlappens führen können und kaum noch zu korrigieren sind. Ebenfalls nicht durchgeführt werden sollten bilaterale Inzisionen des Endgliedes und distale Fischmaulschnitte.

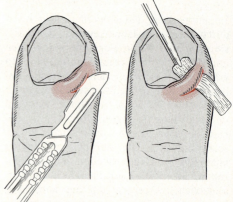

Abb. 51-18 Operatives Vorgehen bei der Paronychie.

2. **Panaritium** (= Fingereiterung): Entspricht einem abgekapselten Abszeß, einer Phlegmone oder einem Gelenkempyem und ist immer eine bedrohliche Situation für den Finger.

> **Panaritium: Nie bagatellisieren!**

Je nach Lokalisation, Ausbreitungsform und beteiligten Gewebsstrukturen werden die Panaritien eingeteilt:

a) **Panaritium subunguale:** Fingereiterung unter dem Nagel.
Therapie: Bei distal gelegener Eiterung keilförmige Exzision des Nagels, bei proximaler Eiterung Querinzision des Nagels und Entfernung des proximalen Teils.

b) **Panaritium cutaneum:** Intrakutane Fingereiterung.
Therapie: Abtragung der Eiterblase ist ausreichend. Stellt man bei der Inspektion des Wundgrundes eine kleine, in die Tiefe reichende Öffnung fest, so handelt es sich um ein *Kragenknopfpanaritium* (s. u.). Das Panaritium cutaneum ist durch das Druckkammersystem in die Tiefe fortgeschritten. Dadurch ist zusätzlich ein subkutanes Panaritium entstanden, das mit dem kutanen durch eine kleine Fistel verbunden ist (Abb. 51-19a). Bei einem Panaritium cutaneum muß daher immer nach einer Fistel gefahndet werden, da sonst das subkutane Panaritium leicht übersehen wird.

> **Panaritium cutaneum: Kragenknopfpanaritium?**

c) **Panaritium subcutaneum:** Sehr schmerzhaft wegen des straffen Subkutangewebes. Bei Ausbreitung nach palmar entsteht ein Kragenknopfabszeß, bei Fortschreiten in die Tiefe kann der Durchbruch bis zum Knochen (P. ossale), unter den Nagel (P. subunguale) und zum Gelenk (P. articulare) erfolgen.
Therapie: Seitliche Inzision dorsal des Gefäßnervenbündels unter Schonung der Fingerbeere und Gegeninzision (Abb. 51-19b). Vollständige Ausräumung der Nekrosen, Inspektion der Sehnenscheide. Erscheint diese unauffällig, wird eine Gummilasche durchgezogen, die Haut mit feuchten Ver-

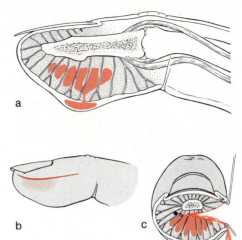

Abb. 51-19 Panaritium subcutaneum und Kragenknopfpanaritium:
a) Kragenknopfpanaritium
b, c) Operatives Vorgehen beim Panaritium subcutaneum

bänden auf einer Schiene ruhiggestellt und hochgelagert (keine Eröffnung der Sehnenscheide). Besteht Verdacht auf einen Sehnenscheidenbefall, weiteres Vorgehen wie beim Panaritium tendineum (s. u.).

d) **Kragenknopfpanaritium:** Tiefe Fingereiterung mit schmaler Kommunikation zum Kutangewebe, „Eisberg-Phänomen" (Abb. 51-19a).
Klinik: s. o.
Therapie: Vorgehen wie beim Panaritium subcutaneum (s. o.).

e) **Panaritium tendineum:** Fingereiterung mit Beteiligung der Sehnenscheide. Eine Sonderform ist die V-Phlegmone (s. u.).
Klinik: Man findet eine Druckempfindlichkeit der gesamten Sehnenscheide (Prüfung mit der Knopfsonde) (s. Abb. 51-16). Der betroffene Finger steht in Beugestellung. Bei passiver Streckung erheblich verstärkte Schmerzen. Durch den erhöhten Innendruck und das Ödem kommt es spätestens nach 48–72 Stunden zum Verschluß der die Sehne ernährenden Gefäße und zur ischämischen Sehnennekrose!
Definitionsgemäß handelt es sich beim Panaritium tendineum um eine Sehnenscheidenphlegmone.

Therapie: Nur die Sofortoperation schützt vor der Sehnennekrose. Schon bei Verdacht auf Sehnenscheideneiterung ist die Revision angezeigt (Abb. 51-20). Fernab vom Entzündungsherd wird palmar im Verlauf der Linea cephalica das proximale Ende der Sehnenscheide dargestellt. Bei Nachweis einer Infektion der Sehnenscheide (trübes, eitriges Sekret) wird diese eröffnet und durch Gegeninzision am distalen Ende der Sehnenscheide eine Spüldrainage eingeführt. Ist die Sehne bereits nekrotisch, muß sie entfernt werden.

f) **V-Phlegmone:** Sonderform des Panaritium tendineum. Die Sehnenscheiden des I. und V. Fingers erstrecken sich bis zur Handwurzel, wo sie in einen radialen und ulnaren Sehnenscheidensack münden. 50% der Bevölkerung weisen im Karpaltunnel eine derartige Verbindung auf. Infektionen können daher vom I. auf den V. Finger übergreifen (Abb. 51-21).
Therapie: S-förmiger Längsschnitt an der Beugeseite des Handgelenkes mit Spaltung des Retinaculum flexorum (Dekompression des N. medianus). Schonung des motorischen Astes des N. medianus zum Thenar!

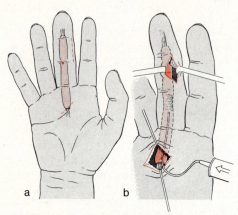

Abb. 51-20 Operatives Vorgehen bei Verdacht auf Sehnenscheidenphlegmone:
a) Zunächst Freilegung des proximalen Sehnenscheidenendes und Punktion der Sehnenscheide
b) Bei makroskopischem Nachweis einer Sehnenscheidenphlegmone sekundär Gegeninzision am distalen Sehnenscheidenende und Anlage einer Spüldrainage

g) **Panaritium ossale:** Direkte Infektion des Knochens durch tiefreichende, offene Verletzung infolge einer Fraktur oder fortgeleiteter Infektion. Selten hämatogen. Meist an der Endphalanx lokalisiert.
Röntgen: Subperiostale Einschmelzung und Sequestrierung des Knochens.
Therapie: Beseitigung des Eiterherdes, Curettage des Knochens und Entfernung des Knochensequesters. Drainage.

h) **Panaritium articulare:** Entsteht durch direkte Verletzung oder fortgeleitete Entzündung.
Befund: Gelenkschwellung, Stauchungsschmerz und mittlere Beugestellung des Fingers sind charakteristisch.
Röntgen: Gelenkspalt anfangs verbreitert, später verödet.
Therapie: Im Frühstadium Inzision, Spülung, Drainage. Bei Therapieresistenz und Zerstörung der Gelenkfläche Resektion und Arthrodese.

3. **Interdigitalphlegmone:** Infektion des Zwischenfingerraumes mit erheblicher Schwellung und Druckschmerzhaftigkeit. Die Finger stehen stark abgespreizt. Ausgedehntes Ödem auf der Dorsalseite der Grundphalangen und des Handrückens.
Therapie: Palmare Längsinzision zwischen den beiden benachbarten Metakarpalköpf-

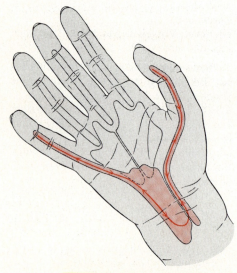

Abb. 51-21 Ausbreitungsweg der V-Phlegmone.

chen ohne Durchtrennung der Interdigitalfalte, dorsale Gegeninzision und Drainage.

4. **Hohlhandphlegmone:** Eiterung der Hohlhand durch direkte Verletzung (oberflächliche Hohlhandphlegmone) oder Fortschreiten einer eitrigen Sehnenscheidenentzündung (tiefe Hohlhandphlegmone). Heftiger Druckschmerz in der Hohlhand, die Finger sind im Grundgelenk gestreckt, im Mittel- und Endgelenk gebeugt (Lumbricalis-Syndrom). Ausgedehntes Handrückenödem. Meist begleitet von schweren allgemeinen Symptomen wie Fieber und Schüttelfrost.
Therapie: Inzision entlang der Linea vitalis und Resektion der Palmaraponeurose, Drainage, Ruhigstellung, systemisch Antibiotikagabe.

5. **Schwielenabszeß:** Subkutane Eiterungen im Bereich von Hohlhandschwielen (meist Grundphalanx des II. und V. Fingers). Druckschmerzhaftigkeit der Schwiele mit Rötung der Umgebung und leichter Schwellung.
Therapie: Längsinzision und Drainage.

51.2.3 Erkrankungen der Sehnen und Sehnenscheiden
(s. a. Kap. 45)

1. **Paratenonitis crepitans:** Aseptisch, entzündliche Veränderungen des Sehnengleitgewebes sehnenscheidenloser Sehnen.
Pathogenese: Überlastung, Rheuma, stumpfe Traumen u. a. m. Reizerguß und Fibrinausschwitzungen drängen die Hüllgewebe auseinander.
Lokalisation: Überwiegend auf der Streckseite der Hand.
Klinik: Druck- und Bewegungsschmerz bei Belastung der Sehne gegen Widerstand. Reibegeräusche („Schneeballknirschen") bei Auflegen der Hand auf die betroffene Sehne.
Therapie: Schonung, evtl. kurzfristige Ruhigstellung im Gipsverband. Antiphlogistika und Antirheumatica. In Ausnahmefällen lokale *Kortison-* und Novocain®-Injektionen (Beachte Gefahr von Sehnenrupturen).

2. **Tendovaginitis stenosans (De Quervain):**
Pathogenese: Verengung des Sehnenhüllgewebes im Bereich des M. extensor pollicis brevis und M. abductor pollicis longus.
Klinik: Ziehende und stechende Schmerzen beim Abspreizen des Daumens, Druckschmerz im Sehnenverlauf und Reibephänomene tastbar.
Differentialdiagnose: Styloiditis radii.
Therapie: Spaltung des Sehnengleitgewebes.

3. **Schnellender Finger:**
Verdickung und Einengung der Beugesehnenscheide, insbesondere im Bereich des Daumens.
Pathogenese: Rheumatische, fokal toxische oder chronisch degenerative Verdickung der Sehnenscheide mit Einengung des Sehnengleitkanals oder seltener Verdickung der Sehne selbst. Proximal des Sehnenscheideneinganges kommt es zur Auftreibung der Sehne.
Klinik: Bei Beugung tritt die verdickte Sehne aus der Sehnenscheide heraus und blokkiert den Finger. Die Extension des Fingers gelingt nur mühsam und erfolgt dann ruckartig nach Überwindung des Hindernisses.
Therapie: Spaltung der Sehnenscheide, Ausschälung der Sehnenverdickung.
Prognose: Gut.

4. **Sehnenscheidenhygrom:** Chronisch seröser Erguß mit Reiskornbildung in der Sehnenscheide.
Pathogenese: Rheumatische Erkrankungen, Tbc.
Klinik: Indolente, fluktuierende Schwellung.
Therapie: Exstirpation der Sehnenscheide und bakteriologische Kontrolle.

5. **Ganglion** (Überbein) (s. Kap. 45).

51.2.4 Tumoren

1. **Epithelzysten:** Nach Verletzungen kann es zur Verschleppung von Epidermis in die Tiefe mit Ausbildung kleiner, aus Plattenepithel, Keratin und Cholesterin bestehender Tumoren kommen.
Lokalisation: Meist beugeseitig.
Diagnostik: Ovalärer, gut abgegrenzter, zur

Haut und Unterlage gut verschieblicher Tumor.
Therapie: Exstirpation.

2. **Riesenzelltumoren:** Gelb-braune Tumoren aus Fremdkörperriesenzellen, Spindelzellen, Schaumzellen und Makrophagen, wahrscheinlich synovialen Ursprungs.
Diagnostik: Unregelmäßige, weiche Tumoren, die zur Unterlage meist unverschieblich sind und keine bevorzugte Lokalisation aufweisen.
Therapie: Exstirpation.

3. **Glomustumor:** Gefäßtumor mit afferentem und efferentem Gefäß, Glomuszellen, Nervenfasern und *Vater-Pacini*-Körperchen.
Diagnostik: Rötlich, bläulicher Tumor, meist an der Endphalanx oder subungual liegend. Charakteristische, anfallsweise auftretende heftigste Schmerzen.
Therapie: Exstirpation.

4. **Enchondrom:** Häufigster Knochentumor an der Hand. Vorkommen solitär oder multipel (s. a. Kap. 44).
Lokalisation: Vorwiegend an den Langfingern der Mittelhand.
Diagnostik: Schwellung und Deformität des Fingers bei multipler Lokalisation, sonst lediglich röntgenologisch durch ovaläre Aufhellungszone mit Rarifizierung der Kortikalis nachweisbar. Wird daher meist erst nach Auftreten einer pathologischen Fraktur entdeckt.
Therapie: Exkochleation des Tumors und Spongiosaplastik. Bei Frakturen zusätzliche Fixation durch *Kirschner*-Drähte oder ähnliches.

5. **Dupuytren-Kontraktur:** Knötchen- oder strangförmige Veränderung der Palmaraponeurose einschließlich der lipomatösen Anhangsgebilde und des neurovaskulären Bündels. Es handelt sich dabei um eine Fibromatose. Betroffen sind in der Mehrzahl Männer zwischen dem 5. und 7. Lebensjahrzehnt.
Pathogenese: Nicht sicher geklärt, vermehrtes Auftreten bei Epilepsie, chronischem Alkoholabusus, Diabetes mellitus, chronischem Leberleiden u. a. m.
Klinik: In der Hohlhand, meist auf der Ulnarseite, derbe Strang- und Knotenbildung sicht- und tastbar. Die *Dupuytren*-Erkrankung verläuft in mehreren Stadien. Zwischen den einzelnen Stadien können Latenzzeiten von vielen Jahren liegen.

STADIUM 0: Knötchen oder längsgerichtete Strangbildung, z. T. mit Hauteinziehung in der Hohlhand, jedoch ohne Kontraktur der Langfinger.

STADIUM I: Beginnende Kontraktur der Langfinger im Grundgelenk (Streckdefizit 0–45 Grad).

STADIUM II: Beugekontraktur im Grund- und Mittelgelenk der Langfinger (Summe des Streckdefizits: 45–90 Grad) (Abb. 51-22).

STADIUM III: Beugekontraktur im Grund- und Mittelgelenk und Hyperextension im Endgelenk (Summe des Streckdefizits: 90–135 Grad).

STADIUM IV: Summe des Streckdefizits: Über 135 Grad.

Therapie: Abwartende Haltung bei Stadium I. Eine operative Versorgung ist jedoch ab Stadium II erforderlich.
In der Regel Inzision der Haut durch einen Y-Schnitt mit zusätzlicher Verlängerung zum 2. oder 5. Finger. Bei Befall des 3. oder

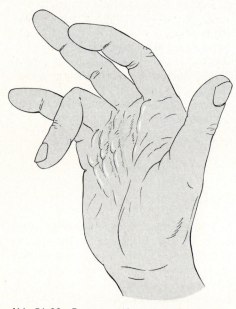

Abb. 51-22 Dupuytren-Kontraktur (Stadium II).

4. Fingers sind weitere Inzisionen erforderlich. Darstellung der Palmaraponeurose und vollständige Entfernung des erkrankten und nicht-erkrankten Fasziengewebes notwendig, da sonst Rezidivgefahr. Bei sekundärer Schrumpfung der Beugesehne und der Gelenkkapsel evtl. plastische Sehnenverlängerung und Kapsulotomie. Im Stadium IV oft nur Amputation des betroffenen Fingers möglich.
Komplikationen: Häufig postoperatives Hämatom und Wundrandnekrose, Narbenkontraktur und Rezidive, insbesondere bei unvollständiger Resektion.

Dupuytren-Kontraktur: Operation nur durch den Erfahrenen!

6. *Maligne Tumoren:* Sarkome, Karzinome, Melanome, Synovialome etc.
Therapie: Gleiche Richtlinien wie sie für die malignen Tumoren anderer Lokalisation gelten.

51.2.5 Erkrankungen der Nerven

1. *Karpaltunnelsyndrom:*
Kompression des N. medianus im Karpaltunnel.
Pathogenese: Durch Verdickung des Retinaculum flexorum, knöcherne Veränderung des Tunnelbodens (Radiusfraktur), Hämatom, Tendosynovitis und Tumoren kann es zu einer Einengung des Karpaltunnels und damit zur Kompression des N. medianus kommen.

Klinik: Charakteristische nächtliche Schmerzen mit Ausstrahlung in den Unterarm, Sensibilitätsstörungen im Ausbreitungsgebiet des N. medianus und Atrophie der Daumenballenmuskulatur. Positives *Hoffmann-Tinel*-Zeichen (beim Beklopfen des Medianus in Höhe des Karpaltunnels in die Finger ausstrahlende, elektrisierende Schmerzen). Positiver Palmar- und Dorsalflexionstest (bei fixierter Beugung oder Überstreckung im Handgelenk kommt es nach 1–2 min zu Sensibilitätsstörungen im Ausbreitungsgebiet des N. medianus).
Sonstige Untersuchungen: EMG (Verlängerung der Nervenleitgeschwindigkeit).
Therapie: Operativ: Längsspaltung des Retinaculum flexorum (Karpaltunnel). Zu achten ist auf den motorischen Ast des N. medianus. Bei Schädigung Verlust der palmaren Abduktion des Daumen = Opposition des Daumens.
Komplikationen: Bei rechtzeitiger Therapie in der Regel keine.

2. *Kompression des N. ulnaris in der Gujon-Loge:*
Druckschädigung des N. ulnaris oder seiner Aufzweigungen im Handgelenksbereich.
Pathogenese: Idiopathisch, Druckschädigung durch Lagerung, Handarbeit, Radfahren, traumatische Läsionen und Infektionen.
Klinik: Schwäche der vom N. ulnaris innervierten Handmuskeln und sensible Ausfälle im Ulnaris-Ausbreitungsgebiet.
Sonstige Untersuchungen: EMG (Verlängerung der Nervenleitgeschwindigkeit).
Therapie: Operativ: Spaltung der Loge.
Komplikationen: Bei rechtzeitiger Therapie in der Regel keine.

52 Kinderchirurgie

52.1 Erkrankungen des Halses
(s. a. Kap. 18)

1. Zystisches Lymphangiom

Klinik: Dieses ist in etwa der Hälfte der Fälle bereits bei der Geburt als teils zystischer, teils solider Tumor vorhanden. Bei den übrigen befallenen Kindern entwickelt es sich im Laufe des ersten Lebensjahres. Die Lymphangiome gehen meist von der Supraklavikulargrube oder vom hinteren Halsdreieck aus und können sich bis in den Mundboden und ins Mediastinum ausdehnen. Sehr große Tumoren stellen manchmal ein Geburtshindernis dar. Durch Druck auf die Trachea können sie zum Stridor führen. Die meisten beeinträchtigen das Allgemeinbefinden nicht.
Therapie: Frühzeitige chirurgische Exzision. Der Eingriff kann schwierig sein.

2. Halszysten und Halsfisteln

a) Mediale Halszyste
Ursache: Teilweise Persistenz des Ductus thyreoglossus.
Klinik: Der von den Epithelzellen produzierte Schleim führt zur Zyste, die meist erst im Alter von 4–5 Jahren als zystischer Tumor in der Mittellinie des Halses in Höhe des Zungenbeins oder darunter in Erscheinung tritt (Abb. 52-1). Kommt es zur Infektion der Zyste, kann sie nach außen durchbrechen und es entsteht eine sekundäre Fistel.
Differentialdiagnostisch kommen eine Dermoidzyste oder selten eine ektopische Schilddrüse in Betracht. Diese ist immer das einzige Schilddrüsengewebe und darf keinesfalls entfernt werden. Ist der Tumor nicht eindeutig zystisch, sollte präoperativ ein Schilddrüsenszintigramm durchgeführt werden.
Therapie: Chirurgische Entfernung der Zyste mit dem mittleren Zungenbeinanteil und der Verbindung zum Foramen caecum. Bei unvollständiger Entfernung entsteht ein Rezidiv.

b) Laterale Halsfistel und -zyste
Ursache: Teilweise Persistenz der primitiven Kiemengänge, am häufigsten des 2. Ganges.
Klinik: Die kleine, kaum sichtbare Fistelöffnung am Vorderrand des M. sternocleidomastoideus ist bereits bei der Geburt vorhanden. Der Gang verläuft durch die Karotisgabel und mündet am hinteren Gaumenbogen in den Rachen. Die lateralen Halszysten liegen im vorderen Halsdreieck und können durch einen Fistelgang sowohl mit der Hautoberfläche als auch mit dem Pharynx in Verbindung stehen.
Therapie: Radikale Exzision im ersten Lebensjahr, bevor es zur Infektion kommt, die eine Operation erschwert.

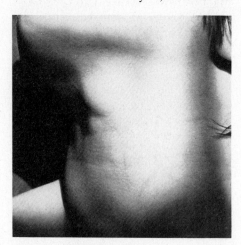

Abb. 52-1 Mediale Halszyste.

52.2 Erkrankungen des Thorax
(s. a. Kap. 20)

1. Brustwanddeformitäten

a) Trichterbrust
Es handelt sich um eine unterschiedlich ausgeprägte Einsenkung des Sternums und der angrenzenden Rippenabschnitte (Abb. 52-2).

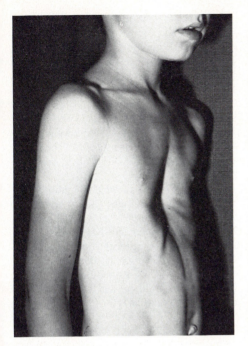
Abb. 52-2 Trichterbrust.

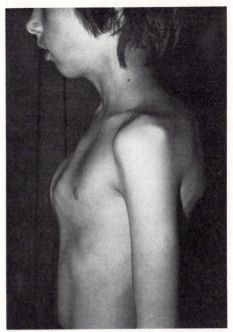
Abb. 52-3 Kielbrust (Hühnerbrust).

Die Deformität besteht manchmal bereits bei der Geburt, in anderen Fällen bildet sie sich in den ersten Lebensjahren aus. Die Ursache ist unbekannt.
Klinik: Die meisten Kinder mit einer Trichterbrust sind beschwerdefrei, Störungen der Herz- und Lungenfunktion sind selten.
Therapie: Nur schwere Fälle sollten operiert werden, da es sich in erster Linie um einen kosmetischen Eingriff handelt. Über den günstigsten Operationszeitpunkt sind die Meinungen noch geteilt. Wir operieren möglichst erst nach dem 12. Lebensjahr.

Trichterbrust: Op.-indikation weitgehend kosmetisch

b) Hühnerbrust

Klinik: Die Hühner- oder Kielbrust ist wesentlich seltener als die Trichterbrust. Hier ist das Sternum nach ventral vorgewölbt (Abb. 52-3). Funktionell verursacht die Anomalie keinerlei Störungen.
Therapie: In schweren, entstellenden Fällen ist eine operative Korrektur angezeigt.

c) Sternumspalten

Ursache: Fusionsstörungen des primär paarig angelegten Brustbeins.
Pathologie: Man unterscheidet die obere von der kompletten und unteren Sternumspalte. Sie sind sehr selten. Die komplette Spalte kann mit einer totalen Ectopia cordis kombiniert sein. Dabei liegt das Herz frei vor der vorderen Brustwand. Bei der unteren Spalte bestehen meist zusätzliche Mißbildungen (Omphalozele, ventraler Zwerchfelldefekt, Perikardlücke, Herzmißbildungen).
Klinik: Folge der instabilen Brustwand sind Störungen der Atemfunktion und des venösen Rückflusses. Zyanose, Dyspnoe und pulmonale Infektionen können sich einstellen.
Therapie: Verschluß der Spalte bald nach der Geburt. In der Regel ist die direkte Vereinigung der beiden Sternumhälften möglich.
Prognose: Gut, wenn keine zusätzlichen Mißbildungen bestehen.

2. Zwerchfellhernie (s. a. Kap. 23)

Ursache: Hemmungsmißbildung. Es unterbleibt die vollständige Trennung von Brust- und Bauchhöhle durch das Zwerchfell in der 8.–10. Schwangerschaftswoche.

Pathologie: Die weitaus häufigste der angeborenen Zwerchfellhernien ist die posterolaterale Form (*Bochdalek*-Hernie) (s. Kap. 23). Häufigkeit 1 auf 3000 Lebendgeborene. Sie tritt fast immer links auf. Durch die posterolaterale Lücke im Zwerchfell treten Magen, Milz, Dünndarm und Teile des Dickdarms in die Thoraxhöhle und verdrängen Mediastinum und Herz auf die Gegenseite (Abb. 52-4). Da diese Verlagerung bereits intrauterin besteht, wird die normale Entwicklung der Lunge gestört. Vom Ausmaß der Lungenhypoplasie hängt auch die Prognose ab.

Klinik: Fast immer kommt es schon Minuten bis Stunden nach der Geburt zu schnell zunehmender Atemnot und zur Zyanose. Beim Schreien füllen sich Magen und Darm mit Luft, was zu weiterer Kompression der Lungen führt. Typisch ist das eingefallene Abdomen, welches kaum Organe enthält. Die Röntgenaufnahme von Thorax und Abdomen sichert die Diagnose (Abb. 52-5).

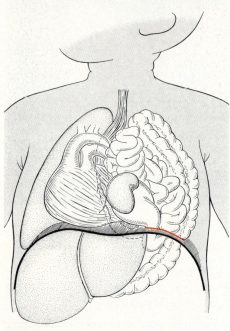

Abb. 52-4 Kongenitale Zwerchfellhernie.

Therapie:

Zwerchfellhernie: dringlichster Notfall der gesamten Neugeborenenchirurgie!

Wichtigste Erstmaßnahme bei vermuteter oder gesicherter Zwerchfellhernie ist das Einführen einer doppelläufigen Magensonde, über die der Magen intermittierend abgesaugt wird. Die Azidose wird durch Gabe von Bikarbonat ausgeglichen (s. Kap. 3.4). Atmen die Kinder ausreichend spontan (*Astrup*-Kontrolle), reicht die Zufuhr von Sauerstoff zur Atemluft. Bei ungenügender Spontanatmung muß intubiert werden. Eine Maskenbeatmung führt zur Luftfüllung des Magens und damit zur weiteren Kompression der Lunge. Die Beatmung muß äußerst vorsichtig durchgeführt werden, da die hypoplastischen Lungen zur Ruptur neigen.

Zwerchfellhernie: Keine Maskenbeatmung!

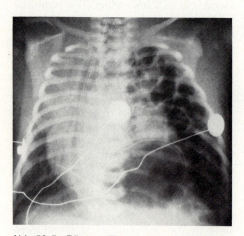

Abb. 52-5 Röntgen-Thorax bei linksseitiger *Bochdalek*-Zwerchfellhernie. Darmschlingen im linken Hemithorax. Verdrängung des Mediastinums nach rechts.

Die Operation erfolgt vom Abdomen her. Die Lücke kann in der Regel direkt verschlossen werden.

Prognose: Sie ist bei Kindern, die innerhalb der ersten 24 Stunden operiert werden müssen, immer noch schlecht. Über 50% dieser Patienten versterben an den Folgen der

Lungenhypoplasie. Kinder, die erst später symptomatisch werden, überleben praktisch immer.

3. Relaxatio diaphragmatica

Die Relaxatio diaphragmatica stellt eine Erschlaffung des Zwerchfells mit Zwerchfellhochstand dar.
Ursächlich unterscheidet man die kongenitale von der erworbenen Relaxation. Bei der ersten handelt es sich um eine Entwicklungsanomalie. Es besteht eine muskuläre Hypoplasie des Zwerchfells; dieses ist dann nur eine bindegewebige Membran. Die erworbene Relaxation ist Folge einer Phrenikuslähmung, am häufigsten nach Geburtstrauma und dann in der Regel mit einer oberen Plexuslähmung kombiniert.
Klinik: Etwa die Hälfte der Fälle ist asymptomatisch. Bei den übrigen manifestieren sich in unterschiedlicher Stärke respiratorische Symptome. Rezidivierende Pneumonien, Tachypnoe und leichte Ermüdbarkeit sind Zeichen verminderter Ventilation. Nur selten kommt es zu einem dramatischen Krankheitsbild wie bei der Zwerchfellhernie.
Diagnose: Sie wird durch das Thoraxröntgenbild gestellt (Abb. 52-6). Bei der Durchleuchtung erkennt man evtl. eine paradoxe Zwerchfellbeweglichkeit.
Therapie: Eine symptomatische Relaxatio wird operiert. Dabei wird das Zwerchfell auf transthorakalem oder transabdominalem Wege gerafft.
Prognose: Bei frühzeitiger Operation sehr gut.

4. Kongenitale zystische Adenomatose der Lunge

Diese seltene Erkrankung der Lunge ist meist auf einen Lappen begrenzt. Dieser ist erheblich vergrößert und von zystischen Tumoren durchsetzt.
Klinik: Die Symptome ähneln der einer *Bochdalek*-Zwerchfellhernie. Dyspnoe und Zyanose treten unmittelbar nach der Geburt auf. Im Gegensatz zur Zwerchfellhernie ist das Abdomen aber nicht eingefallen.

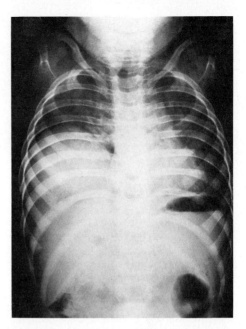

Abb. 52-6   Relaxatio diaphragmatica rechts.

Diagnose: Sie wird röntgenologisch gestellt. Die Abgrenzung gegenüber einer Zwerchfellhernie ist manchmal schwierig.
Die *Therapie* besteht in der Lobektomie oder Pneumonektomie, wenn die ganze Lunge befallen ist.

5. Kongenitales lobäres Emphysem

Bei dieser seltenen Erkrankung handelt es sich um die Überblähung eines Lungenlappens.
Ursache: In der Hälfte der Fälle unklar. Oft finden sich Anomalien des zugehörigen Bronchus (Knorpeldysplasien, abnorme Schleimhautfalten u. a.). Manchmal besteht auch eine extrabronchiale Kompression.
Klinik: Der überblähte Lappen komprimiert die Restlunge. Folgen sind Tachypnoe, Dyspnoe und Zyanose. Fast immer werden die Kinder in den ersten 6 Lebensmonaten symptomatisch.
Diagnose: Sie wird röntgenologisch gestellt (Abb. 52-7). Typische Zeichen sind: Transparenz der befallenen Lunge, Mediastinalverdrängung zur gesunden Seite, erweiterte Interkostalräume auf der erkrankten Seite, im Seitenbild retrosternale Aufhellung.
Die *Therapie* besteht in der Lobektomie. Die *Prognose* ist gut.

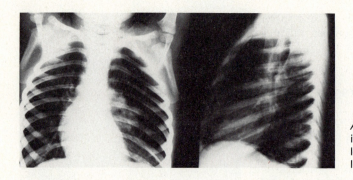

Abb. 52-7 Röntgen-Thorax in 2 Ebenen bei kongenitalem lobären Emphysem des linken Lungenoberlappens.

6. Bronchogene Zyste

Ursache: Die seltenen bronchogenen Zysten entstehen durch Absprossungen vom primordialen Tracheobronchialbaum.

Pathologie: Histologisch sind sie durch das Vorkommen von Knorpel, Flimmerepithel und glatter Muskulatur in der Wand charakterisiert. Sie können sowohl im Mediastinum als auch in der Lunge und selten am Hals lokalisiert sein. Die Größe variiert stark. Manche kommunizieren sie mit dem Tracheobronchialbaum.

Klinik: Die Symptome hängen von Größe und Lokalisation ab. Komprimieren die Zysten Trachea oder Bronchien, verursachen sie Dyspnoe und rezidivierende Pneumonien. Oft werden sie zufällig auf einer Thoraxaufnahme entdeckt.

Diagnose: Obwohl die Zysten oft auf den Thoraxaufnahmen erkennbar sind, werden sie häufig durch mediastinale Strukturen oder entzündliche Prozesse überdeckt. In solchen Fällen ist ein CT wertvoll.

Die *Therapie* besteht in der Exzision. Die *Prognose* ist gut.

52.3 Erkrankungen des Ösophagus (s. a. Kap. 22)

1. Ösophagusatresie

Häufigkeit: 1 auf 2000–3000 Geburten. Meist ist die Ösophagusatresie mit einer ösophago-trachealen Fistel kombiniert. Die verschiedenen Formen zeigt die Abb. 52-8. Oft bestehen zusätzliche Mißbildungen (Herzfehler, Duodenalatresie, Analatresie, Wirbel-, Nieren- und Extremitätenmißbildungen) sowie Frühgeburtlichkeit.

a) Ösophagusatresie mit unterer ösophago-trachealer Fistel

Die weitaus häufigste Form (90%) ist der Typ IIIb nach *Vogt* mit proximalem Blindsack und distaler ösophago-trachealer Fistel.

Klinik: Schon kurz nach der Geburt ist ein starker schaumiger Speichelfluß aus Mund und Nase auffällig. Werden trotzdem Fütte-

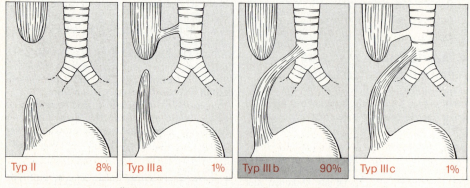

Abb. 52-8 Formen der Ösophagusatresie nach *Vogt*. (Typ I sehr selten.)

rungsversuche unternommen, kommt es zur Regurgitation der angebotenen Nahrung und evtl. zur Aspiration mit Zyanoseanfällen. Schreien und Husten erhöht den intratrachealen Druck und führt zum Übertritt von Luft durch die Fistel in Ösophagus und Magen. Gefährlich ist ein gastroösophagealer Reflux, da durch den Übertritt von Magensaft über die Fistel in den Tracheobronchialbaum Pneumonie und Atelektase entstehen (Abb. 52-9).
Diagnostik: Die Diagnose sollte unmittelbar nach der Geburt gestellt werden, bevor es zu Aspirationen kommt.

Bei jedem Neugeborenen muß der Ösophagus sondiert werden!

Dazu wird ein steifer Gummikatheter (Charr. 14) in die Speiseröhre eingeführt. Stößt man nach 10–12 cm auf einen unüberwindlichen Widerstand, ist die Diagnose gesichert. Mit liegender Sonde wird dann eine Übersichtsaufnahme von Thorax und Abdomen *im Hängen* gemacht (Abb. 52-10). Die Miterfassung des Abdomens ist aus zwei Gründen wichtig:
a) Ist keine Luft im Abdomen nachweisbar, liegt in der Regel ein Typ II vor. In diesen Fällen wird zunächst nur eine Gastrostomie zur Fütterung angelegt.
b) Zusätzliche intraabdominelle Mißbildungen (Duodenalatresie) müssen frühzeitig erkannt werden, da sich dann evtl. ein anderes taktisches Vorgehen ergibt.

Eine Kontrastmitteldarstellung des oberen Blindsackes ist überflüssig und sollte wegen der Gefahr der Aspiration unterlassen werden.
Therapie: Präoperative Maßnahmen zur Verhinderung von Aspirationen:
a) In den oberen Blindsack wird eine doppelläufige Sonde eingeführt, über die alle 10 min der Speichel abgesaugt wird.
b) Das Kind wird in eine halbsitzende Position gebracht. Dadurch vermindert sich das Risiko des Übertritts von Magensaft in den Tracheobronchialbaum.
c) Parenterale Flüssigkeitszufuhr. Ausgleich des Säure-Basen-Haushaltes.
Der operative Zugang erfolgt durch den 4. ICR rechts. Das extrapleurale Vorgehen hat entscheidende Vorteile. Die Fistel zur Trachea wird verschlossen, eine primäre End-zu-End Anastomose ist in der Regel möglich.

Postoperative Komplikationen: Eine Nahtinsuffizienz ist nach spannungsfreier Anastomose selten. Eine ösophago-tracheale Rezidivfistel macht sich durch rezidivierende Pneumonien sowie durch Husten- und Zyanoseanfälle beim Trinken bemerkbar. Häufigste Komplikation ist die Stenose im Anastomosenbereich, die durch Bougierung meist leicht zu beheben ist. Zu einem gastroösophagealen Reflux kommt es vorwiegend nach Anastomosen, die unter Spannung angelegt wurden.

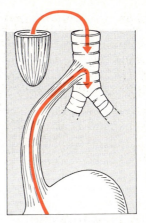

Abb. 52-9 Aspirationspneumonie bei ösophagotrachealer Fistel durch:
a) Regurgitation und Aspiration
b) Gastroösophagealen Reflux via Fistel

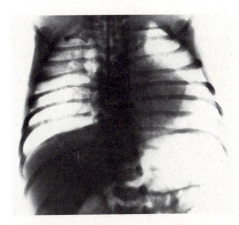

Abb. 52-10 Röntgen-Thorax bei Ösophagusatresie, Typ III b, Sonde im oberen Blindsack.

Prognose: Die Überlebensrate wird in erster Linie durch zusätzliche Mißbildungen, durch Frühgeburtlichkeit oder durch eine bereits bestehende Aspirationspneumonie bestimmt. Sie beträgt bei reifen Kindern ohne zusätzliche Mißbildungen über 90%.

b) Ösophagusatresie ohne ösophago-tracheale Fistel

Beim Typ II nach *Vogt* besteht eine völlig andere Problematik, weil der Abstand zwischen den beiden Segmenten so groß ist, daß eine primäre Vereinigung nicht möglich ist. Da eine Fistel fehlt (Rö: Luftleeres Abdomen), ist bei diesen Kindern eine Thorakotomie in der Neugeborenenperiode nicht erforderlich. Eine sehr seltene Form ist der Typ I mit einer nur rudimentären, distalen Ösophagusanlage.

Therapie: Um die Kinder ernähren zu können, wird nach der Geburt zunächst nur eine Magenfistel angelegt. Speichel und Schleim werden über eine in den oberen Blindsack eingeführte Sonde laufend abgesaugt. Früher wurde bei diesen Kindern im Alter von einigen Monaten eine Kolonersatzplastik vorgenommen. Heute gibt es bessere Verfahren, die alle eine Vereinigung der beiden Segmente anstreben: 1. Faden- und Olivenmethode nach *Rehbein*, 2. Zirkuläre Myotomie *(Livaditis)*, 3. Bougierung des oberen Blindsackes *(Howard* und *Myers)*, 4. Elektromagnetische Bougierung *(Hendren)*. Diese Methoden werden auch bei anderen Formen der Ösophagusatresie angewendet, wenn eine primäre Vereinigung nicht möglich ist.

2. Isolierte ösophago-tracheale Fistel (H-Fistel)

Klinik: Typische Symptome bei der sehr seltenen H-Fistel sind rezidivierende Pneumonien, Hustenanfälle beim Trinken und aufgeblähtes Abdomen (durch Luftübertritt über die Fistel) (Abb. 52-11).

Diagnose: Durch eine Röntgenkontrastuntersuchung des Ösophagus läßt sich die Fistel nicht immer darstellen. Dies gelingt besser ösophago- oder bronchoskopisch.

Therapie: Durchtrennung der Fistel mit Verschluß von Speise- und Luftröhre. Die

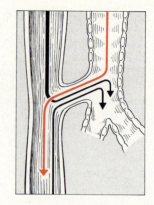

Abb. 52-11 Isolierte ösophago-tracheale Fistel (H-Fistel) mit Hustenanfällen durch Übertritt von Speisen aus dem Ösophagus in die Trachea (grau) und aufgeblähtem Abdomen durch Luftübertritt von der Trachea in den Ösophagus (rot).

meisten Fisteln liegen oberhalb des 2. Brustwirbels und können von einem zervikalen Zugang aus verschlossen werden.

3. Gastroösophagealer Reflux
(s. a. Kap. 23)

Der gastroösophageale Reflux ist eine häufige Erkrankung des Neugeborenen und kleinen Säuglings. Er kommt mit und ohne Hiatushernie vor.

Ursache ist ein mangelhafter Verschlußmechanismus im Bereich des gastroösophagealen Überganges (Kardiainsuffizienz).

Klinik: Leitsymptom ist das Erbrechen im Anschluß an die Mahlzeiten, das im Gegensatz zum Erbrechen bei der hypertrophischen Pylorusstenose nicht explosionsartig im Schwall erfolgt. Das saure Erbrechen kann zu verschiedenen Komplikationen führen: a) Gedeihstörung, b) Ösophagitis mit Ulkus oder Striktur (Abb. 52-12), c) Aspiration mit Pneumonie, Bronchitis oder Apnoe-Anfällen.

Diagnose: Diese wird mit dem Ösophagusbreischluck, der Ösophagusmanometrie und der 24-Stunden-pH-Messung in der Speiseröhre gestellt.

Therapie: Eine konservative Behandlung bringt in den meisten Fällen Erfolg. Sie besteht in einer halbsitzenden Lagerung (60 Grad), im Andicken der Nahrung sowie in

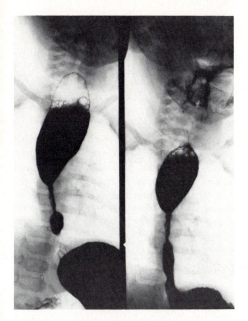

Abb. 52-12 Röntgen-Breischluck einer peptischen Ösophagusstenose bei axialer Hiatushernie.

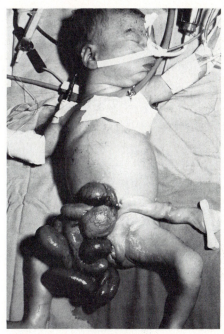

Abb. 52-13 Gastroschisis.

der Gabe von vielen kleinen Mahlzeiten. Zur Verhinderung einer Ösophagitis werden Antazida gegeben. Kommt es unter der konservativen Behandlung innerhalb von 2–3 Monaten nicht zur Heilung, wird operiert. Operative Verfahren sind die Hiatoplastik mit Gastropexie und die Fundoplikatio. Liegt bereits eine Ösophagusstenose vor, wird diese zusätzlich aufbougiert.
Die *Prognose* ist gut.

52.4 Erkrankungen der Bauchwand

1. Gastroschisis

Häufigkeit: 1 auf 12 000 Geburten. Die Ursache ist unbekannt.
Klinik: Bei der Gastroschisis besteht eine – meist kleine – Bauchwandlücke rechts neben dem Nabel, durch die bereits intrauterin die Darmschlingen vorfallen (Abb. 52-13). Diese sind durch die fetale Peritonitis lederartig verändert und mit Fibrin belegt. Ein Bruchsack findet sich nicht, die Nabelschnur inseriert an normaler Stelle. Zusätzliche Mißbildungen sind selten.
Therapie: Nach der Geburt werden die vorgefallenen Darmschlingen sofort in sterile, feuchte Kompressen eingepackt. Die Kinder sind extrem durch Auskühlung und Exsikkose gefährdet; sie dürfen nur im Inkubator transportiert werden. Das Legen einer Magensonde sowie eines intravenösen Zuganges gehört ebenfalls zu den Erstmaßnahmen.
Die operativen Schwierigkeiten ergeben sich aus dem Mißverhältnis zwischen der Größe der Bauchhöhle und dem Volumen der vorgefallenen Darmschlingen. Oft gelingt nach Erweiterung der Lücke und kräftiger manueller Dehnung der Bauchdecken ein primärer Verschluß der Bauchhöhle. Wenn dies nicht möglich ist, hat sich ein temporärer Verschluß mit Silastikfolie bewährt, die in die Bauchdeckenränder eingenäht und über den Darmschlingen verschlossen wird (Abb. 52-14). Diese gleiten in den folgenden Tagen langsam in die Bauchhöhle hinein. Der Foliensack kann

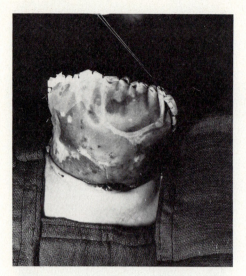

Abb. 52-14 Temporärer Bauchdeckenverschluß bei Gastroschisis mit Silastikfolie.

alle 2–3 Tage verkleinert und nach etwa 10 Tagen ganz entfernt werden. Die Bauchdecke wird dann endgültig durch eine Naht geschlossen. Bis zum Einsetzen einer normalen Darmtätigkeit können manchmal Monate vergehen. Solange müssen die Kinder parenteral ernährt werden. Etwa 80% der Kinder überleben.

2. Omphalozele (Nabelschnurbruch)

Die Omphalozele stellt eine Hemmungsmißbildung dar. Häufigkeit 1 auf 6000 Geburten.

Klinik: Es handelt sich um eine Hernie in die Nabelschnur durch eine wechselnd große Lücke in der vorderen Bauchwand. Der Bruchsack ist im Gegensatz zum Nabelbruch nicht mit normaler Haut bedeckt, sondern besteht aus einer Membran, die innen von Peritoneum und außen von Amnionepithel gebildet wird. Dazwischen liegt die *Wharton*-Sulze (Abb. 52-15). Durch den zarten Bruchsack sind die vorgefallenen Organe (Dünndarm, manchmal auch Magen, Leber und Milz) gut zu erkennen. Die Ausdehnung ist sehr variabel; sie reicht bis zur Kindskopfgröße. Bei über 50% der Kinder liegen zusätzliche Mißbildungen vor.

Therapie: Sofort nach der Geburt wird die Omphalozele mit feuchten, sterilen Kompressen bedeckt, um eine Austrocknung zu verhindern. Die Kinder müssen vor Auskühlung und Hypovolämie geschützt werden. Die weitere Behandlung richtet sich nach dem Zustand des Kindes, der Größe der Omphalozele sowie nach evtl. vorhandenen zusätzlichen Mißbildungen. Bei kleinen und mittleren Omphalozelen werden der Bruchsack abgetragen und die Bauchdecken primär verschlossen. Ist die Omphalozele so groß, daß ein primärer Verschluß nicht möglich ist, hat man die Wahl zwischen zwei Verfahren:

a) Konservative Behandlung. Sie besteht in der Bepinselung des Bruchsackes mit antiseptischen Lösungen, bis sich dieser nach einigen Wochen überhäutet hat. Die bleibende Bauchwandhernie wird später korrigiert.

b) Operative Behandlung: wie bei der Gastroschisis.

Kommt es während oder nach der Geburt zur Ruptur des Omphalozelensackes, muß sofort operiert werden.

Prognose: Die Letalität ist hoch und beträgt etwa 50%. Ursache sind vor allem zusätzliche Mißbildungen.

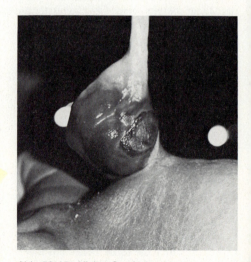

Abb. 52-15 Kleine Omphalozele.

3. Persistierender Ductus omphaloentericus (Meckel-Divert.)

Ursache: Fehlende Rückbildung des bis zur 6.–7. Fetalwoche bestehenden Ductus. Bei diesem handelt es sich um eine Verbindung zwischen fetaler Nabelschleife und Dottersack (s. Kap. 25).
Klinik: Aus einem Schleimhautbezirk am Nabel entleeren sich Schleim, Gasblasen oder auch Stuhl. Der Ductus kann durch den Nabel prolabieren (Abb. 52-16).
Diagnostik: Die Diagnose wird in der Regel klinisch gestellt. In unklaren Fällen Fisteldarstellung mit Kontrastmittel.
Therapie: Resektion des Fistelganges von einer infraumbilikalen Inzision aus.
Die *Prognose* ist sehr gut.

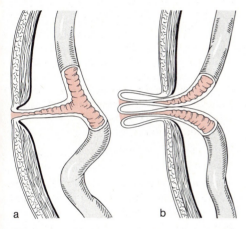

Abb. 52-16 Persistierender Ductus omphaloentericus:
a) Stuhlfistel   b) Prolaps des Ductus

4. Persistierender Urachus

Der Urachus stellt die fetale Verbindung zwischen Blasenscheitel und Nabel dar. Diese obliteriert normalerweise zum Ligamentum vesico-umbilicale mediale. Bleibt die Obliteration vollständig aus, resultiert die Urachusfistel.
Klinik: Charakteristisch ist der nässende Nabel. Der Urin entleert sich tropfenweise, bei Druck auf die Blase verstärkt sich der Fluß. Der Nabel und seine Umgebung sind entzündlich gerötet.
Diagnose: Kontrastmitteldarstellung vom Nabel aus.
Therapie: Exzision des Ganges nach Diagnosestellung.

Tritt nur eine unvollständige Obliteration ein, können verschiedene Krankheitsbilder resultieren. Bleibt nur der proximale Anteil offen, entsteht ein Urachusdivertikel am Blasenscheitel. Obliterieren der proximale und distale Anteil und bleibt der mittlere offen, resultiert eine Urachuszyste (Abb. 52-17). Sie tritt als rundlicher Tumor in der Mittellinie zwischen Nabel und Symphyse in

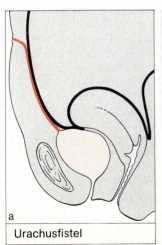
a) Urachusfistel

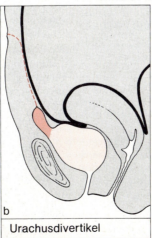
b) Urachusdivertikel

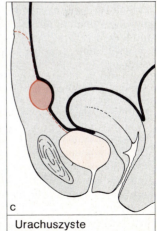
c) Urachuszyste

Abb. 52-17 Persistierender Urachus.

Erscheinung. Oft manifestiert sie sich erst durch eine Infektion (medianer Bauchdeckenabszeß).

5. Nabelhernie

Ein inkompletter Verschluß der Faszie im Nabelbereich führt zu einer Nabelhernie. Im Gegensatz zu den Leistenhernien schließen sich diese zu 90% in den ersten drei bis vier Lebensjahren spontan, inkarzerieren praktisch nie und machen selten Beschwerden. Eine Behandlung ist daher beim Säugling und Kleinkind nicht notwendig. Der operative Verschluß ist dagegen im Vorschulalter angezeigt.

6. Supraumbilikalhernie

Es handelt sich um eine Faszienlücke direkt oberhalb des Nabels, die leicht getastet werden kann. Im Gegensatz zur Nabelhernie verschließt sich diese nicht spontan. Die Lücke wird über einen kleinen supraumbilikalen Schnitt verschlossen.

7. Epigastrische Hernie

Faszienlücken zwischen Processus xiphoideus und Nabel werden als epigastrische Hernien bezeichnet. Sie können Ursache von Bauchschmerzen sein. Bei der Operation findet sich in der Regel ein kleines gestieltes, präperitoneales Lipom, welches durch die Lücke hindurchgetreten ist. Dieses wird abgetragen und die Lücke verschlossen.

8. Leistenbruch (s. a. Kap. 39)

Der Leistenbruch ist die häufigste chirurgische Erkrankung des Kindesalters und tritt bei 1–2% aller Kinder auf. Knaben sind 5mal häufiger betroffen als Mädchen. Praktisch immer liegt eine angeborene, *indirekte* Hernie vor. Direkte Leistenbrüche und Schenkelhernien sind beim Kind Raritäten.
Klinik: Meist tritt die Hernie bereits im Säuglingsalter in Erscheinung. Es findet sich eine Schwellung im Bereich des äußeren Leistenringes, die bis in das Skrotum hinunterreichen kann und die sich leicht in die Bauchhöhle reponieren läßt.
Differentialdiagnostisch kommen die Hydrocele testis oder funiculi spermatici sowie eine Lymphknotenschwellung in Betracht (Abb. 52-18).

Leistenbruch: Operationsindikation mit der Diagnosestellung!

Therapie: Operation nach Diagnosestellung! Eine abwartende Haltung ist wegen möglicher Komplikationen nicht angezeigt. Die Operationstechnik unterscheidet sich von der im Erwachsenenalter, da lediglich eine hohe Bruchsackabtragung vorgenommen wird. Die Operationstechnik nach *Bassini* ist beim Kind unnötig und gefährlich, da sie zur Hodenatrophie führen kann.
Prognose: Rezidive sind selten und treten bei etwa 1% der Kinder auf.

Inkarzeration

Die Einklemmung stellt die häufigste Komplikation der Leistenhernie dar. Sie tritt meist im Säuglingsalter auf und ist hier nicht selten Erstsymptom der Erkrankung. Erste Zeichen sind Unruhe, Schmerzen und Nahrungsverweigerung. Später entwickeln sich die Symptome eines mechanischen Ileus mit galligem Erbrechen und aufgetriebenem Abdomen. Die Untersuchung deckt dann die pralle, druckschmerzhafte Schwellung in der Leiste auf.
Therapie: In der Regel gelingt die manuelle Reposition, evtl. in Sedierung. In solchen Fällen wird nach Abklingen des Begleitödems, wenn keine Allgemeinsymptome eine Darmschädigung signalisieren, etwa 24–48 Stunden später operiert. Nicht nur der eingeklemmte Darm, sondern auch der Hoden ist durch Kompression der Gefäße des Samenstranges gefährdet.

Leistenhernie beim Mädchen

Beim Mädchen handelt es sich in etwa ¼ der Fälle um Gleitbrüche, wobei meist Tube und Ovar den Bruchinhalt bilden. Da es durch Torsion dieser Organe zu Durchblutungsstörungen kommen kann, ist die Ope-

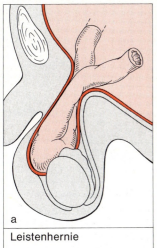
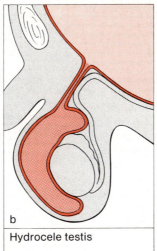
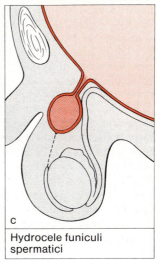

a Leistenhernie
b Hydrocele testis
c Hydrocele funiculi spermatici

Abb. 52-18 Differentialdiagnose des kongenitalen Leistenbruchs:
a) Komplett offener Processus vaginalis mit Leistenbruch
b) Hydrocele testis
c) partiell offener Processus vaginalis mit Hydrocele funiculi spermatici

ration immer dringlich. Bei einem doppelseitigen Befund muß man an eine testikuläre Feminisierung denken. (Geschlechtschromatin im Mundschleimhautabstrich).

Die Hydrozelen werden wie ein Leistenbruch operiert. Eine *Winkelmann*'sche Operation ist bei Kindern kontraindiziert.

9. Hydrozele

Die Hydrozelen entstehen wie die Leistenhernien durch eine ausbleibende Obliteration des Processus vaginalis. Es handelt sich im Gegensatz zu den Hydrozelen bei Erwachsenen immer um kommunizierende Hydrozelen, d. h. es besteht eine feine Verbindung zwischen der Bauchhöhle und dem Hydrozelensack. Die in der Hydrozele befindliche Flüssigkeit stammt aus der Bauchhöhle.
Symptome: Prallelastischer, schmerzloser Tumor im Skrotum (Hydrocele testis) oder entlang des Samenstranges (Hydrocele funiculi spermatici).
Therapie: Während der ersten 2 Lebensjahre ist keine Behandlung indiziert, da es im Gegensatz zu den Leistenhernien in dieser Periode oft zu einer Spontanheilung durch vollständige Obliteration des Processus vaginalis kommt. Bei Persistenz ist nach dieser Zeit die Indikation zur Operation gegeben.

10. Maldescensus testis

Bei etwa 0,8% aller einjährigen Knaben liegt ein Maldescensus testis vor. Als solcher gelten alle Lageanomalien des Hodens. Ist ein Hoden weder sicht- noch tastbar, spricht man vom *Kryptorchismus*. Ursache: Anorchie oder Bauchhoden (Retentio testis abdominalis). Befindet sich der Hoden im Leistenkanal, spricht man von einem Leistenhoden (Retentio testis inguinalis). Eine Sonderform dieses Zustandes ist der *Gleithoden*. Dieser läßt sich manuell in das Skrotum hinunterbringen. Da die Samenstranggebilde zu kurz sind, wird er nach dem Loslassen wieder in die alte Position zurückgezogen. Bei der *Hodenektopie* ist es zu einer Abweichung vom normalen embryonalen Abstiegsweg gekommen. Der Hoden kann sich am Damm, an der Peniswurzel oder am Oberschenkel befinden. Eine Sonderform ist der nicht behandlungsbedürftige Pendelhoden. Dieser befindet sich normalerweise

im Skrotum, kann sich aber gelegentlich in den Leistenkanal zurückziehen.
Therapie: Mit Beendigung des zweiten Lebensjahres sollten sich die Hoden im Skrotum befinden. Bei späterer Behandlung kommt es in zunehmendem Maße zur Infertilität. Die Behandlungsmethoden sind entweder konservativ oder operativ. Primär kann eine konservative Behandlung mit humanem *Choriongonadotropin* (HCG), welches im zweiten Lebensjahr zweimal wöchentlich für 5 Wochen i. m. gespritzt wird, durchgeführt werden.
Als Alternative ist das LHRH (luteinising hormone releasing hormone) verfügbar. Es hat den Vorteil, daß es schmerzlos als Nasenspray (über 4 Wochen) verabreicht werden kann.

Kontraindikationen der Hormon-Therapie:
1. Alter über 10 Jahre
2. Hodenektopie
3. Kombination von Hodenhochstand und Leistenhernie
4. Sekundärer Hodenhochstand (nach Leistenbruchoperation)

In etwa 40% der Fälle hat die Hormonkur Erfolg. Kommt es nicht zum Descensus, wird operiert. Einen Überblick über die Therapie gibt die Abb. 52-19.

52.5 Erkrankungen des Gastrointestinaltraktes

Ileus im Kindesalter

Die Differentialdiagnose des Ileus umfaßt beim Neugeborenen im wesentlichen die Duodenalatresie und -stenose, den Mekoniumileus, die Dünn- und Dickdarmatresie, den Morbus Hirschsprung und die Analatresie. Häufigste Ursachen beim Säugling jenseits der Neugeborenenperiode sind die eingeklemmte Leistenhernie, die spastisch-hypertrophische Pylorusstenose und die Malrotation. Weitere Ileusursachen im Kindesalter sind die Appendizitis, postoperative Adhäsionen und Briden, Darmduplikaturen, Mesenterialzysten und Rückbildungsstörungen des Ductus omphaloentericus.

Retentio testis abdominalis (Kryptorchismus)	Nach endokrinologischem Ausschluß einer Anorchie: Hormon-Therapie
	Bei Mißerfolg: Operation
Retentio testis inguinalis	Hormon-Therapie
	Bei Mißerfolg: Operation
Gleithoden	
Hodenektopie	Operation. Hormontherapie kontraindiziert
Pendelhoden	Keine Therapie

Abb. 52-19 Therapie des Maldescensus testis.

a) Ileus des Neugeborenen

Anamnestisch findet man bei der Mutter häufig ein Hydramnion. Leitsymptom ist das gallige Erbrechen. Das Ausmaß der Bauchauftreibung ist abhängig von der Lokalisation des Verschlusses. Sie ist um so ausgeprägter, je tiefer der Verschluß sitzt. Diagnostisch reicht in der Regel eine Abdomenübersichtsaufnahme im Hängen. Bei tiefen Verschlüssen kann ein Kontrasteinlauf hilfreich sein. Wichtigste Erstmaßnahme bei jedem Ileus ist das Legen einer Magensonde, um Aspirationen zu vermeiden. Nach Ausgleich der Wasser- und Elektrolytdefizite, des Säure-Basen-Haushaltes, nach Bereitstellung von Blut und Gabe von Vitamin K erfolgt die Operation.

1. Duodenalatresie und -stenose

Die Häufigkeit beträgt etwa 1 auf 5000 Geburten. Duodenalverschlüsse kommen gehäuft bei Kindern mit Trisomie 21 (Mongolismus) vor. Der Verschluß liegt meist in unmittelbarer Nähe der Papilla Vateri.
Pathologisch-anatomisch können verschiedene Formen unterschieden werden (Abb. 52-20).
Klinik: Leitsymptom ist das gallige Erbrechen. Nur in seltenen Fällen liegt der Verschluß oberhalb der Papille; nur dann ist das Erbrochene nicht gallig. Der Oberbauch ist durch den dilatierten Magen meist vorgewölbt, während der Unterbauch eingefallen ist.

Die *Diagnose* läßt sich durch die Abdomenübersichtsaufnahme im Hängen stellen. Sie zeigt den typischen Doppelspiegel im Magen und im Zwölffingerdarm (Abb. 52-21).

Duodenalatresie: Doppelspiegel, galliges Erbrechen

Therapie: Das operative Vorgehen hängt von der Art des Verschlusses ab. Bei vollständiger Unterbrechung und beim Pancreas anulare erfolgt eine Seit-zu-Seit Duodeno-Duodenostomie. Membranen werden nach Duodenotomie exzidiert. Bei der Malrotation wird die *Ladd*-Operation durchgeführt. Dabei wird nach dem Durchtrennen der Briden die Malrotation in eine Nonrotation umgewandelt. Da das Zökum danach im linken Oberbauch liegt, sollte gleichzeitig eine Appendektomie vorgenommen werden.

Prognose: Diese hängt in erster Linie vom Reifegrad des Kindes und von zusätzlichen Mißbildungen ab. Am gefährlichsten ist die Malrotation, da ein hierbei vor der operativen Korrektur auftretender Volvulus zu einer Nekrose des gesamten Dünndarms führen kann.

2. Dünndarmatresie

Häufigkeit: 1 auf 8000 Geburten.
Ursache: Dünndarmatresien können experimentell bei Tierfeten durch Unterbindung von Mesenterialgefäßen erzeugt werden. Die meisten Dünndarmatresien entstehen wahrscheinlich aufgrund intrauteriner Zwischenfälle wie Invagination, Volvulus oder Thrombose.

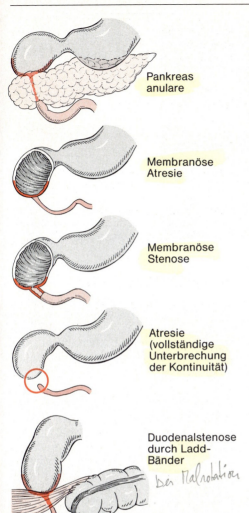

Abb. 52-20 Formen der Duodenalatresie.

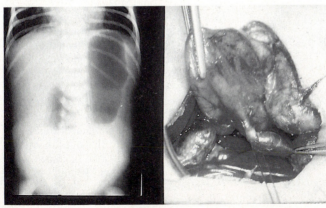

Abb. 52-21 Duodenalatresie:
a) Abdomenübersicht im Hängen: Doppelspiegel im Magen und Duodenum
b) Operationssitus

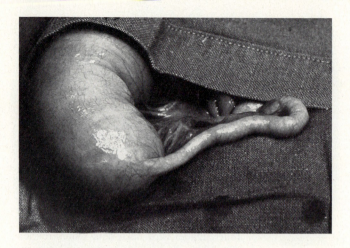

Abb. 52-22 Membranöse Dünndarmatresie. Operationspräparat.

Symptome: Galliges Erbrechen, aufgetriebenes Abdomen. Wenn überhaupt, wird nur wenig gräuliches Mekonium entleert.
Diagnose: Abdomenübersichtsaufnahme im Hängen. Je nach Anzahl der Spiegel kann man auf die Lokalisation des Verschlusses schließen.
Therapie: Die operativen Schwierigkeiten ergeben sich aus der erheblichen Kaliberdifferenz der beiden zu vereinigenden Darmschenkel (Abb. 52-22). Die Darmkontinuität wird durch eine End-zu-End Anastomose wiederhergestellt.
Prognose: 60–80% aller Kinder überleben.

Dickdarmatresien sind wesentlich seltener als Dünndarmatresien.

3. Mekoniumileus

Ursache: Der Mekoniumileus stellt die Erstmanifestation der Mukoviszidose (zystische Fibrose) dar und tritt bei 5–10% aller Neugeborenen mit dieser Erkrankung auf. Das pathologisch zähe Mekonium führt zum Obturationsileus.

Mekoniumileus: Erstmanifestation der Mukoviszidose

Pathologie: Man unterscheidet den unkomplizierten vom komplizierten Mekoniumileus. Der Befund bei der unkomplizierten Form ist charakteristisch. Es liegt ein Mikrokolon vor. Die letzten 10–20 cm des Ileum sind ebenfalls enggestellt und perlschnurartig mit eingedickten Mekoniummassen ausgefüllt. Das oralwärts gelegene Ileum ist stark dilatiert und enthält zähe dunkle Mekoniummassen (Abb. 52-23). Das Bild des komplizierten Mekoniumileus ist vielfältig. Die Komplikationen sind Folge eines Volvulus einer mekoniumgefüllten Dünndarmschlinge oder einer Überdehnungsperforation. Die pathologischen Veränderungen sind abhängig davon, ob diese Perforation prä- oder postnatal auftritt. Im ersten Fall kann es zu diffuser oder lokalisierter, steriler Mekoniumperitonitis, zu Darmstenosen, zu Atresien oder zu intraabdominellen Pseudozysten kommen. Bei postnataler Perforation kommt es zum Pneumoperitoneum mit bakterieller Peritonitis.

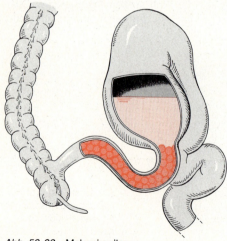

Abb. 52-23 Mekoniumileus.

Klinik: Leitsymptome sind galliges Erbrechen und aufgetriebenes Abdomen kurz nach der Geburt. Die Abdomenübersichtsaufnahme im Hängen zeigt unterschiedlich gefüllte Darmschlingen, wobei Flüssigkeitsspiegel wegen des stark eingedickten Mekoniums oft fehlen. Beim komplizierten Mekoniumileus erkennt man gelegentlich feine Verkalkungen (verkalkte Fremdkörpergranulome).
Therapie: Beim unkomplizierten Mekoniumileus ist ein konservativer Behandlungsversuch mit Gastrografineinläufen in etwa 50% der Fälle erfolgreich. Das hypertone Kontrastmittel führt zu einer Verschiebung von Flüssigkeit in das Darmlumen und zur Auflösung des eingedickten Mekoniums. Bei ausbleibendem Erfolg wird operiert. Am häufigsten wird ein Ileostoma in Form einer *Bishop-Koop*-Anastomose angelegt (Abb. 52-24). Dabei kann der distale Schenkel mit Gastrografin oder Mukolytika leergespült werden. Beim komplizierten Mekoniumileus wird primär operiert. Das operative Vorgehen richtet sich nach der Art der vorliegenden Komplikation.
Prognose: Abhängig von der Schwere der Grunderkrankung. Am häufigsten führen pulmonale Komplikationen zum letalen Ausgang. Nur etwa 50% der Kinder überleben die ersten 6 Monate.

4. Morbus Hirschsprung

Häufigkeit: 1 auf 4000 Geburten. Knaben überwiegen im Verhältnis 4:1.
Ursache: Beim kongenitalen Megakolon liegt eine Aplasie des intramuralen Parasympathikus (*Auerbach-* und *Meissner*-Plexus) in dem befallenen Darmabschnitt als angeborene Entwicklungsstörung vor. Da die Einsprossung dieser Ganglienzellen zwi-

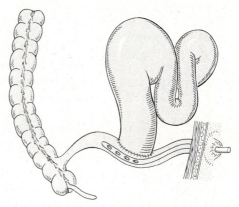

Abb. 52-24 Operation des Mekoniumileus mit Ileostoma nach *Bishop-Koop*.

schen der 7. und 12. Embryonalwoche von oral nach aboral erfolgt, reicht das aganglionäre Segment immer vom Anus aus unterschiedlich weit oralwärts. Am häufigsten (60%) ist das Rektosigmoid befallen. Es gibt aber alle Übergänge vom ultrakurzen engen Segment bis zur totalen Aganglionose des Kolons (*Zuelzer-Wilson* Syndrom), ja sogar Aganglionosen des gesamten Darmes (Abb. 52-25).
Durch die fehlenden Ganglienzellen des intramuralen Parasympathikus kommt es zu einer Enthemmung des extramuralen Plexus mit einer permanenten Acetylcholinausschüttung. Die Folge ist eine spastische Kontraktion der Ringmuskulatur in dem befallenen Darmabschnitt. Diese funktionelle Stenose führt sekundär zur Koprostase mit reaktiver und kompensatorischer Erweiterung und Muskelhypertrophie des oralwärts gelegenen, gesunden Darmes (Megakolon) (Abb. 52-26).
Klinik: Die chronische Obstipation bildet

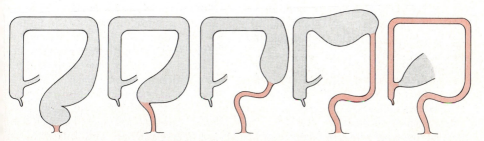

Abb. 52-25 Unterschiedliche Manifestationsformen des M. Hirschsprung.

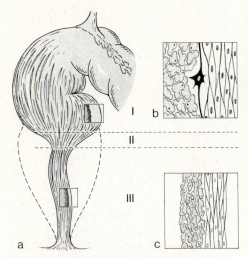

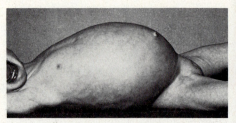

Abb. 52-27 Aufgetriebenes Abdomen bei Morbus Hirschsprung.

Abb. 52-26 Schematische Darstellung der Pathologie des Morbus Hirschsprung:
a) I Megakolon, Wandhypertrophie
   II Übergangszone (3–5 cm)
   III Aganglionäres (enges) Segment
b) Histologischer und histochemischer Normalbefund
c) Aplasie des intramuralen Parasympathikus, Hyperplasie des extramuralen Parasympathikus, erhöhte Acetylcholinesteraseaktivität

den Mittelpunkt der klinischen Symptomatik. Bei der Mehrzahl der Kinder entwickeln sich bereits in der Neugeborenenperiode Symptome einer tiefsitzenden Darmobstruktion. Praktisch immer wird das erste Mekonium verspätet abgesetzt. In schweren Fällen folgt rasch ein kompletter Ileus. Zwei weitere Ereignisse in der Neugeborenen- und frühen Säuglingsperiode müssen an einen Morbus Hirschsprung denken lassen:
- die DIARRHOE als Folge einer ENTEROKOLITIS.
  Letztere bildet die Haupttodesursache beim Morbus Hirschsprung im Neugeborenenalter. Ihre Ursache wiederum ist die Obstruktion. Neben den Durchfällen bestehen ein aufgetriebenes Abdomen und galliges Erbrechen.
- die KOLONPERFORATION.
  Dieses relativ seltene Ereignis tritt in der Neugeborenenperiode auf. Ursache ist eine Überdehnung des Darmes proximal des engen Segmentes.

Beim älteren Kind wird meist das klassische Bild mit schwerer Obstipation und aufgetriebenem Abdomen beobachtet (Abb. 52-27). Manchmal entleeren die Patienten nur alle 2–3 Wochen Stuhl. Eine Enkopresis (unwillentliches „in die Hose machen") schließt einen Hirschsprung mit Sicherheit aus; diese ist charakteristisch für das idiopathische Megakolon, welches u. a. psychogene Ursachen hat.

Enkopresis spricht gegen M. Hirschsprung

Diagnostik: Häufig ist der rektale Untersuchungsbefund charakteristisch. Der Sphinktertonus ist erhöht. Typisch ist die explosionsartige Entleerung von Luft und Stuhl beim Herausziehen des Fingers bei kurzem engen Segment oder nach Einführen des Darmrohres über das enge Segment. Gesichert wird die Diagnose durch drei Methoden:
- Kolonkontrasteinlauf. Mit ihm läßt sich das enge Segment eindeutig darstellen (Abb. 52-28).
- Rektumschleimhautbiopsie. Die histochemische Untersuchung der Biopsie zeigt die für den Morbus Hirschsprung typische Erhöhung der Acetylcholinesterase in der Lamina propria mucosae.
- Analdruckmessung. Manometrisch ist der Morbus Hirschsprung durch fehlende Internusrelaxation, durch fehlende Fortleitung der propulsiven Wellen im aganglionären Segment, durch stark erhöhtes anorektales Druckprofil und durch fehlende Adaptationsreaktion gekennzeichnet.

Therapie: Sie besteht in der Entfernung des aganglionären Segmentes mit tiefer kolorektaler Anastomose (Operation nach *Rehbein*). Die Operation wird frühestens im Alter von 2–3 Monaten durchgeführt. Be-

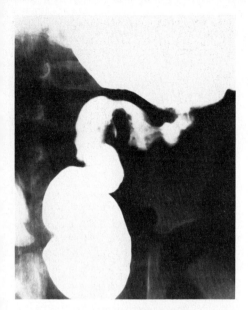

Abb. 52-28 KKE bei Morbus Hirschsprung mit engem Segment im Rektosigmoid.

reiten die Stuhlentleerungen bereits in der Neugeborenenperiode Schwierigkeiten, wird bis zur endgültigen Operation vorübergehend eine endständige Kolostomie am Übergang zum aganglionären Darm angelegt (Abb. 52-29). Weitere Operationsmethoden werden von *Swenson*, *Duhamel* und *Soave* angegeben (Durchzugsoperationen).

Prognose: Haupttodesursache ist die Enterokolitis. Die Operationsletalität beträgt etwa 2%. Nach überstandener Operation werden in 90% ausgezeichnete Resultate erzielt.

5. Anorektale Verschlüsse

Ursache: Unvollständige Trennung des Enddarmes vom ventral davon gelegenen Urogenitalsystem mit Obturation des anorektalen Kanals.
Pathologie: Man unterscheidet hohe von tiefen Formen. Entscheidender Bezugspunkt ist die Puborektalisschlinge. Bei den *hohen Formen* (40%) endet der Rektumblindsack oberhalb dieser Schlinge, bei den *tiefen Formen* (60%) ist er durch diese hindurchgetreten. Fast immer bestehen *Fisteln* zum Urogenitaltrakt oder zum Damm hin. Bei den hohen Formen münden die Fisteln proximal der Puborektalis-Schlinge: beim Mädchen in die Scheide, beim Jungen in Blase oder Urethra. Bei den tiefen Formen münden die Fisteln distal des Beckenbodens: beim Mädchen in den Scheidenvorhof oder den Damm, beim Jungen in den Damm (Abb. 52-30).
Anorektale Verschlüsse sind häufig mit zusätzlichen Mißbildungen kombiniert. Am häufigsten sind solche im Urogenitalbereich (25%). Es folgen solche im Bereich des Gastrointestinaltraktes (Ösophagusatresie, Duodenalatresie), des Herzens und des Skelettes (Wirbel).
Diagnostik: Die Diagnose einer Analatresie wird klinisch gestellt. Auch die Lokalisation des Verschlusses – für die einzuschlagende Therapie von entscheidender Bedeutung – kann in den meisten Fällen aufgrund der

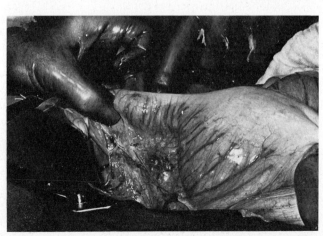

Abb. 52-29 Intraoperativer Befund bei Morbus Hirschsprung:
Übergang vom eng gestellten aganglionären Segment in den dilatierten Dickdarm.

Operations-verfahren	Sitz des Verschlusses	Operations-verfahren
Abdominosakroperinealer Durchzug	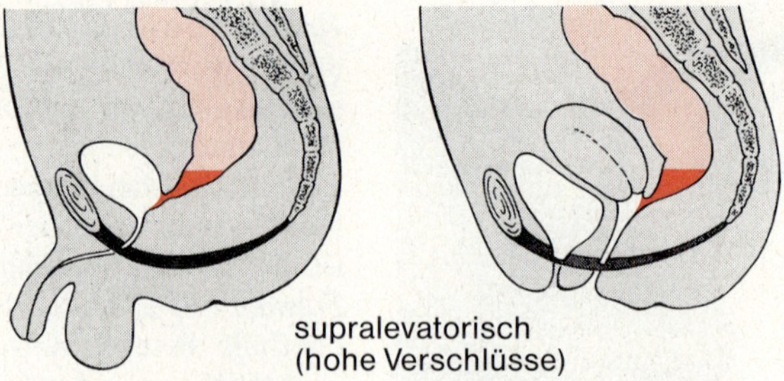 supralevatorisch (hohe Verschlüsse)	Abdominosakroperinealer Durchzug
Abdomino–perinealer Durchzug	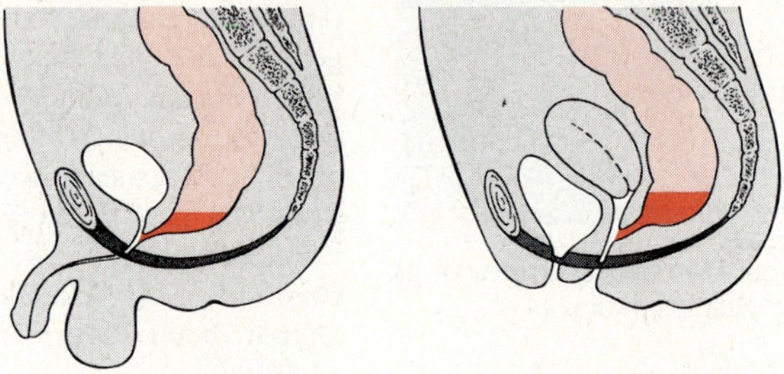	Abdomino–perinealer Durchzug
perineal (Anoplastik)	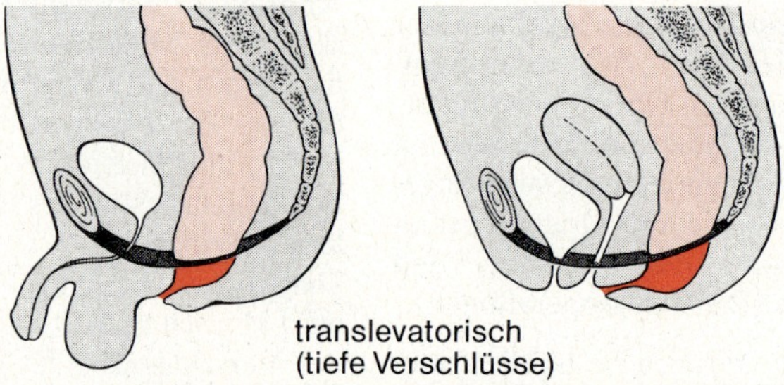 translevatorisch (tiefe Verschlüsse)	perineal (Anoplastik und Fistelverschluß)

Abb. 52-30   Anorektale Verschlüsse. Varianten bei Jungen und Mädchen.

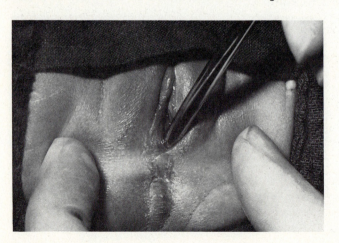

Abb. 52-31   Analatresie mit anovestibulärer Fistel beim Mädchen. *Hegar*-Stift in der Fistel.

klinischen Untersuchung festgestellt werden. Bei den *tiefen Formen* findet man beim Mädchen in der Regel eine Fistel zum Damm oder zum Scheidenvorhof (Abb. 52-31). Beim Jungen besteht ebenfalls fast immer eine sichtbare Fistel zum Damm. Sie kann auch bis ins Skrotum oder an die Penisunterseite verlaufen. Enthält sie Mekonium, wird sie als blauschwarzer Strich deutlich erkennbar. Eine *hohe Form* kann man vermuten, wenn keine Analöffnung und keine äußere Fistel erkennbar ist (Abb. 52-32). Beim Mädchen zeigt die Entleerung von Mekonium durch die Scheide eine rektovaginale Fistel und damit die hohe Form an. Beim Knaben findet sich bei der hohen Form ebenfalls keine äußerlich sichtbare Fistel. Evtl. Beimischung von Mekonium zum Urin läßt auf eine rekto-vesikale oder rektourethrale Fistel schließen.
Seitliche Röntgenaufnahmen des Abdomens in Kopftieflage (*Wangensteen*-Aufnahme) lassen die Distanz zwischen luftgefülltem Rektumblindsack und markiertem Damm erkennen.
Immer macht man auch eine Abdomenübersichtsaufnahme im Hängen und sondiert den Ösophagus, um zusätzliche Verschlüsse frühzeitig zu erkennen. Durch die i.v.-Urographie werden urogenitale Mißbildungen ausgeschlossen.
Klinik: Beim Jungen entwickelt sich nach ein bis zwei Tagen ein mechanischer Ileus, da über die sehr feinen Fisteln kein Stuhl entleert wird. Dagegen scheiden die Mädchen in der Regel zunächst genügend Stuhl über die meist weiten Fisteln aus, so daß die Atresie bei diesen bei mangelhafter Untersuchung manchmal verspätet entdeckt wird.
Therapie: Diese ist abhängig von der Lokalisation des Verschlusses. Bei den *tiefen Formen* wird beim Neugeborenen eine Anoplastik durchgeführt. Dies ist ein kleiner perinealer Eingriff, durch den eine Analöffnung geschaffen wird. Beim Mädchen muß eine evtl. vorhandene ano-vestibuläre Fistel später im Alter von 6–12 Monaten unter dem Schutz einer temporären Kolostomie verschlossen werden. Bei den *hohen Formen* wird eine abdomino-perineale Durchzugsoperation nach *Rehbein* durchgeführt. Sie kann bereits beim Neugeborenen vorgenommen werden. Liegen aber Unreife oder

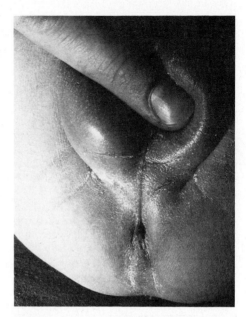

Abb. 52-32 Analatresie beim Jungen.

zusätzliche Mißbildungen vor, wird zunächst ein Anus praeter im rechten Querkolon angelegt und die große Operation auf das Alter von 6–12 Monaten verschoben.
Prognose: Kinder mit einer tiefen Form erlangen praktisch immer eine normale Kontinenz, während dies bei den hohen Formen nur in etwa 50% erreicht wird. Bei ungenügendem Ergebnis bringt eine kontinenzverbessernde Operation (Gracilisplastik) oft ein gutes Resultat.

b) Ileus beim Säugling und Kleinkind

1. Hypertrophische Pylorusstenose

Bei der hypertrophischen Pylorusstenose (Magenpförtnerkrampf) liegt eine Hypertrophie der Pylorusmuskulatur vor. Folge ist eine Magenausgangsstenose. Die Ursache ist unbekannt. Die Häufigkeit: 3 auf 1000 Lebendgeborene. Knaben überwiegen im Verhältnis 4:1.
Klinik: Die Symptome entwickeln sich in der Regel zwischen der 2. und 6. Lebenswoche. Das charakteristische Bild ist gekennzeichnet durch explosionsartiges Erbrechen nach der Nahrungsaufnahme. Eine sichtbare Magenperistaltik zieht quer über den

Oberbauch. Die Palpation des Pylorustumors ist nicht immer möglich. Das Erbrechen führt zum Gewichtsverlust und zur Exsikkose, der Verlust von Salzsäure zur hypochlorämischen Alkalose.

Die *Diagnose* kann meist aufgrund des typischen, klinischen Bildes gestellt werden. Können peristaltische Wellen gesehen und der Pylorustumor getastet werden, kann man auf eine Röntgenkontrastuntersuchung des Magens verzichten. Als neue diagnostische Methode setzt sich zunehmend die Sonographie durch.

Differentialdiagnostisch muß die Kardiainsuffizienz abgegrenzt werden, die allerdings auch gleichzeitig bestehen kann (*Roviralta*-Syndrom). Beim adreno-genitalen Syndrom bestehen neben dem Erbrechen Veränderungen des Genitales und eine andere Elektrolytkonstellation.

Therapie: Ist die Diagnose gestellt, ist die Indikation zur Operation gegeben. Nur leichte Fälle sollten konservativ behandelt werden. Die Operation ist niemals ein Notfall. Sie erfolgt nach Legen einer Magensonde und nach Ausgleich der Alkalose sowie der Wasser- und Elektrolytdefizite. Die Pyloromyotomie nach *Ramstedt* besteht nach Längsspaltung der Serosa des Pylorus in einem stumpfen Auseinanderdrängen der Muskulatur, bis sich die Schleimhaut hernienartig zwischen der Muskulatur vorwölbt (Abb. 52-33). Sechs Stunden postoperativ kann mit der vorsichtigen Nahrungszufuhr begonnen werden. Wenige Tage nach der Operation werden die Kinder nach Hause entlassen. Die Letalität des Eingriffs liegt unter 1%.

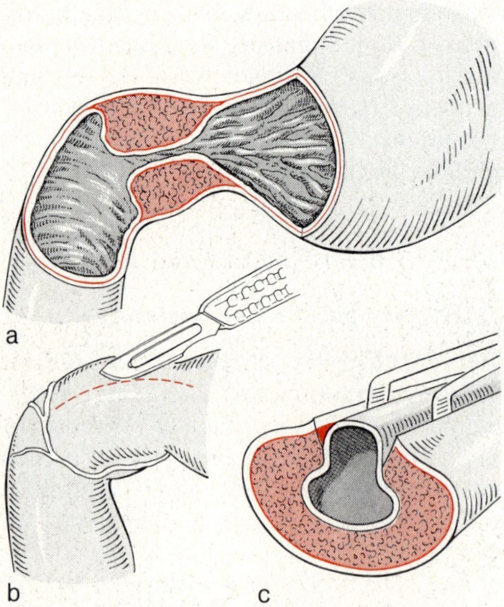

Hypertrophe Pylorusstenose: Explosionsartiges Erbrechen, tastbarer Tumor, 2.–6. Lebenswoche

2. Invagination

Die idiopathische ileo-kolische Invagination ist eine typische Erkrankung des Säuglingsalters und tritt vorwiegend im Alter zwischen 4 und 18 Monaten auf.

Ursache: Nur selten findet sich beim Säugling eine eindeutige anatomische Ursache (in 2–3% *Meckel*-Divertikel, Polyp, Duplikatur) für die Invagination. Fast immer bestehen allerdings vergrößerte mesenteriale Lymphknoten – wahrscheinlich als Folge einer Virusinfektion –, die ursächlich angeschuldigt werden.

Symptome: Aus voller Gesundheit treten kolikartige Bauchschmerzen auf. Meist kommt es auch zu initialem Erbrechen. Während der Attacken wird der Säugling blaß, schreit und zieht die Beine an. Zwischenzeitlich ist das Kind beschwerdefrei. Bei verschleppten Fällen kommt es zum Vollbild des mechanischen Ileus mit aufgetriebenem Abdomen und wiederholtem galligen Erbrechen. Blutige Stühle sind ebenfalls ein Spätsymptom.

Diagnose: Sie kann meist klinisch aufgrund der Anamnese und des tastbaren Invaginationstumors gestellt werden. Sie wird gesichert durch den Kolonkontrasteinlauf (Abb. 52-34).

Therapie: In Frühfällen radiologische Reposition mit einem Gastrographin-Einlauf unter Durchleuchtungskontrolle. Beim Versagen wird operiert. In fortgeschrittenen Fällen wird primär operiert. Meist gelingt die manuelle Reposition. Ist der Darm bereits nekrotisch, muß reseziert werden.

Abb. 52-33 Operation des Pylorospasmus:
a) Querschnitt
b) Inzision
c) Spreizung des hypertrophischen Muskelmantels

Die *Prognose* ist gut.
Bei der Invagination des Neugeborenen und des älteren Kindes liegt in der Regel eine anatomische Ursache vor. Aus diesem Grunde sollten diese Kinder primär operiert werden, damit gleichzeitig die Ursache beseitigt werden kann.

3. Duplikaturen des Intestinaltraktes

sind seltene Mißbildungen. Meist werden sie bereits im Säuglings- oder Kindesalter bemerkt.
Pathologie: Duplikaturen können entlang des gesamten Verdauungstraktes vom Mund bis zum Anus vorkommen. Am häufigsten sind sie im Dünndarmbereich (Abb. 52-35). Man unterscheidet zystische von tubulären Duplikaturen. Sie liegen auf der mesenterialen Seite des Darmes und haben mit diesem eine gemeinsame Blutversorgung. Die zystischen haben im Gegensatz zu den tubulären im allgemeinen keine Verbindung zum Darm.
Klinik: Thorakale Duplikaturen des Ösophagus können zu Dysphagie durch Ösophaguskompression und zu Stridor durch Trachealkompression führen. Die *abdominellen Duplikaturen* fallen durch eine Ileussymptomatik oder durch eine intestinale Blutung auf, wenn sie ektopische Magenschleimhaut enthalten, deren HCl-Produktion Ulzerationen verursacht.

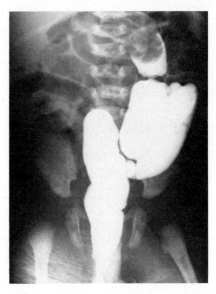

Abb. 52-34 Ileokolische Invagination. KKE mit Stop im Bereich der linken Flexur.

Diagnostik: Thorakale Duplikaturen sind auf der Thoraxaufnahme erkennbar. Die abdominellen lassen sich manchmal in der MDP oder im Kolonkontrasteinlauf nachweisen. Typisch sind zusätzliche Wirbelmißbildungen.
Therapie: Wegen möglicher Komplikationen werden Duplikaturen operiert. Meist muß der angrenzende Darm mit entfernt werden.

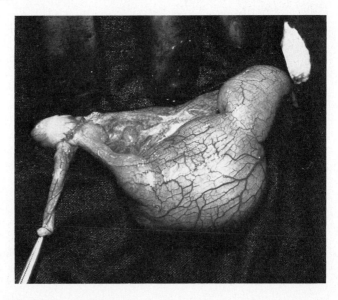

Abb. 52-35 Duplikatur des Ileums. Operationspräparat.

Gastrointestinale Blutung

(s. a. Kap. 31)

Bei einer gastrointestinalen Blutung im Kindesalter spielt neben dem Charakter der Blutung vor allem das Lebensalter selbst eine bedeutende Rolle für die Differentialdiagnose (Tab. 52-1).

Tab. 52-1 Differentialdiagnose der rektalen Blutung im Kindesalter

Ätiologie	Neugeborenes	Säugling	Kind
Gerinnungsstörung	+++	+	+
Verschlucktes Blut	+++		
Nekrotisierende Enterokolitis	+++		
Enteritis	+	+++	+++
Analfissur		+++	+
Invagination		+++	+
Meckel-Divertikel		+++	+
Juveniler Polyp			+++
Peptisches Ulcus	+	+	+++
Ösophagusvarizen			+++
Kolitis			+++
Duplikatur		+	+
Volvulus mit Gangrän		+	+
Hämangiome	+	+	+

+++ = häufige Ursachen
  + = seltene Ursachen

1. Gastrointestinale Blutung beim Neugeborenen

Eine Blutung am ersten Lebenstag wird fast immer durch verschlucktes mütterliches Blut vorgetäuscht. Das Fruchtwasser war in diesen Fällen blutig. Mit Hilfe des *Apt*-Testes kann das mütterliche vom fetalen Blut unterschieden werden.

Die sog. MELAENA VERA NEONATORUM, die durch eine transitorische Funktionsschwäche der Leber und durch Mangel an Vitamin K bedingt ist, kommt heute bei der routinemäßigen Anwendung von Vitamin K kaum noch vor. Diese Blutungen treten meist am 2. oder 3. Lebenstag auf.

Bei einer starken oberen Gastrointestinalblutung muß man auch an ein Magen- oder Duodenalulkus denken. Häufig bleibt die Ursache beim Neugeborenen unklar. Eine gastrointestinale Blutung in der Neugeborenenperiode, die chirurgisch behandelt werden muß, ist eine Rarität.

2. Analfissur

Diese stellt die häufigste Ursache hellroter Blutauflagerungen auf dem Stuhl in der Säuglingsperiode dar. Meist werden diese durch eine Obstipation verursacht. Die Diagnose wird durch die Inspektion des Anus gestellt. Die meisten Analfissuren heilen aus, wenn die Obstipation behandelt wird. Beim Mißerfolg wird eine Sphinkterdehnung oder eine Sphinkterotomie durchgeführt.

3. Polypen

Die juvenilen Kolonpolypen bilden in der Altersgruppe zwischen 2 und 12 Jahren die häufigste Ursache einer rektalen Blutung. Das Blut ist meist unverändert hellrot, dem Stuhl aufgelagert oder folgt der Stuhlentleerung nach. Eine maligne Entartung dieser Polypen kommt nicht vor. 70% der Polypen sind im Rektum lokalisiert. Sie werden röntgenologisch oder endoskopisch diagnostiziert. Therapeutisch können fast alle Polypen endoskopisch abgetragen werden.

Adenomatöse Polypen sind beim Kind sehr selten. Ausnahmen sind solche bei der familiären Polyposis coli, die an anderer Stelle behandelt wird (s. Kap. 26.5).

4. Ösophagusvarizen

Anders als beim Erwachsenen wird die portale Hypertonie im Kindesalter am häufigsten durch eine Pfortaderthrombose verursacht (prähepatischer Block). Blutungen vor dem 2. Lebensjahr sind selten. Da die Leberfunktion normal ist, besteht eine weitaus bessere Langzeitprognose als beim Erwachsenen. Ursachen für den selteneren intrahepatischen Block im Kindesalter sind die biliäre Zirrhose als Folge einer Gallengangsmißbildung, die posthepatitische Zirrhose,

der Alpha-1-Antitrypsinmangel, der Morbus Wilson und die Mukoviszidose.
Therapeutisch werden die Varizen auch im Kindesalter zunehmend lokal durch endoskopische Sklerosierung behandelt.

5. Meckel-Divertikel (s. a. Kap. 25)

Das *Meckel*-Divertikel ist die häufigste Ursache einer *massiven* rektalen Blutung im Kindesalter. Es handelt sich um eine Hemmungsmißbildung des Ductus omphaloentericus. Es kommt bei 1–2% der Bevölkerung vor. 90% der Divertikel bleiben asymptomatisch. Symptome können in jedem Lebensalter auftreten, sind allerdings in den ersten beiden Lebensjahren am häufigsten. Knaben sind dreimal so oft betroffen als Mädchen. Die Komplikationen umfassen:

- Ileus als Folge eines Volvulus oder einer Strangulation um eine strangförmige Verbindung zum Nabel oder um eine strangförmige Bride zum Mesoileum. Letztere entspricht der obliterierten A. omphalomesenterica.
- Invagination
- Divertikulitis und Perforation. Diese hat ein klinisches Bild wie die Appendizitis.
- Blutung

Charakteristisch ist die schmerzlose, massive, rektale Blutung, die meist spontan zum Stehen kommt, aber häufig Transfusionen erfordert. Zu den Blutungen kommt es, wenn das Divertikel Inseln ektopischer Magenschleimhaut enthält. Diese produzieren Salzsäure, die peptische Ulzerationen in der benachbarten Dünndarmschleimhaut erzeugt.

Diagnostik: Röntgenologisch können die Divertikel nur schwer dargestellt werden. Im Falle eines blutenden Divertikels ist das Technetium-Szintigramm die diagnostische Methode der Wahl. Das intravenös gegebene Technetium reichert sich in der Magenschleimhaut an und wird wie die Salzsäure über diese ausgeschieden (Abb. 52-36).

Verdacht auf blutendes *Meckel*-Divertikel! Tc-Scan!

Therapie: Jedes Divertikel wird wegen möglicher Komplikationen entfernt. Meist reicht die keilförmige Exzision mit anschließender Quervernähung des Darmes. Bei eingetrete-

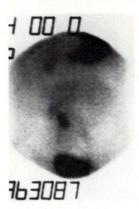

Abb. 52-36 Technetium-Szintigramm beim blutenden *Meckel*-Divertikel, oben Magen, unten Blase, in der Mitte das Divertikel.

nen Komplikationen wird oft eine Dünndarmsegmentresektion erforderlich.

6. Nekrotisierende Enterokolitis

Die nekrotisierende Enterokolitis ist eine häufige Ursache des akuten Abdomens in der Neugeborenen- und frühen Säuglingsperiode. Meist tritt sie zwischen dem 3. Lebenstag und der 4. Lebenswoche auf. In der Regel werden Frühgeborene und Neugeborene mit schweren Grunderkrankungen befallen (Atemnotsyndrom, Herzfehler u. a.).

Ursache: Intestinale Ischämie als Folge von Schock, Asphyxie oder Hypoxie. Diese löst eine Schädigung der Darmschleimhaut aus. Die Invasion von meist gasbildenden Bakterien in die geschädigte Darmwand führt dort zur Entzündung und zur Ausbreitung von Gas. Dieses kann bis in die Pfortader gelangen. Bei fortschreitender Ischämie und Entzündung kommt es zur transmuralen Nekrose, Perforation, Peritonitis und Tod.

Klinik: Galliges Erbrechen, aufgetriebenes Abdomen und blutige Stühle sind die Leitsymptome. Ein Pneumoperitoneum als Folge der Perforation ist ein Spätsymptom.

Diagnostik: In typischen Fällen zeigt die Abdomenübersichtsaufnahme im Hängen Gas in der Wand der geblähten Darmschlingen, manchmal auch in der Pfortader. Die metabolische Azidose ist indirekter Hinweis auf die Minderperfusion des Darmes. Eine Thrombopenie ist Zeichen der Sepsis oder einer Verbrauchskoagulopathie.

Therapie: In Frühfällen konservative Behandlung. Die orale Nahrungszufuhr wird eingestellt, der Darm durch eine Magensonde entlastet. Schockbekämpfung mit Plasma oder Blut. Breitbandantibiotika. Die Wahl des richtigen Operationszeitpunktes ist oft schwierig. Eine absolute Indikation ist die Perforation. Der Eingriff sollte aber möglichst vorher erfolgen. Die chirurgische Therapie besteht in der Resektion der befallenen Darmabschnitte und der Ausleitung der Darmenden als endständige Enterostomien. Die Darmkontinuität wird 2–3 Monate später wiederhergestellt.
Prognose: Die Letalität der Erkrankung ist hoch (50%). Spätkomplikation sind Darmstenosen als Folge der Ischämie.

52.6 Erkrankungen der Leber und der Gallenwege
(s. a. Kap. 32 u. 33)

1. Gallengangsatresie

Bei der Gallengangsatresie liegt eine Obstruktion aller oder eines Teiles der extrahepatischen Gallengänge vor (Abb. 52-37). Am häufigsten ist der Typ D mit Umwandlung aller extrahepatischen Gänge in fibröse Stränge. Typ C und D stellen sogenannte „nichtkorrigierbare" Formen dar. Typ A und B („korrigierbare" Formen) sind sehr selten und machen weniger als 10% aller Fälle aus.

Ursache: Diese ist noch unklar. Am wahrscheinlichsten ist aber eine entzündliche Genese. Möglicherweise haben neonatale Hepatitis und Gallengangsatresie die gleiche Ursache.
Klinik: Leitsymptom ist der Ikterus, der kurz nach der Geburt auftritt. Die Stühle sind weiß, der Urin dunkel. Der Allgemeinzustand der Säuglinge ist zunächst nicht beeinträchtigt.
Differentialdiagnose: Der physiologische Neugeborenenikterus geht innerhalb von 14 Tagen spontan zurück. Jeder länger bestehende Ikterus ist pathologisch und bedarf der Abklärung. Ursachen können sein: bakterielle Sepsis, Zytomegalie, Syphilis, Toxoplasmose, hämolytische Erkrankungen, Galaktosämie u. a. Diese können in der Regel durch Laboruntersuchungen abgegrenzt werden. Dagegen sind eine neonatale Hepatitis oder ein Syndrom der eingedickten Galle oft nur schwer von der Gallengangsatresie zu differenzieren. Klärung bringt häufig erst die explorative Laparotomie mit Cholangiographie. Sie muß aber spätestens bis zur 6.–8. Lebenswoche erfolgt sein, da im Falle einer Atresie sonst die chirurgische Korrektur wegen der dann bereits fortgeschrittenen Leberzirrhose keine Aussicht mehr auf Erfolg hat.

> **Die Diagnose einer Gallengangsatresie muß bis zur 6.–8. Lebenswoche gestellt sein!**

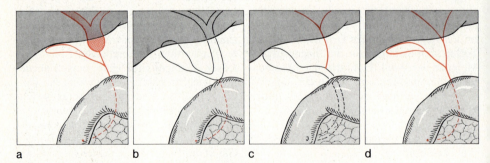

Abb. 52-37 Formen der intra- und extrahepatischen Gallengangsatresie:
a) Atresie der extrahepatischen Gallenwege (= Typ A)
b) Atresie des Ductus choledochus (= Typ B)
c) Atresie der intrahepatischen Gallenwege und des Ductus hepaticus (= Typ C)
d) Atresie der extra- und intrahepatischen Gallenwege (= Typ D)

Therapie: Bei den sehr seltenen „korrigierbaren" Formen erfolgt eine *Roux*-Y-Anastomose zwischen dem Ductus hepaticus und einer Jejunumschlinge. Bei den sog. „nichtkorrigierbaren" Formen wird eine Hepatoportojejunostomie nach *Kasai* durchgeführt, die manchmal zu einem ausreichenden Gallefluß führt.

Prognose: Diese ist schlecht, da sich auch bei „erfolgreich" operierten Kindern, die anikterisch werden, eine Leberzirrhose mit portaler Hypertonie ausbildet. Die Gallengangsatresie ist eine Indikation zur Lebertransplantation.

2. Choledochuszysten

Angeborene zystische Erweiterungen der abführenden Gallenwege (Abb. 52-38), deren Genese unklar ist. Die Zystengröße variiert stark und reicht von Walnußgröße bis zu großen Tumoren, die den ganzen Oberbauch ausfüllen.

Klinik: Die klassische Symptomentrias: Ikterusschübe, Schmerzen und tastbarer Tumor im rechten Oberbauch besteht nur in 20% der Fälle. Leitsymptom beim Säugling ist meist der Ikterus, während beim älteren Kind eher Schmerzen im Vordergrund stehen. ¾ aller Choledochuszysten werden bereits im Kindesalter diagnostiziert.

Diagnostik: Die Sonographie ist die am wenigsten eingreifende Methode. In der MDP findet sich evtl. eine Impression des Duodenums. Bei fehlendem Ikterus kann die Zyste in der Cholangiographie sichtbar werden. Die eleganteste Untersuchungsmethode ist die ERCP, die auch beim älteren Säugling technisch möglich ist.

Therapie: Eine Drainage der Zyste in das Duodenum oder Jejunum sollte nicht mehr durchgeführt werden, da rezidivierende Cholangitiden und das Karzinom in der Zyste drohen. Die Therapie der Wahl ist die Exstirpation der Zyste mit anschließender *Roux*-Y-Hepatikojejunostomie. Immer sollte die Gallenblase mitentfernt werden. Bei seltenen günstigen anatomischen Voraussetzungen kann nach Exstirpation der Zyste auch eine anatomische Rekonstruktion der Gallenwege durchgeführt werden.

Die *Prognose* ist gut.

52.7 Maligne Tumoren im Kindesalter

Obwohl maligne Tumoren im Kindesalter selten sind – in der Bundesrepublik ist jährlich mit etwa 1800 Neuerkrankungen zu rechnen –, stellen sie nach den Unfällen die zweithäufigste Todesursache bei Kindern nach der Neugeborenenperiode dar. Die Häufigkeit der verschiedenen Tumoren zeigt die Tab. 52-2. Im Gegensatz zu Erwachsenen sind Karzinome Raritäten. Die Stadieneinteilung nach dem TNM-System hat sich für Tumoren im Kindesalter nicht bewährt. Die Prognose hat sich bei vielen

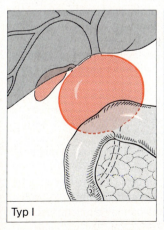
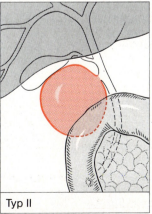
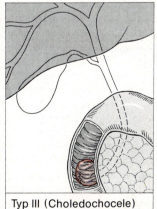

Abb. 52-38 Einteilung der Choledochuszysten nach *Alonso-Lej*.

Tab. 52-2 Verteilung der Leukämien und malignen Tumoren im Kindesalter (Manchester Children's Tumor Registry, 1580 Patienten, 1974)

Leukämien und maligne Lymphome	38 %
Embryonale Tumoren – Neuroblastom – *Wilms*-Tumor – Rhabdomyosarkom – Retinoblastom – Hepatoblastom	23 %
Hirntumoren	18 %
Tumoren des Stütz- und Bindegewebes	8 %
Karzinome	4 %
Sonstige	9 %

kindlichen Tumoren in den letzten 20 Jahren durch intensivierte Therapie, insbesondere durch verbesserte Chemotherapie, erheblich verbessert, so daß heute etwa 50% aller Kinder mit malignen Tumoren überleben.

1. Wilms-Tumor

Der *Wilms*-Tumor (Nephroblastom) ist mit 7–10% aller kindlichen Malignome etwa so häufig wie das Neuroblastom. In der Bundesrepublik treten jährlich etwa 100 Neuerkrankungen auf. Häufigkeitsgipfel: 2.–4. Lebensjahr.
Klinik: Leitsymptom ist der tast- oder sichtbare Bauchtumor. Der Allgemeinzustand der Kinder ist meist wenig beeinträchtigt. Bauchschmerzen, Fieber, Mikrohämaturie oder Hypertonie können aber auftreten. *Wilms*-Tumoren kommen gehäuft bei Aniridie und Hemihypertrophie vor.
Diagnostik: Die Diagnose kann meist durch das i.v. Pyelogramm gestellt werden (Abb. 52-39). Dieses sollte mit einer Kavographie kombiniert werden, um u. U. vorhandene Tumorthromben in der Cava oder eine Verdrängung des Gefäßes zu erkennen. Sonographie und CT stellen zusätzliche Maßnahmen dar. Wichtig ist die Röntgenaufnahme der Lunge, da zum Zeitpunkt der Diagnose bereits in etwa 10–20% der Fälle Lungenmetastasen vorliegen. Die Stadieneinteilung zeigt Tab. 52-3.

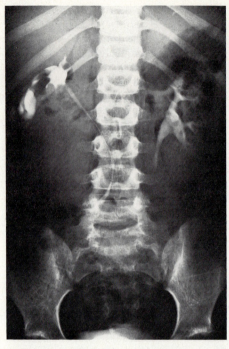

Abb. 52-39 Intravenöse Pyelographie bei *Wilms*-Tumor rechts mit Ausgang vom unteren Nierenpol.

Differentialdiagnostisch kommen vor allem das Neuroblastom und die Hydronephrose in Betracht.
Therapie: Sie besteht aus einer kombinierten Behandlung mit Operation, Chemo- und Strahlentherapie. Bei der transabdominellen Tumornephrektomie werden evtl. vorhandene intraabdominelle Metastasen exstirpiert. Die Intensität der postoperativen

Tab. 52-3 Stadieneinteilung des *Wilms*-Tumors (Einteilung erst nach Operation möglich)

Stadium	Tumorausdehnung
I	Tumor auf eine Niere begrenzt, Kapsel nicht durchbrochen
II	Tumor einseitig, Kapsel durchbrochen, aber vollständig entfernt
III	Tumor einseitig, nicht vollständig entfernt, keine Fernmetastasen
IV	Hämatogene Fernmetastasen
V	Doppelseitiger *Wilms*-Tumor

Chemo- und Strahlentherapie richtet sich nach dem Stadium der Erkrankung und dem Alter des Kindes. In der Regel wird eine Chemotherapie über 15 Monate durchgeführt. Mittel der Wahl sind Actinomycin D, Vincristin und Adriamycin. Zusätzlich wird das Tumorbett bestrahlt (nicht bei Kindern unter 2 Jahren im Stadium I). Auftretende Lungenmetastasen werden aggressiv chirurgisch, chemo- und strahlentherapeutisch behandelt.
Die *Prognose* ist gut. Insgesamt beträgt die 2-Jahres-Überlebensrate, die praktisch einer Heilung gleichkommt, etwa 80%. Selbst Kinder im Stadium IV mit Lungenmetastasen haben bei entsprechender Behandlung eine Überlebenschance von 40–50%.

Tab. 52-4 Stadieneinteilung des Neuroblastoms nach *Evans*

Stadium	Tumorausdehnung
I	Tumor auf Nebenniere oder sonstige Ursprungsstruktur begrenzt
II	Tumor über Ursprungsstruktur hinausgehend, jedoch Mittellinie nicht überschreitend. Eventuell Lymphknotenbefall auf homolateraler Seite
III	Tumor hat Mittellinie überschritten
IV	Hämatogene Fernmetastasen (Lymphknoten, Knochen u. a.)
IV-S	Kinder unter 1 Jahr, kleiner Primärtumor, Fernmetastasen in Leber, Haut, Knochenmark, aber nicht im Knochen

2. Neuroblastom

Das Neuroblastom ist ähnlich häufig wie der *Wilms*-Tumor. Es kommt vorwiegend beim Säugling und Kleinkind vor. 50% der Kinder sind unter 2 Jahre alt.
Pathologie: Als Abkömmlinge primitiver sympathischer Ganglienzellen entstehen die Neuroblastome im Bereich des Grenzstranges und des Nebennierenmarkes. Lokalisationsorte sind der Hals (5%), das Mediastinum (15%), das Retroperitoneum (75%) und das Becken (5%). Der Tumor metastasiert früh – hauptsächlich in Lymphknoten, Knochenmark, Knochen, Leber und Haut. In seltenen Fällen kann das Neuroblastom zum benignen Ganglioneurom ausreifen. Fast immer sezernieren die Neuroblastome Katecholamine, deren Endprodukte vermehrt im Urin ausgeschieden werden.
Klinik: Im Halsbereich treten Neuroblastome als derbe Knoten auf. Oft bestehen ein *Horner*-Symptomenkomplex oder eine Rekurrensparese. Die mediastinalen Tumoren führen erst bei beträchtlicher Größe zu respiratorischen Symptomen durch Tracheal- oder Bronchuskompression oder zu einer oberen Einflußstauung. Wenn der Tumor durch die Foramina intervertebralia in den Wirbelkanal einwächst (Sanduhrgeschwülste), kann eine Querschnittssymptomatik Leitsymptom sein. Die abdominellen Neuroblastome fallen als tastbare Tumoren auf. Häufiger als eine lokale Symptomatik sind aber allgemeine Krankheitszeichen als Folge der Metastasierung: Fieber, Appetitlosigkeit, Gewichtsabnahme, Knochenschmerzen und Anämie. In etwa 75% der Fälle bestehen zum Zeitpunkt der Diagnose bereits Metastasen. Die Stadieneinteilung zeigt die Tab. 52-4.
Diagnostik: Röntgenologisch sind die Tumoren häufig durch feine Verkalkungen charakterisiert. Bei den abdominellen Neuroblastomen zeigt sich im i.v. Pyelogramm meist eine Verdrängung und Deformation der Niere. Eine genaue Lokalisation ermöglichen Sonographie und CT. Im 24-Stunden-Sammelurin sind die Abbauprodukte der Katecholamine (Vanillinmandelsäure und Homovanillinmandelsäure) erhöht. Ein kompletter röntgenologischer und szintigraphischer Knochenstatus dient dem Nachweis von Knochenmetastasen. Eine Knochenmarkspunktion komplettiert die Diagnostik.
Therapie: Sie ist abhängig vom Tumorstadium, von der Tumorlokalisation und vom Alter des Kindes. In den meisten Fällen ist eine kombinierte Therapie, bestehend aus Operation, Chemo- und Strahlentherapie, erforderlich. Im Gegensatz zu anderen embryonalen Tumoren haben Chemo- und Strahlentherapie beim Neuroblastom keine wesentliche Verbesserung der Überlebensrate erbracht, die etwa 35% beträgt. Eine

Sonderform stellt das Stadium IV-S dar. In den meisten Fällen kommt es hierbei zur Spontanheilung. Die operative Therapie besteht lediglich in der Entfernung des Primärtumors.

3. Rhabdomyosarkom
(s. a. Kap. 43)

Das Rhabdomyosarkom ist das häufigste Weichteilsarkom des Kindesalters und macht etwa 5% aller kindlichen Malignome aus. Ausgangspunkt ist die quergestreifte Muskulatur. Häufigkeitsgipfel: 2.–6. Lebensjahr. Hauptlokalisationsorte sind Kopf, Hals, Urogenitaltrakt (Sarcoma botryoides), Rumpf und Extremitäten. Die histologische Diagnose ist häufig schwierig, elektronenmikroskopische Untersuchungen sind oft notwendig.

Therapie: Sie richtet sich nach dem Tumorstadium. In den meisten Fällen wird kombiniert chirurgisch, chemo- und strahlentherapeutisch behandelt. *Actinomycin D, Vincristin* und *Adriamycin* sind wirkungsvolle Mittel.

Prognose: Sie ist abhängig vom Tumorstadium, von der Lokalisation, vom Alter des Kindes und vom histologischen Typ. Insgesamt überleben etwa 60% der Kinder.

Literatur

Allgöwer, M.: Allgemeine und spezielle Chirurgie, 4. Aufl. Springer, Heidelberg 1982.
Allgöwer, M., et al.: Chirurgische Gastroenterologie. Springer, Heidelberg 1981.
American College of Surgeons (Hrsg.): Chirurgische Intensivbehandlung. Schattauer, Stuttgart 1979.
Ahnefeld, F. W., H. Bergmann, C. Burri, W. Dick, M. Halmagyi, E. Rügheimer (Hrsg.): Klinische Anästhesiologie und Intensivmedizin 10: Notfallmedizin. Springer, Heidelberg 1976.
Bailey, H.: Chirurgische Krankenuntersuchung. Urban u. Schwarzenberg, München 1983.
Baumgartl, F., K. Kremer, H. W. Schreiber: Spezielle Chirurgie für die Praxis, Bd. 1–3. Thieme, Stuttgart.
Berchtold, R.: Arbeitsbuch Chirurgie. Urban u. Schwarzenberg, 1983.
Berger, H., F. Gschnitzer: Akute Bauchsymptome. Urban u. Schwarzenberg, München 1982.
Breitner, B.: Chirurgische Operationslehre. Urban u. Schwarzenberg, München 1983.
Browse, N. L.: Symptom und klinisches Bild bei chirurgischen Erkrankungen. Thieme, Stuttgart 1985.
Burri, C., et al.: Unfallchirurgie, 3. Aufl. Springer, Heidelberg 1982.
Chassen, J. L.: Allgemeinchirurgische Operationen. Springer, Heidelberg 1983.
Condon, R. E., L. M. Myhus: Allgemeintherapie in der Chirurgie, 3. Aufl. Schattauer, Stuttgart 1979.
Delaney, H. M., R. S. Jason: Abdominal Trauma. Springer, Heidelberg 1981.
McDouglas, W. S., C. L. Slade, B. A. Pruitt: Manual of Burns. Springer, Heidelberg 1978.
Durst, J. v., G. Kieninger, J. W. Rohen: Repetitorium der Chirurgie. Schattauer, Stuttgart 1984.
Edis, A. J., L. A. Ayala, R. H. Egdahl: Manual of Endocrine Surgery. Springer, Heidelberg 1975.
Eiseman, B.: Prognose chirurgischer Erkrankungen. Enke, Stuttgart 1983.
Friedl, W., E. Bieber: Allgemeinchirurgische Operationen. Springer, Heidelberg 1983.
Grewe, H. E.: Operationskurs. Schattauer, Stuttgart 1983.
Grewe, H. E., K. Kremer: Chirurgische Operationen, 2. Aufl., 2 Bd. Thieme, Stuttgart 1977.
Hackenbroch, M., A. N. Witt: Orthopädisch-chirurgischer Operationsatlas, Bd. 3 u. 5. Thieme, Stuttgart 1974.

Hardy, J. A.: Textbook of Surgery. Lippincott, Philadelphia 1983.
Harlan, B. J., A. Starr, F. M. Harwin: Manual of Cardiac Surgery, Bd. 1 u. 2. Springer, Heidelberg 1980 u. 1981.
Heberer, G., W. Köle, H. Tscherne: Chirurgie, 4. Aufl. Springer, Heidelberg 1983.
Hegglin, J.: Chirurgische Untersuchung, 3. Aufl. Thieme, Stuttgart 1983.
Heim, U., J. Baltensweiler: Checkliste Traumatologie, 2. Aufl. Thieme, Stuttgart 1984.
Hentschel, M.: Praxis der Chirurgie des Ileus. Enke, Stuttgart 1984.
Humphrey, E. W., D. L. McKeown: Manual of Pulmonary Surgery. Springer, Heidelberg 1982.
Janik, R.: Frakturen und Luxationen. De Gruyter, Berlin 1977.
Kassity, K., J. F. McKittrick, F. W. Preston: Manual of Ambulatory Surgery. Springer, Heidelberg 1982.
Kirk, R. M.: Chirurgische Techniken. Thieme, Stuttgart 1982.
Klaue, P.: Checkliste Ambulante Chirurgie, 2. Aufl. Thieme, Stuttgart 1985.
Koslowski, L., W. Irmer, K. A. Bushe: Lehrbuch der Chirurgie, 2. Aufl. Schattauer, Stuttgart 1982.
Kremer, K., F. Kümmerle, R. Nissen, H.-W. Schreiber (Hrsg.): Intra- und postoperative Zwischenfälle, 3 Bd. Thieme, Stuttgart 1981, 1983, 1985.
Kremer, K., E. Müller: Die chirurgische Poliklinik. Thieme, Stuttgart 1984.
Lange, M., E. Hipp: Lehrbuch der Orthopädie und Traumatologie, Bd. 3. Enke, Stuttgart 1985.
Lanz, R., M. Rosetti: Katastrophenmedizin. Enke, Stuttgart 1980.
Largiadèr, F., H. Säuberli, O. Wicki: Checkliste viszerale Chirurgie, 3. Aufl. Thieme, Stuttgart 1983.
Leger, L., M. Nagel: Chirurgische Diagnostik, 3. Aufl. Springer, Heidelberg 1978.
Littmann, I.: Chirurgische Operationslehre. Schattauer, Stuttgart 1979.
Littmann, I.: Bauchchirurgie, 2. Aufl. Schattauer, Stuttgart 1984.
Longmire, W. P., R. K. Tompkins: Manual of Liver Surgery. Springer, Heidelberg 1981.
Nockemann, P. F.: Die chirurgische Naht, 3. Aufl. Thieme, Stuttgart 1980.

Pichlmayr, R., B. Grotelüschen: Chirurgische Therapie. Springer, Heidelberg 1978.
Platzer, W.: Atlas der Topographischen Anatomie. Thieme, Stuttgart 1982.
Reifferscheid, M., S. Weller: Chirurgie, 6. Aufl. Thieme, Stuttgart 1983.
Rickham, P. P., R. T. Soper, U. G. Stauffer (Hrsg.): Kinderchirurgie, 2. Aufl. Thieme, Stuttgart 1983.
Sauer, H., R. Kurz: Checkliste Kinderchirurgie. Thieme, Stuttgart 1981.
Schlosser, V., E. H. Kuner: Traumatologie, 3. Aufl. Thieme, Stuttgart 1980.
Schuster, H. P.: Notfallmedizin. Enke, Stuttgart 1977.
Sefrin, P.: Notfalltherapie im Rettungsdienst. Urban u. Schwarzenberg, München 1977.
Vossschulte, K., F. Kümmerle, H.-J. Peiper, S. Weller (Hrsg.): Lehrbuch der Chirurgie, 7. Aufl. Thieme, Stuttgart 1982.
Vossschulte, K., H. G. Lasch, F. Heinrich (Hrsg.): Innere Medizin und Chirurgie, 2. Aufl. Thieme, Stuttgart 1981.

Weatherley-White, R. C. A.: Plastische Mammachirurgie. Enke, Stuttgart 1983.
Welch, C. E., L. W. Ottinger, J. P. Welch: Manual of Lower Gastrointestinal Surgery. Springer, Heidelberg 1980.
Willital, G. H.: Definitive chirurgische Erstversorgung. Urban u. Schwarzenberg, München 1982.
Willital, G. H.: Atlas der Kinderchirurgie. Schattauer, Stuttgart 1981.
Wylie, E. J., R. J. Stoney, W. K. Ehrenfeld: Manual of Vascular Surgery, Bd. 1 u. 2. Springer, Heidelberg 1980, 1982.
Zenker, R., F. Deuscher, W. Schink (Hrsg.): Chirurgie der Gegenwart, Bd. 1–7. Urban u. Schwarzenberg, München 1983.
Zenker, R., G. Heberer, R. Pichlmayr (Hrsg.): Allgemeine und spezielle Operationslehre, Bd. 1–10. Springer, Heidelberg.
Zittel, R. X.: Systematik der Chirurgie. Thieme, Stuttgart 1979.

Sachregister

ABC(D)-Regel 130
Abdomen
- akutes s. Akutes Abdomen
- Duplikaturen 817
Abdomino-perineale
 Rektumamputation 468f.
Abdomino-sakrale
 Rektumamputation 469
Abduktionsfraktur
- Hüfte 738f.
Abführende Schlinge, Syndrom der 441
Ablatio mammae simplex 333
Ablederung 27, 33
AB0-Identitätstest 78, 79
Abrasionszytologie 395
Abrißfraktur 685f.
Abrißfrakturen
- Beckenrand 732
Abstoßungsreaktion
- Transplantation 191
Abszeß 165
- Anus 498
- Brodie 766, 768
- Douglas 83, 472
- - Sonographie 224
- Hirn 255
- intraabdominell 82, 510
- - Drainagebehandlung 510
- - Lokalisation 510
- - Sonographie 224f.
- intrakraniell 255
- ischiorektal 498
- Kiefer 279
- Leber 559
- Lunge 357
- Mundhöhle 279
- pelvirektal 498
- periproktitisch 498
- perityphlitisch 472
- Rekrutenabszeß 500
- retroperitoneal 604
- Schlingenabszeß 510
- Schweißdrüsen 644
- Schwielenabszeß 793
- subhepatisch 510
- subphrenisch 83
Abwehrspannung 509
Acetylsalizylsäure 121
ACG-Sprengung s. Akromio-Clavikular-Gelenk
Achalasie 201, 398
- pneumatische Dilatation 210, 398
Achillessehnenruptur 763f.
Acholischer Stuhl 537

Achsenfehlstellung
- Hüftgelenk 675
- Kniegelenk 675
ACTH 598, s.a. Adrenokortikotropes
 Hormon
- ektope Produktion 598
ACVB s. Aorto-Coronarer Venen-Bypass
Acylureido-Penicilline 171
Adam-Stokes-Anfall 390
ADCC s. antibody-dependant-cell-cytotoxicity
Adduktionsfraktur
- Hüfte 738f.
Adenom
- Kolon-, Rektum- 484
- - endoskopische Abtragung 207
- - Entartungswahrscheinlichkeit 485
- Mamma 330
- Schilddrüse 315
Adenomatose der Lunge, kongenitale zystische 799
Adenomentartung 485
Adhäsionen 458
Adipositas
- Ballon-Implantation 443
- Magenbypass 443
Adjuvante Tumortherapie 182
- Zytostatika-Therapie 184
Adrenalektomie 601
- bilaterale 598
- einseitige 598
- Komplikationen 598
- Operationsverfahren 602
- Steroidsubstitution 598
- subtotale 598
Adrenalin 597
Adrenogenitales Syndrom 599
Adrenokortikotropes Hormon 598

Adson-Test 306
Adynamie
- nach Splenektomie 576
Ästhetisch-plastische Operationen 201, 305
Agishi-Shunt 574
AGS s. Adrenogenitales Syndrom
AIDS
- Bluttransfusion 73
- Lymphadenitis 165
- Proktitis 501
Aitken-Fraktur 704, 706
Akrolentiginöses Melanom 647
Akromegalie 255
Akromio-Klavikular-Gelenkssprengung 709
Aktinische Wunde 27, 33

Aktinomykose 168
- Darm 457
- Kiefer 283
Akustikus-Neurinom 255
Akutes Abdomen 505
- Definition 505
- Diagnostik 505
- - Sonographie 217
- Differentialdiagnose 506 f.
- extraabd. Ursachen 507
- Ileus 510
- Lagerung 129
- Leitsymptome 505
- Mesenterialgefäßverschluß 632
- Peritonitis 508
- Ursachen 505
Ala/Obturator-Aufnahme 733
Aldosteron 599
Aldosteronismus 599
Alkalose
- hypochlorämisch 11
- - Pylorusstenose 435, 816
- metabolisch 11, 106
- respiratorisch 11, 105
Allen-Test 773
Allgöwer-Gehapparat 763
Allgöwer-Naht 68
Allotransplantat 186
Alonso-Lej-Klassifikation
- Choledochuszysten 821
Alpha-Fetoprotein 178, 560
Altersappendicitis 473
Amastie 328
Amaurosis fugax 631
Ambu-Beatmungsbeutel 24
Ameloblastom 296
Amino-Precursor-Uptake and Decarboxylation-System 589
Aminoglycoside 172
- Nephrotoxizität 173
Aminosäuren
- postoperative Ernährung 110
Amnesie, retrograde 264
Amöbiasis 170
Amputation 55
- n. Gefäßverletzung 627
- Hand 787
- traumatisch 27, 33
- Unterschenkel 654
- bei Weichteiltumor 653
Amputationslinien 653
Amylase 582
Analabszeß 498
Analatresie 813 f.
Analdruckmessung
- M. Hirschsprung 812 f.
Analekzem 497
Analfissur 496
- Formen 498

- Kindesalter 818
Analfistel 498
- atypische 499
- extrasphinktere 499
- pelvirektale 499
- rektoorganische 499
Analgesie 19
Analgetika 21
- Opioide 92
- peripher wirksame 91
- postoperativ 89
- Schmerztherapie 90
Analkarzinom 501
Analmarisken 496
Analneurosen 504
Analpapille, hypertrophe 496
Analprolaps 495
Analrandabszeß 498
Analstenose, erworbene 503
Analulkus 501
Anämie
- hämolytische
- - Splenomegalie 577
- präoperative Diagnostik 12
Anamnese 8
Anaphylaktischer Schock 99
Anaplastisches Schilddrüsenkarzinom 319
Anästhesie
- Allgemeinanästhesie 17
- regionale 12
Anastomose
- Definition 55
Anastomosennahtgeräte 67
Aneurysma 633
- Aorta abdominalis 634 f.
- - Sonographie 220
- Aorta thoracalis 634 f.
- dissecans 633
- dissezierende 635
- falsum 633
- Formen 633
- fusiforme 633
- Herzwand 388
- intrakraniell 258
- Knochen 660
- Komplikationen 633
- Lues 634
- mykotisch 633 f.
- nicht dissezierende 634
- Penetration 633
- periphere Arterien 635
- Ruptur 633
- saciforme 633
- spurium 625, 633
- traumatisches 627
- verum 633
- Viszeralarterien 635
Aneurysmatische Knochenzyste 660
Aneurysmektomie

- linker Ventrikel 388
Angelchick-Prothese 415
Angina abdominalis 632
Angina viszeralis 632
Angioblastom 255
Angiodysplasie
- GI-Blutung 534
Angiographie 623
- GI-Blutung 531, 533
- portale Hypertension 567
Angiologische Untersuchung 622
Angiome
- intrakraniell 259
- Rückenmark 270
Angioneuropathien 629
Angioplastie
- perkutane, transluminale Coronararterien- 388
Anisakiasis 454
Anoplastik 814
Anorektale Verschlüsse
- Kindesalter 813 f.
Antacida 430
Antekurvationsstellung
- Kniegelenk 675
Anteriore Rektumresektion 469
Antetorsionswinkel, Schenkelhals 735
Anthrax 169
Antibiogramm 171
Antibiotika
- antibiotische Therapie 171
- chir. Infektionen 163
- Indikation 171
- lokal 171
- Nebenwirkungen 172
- Resistenz 172
- Wirkungsmechanismus 172
Antibiotikaprophylaxe, perioperativ 171
Antibiotische Therapie 171
Antibody-dependant-cell-cytotoxicity 187
Antidote
- Vergiftungen 146
Antigenrepräsentation 186
Antikoagulantien
- Kontraindikationen 123
- bei Lungenembolie 124 f.
- Therapie 118, 122
Anti-Lymphozyten-Globulin 191
Antisepsis 49, 171
Antiseptica 171
Antithrombin 3 122
Antrektomie 436
Antrum-Karzinom 445
Antrumrest nach Magenresektion 440
Anurie 95
Anus 494
- Anatomie 494
- Erkrankungen 495
- gutartige Tumore 520

- - Condyloma accuminata 520
- - Condyloma lata 502
- Karzinom 501
- Kontinenzstörungen 502
- Proktoskopie 494
- Schmerzsyndrome 504
Anus praeter naturalis
- Formen 469
- Ileus 514
- Komplikationen 471
- Lage 470
- protektiver 467
- Versorgung 471
ANV s. Nierenversagen, akutes
Aortenaneurysma 95
- abdominalis 634 f.
- - Sonographie 220
- Formen 634
- thorakalis 634 f.
Aortenbogenanomalien 370
Aortenbogensyndrom 630 f.
Aortenisthmusstenose 369
- operative Behandlung 370
Aortenklappenersatz 383
Aortenklappeninsuffizienz 383
Aortenklappenstenose 383
Aortenruptur, tramatische 350, 626
Aortenringsyndrom 370
Aortenstenose
- kongenitale 371
- - subvalvuläre 371
- - supravalvuläre 372
- - valvuläre 371
Aortenvitien 383
Aorto-Coronarer Venen-Bypass 386
- Op.-Indikation 387
Aorto-pulmonales Fenster 377, 381
Aortoduodenale Fistel
- GI-Blutung 529
Aortographie 623
A.p. s. Anus praeter
Apfelsinenhaut, Mamma 332
Apfelsinen-Ileus 513
Apico-aortales conduit 372
Aply-Grinding-Test 677
Apophysenausriß 703
Apoplektischer Insult 260
Apoplex s. apoplektischer Insult
Appendektomie 475
Appendicitis 472
- acuta 472
- chronische 476
- Diagnostik 473
- Differentialdiagnose 474
- Druckpunkte 473
- Komplikationen 476
- und Morbus Crohn 475
- Operation 475
- - Technik 475

– retrozökale 474
Apt-Test 818
APUD-System 589
Arbeitsunfall 245
Arbo-Viren 35
Arlt-Reposition 711 f.
Armtragetuch 230
Armvenenstau 639
Arteria carotis-Verschluß 628
Arteria lusoria 370
Arteria renalis-Stenose 632
Arterielle Embolie 628
– A. carotis 628
– Extremitäten 628
– Mesenterialgefäße 628
Arterielle Thrombose 628
Arterielle Verschlußkrankheit 627
– akuter Verschluß 627
– Aortenbogensyndrom 630
– Beckentyp 629
– chronischer Verschluß 629
– Digitalarterienverschluß 630
– Karotisinsuffizienz 631
– Oberschenkeltyp 629
– Schultergürtelsyndrom 630
– Stadieneinteilung 627
– subclavian-steal-syndrome 631
– Unterschenkeltyp 630
– Ursachen 627
– Vertebralis-Basilaris-Insuffizienz 631
Arterienkatheter 45
Arterienspasmus 625
Arterienverletzung 624
– Amputation 627
– Dezelerationstrauma 626
– – inkomplette Ruptur 626
– – komplette Ruptur 626
– Erstmaßnahmen 625
– Formen 625
– geschlossene 624
– indirekte 626
– offene 624
– Pathogenese 625
– Spätschäden 626
– Überdehnungsverletzung 626
Arterienverschluß,
– akuter 627
– Aortenbogensyndrom 630
– Arteria carotis 628
– Arteria renalis 632
– Basilarisinsuffizienz 631
– chronischer 629
– Fibrinolyse 124
– Karotisinsuffizienz 631
– Lokalisation 629
– Mesenterialgefäße 628, 632
– obere Extremität 630
– – Digitalarterien 630
– – Schultergürtelsyndrom 630

– 6 „P" nach Pratt 628
– supraaortale Äste 630
– untere Extremität 629
– – Beckentyp 629
– – Oberschenkeltyp 629
– – Unterschenkeltyp 630
Arterio-venöse Fistel 625, 636
– traumatisch 626
Arthrodese
– Gelenkinfekt 771
Arthrose, posttraumatische 702 f.
Arthroskopie 678
Arzneimittel-Ulkus 430
ASD s. Vorhofseptumdefekt
Asepsis 49, 171
Askaridiasis 170
Asphyktikum 19
Aspiration
– Ertrinken 142
– Ösophagusatresie 801
Assistenz, Operations- 60
Assistierte Zirkulation 60
– Herzchirurgie 367
Astrozytom 253 f.
Asystolie 134
Aszites 567, 574
– peritoneo-venöser Shunt 574
– portale Hypertension 574
– Punktion 37
AT 3 s. Antithrombin 3
Atembeutel 22
Ateminsuffizienz, postoperative 96
Atemspende
– Sofortmaßnahmen 131
Atemstillstand 129, 130
Atemstörung
– Sofortmaßnahmen 129, 130
Atemtraining, präoperativ 241
Atemwegsverschluß
– Sofortmaßnahmen 130
ATG s. Anti-Lymphozyten-Globulin
Athelie 328
Atherom 644
Atkinson-Tubus 211
Atlasberstungsfraktur 727 f.
Atlasluxation 727
Atmung, Pathophysiologie 339
Auerbach-Plexus 811
Aufklappbarkeit
– Kniegelenk 746
Aufklärung 3
Aufklärungsgespräch 5
Aufklärungspflicht, präoperative 3
Aufsättigungsbestrahlung 184
Aufwachraum 26
Augenmuskel-Lähmung
– M. Basedow 316
Ausschaltungsoperation
– Darmtumor 470

Ausziehnaht, transossäre 778
Außenknöchelfraktur 759
autonomes Adenom
– Schilddrüse 313, 315
Autotransplantat
– Definition 57
Autotransplantation 186
AV-Block III. Grades 390
AV-Kanal, gemeinsamer 375
AV-Shunt 636
AVK s. Arterielle Verschlußkrankheit
Axonotmesis 275, 781
Azathioprin
– Transplantation 190
Azidose 10
– metabolisch 10, 105
– respiratorisch 10, 105
– – Ventilationsstörungen 340
Azidose-Atmung 105
Azulfidine 456

B I-Resektion 436
B II-Resektion 436f.
– Pankreaskopfresektion 594
B II-B I-Umwandlung 440
Babinski-Reflex 251
Bajonett-Fehlstellung 722f.
Bakterielle Endokarditis 382
Bakterizidie 172
Ballon-Atrio-Septostomie 380
Ballon-Implantation
– Adipositas per magna 443
Ballonpumpe, intraaortale 368
Bandruptur
– Sprunggelenk 759
Bandscheibenhernie 271
Bandscheibenprolaps 270
Bandscheibenvorfall 270
BAO
– basis acid output 423
Barbiturate 19, 20
Barium-Peritonitis 472
Baron-Gummibandligatur
– Hämorrhoiden 496
Barrett-Syndrom 404, 413,
 s. a. Endobrachyösophagus
Barrett-Ulkus 415
– GI-Blutung 530
barrier breakers 423
Basaliom 646
Basalzellkarzinom
– Gesicht 298
Basedow-Struma 316
Bassini-Operation 614
Bauchdeckenplastik 203
Bauchdeckenruptur 83
Bauchdeckenverschluß, temporärer 586
– Gastroschisis 804
– Marlex-Netz 83

– Reißverschluß 585
Bauchfell s. Peritoneum 517
Bauchspeicheldrüse s. Pankreas
Bauchtrauma 521
– Darm-, Mesenterialverletzung 526
– Diagnostik 522
– Gallenwegsverletzung
– Lagerung 129
– Leberverletzung 522
– Magen-, Duodenalverletzung 526
– Milzverletzung
– – Milzruptur 576
– Organbeteiligung 524
– Pankreasverletzung 527
– perforierendes 521
– Peritoneallavage 523
– Retroperitoneum 603f.
– Sonographie 221
– stumpfes 522
– Topographie 524
– Zwerchfellverletzung 528
Bauchwandruptur 83
Bauhin'sche Klappe 450, 454
Bauhinitis 457
Baumann-Vertikal-Extension 717
Baumann-Winkel 672
Baycast 233
Beatmung
– PEEP 432
– postoperative 97
– b. Rippenserienfraktur 349
– Sofortmaßnahmen 131
Beatmungsmaske 136
Beatmungsrhythmus
– Sofortmaßnahmen 131
Beatmungssysteme 23
Becken
– Beckenrandfrakturen 732
– – Einteilung 732
– Beckenringfrakturen 733
– Untersuchungstechnik 673
Beckenboden
– Anatomie 618
– Hernien 618
Beckenboden-Plastik 502
Beckenkompressions-Schmerz 673, 732
Beckenrandabrißfrakturen 732
Beckenringverletzung 733
Beckenschaufelfrakturen 732
Beckenspika 228
Becquerel 310
Befund, klinischer 9, 10
Begutachtung 245, 247
Beinvenenthrombose, tiefe 639
Belastungsstabilität 242
– Osteosynthese 694
Belegzellen, Magen 422
Belsey-Operation 415
Bence-Jones-Eiweißkörper 664

Bennet-Atemgerät 241
Bennet-Fraktur 785f.
von Bergmann-Operation 619
Bernstein-Test 396, 411
Berufsunfähigkeit 246
Besenreiservarizen 642
Betäubungsmittel 92
Bettendesinfektion 51
Beugedefizit 670
Beugesehnennaht
– Technik 778
Beugesehnenphlegmone
– Untersuchung 790
Beugesehnenverletzung, Hand 773, 777
– Naht 778
– sekundäre Rekonstruktion 779
Bewegungsapparat
– Untersuchungstechnik 669
– Verletzungen
– – ohne Stabilitätsverlust 679
– – mit Stabilitätsverlust 679
Bewegungsausmaße, Extremitäten 670f.
Bewegungsbad 243
Bewegungsschiene 236, 700
Bewußtlosigkeit
– Schädel-Hirn-Trauma 264
Bezoare 428
Biegungsfraktur 685
Bikarbonat, Natrium-
– Dosisberechnung 135
Bilbao, Jejunalsondierung nach 456
Bilhämie
– Bauchtrauma 525
– Lebertrauma 557
Biliodigestive Anastomose 551
– Pankreaskarzinom 594
Bilirubin 537
– Cholangiographie 539
Billroth I-Resektion 436
Billroth II/Billroth I-Umwandlung 441
Billroth II-Resektion 436f.
– antekolisch 436
– retrokolisch 436
Bioverfügbarkeit 172
Bishop-Koop-Anastomose 811
Bißwunde 27, 33
– Infektionen 166
Biventrikuläre Kreislaufpumpe 368
Bizepssehne
– distale Ruptur 720
– proximale Ruptur 714
Björk-Shiley-Klappe 383
Blalock-Taussig-Shunt 378f.
Bland-White-Garland-Syndrom 381
Blaumarkierung
– Mamma 327
Blinddarmentzündung s. Appendicitis
Blindsachsyndrom 460
Blitzschlag 144

Blount-Charnley-Halsschlinge 717
Blount-Charnley-Reposition 715
blow out-Fraktur 293
Blumberg-Zeichen 473
Blutabgang, rektaler 529
Blutdruckmessung 623
Bluterbrechen 530
Blut-Ersatz 73
Blutgas-Analyse, arterielle 339
Blutgerinnung 112
– Ablauf 114
– Faktoren 112f.
– Physiologie 112f.
Blutgerinnungsfaktoren 112f.
– b. Leberschaden 118
– Substitution 116
Blutgerinnungsstörung
– Diagnostik 117
– intraoperative 119
– b. Leberschaden 118
– plasmatische 115
– Therapie 116
– thrombozytäre 116
Blutgruppen 74
– Antikörper 75
– Bestimmung 74
– Identitätstest 81
– Merkmale 74
– Verträglichkeit 75, 80
Blutsperre
– Handchirurgie 774
– Notfall 136
Blutstillung
– chirurgisch 71
– – Technik 71
– endoskopisch 207
– provisorische 135
Blutstuhl 530, 532
Bluttransfusion 72
– Durchführung 76
– Identitätstest 78
– Infektion durch 73
– Vorbereitung 76
Blutung
– epidurale 265
– gastro-intestinale 529ff
– b. hämorrhagischer Diathese 117
– intraabdominell 151
– – Sonographie 224
– intrakraniell 151
– intrathorakal 151
– intrazerebrale 266f.
– Kindesalter 818
– – Differentialdiagnose 818
– – gastrointestinal 818
– – Analfissur 818
– – Polypen 818
– – Ösophagusvarizen 818
– – Meckel-Divertikel 819

– – Nekrotisierende Enterokolitis 819
– Retroperitoneum 603
– subdurale 265f.
– Ulkus 434
Blutung, okkulte 529
Blutung, Extremitäten
– Druck-, Kompressionsverband 227
Blutungsanamnese
– GI-Blutung 530
Blutungsaktivität
– GI-Blutung 531
Blutungsintensität
– GI-Blutung 531
Blutungslokalisation
– GI-Blutung 530
Blutungsrisiko 116
Blutungstypen 115
Blutungszeit n. Duke 115
Blutvergiftung 165, 643
Blutverlust 72
– Frakturen 149, 689
Bochdalek-Hernie 410f., 798
Boerhaave-Syndrom 402
– Magenruptur 427
Boerma-Knopf 570
Borggreve-Umkehrplastik 662
Boyd-Venen 640
Böhler-Gips
– Navikularefraktur 785
Bq 310
Brachyösophagus 413f.
– angeborener 413
– erworbener 413
branchiogene Zysten 286
Brand 166
Branolind 227
Braun-Fußpunktanastomose 437
– Magenkarzinom 447
Braun-Lochstab-System 237
Braun-Schiene 236, 743
Braunüle 42
Breitgriff 772
Brennen, retrosternales 414
Briden 458
Bridenileus 513
Brillenhämatom 263
Brock-Operation 379
Brodie-Abszeß 766, 768
Bronchialadenom 361
Bronchialbaumverletzung 349
Bronchialkarzinom 358
– Bronchoskopie 359
– Erscheinungsformen 360
– histologische Klassifizierung 359
– Lokalisation 359
– Operation 361
– Stadieneinteilung 368
– Strahlentherapie 360
– Symptomatik 359

– TNM-Klassifikation 358f.
– Zytostatika-Therapie 360
Bronchialpapillom 361
Bronchiektasen 357
Bronchogene Zyste 800
Bronchographie 344
Bronchoskopie 343f.
– Bronchialkarzinom 359
Bronchusabriß 350
Bronchusruptur 350
Bronzehaut 599
Bruchband 613
Bruchentzündung 611
Bruchinhalt 609
Bruchkanal 608
Bruchpforte 607
Bruchsack 607
Bruchspaltabszeß 279
Bruchzufall 607
Brüche s. a. Hernien 607
Brunner-Drüsen 422
Brunnerinom 449
Brust, atrophische Hänge- 202
Brustdrüse, s. a. Mamma 326
– Anatomie 326
– Diagnostik 327
– Lymphabfluß 327
Brustkorb 337, s. a. Thorax
– operative Zugangswege 361
Brustwand
– Deformitäten 796
– instabile 345
– Tumore 352
Brustwirbelsäulenverletzungen 730f.
Bubble-Oxygenator 364
Budd-Chiari-Syndrom 563
– portale Hypertension 566
Bülau-Drainage 72, 353, s. a. Pleura-Drainage
– Spannungspneumothorax 275
– Hämatothorax 347
– Pneumothorax 346
Bündelnägel 695
Bürstenabstrich
– Bronchoskopie 343
Burge-Test 439
Burowsche Dreiecke 197
Burri-Gips 746
Bursitis 668
BWS s. Brustwirbelsäule
Bypass
– Aorta-koronarer Venen- 386
– Definition 55
– Gefäße 637f.
– Magen 443
Bypassoperation
– Externa-Interna-Anastomose 262

C-Zell-Karzinom 320
Café-au-lait-Flecken 459, 646

Caisson-Krankheit 144
Cancer en cuirasse 332
Caput medusae 566f.
Caput-Kollumdiaphysenwinkel 673
Carbimazol 317
Carcinoma lobular in situ, Mamma 330
Cardiac output 10
Carpentier-Ring 385
Carzinoembryonales Antigen 466
Catgut 65
Cauda equina 268
Cava-Katheter 42
Cavaruptur 350
Cavatyp
– Metastasierung 177
Cavum thoracis 337
CCD-Winkel s. Caput-Kollumdiaphysenwinkel
CDC s. Chenodesoxycholsäure 543
CEA 466, 487
Cefotaxim 171
Ceftriaxon 171
Celestin-Tubus 211
– Kardiakarzinom 448
– – Ösophaguskarzinom 409
– Magenkarzinom 447
Cephalosporine 171
Cerclage 697
Chagas-Krankheit
– Ösophagus-Achalasie 398
Charles-Operation 643
Charnley-Schlinge 230
Charrière 40
Chassaignac-Lähmung 718
Chemische Desinfektion 51
Chemotherapie 184, s. a. Zytostatika-Therapie
Chemotherapie, regionale
– Leberperfusion 563f.
Chenodesoxycholsäure 543
Chiasmasyndrom 255
Child-Kriterien, portale
  Hypertension 567, 573
Child-Phillips-Plikatur 458, 516
– Ileus-Prophylaxe 515
Chirurgie, plastische 194
Chirurgische Endoskopie 204
Chirurgische Infektionen 162
Chirurgischer Eingriff 3
Chirurgischer Knoten 67, 69
Chirurgische Sonographie 217
Chloramphenicol 172
Chloridhaushalt 104
Cholangio-Pankreatikographie, endoskopisch
  retrograde 204, 538
Cholangiographie, perkutan transhepatisch 539
– mit Sonographie 226
Cholangiographie,
– direkte 538
– endoskopisch retrograde 538
– intraoperativ 551

– perkutane transhepatische 539
Cholangiomanometrie 549, 551
Cholangitis 548
– Nasobiliäre Sonde 214
– primäre-sklerosierende 548
Choledochocele 821
Choledochoduodenostomie 551
Choledochojejunostomie 551
Choledocholithiasis 546
– endoskopische Steinextraktion 213
Choledochoskopie 551
Choledochotomie 551
Choledochus
– Nasobiliäre Sonde 214
Choledochuskarzinom
– Pigtail-Endoprothese 214
Choledochuszysten
– Kind 821
Cholegraphie 538
– Cholangiographische Befunde 540
– direkte 538
– indirekte 538
Cholelithiasis 542
– Differentialdiagnose 544f.
– Folgen 543
– Prognose 545
– Sonographie 218
Cholera, pankreatische 591f.
Cholestase 537
– Sonographie 218
Cholezystektomie 550
– art. Leberperfusion 563
– Cholangiographie 551
– Choledochoskopie 551
– Choledochotomie 551
– Historie 550
– Manometrie 551
– Papillotomie 552
– T-Drainage 551
Cholezystitis
– blande 544
– Cholelithiasis 543f.
– chronisch-rezidivierend 542
– phlegmenöse 544
– steinfrei 542
– Sonographie 217
– Zytostatika-induziert 563
Cholezystogramm, negatives 540, 543
Cholezystokinin 582
Cholezystolithiasis 543
Cholezystopathie 541
Cholinesterasehemmer 22
Chondrom 658
Chondromyxofibrosarkom 660
Chondrosarkom 660f.
Chopart-Gelenklinie 764
Chordotomie 278
Choriongonadotropin, humanes 808
Chromcatgut 65

Chronisches subdurales Hämatom 266
Chromoprotein-Niere 160
Chylothorax 351, 354
Ci 310
Cirrhose cardiaque 566
Claudicatio intermittens 629
Clavus 645
Clinical staging n. Mason 487
CLIS s. Carcinoma lobulare in situ
Clostridium
– perfringens 166
– tetani 167
CMF-Schema, Mammakarzinom 335
Coarctatio aortae 369
– operative Behandlung 370
Cockett-Venen 640
Codman-Dreieck 657, 660, 662
Colistin 172
Colitis Crohn 479
Colitis cystica profunda 493
Colitis ulcerosa 476
– Differentialdiagnose zum M. Crohn 479
– GI-Blutung 534
– Komplikationen 476
– Operationsindikation 477f.
– – Verfahrenswahl 477f.
– Pseudopolypen 776
Colitiskarzinom 477
Collins-Lösung 188
Collum chirurgicum 712
Collum-Diaphysenwinkel 735
Colon s. Kolon
Colon irretabile 465
Coma basedowicum 317
Common channel 536
Commotio cerebri 263f.
Completed Stroke 260
Compliance 177
Condyloma accuminata 502
Condyloma lata 502
Condylus radialis
– Abscherfraktur 715f.
Conn Syndrom 599
Connexus intertendinosus 773
Contusio 679f.
Contusio cerebri 263f.
Cooper-Schere 62
Corpuskarzinom
– Magen 445
Cournand-Elektrode 389
Courvoisier-Zeichen 538, 549
Coxa valga 674
Coxa vara 674
Crepitatio 687
Cronkhite-Canada-Syndrom 459
Cross-Fingerplastik
– Handchirurgie 776f.
Cross-flap 198
Cross-Match 187

Crush-Niere 160
Crush-Syndrom
– Arterienverschluß 628
Crush-Verletzung
– Epiphysenfuge 704
Crutchfield-Extension 240, 728
Crutchfield-Klemme 128, 238
Cumarine 118, 123
Curare 21
Curie 310
Cushing-Syndrom 597
Cutistransplantate 19
Cyclosporin A
– Transplantation 191
Cystofix 46
Cyvadic-Schema 606

Dachziegelverband 231, 765
Dalrymple-Zeichen 316
Dampfresistenz, Mikroorganismen 50
Dampfsterilisation 49
Danis-Weber-Frakturen 759
Darmatonie, -postoperative 97
– Sonographie 225
Darmblutung s. Gastrointestinale Blutung
Darmdekompression, Ileus 514
Darmeventration
– Notfall-Therapie 142
Darmfistel
– chirurgisch angelegte 470
– b. M. Crohn 454
Darmfremdkörper 453
Darminkarzeration 610
Darmnaht 68
Darmparalyse, postoperative 515
Darmrohr 49
Darmschienung, innere 46, 458
Darmspülung, orthograde 467
Darmtuberkulose 457
Darmverletzung 526
Darmverschluß s. Ileus
Darmwandhämatom 526
Darmwandhernie 607
D-Arzt-Verfahren 245
Dashboard-Verletzung 747
D-Bericht 245
DC-Platte 697
DDD-Schrittmacher 389
Débridement
– Osteomyelitis 769
Décollement 27, 33
De Gaetano-Operation 643
Defäkationsschmerz 496
Defektdeckung 194
Defektfraktur 686, 688
Defektpseudarthrose 691
Defibrillation 133, 135
Defibrillatoren, implantierbar 390
Defibrinierungssyndrom 119

Dehnung 679
Dehydratation 11, 101
- hypertone 101
- hypotone 102
- isotone 101
Dekompensiertes Adenom
- Schilddrüse 316
Dekompressionsunfall 144
Dekortikation
- Pleuraempyem 354
Dekubitus 84
- plastische Deckung 197
Demand-Funktion 389
Dennis-Sonde 46
- Darmatonie 98
- Dünndarmparasiten 454
- endoskopische Einführung 215f.
- Ileus 514
- innere Schienung 458
- Peritonitis 509
Densfraktur 727, 728
Denver-Shunt 118, 574
De Quervain-Fraktur 785
De Quervain-Tendovaginitis 668, 793
De Quervain-Thyreoiditis 312
Dermatom 200
Dermoidfistel 501
Dermoidzyste 644
Desault-Verband 228
Deschamps, Fadenführungsinstrument 63
Desinfektion 49
Desobliterationsverfahren 637
Desoxykortikosteron-Hemmtest 599
Devine-Operation 469
Dexamethason-Hemmtest 598
Dexon 65
Dezelerationstrauma, Verletzung d. thorakalen Aorta 626
Diabetes mellitus
- präoperative Diagnostik 11
Diagnostik, postoperative
- Sonographie 224
Diagnostik, präoperative 6
- Sonographie 222
Diakondyläre Oberschenkelfraktur 743
Diaphanoskopie 608
Diarrhoe 465
- paradoxe 465
Diathermiemesser 62
Diathermie-Schlinge 206f.
Diathese, hämorrhagische 117
DIC 120, s. a. Verbrauchskoagulopathie
Dickdarmileus
- Spiegelbildung 511
Dickdarmverletzung
- Bauchtrauma 526
Dieffenbach-Zirkumzision 620f.
Differenzierungsphase
- Wundheilung 30

Diffusionsstörung, Lunge 340
Digitalarterienverschluß 630
Digitale Subtraktionsangiographie 624
Dilatation, pneumatische
- Ösophagus 210
Diphterie 169
dish-face 291
Dislocatio 687f.
- ad axim 687
- ad latus 687
- ad longitudinem 687
- ad peripheriam 687
Dissektionsverfahren
- portale Hypertension 570
Disseminierte intravasale Koagulopathie 120
Distorsion 679
Diurese, forcierte
- Vergiftungen 146
Divertikel
- Duodenum 427
- Dünndarm 452
- echte 400
- falsche 400
- inkomplett 481
- Kolon 480
- komplett 481
- Magen 427
- Ösophagus 400
Divertikulitis, Kolon 480,
    s. a. Kolondivertikulitis
- Perforation 481
Divertikulose, Kolon 480,
    s. a. Kolondivertikulose
Divertikulose-Blutung 533
- Kolon 481
Dodd-Venen 640
Donati-Naht 68
Doppler-Verfahren 623
Dormia-Körbchen 213, 546
Dottergang 451
Dottergangzyste 451
double-bubble 583
Douglas-Abszeß 83
- Appendicitis 472
- Sonographie 224
Douglas-Raum 464, 510
- Peritonitis 509
Douglas-Schmerz
- Appendicitis 474
Dragstedt-Mechanismus 431
Drahtligaturenverband n. Ernst 290
Drainagen 71
- Anlage mit Sonographie 225
- Bülau 72
- Penrose 72
- Redon 71
- Spül- Saugdrainage 71, 767
Drainkanal-Inkarzeration 610
Drapanas-Shunt 572

Drehfraktur 685
Dreieckstrom 244
Dreieckstuch 230
Dringlichkeit, Indikation 153
Drosselniere 632
Druckeinheiten
- Umrechnungstabelle 824
Druckgeschwüre s. Dekubitus 84
Druckluftdermatom 200
Druckmessung, portale 568, 569
Druckverband 136, 227
Drusen 284
DSA s. Digitale Subtraktions-Angiographie
Du-Val-Operation 587
Dubin-Johnson-Syndrom 556
Ductus arteriosus Botalli, persitierender 377
Ductus
- Botalli 369
- choledochus 535
- cysticus 535
- hepaticus 535
- omphaloentericus 451
- omphaloentericus, persistierender 805
- pancreaticus 421, 536
- thoracicus 351, 354
- - Verletzung 351
- thyreoglossus 796
Dünndarm 450
- Anatomie 450
- Diagnostik 450
- Entzündungen 454
- Mißbildungen 451
- Physiologie 450
- Tumore 458
- Verletzungen 453
Dünndarmanastomose
- Formen 462
Dünndarmatresie 809, 810
Dünndarmdivertikel 452
Dünndarmfisteln 458
Dünndarmfremdkörper 453
Dünndarmileus, Spiegelbildung 511, 512
Dünndarminterponat
- Ösophaguskarzinom 409
Dünndarm-Karzinoid 459
Dünndarm-Nabelfistel 451
Dünndarmneoplasma 460
Dünndarmparasiten 454
Dünndarmplikatur n. Noble 458, 516
Dünndarmresektion 456
- Technik 462
Dünndarmschienung 46, 458, 516
Dünndarmsonden 45
- endoskopische Einführung 215f.
- postoperative Ernährung 112
Dünndarmstrikturen 457
Dünndarmtumor 458
- bösartig 460
- - Häufigkeit 460

- gutartig 458
Dünndarmverletzung 453
- Bauchtrauma 526
Duhamel-Operation 813
Dumping-Syndrom 440
Duodenalatresie 426, 808
- Formen 809
Duodenaldivertikel 427
Duodenale C 588, 592
Duodenalstenose
- Kind 808
Duodenal-Tumor 449
- bösartig 449
- gutartig 449
Duodenalulkus 433
Duodenalverletzung
- Bauchtrauma 526
Duodeno-Duodenostomie 583
Duodeno-gastraler Reflux, b. Streßulkus 430
Duodeno-Jejunostomie n. Roux-Y 583
Duodeno-Pankreatektomie 593f.
- proximale 593f.
- totale 593
Duodenum 422
- Anatomie 421
- Tumore 449
Duplikaturen
- Intestinaltrakt 817
Dupuytren-Kontraktur 794
Durchblutungsstörung
- zerebral 260
Durchflußreserve
- AVK 627
Durchgangsarzt-Bericht 245
Durchgangsarztverfahren 245
Durchzugsoperation 470
- anorektaler Verschluß 814
- M. Hirschsprung 813
Duval-Klemme 63
Dysphagia lusoria 396
Dysphagie 395
- b. Struma 309
Dyspnoe 343

Echinococcus alveolaris 170, 558
Echinococcus cysticus 170
Echinococcus granulosus 558
Echinococcus multilocularis 558
Echinokokkose 170
Echinokokkuszyste
- Leber 558
Eden-Hybinette-Operation 683
Eder-Puestow, Ösophagus-Bougierung 209
EDTA-Lösung, Litholyse 213
EEA-Nahtgerät 67
- portale Hypertension 571
Eigenblutspende 74
Ein-Helfer-Methode 132
Einklemmung

- Notfall-Therapie 142
Einklemmungserscheinungen,
- Gehirn 251
Eisberg-Phänomen 791
Eisenharte Struma nach Riedel 312
Eisenmenger-Reaktion 374ff
- offener Ductus Botalli 377
- Ventrikelseptumdefekt 376
Ekchondrom 658
EKG 9, 134
EKZ s. Extrakorporale Zirkulation
Elastische Binde 228
Elefantenfußpseudarthrose 691
Elefantiasis 643
Elektivoperation 4
Elektrodermatom 200
Elektrokardiogramm, 9
Notfalldiagnostik 134
Elektrokoagulation
- endoskopische Blutstillung 208
Elektrolyte
- postoperative Ernährung 111
Elektrolythaushalt 11
- Ileus 511 f.
- postoperativ 100
Elektrolytlösungen 107
Elektrolytsubstitution
- postoperativ 106, 107
Elektromyographie 276
Elektroneurographie 276
Elektrotherapie 243
Elektrounfall 144
Elektroverbrennung 156
- Strommarken 157
Ellbogenluxation 717 f.
Ellenbogengelenk
- Anatomie 717
- distale Bizepssehne, Ruptur 720
- Gelenkfrakturen 719
- Luxation 717 f.
- Punktion 35
- Untersuchungstechnik 672
Embolektomie 628, 637
Embolie, arterielle 627
Embolisation
- perkutane transhepatische 570
Emett-Plastik 648
EMG 276
Empfängerorganismus 187
Emphysem, kongenitales, lobäres 799 f.
Emphysem, subkutanes 350
Empyem 165
- Gallenblasen 544
En-bloc-Resektion
- Knochentumor 657
Enchondrom 658, 794
Ender-Nagelung
- pertrochantäre Oberschenkelfraktur 741
Ender-Nägel 695

Endobrachyösophagus 413 f.
Endojodin 317
Endokarditis 382
Endometriose
- Kolonbefall 493
Endorektale Sonographie 222, 466
Endoskopie
- Definition 55
- GI-Blutung
- - Blutungslokalisation 530
- ERC 538
- ERCP 538
- Magen 425
- - Ballonimplantation bei Adipositas 443
- Ösophagus 395
- Ulkusblutung 435
Endoskopie, chirurgische 204
- Blutstillung 207
- EPT 213
- Fremdkörperextraktion 204
- Ösophagusbehandlung 208
- Papillotomie 213
- Pigtail-Endoprothese 214
- Polypektomie 206
- Sondeneinlage 215
- therapeutische 204
Endosonographie 223
Endotheliales Sarkom 663
Endotrachealtubus 22, 137
Energiebedarf
- Verbrennungen 159
Energie-Haushalt
- Verbrennung 154
Enfluran 20
ENG 276
Enkopresis 812
Entamöba histolytica 170
Entero-Enterostomie
- Definition 55
Enterale Ernährung
- postoperativ 111
Enteritis regionalis Crohn s. M. Crohn
Enteroanastomose 457
Enterokolitis
- M. Hirschsprung 812
- nekrotisierende 819
- pseudo-membranöse
- - postantibiotische 173
- regionalis Crohn 454
Enterokutane Fistel
- M. Crohn 456
Enteroskopie 204
Enterostomie
- Definition 55
Enterotomie
- Definition 55
Entgiftung 146
- Leber 555
Entzündung

– Appendix 472
– Haut 644
– Kiefer 279
– Mamma 328
– Ösophagus 397
– Peritoneum 509
Entzündungszeichen, Kardinalsymptome 29, 162
Enukleation
– Definition 55
Enzephalopathie, portosystemische 568
Ependymom
– intrakraniell 253
– Rückenmark 270
EPF
– Exophtalmus-produzierender Faktor 316
Epicondylus humeri ulnaris
– Abrißfraktur 715f.
Epidurale Blutung 265
Epigard 227
Epigastrische Hernie 616
– Kindesalter 806
– Sonographie 223
Epineurale Naht 276
Epiphrenales Divertikel 401
Epiphysenfraktur 703
– Klassifikation 705
Epiphysenfuge 704
Epiphysenfugenlösung 704
Epiphysenfugenverletzung 704
– Osteosynthese 705
Epiphysiodese 704
Epistaxis
– GI-Blutung 529
Epithelkörperhyperplasie 322
Epitheltransplantation 201
Epithelzyste 644
– Hand 793
EPT s. Papillotomie, endoskopische 213
Erbrechen
– akutes Abdomen 505
– Vergiftungen 146
ERC 538
ERCP
– chron. Pankreatitis 587
ERCP 204, 538
Ermüdungsfraktur 684
Ernährung
– postoperativ 106, 109
– – enterale 111
– – intravenös 109
– Resorption
– – Dünndarm 450
– – Kolon 464
Ernährungssonden 47
Ernährungsstörungen
– präoperative Diagnostik 12
Erosion, Magen
– Definition 429
Erosive Gastritis

– GI-Blutung 532
Erregerspektrum
– Peritonitis 509
Ersatzmagen 446
– Formen 447
Erste Hilfe s. Sofortmaßnahmen
Erstmaßnahmen
– perforierendes Bauchtrauma 521
– stumpfes Bauchtrauma 522
Erstversorgung
– Klinik 145
– Stufenplan 146
Ertrinken
– Notfall-Therapie 142
Erwerbsfähigkeit, Minderung der 246
Erwerbsunfähigkeit 246
Erythrozyten-Überlebenszeit 578
Erysipel 166
Erysipeloid 165
Erythromycin 172
Erythroplakie
– Mundbodenkarzinom 296
Erythrozyten-Clearance 578
Esmarch-Blutsperre 228
Esmarch-Handgriff 130
Etagenfraktur 686, 687
Ethanol 110
Ethibloc® 193
Etomidate 19
Eurotransplant 189
Ewing-Sarkom 663, 664
Exhairese
– Definition 56
Exkochleation 657
– Definition 55
Exophtalmus
– M. Basedow 316
Exostose, kartaliginäre 658
Exostose, solitäre 658
Expektoration, maulvolle 357
Explantation, Organe 187
Exponentialstrom 244
Exsikkose
– zelluläre 101, 102
Exstirpation
– Definition 56
Extension 693
Extensionsverband 237
– Fixpunkte 238
Extraanale Anastomose 468
Extrakorporale Zirkulation 364, 366
– Technik 365
Exsudative Enteropathie 429
Exzision
– Definition 56
Exzisionsbiopsie
– Weichteiltumor 652

Face-lifting 202, 305

Facies abdominalis 506
Facies leontina 768
Faden-Methode 802
Faktor 8
– Speicherung 575
Faktor XIII-Mangel 119
Fallhand 672, 772
Fallot-Tetralogie 378
Falschgelenk 691
Fanconi-Schlesinger-Syndrom 372, 373
Faszienriß 706
Faszienspaltung
– Kompartmentsyndrom 702
Faszientransplantate 201
Faszienverletzung 706
Faszikeltransplantation 276
fat suction 203
Fatale Pause 179
– Kolonkarzinom 486
Faustschlag 132
Faustschlußprobe 623
Feingriff 772
Feinnadelpunktion 38
– mit Sonographie 225
– Schilddrüse 311
Femoralhernie 608, 614
Femoralisarteriographie 623
Femoro-femoraler Bypass 366, 367, 638
Femurextension, suprakondyläre 238, 239
Femurfrakturen s. Oberschenkelfrakturen
Femurkopf, Blutversorgung 735
Fentanyl 21
Fernlappen, myokutaner 198
– mikrovaskulär 199
Fett-Lösungen
– postoperative Ernährung 111
Fettzufuhr, parenterale 111
Fettaugen
– Kniegelenkspunktion 678
Fetthals 645
Fiberbronchoskop 344
Fiberendoskope 204
Fibrinolyse 639
Fibrinolyse-Therapie 124
Fibroadenom
– Mamma 330
Fibrom 645
Fibroma pendulans 646
Fibrosarkom 651
Fibrose, retroperitoneale 604
Fibulafraktur, isolierte 755
Fieber
– postoperativ 82
– präoperative Diagnostik 11
Filmoxygenator 364
Fingeramputation 787
Finger-fracture Technik 561, 562
Finger-Fraktur 786
Fingerluxation 782

Fingerphalangenfraktur 786
Fingerphalangenluxation 782
Finger, schnellender 668, 793
Fissur, Knochen- 679, 684
Fistel
– Anus 498
– AV-Fisteln 625, 636
– bei M. Crohn 454
– ösophago-bronchiale 401
– ösophago-tracheale 800
Fixateur externe 697, 700
Flächendesinfektion 51
Flake fracture 683, 685
– Knie 751
Flapping tremor 568
Flush 459
Flush-Syndrom 493
Flußsäureverätzung
– Hand 786
Flüssigkeits-Haushalt
– Verbrennungen 158
Flüssigkeitsbedarf
– postoperativ 107
– Verbrennungen 159
FNH s. Fokale noduläre Hyperplasie 559
FNP 225, s. a. Feinnadelpunktion
– Brustdrüse 327
Fogarty-Embolektomie 637
Fogarty-Katheter
– Choledocholithiasis 551
– Steinextraktion 213
Fokale noduläre Hyperplasie 559
Folliculäres Schilddrüsenkarzinom 319
Follikulitis 164
Fontaine-Ratschow-Stadieneinteilung
    der AVK 627
Foramen ovale, offenes 375
Foraminotomie 271
Forcierte Diurese 96
Formulargutachten 247
Forrest-Klassifikation
– Ulkus-Blutung 530
Fourchette-Stellung 722, 723
foveoläre Hyperplasie 429
Fraktur 679, 684
– Begleitverletzungen 690
– Definition 684
– Dislokation 687, 688
– Formen 684
– Gefäßverletzungen 689
– Klinik 687
– – Blutverlust 689
– Kindesalter 703, 706
– Komplikationen 700
– Nervenverletzungen 689
– pathologische 684
– Pseudoarthrosenbildung 691
– Ruhigstellung 136
– Sehnenverletzungen 690

Fraktur, Abriß- 685, 686
Fraktur, Biegungs- 685
Fraktur, Defekt 686, 688
Fraktur, Dreh- 685
Fraktur, Ermüdungs- 684
Fraktur, Etagen- 686, 687
Fraktur, Ketten- 686, 688
Fraktur, Kompressions- 685, 687
Fraktur, Mehrfragment- 686, 687
Fraktur, pathologische 684
Fraktur, Scher- 685, 686
Fraktur, Schub- 685, 686
Fraktur, Serien- 686, 688
Fraktur, Stück- 686, 687
Fraktur, Torsions- 685
Fraktur, traumatische 684
Fraktur, Trümmer- 686
Frakturbehandlung, Prinzipien der 691
– konservative 692
– – Reposition 692
– – Retention 693
– operative 694
– – Gefäß- und Nervenschäden 689
– – Komplikationen 700
– – – sek. Arthrose 702, 703
– – Nachbehandlung 700
– – offene Frakturen 689
Frakturen
– Blutverlust 149
– offene Frakturheilung 689, 690, 692
– – primäre 690
– – sekundäre 691
– Spaltheilung 691
– Störung 691
Frakturkrankheit 233, 702
Frakturzeichen
– sichere 687
– unsichere 688
Frankfurter Schiene 237, 743, 753
FRC s. funktionelle Residual-Kapazität
freie Luft
– Rö-Abdomenübersicht i. St. 424, 433
Freies Gutachten 247
Fremdhauttransplantate 199
Fremdkörper
– Dünndarm 453
– – Lokalisation 454
– Infektionen 166
– Magen 428
– Ösophagus 402
– subungualer 648
Fremdkörperextraktion, endoskopische 204, 205
Friedrich'sche Wundversorgung 30, 31
Front-Lymphknoten 176
Froschmaultechnik 44
frozen shoulder 667
frozen-cone-Technik 558
Früh-Dumping-Syndrom 440
Früherkennung, Krebs 177

– Kolonkarzinom 487, 489
Frühkarzinom 177
– Magen 444
Frühoperation
– Polytrauma 151
Fruktose 109
Fundo-Phrenikopexie 416
Fundoplikatio 415
– Technik 416
Funktioneller Ileus 512
Funktionsprüfung
– Bewegungsapparat 669
Furunkel 164, 644
Furunkulose 164
Fuß
– Funktionsprüfung 678
– Fußwurzelfrakturen 764
– Fußwurzelluxation 764
– Mittelfußfrakturen 765
– Untersuchungstechnik 678
– Zehenluxation 765
– Zehenfraktur 765
Fußsohlenbeschwielung 678
Fußwurzelfrakturen 764
Fußwurzelluxation 764

Galaktographie 327
Galaktozelen 329
Galeazzi-Fraktur 721
Galle 536
Galleexkretion 555
Gallefistel
– Bauchtrauma 525
Gallenblase 535
– Anatomie, Phys. und Pathophysiologie 535 f.
– Cholezystopathie 541
– Diagnostik 538
– Gefäßversorgung 536
– Lithiasis 543
– Operationsverfahren 550
– Tumore 549
Gallenblasenagenesie 541
Gallenblasendyskinesie 541
Gallenblasenempyem 544
Gallenblasenhydrops 544
Gallenblasenkarzinom 549
Gallenblasenoperation 550
Gallenblasenpapillom 549
Gallenblasenperforation 546
Gallenblasenruptur
– Bauchtrauma 525
Gallenblasensteine, stumme 543
Gallenfarbstoffe 537
Gallengangsagenesie 541
Gallengangsatresie 541, 820
Gallengangsduplikatur 541
Gallengangskarzinom 549
– Manifestationsformen 550
Gallengangsstriktur 548, 549

Gallengangszysten 541
Gallenkoliken 543
Gallensäuren 537
- Magenulkus 431
Gallensteinileus 453, 547, 512, 513
Gallensteinleiden 542, s. a. Cholelithiasis
Gallenwege 535
- Anatomie, Phys. und Pathophysiologie 535, 536
- Diagnostik 538
Gallenwegsdrainage
- palliativ 552
- perkutan transhepatisch
- - mit Sonographie 226
Gallenwegsdyskinesie 541
Gallenwegstumore 549
Gallenwegsverletzung
- Bauchtrauma 524 f.
- Formen 525
Ganglion 667, 793
Ganglion Gasseri 277
Gangrän 166
Ganzkörperhypothermie 365
Gardner-Syndrom 459, 484
Garré-Osteomyelitis 283
Gasaustausch, Lunge 339 f.
Gasbrand 34
- Prophylaxe 34
Gasbrandinfektion 166
- Gangrän 166
Gassterilisation 50
Gastrale Phase
- Magensaftsekretion 424
Gastrektomie 446
Gastrin 422 f.
Gastrinom 449, 591
Gastritis 428
- atrophische 429
- erosive 428
- phlegmenöse 428
Gastritis polyposa 429
Gastroduodenoskopie 425
Gastroenteropathie, exsudative 429
Gastroenterostomie 447
- Pankreaskarzinom 594
Gastrointestinale Blutung (GI-Blutung) 529, s. a. Blutung, gastrointestinale
- endoskopische Blutstillung 207
- Kindesalter 818
- obere 529
- - Anamnese 530
- - Blutungsaktivität n. Forrest 530
- - Blutungsquellen 529
- - Diagnostik 530
- - Sofortmaßnahmen 531
- - Ursachen 529
- untere 532
- - Blutungsquellen 532
- - Sofortmaßnahmen 533

Gastrojejunokolische Fistel 440
Gastrojejunostomie
- Roux-Y 437
Gastroösophagealer Reflux 400, 414
- Kind 802
Gastroschisis 803
Gastroskopie 204
Gastrostomie, endoskopisch 48 f.
Gaumensegelinsuffizienz 303
Gefäßchirurgie 636
- Operationsverfahren 636
Gefäßdesobliteration 56, 637
Gefäße 622
- Anatomie 622
- Arterien 622
- Venen 638
Gefäßnaht 636
- Definition 56
- Desobliterationsverfahren 637
- direkte 636
- Gefäßtransplantation 637
Gefäßobliteration, Gefäßprothesen 637
Gefäßtransplantation 637
Gefäßverletzung, herznahe 351
Gefäßverschluß, traumatischer 627
Gehaltene Aufnahme
- Kniegelenk 677
- Sprunggelenk 678
Gehirn 251
Gehirnerschütterung 263
Gehirnprellung 263
Gehtest 623
Gelenkempyem 770 f.
- Tuberkulose 768
Gelenkerguß
- Kniegelenk 675
Gelenkersatz, alloplastischer 698
Gelenkinfekte 766, 770
Gelenkkapselzerreißung 681
Gelenkknorpelverletzung 683
Gelenkknorpelverschleiß 703
Gelenkkontusion 680
Gelenkprellung 680
Gelenkpunktionen 35
Gelenkverletzungen 680
- Bandriß 681
- Prellung 680
- Verrenkung 681
- - habituelle 683
- - pathologische 683
- - traumatische 682
Gelenkzerrung 682
Genitale, männliches 619
Genu flexum 674
Genu recurvatum 674
Genu valgum 674
Genu varum 674
Gerinnungsfaktoren 112 f.
Gerinnungsstörung 115

– Diagnostik 117, 119
– plasmatisch 116
– postoperativ 119
– Therapie 117, 119
– thrombozytär 116
Gerota-Faszie 604
Geschwulst s. a. Tumor, Krebs
Geschwulstbehandlung,
– kombinierte 182
– operative 180
Geschwür s. a. Ulkus
Geschwürsübernähung 439
Gesicht 279
– Atherom 644f.
– Logeninfektion 279
– Tumore 293
– Weichteilverletzung 286
– Weichteilzysten 286
Gesichtshautfalten 202
Gesichtsknochenverletzung 282
– chron. sklerosierende Osteomyelitis 283
Gesichtslogeninfektion 279
Gesichtsphlegmone 280
Gesichtsschädeltumore 296
Gesichtsschädelverletzung 286
– Fraktur 287
Gesichtshaut 297
– Basalzellkarzinom 298
– malignes Melanom 298
– Spinalom 298
– Tumore 297
Gesichtsverletzung
– Lagerung 129
Gewebekleber 32
Gewichtskontrolle
– postoperativ 107
GI-Blutung s. Gastrointestinale Blutung
GIA-Nahtgerät 67
Gibney-Verband 231
Giebel-Rohr 241
Gigili-Säge 62
Gilchrist-Verband 229
GIP 590, 592
Gipsfixation 692
Gipskeilung 754
Gipssäge 233
Gipsschere 233
Gipsspreizer 233
Gipstutor 235f.
Gipsverband 231, 693
– Gipsnachschau 693
– Instrumente 233
– Kontrolle 233
– Polsterungsstellen 232
– Technik 232
Gleithernie, axiale 411
Gleithernie, inguinale 607
Gleithoden 807
Glioblastom 253f.

Glisson-System 554
Globalinsuffizienz, respiratorische 340
Globusempfindung 395
Glomus-caroticum-Tumor 307
Glomustumor 646, 794
Glukagom 592
Glukagon-Test
– Insulinom 590
Glukokortikoide 586
Glukose 109
Glukoseverwertung
– postoperativ 88
Goldblatt-Mechanismus 632
Gonorrhoe
– Proktitits 501
Gore-Tex-Prothese
– H-Shunt 572
Gottstein-Heller-Kardiomyotomie 399
Gracilis-Lappen 198
Gracilisplastik 815
Graefe-Zeichen 316
Granuloma venereum 501
Grenzdivertikel 400
Grobgriff 772
Grünholzfraktur 684, 704
Guedel-Tubus 136
Gujon-Loge 795
Gutachten, freies 247
Gynäkomastie 203, 330
Gyorgy-Formel 105
G-Zellen, Magen 422

Haarnestgrübchen 500
Habituelle Luxation 683
Hackengang, erschwerter 273
Hackethal-Nagel 694
Hämarthros 680
Hämatemesis 434
– GI-Blutung 529
Hämatochezie 465
– GI-Blutung 529, 532
Hämatom
– epidural 265
– intrakraniell 256
– retroperitoneal 603
– subdural 265
– subungual 648
Hämatosinus 292
Hämatothorax 347, 353
Hämobilie
– Bauchtrauma 525
– GI-Blutung 532
– Lebertrauma 557
Hämolytische Anämie
– Splenomegalie 578
Hämophilie A, B 118
Hämoptyse 359
hämorrhagische Diathese 117
Hämorrhoidalblutung 533

Hämorrhoiden 495
– Stadieneinteilung 495
– Therapie 496
Haemosuccus pancreat. 530
Hämothorax 347, 353
Händedesinfektion 53
Händedesinfektionsmittel 53, 54
– Allergie 54
Hängebrust, atrophische 202
Häring-Tubus
– Kardiakarzinom 448
– Magenkarzinom 447
– Ösophaguskarzinom 407
Haftpflichtversicherung 247
Hahnenkamm-Kortikalis 768
Hakengriff 772
Halo-Fixateur-externe 728
Halothan 20
Hals 306
– Entzündungen 307
– Systemerkrankungen 308
– Tumore 307
– Verletzungen 307
Halserkrankungen
– Kind 796
Halsfisteln 796
– laterale 796
Halslymphknotentuberkulose 284
Halsrippe 306
– Nervenschädigung 275
Halsted-Ferguson-Operation 615
Halstumore 307
Halsverletzungen 307
Halswirbelsäulenverletzungen 727
Halszyste 306, 796
Halverson-Schiene 746
Hand 772
– Amputationen 787
– Anästhesie 774
– Bandverletzungen 782
– – Beugesehnenverletzung 777
– – Seitenbandruptur 782, 784
– chemische Verletzungen 786
– Frakturen 784
– Handskelett, Verletzungen 781
– Hauttransplantate 776
– Infektionen 790
– ischämische Kontraktur 789
– Komplikationen 788
– Nachbehandlung 775
– Nervenerkrankung 795
– Nervenverletzungen 781
– Operationstechnik 774
– Phalangenfrakturen 786
– Phalangenluxation 782
– Replantation 787
– Schnittführungen 775
– Sehnenerkrankung 793
– Sehnentransplantation 779

– Sehnenverletzungen 776, 780
– Tumore 793
– Untersuchungstechnik 672
– Verletzungen 775
– Volkmann-Kontraktur 788
Handbad 243
Handbeugesehnen
– Funktionsprüfung 773
Handchirurgie 772
– Anästhesie 774
– Blutsperre 774
– Instrumentarium 774
– Operationstechnik 774
– Nachbehandlung 775
Handgelenk
– perilunäre Luxation 781
– Punktion 35
– Untersuchungstechnik 672
Handgelenksluxation, perilunäre 781 ff.
Handinfektionen 789
– Schnittführung 790
Handnervenverletzung 781
Handsehnen
– Beugesehnen 777
– Funktionsprüfung 773
– Nachbehandlung 779
– Strecksehnen 780
– Verletzung 777
Handtumore 793
Handverletzung
– chemische 786
Handverletzung, offene 775
Handwurzelknochenfrakturen 784
Handwurzelluxation 781
Hanged man fracture 728
Hanging-Cast 235, 715
H_2-Antagonisten 430
Harnblasenkatheter 40
– suprapubisch 41
– transurethral 40
Harnblasenpunktion 38
Harnwegsinfekt
– postoperativ 82
Hartmann-Operation 469
Hashimoto-Thyreoiditis 312
Hauptzellen, Magen 422
Haut 644
Hautanhänge 647
Hautdesinfektion 50
Hautemphysem 350
Hautentzündung 644
Hauterkrankungen 644
Hautklammer 64
Hautklammergerät 65
Hautnaht 68
Hautplastiken 194
Hautspaltlinien 194,
  s. a. Langer'sche Hautspaltlinien
– Hand 775

Hauttransplantation 199
– Hand 776
Hauttumor 644
– bösartig 646
– gutartig 644
Havers-System 690
HCG s. Choriongonadotropin, humanes
Heerfordt-Syndrom 299
Heftpflaster-Extensionsverband 239
Hegar-Sonden 551
Heineke-Mikulicz-Pyloroplastik 438
Heister-Klappe 535
Heißer Knoten 310, 315
Heißluftsterilisation 49
Hemianopsie, bitemp. 255
Hemigastrektomie 437
Hemihepatektomie 560f.
Hemihepatektomie, erweiterte 560f.
Hemikolektomie 468
– linksseitig 469
– rechtsseitig 468
Hemipelvektomie 653
Hemithyreoidektomie 315
Hemmkonzentration, minimale 172
Hendren-Bougierung
– Ösophagusatresie 802
Henkeltopf-Aufnahme 292
Henley-Soupault-Operation 441
Heparin
– Nebenwirkungen 123
– niedermolekulares 122
– Thromboseprophylaxe 121f.
Heparinantidot 123
Hepaticojejunostomie 551f.
Hepatitis,
– Bluttransfusion 73, 75
Hepatojejunostomie 552
Hepatom 559
Hepatoportojejunostomie 821
Hepatuzellulärer Ikterus 556
Hernia
– cicaticea 617
– epigastrica 582
– – Kindesalter 806
– femoralis 614
– inguinalis 612
– – Kindesalter 806
– – Operationsverfahren 614
– ischiadica 617
– lumbalis 618
– obturatoria 617
– perinealis 618
– umbilicalis 616
Hernia inguinalis 612
– Anatomie 613
– Diagnostik 608
– kindliche 806
– – Differentialdiagnose 807

– Operationsverfahren 614
– – Risiken 614
Hernia ischiadica 617
Hernia lumbalis 618
Hernia obturatoria 617
Hernia perinealis 618
Hernie, epigastrische 616
Hernie, symptomatische 607
Hernien 607
– angeborene 607
– Ätiologie 608
– äußere 607
– Bruchentzündung 611
– Bruchzufall 607
– Darmwand 607
– Definition 607
– Diagnostik 608
– erworbene 607
– Gleithernie 607
– Hernienreposition 611
– Inkarzeration 609
– innere 607
– Komplikationen 609
– Koteinklemmung 609
– Netzeinklemmung 609
– Reposition 611
– – en bloc 611
– Richter- 607
– seltene H. 617
– spezielle H. 612
– Sonographie 222
Hernien im Kindesalter 806
Hernieninkarzeration 608
– Formen 610
Hernienoperationen 614
Herxheimer-Reaktion 172
Herz 364
– Indikation 390
– Reizleitungssystem
– – Schrittmachertherapie 389
– – Schrittmachertypen 388
Herz-Lungen-Maschine 364f.
Herzbeuteltamponade
– akute 390
– chronische 391
Herzbeuteltamponade 345, 349
Herzchirurgie
– Operationsverfahren 364
Herzerkrankung, koronare 386
– Bypass-Operation 386
– Operationsindikation 387
Herzfehler
– erworbene 382
– – Stadien 382
– kongenitale 369
– – mit Kurzschluß 373
– – ohne Kurzschluß 369
– – mit Zyanose 377
Herzklappenersatz

- biologische Klappen 382
- Kunststoffklappen 382
- Mehrklappenfehler 385
Herzkontusion 350
Herz-Lungen-Maschine 364 f.
Herzmassage, externe 132
- Komplikationen 133
Herzmyxom 391
Herzoperationen, offene 364
- geschlossene 364
Herzschrittmachertherapie 388
- Funktionsprinzipien 389
- Indikation 390
- Schrittmachertypen 389
Herztransplantation 193, 391
- Indikation 391
- Technik
- - heterotope 392
- - orthotope 391
Herztumor 391
Hesselbach-Dreieck 613
Heterotransplantation 186
Heyrowsky-Operation 448
H-Fistel
- Ösophagusatresie 802
Hiatoplastik 416
Hiatushernie 411
- axiale 411
- gemischte 411
- paraösophageale 412
Hiatus oesophageus 410
Hilfe, erste, s. Sofortmaßnahmen
Hilfsventrikel 367
Hippokrates-Reposition 711 f.
Hirnabszesse 255
Hirndruck 251
- Diagnostik 252
- Lumbalpunktion 252
- Symptome 251
- Therapie 252
Hirninfarkt 261
Hirnmetastasen 255
Hirnödem 251, s. a. Hirndruck
Hirnszintigraphie 252
Hirntod
- Organentnahme 188
Hirntod, irreversibler 129 f.
Hirsutismus 599
Histoacrylkleber 32, 66
Histoinkompatibilität 186
His-Winkel
- Ösophagus 414
Hitzekrampf 144
Hitzeohnmacht 143
Hitzeschaden 143
Hitzschlag 144
HLA-Antigene 186
HLM s. Herz-Lungen-Maschine
HM s. Herzmassage

Hochspannungsverletzung 144
Hockstellung
- Fallot-Tetralogie 378
Hoden 619
Hodenektopie 807
Hodeninfektion 620
Hodentorsion 620
Hodentumore, maligne 619
Hoffa-Erkrankung 750
Hoffa-Fettkörper 675, 678
Hoffman-Tinel-Zeichen 772, 781, 795
Hoffnungslose Indikationsstellung 153
Hohlhandphlegmone 165, 793
Homans-Test 639
Homotransplantat
- Definition 57
Hormontherapie
- Mammakarzinom 335
- - ablativ 335
- - additiv 335
- Tumor 184
Horner-Symptomenkomplex 723
Horner-Syndrom 319
Horror vacui 467, 471
Hospitalinfektion 52
Hospitalismus 49, 51
Hospitalkeime 52
Hot Crohn 454 f.
Howard-Bougierung
- Ösophagusatresie 802
Howell-Jolly-Körperchen 575
Höllenstein 645
HPT s. Hyperparathyreodismus
H_2-Rezeptor Antagonisten 415, 433
H-Shunt 572
Huckepack-Herz 392
Hueter-Dreieck 672
Hueter-Linie 672
Humero-ulnare Luxation 717 f.
Humerusfraktur
- Schaftfraktur 714 f.
- subkapitale 712 f.
- suprakondyläre 715 f.
Hüftgelenk
- Achsenfehlstellung 675
- Anatomie 734 f.
- arterielle Versorgung des Femurkopfes 735
- Frakturen 736
- - Beugekontrakturen 674
- - Thomas'scher Handgriff 674
- Kapselbandapparat 735
- Luxationen 735
- Punktion 35
- Untersuchungstechnik 673
Hüftgelenkspfanne, Frakturen 736
Hüftkopffrakturen 738
Hüftluxation 735

- Reposition 736
Hüftluxationsfraktur, zentrale 737
Hüftpfannenfraktur 736f.
Hühnerauge 645
Hühnerbrust 797
HWS s. Halswirbelsäule
HWS-Schleudertrauma 727, 730
- Klassifikation 730
- Pathomechanismus 729
Hydatektomie 558
Hydatide 558
Hydratation 101f.
Hydrocele funiculi spermatici 807
Hydrotherapie 243
5-Hydroxy-Indol-Essigsäure 459
17-Hydroxyketosteroide 598f.
17-Hydroxykortikosteroide 598
Hydrozele
- Kind 807
Hydrozele testis 619
Hydrozephalus 265, 268
- communicans 256, 258
- Liquordruckmesung 257
- occlusus 256, 258
Hypacidität
- Magen 431
Hyperaldosteronismus, primärer 599
Hyperazidität
- Zollinger-Ellison-Syndrom 591
Hyperfibrinolyse 119
Hyperhydratation 102
Hyperinsulinismus, organischer 590
Hyperkaliämie 103
Hyperkalzämie 104
- HPT 322
Hypermagnesiämie 104
Hypernatriämie 103
Hyperparathyreoidismus 322
- Adenomlokalisation 323
- Laboruntersuchungen 323
- primärer 322
- sekundärer 323
- tertiärer 322
- Thallium-Technetium-Sequenz-Szintigraphie 323
Hypersekretion
- Magen 431
Hypersplenismus 579
- portale Hypertension 566
Hypertension, portale s. Portale Hypertension
Hyperthermie
- postoperativ 82
Hyperthermie, maligne 22
Hyperthyreose 316
- endokrine Ophthalmologie 316
- Therapie 317
- - medikamentöse 314, 317
- - operative 317
- - - Vorbereitung 317

- - Radiotherapie 317
Hypertonie
- Phäochromozytom 600
- renovaskuläre 632
Hypertrophische Pylorusstenose 426, 715
Hyperventilation
- Hirndruck 252
Hypnose 18f.
Hypnotika
- Inhalationsh. 20
- intravenöse 19
Hypoglykämie
- Insulinom 590
- Leberausfall 555
Hypohydratation 101
Hypokaliämie 103
- WDHA-Syndrom 592
Hypokalzämie 104
Hypomagnesiämie 104
Hyponatriämie 103
Hypoparathyreoidismus 325
- Schilddrüsenresektion 321
Hypophysenadenom 255
Hypothermie
- Herzchirurgie 366
Hypoxämie 339
Hypoxie
- postoperativ 97

IABP s. Intraaortale Ballonpumpe
Idiopathische Thrombozytopenie 579
IgM-Mangel
- nach Splenektomie 575
Ikterus 537, s. a. Cholestase
- hepatozellulärer 556
- intrahepatisch 537
- Lebererkrankung 556
- mechanisch 537
- prähepatisch 537
- posthepatisch 537
- schmerzloser 550
- Ursachen 537
ILCO 471
Ileitis terminalis s. M. Crohn
Ileoanostomie 478
Ileokoloskopie 204
Ileorektostomie 478
Ileostoma 463
Ileotransversostomie 469
Ileum 450
Ileum-Pouch 478
Ileus 501
- Definition 510
- Differentialdiagnose 512
- Dünndarmsonden
- - endoskopische Einführung 215f.
- Einteilung 511

- Gallenstein- 547
- Kindesalter 808
- Klinik 512
- mechanischer 511
- paralytischer
- - postoperativ 97
- Pathophysiologie 511
- Prophylaxe 515
- Sonographie 220
- Therapie 514
- Ursachen 511

Ileusprophylaxe 515
Iliosakralfugensprengung 733
Immobilisation
- Fraktur 700
Immunantwort, Transplantation
- humorale 187
- zelluläre 187
Immunologische Identität 186
Immunosuppression
- Transplantation 190
- - Azathioprin 190
- - Cyclosporin A 191
- - Kortikosteroide 190
Immunotherapie,
- Tumor 185
Immunothrombozytopenie 118
Impfmetastase 177
Impfung
- Tetanus 168
- Tollwut 170
Implantation
- Definition 56
- Metastasen 176
Impotenz
- Gefäßverschluß 629
Impressionsfraktur
- Kalotte 264
Incarceratio stercoracea 609
Indikationsstellung 3
Infektabwehr
- postoperativ 88
- nach Splenektomie 575 f.
Infektionen
- chirurgische 162
- - Behandlung 163
- - Behandlungsgrundsätze 163
- - durch Fremdkörper 166
- - Formen 163
- endogene 51
- exogene 51
- Gelenke 766
- Knochen 766
- nosokomiale 51
- Prophylaxe 171
Infektionsschutz, natürlicher 162
Infektpseudarthrose 769 f.
Infiltrationsanästhesie 14
Infraktion 679, 684

Infrarotkoagulation
- Milzruptur 577
Infusionen, postoperativ 106
Infusionstherapie 106
Inhalation 241
Inhalationsnarkose 22
Injektion
- Definition 56
- intrakardiale 134
Inkarzeration 608
- Leistenhernie
- - Kind 806
Inkarzeration, retrograde 609
Inkontinenzresektion 469
Innere Drainage
- Pankreaszyste 588
Innere Hernic 607, 618
Innere Schienung 458
- Ileusprophylaxe 515
Innere Stabilisierung
- instabiler Thorax 348
Inokuchi-Shunt 573
Inoperabilität 4
Insektenstiche 34
Insellappen 199
Instabiler Thorax 347 f.
Instrumente, chirurg. 61 ff.
Instrumentendesinfektion 51
Insuffizienz, respiratorische 96
Insulin-Test
- Magensaftresektion 426
Insulinom 589 f.
Insult, apoplektischer 260
Interdigestive Phase
- Magensaftsekretion 424
Interdigitalphlegmone 792
Interkostalblockade 93
Intermaxill. Ruhigstellung bei Kieferfraktur 289
Intersphinkterer Abszeß 498
Interthorakoskapuläre Amputation 653
Intervallcholezystektomie 545
interventionelle Sonographie 217
Intestinale Fremdkörper 453
Intestinale Phase
- Magensaftresektion 424
Intestinalsonden 214 f.
Intestinaltrakt, Duplikaturen 817
Intimaeinriß 625
Intraaortale Ballonpumpe 368
Intrakranielle Prozesse,
- raumfordernde 251
- Tumore 253
Intrakutannaht 68
Intraoperative Sonographie 223
Intrazerebrale Blutung
- Angiome 259
Intrinsic plus Deformität 789
Intrinsic-Faktor 422 f.
Intubation 23, 25

- Durchführung 137
- naso-tracheale 137
- orotracheale 137
Intubationsnarkose 25
Invagination
- GI-Blutung 534
- Kind 816
Invertseifen 171
Inzidenz 177
Inzision
- Definition 56
Ischämie
- AVK 627
Ischämietoleranz 627
Ischämische Kolitis 483
Ischämische Kontraktur 789
Ischiorektaler Abszeß 498
Isotransplantation 186
ITP s. Idiopathische Thrombozytopenie
Ivalon-Sponge 503

Jackson-Position 137
Jeep's disease 500
Jefferson-Fraktur 727f.
Jejunalsonde n. Bilbao 456
Jejunum 450
Jejunum-Interposition
- Magenkarzinom 447
Jochbeinfrakturen 292
Jochbogenfrakturen 292
Jodination 309
Jodisation 309
Jodofromstreifen, Tamponade 71
Johnson-Einteilung
- Magengeschwüre 430
J-Pouch 478
Jugularis-Katheter 42f.
Juvenile Knochenzyste 660

Kadaverspender
- Nierentransplantation 188
Kälte, Behandlung mit 243
Kaffeesatzbrechen
- GI-Blutung 529
Kahnbeinfraktur
- Fußwurzel 764
- Hand 784
Kahnbeinpseudarthrose 785
Kahnbeinquartett 784
Kaliumhaushalt 102
Kaliumsubstitution 104
Kalkaneus-Extension 238f.
Kalkaneusfraktur 763
Kallöses Ulkus 429
Kallus 692
Kalorienbedarf
- Verbrennungen 159
Kalottenfraktur, offene 263
kalter Knoten 310, 314

Kalzitonin 322
Kalziumhaushalt 104
Kalziumstoffwechsel 322
Kammerflimmern 134
Kanalikuläre Metastasierung 177
Kapselbandverletzung
- Kniegelenk 746
Karaya-Platte 458, 462
Karbunkel 164, 644
Kardiainsuffizienz 422
Kardiakarzinom, s. a. Ösophaguskarzinom
- Palliativverfahren 448
- Tubusimplantation 211
Kardiale Erkrankungen
- präoperative Diagnostik 10
Kardiaresektion 446
Kardiogener Schock 98
Kardiomyopathie 372
Kardiomyotomie 399
Kardioplegie 367
Kardiopulmonale Reanimation 129
Karotisaneurysma 260
Karotis-Endarteriektomie 261f.
Karotisinsuffizienz 631
Karotisstenose 260f.
- operative Maßnahmen 261f.
Karpaltunnelsyndrom 795
- Nervenschädigung 275
Kartaliginäre Exostose 658
Karzinoid 493
- Darm 459
Karzinoid-Syndrom 459
- Pankreastumor 592
Karzinom 174, s. a. Tumor, maligner
- okkultes 177
Kasai-Operation 821
Katabolie, postoperativ 87
Katabolismus 87
Katastrophenunfälle 152
Katecholaminausschüttung 600
Katecholamine
24-Stunden-Urin 723
Kathepsin 422
Katheter 40
- arterielle 45
- Harnblasenkatheter 40
- Periduralkatheter 45
- Venae sectio 44f.
- venöse 42
- zentralvenöser 42
Katheter-Periduralanästhesie 93
Katheter-Plexusanalgesie 94
Katheterangiographie 623
Kavo-mesenterialer Shunt 572
Keilbeinfrakturen 764
Keilung
- Gips 754
Keloid 195
Kernspintomographie 252, 268

Ketamin 20
17-Ketosteroide 598, 599
Kettenfrakturen 686, 688
KHK s. Koronare Herzkrankheit
Kiefer 279
- Entzündung 279
- - Schnittführung 280
Kieferanomalien 304
Kiefergelenk
- Verletzungen 290
Kieferhöhlen 281
- Entzündung, odontogene 281
Kieferluxation 290
Kieferosteomyelitis 282 f.
Kieferspalte 300
Kiefertumore 296
Kieferverletzung
- Lagerung 129
Kiefer-Zysten 284
- Klassifikation 284
- Operation nach Partsch 286
- Therapie 285 f.
Kielbrust 797
Killer-Lymphozyten 187
Killian-Dreieck 394, 400
Kinderchirurgie 796
- Bauchwanderkrankungen 803
- Frakturen 703, 706
- - Stauchungsfraktur 704
- - Unterarmfraktur 721, 725
- - Unterschenkelfraktur 756
- - Wirbelsäulenverletzung 731
- - Wulstbruch 704
- Gastrointestinaltrakt 808
- Halserkrankungen 796
- Leber, Galle 820
- maligne Tumore 821
- Ösophaguserkrankungen 800
- Thoraxerkrankungen 796
Kirchmeyer-Kessler-Naht 778, 780
Kirschner-Draht 693
- Extensionen 237
Kissing-ulcer 429
KKE s. Kolonkontrasteinlauf
Klammer-Fixator 697 f.
Klammerentferner 65
Klammernahtgerät 66
- EEA 67
- GIA 67
- Ta 90 66
Klappenersatz, Herz 382 ff.
Klaviertastenphänomen 709
Klavikularfraktur 708
Klebstoffe 66
Kleinert-Schiene 778 f.
Klemmen 63
Kneiftest n. Jürgens 115
Kniebandverletzungen 745
Kniegelenk

- Achsenfehlstellung 675
- Anatomie 744
- Bandverletzungen 745
- Instabilität 679
- Kapsel-Bandapparat 675 f.
- Knorpel-/Knochenverletzung 751
- Luxationen 744
- Meniskusschäden 677, 749 f.
- Punktion 35
- Schubladenphänomen 675 f.
- Untersuchungstechnik 674
- Verletzungen des Streckapparates 747
Kniegelenkserguß 675
Kniegelenksluxation 744 f.
Kniegelenkspunktion 678
Knieknorpelschaden 751
Kniestreckapparat, Verletzungen 747
Knochenaneurysma 660
Knochenbruch s. Fraktur
Knochenbruchheilung
- Komplikationen 700
Knocheninfekte 766
Knochenmetastasen 665
Knochentransplantation 698 f.
- autologe 698
- homologe 699
Knochentumore 655
- Biopsie 657
- bösartige 660
- Einteilung 655
- gutartige 658
- Lokalisation 656
- Röntgenzeichen 656
- Therapieempfehlungen nach
  von Gumppenberg 658
Knochenzementketten 768 ff.
Knochenzyste
- aneurysmatisch 660
- solitäre 660
Knöchelfrakturen 759
- Weber-Einteilung 759 f., 760
Knopflochdeformität 773 f., 780
Knorpelkontusionen 681
Knoten, chirurgisch 67, 69
Knotenstruma 312
Knotentechnik 69
Koagulationsnekrose 403
Koagulopathie 120
Kocher-Emett-Plastik 648
Kocher-Klemme 63
Kocher-Kragenschnitt 70
Kocher-Mobilisation 601 f.
- Duodenum 581
Kocher-Rinne 64
Kock-Ileostomie
- Colitis ulcerosa 478
Kock-Reservoir 460
Kohlenhydrate
- postoperative Ernährung 109

Kohlehydratstoffwechsel
– Leberausfall 555
Kokardenphänomen
– Sonographie 221
Kokzygodynie 504, 732
Kolektomie 470
Kolitis Crohn 479
Kolitis ulcerosa 476, s. a. Colitis ulcerosa
Kolitis, ischämische 483
Kollagen 28
Kollagenphase
– Wundheilung 29
Kollagensynthese 29
Kollagen-Vlies 577
Kolliquationsnekrose
– Verätzung 145
Kolloide 108
Kolo-kutane Fistel
– M. Crohn 479
Kolon 464
– Anatomie 464
– Diagnostik 465
– Klinik 465, 469
– Notfalleingriffe 465
– Operationsvorbereitung 465
– Palliativoperationen 469, 491
– Physiologie 464
– selten Resektionsverfahren 470
– Topographie 464
– Tumore 482
– – Sonographie 221
– Verletzungen 471
Kolon-Interponat
– Ösophagusresektion 407
Kolonadenome 484
– Entartungswahrscheinlichkeit 485
Kolonchirurgie
– Infektionsquellen 467
– Notfalleingriffe 467
– Operationsvorbereitung 467
– postoperative Komplikationen 470
– Standardeingriffe 468
Kolondivertikulitis 480
Kolondivertikulose 480
– Komplikationen 481
– Therapie 482
Kolonkarzinom 486
– Diagnostik 487, 489
– Dukes-Klassifikation 486
– Mason-Klassifikation 487
– Nachsorge 492
– Palliativoperationen 491
– Prognose 492
– Therapie 489
– TNM-Klassifikation 486
Kolonperforation
– M. Hirschsprung 812
Kolonpolypen, Kindesalter 818
Kolonsarkom 493

Kolonsegmentresektion 468
Konontumore 483
– Adenome 483 f.
– Ätiologie 483
– Altersverteilung 484
– Häufigkeitsverteilung 484
– Karzinome 486
– – Chemotherapie 491
– – clinical staging 487
– – Diagnostik 487
– – Klassifikation nach Dukes 487
– – Klassifikation nach Mason 487
– – Nachsorge 492
– – Strahlentherapie 491
– – Vorsorge 487
Kolonverletzung 471
kolorektale Adenome
– endoskopische Abtragung 207
Koloskopie 204, 466
Kolostomie 467 f.
Komedokarzinome 330
Kommissionsgutachten 248
Kommissurotomie 371, 373
– n. Brock 373
Kompartment-Resektion
– Weichteiltumor 652
Kompartmentsyndrom 700 f.
Kompensiertes Adenom
– Arterienverschluß 628
– Schilddrüse 315
Komplikationen, postoperative 94
– Risikofaktoren 94
Kompressionsfraktur 685, 687
Kompressionsschrauben-Osteosynthese 696
Kompressionssonden
– portale Hypertension 569
Kompressionsverband 228
Kondylenfraktur 752
Kondylenplatte 741
Kondyloma accuminata 502
Kondyloma lata 502
Kongenitale Herzfehler 369
Kongenitale thorakale Gefäßfehler 369
Koniotomie 138
Kontinenz 494
Kontinenzorgan 494
– anorektale 494
Kontinenzstörungen
– Stuhlinkontinenz 502
Kontraindikationen
– für Operation 4
Kontraktur, ischämische
– Hand 789
Kopfspeicheldrüsen 298
Korbhenkelriß
– Meniskus 751
Kornährenverband 228, 231
Koronare Herzkrankheit 386
– Definition 386

- Op-Indikation 387
- Op-Verfahren 386
Koronario-kavaler Shunt 573
Körperoberfläche
- Verbrennungen 157
Kortikalisschraube 695
Kortisol 596
Kortisol-Tagesprofil 598
Kortikosteroide
- Transplantationsimmunologie 190
Kostoklavikuläres Syndrom 630
Koteinklemmung 609
Kotfistel 470
KPDA s. Katheter-Periduralanästhesie
Kragenknopfpanaritium 791
Krallenhand 672, 772
Kraniales CT 252
Kraniopharyngeom 255
Krankengymnastik 241
- Thromboseprophylaxe 228
Krankenversicherung
- gesetzliche 246
- private 247
Krankenwagen 140
Krankheit, postoperative 86
Krause-Lappen 200
Krebs 174, s. a. Onkologie
Krebsfrüherkennungsuntersuchungen 177
Krebshäufigkeit 174
Kreislaufinsuffizienz
- Thoraxverletzung 345
Kreislaufpumpen 367
Kreislaufstillstand 129
Kreissystem, Narkoseapp. 22 f.
Kreuzallergie 173
Kreuzbandausrisse 752
Kreuzbandläsion
- Kniegelenk 746
Kreuzknoten 69
Kreuzlappen 196
Kreuzprobe,
- Bluttransfusion 77
Kriegsopferversorgung 246
Krikopharyngeale Achalasie 398
Kropf s. Struma
Krukenberg-Tumor 177
Kryochirurgie
- Rektumkarzinom 491
Kryptitis 496 f.
Kryptorchismus 807
KTW s. Krankenwagen
Küntscher-Nagel 695
Kürettage 657
Kürschner-Naht 68
Kugelklappe 383
Kuhn-Beatmungssystem 24
Kunstharzverbände 233
Kunststoffäden, resorbierbare 65 f.
Kunststoffverbände 233

Kurzdarmsyndrom 461
Kurzschlußdurchblutung
- Lunge 432
Kussmaulsche Atmung 105
Kutistransplantat 199
Kwashiorkor 586

Labordiagnostik
- präoperativ 9
Lachgas 21
Ladd-Bänder 809
Ladd-Operation 809
Längenmessung, Extremitäten 670
Laennec-Leberzirrhose 566
Lagerung, Patienten
- operativer Eingriff 59
- - Lagerungsarten 60
Lagerungen, Verletzungen 128
Lagerungsprobe n. Ratschow 623
Lagerungsschiene 236
Lagerungsstabilität 242
- Osteosynthese 694
Lagophtalmus
- M. Basedow 317
Laimer-Dreieck 394
Laktatazidose 105
Laminektomie 271
Lamoxactam 171
Langenbeck-Haken 63
Langhans-Hautspaltlinien 30, 70, 194
- Hand 775
Langzeit-pH-Bestimmung 395
Lanz-Punkt 473
Laparoskopie
- Akutes Abdomen 506
- Magen 425
Lappentransplantation
- Handchirurgie 776
Larrey-Dreieck 411
Larrey-Spalte 410
Laryngoskop 22, 137
Laser
- endoskopische Blutstillung 207
Lasègue-Zeichen 271
Latarjet, Nervi 421, 438
Latissimus-dorsi-Lappen 198
LATS
- long-acting thyreoid stimulator 316
Laugeningestion 145
Laugenverletzung 145
Laurén-Klassifikation
- Magen-Npl 443
Lavage
- Pankreatitis 586
Lebendspender
- Nierentransplantation 188
Leber 554
- Abszesse 559
- Anatomie 554

- Blutzellenbildung 555
- Diagnostik 555
- Entgiftungsfunktion 555
- Lebertransplantation 562
- Pathophysiologie 554
- Operationsverfahren 560
- Tumore 559
- Verletzungen 556
- Zysten 557
Leberabszeß 559
Leberausfall 555
Leberausfallkoma 570
Leberblutfluß 565
Leberchirurgie 560
- Historie 560
- Risiko 561
- Verfahren 560
Leberdurchblutung 565
Lebererkrankungen
- präoperative Diagnostik 11
Leberfunktionsstörung, präoperative Diagnostik 11
Leberinsuffizienz
- Gerinnungsstörung 118
Leberlappenresektion 561
Lebermetastasen 559
- Sonographie 222
Leberperfusion, arterielle 563f.
Leberruptur 525
Lebersynthese 555
Lebertransplantation 193, 562
- Indikation 563
Lebertrauma
- perforierendes 557
- stumpfes 556
Lebertumore 559
- bösartige 559
- gutartige 559
Leberverletzung
- Bauchtrauma 524f.
- - Formen 525
- perforierendes Lebertrauma 557
- stumpfes Lebertrauma 556
Leberzellkarzinom 559
Leberzerreißung 525
Leberzirrhose
- Gallengangsatresie 820
Leberzysten 557
Leerer Bauch 512
Le Fort-Frakturen 291
Leichtverletzte,
- Triage 153
Leistenbruch 612, s. a. Hernia inguinalis
- angeborener 607
- direkter 607
- indirekter 607
- Kindesalter 806
- - Differentialdiagnose 807
- Operationsverfahren 614

Leistenhoden 807
Leistenkanal 613
Leistenregion
- Anatomie 613
Leistungsanästhesie 14
- Trigeminusneuralgie 277
Lembert-Naht 68
Lendenwirbelsäulenverletzung 730f.
Lenkradkontusion
- Pankreasverletzung 527
Lentigo maligna-Melanom 647
Leukoplakie
- Mundbodenkarzinom 296
Le Veen-Shunt 118, 574
Lidkorrektur 201
Lidocain 134
Lien mobilis 577
Ligamentruptur 679, 681
Ligamentum Cooperi 615
Ligamentum patellae, Zerreißung 748
Ligamentum teres-Plastik 415
Linea alba 616
Lindau-Tumoren 255
Linea dentata 494
Linea semilunaris 617
Linitis plastica 443
Linksappendizitis 481
Linksherzbypass 366f.
Links-Rechts-Shunt 373
- offener Ductus arteriosus 377
- Ventrikelseptumdefekt 376
- Vorhofseptumdefekt 374
Linton-Nachlaß-Sonde 46
- Fundusvarizen 531
Linton-Shunt 572
- Splenektomie 578
Lipase 582
Lipom 645
- Mamma 330
Lipomatose, generalisierte 645
Liposarkom 650
Lippendefekt 286
Lippen-Kiefer-Gaumen-Spalte 301
- Formen 300, 302
- Technik 303
- Therapiekonzept 303
Lippenfistel
- entero-cutane 458
Lippenspalte 300
Lippentumore 294
Liquorabflußstörung 251
Liquorableitung 257
Liquorpunktion 40
Liquorszintigramm 256
Liquorrhoe 263
Lisfranc-Gelenklinie 764
Literatur 825f.
Litholyse
- Choledocholithiasis 213

Littré'sche Hernie 607, 609
Livaditis-Myotomie
– Ösophagusatresie 802
LKG-Spalten 300, s. a. Lippen-Kiefer-Gaumen-Spalte
LMM s. Lentigo maligna-Melanom
Lobäres Emphysem, kongenitales 799 f.
Lobektomie
– Leber 561
– Lunge 362
Lokalanästhesie 12
Lokalanästhetika 13
– Amidtyp 12
– Estertyp 12
– bei Infiltrationsanästhesie 14
– bei intravenöser Regionalanästhesie 14
– bei Oberflächenanästhesie 14
– bei Periduralanästhesie 16
– bei Spinalanästhesie 16
Lokalantibiotika 171
Lokalrezidiv
– Kolorektales Karzinom 492
Lord-Analdilatation 496
Loslaßschmerz 473
Lotheissen-Operation 614
Low-dose-Heparinisierung 121
Lowenberg-Test 639
Low output-Syndrome 627
Lues 169
– Aneurysma 635
– Knochenbefall 768
– Proktitis 501
Lumbalpunktion 39
– Hirndruck 252
– Rückenmarksprozesse 270
Lumbalsyndrome 273
Lumbricalis-Syndrom 793
Lumpektomie 333 f.
Lunge
– Anatomie 338 f.
– Diffusionskapazität 340
– kongenitale zystische Adenomatose 799
– kongenitales lobäres Emphysem 799
– Lymphabfluß 339
– Vitalkapazität 341
Lungenabszeß 357
Lungenbiopsie 345
Lungenchirurgie s. Thoraxchirurgie
Lungenembolie
– Fibrolysetherapie 124
– Totraumventilation 342
Lungenemphysem 342
– Kind 799 f.
Lungenerkrankungen
– präoperative Diagnostik 10
Lungenfibrose 341
Lungenfunktion, postoperative Dekompensation 96
Lungenfunktionsuntersuchungen 343

Lungenkontusion 347, 350
Lungenmetastasen 360
Lungenmikroembolie 96
Lungenödem 342
Lungenresektion
– atypische 362
– Lobektomie 362
– Pneumonektomie 362 f.
– Segmentresektion 362
Lungentuberkulose 357
Lungentumore, gutartige 361
Lungenvenen, totale Fehleinmündung 380 f.
Lupus erythematodes 630
Luxation 679, 681, 682
– habituelle 683
– Lokalisationen 682
– pathologische 683
– traumatische 682
Luxation, perilunäre 781 ff.
Luxationsfraktur 679
LWS s. Lendenwirbelsäule
LWS-Syndrom
– Aneurysma 634
Lymphadenitis 165
– Hals 307
Lymphadenitis 643
Lymphadenitis colli 279
Lymphadenitis mesenterica 457
Lymphangiom, zystisches
– Kind 796
Lymphangiosis carcinomatosa 176
Lymphangitis 165, 643
Lymphdrainage
– Operationen 643
Lymphgefäße 643
Lymphknotendissektion
– Magenkarzinom 446
Lymphknotenmetastasierung 176
Lymphknotenstationen
– Hals 295
– Pankreas 581
Lymphödem 643
– angeborenes 643
– n. Mastektomie 335 f.
– primäres 643
– sekundäres 643
Lymphogranuloma, inguinale 501
Lymphokinine 187
Lymphom
– Milzbefall 577
Lysolecithin 431, 582
Lyssa rabies 169

MacIntosh-Laryngoskop 22, 137
Madelung-Deformität 645
Madelung-Fetthals 307
Magen 420
– Anatomie 420
– Diagnostik 424

- Fehlbildungen 426
- Gastritis 428
- Gefäßversorgung 420
- Lymphbahnen 421
- Pathophysiologie 422
- Säuresekretion 423
- Topographie 420f.
- Tumore 443
- Ulkuskrankheit 429
- vagale Versorgung 421
- Verletzungen 427
Magenatonie
- postoperativ 85
Magenausgangsstenose 435
Magenbypass 443
Magen-Darm-Passage 425
Magendivertikel 427
Magenektasie 435
Magenerosion 429
Magenfehlbildungen 426
Magenfremdkörper 428
Magenfrühkarzinom 444
- Stadieneinteilung 444
Magengeschwüre s. Ulcus ventriculi
Magenkarzinom 443
- Ersatzmagenbildung 446
- Palliativoperationen 447
- Prognose 447
- Stadieneinteilung nach Borrmann 443f.
- Therapie 444ff.
- Wahl des Operationsverfahrens 444ff.
Magenlymphom 448
Magenperforation 425, 433
Magenpförtnerkrampf 815
Magenpolypen 443
Magenresektion 436
Magenresektion, proximale 446
Magenriesenfalten 429
Magenruptur, traumatisch 427
Magensaft
- basic acid output (BAO) 423
- maximal acid output (MAO) 423
Magensaftsekretion
- gastrale Phase 424
- interdigestive Phase 424
- intestinale Phase 424
- Phaseneinteilung 424
- Regulation 423
- b. Ulcus duodeni 424
- zephale Phase 424
Magensarkom 448
Magenschleimhaut, ektope
- Meckel-Divertikel 819
Magenschleimhautbarriere 423
Magensekretionstest 426
Magensonde 45
- enterale Ernährung 111
Magenspülung 146
- obere GI-Blutung 531

Magenstumpfkarzinom 442
Magentumore 443
- Karzinom 443
- nichtepitheliale 448
Magenulkus
- Definition 429
- Klinik 431
- Pathogenese 429
- Ulkuskomplikationen 433
- Ulkusoperationen 435
- - Historisches 435
- - Komplikationen 439
Magenverätzung 427
Magenverletzung
- Bauchtrauma 526
Magenvolvulus 426
Magnesiumhaushalt 104
Mahorner-Ochsner-Versuch 642
Maisonneuve-Fraktur 760
Makro-Replantation
- Hand 787
Makroangiopathie 629
Makromastie 328
Malabsorption 450
Maldescensus testis
- Behandlung mit Choriongonadotropin 808
- - mit LHRH 808
- Kindesalter 807
- Therapie 808
Maldigestion 450
Malgaigne-Fraktur 733
Malignes Melanom 647
- Gesicht 298
Malignes Schwannom 652
Malignisierung 174
Mallory-Weiss-Syndrom 427, 435
- GI-Blutung 530
Malrotation 809
Mamma 326
- Diagnostik 327
- Entzündungen 328
- Fehlbildungen 328
- Lymphabflußgebiete 326
- plastische Eingriffe 202
- Präkanzerosen 330
- Tumore 329
Mamma aberrans 328
Mamma-Augmentationsplastik 203
Mammadysplasien 329
Mammafibroadenom 330
Mammahyperplasie 328
Mammahypertrophie 328
Mammahypoplasie 328
Mammakarzinom 330
- chirurgische Therapie 333ff.
- Hormontherapie 335
- Klassifikation 331
- Klinik 332f.
- Lokalisation 331

- Metastasierung 331
- Morphologie 331
- Präkanzerosen 330
- Prognose 336
- Reduktionsplastik 203
- Rezeptor-Analyse 327, 335
- Stadieneinteilung 332
- Strahlentherapie 335
- Therapie 333
- Zytostatikatherapie 335

Mammakarzinom des Mannes 336
Mammatumor, gutartig 330
- Adenom 330
- Fibroadenom 330
- Lipom 330
- Milchgangspapillom 330

Mammazysten 329
Mammographie 327
Manometrie
- Anus 494
- portale Druckmessung 569

Manschettenresektion, Lunge 363
MAO 423, s. maximal acid output
Marfan Syndrom
- Aneurysma 635
- Aortenvitium 383
- Mitralvitium 385

Marknagel 695
Markraumphlegmone 700, 766
Marlex-Netz 83
Marschfraktur 684
Marsupialisation 589
Maschentransplantate 776
- Handchirurgie 776

Maskennarkose 22
Massagen 242
Massenunfall, Vorgehen 152
Massenverschiebungen
- Gehirn 251

Mastektomie 203, 330, 334
- einfache 333
- modifizierte, radikale m. n. Patey 334
- radikale 334
- subkutane 333

Mastitis, akute 329
Mastopathia chronica fibrosa cystica 329
- Einteilung n. Prechtel 329
- Entartungsrisiko 329

Mastitis puerperalis 329
Mattglas-Schädel 322
Matti-Russe-Plastik 785
Matzander-Shunt 573
McBurney-Punkt 473
McVay-Operation 614
MdE 246
MDP 425
Mechanischer Ileus 511
Meckel-Divertikel 451 f.
- Appendektomie 475

- gastrointestinale Blutung 532 ff.
- - Kind 819

Medianuslähmung 772
Mediastinalemphysem 350, 355
Mediastinalflattern 346
Mediastinalpendeln 346
Mediastinaltumor 355
- Lokalisation 355 f.

Mediastinalverlagerung
- Spannungspneumothorax 138

Mediastinitis 355
Mediastinoskopie 344 f.
Mediastinum
- Topographie 338

Medioklavikularlinie 337
Mediosternallinie 337
Mediovertebrallinie 337
Medulläres Schilddrüsenkarzinom 320
Medulloblastom 253
Megakolon
- Colitis ulcerosa 476
- Morbus Hirschsprung 811 f.
- toxisch, M. Crohn 456

Mehrfachverletzte 149
Mehrfragmentfraktur 686 f.
Mehrklappenfehler 385
Mehrzeitiges Vorgehen
- Kolonchirurgie 467

Meige-Krankheit 643
Meissner-Plexus 811
Mekoniumileus 810 f.
Melaena 434, 465
- GI-Blutung 529, 532

Melaena vera neonatorum 818
Melanom, malignes 647
Membranoxygenator 364
Ménetriér-Krankheit 429
MEN-Syndrom 590
- HPT 322
- Schilddrüsenkarzinom 320

MEN II-Syndrom 600 f.
Meningeom
- intrakraniell 254
- Rückenmark 270

Meningo-Myelozele 274
Meningozele 274
Meniskektomie 750
Meniskuskorbhenkelriß 750 f.
Meniskusriß
- akuter 749
- chronischer 750

Meniskusschaden 749 f.
- Untersuchungstechnik 677

Mepivacain 13
Mercurochrom 227
Merseburger Trias 317
Mesenterialarterienverschluß 628
Mesenterialgefäßverschluß, chronischer 632
Mesenterialinfarkt 461

Mesenteriallymphknoten-Tuberkulose 457
Mesenterialriß 526
Mesenterialtumor 460
Mesenterialverletzung
– Bauchtrauma 526
Mesenterialzyste 460
Mesenteriko-kavaler Shunt 572
Mesh-Graft 200
– Handchirurgie 776
– Verbrennungen 159
Metachrone Multiplizität 492
Metastasenchirurgie 181
Metastasenprovokation 177
– Vermeidung 177
Metastasierung 174
Metastasierungswege 176
– hämatogen 176
– kanalikulär 177
– luminal 177
– lymphogen 176
– perineural 177
– serös 177
Meteorismus 465
Metronidazol 171
Meyer-Zeichen 639
Mezlocillin 171
MHK s. Hemmkonzentration, minimale
Mikroangiopathie, diabetische 629
Mikromastie 328
Mikro-Replantation
– Hand 787
Mikrovaskulärer Lappen 199
Mikrozirkulationsstörung 98
Mikulicz-Syndrom 299
Mikulicz-Vorlagerung 470
Milchflecken 517
Milchgangspapillom 330
Miles-Rektumamputation 469
Miller-Abbot-Sonde 98
– endoskopische Einführung 215 f.
– Ileus 514
– innere Schienung 458
Milz 575
– Anatomie 575
– Diagnostik 576
– Operationsverfahren 579
– – Splenektomie 578
– Pathophysiologie 575
– Verletzungen 576
Milzabszeß 577
Milzbrand 169
Milzfunktion 575
Milzneoplasma 577
Milzruptur
– Rö-Befunde 576
– zweizeitige 576
Milzverletzung
– iatrogen 577
Milzzyste 577

Minerva-Gips 728
Mirizzi-Syndrom 544
Mischhauttransplantate 199
Mitella 230
Mitralklappeninsuffizienz 385
Mitralklappenstenose 384
Mitralvitien 384
Mittelfußfraktur 765
Mittelgesicht
– Frakturen 290
– Le Fort-Einteilung 291
Mittelhandblock 774
Mittelhandfraktur 785
Moebius-Zeichen 317
Monokelhämatom 263
Monteggia-Fraktur 721
Morbidität 5
Morbus Addison 599
– Basedow 316
– Bowen
– – Anus 502
– Crohn 454
– – Appendektomie 475
– – Dickdarm 479
– – – Therapie 480
– – Differentialdiagnose zur Colitis ulcerosa 479
– – extraintestinale Manifestationen 479
– – GI-Blutung 534
– Cushing 598
– Down
– – Vorhofseptum-Defekt 375
– Hirschsprung 811 f.
– Hodgkin
– – Milzbefall 577
– Ménétrier 429
– Meulengracht 556
– Ormond 604
– Osler
– – GI-Blutung 530
– Paget 768
– – Anus 502
– – Mamma 332
– Raynaud 629
– von Recklinghausen 322, 459, 646
– Sudeck 700, 702
– Werlhof 579
– Winiwarter-Buerger 629
Morgagni-Hernie 411
Mosaiktransplantate 199
Moskito-Klemme 63
Motorschiene 237
Mottenfraß-Bild
– Ewing Sarkom 663
– Plasmozytom 664
Muffplastik 199
– Handchirurgie 777
Mukosabarriere b. Streßulkus 430
Mukoviszidose 583
– Mekoniumileus 810

Mullbinden 228
Multiple endokrine Neoplasien 590,
  s. a. MEN-Syndrom
Mumps 299
Mund-Antrum-Verbindung, Verschluß 281, 288
Mundbodenphlegmone 280
Mundhöhle
– Präkanzerosen 296
– Tumore 293 f.
Mundhöhlenkarzinom 294
Mund-zu-Mund-Beatmung 131
Mund-zu-Mund-und-Nase-Beatmung 132
Mund-zu-Nase-Beatmung 131
Mundhöhle 279
Murphy-Zeichen 538
Muskelfiederung
– bei Gasbrand 167
Muskelnekrose, ischämische 788
Muskelquetschung 706
Muskelrelaxantien 21
– depolarisierende 21
– kompetitiv hemmende 21
Muskelriß 706
Muskelverletzung 706
Muskulatur 666
Mustard-Operation 380
Myasthenia gravis
– Thymom 356
Myelographie 268
Myelom 664
Myelopathie, zervikale 271
Myers-Bougierung
– Ösophagusatresie 802
Mykobezoar 428
Myokardprotektion, intraoperative 367
Myokardinfarkt 386
Myokutaner Lappen 198
Myopathie, thyreotoxische
– Augenmuskeln 316
Myositis ossificans localisata 668
Myxochondrosarkom 660

Nabelbruch 616
– Erwachsener 616
– Kind 806
Nabelfistel 451 f.
Nabelhernie s. Nabelbruch
Nabelschnurbruch 804, 805
Nachblutung 84
– Sonographie 224
Nackenkarbunkel 164, 307
Nackensteifigkeit
– Tetanus 168
Nadelhalter 64
Nadeln 64
Nägel 647
Nähapparate 66
Nävus 646
Nävuszell-Nävus 646

Nagelumlauf 647, 790
Nahlappenplastik
– Handchirurgie 776
Naht, chrirug. 65
– Beugesehne 778
– Darm 68
– Gefäßnaht 636
– Haut 68
– Nerven 276 f.
Nahtmaterial 65
– empfohlene Verwendung 65
– nicht resorbierbares 65
– resorbierbares
– synthetisches 65
Nahtsicherung
– Netz 519
Nahttechnik 67
Naloxon 21
Narbenbildung 29
Narbenbruch 608
Narbenhernie 617
Narbenhypertrophie 195
– Verbrennungen 160
Narbenkeloid 195
Narbenkorrektur 195
Narkose 17
– Durchführung 24
– Stadien 18
Narkoseapparat 22 f.
Narkoseinstrumentarium 22
Narkoserisiko 7
Narkosestadien 18 f.
Narkosesystem 22 f.
Narkoseziele 18
Narkotika 18
Nasenbeinfraktur 293
Nasennebenhöhlenverletzung 290 f.
Nasobiliäre Sonde 214
Nasotracheale Intubation 137
Natriumbikarbonat 105
– Dosierung im Notfall 135
Natriumhaushalt 102
Navikularefraktur 784
NAW s. Notarztwagen 135
Nebenmilz 579
Nebenniere 586
– Anatomie 596
– Krankheitsbilder 597
– Nebennierenmark 598
– Nebennierenrinde 596
– Operation 602
Nebennierenmark 596
Nebennierenrinde 596
Nebennierenrindenunterfunktion 599
Nebennierentumore 597
– nicht hormonproduzierende 602
Nebenschilddrüsen 322
Nebenschilddrüsenadenom 323
Nebenschilddrüsenhyperplasie 323

Nebenschilddrüsenkarzinom 325
Nebenzellen, Magen 422
NEC s. Nekrotisierende Enterokolitis
Neck-dissection 295
– Schnittführung 295
Nelaton-Katheter 40
Negatives Cholzystogramm 540
Nekrosektomie
– Pankreatitis 586
Nekrosestraßen
– Pankreatitis 584
Nekrotisierende Enterokolitis 819
Neodym-YAG-Laser 207f.
Neomycin
– portale Hypertension 569
Neoplasie 174
Neoplasma 174
Nephritis, interstitielle
– Verbrennungen 160
Nephroblastom 822
Nerven, periphere 275
– Läsion 275
– Tumore 275
Nervenblockade 14
– regionale 13
Nervennaht 276f.
Nervenschädigung 275
– atraumatische 275
– traumatische 275
Nervi Latarjet 421
Nervus
– accesorius
– – Verletzung, iatrogene 307
– facialis
– – Parotistumor 299
– laryngeus recurrens
– – vor Schilddrüsen-Op 310
– medianus
– – Lähmung 772
– peronäus
– – Lähmung 737, 755
– phrenicus
– – Relaxatio diaphragmatica 418
– radialis
– – Lähmung 772
– – Parese b. Oberarmschaftfraktur 715
– ulnaris
– – Lähmung 772
Netz 517, s. a. Omentum
– Anatomie und Physiologie 517
– Erkrankungen 518
– operatives Hilfsmittel 519
Netzdeckung
– operatives Hilfsmittel 519
Netzeinklemmung 609
Netzentzündung 519
Netzhauttransplantat 200
Netzinfarkt 517
Netzplastik 520

Netzplombe 520
Netztorsion 519
Netztumor 519
Netzverletzung 519
Netzzyste 519
Neugeborenen-Ileus 808
Neuner-Regel n. Wallace
– Verbrennung 157
Neurinom
– intrakraniell 255, 269
– Rückenmark 270
Neuroblastom
– Kind 723
– Nebenniere 602
Neurofibromatose v. Recklinghausen 646
– Darm 459
Neuroleptanalgesie 21
Neuroleptikum 21
Neurolyse 276, 277
Neuropraxie 275, 781
Neurosen, Anal- 504
Neurotmesis 275, 781
Neutral-0-Methode 669
– Bewegungsausmaße der Extremitäten 670f.
Neutralisationsplatte 697
New York Heart Association (NYHA) 382
Nidus 659, 767
Niederspannungsverletzung 144
Niemandsland
– Handchirurgie 777
Nierenarterienstenosen 632
Nierenarterienverschluß 632
Niereninsuffizienz
– akute (ANV) 95f.
– HPT 322f.
– postoperativ 95
– präoperative Diagnostik 11
Nierentransplantation 188
– Ergebnisse 192
– Immunosuppression 190
– Indikation 189
– Kontraindikation 189
– Operation 189
– Organisation 189
– Technik 189
Nierenversagen, akutes 95f.
Nifedipin 398
Ninhydrin-Test 772
NMR 252, 268, s. a. Kernspintomographie
NNM s. Nebennierenmark
NNR s. Nebennierenrinde
NNR-Unterfunktion 599
No-touch-isolation-technic 177, 490
Noble-Plikatur 458, 516
– Ileusprophylaxe 515
Non-Beta-Zell-Tumor 589
Non-Hodgkin-Lymphom
– Magen 448
Nonne-Milroy-Krankheit 643

Noradrenalin 597
Notarzt 141
Notarztwagen 135, 140
Notfall, chirurgischer 126
– außerklinische Versorgung 139
– Checkliste 127
– Diagnostik 126
– Lagerungen 128
– Reanimation 133
– Sofortmaßnahmen 127
Notfallcheckliste n. Ahnefeld 127
Notfallkoffer 141
Notoperation 3
Nottingham-Instrument
– Tubusimplantation 212
Nucleus pulposus-Hernie 270
Nüchternschmerz 432
NYHA 382

Oat-cell-Tumor
– Ösophagus 404
Oberarm 714
Oberarmgips 234
Oberarmgipsschiene 235
– hanging cast 235, 715
Oberarmkopffraktur 712 f.
Oberarmschaftfraktur 714
– Kindesalter 716
Oberbauchlaparotomie, Schnittführung 70
Oberbauchmedianschnitt 70
Oberbauchquerschnitt 70
Oberflächenanästhesie 14
Oberkiefer
– Entzündungen 279
– Frakturen 291
Oberschenkel 740
– Anatomie 740
Oberschenkelfrakturen
– diakondylär 743
– pertrochantär 740
– Schaftfraktur 742
– subtrochantär 741
– suprakondylär 743
– Trochanter major 741
– Trochanter minor 741
Oberschenkelgipsschiene 235
Oberschenkelschaftfraktur 742
– Begleitverletzungen 743
Oberst-Anästhesie 15
Oberst-Leitungsanästhesie
– Handchirurgie 774
Obstipation 465
– postoperativ 86
Obstipation, chronische
– M. Hirschsprung 811 f.
Obstruktionsileus 511
– Gallensteine 547
Odynophagie 395

Ösophagitis 397
– GI-Blutung 532
– portale Hypertension 566
Ösophago-bronchiale Fistel 401
Ösophago-Gastro-Duodenoskopie 204, 395
Ösophagogastrostomie 406
– n. Heyrowsky 448
Ösophagojejunostomie
– End-zu-Seit 447
– n. Roux-Y 447
Ösophago-tracheale Fistel
– Ösophagusatresie 800
Ösophagus 393
– Anatomie 393
– Diagnostik 395
– Divertikel 400
– Entzündungen 397
– funktionelle Anatomie 394
– funktionelle Erkrankungen 398
– Hiatushernie 411
– Mißbildungen 396
– physiologische Enge 393
– Röntgendiagnostik 395 f.
– Stenosen
– – Bougierung 209
– – pneumatische Dilatation 210
– topographische Anatomie 393
– Tubusimplantation 211
– Tumore 203
– Varizen
– – Sklerosierung 208
– Verletzungen 402
Ösophagusachalasie 398
Ösophagusatresie 800
– Diagnostik 801
– Formen 800
– – isolierte ösophago-tracheale Fistel 804
– – mit unterer ösophago-trachealer Fistel 802 f.
– – ohne ösophago-trachealer Fistel 804
– Therapie 801 f.
Ösophagusbougierung 209
Ösophaguschirurgie, historische Daten 405
Ösophagusdivertikel 400
– epiphrenales 401
– pharyngoösophageales 400
– Traktionsdivertikel 401
Ösophagusendoprothese 211
Ösophagusendoskopie 395
Ösophagusenge 393
Ösophagusersatz 406
Ösophagus-Fremdkörper 402
Ösophaguskarzinom 403
– Historie 405
– Lymphknotenstationen 404
– operative Zugänge 406
– Operationen 405 f.
– – Kolon-Interposition
– – Magentransposition 406
– – palliative Eingriffe 211, 408

– Palliativtherapie 408 f.
– Prognose 409
– Radiotherapie 409
– Röntgen-Breischluck 395 f.
– Therapie 405
– Tubusimplantation 211
Ösophagusmanometrie 395
Ösophagusperforation 402
– spontane 402
– traumatisch 402
Ösophagus-pH-Metrie 395, 397
Ösophagusresektion 405 f.
Ösophagusring, unterer 397
Ösophagusspasmus, idiopathischer 399
Ösophagussphinkter 393, 414
– Muskelfasersystem 393
– oberer 394
– unterer 394
Ösophagusstenose, peptische
– Kind 803
– kongenitale 396
Ösophagusstriktur 403
Ösophagustubus 211
Ösophagustumoren 403
Ösophagusvarizen
– GI-Blutung 531
– Kind 818
– Kompressionssonden 46
– portale Hypertension 566
– Sklerosierung 208
Ösophagusverätzung 403
– Narbenkarzinom 403
Offene Fraktur
– Fixateur externe 697 f., 700
Ogilvie-Syndrom 98
Ohrstellungskorrektur 202
Okkultbluttest 465
Okkulte Blutung
– GI-Blutung 529
Oldfield-Syndrom 484
Olekranon 719
Olekranon-Extension 240
Olekranonfraktur 686, 696, 719
Oligodendrogliom 253
Oligurie 95
Oliven-Methode 802
Omento-Hepato-Cholezystopexie 520
Omentum 517
– majus 517
– minus 517
Omphalozele 804 f.
One-shot-prophylaxis 171
Onkologie, chirurgische 174
Op s. Operationssaal
Operation
– Aufklärung 3
– Diagnostik, präop. 6
– Einverständniserklärung 5
– Indikationsstellung 3

– – absolute 4
– – dringliche Operation 3
– – prophylaktische 4
– – psychische 4
– – relative 4
– – sofortige Operation 3
– – soziale 4
– Kontraindikation 4
– Patientenlagerung 59 f.
– Risiko 3
Operationsablauf 61
Operationsabteilung, Arbeitsablaufregeln 53, 57 f.
– – Hygienekontrollen 57
– Patientenschleuse 57
– raumlufttechnische Anlage 58
Operationsassistenz 60
Operationseinwilligung 5
Operationsfeld, Abdecken 52
– Desinfektion 52
Operationsinstrumente 61 ff.
Operationskleidung 53
Operationsrisiko 7
Operationssaal 57
– Verhalten im 53
Operationsvorbereitung 59
– Diagnostik 6
– – Elektiveingriff 9
– – Notfalleingriff 8
Operierter Magen, Krankheiten des 439
Ophthalmopathie, endokrine 316
Opiatanalgesie
– rückenmarksnah 94
Opiatinstillation, peridurale 278
Opioide 91
Opisthotonus
– Tetanus 168
Orale Galle, s. a. Cholegraphie 538
Orbitawandung
– Fraktur 292
Organentnahme 187
Organkonservierung 189
Organspender 187
Organtransplantation 186
Organversagen, multiples 509
Ormond-Erkrankung 604
– Syndrom 604
Orner-Syndrom 632
Ornidazol 171
Orotracheale Intubation 137
Orthograde Darmspülung 467
Osteochondrom 658
Osteochondrosarkom 660
Osteodystrophia deformans Paget 768 f.
Osteodystrophia fibrosa
– HPT 322
Osteofibrosarkom 660
Osteogenes Sarkom 660
Osteoid-Osteom 659

Osteoklastom 659
Osteomyelitis
– endogene akute 766
– – chronische 767
– exogene aktue 769
– – chronische 769
– Kiefer 282f.
– luetica 768
– tuberculosa 768
Osteosarkom 661f.
Osteosynthese 694
– Epiphysenfugenverletzung 705
– Kontraindikationen 694
– Materialentfernung 700
– Nachbehandlung 700
– postoperative Krankengymnastik 242
– Technik 694
– – Fixateur externe 697
– – Platten- 696
– – Schrauben- 695
– – Spickdraht- 696, 698
– – Verbund- 698
– – Zuggurtung- 696f.
Ostium primum-Defekt 375
Ostium secundum-Defekt 374
Oszillierende Säge 62
Oszillographie 623
Otoliquorrhoe 263
Overhead-Extension 743
Overholt-Klemme 71
Oxygenatoren 364

Paget-v. Schroetter-Syndrom 639
Palliativ-Operation bei Tumoren 180
– Magenkarzinom 447
Palamarerythem 567
Panaritium 162, 791
– articulare 792
– cutaneum 791
– Kragenknopf 791
– ossale 792
– subcutaneum 791
– subunguale 791
– tendineum 791
Pancoast-Tumor 352, 360
Pancreas anulare 582
Pancuronium 22
Pankreas 581
– Anatomie 581
– Entzündung 583
– Mißbildungen 582
– Pathophysiologie 582
– Transplantation 595
– Tumore 589
– Zysten 588
Pankreasenzyme 582
Pankreasfibrose, zystische 583
Pankreasgewebe, ektopisches 583
Pankreasgewebe, aberrierendes 583

Pankreasfunktionsdiagnostik 586
Pankreaskarzinom 592, s. a. Pankreastumor
– Palliativoperation 594
– Pigtail-Endoprothese 214
– Prognose 593f.
– Therapie 593
Pankreaskontusion 527
Pankreaskopfresektion 593
Pankreaslinksresektion 593
Pankreaspseudocyste 588f.
– nach Pankreaskontusion 528
– Sonographie 220
Pankreaspunktion 39
Pankreasrechtsresektion 593f.
Pankreasschwanzresektion n. Roux-Y 587
Pankreasteilresektion 586, 588
Pankreastransplantation 193, 595
Pankreastumor 589
– gutartiger 589
– hormonaktiver 589
– – Hormone 589
– maligner 592
– Sonographie 220
Pankreasverletzung
– Bauchtrauma 527
Pankreaszellen
– Hormonaktive Tumoren 589
Pankreaszysten 588
Pankreatektomie 586, 588
Pankreatikjejunostomie n. Roux-Y 587
Pankreatitis 583
– akute 583
– – Diagnostik 584
– – Komplikationen 585
– – Nekrosestraßen 584
– – Op-Indikation 585
– – Op-Verfahren 586
– – Prognose 586
– – Sonographie 219
– chronische 586
– – Drainage-Operationen 587
– – Op-Indikation 587
– – rezidivierende 586
– – Sonographie 220
– hämorrhagisch-nekrotisierende 586
– bei Ulkuspenetration 434
Pankreozymin 582
Panzerkrebs 332
Papilla duodeni major 535, 581
Papilla Vateri 535
– Formen 536
Papilläres Schilddrüsenkarzinom 319
Papillenstenose 548
Papillentumor 592
Papillotom 213
Papillotomie
– chirurgische 552f.
– endoskopische 213
Paradoxe Diarrhoe 465

Paragliom 253
Paramedianschnitt 70
Paralytischer Ileus 511 f.
Paraneoplastische Syndrome 176
Paraphimose 621
Paraproteine 664
Pararektalschnitt 70
Parasiten
– Dünndarm 453 f.
Parasternallinie 337
Paratendinitis crepitans 667, 793
Paratenonitis crepitans 667, 793
Parathormon 322
Paratyphus 483
Parkland-Formel 159
Parks-Test 789
Parodontitis 281
Paronychie 162, 647, 790
Parotistumor 298
Parotitis 299, 300
– postoperativ 84
Parotitis epidemica 299
Partialinsuffizienz, respiratorische 340
Partsch I-Zystektomie 286
Partsch II-Zystektomie 286
Patella, tanzende 674
Patellafraktur 686, 696 f., 747, 748
Patellaluxation 745
Patey-Operation 334
Pathologische Fraktur 684
Patientenaufklärung 3
Patientenlagerung 59
Pauwels-Einteilung b. Schenkelhalsfrakturen 739
Payr-Zeichen 639, 749
– Kniegelenk 677
PCA 571, s. a. portocavale Anastomose
PDA s. Periduralanästhesie
Péan-Klemme 63
Peau d'orange 332
Pectenosis 503
Pectin-Platten 463
PEEP 432
Positiv-endexspiratorischer Druck 432
PEG s. Gastrostomie, endoskopisch
Peitschenhiebverletzung 726 f.
Pendelluft 347
Pendelperistaltik
– Dünndarm 450
Penetration, Ulkus 434
Penicillin 165, 172
Penis 620
Penistumore 620
Penrose-Drainage 71
Pentagastrin-Test 423, 426
Pepsin 423
Pepsinogen 422
Peptische Ulkus 429
Peranale Blutung 487

Perforation
– Gallenblase 546
– Ulkus 433
Perfusionsstörung, Lunge 341
Pergamentknistern
– Kiefer-Zysten 285
Perianale Thrombose 496
Periappendicitis 472
Periathritis humeroscapularis 666
Periduralanalgesie 94
Periduralanästhesie 15 f.
– Schmerztherapie 93
Periduralkatheter 45
Perikard 390
Perikardfensterung 391
Perikarditis
– akute 390
– chronische 288, 391
Perikardpunktion 39
Perikardtamponade 390
Perilunäre Luxation 781 f.
Periphere Nerven 275, s. a. Nerven, periphere
Perisigmoidaler Abszeß 510
Perisigmoiditis 481
Peristaltika 515
Peritendineum 667
Peritoneallavage 38
– Akutes Abdomen 506
– stumpfes Bauchtrauma 523
– – Technik 523
Peritoneo-venöser Shunt 574
Peritoneum 517
– Anatomie 517
Peritonitis 82
– Appendicitis 472
– Definition 506
– Dickdarmverletzung 526
– Drainagebehandlung 510
– Erregerspektrum 509
– Gallenblasenperforation 546
– Komplikationen 509
– lokale 510
– Palpationsbefund 506
– Pathophysiologie 509
– primäre 508
– Prognose 509
– sekundäre 508
– Therapie 510
Perityphlitischer Abszeß 472, 510
Perkutane, transluminale Coronararterien Angioplastie 388
Peronäusschaden 737, 755
Persistierender Ductus omphaloentericus 805
Persistierender Urachus 805
Perspiratio insensibilis 101
Perthes-Test 642
Perthorakale Nadelbiopsie 345
Pertrochantäre Oberschenkelfraktur 740
Petechien 115

v. Petz, Klammernahtgerät 66
Peutz-Jeghers-Syndrom 443, 459
Pfannenstielschnitt 70
Pfählungsverletzung 472
- Bauchtrauma 521
- - Peritonitis 526
Pflaster 227
Pflasterstein-Relief, M. Crohn 455
Pfasterverbände 227
Pflasterzug-Extension 239
Pfortader 565
- Anatomie 565
- Pathophysiologie 565
Pfortaderdruck 565
Pfortaderhochdruck 565,
  s. a. Portale Hypertension
Pfortadertyp
- Metastasierung 177
5-P-Frage 83
Phalangenfraktur 786
Phalangenluxation 782
Pharyngo-ösophageales Divertikel 400
Phäochromozytom 600
Phimose 620
Phlebothrombose 639
- Fibrinolyse 124
- postoperativ 82
Phlegmasia caerulea dolens 639
Phlegmone 165
- Mund-Kiefer-Gesicht 280
Phrygische Mütze 541 f.
Physikalische Therapie 241
Phytobezoar 428
Pigtail-Endoprothese 214
- Gallenwegsdrainage 552
Pilon-tibial-Fraktur 756
Pinealom 253
Pinzetten 63
- anatomische 63
- chirurgische 63
Piperacillin 171
Pipkin-Frakturen 738
Plasmaexpander 108
Plasmozyten 664
Plastische Chirurgie 194
- ästhetisch-plastische Operationen 201, 305
- Hauttransplantation 199
- Narbenkorrektur 195
- Netzplastik 520
- Prinzipien 194
- Schnittführung 194
Plattenosteosynthese 686, 696
Platzbauch 83
Platzwunde 27, 33
Pleomorphe Adenome 298
Pleura 339, 352
- parietalis 339, 352
- viszeralis 339
Pleuracath 138

Pleuradrainage 346 f.
- Technik 362
Pleuraempyem 353
Pleuraerguß 352
Pleuraexsudat 352 f.
Pleuramesotheliom 354
Pleurapunktion 36, 353
- Technik 37, 361
Pleuratranssudat 353
Pleuratumor 354
Plexusanästhesie 15
- Handchirurgie 774
Plexus-Analgesie 94
Plexus brachialis-Blockade 15, 774
Plexuspapillom 253
Plikationsverfahren 516
Plummer-Vinson-Syndrom 397, 404
Plummern 317
PMMA-Ketten 768 f.
Pneumatische Schiene 231
Pneumatosis cystoides intestinalis 452
Pneumenzephalus, spontan 263
Pneumonektomie 363
Pneumonie
- postoperativ 82
Pneumonieprophylaxe
- physikalische Therapie 241
Pneumothorax 346
- Punktion 138
Pohl'sche Laschenschraube 696, 741
Polychemotherapie 184
Polyglykolsäurefäden 65
Polymastie 328
Polymyxin B 172
Polypektomie, endoskopisch 206
Polypektomie-Schlinge
- Endoskopie 205
Polypen
- Kind 818
- Kolon/Rektum 484
Polythelie 328
Polytrauma 149
- Definition 149
- Diagnostik 150
- Intensivmedizin 150
- interdisziplinäre Zusammenarbeit 150
- Klinik-Therapie 151
- Operationsphase 151
- Sofortmaßnahmen 149 f.
- Stabilisierungsphase 151
- Vorgehen in der Klinik 150
- - am Unfallort 149
- Wirbelsäulenverletzung 726
Polyurie 95
Polyvidon-Jod 171
Port
- regionale Chemotherapie 564
Portale Druckmessung 568 f.

Portale Hypertension 565
- Aszites-Drainage 574
- Child-Kriterien 567
- Chirurgie der 569
- Diagnostik 566
- Enzephalopathie 568
- Operationsverfahren 570
- - Historie 571
- - Prognose 573
- Physiologie 565
- Selektion 570
- Shunt, portosystemischer 571
- - selektiver 572
- Therapie, konservative 569
- Umgehungskreislauf 566 f.
- Ursachen 566
Portocavale-Anastomose 571
- mit Arterialisation des Pfortaderstumpfes 573
Portographie, transhepatische 568
Portosystemische Enzephalopathie 568
Portosystemischer Shunt 571
Porzellangallenblase 538
Postaggressionsstoffwechsel 82, 87
Postcholezystektomie-Syndrom 553
Postgastrektomie-Syndrom 439
Postoperative Krankheit 86 f.
- Laborchemie 87
- Reaktionen 87
- - allgemeine 87
- - lokale 87
Postoperative Therapie 82
Postperfusionssyndrom nach EKZ 365
Postsinosoidaler Block
- portale Hypertension 566
Postthrombotisches Syndrom 640
Pouch-Anastomose 470
PPom 591
p.p.-Wundheilung 28 f.
Präkanzerosen
- Mamma 330
Präkordialer Faustschlag 132
Prämedikation 17
Präparierschere 62
Praesinosoidaler Block
- portale Hypertension 566
Pratt-Regel 628
Pratt-Test 641
6-P-Regel (Pratt) 628
Prehn-Zeichen 620
Prellung 27, 33, 679
Priapismus 621
Price-Jones-Kurve 579
Pridie-Bohrungen 751
Primär-sklerosierende Cholangitis 548
Primärversorgung
- aufgeschobene 34
Probethorakotomie 363
Processus coronoideus

- Abrißfrakturen 719
Processus vaginalis, offener 807
Proctalgia fugax 504
Proctitis cystica profunda 493
Progenie 304
Prognathie 304
Progressive Stroke 260
Proktitis, trop. und vener. Infektionen 501
Proktodäaldrüsen 498
Proktodäaldrüseninfekt 498
Proktokolektomie 470
- Colitis ulcerosa 477
- M. Crohn 480
Proktokolitis, radiogene 482
Proktoskopie 466, 494
- GI-Blutung 533
Prolaps, Hernien 607
Proliferationsphase
- Wundheilung 29
Pronatio dolorosa 719
Pronationstrauma 757 f.
Propanolol 600
Prostigmin 21
Protaminchlorid 123
Proximale Magenresektion 446
Pruritus ani 497
Pseudarthrose 691
- Os naviculare 785
Pseudodivertikel 427
Pseudoeinklemmung 511
Pseudohermaphroditismus 599
Pseudomembranöse Enterokolitis 173
Pseudopolypen
- Colitis ulcerosa 476
Pseudorepostion 611
Pseudozysten
- Leber 557
- Pankreas 588
Psoas-Zeichen 474
p.s.-Wundheilung 28 f.
PTC 226, 539, s. a. Cholangiographie, perkutane transhepatische
PTCA s. Perkutane Transluminale Coronararterien Angioplastie
PTCD 226, s. a. Gallenwegsdrainage, perkutane transhepatische
Pubertas praecox 599
Puborektalisschlinge 494
Puestow-Pankreatiko-Jejunostomie 587
Puig-Massana-Ring 385
Pulionsdivertikel 400
Pulmonalarteriendruck 341
Pulmonalistyp
- Metastasierung 177
Pulmonalstenose
- kongenital
- - subvalvuläre 373
- - valvuläre 373
- supravalvuläre 373

Pulmonalvenenfehlmündung, totale 380 f.
Pulsauskultation 622 f.
Pulseless disease 630
Pulsionsdivertikel 400
Pulspalpationsstellen 622 f.
Pulvertaft-Naht 778
Punktion 35
- Arterien 38
- A. femoralis 38
- Aszites 37
- Definition 56
- Feinnadel 38
- Ganglion Gasseri 277
- Gelenke 35
- Harnblase 38
- intrakardiale 28, 38
- Kniegelenk 678
- lumbale 39
- mit Sonographie 225
- Perikard 39
- Peritoneallavage 523
- subokzipitale 40
Punktionsangiographie 623
Pustula maligna 169
Parasitäre Erkrankungen 170
Pyloromyotomie n. Ramstedt 816
Pyloroplastik
- Vagotomie 438
Pylorusspasmus
- Kind 816
Pylorusstenose
- hypertrophe 426, 815
- Ulkusstenosierung 435
Pyodermia fistulans sinifica 500
Pyothorax 353

Quadrantenresektion
- Mamma 333
Quadrizepssehne, Ruptur 747 f.
Quecksilberverletzung
- Hand 787
Querschnittslähmung, iatrogene 672
Querschnittssymptomatik 268
- Neuroblastom 723
Quetschung 27
Quénu-Rektumamputation 469
Quick-Wert 116, 123
Quincke-Ödem 100

Rabenschnabel 233
Rabies 169
Radialislähmung 772
Radikaloperation 180
Radikulopathie 271
Radiogene Proktokolitis 482
Radiojodtherapie
- Schilddrüsenkarzinom 320
Radiomanometrie
- Gallenwege, intraoperativ 549, 551

Radiumeinlagen
- Proktokolitis 482
Radiusextensionsfraktur 722 f.
Radiusflexionsfraktur 723 f.
Radiusfraktur 719
- loco typico 690, 722 f.
Radiusköpfchenfraktur 719 f.
Radiusköpfchenluxation 718
Radiusköpfchensubluxation 718
Radiustrümmerfraktur, distale 724
Rahmenfixateur 697 f.
Ramstedt-Pyloromyotomie 816
Ratschow-Lagerungsprobe 623
Rauchfuss-Beckenschwebe 733 f.
Raumfordernde Prozesse, intrakranielle 251
- spinale 265
- - extradurale 270
- - extramedulläre 270
- - intramedulläre 270
Rautek-Griff 128
Reanimation, kardiopulmonale 129
Rechts-Links-Shunt 377
Rectotomia posterior 490
Red-green disease 441
Redon-Drainage 71
Re-entry-Phänomen 390
Reflux
- gastroösophagealer 400, 414
Refluxgastritis
- nach Magenresektion 441
Refluxkrankheit
- Ösophagus 414
Refluxösophagitis 414
- Komplikationen 416
- Stadien 415
- Therapie 415
- - Technik 416
Refraktur 702
Regionalanästhesie 12, 14
- intravenöse 14
- Schmerztherapie 93
Regitin 601
Regurgitation
- Ösophagusatresie 801
Rehabilitation 241, 244
Rehbein-Methode
- Ösophagusatresie 802
Rehbein-Operation
- anorektaler Verschluß 815
- M. Hirschsprung 812
Rehn-Delorme-Muskel-Plastik 503
Reiskornbildung 793
Reißverschluß 585
Reithosenanästhesie 268
Reithosenplastik 203
Reizleitungssystem
- Herz 388
Reizmahlzeit
- Cholegraphie 538

Reizstromarten 243
Rejektion, Transplantation 186
- Formen 191
- Therapie 191
Rekonstruktion
- Definition 56
Rekrutenabszeß 500
Rektopexie 503
Rektoskopie 466
Rektum 464
- Anatomie 464
- Diagnostik 465
- Klinik 465
- Notfalleingriffe 465
- Operationsvorbereitung 465
- Physiologie 464
- Topographie 464
- Tumore 482
- Verletzungen 471
Rektumamputation 469
Rektumfremdkörper 471
Rektumhämatom
- Sonographie 223
Rektumkarzinom, s. a. Kolonkarzinom, -tumor
Rektumprolaps 495, 503
Rektumresektion, anteriore 469
Rektumtumor 483
- Endosonographie 223
Rektumverletzung 471
Rektusdiastase 203, 616f.
Rekurrensparese
- Schilddrüsenresektion 321
Rekurvationsstellung
- Kniegelenk 675
Relaxantien s. Muskelrelaxantien
Relaxatio diaphragmatica 418, 799
Relaxation 18
Renin-Angiotensin-System 95, 596
Renovaskulärer Hochdruck 632
Renshaw-Zellen
- Tetanus 167
Rente 246
Rentenversicherung 246
Replantation
- Definition 56
- Hand 787
Reposition 609, 611, 612
- Frakturen 692
- Gelenkluxation 682
- Hernien 611
- - en bloc 611
- Hüftluxation 736
- Invagination 816
- Radiusextensionsfraktur 723
Reposition en bloc 611
Resektion
- Definition 56
Residual-Kapazität, funktionelle, Lunge 341
Resistenzlage 172

Respiratorische Insuffizienz
- Globalinsuffizienz 340
- Partialinsuffizienz 340
- postoperativ 96
- Thoraxverletzungen 346
- Verbrennungen 160
Respiratorische Meßwerte 340
Restmagen, Karzinom im 441
Retentio testis abdominalis 807
Retentio testis inguinalis 807
Retention
- Fraktur 693
Retikulohistiozytäres System 575
Retroperitonealfibrose 604
Retroperitonealtumor 605
- Symptomatik 605
Retroperitoneum 603
- Anatomie 603
- Blutung 603
- Diagnostik 603
- Entzündungen 604
- Fibrose 604
- Hämatom 603
- Tumore 605
- - Symptomatik 605
- Zysten 604
retrosternale Struma 321
Rettungshubschrauber 136, 140
Rettungskette 139
Rettungsmittel 140
Rettungssanitäter 140
Rettungswagen 140
Rettungswesen
- Organisation 140
Reverdin-Transplantate 199, 201
Reversible ischämische neurologische
    Ausfälle 260
Rezeptoranalyse
- Mamma-Tumor 327
Rezidivoperationen 182
Rezidivstruma 321
Rezidivulkus 439
Rhabdomyosarkom
- Kindesalter 724
Rhesus-System 75
Rheumatische Endokarditis 382
Rhinoliquorrhoe 263
RHS s. Rettungs-Hubschrauber
RHS s. retikulohistiozytäres System
Richter'sche Hernie 607, 609
Riedel-Thyreoiditis 312
Riesenmilz 580
Riesenzelltumor
- Hand 794
- Knochentumor 659
RIND 260
Ringwallulkus 446
Riolan-Arkade 464
Rippenbogenrandschnitt 70

Rippenfrakturen 347
Rippenserienfraktur 349
Rippensperrer 63
Rippstein-Rö-Aufnahme 674
Risikofaktoren
– Operations- 7
Rißwunde 27, 33
Risus sardonicus
– Tetanus 168
Riva-Rocci-Blutdruckmessung 623
Rivanol 227
Rö-Abdomen im Hängen 809
– Ösophagusatresie 801
Rö-Orthopantomogramm 288
Rö-Parma 290
Rolando-Fraktur 785 f.
Rolling-stone-Phänomen
– Sonographie 218
Romberg-Zeichen 617
Rosetti-Fundoplikatio 415
Rotameterblock 22
Rotatorenmanschette, Ruptur 713
Rotationsinstabilität
– Kniegelenk 677
Rotationslappen 197
– Handchirurgie 776
Rotationsschubladenphänomen 677
Rotter-Halsted-Operation 334
Rotter-Lymphknoten 327
Roux-Haken 63
Roux-Y
– Duodeno-Jejunostomie 583
– Gastrojejunostomie 437
– Hepaticojejunostomie 551 f.
– Ösophagojejunostomie 447
– Pankreatikojejunostomie 587
– Pankreaskopfresektion 594
– Pankreasschwanzresektion 587
– Pankreastransplantation 595
– Zystojejunostomie 588
Roviralta-Syndrom 816
Rovsing-Zeichen 473
RTW s. Rettungswagen
Rubin-Ikterus 556
Rucksackverband 230
Ruhigstellende Verbände 228
Rumpel-Leede-Test 115
Rundherd, pulmonaler 359
Rundnagel 695
Rundstiellappen 197
Ruptur 679, 681
Rush-Pin 694
Rushkind-Operation 380
Rückenmark 268
– degenerative Veränderungen 270
– Lumbalpunktion 270
– raumfordernde Prozesse 268
Rückenmarksnahe Anästhesie 14
RVO 246

SA-Blockierung 389
Säge, oszillierende 62
Säure-Basen-Haushalt 10
– postoperativ 105
– Störungen 10, 105
Säureingestion 145
Säureverletzung 145
Saidi-Technik 558
– frozen cone
Saint'sche Trias 481
Sakralanästhesie 94
Salazosulfapyridin 456
Salzwasseraspiration 142
Sanarelli-Shwartzman-Phänomen 120
Sanduhrgeschwülste 723
Sanduhrmagen 435
Sarcoma botryoides 724
Sarkom 174
Sarmiento-Gips 235 f.
Satinsky-Klemme 63
Sattelblock 16
Saugdrainage 71
Schallschatten
– Sonographie 217
Schanz'sche Krawatte 228, 730
Schanzschrauben 697
Schatzki-Ring 396
Schädelbasisfraktur 263
Schädelfraktur 263
Schädel-Hirn-Trauma 262
– gedeckt 263
– Lagerung 128
– Notfall-Therapie 141
– offen 263
Schädeltrepanation 266
Scheintod
– Unterkühlung 143
Schenkelhalsfraktur 696, 738
– Operationsverfahren 739 f.
– Pauwels-Einteilung 739
Schenkelhernie 608, 614
Scherfraktur 685 f.
Schiefhals 306
Schiene, dynamische n. Kleinert 778 f.
Schienen 236
– pneumatische 231
Schilddrüse 308
– chir. Anatomie 308
– Entzündungen 311
– Feinnadelpunktion 311
– Funktionsdiagnostik 311
– Physiologie 309
Schilddrüsenadenom
– autonomes 313, 315
– – dekompensiertes 315
– – kompensiertes 315
Schilddrüsenfunktion 308, 311
Schilddrüsenhormone 308
Schilddrüsenkarzinom 319

– anaplastisch 319
– follikulär 319
– medullär 320
– papillär 319
– Radiojodtherapie 319
– undifferenziertes 319
Schilddrüsenknoten
– heißer 311, 313
– kalter 311, 314
– warmer 311, 315
Schilddrüsenoperation, Technik 320
– Komplikationen 321
Schilddrüsenpalpation 310
Schilddrüsenresektion 320
– Enukleation 321
– Komplikationen 321
– subtotal 320
– Thyreoidektomie 321
Schilddrüsenszintigraphie 310
Schilddrüsentumore 318
– Stadien 319
Schilddrüsenüberfunktion 316
Schipperkrankheit 684
Schleimbeutel 666
Schleimhautdesinfektion 51
Schlingenabszeß 510
Schlingensyndrome
– n. B II-Resektion 440
Schlüsselbein s. Klavikula 772
Schlüsselgriff 772
Schmerz
– postoperativ 89
– somatischer 505
– viszeraler 505
Schmerzbehandlung 90
– Notfall 139
– operative 278
– – Eingriffe am Rückenmark 278
Schneeballknirschen 667, 793
Schnellender Finger 668, 793
Schnelle Neutronen 184
Schnittführung 69
– Bauchdecken 70
– Handchirurgie 775
– Handinfektionen 790
– Thorax 71
Schnittwunde 26, 33
Schober'sches Zeichen 673
Schock
– Definition 98
– Erstbehandlung 135
– Formen 98
– hypovolämer
– – Peritonitis 509
– Klinik 100
– Pathophysiologie 99
Schock, Trauma- 99
Schockindex 100, 149
Schocklagerung 128

Schocklunge 346, 348
Schraubenosteosynthese 695
Schrotkugelbrust 329
Schubfraktur 685f.
Schubladenphänomen 675f.
Schürfwunde 27, 33
Schultereckgelenksprengung 709
Schultergelenk
– Anatomie 710
– Bizeps-Sehne, Ruptur 714
– Luxation 711
– – habituelle 711
– – Reposition 711
– Oberarmfraktur 712
– Punktion 35
– Rotatorenmanschette, Ruptur 713
– Untersuchungstechnik 671
Schultergürtel
– ACG-Verletzung 709
– Klavikulafraktur 708
– Luxation des Sternoklavikulargelenks 708
– Skapulafraktur 710
– Untersuchungstechnik 671, 708
Schultergürtelsyndrom 630
Schulterluxation 710f.
Schultersteife, schmerzhafte 667
Schußverletzung 27, 33
– Bauchtrauma 521
Schwannom 275
Schwannom, malignes 652
Schweine-Rotlauf 165
Schweißdrüsenabszeß 165, 644
Schwemmkatheter 10
Schwenklappen 197
– Sinus pilonidalis 500
Schwerverletzte 152
Schwielenabszeß 793
Schwurhand 672, 772
Scirrhus 443
Scolices 558
Scotchcast 233
Screening 177
– Magenkarzinom 444
– Sonographie 222
Second-Look-Operation 182
– Kolorektales Karzinom 492
Segmentresektion
– Kolon 468
– Lunge 362
Sehnen 666
Sehnengleitgewebe 666
Sehnenruptur 707
Sehnenruptur, subkutane 666
Sehnenscheide 793
Sehnenscheidenhygrom 668, 793
Sehnenscheidenphlegmone 792
Sehnentransplantation 779
– Handchirurgie 780
Sehnenverletzung 706f.

Seidenfaden 65
Seidenpapierknistern 667
Seifenblasenbild 659
Seitenlage, stabile 128
Sekretin 582
Sekretin-Pankreozymin-Test 586
Sekundäres Ertrinken 142
Sekundärvorrichtung
– offene Handverletzung 776
Sekundenkapazität, exspiratorische 341
Seldinger-Technik 624
Selektionsdruck 172
Selektiv proximale Vagotomie 438f.
Selektiv totale Vagotomie 438
Sellink-Technik 466
Senkstaken-Blakemore-Sonde 46
– Ösophagitis 532
– Ösophagusvarizen 531
Senning-Operation 380
Sensitivität 177
Sepsis
– Cholelithiasis 546
Septischer Schock 99
Sequenzszintigraphie
– hepato-biliär 541
Sequester 768
Sequestrotomie
– Osteomyelitis 770
– Pankreatitis 586
Serienfraktur 686, 688
Serothorax 353
Serotonin 459, 493
Serum-Elektrolyt-Formel 105
Serumosmolarität 101
Sheehan-Syndrom 600
Short-bowel-Syndrom 461
Shouldice-Reparation 614
SHT s. Schädel-Hirn-Trauma
Shunt, peritoneo-venöser 574
Shunt, portale Hypertension 570
Shunt-Chirurgie, portale Hypertension 569
– Formen 572
– Prognose 573
– Vor-, Nachteile 573
Sialadenose 300
Sialogramm 298
Sialolithiasis 300
Sichtung, s. a. Triage 152
SI-Einheiten
Sigma-A.p. 469
Sigmakarzinom 482
Silastik-Stab 779
Silastikfolie 804
Singultus 505
– postoperativ 86
Sinusknoten-Syndrom 389
Sinus-cavernosus-Thrombose 280
Sinusitis maxillaris 281
Sinus pilonidalis 500

– plastische Deckung 197
Sinus venosus-Defekt 376
Sitzbeinfraktur 732
Sjögren-Syndrom 299
Skalenus-Syndrom 306
– chron. Arterienverschluß 630
– Nervenschädigung 275
Skalpell 62
Skapulafraktur 710
Skapularlinie 337
Skip-Metastasen 651
Skistock-Daumen 782
Sklerodermie 30, 630
Sklerosierung
– Definition 57
– Hämorrhoiden 496
– Ösophagusvarizen 531
– portale Hypertension 570
– Varikosis 642
Skrotalhernie 614
Skyballa 97
Sleeve resection 363
Smith-fracture 723f.
Soave-Operation 813
Sodbrennen 414
Sofortmaßnahmen 128
– Arterienverschluß 628
– GI-Blutung 531
Solitäre Knochenzyste 660
Somatischer Schmerz 505
Sonden 45
– Dünndarm 45
– Ernährungss. 47
– Kompressionss. 46
– Magen 45
Sonnenstich 143
Sonographie 217
– Akutes Abdomen 217
– Akute Cholezystitis 217
– Aortenaneurysma 220
– Gallenblasenempyem 218
– Cholelithiasis 218f.
– Cholestase 218f.
– endorektale S. 222
– Ileus 220
– interventionelle 217, 225
– intraoperative S. 223
– Nachsorge 225
– Pankreastumor 220
– Pankreaspseudozyste 220
– Pankreatitis, akute 219f.
– Pankreatitis, chronische 220
– postoperative Überwachung 224
– präoperative Diagnostik 222
– stumpfes Bauchtrauma 221
Sonographie, endorektale 466
Sonographiemuster 217
Soorösophagitis 397
Sorgius-Lymphknoten 327

Spät-Dumping-Syndrom 440
Spaltbildung, spinale 274
Spalthauttransplantate 199f.
– Handchirurgie 776
Spaltheilung
– Frakturen 691
Spaltlinien, Haut 70
Spanischer Kragen 621
Spannungspneumothorax 346f.
– Punktion 138
Speicheldrüsen 298, 300, s. a. Parotis
Speicheldrüsenentzündung 299f.
Speicheldrüsenkarzinom 299
Speicheldrüsentumore 298
Speichelödem
– Pankreas 582, 584
Speichelsteine 300
Speiseröhre 393, s. a. Ösophagus
Spermatozele 620
Sphinkter ani externus 494
– – internus 494
– Oddi 535
Spickdrahtosteosynthese 698
Spiculae 657
Spider naevi 567f.
Spiegelbildung 511
Spieghel-Hernie 617
Spina bifida 274
– aperta 274
– occulta 274
Spinalanalgesie 94
Spinalanästhesie 15f.
Spinalblock 16
Spinale Spaltbildung 274
Spinalom 647
– Gesicht 298
Spironolacton 599
Spitzgriff 772
Splenektomie
– Folgen 575
– Komplikationen 580
– Technik 579
Splenomegalie 578
– portale Hypertension 566
Splenoportogramm 578
Splenoptosis 577
Splenorenaler Shunt 572
Spondylarthrose 270
Spongioblastom 253, 270
Spongiosa-Plastik 698f.
– Osteomyelitis 770
Spongiosa-Schraube 695, 696
Spontanfrakturen 660
– Chondrom 658
Sprunggelenk 757
– oberes, Anatomie 757
– – Bandruptur 759
– – Distorsion 758
– – gehaltene und gedrückte

Röntgenaufnahme 759
– – Luxation 758
– Punktion 36
– unteres 762
– – subtalare Luxation 763
– Untersuchungstechnik 678
Sprunggelenksdistorsion 758f.
Spurenelemente
– postoperative Ernährung 111
Spül-Saugdrainage 767
SPV s. selektiv proximale Vagotomie
Staging Laparotomie 182, 579
stagnant loop 467
Standardbikarbonat 105
Starck-Dilatator
– Ösophagus-Achalasie 399
– Ösophagus Bougierung 209f.
Stauchungsfraktur 687
– Kindesalter 704
Stauungshydrozephalus 252
Steatorrhoe
– Cholestase 537
Steinextraktion, endoskopische 213
Steinmann-Nagel 693, 697
– Extensionen 237
Steinmann-Zeichen 677, 749
Steinnachweis
– Cholangiographie 540
– Sonographie 218f., 540
Steinschnittlage 59f.
Stein, stummer 543
Steinthal-Einteilung, Mammakarzinom 332
Steinwanderung
– Cholelithiasis 543
Steißbeinfistel 500
Steißbeinfraktur 732
Stellwag-Zeichen 316
Stenose, Ulkus 435
Stereotaktische Schmerzausschaltung 277
Sterilisation 49
– Verfahren 50
Sternocleidomastoideus-Lappen 198
Sternoklavikulargelenk, Luxation 708
Sternotomie, Schnittführung 70
Sternumfraktur 349
Sternumspalten 797
Stichverletzung 26, 33
– Bauchtrauma 521
Stickstoff
– postoperative Ernährung 110
Stippchengallenblase 541
Stoma, s. a. Anus praeter
Stomakomplikationen 471
Stoßwellenlithotripsie
– Cholelithiasis 553
Strahlenfibrose
– Darm 483
Strahlenreaktion
– Proktokolitis 482

– – akute 483
– – chronische 483
Strahlensterilisation 50
Strahlentherapie 184
– Analkarzinom 501
– Bronchialkarzinom 360
– Knochentumor 658
– Kolorektales Karzinom 491
– Mammakarzinom 335
– Ösophaguskarzinom 409
– Rhabdomyosarkom 724
– Weichteiltumor 654
– – Ewing-Sarkom 663
– – Osteosarkom 663
– Wilms-Tumor 723
Strahlenulzera 429
Strangulationsileus 511f.
Streckdefizit 670
Strecksehnenansatz, knöcherner Ausriß 780
Strecksehnenverletzung
– Handchirurgie 780
Streckverband 237, 693, s. a. Extensionen
Streifentamponade 71
Streptokinase
– Fibrinolyse 124
Streßblutung
– Verbrennungen 160
Streßulkus 85, 430
Streßulkusprophylaxe 85, 430
Stridor 343
Stripping 642
Strommarken 157
Stromunfall 144
Struma 310, 312
– Einteilung 314
– euthyreote 314
– Größeneinteilung 314
– intrathorakale 313
– multinodosa 312
– retrosternale 313
– Rezidivprophylaxe 314
– Therapie 314
Strumaresektion 320
Stückfraktur 686f.
Stufenbiopsie 477
Stuhl, acholischer 537
Stuhlinkontinenz 502
Stummer Stein 543
Stumpfes Bauchtrauma 522
Stumpfes Thoraxtrauma 349
Stumpfkarzinom 441
STV s. selektiv totale Vagotomie
Subarachnoidalblutung 258
– Arteriographie 259
– Lumbalpunktion 259
– Schweregrad 259
Subclavia-Katheter 42
Subclavian-flap-Technik 370
Subclavian-steal-Syndrom 631

Subdurale Blutung 265f.
Subdurales Hämatom 265f.
– akutes 265
– chronisches 266f.
Subhepatischer Abszeß 510
Subkapitale Humerusfraktur 712f.
Subkutanes Emphysem 350
Subluxation 681
Subokziptalpunktion 40
Subphrenischer Abszeß 510
Substratphase
– Wundheilung 29
Subtalare Luxation 763
Subtrochantäre Oberschenkelfraktur 741
Subungualer Fremdkörper 648
Subunguales Hämatom 648
Succinylcholinchlorid 21
Sudeck-Erkrankung 700, 702
– Hand 788
– Radiusextensionsfraktur 723
Süßwasseraspiration 142
Sugillationen 115
Supinationstrauma 757f.
Suprakondyläre Oberschenkelfraktur 743
Supraradikale Resektion
– Weichteiltumor 653
Supraspinatussehne, akute Tendinitis 666
Supraumbilikalhernie
– Kind 806
Suxamethoniumchlorid 21
Swenson-Operation 813
Switch-Operation 380
Sympathektomie
– lumbale 630
– thorakale 630
Sympathikoblastom
– Nebenniere 602
Symphysenruptur 733
Syndrom der abführenden Schlinge 441
Syndrom der zuführenden Schlinge 441
Syphilis 169
– Darm 457
– Knochenbefall 768
– Proktitis 501
Syringomyelie 269f.

T_3 308, s. a. Thyroxin
T_4 308, s. a. Trijodthyronin
Ta 90-Nahtgerät 66
Tabaksbeutelnaht 475
Tabatière 784
Taenia echinococcus 170
Takayasu-Syndrom 630f.
Talusfraktur 762
Talusluxation 758f.
Talusvorschub 678, 760
Tamoxifen 335
Tanner-Porta-Azygos-Dissektion 570
Tanzende Patella 674, 749, 753

TAPVD s. totale anomale Pulmonalvenen-Drainage
Taschenmesserposition 128
Taucher-Krankheit 144
Taxis 609, 611, 612
TBG s. thyroxine binding globulin
TBPA 309
– thyroxine binding pre-albumin
T-Drainage 551
TEA s. Thrombendarteriektomie
Technetium-Szintigramm
– gastrointestinale Blutung 819
Teerstuhl 530
Tending effect 537, 540, 548
Tendinitis
– Supraspinatussehne 666
Tendopathien 667
Tendovaginitis stenosans 668, 793
Tenesmen 465
Tennisellenbogen 667
Tenolyse
– Handchirurgie 779
Tentoriumschlitz, Einklemmung i. d. 251
Testosteron 596
Tetracycline 172
Tetanie, hypocalcämische 325
Tetanus 167
– Prophylaxe 34
– – Verbrennungen 158
Tetanusantitoxin 168
Tetanusimmunglobulin 168
Tetanusprophylaxe 168
– Bauchtrauma 522
Teufelslachen 168
TGA s. Transposition der großen Arterien
Thallium-Technetium-Szintigraphie
– HPT 323f.
Thelitis 328
Therapeutische Endoskopie 204
Therapie, physikalische 241f.
Therapie, postoperative 82
– physikalische Maßnahmen 242
Thermographie 327
Thermorhizotomie, perkutane 278
Thiersch-Lappen 200
Thomas-Handgriff 674
Thompson-Operation 643
Thoracic-Outlet-Syndrom 630
Thorakoskopie 344
Thorakotomie 352
– Schnittführung 70
– Zugangswege 361
Thorax 337
– Anatomie 337
– Atmung
– – Pathophysiologie 339
– Diagnostik 343
– Duplikaturen 817
– thorakale Gefäßfehler

– – kongenital 369
– – – mit Links-Rechts-Shunt 373
– – – ohne Rechts-Links-Shunt 369
– – – mit Zyanose 377
– – erworbene 382
– instabiler Thorax 347
– Lymphabfluß 339
– Lymphsystem 338
– Orientierungslinien 337
– Verletzungen 345
– – offene 351
Thoraxchirurgie
– Komplikationen 363
– Resektionsverfahren 362
– ventilatorische Grenzen 362
– Zugangswege 361
Thoraxdeformität, kongenitale 796
Thorax-Diadem-Gips 306
Thoraxtrauma, stumpfes
– Symptomatik 349
– Therapie 351
Thoraxverletzungen 33, 345
– offene 351
Thoraxwandtumore 352
Thrombangitis obliterans 629
Thrombektomie, venöse 640
Thrombendarteriektomie 637f.
Thromboembolieprophylaxe 120
Thrombophlebitis 638
– abszedierende 639
– migrans 639
– oberflächliche 638
Thrombose, arterielle 628
Thrombose, perianale 496
Thrombose, venöse
– Prophylaxe 121, 124
– – Dauer 124
– – Kompressionsverband 228
– nach Splenektomie 575
– Ursachen 120
Thromboseprophylaxe 121
Thrombozyten-Aggregationshemmer 121
Thrombozyten-Sequestration
– Milz 579
Thrombozyten-Substitution 116
– Phospholipid-Therapie 116
Thrombozytopathie 115
Thrombozytopenie 118
Thrombozytopenie, idiopathische 579
Thrombozytose
– nach Splenektomie 575
Thymektomie 356
Thymom 356
Thyreoidektomie 321
Thyreoiditis 311
– akute 311
– fibrosa 312
– lymphozytäre 312
– subakute 312

Thyreoiditis fibrosa Riedel 312
Thyreostatika 317
Thyreotoxische Krise 317
Thyroxin 308
thyroxine binding globulin 309, 311
TIA 260
– Aortenbogensyndrom 631
Tibiafraktur 755
– Fixateur externe 698
Tibiakopf-Extension 238, 742
Tibiakopffraktur 752
Tibiakopfimpressionsfraktur 753
Tibialis-anterior-Loge 701
Tiegel-Kanüle 138
Tiemann-Katheter 40
Tiffeneau-Test 341
Tintenstiftverletzung
– Hand 787
T-Lymphozyten 187
TNM-Klassifikation
– Bronchialkarzinom 358
– Diagnosesicherheitsgrade 180
– klinisch 179
– Kolonkarzinom 486
– Mammakarzinom 332
– pathologisch 180
– Schema 180
TNM-System
– Kind 821
Tollwut 169
– Schutzimpfung 170
Torsionsfraktur 685
Torticollis 306
Tossy-Einteilung der ACG-Sprengungen 709
Totale anomale Pulmonal-Venen-Drainage 380f.
Totalendoprothese 740
Totenlade 767f.
Totenstille, Abdomen 505
Totraumventilation 342
Tourniquet-Schock
– Arterienverschluß 628
Toxisches Adenom
– Schilddrüse 313
Toxisches Megakolon 456
– Colitis ulcerosa 476
tPA-Urokinase
– Fibrinolyse 124
Trachealbaum 338
Trachealpunktion 138
Tracheobronchialsystem 357
– Entzündungen 357
– Operationsverfahren 361
– Tumore 358
– Verletzungen 350
Trachealverletzung 307
Tracheotomie 137
Traktionsdivertikel 400f.
Transbronchiale Biopsie 345
Transfusionsreaktion 73

Transfusionsrisiko 73, 76
Transitorisch ischämische Attacke 260
Transplantation 186
– Abstoßung 186
– Allotransplantation 186
– Autotransplantation 186
– Definition 57
– Immunologie 186
– Isotransplantation 186
– Organtransplantation
– – Gefäße 637
– – Herz 391
– – Knochen 698f.
– – Leber 562
– – Pankreas 595
– – Sehnen 779
– Xenotransplantation 186
Transplantationsimmunologie 186
– Abstoßungsreaktion 191
– Blutgruppenantigene 186
– Cross-Match 187
– HLA-Antigene 186
– humorale Immunantwort 187
– Immunosuppression 190
– zelluläre Immunantwort 187
Transplantatspender 188f.
Transportpriorität 153
Transposition der großen Arterien 379
Transrektalschnitt 70
Transversosigmoidostomie 469
Transversum-A.p. 469
Traumatische Fraktur 684
Traumatische Luxation 682
Traumatologie, Untersuchungsmethoden 669
Treitz-Hernie 618
Treitz'sches Band 450, 454
Trendelenburg-Phänomen 673
Trendelenburg-Test 641
Trendelenburg-Zeichen 673
Trepanation 266
TRF 309
– thyreotropin releasing factor 309
TRH
– thyreotropin releasing hormon 309
TRH-Stimulationstest 311
Triage 152
Trichobezoar 428
Trichterbrust 796f.
Trigeminusneuralgie 277
Trigonum lumbocostale 410
Trijodthyronin 309
Trikuspidalatresie 381
Trikuspidalklappenfehler 385
Tripel-Diagnostik
– Mamma-Tumor 327
Trismus
– Tetanus 168
Trochanter major, Fraktur 741
Trochanter minor, Fraktur 741

Trochanter-Nagel 695
Trümmerfraktur 686
Truncus arteriosus persistens 381
Trunkuläre Vagotomie 438
Trypsin 582
TSH
– thyreoid stimulating hormone 309
TSH-Stimulationstest 311
Tubergelenkwinkel 762
Tuberkulose 169
– Darm 457
– Dickdarm 483
– Halslymphknoten 284
– Kiefer 284
– Knochen 768
– Lunge 357
– Mastitis 329
– Mesenteriallymphknoten 457
– NN-Insuffizienz 597
Tuberositas tibiae, Ausriß 748 f.
Tubuläres Adenom
– Kolon/Rektum 484
Tubulovillöses Adenom
– Kolon/Rektum 485
Tubus, s. a. Celestin-Tubus, Häring-Tubus
Tubuseinlage
– Ösophaguskarzinom 407 f.
Tubusimplantation, endoskopisch
– Ösophagus 211
Tumor 174, s. a. Krebs
– Adjuvante Therapie 182 f.
– Ausbreitung 176
– bösartig 174
– Chemotherapie 184
– fatale Pause 179
– gutartig 174
– Histologie 178
– Hormontherapie 184
– Immunotherapie 185
– Invasivität 175
– Kindesalter
– – Verteilung maligner T. 822
– Kombinationstherapie 182
– lokale Invasion 175
– Metastasierungswege 176
– Nachbetreuung 185
– operative Behandlung 180
– Prognose 185
– second-look-Operation 182
– semimaligne 174
– Staging-Operation 182
– Strahlentherapie 184
– Wachstumsgeschwindigkeit 175
– Vorsorge 177
Tumor-Rehabilitation 185
Tumoraussaat
– intraoperativ
– – Kolonchirurgie 490
Tumorbiopsie

– Weichteiltumor 651
Tumorchirurgie 180
– Metastasenchirurgie 181
– palliativ 180
– Prognose 181
– Radikaloperation 180
– Resektionsquote 181
– Rezidivoperation 182
– Second-look-Operation 182
– Staging-Operation 182
– subradikal 180
– superradikal 180
Tumorexstirpation 180
Tumore, intrakranielle 253
Tumorklassifikation 179
– chirurgisch-explorat. 180
– histomorphologisch 179 f.
– TNM-System 179 f.
Tumormarker 178
Tumornachsorge 185
– Sonographie 225
Tumorrezidivoperation 182
Turcot-Syndrom 484
Turnbull-Operation 477
Tutor, Gips- 235 f.
TV s. trunkuläre Vagotomie 438
Tylektomie 333
Typhus 483
Typhus abdominalis 457

Überbein 667 f., 793
Überdehnungsverletzung
– Gefäße 626
Überwachung, postoperative
– Sonographie 224
Übungsbehandlung
– Osteosynthese 700
Übungsstabilität 242
– Osteosynthese 694
Ulcus Dieulafoy 430, 435
– GI-Blutung 530
Ulcus duodeni 433
Ulcus jejuni simplex 457
Ulcus molle 501
Ulcus rodens 646
Ulcus simplex recti 501
Ulcus ventriculi 430
– Zollinger-Ellison-Syndrom 591
Ulkus
– Definition 429
– Kind 818
– Streß 85
– Übernähung 439
Ulkusbiopsie 432
Ulkusblutung 434, 531 f.
– Klassifikation (Forrest) 530
– Magenspülung 531
– Umstechung 439
– – Technik 439

Ulkuskomplikationen 433
– Häufigkeit 434
Ulkuskrankheit 430
Ulkusoperation 435
– Historisches 435
– Krankheiten des operierten Magen 439
– Resektionsverfahren 436
– Vagotomie 437
Ulkuspenetration 434
Ulkusperforation 433
Ulkusstenosierung 435
Ulkusübernähung 439
Ulkusumstechung 439
Ulnaris-Kompressions-Syndrom 795
Ulnarislähmung 772
Ultraschall-Doppler-Verfahren 623
Umfangmaße, Extremitäten 670
Umgehungskreislauf
– Portale Hypertension 566
Umgehungsoperation
– Darmtumor 470
Umkehrplastik n. Borggreve 662
Unfallversicherung
– gesetzliche 245
– private 247
Unguis incarnatus 647
Unhappy-Triad-Verletzung 746
Unterarm 720
– Anatomie 720
– distale Unterarmfraktur 722 f.
– – Kindesalter 725
– gelenknahe Fraktur 724
– Radiusflexionsfraktur 723
– Radiustrümmerfraktur 724
– Schaftfraktur 721
– – Kindesalter 721
Unterarmgipsschiene 233 f.
Unterarmschaftfraktur 721
– Kindesalter 721
Unterbauchlaparotomie, Schnittführung 70
Unterbauchmedianschnitt 70
Unterbauchquerschnitt 70
Unterkiefer, Entzündungen 279
Unterkieferfraktur 288
– Kompressionsplattenosteosynthese 289
– Notversorgung 289, 299
Unterkühlung
– Notfall-Therapie 143
Unterschenkel 752
– Anatomie 752
– Kind 756
– Schaftfraktur 753
– Tibiakopffraktur 752
Unterschenkelamputation 654
Unterschenkelgipsschiene 234
Unterschenkelschaftfraktur 753
– Formen 754
Unterschenkelstauchungsfraktur, distale 756
Unterspritzung

– endoskopische Blutstillung 208
Upside-down stomach 412 f.
Urachus, persistierender 805
Urachusdivertikel 805
Urachusfistel 805
Urachuszyste 805
Urogenitale, männl. 619
Urokinase
– Fibrinolyse 124
Usuren 268
Uvula bifida 302

Vagotomie 437
– selektiv gastrale 438
– – proximale 438
– – totale 438
– trunkuläre 438
Valgusfehlstellung
– Hüftgelenk 675
Valsalva-Mechanismus 566
Vancomycin 173
Vanillinmandelsäure 600, 823
Varikophlebitis 639
Varikosis 640
Varizen 640
– primäre 640
– sekundäre 640
– Sklerosierung 642
Varizenstripping 642
Varusfehlstellung
– Hüftgelenk 675
Vasopressin
– GI-Blutung 533
Vater-Pacini-Körperchen 794
Velpeau-Verband 229
Velumspalte 300, 302
Vena cava-Katheter 42
Venae perforantes 640 f.
Venae sectio 44
Venen 638
Venendruck, zentraler 100
Venenerkrankung 638
Venenkatheter 42
– peripherer 42
– zentraler 42
– – Pflege 42
Venenklappen 640
Venenthrombose 639
Venenverweilkanüle 42
Ventilations-Perfusions-Verhältnis, Lunge 341
Ventilationsstörung 10
– obstruktive 10
– restriktive 10
Ventrikelpunktion 256
Ventrikelseptumdefekt 376
– Gruppeneinteilung nach NYHA 376
Verätzung
– Magen 427
– Notfall-Therapie 145

– Ösophagus 403
Verätzungsstriktur
– Ösophagusverätzung 403
Verbandlehre 227
Verbrauchskoagulopathie 120
Verbrennung 154
– Elektroverbrennung 156
– Energie-Verlust 154
– Erstversorgung 158
– Flüssigkeitsersatz 159
– Gradeinteilung 155
– Immunologie 155
– Klinik 156
– Komplikationen 160
– Lokalbehandlung 159
– Mischhauttransplantate 199
– Prognose 160
– Schock 154
– Therapie 158
– Verbrennungskrankheit 154
Verbrennungsgrade 156
Verbrennungskrankheit 154
Verbrennungsschock 154
Verbrennungstrauma 154
Verbrühung 156
Verbundosteosynthese 698
Verdin-Ikterus 556
Vergiftungen 145
– Allgemeine Therapie 145
– Antidote 146
– Informationszentralen 147
Verletzung
– Bewegungsapparat 669, 679
– Gelenke 680
– Nerven und Gefäße 690
– Schweregrad 152
Verletzungsartenverfahren 245
Verner-Morrison-Syndrom 589, 591
Vernichtungsschmerz
– akute Pankreatitis 584
Verödung, s. a. Sklerosierung
Verrenkung 679, 681
Verriegelungsnagel 695
Verschiebelappen 197
Verschiebeplastiken 196
Verschiebeschwenklappen 197
Verschlußikterus 537, 556
– Pigtail-Endoprothese 214
Versicherungswesen 245
– gesetzliche Versicherungen 245
Vertebralis-Basilaris-Insuffizienz 631
Verwachsungsbauch 458
V-Fixateur 697 f.
Vicryl 65
Vidal-Klassifikation
– Kalkaneusfraktur 763
Villöses Adenom
– Kolon/Rektum 484
Vincent-Syndrom 282

Vinculae 777
VIPom 590 ff.
Virchow-Drüse 307, 424
Virchow-Trias 120, 639
Virilismus 599
Viszeralarterienaneurysma 635
Viszeraler Schmerz 505
Vitalfunktionen 126
Vitalkapazität, Lunge 351
Vitamin B_{12} 422 f., 446
– Substit. nach Gastrekt. 446
Vitamin C 29
Vitamin D_3 322
Vitamin K 118
– Antagonist 123
– Neugeborener 818
Vitamin K-Mangel
– Cholestase 537
Vitamin-K-Synthese
– Hemmung 173
Vitamine
– postoperative Ernährung 111
VK s. Vitalkapazität
VMS s. Vanillinmandelsäure
Völcker-Drainage
– Gallenwegsdrainage 552
Vogt-Klassifikation
– Ösophagusatresien 800
Volkmann-Kontraktur 701
– Hand 788
Volkmann'sches Dreieck 761
Volkmann-Schiene 236
Vollhaut
– Verbrennungen 159
Vollhauttransplantate 199 f.
Volumenersatzmittel 107
Volumenmangelschock 98
Volumensubstitution 107
Volvulus 426
Vorbestrahlung 184
Vorhofseptumdefekt 374
– offenes Foramen ovale 375
– Ostium primum-Defekt 375
– Ostium secundum-Defekt 374
– Sinus venosus-Defekt 376
Vorhofumkehr 380
Vorlagerungsoperation 470
V-Phlegmone 791 f.
VSD s. Ventrikelseptum-Defekt
V-Typ
– Papilla Vateri 535
VY-Plastik 196
– Handchirurgie 776

Wachstumsfuge, Anatomie 704
Wärmeaustauscher 365
Wärmeeinheiten
– Umrechnungstabelle 824
Waller-Degeneration 276, 781

Wangensteen-Aufnahme 815
Warmer Knoten 310, 315
Warren-Shunt 572
Warzen 645
Wasserbedarf
– postoperativ 107
Wasserhaushalt 11
– postoperativ 100
Wassersubstitution
– postoperativ 106
Waterhouse-Friedrichsen-Syndrom 597, 599
– Verbrauchskoagulopathie 120
Waterston-Anastomose 379
Watery Diarrhea Hypokalemia Achlorhydria-Syndrom 590
WDHA-Syndrom 589, 591
weak action 134
Weber-Frakturen 760
Weberknoten 69
Wechselschnitt 70
Weichteilinfektionen 163
Weichteilsarkome 649
Weichteiltumoren 649
– Amputation 653
– Biopsie 651
– Chemotherapie 654
– Definition 649
– Diagnostik 650
– Einteilung 649
– Exzisionsbiopsie 652
– Kompartmentresektion 652
– Lokalisation 649
– Marginalzone 651
– Metastasierung 650
– pathol. Klassifizierung 650
– Prognose 654
– Strahlentherapie 654
– supraradikale Maßnahmen
– Therapie 651 f.
Weichteilverletzungen, Mund-Kiefer-Gesichtsbereich 286
Weichteilzysten, Mund-Kiefer-Gesichtsbereich 286
Weinberger-Zeichen 768
Wendl-Tubus 136
Wermer-Syndrom 591
Wertigkeit, biologische
– Tumore 174
Wharton-Sulze 804
Whipple-Trias
– Insulinom 590
Whipple'sche Operation 593 f.
– Gallengangskarzinom 550
Widerstandsperistaltik 512
Wiederbelebung 131
– Säuglinge 133
Wiederherstellungschirurgie 194, s. a. Plastische Chirurgie
Wilhelm-Denervation

– Kahnbeinpseudarthrose 785
v. Willebrand-Faktor 114
v. Willebrand-Jürgens-Syndrom 118
Willenegger-Spül-Saugdrainage 676
Williams-Beuren-Syndrom 372 f.
Wilms-Tumor 822
Wilson-Erkrankung 563
Winiwarter-Buerger-Krankheit 629
Winkelmann-Operation 619
Winkelplatten-Osteosynthese 696
Winterstein-Fraktur 785 f.
Wirbelsäule
– Anatomie 672
– Lokalisation 726
– Klassifikation 726
– – HWS 727
– – BWS 730
– – LWS 730
– Untersuchungstechnik 672
– Verletzungen 726
– – beim Kind 731
Wirbelsäulentrauma
– Lagerung 128
Witzel-Fistel
– Kardiakarzinom 448
– Magenkarzinom 447
– Ösophaguskarzinom 408, 409
– Ösophagus-Verätzung 403
Wolff-Parkinson-White-Syndrom 390
W-Plastik 197
WPW-Syndrom 390
Wulstbruch 685
– Kindesalter 704
Wundauflagen 227
Wundbehandlung 30, 33
– chirurgisch 30
– Druck- und Kompressionsverbände 227
– offen 32
– Pflasterverbände 227
– ruhigstellende Verbände 228
– spezielle 33
– Wundauflagen 227
Wunddehiszenz 33, 617, s. a. Platzbauch
Wunddiphterie 169
Wunde
– aktinische 27
– Arten 26
– chemische 27
– Definition 26
– mechanische 26
– strahlenbedingte 27
– thermische 27
Wunde, geschlossene 27
Wunde, offene 26
Wundexzision 31
Wundhaken 63
Wundheilungsformen, klinische 28 f.
Wundheilungsstörung 30
Wundinfektionen 82

Wundsperrer 63
Wundversorgung, chir. 30 f.
Wurzelkompression
– Rückenmark 274

Xenotransplantat
– Definition 57
Xenotransplantation 186
Xerographie 327
Xylit 110
Xylocain 13

Yersinien-Enteritis 457
Y-Prothese 629
Y-Roux-Anastomose s. Roux-Y

Zahnhalteapparat 279
Zahnverletzungen 287
Zähne 279
– Kieferhöhlenerkrankung 281
– odontogene Entzündung 279
– Verletzungen 287
Zeckenbiß 35
Zeckenenzephalitis 35
Zehenfraktur 765
Zehenluxation 765
Zehenstand, erschwerter 273
Zenker-Divertikel 394, 400
Zentraler Venendruck (ZVD) 9
Zentralisation, Schock 99
Zephale Phase
– Magensaftsekretion 424
Zerebrale Durchblutungsstörung 260
Zerrung 679 f.
Zervikalsyndrom 272 f.
– Formen 272 f.
Zirkulation
– assistierte 367
– extrakorporale 364
Zirkumzision 620, 621
Zökumhochstand 474
Zollinger-Ellison-Syndrom 423, 589, 591
– Lokalisation 591
– Pentagastrin-Test 426
– Rezidivulkus 440
Zollinger-Trias 591
Zona fasciculata 596
Zona glomerulosa 596
Zona retikularis 597
Z-Plastik 196
– Handchirurgie 776
Z-Sehnen-Verlängerung 778
Zuelzer-Wilson-Syndrom 811
Zuführende Schlinge, Syndrom der 441
Zuggurtung 697
Zuggurtungsosteosynthese 697
Zuggurtungsplatten
– Osteosynthese 697
ZVD 100

ZVK s. Venenkatheter, zentraler
Zweihöhlenverletzung 352
Zweizeitige Milzruptur 576
Zwerchfell 410
– Anatomie 410
– Diagnostik 411
– Hernien 411
– Refluxkrankheit 414
– Ruptur 417
– Tumore 419
Zwerchfellbruch 411
Zwerchfellhernie, kongenitale 798
Zwerchfellhochstand 418
Zwerchfellruptur 348
Zwerchfelltumoren 419
Zwerchfellverletzung
– Bauchtrauma 528
Zwiebelschalenstruktur 657, 662 f.
Zwölffingerdarmgeschwüre s. Ulcus duodeni
Zyanose, Links-Rechts-Shunt 377
Zyanose, periphere 341
Zyste, bronchogene 800
– Dermoid- 644
– Epithel- 644
– Knochen 660
– Leber 557
– Lunge 799
– Mamma 329
– Milz 577
Zystektomie
– Echinokokkuszyste 558
Zysten, branchiogene 286
Zystikusverschluß 543
Zystische Adenomatose der Lunge, kongenitale 799
Zystische Pankreasfibrose 583
Zystisches Lymphangiom 796
Zystojejunostomie
– Pankreaszyste 588
Zytostatika-Perfusion 182
– Leber 563 f.
Zytostatika-Therapie
– Analkarzinom 501
– Bronchialkarzinom 360
– Knochentumor 658
– – Ewing-Sarkom 663
– – Osteosarkom 662
– Kolorektales Karzinom 491
– Lebermetastasen 563 f.
– – regionale Leberperfusion 563 f.
– Magenkarzinom 447
– Mammakarzinom 335
– – adjuvant 335
– – palliativ 335
– Melanom 647
– Retroperitonealtumor 606
– Rhabdomyosarkom 724
– Weichteiltumor 654
– Wilms-Tumor 723

Umrechnung von Wärme- und Druckeinheiten

	Konventionelle Einheiten (nicht mehr zugelassen)	SI-Einheiten u. daneben zugelassene	Umrechnungen				Anmerkungen
Wärme (Energie)	1 kcal = 1 Kal (Kilokalorie)	1 kJ (Kilojoule)	(kcal) (kJ)	$\times$ 4,187 $\times$ 0,2388	= =	(kJ) (kcal)	
Druck	1 mm Hg [= 1 Torr] (Millimeter Quecksilbersäule)	1 kPa (Kilopascal)	(mm Hg) (kPa)	$\times$ 0,1333 $\times$ 7,501	= =	(kPa) (mm Hg)	Wiederzulassung des mm Hg als Druckeinheit in der Medizin (z. B. für Blutdruckangaben) wird diskutiert
	1 mm WS [= 1 m H$_2$O] (Meter Wassersäule)		(m WS) (kPa)	$\times$ 9,807 $\times$ 0,1020	= =	(kPa) (m WS)	
		1 bar (Bar) 1 mbar (keine SI-Einheiten)	(bar) (kPa) (mbar) (kPa)	$\times$ 100 $\times$ 0,01 $\times$ 0,1 $\times$ 10	= = = =	(kPa) (bar) (kPa) (mbar)	1 bar = zweckmäßige Druckeinheit in der Größenordnung des normalen Atmosphärendruckes
	1 mm Hg		(mm Hg) (mbar)	$\times$ 1,333 $\times$ 0,7501	= =	(mbar) (mm Hg)	
	1 m Ws		(m WS) (mbar)	$\times$ 98,07 $\times$ 0,0102	= =	(mbar) (m WS)	